中医非物质文化遗产临床经典名著

医学入门

明·李梴 著

何永 韩文霞 校注

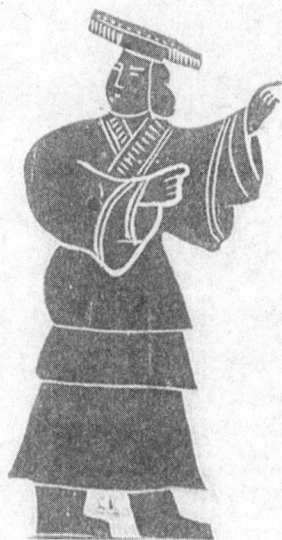

中国医药科技出版社

图书在版编目（CIP）数据

医学入门/（明）李梴著；何永，韩文霞校注．—北京：中国医药科技出版社，2011.8
（中医非物质文化遗产临床经典名著/吴少祯主编）
ISBN 978 - 7 - 5067 - 5025 - 7

Ⅰ．①医… Ⅱ．①李…②何…③韩… Ⅲ．①中国医药学 – 中国 – 明代 Ⅳ．①R2 - 52

中国版本图书馆 CIP 数据核字（2011）第 096089 号

版式设计 郭小平

出版 中国医药科技出版社
地址 北京市海淀区文慧园北路甲 22 号
邮编 100082
电话 发行：010 - 62227427 邮购：010 - 62236938
网址 www.cmstp.com
规格 787 × 1092mm ¹⁄₁₆
印张 46¼
字数 856 千字
版次 2011 年 8 月第 1 版
印次 2021 年 10 月第 2 次印刷
印刷 三河市万龙印装有限公司
经销 全国各地新华书店
书号 ISBN 978 - 7 - 5067 - 5025 - 7
定价 **116.00 元**
本社图书如存在印装质量问题请与本社联系调换

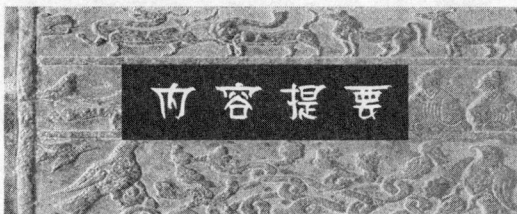

内容提要

　　李梴，字健斋，明代嘉靖至万历年间南丰（今江西南丰）人。年少时因患病立志学医，搜炼古今，博学深思，勤于实践，终于成为当时名医。晚年收集医书数十家，加以整理提炼，附以习医行医之经验著成本书，于万历年间刊行于世。全书共8卷。内容包括中医医史、医学哲学、经络、脏腑、诊断、针灸、本草、方剂，临证各科疾病的病因、病机和证治，以及医德方面的论述等。书中医理皆以歌诀配以阐释的形式编写，歌诀纲目清晰，阐释广采博收，便于记忆和学习。因而，本书受到后世医家的欢迎，屡经翻刻，流传甚广，被认为是学习中医者的最佳读本之一。

　　本次校勘在充分借鉴前人整理成果的基础上，搜集版本及引述他书资料，精心点校而成。本书适合中医药临床人员、中医院校学生和中医爱好者学习使用。

出版者的话

中华医学源远流长，博大精深。早在西汉时期，中医就具备了系统的理论与实践，这种系统性主要体现在中医学自身的完整性及其赖以存续环境的不可分割性。在《史记·扁鹊仓公列传》中就明确记载了理论指导实践的重要作用。在中医学的发展过程中，累积起来的每一类知识如医经、经方、本草、针灸、养生等都是自成系统的。其延续与发展也必须依赖特定的社会人文、生态环境等，特殊的人文文化与生态环境正是构成中医学地域性特征的内在因素，这点突出体现在运用"天人合一"、"阴阳五行"解释生命与疾病现象。

但是，随着经济全球化趋势的加强和现代化进程的加快，我国的文化生态发生了巨大变化，中国的传统医学同许多传统文化一样，正在受到严重冲击。许多传统疗法濒临消亡，大量有历史、文化价值的珍贵医药文物与文献资料由于维护、保管不善，遭到损毁或流失。同时，对传统医药知识随意滥用、过度开发、不当占有的现象时有发生，形势日益严峻。我国政府充分意识到了这种全球化对本民族文化造成的冲击，积极推动非物质文化遗产保护。2005年《国务院办公厅关于加强我国非物质文化遗产保护工作的意见》指出："我国非物质文化遗产所蕴含的中华民族特有的精神价值、思维方式、想象力和文化意识，是维护我国文化身份和文化主权的基本依据。"

中医药是中华民族优秀传统文化的代表，是国家非物质文化遗产保护的重要内容。中医古籍是中医非物质文化遗产最主要的载体。杨牧之先生在《新中国古籍整理出版工作的回顾与展望》一文中说："古代典籍是一个民族历史文化的重要载体，传世古籍历经劫难而卓然不灭，必定是文献典籍所蕴含精神足以自传。……我们不能将古籍整理出版事业仅仅局限于一个文化产业的位置，要将它放到继承祖国优秀文化传统、弘扬中华民族精神、建设有中国特色的社会主义的高度来认识，从中华民族的文化传统和社会主义精神文明建设的矛盾统一关系中去理解。"《保护非物质文化遗产公约》指出要"采取措施，确保非物质文化遗产的生命力，包括这种遗产各个方面的确认、立档、研究、保存、保护、宣传、承传和振兴"。因此，立足于非物质文化遗产的保护，确立和展示中医非物质文化遗产博大精深的内容，使之得到更好的保护、传承和利用，对中医古籍进行整理出版是十分必要的。

而且，中医要发展创新，增强其生命力，提高临床疗效是关键。而提高临床疗效的捷径，就是继承前人宝贵的医学理论和丰富的临床经验。在中医学中，经典之所以不朽是因其经过了千百年临床实践的证明。经典所阐述的医学原理和诊疗原则，已成为后世医学的常规和典范，也是学习和研究医学的必由门径，通过熟读经典可以启迪和拓宽治疗疾病的思路，提高临床治疗的效果。纵观古今，大凡著名的临床家，无不是在熟读古籍，继承前人理论和经验的基础上成为一代宗师的。因此，"读经典做临床"具有重要的现实意义。

意识到此种危机与责任，我社于 2008 年始，组织全国中医权威专家与中医文献研究的权威机构推荐论证，按照"中医非物质文化遗产"分类原则组织整理了本套丛书。本套丛书包括《中医非物质文化遗产临床经典读本》(70 种) 与《中医非物质文化遗产临床经典名著》(30 种) 两个系列，共 100 个品种。所选精当，涵盖了大量为历代医家推崇、尊为必读的经典著作，也包括近年来越来越受关注的，对临床具有很好指导价值的近代经典之作。

本次整理突出了以下特点：①力求准确，每种医籍均由专家遴选精善底本，加以严谨校勘，为读者提供准确的原文。②服务于临床，在书目选择上重点选取了历代对临床具有重要指导价值的作品。③紧密围绕中医非物质文化遗产这一主题，选取和挖掘了很多记载中医独特疗法的作品，尽量保持原文风貌，使读者能够读到原汁原味的中医经典医籍。

期望本套丛书的出版，能够真正起到构筑基础、指导临床的作用，并为中国乃至世界，留下广泛认同，可供交流，便于查阅利用的中医经典文化。

本套丛书在整理过程中，得到了作为本书学术顾问的各位专家学者的指导和帮助，在此表示衷心的感谢。本次整理历经数年，几经修改，然疏漏之处在所难免，敬请指正。

中国医药科技出版社

2011 年 1 月

校注说明

《医学入门》是明代著名医家李梃的主要著作。李梃，字健斋，江西南丰人。生卒年不可确考，大约生活于明代中后期。他自幼好学不倦，打下了扎实的学习基础，形成重实际轻名利的优良作风，青年时期因病习医，博览医籍，笃行深思，常以儒理释医理，渐渐自成一家，行医于江西、福建等地，疗效颇著。万历初，晚年总结习医经验，有感于医籍浩繁，头绪散漫多歧，初学者难窥门径，于是将生平所集医书中最重要的数十种，"论其要，括其词，发其隐而类编之，分注之"，历时6年以上而编成是书并刊行于世。

全书共8卷。其中卷首1卷，正文7卷。卷首为全书之总论，载集例、先天图、天地人物气候相应说及图、明堂仰伏脏腑图、释方、历代医学姓氏、原道统说、阴骘、保养、运气等。卷一记述基础理论、诊断、经络和针灸方法等内容；卷二为本草总论和各论；卷三综合刘河间温暑、张仲景伤寒及李东垣内伤理论，分析外感和内伤病机；卷四主要以朱丹溪杂病证治经验为主，介绍杂病证治；卷五为妇、儿、外科疾病证治；卷六为内科杂病用药歌赋；卷七为妇儿外科用药歌赋及拾遗、古方诗括，急救诸方、怪疾、治法及习医规格等。全书内容广博详明，重点实用，具有重要参考价值，故受到后世医家的高度重视。

本书吸收了大量明代以前重要医学著作的内容。据原书卷首《集例》所载，该书以刘纯《医经小学》为基础，选取了数十种前代的医学著作，上自《素问》、《灵枢》；下迄唐、宋、金元、明代医家著作，涉及医史、保养、运气、经络、脏腑、四诊、针灸、本草，温暑、伤寒及内伤杂病、妇人、小儿、外科证治，各科方剂，治法及习医规格等，内容宏富，繁而有序，实集明代以前医学之大成。

李氏为方便初学者记诵，书中主文采用歌赋的形式撰写，易记易诵，并辅以注文阐释医理。他将明代以前215名著名医家在卷首进行了分类介绍，以帮助读者了解和掌握医学发展的源流。李氏收集历代医家本草，综合各家之论，对中医主要临床药物进行了一次系统的总结概括。在书中，他对刘河间温暑、张仲景伤寒、李东垣内伤、朱丹溪杂病学说大加赞扬，认为他们的学术是中医学术的精华和主体。妇人、小儿、外科病证是中医临床工作的重要组成部分，李氏以陈自明《妇人良方》、杨仁斋《直指小儿方论》、薛己《外科枢要》为基础，对此三科病证参合诸家，附以己意，编以歌括，释以微义。《医学入门》全书中共列方二千多首，并力图使诸方系统化，以期探寻中药的组方规律和方剂理论。

《医学入门》篇幅巨大，内容宏富，是一部综合性医学全书。本书以临床医疗为主要依据，中详列内外妇儿诸病因、机、证、治和方药，具有很强的实践性，理论性和指导性。

本书的刊行年代迄今仍存异议，尽管《全国中医图书联合目录》（以下简称《联目》）称本书最早刻本为明万历三年（1575年）本，但书中"伤寒序"提到万历"丙子"（1576年），及"习医规格"中提到万历己卯（1579年）、庚辰（1580年），故本书首刊行年代或许比《联目》所载更晚，但为便于叙述，故本次校注中版本名称仍采用《联目》之说。本书现存国内外刊本达30多种。此次整理，以明万历三年（1575年）初刻本为底本，以清光绪十八年（1892年）翰宝楼刻本、日本京都大学图书馆藏近卫本（年代未详）为主校本，以民国二年（1912年）扫叶山房石印本为参校本，书中所引诸书为他校本，并参考本书有关排印本，详加校勘整理而成。

对本书的整理，主要采取了以下方法。

一、将原书繁体竖排改为简体横排，并以现代标点符号进行重新句读。凡底本中代表前文的"右"字改为"上"字，代表后文的"左"字改为"下"字。

二、对原书中个别段落较长者，根据文义重新划分为若干小段，以便于习览。原书所载之图由于年久漫漶，字迹不清，今参合诸书重新绘制或修补，图中文字均改为简体字。

三、凡底本因写刻致误的明显错别字及俗写字，予以径改；凡底本与校本互异，若显系底本误脱衍倒者，予以勘正；若难以判定是非，或两义均通者，则不改原文；若显系校本讹误者及节引、义引他书之文而无损文义者，则不予处理。

四、对书中俗写之药名，一律改为现行标准用名，如山查改为山楂、白芨改为白及等。对书中存在的古今字、异体字、通假字，如膏作羔、营作荣、膈作鬲、掺作糁等，均改为今字、正字、本字。原书中证、症不分，为便于理解，视具体情况加以区别。

五、原书目录繁简不一，不便检阅，今据卷首目录及书中目录，并结合理校和版本考察，对书中标题进行了重新整理。原书卷二、卷四、卷五等卷标题下细目，因与正文标题重复，均从删。

六、原书每卷标题前均有"编注医学入门"6字，无实义，今删。原书卷首有"音字"一篇，系对疑难繁体字的注释，因本次整理已采用简化字，无须再注，故删。原书卷首尚有"用药检方总目"，列有全书用方页码，今因其已无实用价值，故删。原书卷一至卷二标题前均有"内集"2字，卷三至卷七标题前均有"外集"2字，均无实义，且卷首"集例"中已有说明，故删。原书卷三"外感"、"内伤"前均有"病机"2小字，与他卷标题体例不合，亦删。卷三"伤寒序"原在"温暑"之前，今移至"伤寒"之前。原书卷七"通用古方诗括"病证标题较为混乱，正文及各卷均无细目，且标题多与方义不合，今概从略，以应"通用"之义。

由于本书篇目繁多，参考文献颇为广泛，写作体例不尽一致，受整理者水平所限，疏漏之处在所难免，敬祈同道斧正。

校注者
2011年9月

医学入门引

    客有窥瓮牖而诮之曰：子值离索之失，而考诸《素问》、《玄语》，知本者欤？曰：本，身也；枝叶，子姓云仍也。欲枝繁实茂而不先培其本，智乎？身病多矣，遍百药而不竟痊，必所尝汤液而犹未达。其所以倏尔闭户四祀，寓目古今方论，论其要，括其词，发其隐而类编之，分注之，令人可读而悟于心，临证应手而不苦于折肱，沉潜之下，因以洞察纤疴，曲全生意于霜雪之余，正以祈三春之敷荣也。不然，以司马氏之《通鉴》，而犹自谓枉却精神，某曷人斯，而敢擅艺自成哉！客曰：然。第世人血脉同而受病异，或因禀受，或因染袭，知大黄可以导滞而不知其寒中，知附子可以补虚而不知其遗毒，子能一一救诸？曰：志也！未能。敢不瞑眩药诸身心，以立万世之本，而后谋诸仁人也。客曰：勖之。

时万历乙亥仲春上丁日南丰李梴谨述

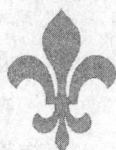

目录

1

卷之首

集　例

因病陟医，苦无统要入门，叔和《脉诀》、东垣《药性》、《编注病机》、《医方捷径》、《医学权舆》，非不善也，然皆各自成帙，有所不便；《伤寒论》、《活人书》、《百问歌》，非不美也，然非幼读不能成诵；《医经小学》法全辞略，真可以入门也，而《局方》又有所未备，且意太简古，学者亦难了悟。是以少瘥，将前数书合并成帙，中分内外。内集详于运气、经络、针灸、脉、药，外集详于温暑、伤寒、内伤、杂病、方论。医能知此内外门户，而后可以设法，治病不致徇象执方，夭枉人命，故题之曰《医学入门》。

阴骘，病家元气，医家本领。国朝为善阴骘，当时置一册座右，则意向自别。

保养以助药力，若专恃药而不知养性，则药亦难效。古人皆先养性，不愈而后服药，故纂《素问》及丹溪二说于前，而附以己意，断之于后。

运气理微，一遵《素问》、《灵枢》及各名家要括。

历代名医姓氏，上古者遵名医图及原医药性，俾人知所自而不忘其本也；汉唐以后名家纂《医林史传》、《外传》而载其治验，俾人知所法也。

经络，修明堂仰人伏人图歌，而注以《内经》寸数穴法主治，与《铜人针灸经》及徐氏、庄氏皆同。

脏腑，遵《素》、《难》，兼采华佗《内照》、《编注药性》等书。

灸必依古，针学曾受五家手法，取其合于《素》、《难》及徐氏、何氏，录之以备急用。

形色脉诀，遵《素》、《难》及《医经小学》、《脉经》、《脉图》、《权舆》、《脉诀》。

本草，用《医经小学》及《捷径》、《释药》、《集韵》，得《大观》旨也，更采《集要》等书，注其未备。

温暑，全纂刘河间《原病式》。

伤寒，以陶氏《六书》为主，并入《伤寒论注》及《活人书》、《百问》、《百证》、王氏《家宝》、《仁斋直指》等书，而其分段次序，用《活人赋》改补，拆为病机、用药二篇，则愚之管见也。后阅《溯洄集》所论次序颇同，惜其未暇编耳。

内伤，纂东垣并各名家而编次之。

杂病，窃危氏《得效方》意，及丹溪用药总法，而提其风、寒、暑、湿、燥、火、气、血、痰、郁大纲于前，稍从《丹溪附余》，小目分类于后。其歌括一以《捷径》、《权舆》为主而改补之，更用《玉机微义》、《袖珍》、《仁斋直指》、万氏等方分注于下。

女科，以《妇人良方》为主及参名家。

小儿，以《仁斋》为主，并《安老怀幼》书，痘疹以《医学正传》为要，

1

并《仁斋》、陈氏、魏氏、闻人氏三要等书。

外科，以《外科枢要》为主。

治法，集古而去其重复耳。

杂病用药赋及古方诗括，依《仁斋》、《捷径》而修补之。凡病机注下有方名而无药品，又不书见何门，必见伤寒杂病用药赋与古方诗括，或本草注，目录可查。

正方名，凡单方如抑青丸，则改为单黄连丸。二味者加一古字于上，所以遵神农也。三味者如三补丸，改为黄连黄芩黄柏丸，若黄连为君，则先连次芩、柏，汤药亦然，所以效仲景也。又如四君子之类，加一二味便易其名者，则去其新立名目，只云即四君子汤加某药。又有君臣佐使，以多者为君，合以君药立名，中间有以臣药及佐使药立名者，悉易之。凡此皆厌方之太多而理益湮塞，又令人易记也。其间有二十四五味以上者，决不录入。盖太杂太多，非神农本意。又方以药味为名者，下却更不载其药，如芎辛汤，白术甘草水煎，下更不载芎、辛二药。

歌括，多有一句两读者，大字既可成句，又可接下小注成一句者，多是汤散名字。大字止载其名，汤散二字注下，凡此皆省字故耳。虽然欲简省者心也；不能省而简帙八九帙者，学之无要而依样画成，聊为初学入门。若大方专精，徒为嗤笑之资云。

先天图说

学《易》而后可以言医，非学乎画也，学乎爻也。试观之心，果有画乎？果有爻乎？元理元气浑合无间而已。生天生地，生人生物，皆由此造化以为之主也。颐生者知此，则自然惩忿窒欲而水火交泰。济人者知此，则自然辨物居方而沉疴顿复。圈之于首，以便不识字者开卷肃然，至简至易而玩之有趣耳。敢曰且于羲皇心地上着力，以窃轩岐之微意哉！是为说。

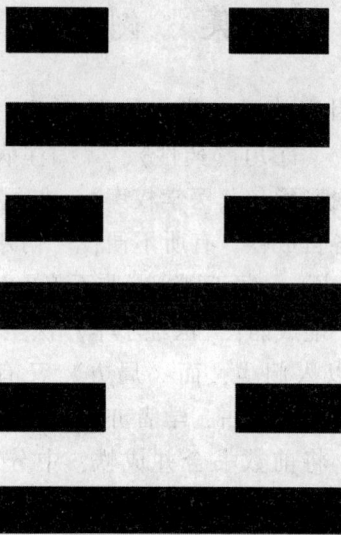

[卦象图]

人之百病，皆由水火不交，故以后天坎离继之。血属水，气属火，血阴而气阳也。离中虚，真阴存焉；坎中满，真阳寓焉。阴阳虚实之机，医道思过半矣。

天地人物气候相应说

经十二，络十五，凡二十七，气血相贯，无有休息。故一岁阴阳升降，会于立春；一日阴阳晓昏，会于寅时。荣卫循环，上应天之度数，下应地之分野。天有宿度，地有经水，人有经脉。宿谓二十八宿，度谓天之三百六十五度也。经水者，谓海水、清水、渭水、湖水、沔水、汝水、江水、淮水、漯水、河水、漳水、济水也，以其内合经脉，故名之曰经水焉。经脉者，谓手足三阴三阳之脉，所以言者，以内外参合，人气应之，故言及也。内足阳明，外合海水；内足太阳，外合清水；内足少阳，外合渭水；内足太阴，外合湖水；内足厥阴，外合沔水；内足少阴，外合汝水；内手阳明，外合江水；内手太阳，外合淮水；内手少阳，外合漯水；内手太阴，外合河水；内手心主，外合漳水；内手少阴，外合济水，内外输应。气卫于外，以充皮肤；血荣于中，以营经络。周一体而无间，应漏水百刻而不违，一百一夜，一万三千五百息，乃平人之常也。察阴阳，决生死，虽经络流注，如环之无端，岂能逃于脉之三部耶？至于草木昆虫，尽皆得气之先，所以虽干枯陈朽，亦可以调脏腑而治疾病，其气同也，学者玩之。

天地人物气候相应图

凡五日为一候，三候为一气，二气为一月，六十日为一气，三月为一时，四时为一岁，周天三百六十五度四分度之一，以为期岁之数。

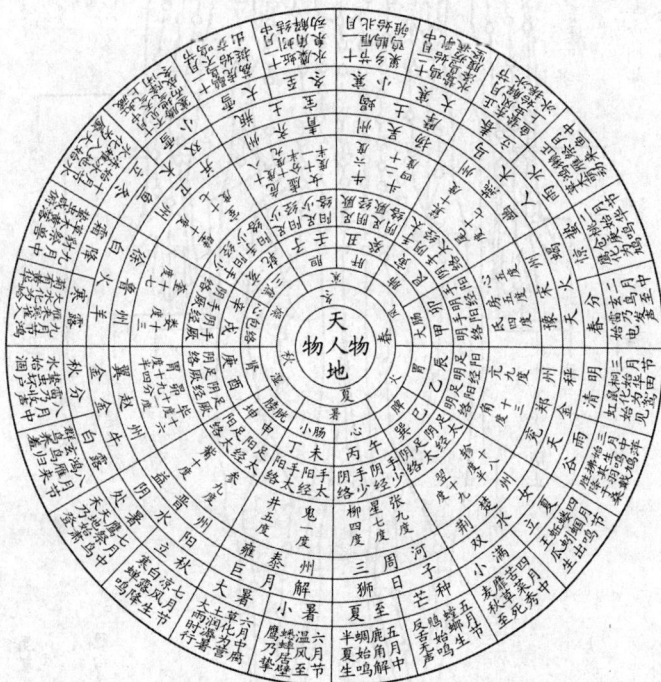

凡五日一候变者，土化也。五日足而候不变者，即一候生灾。四月阳土，育生万物；十月阴土，收藏万物。土也者，万物之所以成始而成终也。

明堂仰伏脏腑图

脑者髓之海，诸髓皆属于脑，故上至脑，下至尾骶，髓则肾主之。

膻中名气海，在两乳之间，为气之海也，气所居焉，能分布阴阳。气者生源，乃命之主，故为人父母，不可损也。

膈膜在心肺之下，与脊、肠、腹周回相着，如幕不漏，以遮蔽浊气，使不上熏于心肺。

阑门、神阙，津液渗入膀胱，秽浊流入大肠。

人之一身，经络脏腑，百骸九窍，

3

尽皆贯通。足太阳行身之背，足阳明行身之前，足少阳行身之侧。外有感伤，内有传变，今小绘图，以便熟玩。

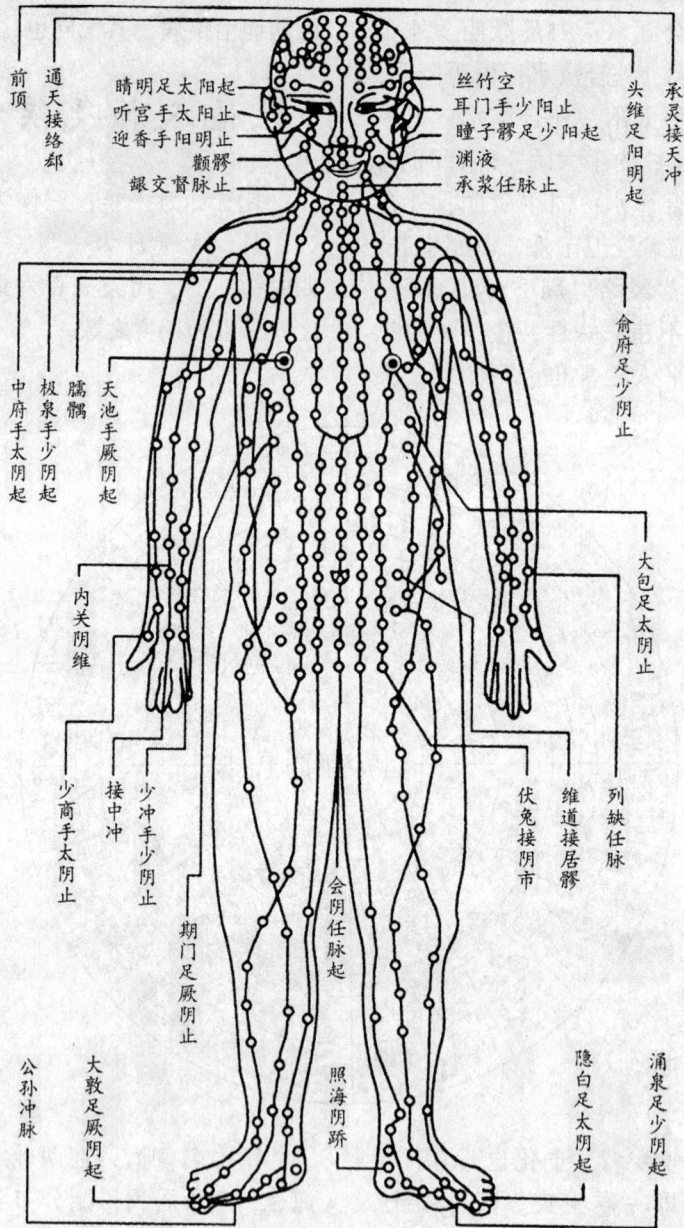

前顶

通天接络郄

睛明足太阳起
听宫手太阳止
迎香手阳明止
龈交督脉止

丝竹空
耳门手少阳止
瞳子髎足少阳起
渊液
承浆任脉止

头维足阳明起

承灵接天冲

俞府足少阴止

中府手太阴起
极泉手少阴起
臑髎
天池手厥阴起

大包足太阴止

内关阴维

列缺任脉
维道接居髎
伏兔接阴市

少商手太阴止
接中冲
少冲手少阴止

期门足厥阴止

会阴任脉起

公孙冲脉
大敦足厥阴起
照海阴跻
隐白足太阴起
涌泉足少阴起

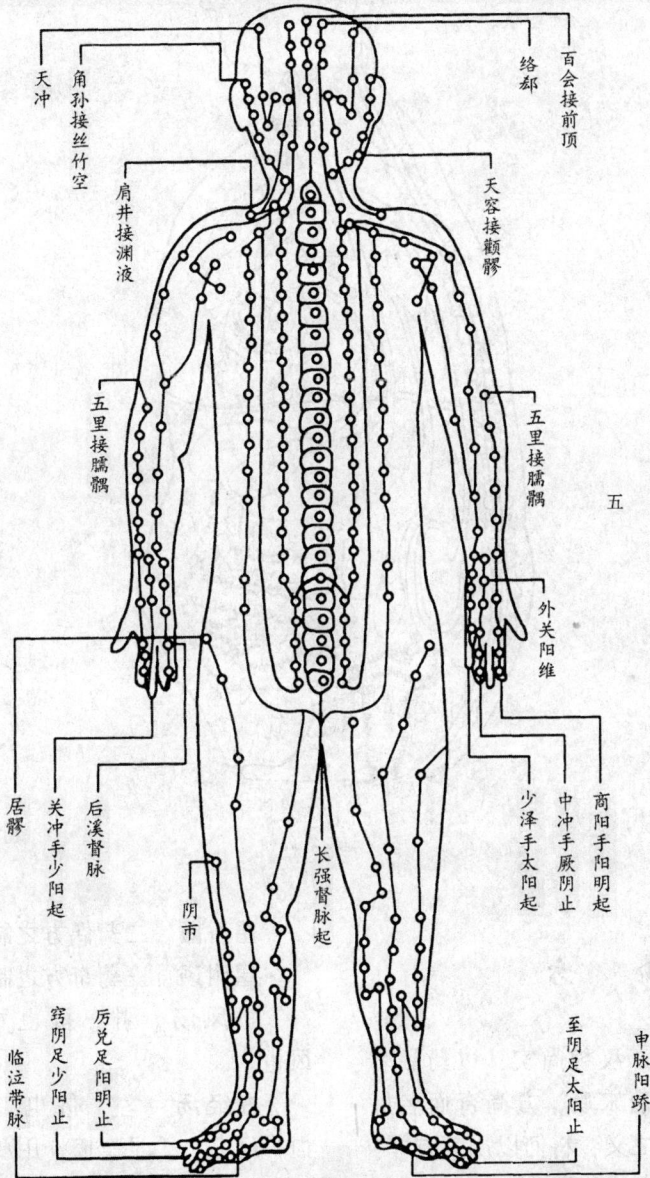

百会接前顶
络郄
天容接颧髎

天冲
角孙接丝竹空
肩井接渊液
五里接臑髎

五里接臑髎
外关阳维

五

商阳手阳明起
中冲手厥阴止
少泽手太阳起

居髎
关冲手少阳起
后溪督脉
阴市
长强督脉起

临泣带脉
窍阴足少阳止
厉兑足阳明止

至阴足太阳止
申脉阳跷

醫學門人

卷之首

5

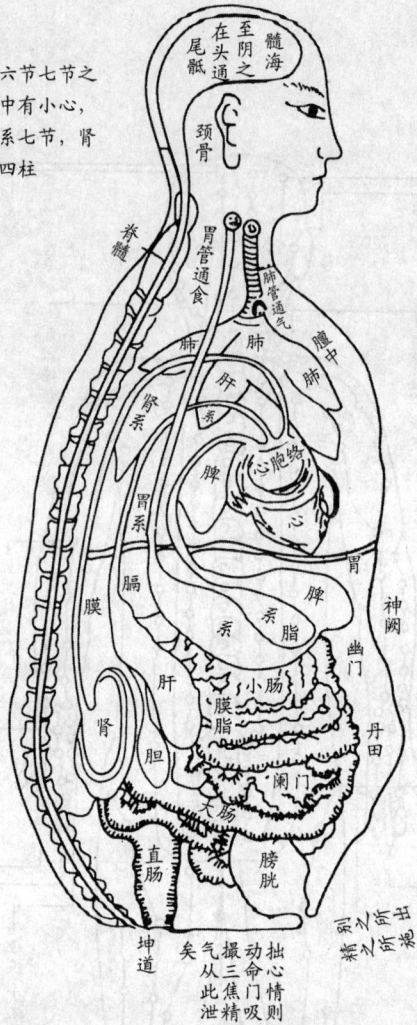

心系六节七节之旁，中有小心，肾脉系七节，肾系十四柱

释 方

以程氏为主。汉魏尚实，以药品名方，不必释也。唐宋后，方尚奇而名好异，苟不知立名之义，将何以用其方耶？

三生饮 三药皆生用也。

急救稀涎散 稀，化而少也。风痰壅盛，急用此化痰救之。

三建汤 三种尽出建平也。

乌药顺气散 人气顺则安，气逆者必乌药之辛以顺之。

星香散 二药偶方之制以通喉也。

星附汤 三药奇方之制以达下也。

排风汤 排，推也。用药推去其风也。

左经汤 左，佐也；经，脉络也。血少经滞，手足挛搐，用药佐之也。

三化汤 三药化痰、化滞、化风也。

防风通圣散 预防风疾，通灵如圣。

玉真丸 言如玉之白也。

一字散 古方一钱四字，一字二分半也。

三痹汤 风寒湿三气合而为痹也。

四神丸　四药有神验也。

五苓散　五件以苓为主。

抵当汤　蓄血住于下焦，用药挤去，邪不能抵当也。

泻清丸　泻东方青色肝木也。

三一承气汤　三方合为一也。

白通汤　葱白之辛以通阳也。

六一顺气汤　一方可兼六方。

大柴胡汤　泄热之功大也。

五积散　积寒、积食、积气、积血、积痰，五者之积可散也。

小柴胡汤　力小而和缓也。

藿香正气散　言能正气之不正也。

黑奴　釜底煤黑色；奴，小麦奴也。

紫雪　丁香、麝香熬膏色紫，药屑如雪。

桃花散　言其色如之。

雄黄锐散　丸如小指尖锐，纳谷道中也。

双解散　表里俱解。

霹雳散　如雷之击动阳气也。

调中汤　泻胃火以和胃气也。

六和汤　六腑不和，用此以和之也。

六一汤　一名天水散，取"天一生水，地六成之"之义也，又名益元散者，除中热以益元气也。

诱行丸　夏月服之不渴，诱人行路。

大顺散　热因热用，从治之法也，故谓大顺；冷饮者，不伤肺也。

一清饮子　诸热能一一清之。

桂苓甘露饮　桂甘辛，苓甘淡，止渴如甘露也。

来复丹　一阳之气来复也。

二气丹　硝石气寒为阴，硫黄气热为阳，以二气理二气也。

肾着汤　湿气附着于肾，方能去之。

三和汤　血秘、气秘、风秘，三者皆可和也。

七气汤　治七情之气也。

清燥汤　治肺金之火，清其干燥，则生化之源滋润而达也。

神保丸　言药之效，如神保全也。

导滞通幽汤　导引肠中积滞，使通幽门而下也。

盐煎散　用盐引入肾也。

越鞠丸　鞠，郁也。药能发越其郁结之气。方多误为越曲。

鸡舌香散　药气如鸡舌之香也。

分心气饮　分开心胸间郁气也。

流气饮子　流行滞气也。

蟠葱散　葱能通气，蟠曲其葱，入药为引。

失笑散　病忽去而不觉发笑。

复元通气散　元气复，则通而不滞。

抑气散　高者抑之。

一块气丸　积气结成一块，方能治之。

阿魏撞气丸　撞散气块癖积。

交感丹　茯神阳中阴，香附血中气，阴阳交感而气血和矣。

补天丸　药能补阴，天元一气也。

大造丸　药能大生气血，如天地造成也。

梦授天王补心丹　终南山宣律诵经劳心，昆沙门天王梦授此方。

双和散　气血两和也。

十全大补汤　十药全而大，能补虚。

威喜丸　松脂入地，三千年化为威喜，食之令人长生，方名茯苓，言威喜者，美之也。

二至丸　夏至阴生，鹿解角；冬至阳生，麋解角。方用二角者，取二至之阴阳以生气血也。

鹿首四斤丸　八药各半斤也。

人参养荣汤　人参补气，言养荣者，气盛则血生也。

瑞莲丸 莲实用之有奇效，故曰瑞。

打老儿丸 妇人年过百岁，打其年老儿子不服此丸也。

天真丸 天真，精气也，此药能补之。

补中益气汤 黄芪补中，人参益气。

虎潜丸 凡人龙常出于水，龙飞而汞轻；虎常出于火，虎走而铅枯，虎潜火伏而滋阴也。用胫骨者，虎一身筋力，皆出于前足胫中，性气藏焉。

草还丹 非金非石，惟草是饵。

清震汤 头风如震，药能清之。

清空膏 人首，天之象空虚。药能清头昏，故曰清空。

五蒸汤 五脏蒸热。

单白芷丸，又名都梁丸 白芷出都梁山。

妙香散 木香和气，麝香通气。经曰：通则不痛，痛则不通。香药之妙如此。

抑青丸 泻肝也。

归脾散 忧思伤脾，健忘怔忡，用此复还脾气。

潜行散 潜行，水底行也，脚疾有湿故云。

舒经汤 凡筋虚则痛，血虚则蜷，故养血以舒经也。

黑虎丹 黑豆、虎胫骨也。

二妙散 黄柏除热，苍术除湿，二妙药也。

八正散 八药能正膀胱之水道也。

导赤散 导引膀胱水道，而治小便赤也。

火腑丹 言治心热小便赤也。

清心莲子饮 清心降火，莲子之功。

神芎丸 川芎散热如神。

舟车丸 药能通经络而治水，犹舟以通水，车以通陆也。

感应丸 感之即应。

温白丸 白乃西方金色，寒气袭而成积，药能温之也。

保和丸 保脾气以去食积。

见晛丸 晛，日气也。药之消积，如雪之见日也。

金花丸 色如金也。

龙脑鸡苏丸 龙脑，地名，在苏州。鸡苏，薄荷之别名。

左金丸 左，佐也；金，肺也。火旺烁金，药能辅佐肺金而平肝木也。又名回令丸，泻火以回金之令也。

清脾饮 疟病多起于脾，故清之也。

四兽饮 青龙、白虎、朱雀、玄武应四脏，方治四脏邪，以辅脾土。

对金饮子 可敌金也。

露姜饮 姜性热，假露之阴以治热燥也。

交加散 药半生半熟，取阴阳交加之义。

顺元散 分解阴阳，利散痰涎，以顺元气也。又名分利顺元散。

华盖散 肺为五脏华盖，药专治肺。

三拗汤 拗，不顺也。言甘草不炙，麻黄留节，杏仁不去皮尖也。

手拈汤 如手拈去其病也。

五拗汤 五药不制，存其悍烈之性，以为劫病之功也。

千缗汤 一服而获千缗之谢故云。

苏沉九宝饮 苏沈二内翰所制之方。古沉、沈通用。

温中化痰丸 中气温而痰自化。

青州白丸子 州有范公亭，其下井泉至美，和药皆白。

滚痰丸 滚转而下痰也。

海藏五饮汤 王海藏治五饮之方也。

控涎丹 控，引也；涎，痰涎也。

小胃丹 治胃中之积痰，药丸如麻

子，故曰小。

导滞汤 导引暑热积滞之气下行。

通玄二八丹 五药共二两，黄连独八两，言药之妙通神。

大己寒丸 已，止也，大止脾胃寒冷。

戊己丸 戊，胃土；己，脾土。治脾胃泻利之药也。

四柱散 四药如四柱之支大厦也。

升阳除湿汤 升阳以升、柴、羌、防，除湿以陈、半、苍、苓。

凝神散 收敛神气也。

调中益气汤 调中甘草，益气参、芪，中调气益，脾胃自健。

升阳顺气汤 阳气本上行，郁逆于下则不能发生，故顺其气使上行也。

金液丹 水银乃白金之液也。

金锁正元丹 药能止泻而锁固真元之气也。

清六丸 清热也。

四君子汤 四药不燥不热，禀中和之气而补益，故称君子。

温六丸 温寒也。

生胃丹 用南星、用黄土以生胃土也；用粟米入胃而生谷气。

平胃散 胃中宿滞不化，即成痞满腹胀，故用苍、陈、厚朴，苦以泻之。恐泻太过，又用甘草以和之，平胃之义也。

五膈宽中散 一曰气、二曰血、三曰痰、四曰寒、五曰热，言药能散胃中滞塞，使饮食下行，豁然而中宽也。

抽刀散 药能定痛，如抽刀夺回命也。

胃爱散 胃喜甘而恶苦，此药味甘，故胃爱之。

四七汤 四药能治七情气结之痰。

三仙丸 谓星、半为曲，香附去毛，

皆脱其本性，用之如人脱凡成仙。

聚金丸 言芩、连之色也。

寿星丸 南方有极星，曰老人，主寿。方用天南星，假而名之也。

肠风黑散 血见黑而止，以色克也。

玉壶丸 玉壶为器，清可彻底，言药能化痰，而使肺极清也。

结阴丹 固结其阴血也。

玉屏风散 屏风，防风别名；玉，美之也。言能御风如屏障也。

茜梅丸 二药酸以收之也。

明目流气饮 七情气攻眼，用药流利其气，则目可明也。

春雪膏 药色白，点之自化，如春雪也。

驻景丸 日光之影为景，没则昏矣。言药能驻景，使不昏也。

镇宫散 言安镇子宫也。

逍遥散 言药能使病安，则逍遥翱翔自适也。

仓公散 太仓公淳于意所制方也。

玉烛散 《尔雅》云：四时和气，谓之玉烛。言药能和气也。

夺命丹 言能下死胎以夺回母命也。

达生散 达，羊子也。言此药服之，如羊之易产而无患也。

涌泉散 无乳者服之，乳出如涌泉也。

观音散 释氏有千眼观音，能救百难苦，故名之也。

紫霜丸 紫，碧色也；霜，巴豆霜也。

调解散 陈皮、甘草以调中，紫苏、葛根以解肌。

红绵散 苏木、胭脂、红绵裹药煎也。

脱甲散 言表解则身轻快，如脱去铠甲也。

9

鸡鸣散 日交巽木而鸡鸣，鸡鸣则阳气随动，而人之血气亦应时而行，故于此时服药以行瘀血也。

江鳔丸 鳔，鱼鳔也。江鱼鳔可为胶。

五福化毒丹 言药能化诸毒而致五福也。

醉仙散 服之令人瞑眩如醉仙也。

太乙膏 太乙，天之贵神。以此名方，神之也。

一粒金丹 一粒，一丸。以金箔为衣。

紫金丹 方有紫金皮也。

历代医学姓氏

按《医林史传》、《外传》及《原医图赞》而类编之，俾后学知所观感云。

上古圣贤

三代以前，圣君贤相，创为医药，以济死生者也。

伏羲氏 有《天元玉册》，乃鬼臾区十世祖口诵而传之，《素问》中多载其语。

神农氏 有《本草》传世。

黄帝氏 与下九人更相问答，作《灵枢》、《素问》内外一十八卷。素者，本也，五行之本；问者，黄帝问也。赞于《易》，载于《史》，序于《大学》，古之圣人也。后世辄言黄老之学，不知黄乃黄石公也。

僦贷季 三皇时岐伯师也。定经络穴道、脏腑阴阳度数，以人法天地万物，理色脉而通神明，医之端肇于此。

岐伯 黄帝时臣也。与帝更相问难而作《内经》，以垂教万世。

伯高、少俞、鬼臾区 黄帝三臣也。发明五行，详论脉理，以为经论。又有少师，亦同时臣也。

俞跗 黄帝臣。治病不用汤液，割皮解肌，决脉结筋，搦髓脑，揲荒爪幕，湔浣肠胃，漱涤五脏，炼精易形，以去百病。

桐君 黄帝臣也。多识草木性味，定三品药物为君臣佐使，撰《采药对》四卷、《采药别录》十卷。

雷公 名敩，黄帝臣也。善医术，著《至教论》及《药性炮炙》二册。

巫咸 尧臣也，药方之始。

伊尹 殷时圣人。制《汤液本草》，后世多祖其法。

儒 医

秦汉以后，有通经博史，修身慎行，闻人巨儒，兼通乎医。

张机 字仲景，东汉南阳人。举孝廉，官至长沙太守。作《伤寒论》，医方大备，扁鹊、仓公无以加焉。后世称为医圣。其门人卫沈撰《四逆三部厥经》及《妇人胎脏经》、《小儿颅囟经方》。

皇甫谧 幼名静，字士安，西晋安定朝那人，汉太尉嵩之曾孙也。居贫，年二十始感激读书，带经而锄，博通典籍百家，以著述为务。沉静寡欲，高尚其志，征辟不就，号玄晏先生。后得风痹羸疾知医，著《甲乙经》及《针经》。

裴颜 字逸民，西晋河东人也。多学术，善医经，官至尚书左仆射，校正《太医权衡》及上古药物轻重分两。

范汪 字玄平，东晋颖阳人，雍州刺史略之孙也。博学，善谈性理，以拯恤为心，著方书百余卷。

殷仲堪 东晋陈郡人，性至孝，善属文谈理。祖融吏部尚书，父师骠骑咨议参军。因父病精医，执药挥泪，遂眇一目。孝武帝召为太子中庶子。

殷浩 字深源，陈郡长平人，好古《易》，精医术，妙解经脉，著方书。

徐熙 南宋东海人。早好黄老，隐泰望山，遇道士授以《扁鹊镜经》。晚精心学，名振海内，官至濮阳太守。世医徐秋夫、道度、文伯、徐雄、之才等，皆其子孙也。

褚澄 字彦通，齐河南阳翟人。宋武帝之甥，尚书左仆射湛之子。博学善医，官尚书。论僧道尼姑异乎妻妾，求嗣必有子，妇人如未笄之女则不宜也。著《医论》一帙，发身中造化之秘。治一人服鸡子多而得奇疾，煮苏汁一升饮之，吐涎升许，其中有一鸡雏，翅距已全而能走，后吐三十余枚而瘳。

王显 字世荣，后魏阳平乐平人。好学精医，少历本州从事，明敏有断才，领军有功，迁廷尉御史，官至太子詹事，兼吏部行事，仍在侍御营进御药。著《医方》三十五卷，颁行天下。

徐之才 字士茂，后周雄之子。幼隽发，年十三召为太学生，通《礼》、《易》，善医术，兼有机辨，药石多效。官尚书，赠司徒公，录尚书事，谥曰文明。撰《药对》。治一人患足跟肿痛，诸医莫识，公曰：蛤精疾也，由乘舡入海，垂脚水中而得。为剖出二蛤子而愈。治一人酒色过度，眼见空中有五色物，稍近变成一美妇人，去地数尺，亭亭而立。公曰：此色欲多，大虚所致。乃处补药饮之，数剂而愈。

孙思邈 唐京兆华原人。幼称圣童。隋文帝召不拜。太宗即位，召见拜谏议大夫，固辞，隐太白山，学道养气，求度世之术，洞晓天文，精究医业，著《千金方》三十卷，《脉经》一卷，独于

伤寒不及。朱子《小学笺注》谓思邈为唐名进士，因知医贬为技流，惜哉！孟诜、卢照邻师事之，与论心欲小，胆欲大，智欲圆，行欲方之语。

狄梁公 知针术。有富儿鼻端生赘，为脑下针，赘应手而落。

王绩 字无功，绛州人，王通之弟。唐太宗秘书正字，不乐在朝，还里莳药自供，或以济人。以《周易》置床头，他书罕读，游北山东皋著书，自号东皋子。

孟诜 唐汝州梁人。举进士，累迁凤阁舍人。睿宗即位，加银青光禄大夫，后致仕，以药饵为事。常曰：保身养性者，善言莫离口，良药莫离手。年九十三卒。著《补养方》、《必效方》各三卷，《食疗本草》。

陈藏器 唐开元中，京兆府三原县县尉。撰《神农本经》，总曰《本草拾遗》，共一十卷。

许胤宗 唐义兴人，仕陈为新蔡王外兵参军，后为散骑侍郎。王太后病风不能言，脉沉难对，医家告术穷，公以黄芪、防风煮汤数十斗置床下，气如雾熏薄之，是夕语。关中多骨蒸病，递相传染，得者皆死，公疗必愈。或劝其著书贻后世者，答曰：医者意也，思虑精则得之，脉之候幽而难明，吾意所解，口莫能宣也。古之工医，要在视脉，病乃可识，病与药值，唯用一物攻之，气纯而愈速；今人不善为脉，以情度病，多其物以幸有功，譬猎不知兔，广络原野，冀一人获之，术亦疏矣。一药偶得，他药相制，弗能专力，此难愈之验也。脉之妙处，不可言传，虚著方论，终无人能悟，此吾所以不著书也。卒年九十余。

许叔微 字知可，宋白沙人。尝获

乡荐，省闱不利而归，舟次吴江平望，夜梦白衣人，曰：汝无阴德，所以不第，何不学医？吾助汝智慧。归践其言，果得扁鹊之妙。人无高下，皆急赴之，后绍兴登科第五。著《本事方》，撰《伤寒辨疑》。

郑樵　莆田人。博学强记，搜奇访古，好著方书。绍兴中，以荐召对，授枢密院编修，尝居夹漈山，学者称夹漈先生。

纪天锡　字齐卿，宋泰安人。弃进士业，精医，注《难经》五卷。太定十五年上其书。授医博士。

杨文修　字中理，浙人。性纯孝，因母病遂去举业，读轩岐氏书，药不效，割股和饘粥以进，母疾即起。母死，庐墓有群鸟随文修起止，府县旌表其宅。修曰：某之事亲，不足以起名哉！朱文公就见，与谈性理及天文、地理、医学之书，竟夕乃去。晚年著《医衍》二十卷，编《地理拨沙经图》，卒年九十九。

李惟熙　舒州人。博学通医，善论物理。云：菱、芡皆水物，菱寒而芡暖者，菱花开背日，芡花开向日故也。又曰：桃、杏双仁辄杀人者，其花本五出，六出必双仁。草木花皆五出，惟山栀、雪花六出，此殆阴阳之理。今桃、杏六出双仁杀人者，失其常也。

麻九畴　字知几，金莫州人。三岁识字，七岁能草书，作大字，有神童之目。章宗召见，问：汝入宫殿惧否？对曰：君臣，父子也，子宁惧父耶？上大奇之。弱冠往太学，有声场屋间。南渡后，读书北阳山中，始以古学自力，博通五经，于《易》、《春秋》为尤长。少时有恶疾，就道士学服气数年，疾遂平复。又从张子和学医，子和以为能得其不传之妙。大率九畴于学也专，故所得

者深，饥寒劳苦，人所不能堪者，处之怡然，不以略其业也。

刘完素　字守真，金河间人。少聪明博学，忽遇异人，以酒饮之，大醉，及寤，洞达医术。撰《运气要旨论》、《精要宣明论》、《素问玄机原病式》。然好用凉剂，以降心火、益肾水为主，自号通元处士。

张元素　字洁古，金易州人。八岁试童子举，二十七岁试经义进士，犯庙讳下第。乃学医，洞彻其术，治病不用古方。其说曰：运气不齐，古今异轨，古方新病，不相能也，自为家法云。故其书不传，其学则李东垣深得之。

李庆嗣　洛人。少举进士不第，弃而读《素问》，洞晓其义，著《伤寒纂类》四卷，《改正活人书》二卷，《伤寒论》三卷，《针经》一卷。年八十，无疾而逝。

李杲　字明之，号东垣，元之镇人也。幼好学，博经史，尤乐医药，捐千金从张元素，尽传其业。家富自重，人不敢以医名之。大夫士或病，其资性高骞，少所降屈，非危急之疾不敢谒也。其学于伤寒、痈疽、眼目病为尤长，当时称为神医。《东垣十书》多其著述。治伤寒发热，误服白虎汤，面黑脉细，小便不禁，公曰：白虎汤大寒，非行经之药，止寒脏腑，不善用之，则伤寒本病隐曲于经络之间，或更以大热之药救之，则他证必起，但宜温药升阳行经。盖病隐于经络，阳不升则阴不行，经行而本症见矣，治之何难？又治十五岁人病伤寒，烦渴目赤，脉七八至，按之不鼓，用古姜附汤冷饮而愈。

王好古　字进之，号海藏，元古赵人。任赵州教授，兼提举管内医学。性识明敏，博通经史，笃好医方，师事李

东垣，尽得所学，遂为明医。著有《医垒元戎》、《医家大法》、《仲景详辨》、《活人节要歌括》、《汤液本草》、《此事难知》、《斑疹论》、《光明论》、《标本论》、《小儿吊书》、《伤寒辨惑论》、《守真论》、《十二经络药图》。

滑寿 字伯仁，世为许襄城大家，元初祖父官江南，自许徙仪真而公生焉。性警敏，习儒，日记千言，操笔为文，尤长于乐府。受王居中习医，而理识契悟过之。著《素问钞》。治妇人病小便涩，中满喘渴，脉三部皆弦而涩，医投以瞿麦、栀、苓诸滑利药而秘益甚。公曰：水出高源，膻中之气不化，则水液不行，病因于气，徒行水无益，法当治上焦，乃与朱雀汤，倍枳、梗，长流水煎，一服而溲，再服气平而愈。治一妇人，年六十余，亦病小便秘若淋状，小腹胀，口吻渴，脉沉且涩。公曰：此病在下焦血分，阴火盛而水不足，法当治血。血与水同，血有形而气无形，有形之疾，当以有形之法治之。乃与滋肾丸，服之而愈。治一妇人有孕，九月病滞下，日五七十起，后重下迫。公以消滞导气丸药下之，病愈而孕不动。《素问》曰：有故无殒是也。殒者，损也。治一妇经水将来，三五日前脐下疞痛如刀刺状，寒热交作下如黑豆汁，既而水行，因之无孕，两尺沉涩欲绝，余部皆弦急。公曰：此下焦寒湿，邪气搏于冲任。冲主血海，任主胞胎，为妇人血室。故经事将来，邪与血争作痛，寒热生浊，下如豆汁，宜治下焦。遂以辛散苦温理血之药，令先经期日日服之，凡三次而邪去，经调有孕。治一人因心高志大，所谋不遂，怔忡善忘，口淡舌燥，多汗，四肢疲软，发热，小便白浊。诸医以内伤不足，拟进茸、附。公视其脉，虚大而数，

曰：此思虑过度，少阴君火行患耳。夫君火以名，相火以位，相火代君火行事也。相火一扰，能为百病，况少阴乎！用补中益气汤、朱砂安神丸，空心则进坎离丸，月余而愈。治一孕妇，五月病咳痰气逆，恶寒，咽膈不利，不嗜食者浃旬，脉浮紧，形体瘦，公曰：此上受风寒也。投以辛温与之，致津液，开腠理，散风寒，而嗽自止矣。治一妇暑月身冷自汗，口干烦躁，欲卧泥水中，脉浮而数，沉之豁然虚散，公曰：脉至而从，按之不鼓，为阴盛格阳，得之饮食生冷，坐卧风露。乃与玄武汤，冷饮，三服而愈。治一妇病寒疝，白脐下上至心皆胀满攻痛，而胁疼尤甚，呕吐烦满，不进饮食，两手脉沉结不调。公曰：此由寒在下焦，宜亟攻其下，无攻其上。为灸章门、气海、中脘，内服玄胡索、官桂、胡椒，佐以茴、木诸香，茯苓、青皮等而愈。

葛乾孙 字可久，平江吴人，膂力绝伦，击刺战阵，百家众技，靡不精究。及长，折节读书，应进士亚选，遂不复应试。传药书坊论，有《医学启蒙》，又《经络十二论》、《十药神书》。勇力之士，争言其长于武；逢掖之士，争言其长于文；方论之士，争言其长于医。然皆未睹其学之所至也。君于血气既定，资质既变之时，方将举圣人之道而修之，凡所称誉，皆君所厌弃而羞道者，使当世知君而用之，功业岂少哉！治伤寒疾不得汗，发狂循河而走，公就控置水中，使禁不得出，良久出之，裹以厚被，得汗而解。

吕复 字元膺，号沧州，吕东莱之后。其先河东人，后徙婺、徙鄞。习《尚书》，《周易》，后以母病攻岐扁术，师事郑礼，受读一年，诊治效无不神。

治一病，睡则心悸神摄，如处孤垒，而四面受敌兵，达旦目眵眵无所见，耳聩聩无所闻，虽坚卧密室，睫未尝交也。诊其脉，左关阳浮而虚，察其色，少阳之支外溢于目眦。公曰：此得之胆虚而风，诸医独治其心，而不能祛胆之风，非法也。因投乌梅汤、抱胆丸，熟睡而愈。治一女孩病嗜卧，面颊赤而身不热，医以慢惊治之，兼旬不愈。公诊其脉，左关独滑而数，他部大小等而和，曰：此女无病，关滑为有积食，意乳母嗜酒，酒后辄乳，故令女醉，非风也。及诘其内，果然。遂以枳壳、葛花，日二三服而愈。治病伤寒，身热人静，脉伏而无，舌苔滑而两颧赤如火，语言不乱。公曰：此子血为热搏，气无可依，必大发斑而后脉出。及揭其衾，赤斑烂然，即用化斑汤，继投承气汤下之。发斑无脉，长沙未论，公以意消息耳。治一妇病喘不得卧，气口盛人迎一倍，厥阴弦动而疾，两尺俱短而离经，公曰：得之毒药动血，以致胎死不下，奔迫而上冲，非风寒作喘也。乃用催生汤倍芎、归，煮二三盏服之，夜半果下一死胎，喘止。治一人下利完谷，脉两尺俱弦长，右关浮于左关一倍，目外眦如草滋。盖肝风传脾，因成飧泄，非脏寒所致。以小续命汤损麻黄加术，三五服而愈。治一室女经闭五月，腹大如有孕，公诊之，面色乍白乍赤者，鬼也，非有异梦，则鬼灵所凭耳。乃以桃花煎，下血如猪肝五七枚而愈。治一人偶搔腘中疥，出血如泉不止，公视时已困极无气可言，脉唯尺部如丝，他部皆无。乃以四逆汤加荆芥、防风，其脉渐出，更服十全大补汤，一剂遂瘥。治因见杀人，惊风入心，疾作奔走，不避水火，或哭或笑，脉上部皆弦滑，左部径于右。公曰：乃痰溢膻中，灌于心

胞，因惊而风缠五脏耳。即为涌痰一斗许，徐以惊气丸服之而愈。治一人嗜酒善食，忽瘦，前溲如脂，脉两手三部皆洪数，而左寸尤躁。公曰：此三阳病，由一水不胜五火，乃移热于小肠，不癃则淋。乃以琥珀、滑石、石膏、黄柏之剂清之，继以龙脑、辰砂末，稗柿蘸食方寸匕即愈。治因惊恐飧泄弥年，众皆谓休息痢，治以苦坚辛燥弗效。公诊其脉，双弦而浮，非饮食劳倦所致，乃惊风也。以肝主惊，故虚风自甚，困脾而成泄，当平木太过，扶土之不及，其泄自止。乃用黄犊牛肝，和以攻风健脾之剂，服之逾月而愈。治一妇癥病，小腹痛，众皆以为瘕聚。公循其少阴脉，如刀刃之切手，胞门芤而数，知其阴中痛，痛结小肠，脓已成，肿迫于玉泉，当不得前后溲，溲则痛甚。遂用国老膏，加将军、血竭、琥珀之类以攻之，脓自小便出而愈。治一贵客患三阳合病，脉皆长弦，以方涉海为风涛所惊，遂吐血一升许，且胁痛、烦渴、谵语，适是年岁运，左尺当不应，诸医以为肾绝。公曰：此天和脉，无忧也。遂投小柴胡汤，减参加生地，半剂。后俟其胃实，以承气汤下之，得利而愈。治一人伤寒逾月，既下而热不已，胁及小腹偏左满，肌肉色不变。俚医以为风。浃四旬其毒循宗筋流入睾丸，赤肿若瓠子。疡医刺溃之，而胁肿痛如故。公诊尺中皆数清而芤，脉数不时则生恶疮，关内逢芤则内痈作，季胁之肿，痛作肿。经曰：痈疽不得违时，急下之，慎勿晚。乃与云母膏作丸，衣以乳香，而用硝黄煎汤送下，下脓五升，明日再下余脓而愈。治一妇人病，公切其脉，左寸口弦而芤，余部皆和，病作阴中痛而出血，且少阴对化在玉泉，心或失宁，则玉泉应心痛，痛则动血，

而与经水不相干，盖得之因大惊神摄而血菀。乃制益荣之剂，再纳药幽隐中，再剂而愈。

周真 字子固，号玉田隐者，仪真人，性敏好学。元贞间，被荐不仕，乃取医书习之。每遇奇疾，以意与药辄效。治一妇因产子舌出不能收，公以朱砂敷其舌，令作产子状，以两女扶掖之，乃于壁外置瓦盆，堕地作声，声闻而舌收矣。治一女子，或嗜食泥，日食河中淤泥三碗许。公取壁间败土调饮之，遂不食。

黄子厚 江西人，与滑寿同时。至治天历间，其术甚行，与虞文靖公相善。治富家子，年十八，病遍身肌肉折裂，公乃屏人诘病者，曰：幼童时曾近女色否？曰：当十二三岁曾近之矣。公曰：古云：精未通而御女，则四体有不满之处，后日有难状之疾，在法为不可治。后果恶汁淋沥，痛绝而死。治一富翁病泄泻弥年，公诊治浃旬不效。忽一日读《易》至乾卦天行健，朱子有曰：天之气运转不息，故阖得地在中间；如人弄碗珠，只运动不住，故在空中坠，少有息则坠矣。因悟向者富翁之泻，乃气不能举，所以脱下。即为灸百会穴，未三四十壮而泄止矣。

朱震亨 字彦修，学者尊之曰丹溪先生，元末婺之义乌人也。自幼好学，日记千言，稍长从乡先生治举业，后闻许文懿公得朱子四传之学，讲道八华山，复往拜焉。益闻道德性命之说，宏深密粹，遂为专门。一日，文懿公谓曰：吾卧病久，非精于医者不能起，子聪明异常，肯游于医乎？公以母病脾，于医亦粗习，及闻懿公之言，即慨然曰：士苟精一艺，以推及物之仁，虽不仕于时，犹仕也。乃弃举业，一于医致力焉。有

《丹溪心法》、《日用纂要》、《格致余论》、《局方发挥》、《伤寒辨疑》、《本草衍义补遗》《外科精要论》等书传世。其论脏腑气化有六，而于湿、热、相火三气致病最多。有阴虚火动，有阴阳两虚、湿热自甚者，又当消息而用。谓李东垣论饮食劳倦，内伤脾胃，则胃中之阳不能升举，并及心肺之气陷入中焦，而用补中益气汤之剂治之，此亦前人之所无也。然天不足于西北，地不满于东南。天，阳也；地，阴也。西北之人阳气易于降，东南之人阴火易于升，苟不知此，而徒守其法，则气之降者固可愈，而于其升者亦从而用之，吾恐反增其病。乃以张、刘、李三家之论去其短，又参之以《内经》而作《相火论》。治病痢忽昏仆，目上视，溲注而汗泻，脉无伦次。公曰：此阴虚阳暴绝也，得之病后犯酒色。与灸气海，顷之手动，又顷唇动；更以人参膏三服而苏，后服尽数斤而愈。治妇人病不知人，稍苏即号叫数欠而复昏，肝脉弦数且滑。公曰：此得之怒后强酒也。乃以流痰降火之剂而加香附，散肝分之郁立愈。治一女子病不食，面北卧者半载，肝脉弦出寸口。公曰：此思夫不归，气结于脾也，必激其怒，怒之气属木，故能冲上之结。怒已进食，公曰：思气虽解，必得喜，庶不再结。乃诈言夫旦夕且归，遂愈矣。先生道学渊源，医其一艺也。其详见于宋太史濂墓志。

盛寅 字起东，国朝姑苏吴县人也。少习举子业，五试弗售，遂攻轩歧诸经，受业戴元礼，得丹溪先生正传，治奇疾辄效。始为医学正科，升太医院御医，赐为医中状元，祀南京太医院名宦祀。

周敷 字时荣，号煦庵，无锡人。初习进士业，经史皆涉大义。既而业医，

15

患近世医家止于《局方》，遂究炎黄岐雷越人诸书，治人之疾病，十愈八九，又不责报。

刘溥 字元博，吴郡人。幼不好弄，举止异于常儿，稍长博学善吟。常慕濂溪窗前草不除，故以草窗自号。用药惟主东垣，守而不攻，荐为御医。

汪机 字省之，号石山居士，渭之子。邑庠生，屡科举，父命举业，尝言士不至于相，则其泽之所顾，不若医之博耳。乃肆力医书，《周易》性理。所著有《重集脉诀刊误》二卷，《内经补注》、《本草会编》。治一人中满，用参、术初服膈胀，久则宽矣。或问参术之性，曰：药无定性，以血药引之则从血，以气药引之则从气，佐之以热则热，佐之以寒则寒，在人善用之耳。治一人体瘦，左腹痞满，谷气偏行于右，不能左达。饮食减，大便滞。用补脾泻肝、和血润燥、宽胀散郁之剂而安。治痫发晨时，见黄狗走前，则昏瞀仆地，良久乃苏，诸医无效。公曰：早晨，阳分；狗，阳物；黄，土色；胃属阳土，土虚为木火所乘矣。经云：诸脉皆属于目。故目系异物，宜实胃泻肝而火自息。遂以参、术、归、芪、陈皮、神曲、茯苓、黄芩、麦门冬、荆芥，服月余而安。治一妇忍饥过劳发狂，公曰：二阳之病发心脾。二阳者，胃与大肠也。忍饥过劳，胃伤而火动矣，延及心神，脾意扰乱，安得不狂？用独参汤加竹沥饮之愈。

程明佑 字良吉，号宕泉，歙人，梁忠公庄公之后。幼好读玩理，后攻医。尝曰：人皆知补之为补，而不知泻之为补；知泻之为泻，而不知补之为泻。阴阳迭用，刚柔互体，故补血以益荣，非顺气则血凝，补气以助卫，非活血则气滞。盖脾为中州，水火交济，而后能生

万物，真妙论也。

陈景魁 字叔旦，号斗岩，句曲人，陈太丘之后。幼习举业，授《易》于陆秋崖，拜湛甘泉讲学。因父病习医，善针灸，著《五诊集》。授王府良医，竟不赴任，每成诗文，以乐其志。治素无病，忽吐血半升，脉弦急，薄厥证也，得于大怒气逆，阴阳奔并，服六郁汤而愈。治遍体生瘰疬，岁久罔效，乃太阴风邪化为虫也。以百部、蛇床子、草乌、楝树叶煎汤浴洗，越月遍身如白癜风状而愈。治孕妇堕下，逾旬腹肿发热，气喘脉决，面赤舌青口臭。公曰：胎未堕也。面赤，心火盛而血干也；舌青臭，肝气竭而胎死矣。遂用蛇蜕煎汤，调平胃散加芒硝、归尾一倍服之，须臾胎下痛亦获安矣。

刘纯 字宗厚，关中人。博学群书，尤精医道。父叔渊，得丹溪之业，公继之，纂《伤寒治例》、《医经小学》、《玉机微义》等书。

王纶 字汝言，号节斋，浙江慈溪人。弘治时，官致广东布政。因父病精医，著《明医杂著》，发丹溪所未发，后世甚尊信之。方古庵重刻于《心法》之后，名曰《丹溪附余》。又著《本草集要》，尽皆大行于世。兄经举进士第，亦知医。

明 医

医极其明者也。

扁鹊 姓秦名越人，号扁鹊，秦之卢国渤海郡郑人。得仙客长桑君之传，知俞跗之术，发明《素问》、《灵枢》之旨，设为问答，作《八十一难经》，以释疑义。不待切脉、望色、听声、写形，言病之所在。闻病之阳，论得其阴；闻病之阴，论得其阳。不出千里，决者至

众。虢太子尸厥已死而治之复生，齐桓侯未病而知其后五日不起。名闻天下。过邯郸闻贵妇人，则为带下医；过洛阳闻周人爱老人，即为耳目痹医；入咸阳闻秦人爱小儿，即为小儿医。尝曰：病有六不治：骄恣不论于理，一不治也；轻身重财，二不治也；衣食不能适，三不治也；阴阳脏气不定，四不治也；形羸不能服药，五不治也；信巫不信医，六不治也。后世脉理由此而起，为医之祖，后学当祀之，而配以张、刘、李、朱。

淳于意 临淄人，西汉文帝时为太仓长。笃信扁鹊，精医道及导引法。司马迁备志之，封赠仓公。

郭玉 广汉洛人，和帝时为太医丞。帝奇之，试令嬖臣美手腕者，与女子杂处帷中，使玉各诊一手，问所疾苦。玉曰：左阴右阳，脉有男女，状若异人，臣疑其故。帝叹息称善。

医缓 春秋时秦人也，姓高名缓。晋景公疾，求缓治之。未至时，梦二竖子，相谓曰：我居肓之上，汝居膏之下。缓至曰：疾在膏肓，药不可为。

医和 春秋时秦人也，未详其姓。晋平公疾，医和视之，知其近女室，内热蛊疾，不可为也。

文挚 战国时宋之良医也。洞明医道，亦兼异术，观人之背，而能知人之心窍也。

华佗 字元化，汉末沛国谯人。举辟不就。通五经，养性术，精方脉，善导引。尝体中不快，起作五禽戏，微汗而愈。年百岁有壮容，人以为仙。其疗病合汤，不过数种，心解分剂，不复称量，煮熟便饮，语其节度，舍去辄愈。若当灸不过一两处，每处七八壮，病亦应除。若当针亦不过一两处，下针言当

引某许，若至语人，病者言已到，即便拔针，病亦行瘥。若病结积在内，针药所不能，当须刳割者，便饮其麻沸散，须臾便如醉死，无所知，因破取。病若在肠中，便破肠洗浣，缝腹摩膏，四五日瘥，不痛，人亦不自寤，一月间即平复矣。《魏志》曰：甘陵夫人有孕六个月，腹痛不安，召公诊。曰：胎已死矣。使人手摸所在，在右则女，在左则男。其人曰：在左。于是为汤下之，果男形而愈。又治一郡守笃病，以为盛怒则瘥，乃多受其货，无何弃去，留书骂之，郡守瞋恚，吐黑血数升而愈。治一人腹中攻痛十有余年，鬓发皆堕。公诊曰：是脾之半腐，可刳腹治之。使病者服药稳卧，以刀破腹，不觉痛，既视脾果半腐，以刀割去恶肉，然后以膏敷之，更以药缝之，数日即愈。魏太祖闻而异之，召公常在左右。太祖一日苦头风，每发作心乱目眩，针其膈，其疾应针而愈。后召不至，竟为所害。汉魏以来，名医益众，张机、华佗辈，始因古学，附以新说，编药品三百六十五种，谓之《神农本经》、《华佗内照》。门人吴普撰《寒温五味本草》一卷，李当之修《神农本经》。

纪朋 观人颜色谈笑，知病浅深，不待诊脉。玄宗闻之，召于掖庭中看一宫人，每日昃则笑歌啼号，若狂疾而足不能履地。朋视之曰：此必因食饱而大促力顿仆于地而然。乃饮以云母汤，令熟寐，觉而失所苦。问之乃言：因太华公主载筵宫中，大陈歌吹，某乃主讴，惧其声不能清且长，吃独蹄羹，饱而当筵歌大曲，曲罢觉胸中甚热，戏于砌台上，高而坠下，久而方苏，病在足不能步也。

范九思 业医善针。昔人母患喉生

蛾，只肯服药不许针，无可奈何。九思云：我有一药，但用新笔点之，暗藏锬针在笔头内刺之，蛾破血出即愈。医者贵乎有机也，学者知之。

于法开 善医。治产难，令食羊肉十余脔而针之，须臾儿从羊？裹下。

任度 不知何许人，老医也。有患者尝饥，吞食则下，至胸便即吐出。医作噎疾膈气，治之无验。任视之曰：非此疾，盖因食蛇肉不消而致斯病，但揣心腹上有蛇形也。病者曰：素有大风，尝求蛇肉食，风稍愈，复患此疾矣。遂用硝、黄合而治之，微下利则愈。医皆记其验而知蛇瘕也。

莫君锡 大业中为医丞。炀帝好色，服丹发躁，进剂治之。又置冰盘于前，俾朝夕观望，亦治烦躁之一术也。

张苗 不知何郡人。雅好医术，烧地铺叶出汗其法也。

唐慎微 字审元，蜀之华阳人。貌陋言讷，中极明敏，治病百不失一。著《备用本草》及《经史证类》。

王叔和 西晋高平人，为太医令。性度沉静，博通经史，精研医道，洞识修养，纂岐伯、华佗等书为《脉经》、《脉诀》，次仲景《伤寒方论》，遂使其本书不行于世，后人不免有遗议焉。

马嗣明 南齐河内野王人。善诊脉知一年前死生。针灸孔穴与明堂不同，艺术精妙，一时名医皆为所轻。治背痈肿，炼石涂之便瘥。其法以粗黄色石如鹅鸭卵者，猛火烧令赤，入醇醋中，自有石屑落醋里，频烧至石尽，取石屑晒干为末，醋调涂肿上，无不愈。

姚僧垣 字法卫，后周吴兴武康人。仕梁为太医政，历魏、周、隋进爵北绛郡公，年八十五乃卒，赠本官加荆湖三州刺史。先生医术高妙，诸蕃外域，咸请托之。著《集验方》十二卷，撰《行记》三卷。其长子察，《南史》有传。

姚最 字士会，僧垣次子。博通经史，官学士。天子敕习家业，十余年中，略尽其妙，效验尤多。

李修 字思祖，本阳平馆陶人。得沙门姚僧垣针灸术，撰《药方》百卷。官太医令，赠青州刺史。

巢元方 隋人，大业中为太医令。撰《病源》五十卷，不为无见。但言风寒二气而不及湿热之文，后人不免遗议。治风逆坐起不得，用半年羔羊，杀而取腔，以和药末，药未尽而病愈。

韦讯 号慈藏，唐人。医中之圣，人皆仰之，今医家多图其像以祀之。

元珠先生 王冰之师，洞明《素问》。

王冰 号启玄子，唐宝应中为太仆令。注《素问》，作《玄珠密语》，其大要皆论五运六气，《皇极经世》注亦载其语。

张鼎 补孟诜《食疗本草》。

张文仲 唐之洛州洛阳人。少与李虔、韦讯并以医知名，则天初为侍御医，特进苏良嗣，方朝疾作仆廷中，公诊曰：忧愤而成，若胁痛者，殆未可救。顷告胁痛，又曰：及心则殆。俄心痛而死。公论风与气尤精，风状百二十四，气状八十，治不以时，则死及之，惟头风与足气，药可常御。病风之人，春秋末月可使洞利，乃不困剧，自余须发，则治以时消息。乃著四时轻重术凡十八种，《随身备急方》三卷。

肖炳 唐之兰陵处士，撰《四声本草》。

杨损之 唐开元后人，润州医博士，兼节度随军，撰《删繁本草》。

陈士良 伪唐陪戎副尉，剑南医学

助教。取诸家本草有关于饮食者类之，附以调养脏腑之术，名《食性本草》。

于志宁 字仲谧，京兆人。唐永徽间迁太傅，与李绩修定本草，并图合五十四篇，其书大行。

甘伯宗 撰历代明医姓氏，自伏羲至唐，凡一百二十人，出《辍耕录》。

孙兆 宋时官殿中丞，尚药奉御太医令用和之子，父子皆以医知名。治平中间有显官坐堂，忽耳鸣，公诊曰：心脉大盛，肾脉不能归耳。以药凉心，则肾脉复归，耳鸣立愈。

王纂 宋海陵人。少习经方，尤精针石。治一女子，每夜被獭精假作其夫迷惑，鬼穴一针，獭从被出。

庞时 字安常，宋蕲水人。世医，不足父所授《脉诀》，独取《素》、《难》，通其说，时出新意。注《难经辨》数万言；作《本草补遗》，补仲景论。尝言华佗术，非人所能及，乃史氏之妄乎！治难产，以手隔腹扪儿手所在，针其虎口，既痛即缩手，产下。治富家子走仆刑尸，大惊发狂，时取绞囚绳烧灰，酒调服而愈。

朱肱 号无求子，宋吴兴人。深于伤寒，著《活人书》。道君朝诣阙投进，授奉议郎医学博士。在南阳时，太守疾作，用小柴胡为散，连进三服，胸满。公曰：小柴胡汤煎清汁服之，能入经络，攻病取快，今乃为散，滞在膈上，宜乎作满。因煮二剂与之，顿安。

吴廷绍 为太医令。烈祖食饴，喉中噎，医莫能疗，公进楮实汤而愈。或叩之，答曰：噎因甘起，故以楮实汤治之。

许希 开封人，以医为业。宋景佑元年，仁宗不豫，公为针心胞络之间而愈，命为翰林医官。著《神应针经要诀》。

赵自化 宋德州平原人。高祖尝为景州刺史，后举家陷于契丹，父知富脱身南归，寓居洛阳，习经方名药之术，官翰林医学。撰《四时养颐录》及《名医显帙传》三卷。

陈文中 字文秀，宋宿州人。为安和郎，判太医局，兼翰林良医。明大、小方脉，于小儿痘疹尤精其妙。淳佑中，与保安翰林医正郑惠卿同编《幼幼新书》，又著《小儿病源方论》一卷。

宋道方 字毅叔，宋南京人。以医名天下，不肯赴请，病者扶携以就求脉。政和中，有太守母病在膏肓，能以良药缓其旬日乃死。

僧智缘 随州人。善《太素脉》，诊父而能道其子之吉凶。王安石信之曰：昔医和诊晋侯而知其良臣将死，视父知子，何足怪哉！

皇甫垣 蜀之夹江人。以善医目疾，高宗、孝宗皆称皇甫先生而不名。对高宗言：心无为则身安，人主无为则天下治。又言：长生之术，先禁诸欲，勿令放逸，丹经万卷，不如守一。

王克明 字彦昭，饶州乐平人，初生时，母乏乳，饵粥得脾疾。长益甚。医以为不治，乃读《素》、《难》，刻意处药乃愈。针灸尤精。有难疗者，必沉思得其要乃与药，病虽数证，只用一药以除本，亦有不药期某日自安者。任内翰医官。

张锐 字子刚，宋郑州人。官成州团练使，以医知名。政和中，治伤寒已死一昼夜而面赤者，即用药灌之，次早遗屎尿而苏，更进平胃散一帖遂安。治一产妇大泄喉闭，用附子理中丸裹以紫雪，一服两疾皆愈。

郝允 宋博陵人，授异人医术，世

称神医。有一妇夜间口噤而死，公曰：血脉滞也，不用药，闻鸡鸣自愈。一行趼踔輒蹯，公曰：脉厥也，当治筋。以药熨之，自快。一孕妇极壮健，公诊曰：母气已死，壮健者恃儿气耳。如期子生母死。

王贶 字子亨，本土人，乃宋道方之婿，尽传其术，后以医得幸，宣和中为朝请大夫。著《全生指迷论》。有盐商失惊，吐舌不能入，经旬不食，尪羸日甚，公为针舌之底，抽针之际，其人若委顿状，顷刻舌缩如故。

杨介 字吉老，泗州人。以医闻四方，著有《存真图》。徽庙日食水，尝苦脾疾。诸医用理中汤不效。公以水煎与服，立愈。治广州府判杨立之喉间生痈，脓血流注，寝食俱废。公以生姜一片，试尝甘香，服至半斤，痛处已宽，一斤始觉辛辣，脓血顿尽，饮食无滞，盖因其居南方，多食鹧鸪、竹鸡，此二禽好啖半夏，久而毒发，故以姜制。

孙琳 铭钤，本殿前司健儿。善医。宋宁宗为郡王，病淋，日夜凡三百起，遂以淡豆豉大蒜蒸饼三物研烂为丸，温水下三十丸，日进三服，三日而愈。或问其说，公曰：小儿何缘有淋？只是水道不通利，蒜、豉皆通利，无他巧也。

刘元宾 号通真子，宋人，著《脉诀》。

程约 字孟博，宋婺源人。世工医，精针法，著《医方图说》。

张济 无为军人。善用针，治孕妇因仆地而腹偏左，针右手指而正。脱肛针顶心而上。伤寒反胃呕逆，累日不食，针眼眦立能食。凡草木金石，悉辨酸咸淡甘辛等味。

唐与正 不知何许人。治因饮热酒顶高数寸，用葛花倍服自愈。治因服黑锡丹，卧则小便微利，立则不能涓滴，服诸通利药不效。公诊曰：乃结砂时铅不死硫黄飞去，铅入膀胱，卧则偏重犹可溲，立则正塞水道，故不能通。用金液丹三百丸，分为十服，煎瞿麦汤下。盖膀胱得硫黄，积铅成灰，从水道下累累如细砂，其病即愈。

潘璟 字温叟，名医也。治一妇孕五岁，一妇孕十有四月，皆未育，公视曰：疾也。作大剂饮之。孕五岁者堕肉块百余枚，有眉目状；孕十四月者，堕大蛇而愈。

刘从周 韶州曲江人。医有自得之见，著书十篇。论痢疾以手足和暖为热，厥冷为寒。如盛夏发热有进退者为冒暑，一向热不止者为伤寒，至当之言也。

僧奉真 四明人，良医也。天章阁侍制，许元为江淮发运使，奉课于京师，方欲入对，而子病亟不治，元强公延寿数日，公曰：诸脏皆衰，惟肝脏独过，脾为肝所胜，急泻肝补脾，可缓三日，过此无术也。

周顺 鄱阳人。医有十全之功。治士人得脚弱病，积药如山，悉令屏去，用杉木为桶跃足，及令排樟脑于两股间，以布系定，月余脚健如故。

赵峦 晋阳山人，善诊候。治一病因边水行次，有大蛤蟆跃高数尺，蓦作一声，忽惊叫，便觉右胁牵痛，胁下作声，尚似蟆声，声声相接，以手按之则可，其脉右关伏结。公用利药取下青涎类，蛤蟆之衣，遂愈。

石藏用 蜀人。一士人因承檐溜洗手，觉为物触入指爪中，初若丝发，至数日稍长如线，伸缩不能如常，始悟其为龙藏伏也，乃求公治之。公曰：方书所不载，当以意去之，归可末蝼蛄涂指，庶不深入胸膈，他日免震厄之患。士人如其言，后因迅雷见火光遍身，士人惧怕，急以针穴其指，果见一物自针穴跃出，遂不为害。

赵卿 不知何许人，良医也。有机警。一少年眼中尝见一小镜子，诸医不效。公视之，与少年期来晨以鱼鲙奉候。少年及期赴之，延于内，且令从容，俟客退方接，俄设台施一瓯芥醋，更无他味，公亦未入，迨禺中久候不至，少年饥甚，且闻醋香，不免轻啜之，逡巡又啜之，觉胸中豁然，眼花不见，因竭瓯啜之。公方突入，少年以啜醋惭谢。曰：郎君先因食鲙太多，芥醋不快，又有鱼鳞在胸中，所以眼花，适所备芥醋，欲郎君因饥以啜之。鲙会，诈权也。

杜任 汶阳人。善医，尤精于幼科。多先温胃，令进饮食，而后攻治他疾。

窦太师 讳汉卿，金朝合肥人。善针术，撰有《标幽论》。

成无己 金之聊摄人。家世儒医，注《伤寒论》十卷，《明理论》三卷，《论方》一卷。

张从正 字子和，金之睢州考城人。精《素》、《难》，法宗刘河间，著六门三法。

罗天益 字谦甫，东垣先生之高弟，元朝真定人。著《卫生宝鉴》、《药误永鉴》、《药类法象》。

吴恕 字如心，号蒙斋，元之仁和人。著《伤寒指掌图》。

直鲁古 吐谷浑人。初元太祖破吐谷得之，淳钦皇后收养。长能针灸，官太医，撰脉诀针灸书。

危亦林 号达斋，元时其鼻祖自抚迁于南丰。高祖云仙，游学东京，遇董奉二十五世方脉，至公五叶而学益备，技益工，所活者益众。官本州医学教授，刻苦凡十稔，编成《世医得效方》十有九卷。

徐文中 字用和，宣州人。始为县吏，复为安陆府吏，授绍兴路知事，善针灸。

王仲光 吴郡人，志不愿仕，自坏其面貌，终身独居无妻子，鬅鬐袍游行市中，卖药自给。郡守求见，逾屋逸出，他日却仪，独候门下，始接焉。据坐受拜，以道诲之，若师弟子也。姚少师广孝既贵，归亦来访，弗肯见之。

葛应雷 字震父，吴人。攻医，官医学提举，著《医学会同》二十卷。

项昕 字彦昌，号抱一翁，元之东教人。世医，年未成童，暗诵岐扁《素》、《难》、叔和《脉经》，稍长学《易》，因母误药，励志医术。拜越江大儒韩明善，又往浙见葛可久，论刘、张之学，授太医院吏。善按摩，作《脾胃论》以补东垣未备。治一病胁痛，众以为痹，投诸香、姜、桂之类益甚，阳脉弦，阴脉微涩。公曰：弦者，痛也；涩者，肾邪有余也。肾上薄于胁不能下，且肾恶燥，今服燥药过多，非得利不愈。先用神保丸，下黑溲痛止，更服神芎丸。或疑其太过，公曰：向用神保丸者，以肾邪透膜，非全蝎不能引导，然巴豆性热，非得硝、黄荡涤，后遇热必再作。乃大泄数次病愈，《经》曰痛随利减是也。治一妇腹胀如鼓，四体骨立，医以为孕、为蛊、为瘵。公诊曰：此气搏血室耳，服血药多而失于顺气，《经》曰气血同出而异名，故治血必先顺气，俾经隧得通，而后血可行。乃以苏合香丸投之，三日而腰痛作。曰：血欲行矣。急以硝、黄峻逐之，下瘀血如瓜者十余枚而愈。所以知其病者，以其六脉弦滑而数。弦者气结，滑者血聚，实邪也，故气行而大下之。又一女子病同而诊异，

21

公曰：不治，法当数月死。向者女子脉滑为实邪，今脉虚为元气夺矣。又一女子病亦同而六脉独弦，公曰：真脏脉见，法当逾月死。后皆如其言。治一人夏月病甚，众以为瘵。公诊其脉细数而实。细数者，暑也。暑伤气宜虚，今不虚而反实，乃热伤血，药为之也。与白虎汤饮之立瘥。治一人胸膈壅满甚笃，昏不知人。公诊春脉，阳脉浮滑，阴脉不足。浮为风，滑为血聚，始为风伤肺，阴脉不足，乃过于宣逐也。诸气奔肺，肺气治则出入易、菀陈除，故行其肺气而病当自已。初以杏仁、薏苡之剂，灌之立苏。继以升麻、黄芪、桔梗消其脓，服之逾月而愈。

赵良仁　字以德，号云居，元之浦江人。从丹溪先生学医，著《医学宗旨》、《金匮方衍义》。

王履　字安道，国朝昆山人。学医于丹溪先生，尽得其术，博学能诗。著《溯洄集》、《百病钩玄》、《医韵统》。

周汉卿　国朝松阳人。善针灸。治一女子生瘰疬，环颈及腋九十九窍，窍破白汁出，右手拘挛不可动，身体火热。公为剔窍母，长二寸，其余以火次第烙之，数日成痂而愈。治一人背苦曲杖而行，人以风治之。公曰：非风也，血涩不行也。为针两足昆仑穴，顷之投杖而去。

张颐　字养正，国朝吴下明医。中年以瞽废，而气岸峭直不衰，周文襄公巡抚吴中宾礼之，议论侃侃不屈。其医大概以保护元气为主，处剂多用参、术，而每著奇效。能预刻年月日决人生死，往往奇中。尝叹世言东垣、丹溪，医中王道，信然，以其效迟也，然善用数著奇效。

钱瑛　字良玉，世传颅囟医。宣德中入太医院。宁阳侯孙生九月，惊悸频啼而汗，百方莫效。公命坐儿于地，使掬水为戏，惊啼顿止。人问之，曰：时当季春，儿丰衣帏处，不离怀抱，其热郁安所泄耶？使之近水则火邪杀，得土气则脏平，故不药而愈，吴下小儿医善钱氏云。

刘遵道　国朝草窗先生族弟。有渔人误吞钓钩，公令溶蜡为丸，以线灌下，钩锐入蜡，即曳而出。

吴杰　字士奇，国朝武进人，自号旸谷。谷者，谷神也。世医荐入御药房，与唐荆川相善。

殷傅　字朝相，号壶仙，国朝瓜州人。治伤寒误服热药将死，舌黑不硬，两颊肿而咽尚通，公曰：舌不硬，咽尚通，太阴、少阴经尚未绝。乃与大剂，一饮汗出，二饮热去，三饮病已。治淋沥忽变口噤厥逆，他医以为风，公诊尺脉沉大，知病属下焦，投以八正散而愈。

汗忱　字益敬，号孚庵，国朝歙人。因体弱与母病习医，著《折肱录》。

倪维德　字仲贤，号敕山，国朝三吴名医，宋和州防御使昌嗣之后。其家世业《坟》，《典》、《丘》、《索》。著《医说》及《原机启微》。公尤以急济为务。治小儿八岁忽得昏急疾，数日方苏，呆戆如木偶人，寒暑饥饱皆不知，尝食土炭至口，不得出音，用疏风助脾之剂，数服而愈。盖脾藏智意，挟风则不知人事矣。

吕复　国朝四明人，深于医道。有因大醉甚大吐，熟睡至次早，眼中视物皆倒植，诊其脉左关浮促，复用藜芦、瓜蒂，平旦吐之，视物如常。盖伤酒吐时，上焦反复，致倒其胆腑，故视物皆倒，法当复吐，以正其胆。

胡重礼　真州人，国朝初以医名世。

沈绎　字诚庄，吴郡人，好学笃行。洪武中肃王嗜乳酪获疾，饮浓茶数碗，荡涤膈中而愈。王神之，奏授本府良医。

何彦征　讳渊，字以行，镇江丹徒人，家世医。永乐中，以名医征隶太医院院使。

黄瑀　字梦祥，号熙春，存礼之子。业儒精医。正统初，征为太医院太医，其术愈精。

陆彦功　国朝歙人。世医，至公尤精。征太医不拜，晚年编《伤寒类症便览》十卷。

陶华　字尚文，号节庵，余杭名医，幼读儒书，帝通百氏，著《伤寒琐言》，大行于世。正统间被征，引疾归，时论高之。

邹福　字鲁济，国朝瓯宁人。善察脉，著《经验良方》。仲子逊亦传其业，有司荐为医官，不就。

熊宗立　号道轩，国朝建阳人。从刘剡学，兼通阴阳医卜之术。注解《难经》、《脉诀》，撰《药性赋补遗》，集《妇人良方》。

王时勉　善观色察脉，能预言人病。

张至和　精医，二人俱国朝吴郡人。

刘毓　字德美，号益斋，国朝金陵人，徙苏之长洲。业儒既成，不忍违养，乃学医，荐为太医，善学丹溪者也。

汪渭　字以望、号古朴，国朝祁门临清之朴墅人，出唐越国公之后。世医，至先生益精，尝曰：东垣主于升阳补气，丹溪主于滋阴降火，若阴虚阳亢，当合东垣、丹溪两法治之。

刘全备　字克用，国朝柯城人。注《编注病机》、《编注药性》。

虞抟　字天民、号恒德老人，正德花溪人。著《医学正传》、《医学权舆》、《医学集成》。

方广　字约之，号古庵，嘉靖休宁人。读儒之暇，留意医经，为名医。善用丹溪法，著《丹溪心法附余》、《药性书》、《伤寒书》。

薛己　字新甫，号立斋，吴郡人，家世明医，至公尽会诸家之法。嘉靖时，官南京太医院院使。著《外科枢要》。

程伊　字宗衡，新安人，国朝淮府良医。纂《医林史传》、《外传》、《拾遗》。

世　医

以医为业，世代相承者也。

楼护　字君卿，西汉人。少随父为医，游五侯家，咸得其欢心，后以经学为京兆令。

徐秋夫　南宋徐熙之子，为射阳令，医术尤精，曾针鬼腰。

徐道度　秋夫长子，以医官兰陵太守。

徐叔向　秋夫次子，亦精医。

徐謇　字成伯，道度次子，后魏丹阳人，家本东莞。善医药，以医官至光禄大夫，赠东将军齐州刺史，谥曰靖。

徐践　字景升，袭爵建兴太守，亦精医。

徐雄　德医徐文伯之子，传父术尤精。

徐之范　儒医徐之才之弟，以医官太常寺卿。

徐敏齐　之范之子。攻医，博览多艺，隋赠朝散大夫。

褚该　字孝通，褚澄之弟，善医术。仕梁归周，与姚僧垣同时，进授车骑大将军。其子则亦传其家业。

许智藏　隋高阳人，因母疾览医。历仕梁、陈、隋，皆为员外散骑侍郎，炀帝即位时致仕，年八十卒于家。

许澄　智藏宗人。以医术与姚僧垣齐名，拜上仪同三司。

甄权　唐许州扶沟人。以母病究集方书，遂为高医。仕隋为秘书省正字，称疾免。鲁州刺史库狄嵚风痹不得挽弓，公使彀矢响堋，立针其肩髃一穴，进曰：可以射矣。果如言。贞观中公已百岁，太宗幸其舍，视饮食，访其术，擢朝散大夫，赐几杖、衣服。寻卒，年百三岁。撰《脉经针方》、《明堂》等图。

甄立言　权之弟，为太常丞，撰《本草音义》七卷，《古今录验方》五十卷。治一道人心腹烦满弥二岁。公诊曰：腹有蛊，误食发而然。令饵雄黄一剂，少选，吐一蛇，如拇无目，烧之有发气乃愈。

江哲　字明远，宋婺源人，以医名家十五世。公益通儒书，务以其术活人，则大所居为施药室，抗层楼，扁以登云，远近病者群集，一剂辄瘳。理宗召至赐坐，屡官之，不顾，赐宅一区。其子世良为供检郎，其孙雷举进士。

刘翰　宋沧州临津人。世习医业，为翰林医官，著《经用方书》三十卷，《论候》十卷。

张扩　字子充，宋歙县人。受业于庞时及王朴之脉，善《太素》，与弟张挥同著《医说》。

张挥　字子发，就学于兄，尽究其术，以医名家，亦精于《太素》。

徐枢　字叔拱，国朝南桥人。其先世遇异人授《扁鹊神镜经》，公传其术，召为太医院院使。

徐彪　字文蔚，徐枢之子，亦以医知名，官至御医院判。

程明助　字良辅，国朝儒医程明佑之弟，世居新安岩镇，少婴寒疾，医误投附子几殆，遂成热病，鼻赤如火，药之弗效。乃发愤学医，博极古先禁方。

以世承平，早婚厚味重茵，故多痰火阴虚之病，法遵河间、丹溪。

殷矩　字度卿，号方山，国朝仪真人。家世名医，读轩岐书，暗解默诵，诊脉用药，以意消息，不尚奇怪。

蒋武　字用文，国朝杨之仪真人。世业儒医，祖孟雷扬州医学教授，父伯雍举进士。公少有颖悟，过目成诵，肆力经籍，得圣人深意，善诗文，乃习医业，郡县交辟不就。父母没，始荐入太医院，寻升院判，为戴元礼所重，赠奉议大夫，太医院使，特谥恭请官其长子主善为院判。

祝仲宁　号橘泉，四明人。世为医家，至公益精，永乐初被召。治小儿八岁哮喘不得卧，喉中声如拽锯，用泻火清气之剂而愈。或云：小儿无火。公曰：人有老稚，诸气膹郁，肺火之发则同。治坠马不醒人事，他医用理伤断续之药不效，公与降火消痰立愈。治周身百节痛及胸腹胀满，目闭肢厥，爪甲青黑，医以伤寒治之，七日昏沉弗效。公曰：此得之怒火与痰相搏。与四逆散加芩、连，泻三焦火而愈。

顾俊　字时雍，国朝长州人。世业医，早以孝友闻，不转祖上世，一以丹溪为主。

许国祯　字进之，世医，征至翰海留守，掌医药。

德　医

乃明医、世医中之有德者。

徐文伯　字德秀，南宋道度之子，有学行，虽精医术，不以为业。治患腰痛牵心，每至辄气欲绝，众以为肉癥。公曰：此发癥。以油投之，即吐物如发，稍引之长三尺，头已成蛇能动，挂门上滴尽一发而已。治孕妇欲去其胎，泻足太阴补手阳明，胎便应针而下。

徐嗣伯 字叔绍，南宋叔向之子。有孝行，善清言，位正员郎诸府佐。治服玉石剂患冷，夏月常复衣，公诊曰：伏热须水发，非冬月不可。至十一月冰雪大盛之时，令二人夹捉病者，解衣坐石，以冷水从头浇之，尽二三斗。病人口噤气绝，家人啼哭请止，公遣人执杖，敢有谏者挝之。又尽水百斗，病人始觉能动，而见背上彭彭有气，俄而起坐，曰：热不可忍，乞冷饮。公以水与之，一饮一升，病愈后冬月犹单衣，体更肥壮。治一妪体痛而处处有？黑无数。公曰：此疔疽也，二日后必死。乃与十余汤服之，服后痛势愈甚，跳投床者无数，须臾黑处拔出疔，长寸许，以膏涂之，三日而愈。治一病积滞久年不愈，公曰：尸注也。一病腹胀而黄，公曰：石疽也。一病眼痛多见鬼物，公曰：邪气入肝也。三病不同，皆用死人枕煎汤，服之而瘥。盖尸注者，鬼气伏而未起，故令沉滞，得死人枕促之，魂气飞越，不得复附体，故尸注可瘥。石疽者，久蛔也，医疗即瘥，蛔虫搏坚，世间药不能遣，须鬼物祛之，然后可散。邪气入肝使眼痛而见鬼物，须邪物以钩之，气因枕散，复埋于冢间也。

钱乙 字仲阳，宋之钱塘人。父颢善针医，然嗜酒。一旦匿姓名，游东海不归。公时三岁，随母嫁医吕氏，稍长从吕君问医。母将没，告以家世，公号泣请往迹父。三十余年，往返六次，迎父以归。后自患周痹，杜门阅书史，非独医可称也。得仲景之阃奥，建为五脏之方，各随所宜。谓肝有相火，则有泻而无补；肾为真水，则有补而无泻。皆启《内经》之秘，厥后张元素、刘守

真、张从正尽皆取法，今人但知其为婴儿医也。著《伤寒指微论》五卷，婴儿百篇。治一乳妇因大怒目张不得瞑，公煮郁李酒饮之，使醉则愈。所以然者，目系内连肝胆，恐则气结，胆衡不下，惟郁李去结，随酒入胆，结去胆下，则目能瞑矣。

杨士瀛 字登父，号仁斋。宋三山名医，以济人利物为心，著《仁斋直指》。

刘润芳 字仲阳，宋之饶州鄱阳人。以医为隐。治贫家疾，辄怀金置席下，别时令其家人自得之，病得一喜而疾以解半。其子孙繁盛，世传家业。

吴源 字德信，休宁人，号神医。任翰林医官，晚弃官隐于儒。尝曰：五世活人功已积，一经教子意难忘。乾道癸巳冬，自诊无春脉，至期果摄衣而逝。

陆蒙 不知何许人，号东园散人。博学经史，精篆隶，遇异人得子午按摩法，疗疾不施针灸，对坐谈笑，顷疾即脱，未尝须人值。或劝其任，则嘿不应。

王珪 字均章，号中阳老人，吴郡人。元盛时制行高，见道明；壮岁慕丹术，尤邃于医。屏世累，隐吴之虞山，居环者二十年，目瞳炯然，身不践塵间。著《泰定养生主论》，制滚痰丸。

李仲南 字乃季，号碧山，元之天池人。平生无世俗嗜好，欲寿双亲，与孙允贤著《永类钤方》。

戴元礼 号复庵，国朝浦江人。生儒家，习《诗》、《礼》之训，惓惓有志于泽物，乃从医丹溪先生，先生见其颖悟倍常，倾心授之。公自是识日广，学日笃，出而治疾，往往奇验。永乐初，召为太医院使，著《证治要诀》。尝谓医道本于《内经》，一坏于开元，再坏于大观，习俗相仍，惟执《局方》，恶

事《内经》，惟钱、刘、李、朱出，而后发明《内经》之学。治一人六月患大热谵语发斑，六脉浮虚无力，用附子理中汤冷饮，大汗而愈。治疟疾多汗，因怒遂昏厥若死，灌以苏合香丸而苏。后闻人步鸡犬声亦发厥，乃汗多亡阳也，以参芪日补之，其惊渐减，浃旬而安。治一妇人免乳后病惊，身翩翩然如升浮云上，举目则室亦旋转，持身弗定，医以补虚治惊弗效。公曰：左脉虽苋涩，神色不动，是因惊致心胞络积瘀血耳，宜下之。下积血如漆者一斗即愈。

徐鏊 不知何许人，太医院医士。正德时谏南巡，下狱戍边，忠臣也。

沙金 字廷玺，号杏轩，国朝仪真人。以医济人，不责其报，贫甚者或反资给。其子稷登第，赠工部主事。

沈鹤 字寿祥，国朝杨之昭阳人。家世医，通轩岐及仲景、河间术，恫瘝切身，勤于活人，名齿公卿。年未四旬，丧偶不娶，有司扁其门曰：义夫。

胡宗仁 字彦德，国朝晋陵人。父祯善医术，常州路医学录，母徐氏亦知医，学录早丧，守节四十余年，常药济人。至公医业尤精，其配李氏，有妇德，亦知医。

陆仲远 国朝九华山人。挟仓公、扁鹊之技，常曰：医家之书近于仁，医家之事近于利，不志于利，仁者心也。

陈立兴 国朝姑苏蠡口人，家贫笃孝，因母病遇异人授以药瓢，方药济人如神。及卒，乡人立祠祀之。

沈以潜 明医沈绎之侄，以医名家。太医蒋武病革，荐以自代，遂拜御医。长于诗律，杜门不妄与人交接。谣言：骑驴教学张公瑾，闭户行医沈以潜。

黄孝子 国朝余姚人。生两岁，其母不乳，鞠于祖母冯居常成人。父继取

厉氏，生三子，父为后母所惑，孝子泣不忍，号于门，往复不纳，乃勉力医经以给衣食，当道荐人春宫直尚事。父母没，庐墓三年，奏旌其门曰：孝子。

仙禅道术

长桑君 姓长桑名过，扁鹊师也，以禁方传之。

凤纲 汉阳人。常采百草水渍之，瓮盛封泥，自正月始迄九月末，又取瓮埋之百日，煎膏为丸，有卒死者，以此药纳口中，水下之皆生。

玄俗 西汉河间人。饵巴豆，卖药都市，七丸一钱，治百病。河间王病瘕，买药服之，下蛇十余头。问药意，俗云：王瘕乃六世余殃下堕，非王所招也。王常放乳鹿麟母也，仁心感天，故遭俗耳。王家老舍人自言父世见俗，俗有形无影，王乃呼俗，日看实无影，王欲女配之，俗夜亡去，后人见于常山下。

董奉 字君异，吴之侯官人。居庐山，有道术，为人治病，愈者令种杏五株，轻者一株，数年杏已成林，号台仙杏林，杏熟易谷以赈贫乏。

幸灵者 西晋豫章建昌人。父母乡人，初以为痴，后有灵术济人，不取报谢。长不娶妻。及受货赂娶妻，蓄车马奴婢，其术稍衰。

葛洪 字稚川，号抱朴子，丹阳句容人。少贫，躬自伐薪以贸纸笔，抄书诵习，以儒学知名。性寡欲，无所爱玩，闭门却扫，不妄交游。惟寻书问义，不远千里，期于必得，遂究典籍，博文深浩，江左绝伦。仕晋为勾漏令，善为政治，后陷于罗浮山，尤其神仙导引之法。著《金匮药方》、《肘后救卒方》、《备急方》。

单道开 东晋敦煌人。有禅学，疗

目疾颇验，赞曰：马明、龙树。

陶弘景　字通明，丹阳秣陵人。十岁得葛洪《神仙传》，昼夜研寻，便有养生之志；既长，辞相禄挂冠神武门，隐于茅山中。梁武帝即位，书问不绝，谓山中宰相，年逾八十而有壮容。注《本草效验方》、《肘后百一方》。

陆法和　梁时辞刺史，隐于江陵百里洲，信道术，采药疗人。

李筌　号少室山达观子，唐人。于嵩山虎口岩石壁得《黄帝素问阴符经》，本题云魏道士寇谦之传诸名山，至骊山老姥传其说。

马湘　字自然，唐之杭州盐官县人。世为县吏，湘独好经史，攻文学，善诗，有神术，治病以竹杖打之，应手便愈。

卖药翁　唐人，不知姓名。有自童稚见之，迨于暮齿，复见其颜状不改。常提一葫芦卖药，人告疾求医，得钱不得钱悉与之，或无疾戏而求药，得必失之。尝骂人曰：有钱不买药吃，尽作土馒头去。人莫晓其意，益笑之。后于长安卖药，抖擞葫芦已空，内只有一丸出，极大有光明，安在掌中，无人肯买，遂自吃，腾空而去。

日华子　宋开宝中明人。不著姓氏，但云日华子，撰《诸家本草》。

王怀隐　宋州睢阳人。初为道士，善医为翰林医官。宋太宗时，吴越遣子惟浚入朝被疾，诏公视之得愈。与陈承、裴宗元、陈师文同著《太平圣惠方》。

许逊　字敬之，为旌阳令。郡中大疫，乃以所授神方拯治之，沉疴之病，亦无不痊者。

施岑　字太王，沛郡人，旌阳弟子，善治疗之术。

萨守坚　蜀西河人。少学医，误用药杀人，遂弃医，学虚静张天师及建昌王拱宸、福州林灵素三人道法，有咒枣之术，治病如神，称曰真人。

李诃　字孟言，国朝钱塘人，号樗散生。善为诗，卖药金陵市，咸称其为知道者。

韩恋　号飞霞道人，国朝蜀之泸州人。本将家子，弘治成化时少为诸生，因不第，褪缝掖，往峨眉诸山访医，升庵杨太史称之曰：真隐世传道人也。《医通》二卷，特其土苴云耳。

原道统说　纂《绀珠经》

大哉医乎，其来远矣！粤自混沌既判，洪荒始分，阳之轻清者，以气而上浮为天；阴之重浊者，以形而下凝为地。天隆然而位乎上，地隤然而位乎下。于是阳之精者为日，东升而西坠；阴之精者为月，夜见而昼隐。两仪立矣，二曜行焉。于是玄气凝空，水始生也；赤气炫空，火始生也；苍气浮空，木始生也；素气横空，金始生也；黔气际空，土始生也。五行备，万物生，三才之道著矣。是以惟人之生，得天地之正气，头圆象天，足方象地，天有阴阳，人有气血；天有五行，人有五脏。盖葛天氏之民，巢居穴处，茹毛饮血，动作以避其寒，阴居以避其暑，大朴未开，何病之有？迨夫伏羲氏占天望气而画卦，后世有《天元玉册》，目为伏羲之书者，乃鬼臾区十世口诵而传之也。神农氏尝百草，一日而七十毒，厥后本草兴焉。黄帝垂衣裳而天下治，与岐伯天师更相问难，上推天文，下穷地理，中极民瘼，《内经》自此而作矣，此经既作，民之有疾，必假砭针以治其外，汤液以疗其内，厥后大朴散而风化开，民务繁而欲心纵，灾沴多端，非大毒、小毒、常毒、无毒

27

之药，弗能蠲矣。医之大原，《素问》一书而已矣。二十四卷，八十一篇，其间推原运气之加临，阐明经络之标本，论病必归其要，处治各得其宜，井然而有条，粲然而不紊，若《天元纪大论》、《六元正纪大论》、《五常政大论》、《气交变大论》、《至真要大论》数篇，乃至精至微之妙道，诚万世释缚脱难，全真导气，拯黎元于仁寿，济羸劣以获安者之大典也。轩岐以下，代不乏人，扁鹊得其一二，演而述《难经》，皇甫士安次而为《甲乙》，杨上善纂而为《太素》，如全元起之解，启玄子之注，所谓源洁则流清，表端则形正，历代之明医也。独有汉长沙太守张仲景者，揣本求源，探微赜隐，取其大小奇偶之制，定君臣佐使之法而作医方，表里虚实，真千载不传之秘，乃大贤亚圣之资，有继往开来之功也。汉唐以下，学者岂不欲涉其渊微之旨，矧《内经》之理深幽，无径可入，如巢元方之作《病源》书，孙思邈之作《千金方》，辞益繁而理愈昧，方弥广而法失真，《内经》之书，施用者鲜矣。及朱奉议宗长沙太守之论，编《南阳活人》之书，仲景训阴阳为表里，奉议解阴阳为寒热，差之毫厘，谬以千里，其活人也固多，其死人也不寡矣。幸而守真刘子《要旨论》、《原病式》二书既作，则《内经》之理，昭如日月之明；《直格》书、《宣明论》二书既作，则长沙之法，约如枢机之要。如改桂枝麻黄各半汤为双解散，变十枣汤为三花神佑丸，其有功于圣门也不浅矣。同时有张子和者，出明《内经》之大道，续河间之正源，与麻知几讲学而作《儒门事亲》之书，乃曰：吐中有汗，泻中有补，圣人止有三法，无第四法。乃不易之确论，至精之格言，于是有刘、

张之派矣。若东垣老人，明《素问》之理，宗仲景之法，作济拔萃十书以传于世，明脉取权衡规矩，用药体升降浮沉，是以有王道、霸道譬焉。至于丹溪朱氏，伤寒内伤杂病，无不精研，痰火奥义，犹其独得，宋太史濂谓其集医家之大成，诚哉是言也！迨及我朝修《大观本草》、制《铜人俞穴针灸经》、御赐《医方》等书，设太医以辅圣躬，立良医以佐王府，惠民药局以济民间天扎，其仁天下之心，宛与轩岐一揆而远迈汉唐。是以名医迭出，如陶节庵之伤寒，发仲景之所未发；薛己之外科，补东垣之未备；葛可久之内伤、钱瑛之小儿，亦无忝于丹溪。昭代作人之功，其盛矣乎！后学知道统之自，则门径不差，而医道亦可近矣。故曰：知其要者，一言而终。

阴 骘

《永类钤方》、《体仁汇编》等书，皆载阴骘方论，何也？盖自古得医道之传者，皆以好生为心，不务声名，不计货利，不忌人识能，不论人恭慢，惟知救人之命，愈人之病而已。有此心胸，然后医可明可行，至于病久不瘥，尤当恐惧修省，以自重其生，如虚损、痨瘵、痈疽、耳目废坏等症，皆天刑也，可不知所务乎？是以恪遵圣制，为说于后。

恒言医通仙道，半积阴功，然阴功可半积而已乎？我朝为善阴骘录者，阴功之大用也。

富或效其平粜焚券，归妾葬友，嫁孤保孤，施药施棺，举丧助葬，赈贫赈饥，代偿代纳，还金还产。贵或效其雪冤理枉，活降出罪，洁狱禁溺，救灾兴利。贱则效其补敝屦，检漏屋。贫则效其习医救疾，娶瞽娶哑，放鹤放鱼，渡

蚁疗鹊，倾囊活命。

孝顺事实录者，阴功之大本也。

生则效其养口养志，死则效其善继善述，常则效其问安视膳，变则效其格奸谕道。幼如陆绩怀橘，老如莱子戏斑。留继母如闵损单衣，事祖母如李密陈情。贫如子路负米，微如庚衮躬耕，保身如子春伤足，受责如伯瑜泣杖。他如代命代死，求母寻母，刻木庐墓，感盗感兽，息火退水，召祥致瑞，访药梦药，吮痈尝粪，不能枚举，历历可考，当置一册座右。

二书相为表里，本立用行，然后因微以显其著。虽一事一物之小，亦足以动天地，达鬼神，而福泽响应。其所以教天下后世之心，至精至仁，宛如《周书》、《洪范》，先后一揆。盖孝顺事实，即《书》之惟天阴骘，彝伦攸叙也；为善阴骘，即《书》之曰食、曰货，利用厚生也；感应之速，身致显荣，庆流后裔，即《书》之曰寿、曰富、曰康宁，向用五福也。治教休美明白如此、宜乎家家谕而户户晓矣。奈何愚民泥于报应，而有意为善，每以汗血之财，而供无益之费，甚则身心受累，而亏名节者有之。高明厚于大伦，而轻忽细务，每逞意气之偏，而为自便之图，甚则妨物害众，而招咒咀者有之，皆非所以善体乎圣制也。

圣断明言，上自卿相，下至乞丐，皆可行之。但以利人为念，则日用间无非利人之事，如人渴则与之杯水，一物不正碍人足则为正之，皆方便事也。又曰：奖劝诱掖，使人为善，乃阴骘之至大者，何必专一分财与人惠哉？至于祸福感应，一毫不可先萌于心，乃气机自然而然之妙也。盖吾身未受中气以生之前，则心在于天，而为五行之运用；吾身既受中气以生之后，则天在吾心而为

五事之主宰。一念之善，则不必其事之遂而后为吉也，即此与天相似，吉莫大焉，况积之久而休征以类应乎；一念之恶，则不必其迹之著而后为凶也，即此与天隔绝，凶莫甚矣，况积之久而咎征以类应乎。或曰：今之善者未必得福，恶者未必得祸，岂亦气数使然欤？殊不知数起于一，一即心之一念也。义之所当为而弗为者，非数之所能知也；义之所不当为而为者，亦非数之所能知也。故曰：《皇极》不言数，非数之所能尽也。善而未必得福，必其偶合于善，而不足以格乎天也；恶而未必得祸，必其偶陷于恶，而未至于通乎天也。否则福善祸淫万古，此天道也，何独于今而疑之？惟其不屑屑然以显露，而后有玩天理而不勇于为善者矣；惟其恒恢恢乎而不漏，而后有畏天威而不终于为恶者矣；惟其循环而无穷，变化而莫测，而后有乐善君子，虽处拂逆之境，无怨尤之作，盖深信夫天意之有在，而人事之所以当修也。吁！人不知之善为大善，人不知之恶为大恶，人不知而己独知，天乎？人乎？故曰：祸福无不自己求之者，医学所系甚重，必寄妻子，托死生，而后可以语此。养生者亦必有此志操，故敢述所闻，以质诸同侪，相与共守乎圣制，非敢好为言论也。

保 养

医家既知修德，又当爱惜自己精神，医之难者难于此也。倘精神昏耗，察识必不能精，方药必不能尝，虽有济人之心，而势不能及也。若夫病有服药针灸不能效者，以其不知保养之方。古云：与其病后善服药，莫若病前善自防。是录《天真论》于前者，保养之原也；录

《茹淡》、《阴火论》于中者，保养不过节食与色而已；更为说于后者，黜邪崇正，法颐之贞也。

天真节解 《素问》首篇

黄帝曰：余闻上古春秋皆度百岁，而动作不衰，今年半百而动作皆衰者，时世异耶？人将失之耶？岐伯对曰：上古之人，其知道者，一阴一阳之谓道。法于阴阳，阴阳者，万物之终始，死生之本，逆之则灾害生，从之则苛疾不起。和于术数，术者，阴阳所发；数者，阴阳节限也，和术数，即法阴阳也。饮食起居，随时安分而不纵欲是也。饮食有节、起居有常，不妄作劳，人身欲得小劳，则气血不滞，过则伤人。故能形与神俱，而尽终其天年，度百岁乃去。今时之人不然也，以酒为浆，以妄作劳为常，醉以入房，以欲竭其精，以耗散其真，不知持满，不时御神。不知爱惜此身，如持盈满之器，惟恐其倾也；不能时时制御心神，如朽索之御六马。务快其心之所欲，逆于养生真乐，起居无节，房劳亦起居内事。故半百而形神衰也，夫上古圣人之教下也，皆谓之虚邪贼风，避之有时，恬澹虚无，真气从之，精神内守，病安从来？是以志闲而少欲，心安而不惧，形劳而不倦，气血相从以顺行，各从其欲，皆得所愿，志不贪，故所欲皆顺；心易足，故所愿必从；以不异求，故无难得也。故美其食，顺精粗也。任其服，随美恶也。乐其俗，去倾慕也。高下不相慕，其民故曰朴。至无求也，是所谓心足也。是以嗜欲不能劳其目，淫邪不能惑其心，愚智贤不肖，不惧于物，不惧为外物所夺。故合于道，所以能年皆度百岁，而动作不衰者，以其德全不危也。不纵情恣欲，涉于危险之地。帝曰：人年老而无子者，材力尽耶？

将天数然也？岐伯曰：女子七岁肾气盛，齿更发长；老阳之数极于九，少阳之数极于七，女子为少阴之气，故以少阳数偶之，明阴阳气和，乃能生成其形体。二七而天癸至，任脉通，太冲脉盛，月事以时下，故有子；癸谓壬癸北方水，干名也。肾气全盛，冲任流通，天真气降，应时而下，故曰天癸，冲为血海，任主胞胎，月事调匀，故能有子。三七肾气平均，故真牙生而长极；真牙，牙之最后生者，牙齿为骨之余。四七筋骨坚，发长极，身体壮盛；五七阳明脉衰，面始焦，发始堕；阳明之脉气荣于面，故其衰也，面焦发堕。六七三阳脉衰于上，面皆焦，发始白；三阳之脉，尽上于头，故三阳衰则面皆焦，发始白，所以衰者，以其经月数泄脱之故。七七任脉虚，太冲脉衰少，天癸竭，地道不通，经水绝，是为地道不通矣。故形坏而无子也。血气不荣其自身形容，而况可生人乎。丈夫八岁肾气实，发长齿更；老阴之数极于十，少阴之数次于八，男子为少阳之气，故以少阴数配之。二八肾气盛，天癸至，精气溢泻，阴阳和，故能子；男女有阴阳之质不同，天癸则精血之形亦异，阴静海满而去血，阳动应血而泄精，二者通和，故能有子。《易》曰男女构精，万物生化，此之谓也。三八肾气平均，筋骨劲强，故真牙生而长极；四八筋骨隆盛，肌肉满壮；五八肾气衰，发堕齿槁；精无所养，故令发堕齿枯。六八阳气衰竭于上，面焦，发鬓颁白；阳气，阳明之气也。七八肝气衰，筋不能动，天癸竭，精少，肾衰，形体皆极；八八齿发去。落也。肾者主水，受五脏六腑之精而藏之，故五脏盛乃能泻；五脏各有精，随用而灌注于肾，此乃肾为都会关司之所，非肾一脏而独有精，故曰五脏盛乃能泻也。今五脏皆衰，筋骨解惰，天癸尽矣，故发鬓白，身体重，行步不正，而无子耳。帝曰：有其年已老而有子者，何也？岐伯曰：此天寿过度，气脉常通，而肾气有余也。此虽有子，男不过尽八八，女不过尽七七，而天地之精气皆竭矣。虽老而生子，子寿亦不能过天癸之数。帝曰：夫道者，年皆百数，能有子乎？岐伯曰：夫道者，能却老而全形，身年虽寿，能生子也。

茹淡论

或问：《内经》谓精不足者，补之以味。又曰：地食人以五味。古者年五十食肉，子今年迈七十矣，尽却盐醯，岂中道乎？何子之神茂而色泽也？曰：味有出于天赋者，有成于人为者。天之所赋者，若谷菽菜果，皆冲和之味，有食人补阴之功，此《内经》所谓味也。人之所为者，皆烹饪调和偏厚之味，有致病发疾之毒，此吾子所拟味也。今盐醯之却，非真茹淡者，大麦与粟之咸，粳米、山药之甘，葱、韭之辛之类皆味也，子以为淡乎？予安于冲和之味者，心之收，火之降也；以偏厚之味为安者，欲之纵，火之胜也，何疑之有？《内经》又曰：阴之所生，本在五味。非天赋之味乎？阴之五宫，伤在五味。非人为之味乎？圣人防民之具，于是为备。凡人饥必食，彼粳米之甘而淡者，土之德也，物之属阴而最补者也。惟可与菜同进，《经》以菜为充者，恐于饥时顿食，或思虑过多，因致胃损，故以菜助其充足，取其疏通而易化，此天地生物之仁也。《论语》曰：肉虽多不使胜食气。《传》曰：宾主终日百拜而酒三行，以避酒祸。此圣人施教之意也。盖谷与肥鲜同进，厚味得谷为助，其积之也久，宁不助阴火而致毒乎？故服食家在却谷者则可，不却谷而服食，未有不被其毒而横夭者也。彼安于厚味者，未之思耳。或又问：

精不足者，补之以味，何不言补气？曰：味，阴也；气，阳也。补精以阴，求其本也。故补之以味，若甘草、白术、地黄、泽泻、五味子、麦门冬之类，皆味之厚者也。《经》曰虚者补之，正此意也。上文形不足者，温之以气，温存以养，使气自充，气充则形完矣，故言温不言补。《经》曰劳者温之，正此意也，彼以热药温药，佐辅补药，名曰温补，非徒无益，而害之矣。吁，《局方》之不能求经旨也如此哉！

阴火论

人受天地之气以生，天之阳气为气，地之阴气为血，故气常有余，血常不足。何以言之？天地为万物之父母。天，大也，为阳，而运于地之外；地居天之中，为阴，天之大气举之。日，实也，亦属阳，而运于月之外；月，缺也，属阴，禀日之光以为明者也。人身之阴气，其消长视月之盈缺，故人之生也，男子十六岁而精通，女子十四岁而经行。是有形之后，犹有待于乳哺水谷以养，阴气始成，而可与阳气为配，以能成人而为人之父母。古人必近三十、二十而后嫁娶，可见阴气之难于成，而古人之善于摄养也。《礼记》注曰：惟五十然后养阴者有以加。《内经》曰：年至四十，阴气自半，而起居衰矣。又曰：男子六十四岁而精绝，女子四十九岁而经断。夫以阴阳之成，止供给得三十年之视听言动，已先亏矣。人之情欲无涯，此难成易亏之精气，若之何而可以纵欲也？《经》曰：阳者，天气也，主外；阴者，地气也，主内。故阳道实，阴道虚。非吾之过论也。或曰：仰观俯察乎天地日月，既若是之不同，何寒暑温凉之见于四时者，又如此之相等而无降杀也？曰：动极复静，静极复动，犹人之嘘吸也。寒者吸之极，气之沉也；热者嘘之极，气之浮也；温者嘘之微，气之升也；凉者吸之微，气之降也。一嘘一吸，所乘之机，有以使之，宜其相等而无降杀，此以流行之用而言。前以大小虚实言者，盖其对待之体也。或曰：远取诸天地日月，近取诸男女之身，曰有余，曰不足，吾知之矣。人在气交之中，今欲顺阴阳之理，而为摄养之法，如之何则可？曰：主闭藏者肾也，司疏泄者肝也，二脏皆有相火，而其系上属于心。心，君火也，为物所感则易于动。心动则相火翕然而随，虽不交会，亦暗流而渗漏矣。所以圣贤只是教人收心养性，其旨深矣。天地以五行更迭衰旺，为成四时，人之五脏六腑，亦应之而衰旺。四月属巳，五月属午，为火大旺，火为肺金之夫，火旺则金衰；六月属未，为土大旺，土为水之夫，土旺则水衰。况肾水常借肺金为母，以补助其不足，故《内经》谆谆然滋其化源也。古人以夏月必独宿而淡味，兢兢业业于爱谨，保养金水二脏，正嫌火土之旺尔。《内经》又曰：藏精者，春不病温。十月属亥，十一月属子，正大气潜伏闭藏，以养其本然之真，而为来春升动发生之本。若于此时，不恣欲以自戕，至春升之际，根本壮实，气不轻浮，焉有温热之病？夫夏月火土之旺，冬月大气之伏，此论一年之虚耳。若上弦前，下弦后，月廓空，亦为一月之虚；大风大雾，虹电飞雹，暴寒暴热，日月薄蚀，忧愁忿怒，惊恐悲哀，醉饱劳倦，谋虑勤动，又皆为一日之虚。若病患初退，疮痍正作，尤不止于一日之虚。今人多有春末夏初，患头痛脚软，食少体热，仲景论春夏剧，秋冬瘥，而

脉弦大者，正世俗谓注夏病也。若犯此四者之虚，似难免此。夫当壮年，便有老态，仰事俯育，一切隳坏，兴言至此，深可惊惧。古人谓不见可欲，使心不乱。夫以温柔之感于体，声音之感于耳，颜色之感于目，馨香之感于鼻，谁是铁心汉不为动？善养生者，于此五个月，出居于外，苟值一月之虚，一日之虚，亦宜暂远帏幕，久自珍重，保全天和，庶可滋助化源，水得所养，阴无亏损，与阳齐平。然后阳得所附，而无飞越之尤，遂成天地交之泰，何病之可言？愿相与共遵守，期无负敬身之教，幸甚。

上丹溪格言二篇，病者当时目之，或者议其茹淡之偏，殊不知其本意为痰火阴虚之人作也。人至中年，肾气自衰，加之佚欲，便成虚损，兴阳补剂服之，则潮热不胜。专服滋降之药，虽暂得清爽，久则中气愈虚，血无生化，所以只得于饮食上调节。戒一切煎炒炙煿、酒醋糖酱燥热之物，恐燥血也；戒一切生冷时果时菜，恐伤脾也；能甘淡薄，则五味之本自足以补五脏，养老慈幼皆然。其酒肉补阳助火，内伤劳倦元气虚者，虽病所禁忌之物，亦可暂食养胃，东垣有是言也。但节饮食极难，非惟酒肉必以礼义撙节而不可过，虽饭粥亦不可饱，恒言吃得三碗，只吃两碗。《论语》：肉虽多，不使胜食气。小注云：肉气胜，滞谷气；谷气胜，滞元气，元气流行者寿，元气滞者夭。惟酒无量不及乱，在圣人则可，常人当不自有其量，而后可不乱也。节色非惟眼招口挑，纵欲宣淫。乱匹配之常经，反交感之正理，得罪天地鬼神，虽自己妻妾，亦不可以妄合，大风大雨，大寒大热，朔望本生之期，切宜禁忌。惟静中养见端倪，自然变易其心，一切秽亵之事，且厌之矣。况肯贪恋以丧家珍哉！古云：上士异房，中士异床，下士异被，知命者慎之。

保养说

或问：保养、修养何以异？曰：无

大异也。但修养涉于方外玄远，而非恒言恒道，保养不外日用食息，而为人所易知易行。然则修养非欤？曰：据方书神农起医药之方，黄帝创导引之术，后世传之失其真耳。《素问》曰：饮食有节，起居有常，不妄作劳，精神内守，病安从来？故能尽其天年，度百岁乃去，此保养之正宗也。盖有节有常而不穷，则气血从轨，而无俟于搬运之烦，如今之动工也。内动运任、督者，久则生痈；运脾土者，久则腹胀；运丹田者，久则尿血；运顶门者，久则脑泄，内动固不然矣。至于六字气虽能发散外邪，而中虚有汗者忌；八段锦虽能流动气血，而中虚有火者忌。惟《医林集要》所载古导引法，间有一二明显可行者，附录于后，究而言之，亦不过吾儒舞蹈意也。精神内守，则身心凝定，而无俟于制伏之强，如今之静工也。丹书朱砂铅汞龙虎等说，俱是借喻身心，惟心息相依之说，最为直截明显。心主乎息，息依乎心，心息相依，则精气神满而病却矣。尽天年，度百岁乃去，则自古有生必有死，惟不自速其死耳。乌有如今之所谓飞升超脱住世之说耶？或曰：保养既若是之易且显，何今之夭者多而寿者少耶？曰：饮食起居动作之间，安能一一由心所主，而无所诖误哉？香醪美味陈于前，虽病所忌也而弗顾；情况意兴动于中，虽病且危也而难遏；贪名竞利之心急，过于劳伤而不觉。此古今之寿相远者，非气禀之异也，实今人之不如古人重其身耳。曰：吾知精神内守，而后饮食起居得其宜，则今之内动外动，皆不足取，而静工收敛精神，不亦得其正乎？曰：若不识尽天年，度百岁乃去，机括虽终日闭目，只是一团私意，静亦动也。若识透天年百岁之有分限节度，则事事循理，自然不贪、不躁、不妄，斯可以却未病而尽天年矣。盖主于气，则死生念重，而昏昧错杂，

愈求静而不静；主于理，则人欲消亡，而心清神悦，不求静而自静。此俗之所谓静，恐亦异乎古之所谓静也。曰：若然，则吾儒一敬尽之矣。曰：圣学至大，非某能知。但黄帝亦古圣人也，今不信古圣名言，而信盲人诡异邪说，甚则丧家殒身，见亦谬哉！此吾所以只言保养也。曰：保养可勿药乎？曰：避风寒以保其皮肤六腑，则麻黄、桂枝、理中、四逆之剂，不必服矣；节劳逸以保其筋骨五脏，则补中益气、劫劳、健步之剂，不必服矣；戒色欲以养精，正思虑以养神，则滋阴降火、养荣、凝神等汤，又何用哉？薄滋味以养血，寡言语以养气，则四物、四君、十全、三和等汤，又何用哉？要之血由气生，气由神全，神乎心乎！养心，莫善于寡欲，吾闻是语矣。窃有志而未能，敢述之以告我疲癃残疾，而不知学者，相与共守乎禁戒，以重此身为万物之本。

附：导引法

保养中一事也。盖人之精神极欲静，气血极欲动，但后世方士，亦以此惑人为仙术，所以王褒颂曰：何必偃仰屈伸如彭祖，吹嘘呼吸如乔松，眇然绝俗离世哉！认真只是舞蹈以养血脉意，其法虽粗，有益闭关守病之士。盖终日屹屹端坐，最是生病，人徒知久立、久行之伤人，而不知久卧、久坐之尤伤人也。故录一二最要者，以备养生者择焉。详《医林集要》及古导引书。

虚损 导引为虚损气血不周而设也。有火者，开目；无火者，闭目。无汗者，闭气至极；有汗者，不必闭气。欲气上行以治耳目口齿之病，则屈身为之；欲气下行以通大、小二便及健足胫，则偃

身为之；欲气达于四肢，侧身为之。欲引头病者，仰头；欲引腰脚病者，仰足十指；欲引胸中病者，挽足十指；欲引臂病者，挽臂；欲去腹中寒热、积聚诸痛，及中寒身热，皆闭气满腹，偃卧亦可为之。但病在头中胸中者，枕高七寸；病在心下者，枕高四寸；病在脐下者，去枕。

开关法 先以左手胛骨并肩，向前圆转九数；次以右手胛骨并肩，向前圆转九次；复以左右胛骨并左右肩，向前圆转九次。加至一九、三九亦好。但要从容和缓为之，或先缓后急，亦可为之。此法疏通膏肓，降心胞络火，与张紫丘治疗开关药方意同，善治少劳背痛胸紧。

起脾法 先静坐存中气，后挺身以两手相叉，极力扒左、扒右各七次。扒左则头向右，扒右则头向左，如此者三五次。静坐良久，善和脾胃，进饮食，兼治臂腰拘挛，与开关法相续行之亦可。

开郁法 其法以两手旋舞向前、向后，两足作白鹭行步状，不拘数；良久复以左手搭右肩，足搭左膝腕委中而行；右手搭左肩，左足搭右膝腕委中而行；良久复以左手前泊腹，右足搭膝盖而行；右手向后泊腰，左足搭右膝盖而行；良久以两手极力托天，两足极力踏地，复以两手向后向下，两足十指挽起，仰面偃腹，使气下行；良久蹲倒，以两手极力攀起脚后跟，足十指点起，极力低头至膝下；良久立起，以两手相交，掩两臂于胸前胛上，极力摇动数次。善治名利不遂，郁气为病，心腹胀满，夜睡不宁等症，无病者亦可行之。如外感风寒，须行至汗出为度。此法比之华氏五禽戏法，更易简正大可行。

治腰痛 屈伸导法，正东坐，收手抱心，一人前蹑其两膝，一人后捧其头，徐牵令偃卧，三倒三起，久久效。

治积聚 一切痰饮瘀血，结为积块痞气，静坐闭息满腹，外摩积聚所在，徐徐放气，久久自消。

治遗精泄泻 以手兜托外肾，一手摩擦脐轮，左右轮换，久久擦之。不惟可以止精愈泻，且可暖中寒，补下元，退虚潮。无是病者，每早临起，亦可行之，更擦肾俞、胸前、胁下、中脘、涌泉，但有心窝忌擦。

治痰壅 其法以两手向后，合手拓腰向上，急势振摇臂肘，来去七数，两手不移，直上向下，尽势来去二七，治心肺痰气壅闷。

运　气

张子和云：不诵十二经络，开口动手便错；不通五运六气，检尽方书何济？经络明，认得标；运气明，认得本。求得标，只取本，治千人，无一损。兹纂《素问》、《灵枢》及《绀珠经》等书，以便初学识其概耳。

运气总论

太极肇分而有阴阳。夫阴阳者，天地之道也，万物之纲纪，变化之父母，生杀之本始，神明之府也。

纲纪，谓生长、化成、收藏之纲纪也；父母，谓万物形之先也；本始，谓生杀皆因而有之也。夫有形禀气而不为五运阴阳之所摄者，未之有也。所以造化不极，能为万物先化之元始者，何也？以其是神明之育故也。合散不测，生化无穷，非神明无能也。

故物生谓之化，物极谓之变，阴阳不测谓之神。然天地者，万物之上下也；

左右者，阴阳之道路也；水火者，阴阳之征兆也；水寒火热。金木者，生成之始终也；金杀木生。阴阳五行，流为十干五化之运。寒、暑、燥、湿、风、火之气，周流天地间而为万物之原。人则禀其精而囿于两间，所以具五脏六腑，以应五运六气之数也。

五运者，金、木、水、火、土也。

木言阳气触地而生，火言毁然盛而变化万物，金言阴气禁止万物而揪敛，水言润养万物，土言含吐万物，将生者出，将死者归。

六气者，风、火、暑、湿、燥、寒也。

六气皆有一化也。木化风，主于春，阳气鼓舞，为天号令；君火化热，主于春末夏初，行暄淑之令而不行炎；暑，君德也，相火化暑，主于夏，炎暑大行；金化清燥，清凉乃行，金为丙妇，带火之气，故燥也。水化寒，严凛乃行；土化湿，与土润溽，暑湿化行也。盖湿则土生，干则土死，泉出于地中，湿化信矣。

圣人仰观五天云色。

黅天之气，经于中央，临甲己之位，立为土运；素天之气，经于西方，临乙庚之位，立为金运；玄天之气，经于北方，临丙辛之位，立为水运；苍天之气，经于东方，临丁壬之位，立为木运；丹天之气，经于南方，临戊癸之位，立为火运。此五气之色，上经二十八宿，下应十二分位。所以古人占天望气则知气之灾疫应在于何方，了然预知之矣。凡占当于正月初一日，若太过之纪寅初看，不及之纪寅末看，平治之纪寅正看。如苍气为风，凡为热，黅为湿，素为燥，黑为寒。其气之色有兼见者，又当分其微甚而推之。

天干取运，地支取气。天干有十，配合则为五运；地支十二，对冲则为六气。所以然者。天有阴阳，地亦有阴阳。

天有阴故能降，地有阳故能升。

天以阳生阴长，地以阳杀阴藏。

生长者，天之道；藏杀者，地之道。天阳主生，故以阳生阴客长；地阴主杀，故以阳杀阴藏。

阳中有阴，阴中有阳。人在气交之中，身半以上，天之分也，天气主之；身半以下，地之分也，地气主之。其生五，其气三。三而成天，三而成地，三而成人。三而三之则为九，九九制会，故生九窍，九脏而应之也。天有三百六十五日，人有三百六十五骨节。天有五行御五位，以生寒暑燥湿风；人有五脏化五气，以生喜怒思忧恐。在天为玄，玄生神；在人为道，道生智；在地为化，化生五味。神在天为风，在地为木，在人为怒；神在天为热，在地为火，在人为喜；神在天为湿，在地为土，在人为思；神在天为燥，在地为金，在人为忧；神在天为寒，在地为水，在人为恐。寒暑五气更立，各有所先，非其位则邪，当其位，阴阳之神不可得而见也。支干之迹可得而求之也。

天地阴阳，以象不以数，惟推凭支干则可测焉。

天气始于甲，地气始于子，天地相合则为甲子。故甲子者，干支之始也。天气终于癸，地气终于亥，天地相合则为癸亥。故癸亥者，干支之末也。阴阳相间，刚柔相须。是以甲子之后，乙丑继之；壬戌之后，癸亥继之。三十年为一纪，六十年为一周。有主运焉，有客运焉；有主气焉，有客气焉。主运主气，万载而不易；客运客气，每岁而迭迁。

自天干、兄弟、次序言之；甲乙，

东方木也。

甲者，草木始甲而出；乙者，阳尚屈乙。

丙丁，南方火也。

丙乃万物炳然著见而强。丁适阳强与阴气相丁。

戊己，中央土也。

戊，阳土也。万物生而出之，万物伐而人之。己，阴土也，无所为而得己。者也。

庚辛，西方金也。

庚乃阳更而续，辛乃阳极于此而更辛也。

壬癸，北方水也。

壬乃阳气生之，在壬而为胎，与子同意；癸乃万物闭藏，怀孕于其下，揆然萌芽，天之道也。

故木为初之运，火为第二运，土为第三运，金为第四运，水为第五运，此主运也。

诗曰：大寒木运始行初，清明前三火运居，芒种后三土运是，立秋后六金运推，立冬后九水运伏，周而复始万年如。或问：木火土金水，天道左旋，自然之序也。然君火生土，土复能生相火，火复生金，其义何在？盖相火非土不成，未见虚空能聚火。金在矿非火不能煅出，所以河图火七居西，金九居南，互显其成能也；认真五行六气，总一气也。故木焚则为火，绞则为水；金石击则为火，熔则为水。洲澶之内，江河竞注，大海之中，火光常起，皆情之本有也，又何疑土中火，火中金乎？

自其夫妇配合言之，甲与己合而化土，乙与庚合而化金，丙与辛合而化水，丁与壬合而化木，戊与癸合而化火。故甲己之岁，土运统之；乙庚之岁，金运统之；丙辛之岁，水运统之；丁壬之岁，木运统之；戊癸之岁，火运统之，此客运也。

诗曰：甲己化土乙庚金，丁壬木位尽成林，丙辛便是长流水，戊癸离宫号曰心。甲己之岁，正月建丙寅，丙火生土，故为土运；乙庚之岁，正月建戊寅，戊土生金，故为金运；丙辛之岁，正月建庚寅，庚金生水，故为水运；丁壬之岁，正月建壬寅，壬不生木，故为木运；戊癸之岁，正月建甲寅，甲木生火，故为火运。

假如甲己年，甲为土运，初之运即土也；土生金，二之运即金也；金生水，三之运即水也；水生木，四之运即木也；木生火，五之运即火也。每一运各主七十二日零五刻，此天干在上为阳，所以主乎运也。

又以地支循环次序言之：寅卯，属春木也。

寅者，演也。正月阳上阴下，律管飞灰以候之，可以述事之始也。卯者，茂也。二月阳气盛而孳茂也。

巳午，属夏火也。

巳者，起也。四月正阳无阴，物毕尽而起。午者，长也。五月阳尚未屈，阴始生而为主，物皆长大矣。

辰戌丑未，属四季土也。

辰者，震也，三月阳已过半，万物尽震而长；戌者，灭也，九月万物皆衰灭矣；丑者，纽也，阴尚执而纽之，十二月始终之际也；未者，味也，六月物成而有味也。

申酉，属秋金也。

申者，身也，七月物体皆成也。酉者，缩也，八月万物皆缩缩收敛。

亥子，属冬水也。

亥者，劾也。十月阴气劾杀万物，此地之道也。子者，北方寒水阴位，一阳肇生之始，故阴极则阳生，壬而为胎，十一月辰也。

故风为初之气，火为二之气，暑为三之气，湿为四之气，燥为五之气，寒为终之气，此主气也。

诗曰：大寒厥阴气之初；春分君火二之隅，小满少阳分三气，大暑太阴四相呼，秋分阳明五位是，小雪太阳六之余。

自其对冲定位言之，子对午而为少阴君火，丑对未而为太阴湿土，寅对申而为少阳相火，卯对酉而为阳明燥金，辰对戌而为太阳寒水，已对亥而为厥阴风木。

君火司午，火本热，而其气当午位，阴生之初，故标寒而属少阴也；水居北方子位，水本寒，而其气当阳生之初，故标热而属太阳也；土应夏未之位，未乃午之次，故曰太阴，相火司于寅，寅乃丑之次，故曰少阳；木居东方震，在人主于肝，处离下阴位，木必待阴而后生，故属厥阴；金居西方兑，在人主于肺，居离上阳位，金必待阳而后发，故属阳明也。

故子午之岁，君火主之；丑未之岁，湿土主之；寅申之岁，相火主之；卯酉之岁，燥金主之；辰戌之岁，寒水主之；已亥之岁，风木主之，此客气也。

诗曰：子午少阴君火天，阳明燥金应在泉，丑未太阴湿土上，太阳寒水雨连绵，寅申少阳相火旺，厥阴风木地中联，卯酉却与子午反，辰戌已亥到皆然。如卯酉年司天，即子午年在泉；卯酉年在泉，即子午年司天。辰戌年与丑未年倒，已亥年与寅申年倒。

假令子午少阴君火司天午位，阳明燥金司地子位，上者右行，太阴湿土为天之左间，厥阴风木为天之右间，所以

面南而命其位也；下者左行，太阳寒水为地之左间，少阳相火为地之右间，所以面北而命其位也。

一气在上。

司一岁之天，又主上半年。

一气在下。

司一岁之地，又主下半年。

二气在左，二气在右。

司人与万物。

地之左间为初之气。

要诀：每年退二便是客乡，如子司天，后二支戌，太阳寒水为初之气，亥为二气，子为三气，丑为四气，寅为五气，卯为六气。又逐年年辰，逐日日辰，皆名司天。

天之右间为二之气，司天为三之气，天之左间为四之气，地之右间为五之气，司地为终之气。每一气主旺六十日八十七刻半有奇。

卯酉年，阳明司天，少阴在泉，初气太阴，二气少阳，三气阳明，四气太阳，五气厥阴，六气少阴。辰戌年，太阳司天，太阴在泉，初气少阳，二气阳明，三气太阳，四气厥阴，五气少阴，六气太阴。丑未年，太阴司天，太阳在泉，初气厥阴，二气少阴，三气太阴，四气少阳，五气阳明，六气太阳。寅申年，少阳司天，厥阴在泉，初气少阴，二气太阴，三气少阳，四气阳明，五气太阳，六气厥阴。已亥年，厥阴司天，少阳在泉，初气阳明，二气太阴，三气厥阴，四气少阴，五气太阴，六气少阳。

此地支在下为阴，所以主乎气也。然客运之流行也，有太过焉，有不及焉。太过之年，甲、丙、戊、庚、壬，五阳干也；不及之年，乙、丁、己、辛、癸，五阴干也。太过，其至先，大寒前十三日交，名曰先天：不及，其至后，大寒

后十三日交，名曰后天。平气之年，正大寒日交，不先不后，名曰齐天。

申子辰年，大寒日寅初一刻交初之气，春分日子时末交二之气，小满日亥时末交三之气，大暑日戌时末交四之气，秋分日酉时末交五之气，小雪日申时末交终之气，所谓一六天也。巳酉丑年，大寒日巳初一刻交初之气，春分日卯时末交二之气，小满日寅时末交三之气，大暑日丑时末交四之气，秋分日子时末交五之气，小雪日亥时末交终之气，所谓二六天也。寅午戌年，大寒日申初一刻交初之气，春分日午时末交二之气，小满日巳时末交三之气，大暑日辰时末交四之气，秋分日卯时末交五之气，小雪日寅时末交终之气，所谓三六天也。亥卯未年，大寒日亥初一刻交初之气，春分日酉时末交二之气，小满日申时末交三之气，大暑日未时末交四之气，秋分日午时末交五之气，小雪日巳时末交终之气，所谓四六天也。

客气之升降也，有正化焉，有对化焉。正化之岁，谓午未寅酉辰亥之年也；对化之岁，谓子丑申卯戌巳之年也。正化者，令之实，从本，其数生；对化者，令之虚，从标，其数成。

水一、火二、木三、金四、土五，皆以阴阳而配。若考其深义，则水生于一，天地未分，万物未成之初，莫不先见于水，故草木子实、人虫胎卵未就，皆水也。及水聚而形质，其阴阳备而后成物，故物之小而味苦者，火之兆也。物熟则甘，土之味也。甘极则淡，反本也。人禀阴阳，先生二肾。草木子实，大小虽异，其中皆有两以相合，与人肾同，是以万物非阴阳合体则不能化生，故火曰次二。既阴阳合体，然后有春生而秋成，故次三曰木，次四曰金，水火

木金，莫不因土而成，故次五曰土。三阴三阳，正化者从本，生数；对化者从标，成数。

假令甲子年，甲为土运，统主一年；子为君火，专司一岁。一期三百六十五日零二十五刻，正合乎周天三百六十五度四分度之一也。

周天者，天周地位，非周天之六气也。天体至圆，周围三百六十五度四分度之一。天行健，一日一夜周三百六十五度四分度之一，又进过一度。日行速健，次于天，一日一夜周三百六十五度四分度之一恰好。然天多进一度，则日为退一度；二日天进二度，则日为退二度。积至三百六十五日四分日之一，则天所进过之度，又恰周得本数，而日所退之度，亦恰退尽本数，遂与天会而成一年，是谓一年一周天。月行迟，一日一夜行三百六十五度四分度之一，行不尽，比天为退了十三度有奇，至二十九日半强恰与天相值在恰好处，是谓一月一周天。五日一候，三候成一气，即十五日也。三气成一节，节谓立春、春分、立夏、夏至、立秋、秋分、立冬、冬至，此八节也。三八二十四气，而分四时，一岁成矣。春秋言分者，阴阳中分，其气异也；冬夏言至者，阴阳至此而极，其气同也。天亦无候，以风雨霜露草木之类应期可验而测之，故曰候。言一候之日，亦五运之气相生而直之，即五日也。《书》曰：期三百六旬有六日，以闰月定四时成岁，即其义也。

一期之中，主运以位而相次于下，客运以气而周流于上，客气加于主运之上，主气临于客气之下，天时所以不齐，民病所由生也。

辰戌年，初之客气少阳相火加主气厥阴风木，二之客气阳明燥金加主气少

阴君火，三之客气太阳寒水加主气少阳相火，四之客气厥阴风木加主气太阴湿土，五之客气少阴君火加主气阳明燥金，终之客气太阴湿土加主气太阳寒水。以上皆客气加于主气之上，举此二年为例。抑论，主气春温、夏暑、秋凉、冬寒，风以动之，火以温之，暑以蒸之，湿以润之，燥以干之，寒以坚之，皆天地正气之运行。惟客加于主，乃有逆从淫胜。然后春有凄风，夏有伏阴，秋有苦雨，冬有愆阳。风胜则地动，火胜则地固，暑胜则地热，湿胜则地泥，燥胜则地干，寒胜则地裂，气候不齐，疠疾时降。

六甲年，土运太过，则雨湿流行，湿病乃生，肾水受邪，治当除湿以补肾；六己年，土运不及，则木气乘旺，反见风化，风病乃行，治当益脾以平木；六丙年，水运太过，则寒气大行，寒病乃生，心火受邪，治当逐寒以补心；六辛年，水运不及，则土气乘旺，反见湿化，湿病乃行，治当补肾以除湿；六戊年，火运太过，则热气大行，热病乃生，肺金受邪，治当降火以补肺；六癸年，火运不及，则水气乘旺，反见寒化，寒病乃行，治当补心以逐寒；六庚年，金运太过，则燥气流行，燥病乃生，肝木受邪，治当清燥以补肝；六乙年，金运不及，则火气乘旺，反见热化，热病乃行，治当清肺以降火；六壬年，木运太过，则风气大行，风病乃生，脾土受邪，治当平木以补脾；六丁年，木运不及，则金气乘旺，反见燥化，燥病乃行，治当补肝以清燥，此客运之治法也。太阳寒水，治宜辛热；阳明燥金，治宜苦温；少阳相火，治宜咸寒；太阴湿土，治宜苦热；少阴君火，治宜咸寒；厥阴风木，治宜辛凉，此六气之治法也。然运气之所以有变者，气相得则和，不相得则病。

又有相得而病者，以下临上，不当位也。五行相生者为相得，相克者为不相得。上临下为顺，下临上为逆。

假令土临火，火临木，木临水，水临金，金临土，皆为以下临上，不当位也。父子之义，子为下，父为上，以子临父，不亦逆乎？

司天克运则顺，运克司天则逆；气克运则顺，运克气则逆，运气相同曰天符。

戊子、戊午、戊寅、戊申年，运气皆火；丙辰、丙戌年，运气皆水；己丑、己未年，运气皆土；乙卯、乙酉年，运气皆金；丁巳、丁亥年，运气皆木。六十年中，有此十二年天符也。又戊。子日，戊为火运，子为少阴君火司天，运与司天同火，是为天符。此日得病速而危困也。更遇当年太岁亦是天符，或是岁会，其病尤困。

天气生运曰顺化。

甲子、甲午、甲寅、甲申年，火下生土也；壬辰、壬戌年，水下生木也；乙丑、乙未年，土下生金也；辛卯、辛酉年，金下生水也；癸巳、癸亥年，木下生火也，六十年中，有此十二年顺化也。

天气克运曰天刑。

庚子、庚午、庚寅、庚申年，火下克金也；戊辰、戊戌年，水下克火也；辛丑、辛未年，土下克水也；丁卯、丁酉年，金下克木也；己巳、己亥年，木下克土也。六十年中，有此十二年天刑也。

运生天气曰小逆。

壬子、壬午、壬寅、壬申年，木上生火也；庚辰、庚戌年，金上生水也；癸丑、癸未年，火上生土也；己卯、己酉年，土上生金也；辛巳、辛亥年，水上生木也。子临父位，于理未当。六十年中，有此十二年小逆也。

运克天气曰不和。

丙子、丙午、丙寅、丙申年，水上克火也；甲辰、甲戌年，土上克水也；辛丑、辛未年，水上克土也；癸卯、癸酉年，火上克金也；己巳、己亥年，金上克木也。六十年中，有此十二年不和也。

运临本气之位曰岁会。

子，水位也，丙子年，水运临之；午，火位也，戊午年，火运临之；卯，木位也，丁卯年，木运临之；酉，金位也，乙酉年，金运临之；辰、戌、丑、未，土位也，甲辰、甲戌、己丑、己未年，土运临之。六十年中，有此八年岁会也。又丙子日，丙为水运，子为水支，是运与支同水，乃名岁会。年、月、日、时同，如遇此日得病，不死，但执持而徐缓，更会年、月、时合天符岁会，其病尤甚。

天符岁会相合曰太乙天符。

戊午、乙酉、己未、己丑，六十年中有此四年太乙天符也。又戊午日，戊为火运，午是少阴君火司天，又是火支，乃名太乙天符。此日得病，主死。

运与四孟月相同曰支德符。

寅属木，春孟月也，壬寅年，木运临之；巳属火，夏孟月也，癸巳年，火运临之；申属金，秋孟月也，庚申年，金运临之；亥属水，冬孟月也，辛亥年，水运临之。六十年中，有此四年支德符也。

运与交司日相合曰干德符。

己合，乙与庚合，丙与辛合，丁与壬合，戊与癸合，一年遇此二干，天地德合，亦为平气之岁也。

太过之运加地气曰同天符。

庚子、庚午年，运同司地燥金；壬寅、壬申年，运同司地风木；甲辰、甲戌年，运同司地湿土。六十年中，有此大年同天符。

不及之运加地气曰周岁会。

辛丑、辛未年，运临司地寒水；癸卯、癸酉年，运临司地君火；癸巳、癸亥年，运临司地相火。六十年中，有此六年同岁会也。

大要：阳年先天时化，则己强而以气胜实主胜客也，故不胜者受邪；阴年后天时化，则己弱而以气休衰客胜主也，故胜己者来克。被克之后，必待时而复也。行复于所胜，则己不可前。故待得时，则子当旺，然后子为母复仇也。

又云：阳年太过，则传所不胜而乘所胜；阴年不及，则所胜妄行，而所生受病。假令肝木有余，则时已气盛，反薄肺金而乘其脾土；肝木不及，则土无所畏，遂自妄行，乃凌其肾水。此五行生克之理，盖胜至则复，复已而胜，故无常气而不息。若复而不胜，则是生意已伤，而有穷尽矣。

经曰：亢则害，承乃制，制生则化，外列盛衰，害则败乱，生化大病。

亢者，过极而不退也。当退不退，始则灾害及物，终则灾害及己。承，犹随也。以下奉上，有防之之义。制，克胜之也。制生则化者，言有所制，则六气不至于亢而为平，平则万物生而变化无穷矣。生者自无而有，化者自有而无。外列盛衰者，六气分布主治，迭为盛衰，害而无所制，则败坏乖乱之政行，为灾为变，生化几乎息，而为万物之大病。大病，即灾变也。万物皆病，天地其能位乎？此亢害承制皆莫或使然，而自不能不然者也。以天时言之，春时冬令不退，则水亢极而害所承之木。然火为木之子，由是乘土而制水，则木得化生之令，而敷荣列秀于外。但草木虫育自有各年盛衰不同，苟无制而木被其害，则冬入于春，生化几乎息，而为天地间之大灾变也，岂非政令败乱之极乎？以人身言之，心火亢甚，口干、发燥、身热，则脾土失养，肺金受害。由是水乘而起，以复金母之仇，而制平心火，汗出发润、口津身凉而平矣。苟肾水愈微而不能上制，心火愈盛而不能下退，则神去气孤，而灾害不可解矣。与七卷参看。

又曰：有余而往，不足随之；不足而往，有余从之。知迎知随，气可与期。

言六甲有余，己则不足；不足，己则有余。若余己复余，少己复少，则天地之道变矣。

又曰：出入废则神机灭，升降息则气立孤危。故非出入，则无以生长壮老已；非升降，则无以生长化收藏。是以升降出入，无器不有，四者常守，反之则灾害至矣。

出入者，天地之呼吸也；升降者，天地之化气也。毛羽裸鳞介及飞走蚑行者，皆生气根于身中，以神为动静之主，故曰神机；金玉土石草木，皆生气根于外，假气以成立，故曰气立。根于中者，生源系天，其所动浮皆神气为机发之主，故其所为也，物莫之知，是以神舍去则机息；根于外者，生源系地，故其生长、化成、收藏，皆造化之气所成立，故其所出也，物亦莫知，是以气止息则造化之道绝矣。九窍横者，皆有出入去来之气；九窍竖者，皆有阴阳升降之气往复于中。壁窗户牖，皆承来气冲击于人。阳升则井寒，阴升则井暖。以物投井及叶坠空中，翻翻不疾，皆阴气所凝也。虚管溉满，捻上悬之，水固不出，为无升气而不能降也；空瓶小口，顿溉不入，

为气不出而不能入也。由是观之，升无所不降，降无所不升，无出则不入，无入则不出。群品之生，升降出入，生气之常也。若有出无入，有入无出，有升无降，有降无升，则反生化之常道，而神去气孤，非灾害如何？

虽然逆顺灾眚，尽皆天之气运所为也。地在人之下，大气举之也。天六动而不息，地五静而有守。

天以六气临地，地以五位承天。然天气不加君火，以六加五，则五岁而余一气，乃君火不立岁气，但以名奉天耳。故曰：君火以名，相火以位。言相火代君火而用事，故五岁而右迁。若地以五承六，则当六岁乃备尽天元之气，故六期而循环，周而复始。五岁一周，则五行之气遍；六期一备，则六气之位周。五六相合，故三十年一纪之，则六十年矣。

推之历日，依节交气，常为每岁之主气，又曰地气。若司天、在泉、左右两间轮行而居主气之上者，曰天气、客气也。客气乃行岁中天命，主气只奉客气之天而已。客胜主则从，主胜客则逆，二者有胜而无复矣。

主胜则泻主补客，客胜则泻客补主。

经曰：先立其年，以明其气。每年先立运气，审其太过不及，然后以地之主气为本，天之客气加临于上为标，以求六化之变。如气之胜也，微者随之，甚者制之；气之复也，和者平之，暴者夺之。皆随胜气，安其屈伏，以平为期。抑考褚氏有曰：大挠作甲子，隶首作数，志岁月日时远近。故以当年为甲子岁，冬至为甲子月，朔为甲子日，夜半为甲子时，积一十百千万，亦有条而不紊，皆人所为也。人婴异气，疾难预拟。吾未见其是也。吁！此一偏之见也。不知

天时非凡夫可度，人身资大化有生。《明堂》诗曰：甲胆乙肝丙小肠，丁心戊胃己脾乡，庚属大肠辛属肺，壬属膀胱癸肾藏，三焦亦向壬宫寄，胞络同归入癸方。

诗言人秉天地壬之气而生膀胱命门，秉癸之气而生肾，秉甲之气而生胆，秉乙之气而生肝，秉丙之气而生小肠，秉丁之气而生心，秉戊之气而生胃，秉己之气而生脾，秉庚之气而生大肠，秉辛之气而生肺，此天干也。地支亦然。

又云：肺寅大卯胃辰经，脾巳心午小未中，申膀酉肾心胞戌，亥三子胆丑肝通。观此二诗，则天地人身，无时不相流通。

经曰：天气通于肺，地气通于咽，风气通于肝，雷气通于心，谷气通于脾，雨气通于肾。六经为川，肠胃为海，九窍为水注之气也。

故一气不合，不能生化，天有六气，人以三阴阳而上奉之。

以六经言之，三阴三阳；以十二支分之，则有六阴六阳。阴从上降，生于午而极于亥，谓之六阴；阳从下起，生于子而极于巳，谓之六阳。

地有五行，人以五脏腑而下应之。脏为阴，而其数奇，以应五运，盖五行质具于地，而气则行于天也；腑为阳，而其数偶，以应六气，盖六淫虽降于天，而势必充于地也。子午为天地之中正，君火位焉，手少阴心午足少阴肾子居之。辰戌为七政之魁罡，寒水位焉。

太阳寒水在子位而居于辰戌者，水伏于土，由水由地中行，故戌为六戊天门，辰为六己地户。

手太阳小肠戌足太阳膀胱辰居之。然火从水化，水随肾至，故少阴为脏，位与太阳隔，而气相合为腑也。丑未为归藏之标本，湿土位焉，足太阴脾未手太阴肺丑居之。卯酉为日月之道路，燥金位焉，足阳明胃酉手阳明大肠卯居之，然子随母居，土旺金盛，故太阴为脏，位与阳明隔而气相合为腑也，巳亥为天地之门户，风木位焉。

卯虽木之正分，为阳明燥金所居，然木生在亥，故居于亥，而对化于巳也。

足厥阴肝亥手厥阴心胞络巳居之。寅申握生化之始终，相火位焉。

少阳相火佐脾，虽在午位，君火居之，故居寅，火生于寅也。

足少阳胆寅手少阳三焦申居之。然相火寄于肝肾，胆者，肝之腑；心包络者，肾之配，故厥阴为脏，位与少阳隔，而气相合为腑也。

三阴三阳，名异而体则一也。阴阳气微则谓之少，阴阳气盛则谓之太。寅为少阳，卯为阳明，辰为太阳，午为少阴，未为太阴，亥为厥阴。

南政，三阴司天，则皆寸不应；三阴在泉，则皆尺不应。北政，三阴司天，则皆尺不应；三阴在泉，则皆寸不应。不应者，皆为沉脉也。

此言六气以君火为尊，五运以湿土为重，故甲己土运为南政。盖土以成数，贯金木水火之运，位土居中央。君尊南面而行令，余四运以臣事之，北面而受令，所以有别也。然此论其常也，若天行时病，则有不必拘者。经曰：天地之气，胜复之作，不形于诊也。天地以气不以位，故不当以脉诊，但以形证察之。

由此观之，经络、脏腑、脉病、药治，无非运气之所为也。非只一岁也，虽一时一刻之短，而五行之气莫不存；非特一物也，虽一毫一芒之细，而五行之化莫不载。上达于天，则有五星倍减之应；下推于地，则有草木虫育之验。

奈何俗医不知医之源者，全然不识运气为何物；不知医之变者，又泥时日执钤方以害人。要之，有在天之运气，有在人之运气。天时胜，则舍人之病而从天之时；人病胜，则舍天之时而从人之病。张子和曰：病如不是当年气，看与何年运气同，只向某年求活法，方知都在至真中。扁鹊曰：阴淫寒疾，即太阳寒水之令太过。阳淫热疾，相火之令太过。风淫末疾，木令太过。雨淫腹疾，湿令太过。晦淫惑疾，燥令太过，久晴不雨，当为疫疠风痹。明淫心疾。君火之令太过。

经曰：必先岁气，勿伐天和。又曰：不知年之所加、气之盛衰，不可以为工。学者合而观之，更精于脉证，乃自得之。噫！儒之道，博约而已矣；医之道，运气而已矣。学者可不由此入门而求其蕴奥耶！

卷之一

经　络

经穴起止

经，径也。径直者为经，经之支派旁出者为络。界为十二，实出一脉。医而不知经络，犹人夜行无烛，业者不可不熟。

手太阴肺十一穴，中府云门天府诀，侠白尺泽孔最存，列缺经渠太渊涉，鱼际少商如韭叶。

手太阴肺经，左右二十二穴。每旦寅时从中府起，循臂下行，至少商穴止。

中府　在乳上三肋间，去云门下一寸陷中。针入三分，不宜灸。主喉痹，胸满塞痛，面肿，呕吐，咳唾浊涕，肩背痛，腹胀，食饮不下。

云门　巨骨下，气户旁二寸陷中。禁针，灸五壮。主呕逆上气，胸胁彻背痛，不能举臂，余同上。

天府　腋下三寸动脉，举手以鼻取之。针入三分，禁灸。主泣出，目眩，瘿气，喘逆，不食，疟疾，卒中恶邪飞尸，余同中府。

侠白　天府下去肘五寸动脉。灸五壮。主咳逆，干呕，烦满，心痛。

尺泽　肘横纹中大筋外。针入三分，不宜灸。主喉痹，舌干，胁痛，腹胀，喘气，呕泄不止，癫病，身痛，四肢暴肿，手臂肘痛。

孔最　侧腕上七寸。针入三分，灸五壮。主热病汗不出，肘臂厥痛不及头。

列缺　侧腕上一寸半，盐指相叉尽处。针入三分，灸五壮。主一切风痹，偏头痛，口噤口祸，瘾疹，惊痫，肘臂痛，项强，喉痹，咳嗽，半身不遂。又主一切疟疾，身热背寒，汗出肢肿，小便热痛，少气不足以息。凡实则肩背汗出，四肢暴肿；虚则肩寒栗，气不足以息，四肢厥。

经渠　寸口下近关上脉中。针入三分，禁灸。

太渊　手掌后横纹尖陷中。针入二分，灸三壮。主目生白翳、赤筋，咽干，呕哕，咳喘唾血，肺胀、烦不得卧，内廉缺盆引痛，胸痹，气逆，心痛。

鱼际　手大指二节后内侧散脉中，针入二分，禁灸。主头痛，目眩，失音不言，热病鼓颔，霍乱，唾血，吐血，腹痛，不食，咳引尻痛。

少商　手大指端内侧，去爪甲角如韭叶。针入一分，禁灸。主痎疟，喉鸣，呕吐，喘咳善哕，手不仁，耳前痛，心下满，汗出而寒。

手阳明穴起商阳，二间三间合谷藏，阳溪偏历温溜长，下廉上廉手三里，曲池肘髎五里近，臂臑肩髃巨骨当，天鼎扶突禾髎接，鼻旁五分号迎香。

手阳明大肠经二十穴，左右四十穴。卯时自少商穴交与商阳，循肘上行，至鼻旁迎香穴止。

商阳 盐指内侧去爪甲角如韭叶，针入一分，禁灸。主胸满，肢肿，热汗不出，耳鸣耳聋，喘咳，疼疟，口干，颐肿，齿痛恶寒，肩背引缺盆痛。如目青盲，可灸三壮，左取右，右取左，如食顷立已。

二间 盐指内侧本节前陷中。针入三分，灸三壮。主喉痹，颔肿，肩背痛振寒，鼻鼽衄血，多惊，口㖞，目盲，伤寒热。

三间 盐指内侧本节后陷中。针入三分，灸三壮。主喉痹，齿痛，嗜卧，胸满，唇焦口干，目痛，鼻鼽衄血，吐舌，戾颈，喜惊，身热气喘，肠鸣洞泄，寒疟。

合谷 大指盐指岐骨陷中。针入二分，灸三壮，主头痛面肿，目痛烂弦、胬肉生翳、扳睛倒睫、一切目疾，鼻衄鼻涕，耳鸣，口疮，重舌、舌裂、舌强，下牙齿痛酸，唇吻不收，口噤，喉痹，寒热疟疾，四肢痿痹，小儿惊风卒死，妇人通经下胎，惟妊孕忌之。

阳溪 手腕上侧两筋陷中。针入三分，灸三壮，主头痛、目痛、目翳、耳痛、耳鸣、咽痛，齿痛，舌出颈戾，掌热，肘臂不举，狂言喜笑见鬼，胸满烦闷，心痛，寒热疟疾，疮疥。

偏历 腕后三寸，针入三分，灸三壮。主寒热疟风汗不出，目视䀮䀮，癫疾多言，耳鸣，口㖞，齿痛，喉痹，嗌干，鼻鼽衄血。

温溜 腕后五寸。针入三分，灸三壮。主头痛面肿，口㖞，喉痹，肠鸣腹痛，哕逆，肩不得举，伤寒身热，癫狂见鬼。

下廉 曲池前五寸，兑肉分外斜。针入三分，灸三壮。主头风，肘臂痛，溺赤，肠鸣，气走注痛。

上廉 曲池前四寸，针灸主治同下廉。

三里 曲池前三寸。兑肉端。针入五分，灸三壮。主手臂肘挛不伸，齿痛，颊颔肿，瘰疬。

曲池 肘外转、屈肘两骨中纹头尽处，以手拱胸取之。针入五分，灸三壮。主头痛，喉痹，肘臂酸痛不举，半身不遂，筋缓难以屈伸，腋痛，肩痛，皮燥，瘾疹及瘿疬癫疾，寒热作渴，胸满，伤寒余热不净。

肘髎 肘大骨外廉近大筋陷中。针入三分，灸三壮。主肘节风痹，臂痛挛急。

五里 肘上三寸向里大筋中央。禁针，灸十壮。主风劳，惊恐，吐血，肘臂痛，嗜卧，四肢不能动摇，寒热瘰疬，咳嗽，目视䀮䀮，疼疟，心下胀痛上气。

臂臑 肘上七寸，腘肉端，平手取之。针入五分，灸三壮。主寒热颈项拘急，瘰疬，肩臂痛不得举。

肩髃 肩端两骨陷中。举肩取之。针入六分，灸七壮，风盛灸二七壮为率，过多恐致臂细。主偏风不遂，手臂挛急，臂细无力，筋骨酸疼，肩中热，头不可顾，一切风热瘾疹。

巨骨 肩端上行两骨陷中。针入一寸半，灸三壮。主胸中瘀血，肩臂背膊疼痛。

天鼎 侧颈直缺盆、扶突后一寸。针入四分，灸三壮。主暴喑气哽，咽喉痹肿，喘息不食。

扶突 曲颊下一寸，仰而取之，针入四分，灸三壮。主舌本出，咳逆上气喘急，喉中如水鸡鸣。

禾髎 直鼻孔下侠水沟旁五分。针入一分，禁灸。主鼻窒口辟，鼻多清涕不止，鼽衄有疮，口噤不开。

迎香 禾髎上一寸，鼻旁陷中。针入三分，禁灸。主眼目赤肿，鼻塞不闻香臭。

四十五穴足阳明，头维下关颊车停，承泣四白巨髎经，地仓大迎对人迎，水突气舍连缺盆，气户库房屋翳屯，膺窗乳中延乳根，不巨存，水道归来气冲次，髀关伏兔走阴市，梁丘犊鼻足三里，上巨虚连条口位，下巨虚跳上丰隆，解溪冲阳陷谷中，内庭厉兑经穴终。

足阳明胃经，左右九十穴。辰时自迎香交与承泣穴，上行至头维对人迎，循胸腹下至足指厉兑穴止。图穴起自头维，行气实自承泣始也。

头维 额角发际本神旁一寸半。针入五分，禁灸。

下关 耳前动脉下廉，含口有空，张口则闭。针入三分，灸三壮。主耳痛鸣聋有脓，口喎，下牙齿痛、齿龋痛。

颊车 耳下八分，曲颊端陷中，开口有空。针入三分，灸三壮。主口辟痛不可以嚼，失音，牙疼，颔肿项强，恶风寒。

承泣 目下七分，上直瞳子。禁用针灸。

四白 目下一寸。针入三分，禁灸。主头痛，目眩泪出、痛痒生翳、瞤动不息。

巨髎 侠鼻孔旁八分直瞳子，针入三分，灸七壮。主风寒鼻准肿痛，瘈疭，口辟，目赤痛痒多泪，白翳遮睛。

地仓 侠口旁四分，近下有动脉处。针入三分，灸二七，重者灸七七壮。艾炷如二分，若大，令人口转喎，如欲治，灸承浆七七壮，忌房事、毒食。主偏风口喎、失音不言，饮食漏落，瞤动。

大迎 曲颔前一寸三分，骨陷中动脉。针入三分，灸三壮。主头痛，面浮，目瞑，口喎，口噤不言，下牙齿痛，寒热瘰疬，数欠气，风痉，颊颔肿连面。

人迎 结喉旁一寸半，大筋处。禁用针灸。

水突 直人迎下，气舍上，二穴之中。灸三壮。主咽肿，咳逆，气喘不得卧。

气舍 直人迎下，侠天突旁陷中。针入二分，灸三壮。主喉痹项强，瘿瘤肩肿，咳逆上气。

缺盆 肩前横骨陷中。禁针，灸三壮。主喉痹，瘰疬，咳嗽，寒热，缺盆中肿痛，腹满水气，哽噎，胸热息贲，胁下气上冲。

气户 巨骨下侠俞府旁二寸陷中，仰而取之，针入四分，灸五壮。主胸胁胀满，喘气有声，不知食味。

库房 气户下一寸六分。针入四分，灸五壮。主肺寒咳喘，唾脓血，胸胁支满。

屋翳 库房下一寸六分。针入四分，灸五壮。主身肿皮痛不可近衣，瘈疭不仁，咳喘，唾浊沫脓血。

膺窗 屋翳下一寸六分。针入四分，灸五壮。主胸胁痛肿及肠鸣泄泻，乳痈，寒热短气，睡卧不安。

乳中 即乳头上。禁用针灸。

乳根 乳下一寸六分。针入四分，灸五壮。主胸满痛及膺肿，乳痈热痛。以上缺盆至此，俱膺部三行。

不容 平巨阙旁三寸，挺身取之。针入五分，灸五壮。主口干，呕吐，喘咳，胸背引痛，胁痛，腹痛如刺，有痰癖，积气疝瘕。

承满 不容下一寸。针入八分，灸五壮。主喘逆不食，肩息唾血，胁下坚痛及肠鸣腹胀。

梁门　承满下一寸。针入八分，灸五壮。主胸胁下积气，不思饮食，大肠滑泄，谷不化。

关门　梁门下一寸。针入八分，灸五壮。主积气肠鸣，泄利不食，腹中游气侠脐急痛，痰疟振寒。

太乙　关门下一寸。针入八分，灸五壮。主癫狂，吐舌，心烦。

滑肉　太乙下一寸。针入八分，灸五壮。主癫狂，吐舌，呕逆，或以不容至天枢七穴折量之。

天枢　平脐旁三寸。针入五分，灸百壮。主面浮肿，唾血，吐血，狂言，呕吐，霍乱，泄利，食不化，久积冷气绕脐切痛冲心，腹痛腹胀，肠胃游气切痛，女子漏下赤白。

外陵　天枢下一寸。针入八分，灸五壮。主腹中尽痛，心如悬，下引脐痛。

大巨　天枢下二寸。针入八分，灸五壮。主善惊烦渴，偏枯，癫疝，小腹满，小便难，阴下纵。

水道　天枢下五寸。针入二寸半，灸五壮。主腰背痛及三焦结热，二便不利，小腹满引阴中痛，膀胱寒。

归来　天枢下七寸。针入八分，灸五壮。主贲豚卵上入引茎痛，妇人血脏积冷。

气冲　天枢下八寸动脉。禁针，灸五壮。主腹中大热攻心，腹胀，脐下坚，癫疝，阴肿阴萎，茎中痛，两丸牵痛不可仰卧及石水腹满，热淋不得尿，妇人月水不通，无子，气乱绞痛，胞衣不出。以上不容至此，俱腹部三行。

髀关　膝上伏兔后跨骨横纹中。针入六分，灸三壮。主黄疸，痿痹不得屈伸，股内筋急。

伏兔　膝髌罅上六寸向里。禁灸。

阴市　膝上三寸，直伏兔陷中，拜而取之。针入三分，禁灸。主腹满，痿厥少气，腰如水冷，痛不可顾。

梁丘　膝上二寸，两筋间。针入三分，灸三壮。主大惊，乳痛，筋挛，膝痹不得屈伸。

犊鼻　膝头眼外侧大筋陷中。针入六分，禁灸。主膝中痛不仁，难跪起。膝膑痛溃者不可治，不溃者可治。

三里　犊鼻下三寸，胻骨外廉分肉间。针入一寸，灸七壮，愈多愈好。主头目昏眩，口苦，口噤，鼓颔，口㖞，喉痹，呕吐，狂言狂笑，咳嗽多唾，乳肿乳痛，胃亏恶闻食气或中消善饥，霍乱，痃癖，胁胀，腹胀肠鸣，胸腹中瘀血，水肿，疟，痢，泄泻，身热肚热，恶寒，肘痛，心痛，腹痛，腰痛，足膝痿，足热，小腹坚满，小便不利，食气蛊毒，五劳羸瘦，七伤虚乏。

上巨虚　三里下三寸，举足取之。针入八分，灸三壮。主脏气不足，胁满，脐腹痛，飧泄食不化，偏风腰腿手足不仁，小便难。

条口　三里下五寸。针入三分，禁灸。主湿痹胫寒，足膝酸痛缓弱。

下巨虚　三里下六寸，针入三分，灸三壮。主发枯唇干，口中流涎，次指间痛，胃热不食，泄脓血，胸胁小腹痛，乳痛，暴惊狂，小便难，寒湿下注，足胫跗痛肉脱。

丰隆　外踝上八寸骨中。针入三分，灸三壮。主头痛面肿，喉痹，胸腹切痛，四肢肿，寒热汗出，大小便难，发狂歌走见鬼，及厥逆手卒青，心痛如刺。

解溪　足腕上系草鞋带处，去内庭上六寸半。针入五分，灸三壮。主头风目眩目赤，面肿，口痛齿痛，舌肿，腹肿，霍乱转筋，膝股肿胻酸，瘛疭，癫疾，疟疾。

冲阳 内庭上五寸骨间动脉。针入三分，灸三壮。主面肿，口眼㖞斜，齿龋痛，腹大不食，足痿，及热病汗不出，寒战发狂，疟疾。

陷谷 内庭上二寸骨陷中。针入五分，灸三壮。主面目痛肿浮肿，热病汗不出，振寒疟疾，胸胁支满，腹满喜噫，肠鸣而痛。

内庭 足次指三指歧骨陷中。针入三分，灸三壮。主口噤口㖞，齿龋痛，咽痛，腹胀不得息，四肢厥逆。

厉兑 足大指次指端，去爪甲角如韭叶。针入一分，灸一壮。热疟，主鼻不利、涕黄，口噤吐舌，龋齿，喉痹，颈戾，心痛，胫寒，寒热疟不嗜食，胀满不得息，尸厥中恶。

二十一穴脾中州，隐白在足大指头，大都太白公孙盛，商丘三阴交可求，漏谷地机阴陵穴，血海箕门冲门开，府舍腹结大横排，腹哀食窦连天溪，胸乡周荣大包随。

足太阴脾经，左右四十二穴。巳时自冲阳过，交与足大指隐白，循腿腹上行至腋下大包穴止。

隐白 足大指端内侧，去爪甲角如韭叶。针入一分，禁灸。主鼻衄，口渴，喘急，呕吐，胸痛，腹中冷气胀满，暴泄，胫中寒热，足不能温，卒尸厥不知人。

大都 足大指内侧本节后陷中，针入三分，灸三壮。主目眩，手足厥，呕吐，暴泄，霍乱，心痛，腹胀，热病汗出。

太白 足大指内侧核骨下陷中。针入三分，灸三壮。主头痛，头重，项痛，霍乱呕吐，或泄有脓血，胸胁胀痛，腹痛、腹胀、肠鸣，腰痛不可俯仰，热病烦闷，大便难。

公孙 太白后一寸陷中。针入四分，灸三壮。主头面肿，心痛，胃脘痛，痰壅膈闷胸胁疼，隔食反胃，伤寒结胸，腹胀腹鸣泄泻里急，肠风下血，脱肛，五积痃癖，寒疟不食，妇人胎衣不下。

商丘 足内踝下微前陷中。针入四分，灸三壮。主心下有寒，脾疼，脾热，脾虚令人不乐，腹胀，心烦，骨痹，癫痛，痎疟，血痢后重，痔骨蚀绝，阴股内痛，狐疝上下，小腹坚痛下引阴中。

三阴交 内踝上三寸，骨后筋前。针入三分，灸三壮。主膝内廉痛，小便不利，身重足痿，痃癖，腹寒气逆，脾病四肢不举，腹胀肠鸣，溏泄食不化，女子漏下不止。

漏谷 内踝上六寸骨下陷中。针三分，禁灸。主心悲气逆，肠鸣腹胀，饮食不为肌肤，痃癖冷气，小便不利，失精，湿痹不能行，足热痛，腿冷麻痹不仁。

地机 膝下五寸，大骨后，伸足取之。针入三分，灸三壮。主溏泄腹痛，气胀水肿，小便不利，腰痛，足痛，癫疾，精不足，女子血瘕，按之如以汤沃，股、膝、阴皆痛。

阴陵泉 膝下内侧辅骨下陷中，曲膝取之。针入五分，禁灸。主心下满，寒中腹胀胁满，腹中水气，喘逆，霍乱暴泄，足痛腰痛，小腹坚急，小便不利；又治遗尿失禁，气淋。妇人疝、瘕癥同地机。

血海 膝膑上三寸内廉骨后，筋前白肉际，针入五分，灸五壮。主血漏下，血闭不通，月水不调，气逆胀满。

箕门 血海上六寸，阴股内动脉应手筋间。禁针，灸三壮。主淋及小腹肿痛。以上足腿部。

冲门 大横下五寸，横骨两端约纹

中。灸五壮。主寒气满腹积痛，阴疝难乳，子气上冲。

府舍　大横下三寸。灸五壮。主心腹胁痛，积聚，霍乱。

腹结　大横下一寸三分。灸五壮。主绕脐冷痛抢心腹，寒泄，咳逆。

大横　平脐旁四寸半。灸五壮。主腹热欲走，太息，四肢不可动，多汗洞泄，大风逆气，多寒善愁。

腹哀　日月下一寸。禁用针灸。以上腹部四行。

食窦　天溪下一寸六分，举臂取之。针入四分，灸五壮。主胸胁支满，膈间雷鸣。

天溪　胸乡下一寸六分陷中，仰而取之。针入四分，灸五壮。主喘气，乳肿痈溃贯膺，余同食窦。

胸乡　周荣下一寸六分陷中，仰取之。针入四分，灸三壮。专主胸胁支满，引胸背痛。

周荣　中府下一寸六分陷中，仰取之。针入四分，禁灸。主胸胁支满，咳唾脓血，咳逆上气，饮食不下。以上膺部四行。

大包　侧胁部渊腋下三寸。针入四分，灸三壮。主腹大，胸胁中痛。内实则其身尽寒，虚则百节皆纵。

九穴午时手少阴，极泉青灵少海深，灵道通里阴郄邃，神门少府少冲寻。

手少阴心经，左右一十八穴。午时自大包交与腋下极泉，循臂行至小指少冲穴止。

极泉　腋下筋间动脉入胸处。灸七壮。主目黄，咽干，心痛胁满，干呕烦渴，四肢不收。

青灵　肘上三寸，伸肘举臂取之。禁针，灸三壮。主头痛，目黄胁痛，肩不能举。

少海　肘内廉横纹头尽处陷中，曲手向头取之。针入三分，灸五壮。主头痛，目黄，目眩，项强，齿痛，呕吐，肩背肘腋胁引项痛，癫痫吐舌，疟疾寒热汗出，四肢不举。

灵道　去掌后一寸半。针入三分，灸三壮。主悲恐心痛，瘛疭，肘挛，暴喑。

通里　掌后一寸。针入三分，灸三壮。主头痛，目眩，面赤，暴哑，肘腕酸重，热病烦心，心悸，遗尿。

阴郄　掌后五分动脉中。灸七壮。主惊恐心痛，失喑，洒淅厥逆，霍乱，胸满，衄血。

神门　掌后兑骨端动脉陷中。针入三分，灸七壮。主妄笑妄哭，喉痹，心痛，数噫，恐怖少气，疟疾，饮冷恶寒，手臂蜷挛，喘逆，遗尿，大人小儿五痫。

少府　手小指本节后直劳宫陷中。针入三分，灸五壮。主嗌中有气如息肉状，掌热，肘腋手挛急，胸痛烦满，恐悸畏人及阴痛阴痒，遗尿。

少冲　手小指端内侧，去爪甲如韭叶。针入一分，灸一壮。主舌痛，口热，咽酸，掌热，心痛，痰气烦闷，悲恐善惊，手掌肘腋蜷痛，身热如火，惊痫沫出。

手太阳穴一十九，少泽前谷后溪首，腕骨阳谷养老绳，支正小海肩真偶，臑俞天宗连秉风，曲垣肩外肩中走，天窗天容上颧髎，听宫耳前珠旁取。

手太阳小肠经，左右三十八穴。未时自少冲交与小指少泽，循肘上行至面听宫穴止。

少泽　手小指端外侧，去爪甲角如韭叶。针入一分，灸一壮。主头痛，目翳遮睛，口热口干，舌强喉痹，唾如胶，寒疟汗不出，瘛疭，咳嗽，小指不用。

前谷 小指外侧本节前陷中。针入一分，灸三壮，主目眦烂，泪出目翳，鼻塞耳鸣，咽肿，颈项痛，臂痛脏挛，热病汗不出，疟疾，咳嗽，衄血，小便赤。

后溪 小指外侧本节横纹尖尽处，握掌取之。针一分，灸一壮。主喘息，身热恶寒，胸满，癫疾。余同前谷。

腕骨 掌后外侧高骨下陷中，握掌向内取之。针二分，灸三壮。主头痛，胁腋痛，肩、臂、腕急痛如脱，五指不可屈伸，乍寒乍热，疟，狂言，惊风，瘛疭。余同上二穴。

阳谷 手腕外侧兑骨下陷中。针二分，灸三壮。主目眩，上下齿痛，妄笑妄言，腹满，痔痛，阴痿。余同腕骨。

养老 腕骨后一寸陷中。灸三壮。主手挛肩痛，目昏。

支正 腕骨后五寸。灸三壮，针三分。主头痛目眩，颈肿项痛，风虚惊恐狂言，身热消渴善食，腰胫酸。

小海 肘内大骨外，去肘端五分陷中，屈肘取之。针二分，灸三壮。主头痛项强，龋齿，龈肿，痫证吐舌，瘛疭，癫狂，肘腋肿，疡肿，小腹痛，寒疟、风疟。

肩贞 肩髃后两骨罅间。针入一寸八分，禁灸。主颔痛项强，耳鸣耳聋，肩手臂风痹不举。

臑俞 肩髎后大骨下、胛上廉陷中，举臂取之。针八分，灸三壮。主寒热，肩肿引胛中痛，臂酸无力。

天宗 秉风后大骨下陷中。针五分，灸三壮。主肩重臂痛，肘后廉痛，颊颔痛。

秉风 天宗前小髎后，举臂有空。针五分，灸三壮。主肩痛不举。

曲垣 肩中央曲胛陷中，按之应手痛。灸十壮。主周痹，肩胛拘急疼闷。

肩外俞 胛上廉去大杼旁三寸。灸三壮。主肩胛痛至肘引项急，寒热。

肩中俞 胛内廉去大杼旁二寸陷中。灸三壮。主目昏，咳嗽唾血，上气寒热。

天窗 完骨下、发际上、颈上大筋处动脉陷中。针六分，灸三壮。主耳痛、耳鸣聋，颊肿咽痛，暴暗，肩痛引项。

天容 耳下颊车后陷中。灸三壮。主喉痹，颈肿项痛，耳鸣，咳喘寒热。

颧髎 面颊兑骨下、下廉陷中。禁用针灸。主目黄赤，口㖞僻，齿痛。

听宫 耳前珠子旁。针一分，灸三壮。主耳鸣聋，口噤喉鸣，心腹痛满，臂痛，失音。

足太阳穴六十七，晴明目内红肉藏，攒竹眉冲与曲差，五处上寸半承光，通天络却玉枕昂，天柱后际大筋外，大杼背部第二行，风门肺俞厥阴四，心俞督俞膈俞强，肝胆脾胃俱挨次，三焦肾气海大肠，关元小肠到膀胱，中膂白环仔细量，自从大杼至白环，各各节外寸半长。上髎次髎中复下，一空二空腰髁当，会阳阴尾骨外取，附分侠脊第三行，魄户膏肓与神堂，譩譆膈关魂门九，阳纲意舍仍胃仓，肓门志室胞之肓，二十椎下秩边场，扶承臀横纹中央，殷门浮郄到委阳，委中合阳承筋足，承山飞所踝跗阳，金门昆仑下仆参，申脉京骨束骨忙，通谷至阴小指旁。

足太阳膀胱经，左右一百三十四穴。申时自听宫交与晴明，循头颈下背腰臀腿，至足小指至阴穴止。

晴明 目内眦红肉陷中。禁用针灸。

攒竹 当眉头陷中。禁用针灸。

眉冲 直眉头上神庭、曲差之间。针入三分，禁灸。主五痫，头痛鼻塞。

曲差 前发际侠神庭旁一寸半。灸

七壮。主头项痛，目昏身热，心烦满，汗不出。

五处 上星旁一寸半。针三分，灸五壮止。主头风目眩，脊强反折，瘛疭，癫疾。

承光 五处后一寸半。禁用针灸。

通天 承光后一寸半。针三分，灸三壮。主头痛重，暂起僵仆，鼻塞喘息不利，口㖞多涕，衄衄有疮。

络却 通天后一寸半。禁针，灸三壮。主头旋耳鸣，目盲内障，癫狂，僵仆，瘛疭，腹胀满不得息。

玉枕 络却后一寸半，横侠脑户一寸三分，起肉枕骨上。禁针，灸三壮。主因失枕头重，头半边寒痛，项痛如拔及风眩目痛，耳聋，鼻塞目上插，卒起僵仆，恶见风寒，汗不出。

天柱 颈大筋外侠后发际陷中。针三分，灸三壮，至百五十壮止。主头痛头旋，目昏、目如脱、泪出，鼻不知臭香，风眩卒暴，痫眩狂言目上视，及项如拔，项疼急，烦满汗不出，身肩背痛欲折。以上头部二行。

大杼 第一节外一寸半陷中。针三分禁灸。

风门 二节外一寸半。针五分，灸五壮。主伤寒头痛，项强，鼻塞流涕，目盲，衄血，咳嗽，呕逆，胸背痛，气短不安。

肺俞 三节外一寸半。针三分，灸三壮。主胸中痛满，背偻如龟，脊强支满，瘿气，吐逆上气，寒热不食，肉痛皮痒，传尸骨蒸，肺嗽喘咳，少气百病。

厥阴俞 四节外一寸半。灸五壮。主呕逆，牙疼，胸闷。

心俞 五节外一寸半。禁用针灸。

督俞 六节外一寸半。灸三壮。主寒热心痛，腹痛雷鸣，气逆。

膈俞 七节外一寸半。灸五壮。主喉痹，胸胁痛，肩背不得倾侧，心痛，痰饮吐逆，汗出，寒热骨痛，虚胀支满，痰疟，痞癖气块，膈上痛，身常湿不食。

肝俞 九节外一寸半。针入三分，灸三壮。主中风，支满胁痛，短气不食，食不消，吐血，目昏，肩疼腰痛，寒疝，热病瘥后，食五辛多患眼暗如雀目，鼻中酸，寒痉热痉。

胆俞 十节外一寸半，正坐取之。针三分，灸三壮。主头痛，目黄，舌干，心胀满，吐逆短气，痰闷，食难不下消，胸胁不能转侧，腋下肿，振寒汗不出。

脾俞 十一节外一寸半。针三分，灸三壮。主胁下满，吐泻疟痢，腹胀，黄疸身重，痞癖积聚，腹痛，寒热引脊痛，能食而瘦，腰脊强急，热痉骨痛。

胃俞 十二节外一寸半，针三分，灸三壮。主胁满脊痛，腹胀腹痛，肠鸣，呕吐不食，筋脉挛急。

三焦俞 十三节外一寸半。针三分，灸三壮。主头痛目眩，肩背拘急，腰脊强痛，腹胀、腹痛，吐泻食不化，肠鸣，腹中积聚如石。

肾俞 十四节外一寸半，与脐相对。针三分，灸三五壮。主肾虚水脏胀，耳聋目昏，面赤，心痛如悬，胁痛引满，呕吐，寒中洞泄，腰痛，脚膝拘挛，小便赤白浊，尿血，遗精，小腹痛，好独卧，身重如水，骨蒸寒热，一切五劳七伤。

气海俞 十五节外一寸半。主腰痛，痔病。

大肠俞 十六节外一寸半。针三分，灸三壮。主腰痛，肠鸣胀满，绕脐中痛，二便不利，或泄痢食不化，脊强腹肿。

关元俞 十七节外一寸半。主风劳腰痛，泄痢虚胀，小便难，妇人瘕聚诸疾。

小肠俞 十八节外一寸半。针三分，灸三壮。主大便脓血，痔痛出血，妇人滞下，大便难，小便淋，泄痢五色，重下肿痛，腰脊强，疝痛。

膀胱俞 十九节外一寸半。针三分，灸三壮。主风劳腰痛，泄痢肠痛，便难溺赤，阴疮，足胫冷，拘急不得屈伸，女人瘕聚，烦满汗不出，小便黄赤，腰脊急强，积聚坚结，足清不仁，热痉引骨痛。

中膂俞 二十节外一寸半。伏而取之。针三分，灸三壮。主赤白痢，虚渴汗出，腰不得俯仰，腹胀，胁痛，疝寒，热痉反折。

白环俞 二十一节外一寸半。禁用针灸。

上髎 腰陷骨下第一空，侠脊两旁陷中，余三髎少斜，上阔下狭是也。针二寸，灸三壮。主鼻衄，呕逆，寒热腰痛，妇人绝子，疟寒热，阴挺出不禁，白沥，痉反折，大小便利。

次髎 第二空陷中。针二寸，灸三壮。主腰下至足不仁，恶寒，妇人赤白沥下，心下积胀，大小便利，疝气下坠。

中髎 第三空陷中。针二寸，灸三壮。主五劳七伤六极，腰痛，妇人赤淫时白，气癃，月事少，大便难，小便利，腹胀飧泄。

下髎 第四空陷中。针二寸，灸三壮。主腰痛，妇人下泔汁不禁，赤沥，阴中痒痛引小腹不可俯仰，大小便利，肠鸣腹胀欲泄。

会阳 阴尾骨外各开一寸半。针入八分，灸三壮。主腹中有寒，泄泻肠澼，便血久痔，阳虚阴汗湿。以上俱尾背部第二行，各开一寸半。

附分 第二节外三寸，附项内廉陷中，正坐取之。针八分，灸五壮。主背痛引颔引头，肩背拘急，风冷客于腠理。颈项强痛不得回顾，风劳臂肘不仁。

魄户 三节外三寸，针五分，灸五壮。主咳逆喘气不得卧，肺寒热，项强，背胛无力，劳损萎黄，五尸走注。

膏肓 四节外三寸取穴。主治见后灸法。

神堂 五节外三寸。针三分，灸五壮。主肩痛，胸腹满，脊强急，寒热。

譩譆 六节外三寸，膊内廉，以手厌之，令病人抱肘作譩譆之声，则指下动矣。针六分，灸五壮。主目眩，鼻衄，肩背痛，胁痛，喘主急，热病汗不出，虚损不睡，五心热，寒痉，寒疟，风疟、温疟、痎疟、久疟，小儿食时头痛。

膈关 七节外三寸，正坐开肩取之。针五分，灸五壮。主背痛脊强，食不下，唾哕多涎沫。

魂门 九节外三寸。针五分，灸五壮。主食饮不下，腹中雷鸣，大便不节，呕吐不住，多涎。

阳纲 十节外三寸。针五分，灸五壮。主小便黄，肠鸣泄泻，消渴身热，面黄怠惰，目黄不嗜食。余同魂门。

意舍 十一节外三寸。针五分，灸五壮，至一百壮止。主腹满虚胀，大便泄滑，消渴面黄，嗜饮，目赤。

胃仓 十二节外三寸。针五分，灸五壮。主腹内虚胀，水食不消，恶寒不能俯仰，水肿胪胀，食饮不下。

肓门 十三节外三寸。针五分，灸三十壮。主心下坚满，妇人乳有余疾。

志室 十四节外三寸。针五分，灸五壮。主腰脊强，腹痛，阴痛下肿，失精，小便淋沥。

胞肓 十九节外三寸陷中，伏而取之。针灸主治同志室。

秩边　二十节外三寸。针五分，灸三壮。伏而取之。主腰痛、尻重不能举发肿、小便赤黄。以上俱属背部三行。

承扶　尻臀下、阴股上、横纹中。针五分，禁灸。主腋下肿，脊腰尻臀阴股寒痛，痔疮，小便不禁，大便直出，遗精，胞寒，又大便难者亦治。

殷门　扶承下六寸。针五分，禁灸。主腰脊不可俯仰，股外肿，因瘀血注之。

浮郄　委阳上一寸，屈膝取之。针五分，灸三壮。主小腹热，大便坚，膀胱经热，大肠结，股外筋急。

委阳　膝腕横纹尖外廉两筋间，委中外二寸，屈身取之。针七分，灸三壮，主阴跳，遗，小便难，小腹坚痛引阴中淋沥，腰痛脊强，癃疝，癫疾，头痛筋急，腋肿，胸满膨胀，身热，飞尸遁注，痿厥不仁。

委中　膝腕内腘横纹中央动脉。针五分，禁灸。凡患风痹，腰脚重痛，于此刺血，久疾亦皆立已。主小腹热而偏痛，尿赤难，衄血不止，腰痛侠脊至头皆痛，痔痛，胁下肿痛，脚弱膝挛，腰尻重不能举，半身不遂，热病汗不出，足热厥逆。余同委阳。

合阳　直委中下一寸。针五分，灸五壮。主腰脊强痛引腹，膝股热，胻酸重，癫疝，女子崩中，腹痛，肠澼，阴痛。

承筋　胫后腨股中央，从脚跟上七寸。禁针，灸三壮。主治同承山。

承山　腨股下分肉间，拱足去地一尺取之。针七分，灸五壮。主头痛，鼻衄衊，指肿，腰脊痛，腹痛，小腹疝气，大便难，脚挛胫酸痹，跟痛急，足下热不能久立，转筋，霍乱，癃疝，久痔肿痛，肢肿，寒热汗不出。

飞扬　外踝上七寸骨后。针五分，灸三壮。主头痛目眩，鼻衄，颈项疼，历节风足指不得屈伸，腰痛腨痛，寒疟，狂疟，癫疾吐舌，痉反折，痔篡伤痛，野鸡痔，逆气，足痿失履不收。

跗阳　外踝上三寸，飞扬下。针六分，灸三壮。主头重，痿厥风痹，腨外廉骨痛，四肢不举，瘛疭，时有寒热。

金门　外踝下骨空陷中。针三分，灸三壮，主癫疾，马痫反张，尸厥暴死，转筋霍乱，脚胫酸，身战不能久立。

昆仑　外踝后，跟骨上陷中动脉。针五分，灸三壮。主头热目眩如脱，目痛赤肿，鼻鼽衄，腹痛腹胀，喘逆，大便洞泄，体痛，霍乱，尻腰肿，腨跟肿，脚如裂不得履地，风痫口噤，疟多汗，小儿阴肿，头眩痛，脚痿转筋，尸厥中恶，吐逆咳喘暴痛。

仆参　足后跟骨下陷中，拱足取之。针三分，灸七壮。主足跟痛，足痿，癫痫吐舌鼓颔，狂言见鬼恍惚，尸厥，烦痛，转筋霍乱，小儿马痫反折。

申脉　外踝下容爪甲白肉际陷中。针三分，禁灸。主目反上视，或赤痛从内眦始，腰痛，胫寒热不能久立坐，癫疾，鼻衄。

京骨　足外侧大骨下赤白肉际陷中。针三分，灸三壮。主头热目眩，白翳从内眦始，鼻衄，鼻不利，涕黄，颈项强痛，脊背及脚难以俯仰，痉，疟，癫狂，惊悸，不食，痰注，髀枢痛，淋沥。

束骨　足小指外侧本节后陷中，针三分，灸三壮。主目眩，目赤烂，耳聋，项强，腰痛，肠澼，癫狂，大便时头痛，疟疾，从脚胫至髀枢中痛不可举。

通谷　足小指外侧本节前陷中。针二分，灸三壮。主头重头痛，目眩，咽疮，鼻衄清涕，项强痛，胸胁满，心下悸，留饮数欠，热病汗不出。

至阴 足小指端外侧去爪甲角如韭叶。针一分，灸三壮。主头风鼻塞，鼻鼽清涕，耳鸣聋，胸胁痛无常处，腰胁引痛，小便不利，失精，风寒从足小指起脉痹转筋，寒疟汗不出，足下热。

足少阴穴二十七，涌泉然谷太溪溢，大钟水泉照海深，复溜交信筑宾实，阴谷膝内附骨后，以上从足走至膝，横骨大赫连气穴，四满中注肓俞脐，商曲石关阴都密，通谷幽门寸半开，折量腹上分十一，步廊神封膺灵墟，神藏或中俞府毕。

足少阴肾经，左右五十四穴。酉时自至阴交与足心涌泉，循膝腹上行至胸俞府穴止。

涌泉 脚掌中心，屈足卷指取之。针三分，灸三壮。主目眩，喉痹，胁满，心中结热，心痛，咳嗽身热，风痫，腰痛，女子如妊娠，五指端尽痛，足不得履地，引入腹中痛。

然谷 内踝前起骨下陷中。针三分，灸三壮。刺此多见血；令人立饥欲食。主喉痹，舌下肿，涎出，喘气，咳唾血，消渴，心恐惧，洞泄，胸中寒，脉代，温疟，阴缩内肿，小腹寒疝抢胸胁，淋沥，男子精溢，胻酸胕肿不能履地，一足寒一足热，小儿初生脐风口噤。

太溪 内踝后五分跟骨间动脉陷中。针三分，灸三壮，主咽肿，呕吐口中如胶，善噫咳逆，咳嗽唾血，胁痛腹痛，疝癖疝瘕积聚，与阴相通及足清不仁，热病多汗，黄疸多热少寒，大便难。

大钟 太溪下五分。针二分，灸三壮。主实则小便淋闭，洒洒腰脊强痛，大便闭涩，嗜卧口中热；虚则呕逆多寒，欲闭户而处，少气不足，胸胀喘息，舌干，咽中多嚏不得下，善惊恐不乐，喉中鸣，咳唾血，腹满便难，多寒少热。

水泉 太溪下一寸。针二分，灸三壮。主月事不来，来即心下闷痛，目不能远视，阴挺出，小便淋沥，腹中痛。

照海 内踝下四分微前小骨下。针四分，灸三壮。主嗌干，四肢解㑊，善悲不乐，久疟卒疝，小腹痛，呕吐嗜卧，大风偏枯不遂，女子淋沥，阴挺出，阴暴起疝，小腹热而偏痛，大风默默不知所痛，视如不明。

复溜 内踝后上二寸动脉中。针三分，灸五壮。主目昏，口舌干，涎自出，腹鸣鼓胀，水肿；视溺青赤黄白，青取井，赤取荣，黄取俞，黑取合；血气泄后肿，五淋，小便如散火，骨寒热，汗注不止，腰脊痛不可起坐，脚后廉急不可前却，足胕上痛，风逆四肢废。

交信 内踝上二寸，复溜前三阴交后，筋骨间。针四分，灸三壮，主气淋，癞疝阴急，股引腨内廉骨痛，泄痢赤白，女子崩漏。

筑宾 内踝上、腨分中骨后，大筋上、小筋下，屈膝取之，针三分，灸五壮。主小儿疝痛不得乳，癫狂呕沫，足腨痛。

阴谷 膝内附骨后，大筋下、小筋上动脉，屈膝取之。针四分，灸三壮，主舌下肿，膝痛如锥，股内廉痛，阴痿，妇人漏下，心腹胀满不得息，小便黄。以上俱足膝部。

横骨 阴上横骨中央，宛曲如仰月陷中，曲骨外一寸半。禁针，灸三壮。主五脏虚竭，腹胀，小便难，失精，阴痛。

大赫 气穴下一寸。针一寸，灸五壮。主虚劳失精，阴上缩，茎中痛，灸三十壮，女子赤沃。

气穴 四满下一寸。左名气穴，右名子户。针一寸，灸五壮。主月水不通，腰脊痛，时泄利。

四满 中注下一寸，针一寸，灸五壮。主腹痛奔豚，脐下积疝，妇人胞中恶血？痛。

中注 肓俞下一寸，针一寸，灸五壮。主小腹热，大便燥。

肓俞 平神阙外一寸半，针一寸，灸五壮，主大便燥，腹痛及大腹寒疝，小腹有热。

商曲 石关下一寸。针一寸，灸五壮。主腹中积聚切痛不食。

石关 阴都下一寸。针一寸，灸五壮。主多呕，脊强不关，大便气结，心满，痉反折，妇人胞中恶血逆痛。

阴都 通谷下一寸。针一寸，灸三壮。主多唾呕沫，心满气逆肠鸣，热疟便难，妇人无子，胞中恶血绞痛不可忍。

通谷 幽门下一寸。针五分，灸五壮。主头痛目昏，鼻衄清涕，项强，口㖞，暴暗，咽喉不利，心中愤郁，惊悸，呕吐，胸满留饮，癖积。

幽门 平巨阙外一寸半。针五分，灸五壮。主善呕涎唾沫，食饮不下，泄有脓血，胸痛烦闷，健忘，腹胀满气逆。以上俱腹部二行。

步廊 神封下一寸六分，去中庭外二寸。针四分，灸五壮。主鼻塞，胸胁支满，喘息不得举臂。

神封 灵墟下一寸六分。针四分，灸五壮。主胸满不得息，咳逆，乳痈恶寒。

灵墟 神藏下一寸六分。针四分。灸五壮。主胸胁支满，喘气，呕吐不食。

神藏 彧中下一寸六分。针四分，灸五壮。主咳嗽。余同灵墟。

彧中 俞府下一寸六分。针四分，灸五壮。主喘悸，余同灵墟。

俞府 巨骨下去璇玑外二寸。针灸主治同灵墟。以上俱属膺部二行陷中，仰而取之。

九穴心包手厥阴，天池天泉曲泽深，郄门间使内关对，大陵劳宫中冲侵。

手厥阴心胞络经，左右一十八穴。戌时自俞府交与乳旁天池，循手臂下行至中指中冲穴止。

天池 乳外二寸侧胁陷中。针三分，灸三壮。主头痛寒热，胸满腋肿，上气喉中有声。

天泉 曲腋下二寸举臂取之。针三分，灸三壮。主咳逆胸胁支满，膺背胛臂内廉骨痛。

曲泽 肘腕内横纹中央动脉，曲肘取之。针三分，灸三壮。主心痛，逆气，呕涩或血，善惊及伤寒温病身热口干，肘瘛挈痛摇头。

郄门 大陵后五寸。针五分，灸五壮。主心痛，衄血、呕血，惊恐神气不足。

间使 大陵后五寸。针六分，灸七壮。主胸痹引背痛，心悬如饥，卒心痛，肘内廉痛，热病烦心，喜哕喜动，恶风寒，呕吐，掌热，多惊，腋肿，肘挛急。

内关 大陵后二寸。主面赤热，目昏，目赤，支满，中风，肘挛，实心暴痛，虚心烦惕惕。针六分，灸三壮。

大陵 掌后横纹两筋两骨陷中。针六分，灸三壮。主头痛，目赤，舌本痛，喉痹嗌干，咳逆呕热喘急，喜笑喜惊，手挈手挛及肘挛腋肿，心痛烦闷，掌热身热如火，一切风热无汗，疟疾，疮疥。

劳宫 手掌横纹中心，屈中指取之。针三分，灸三壮。主咽嗌痛，大小便见血不止，风热，善怒喜笑，热病汗不出，怵惕，胸胁不可反侧，咳喘，溺赤，呕吐血，气逆噫不止，食不下，善渴，口中烂，手痹掌热，黄疸目黄。

中冲 手中指端去爪甲如韭叶陷中。针一分，灸一壮。主头痛如破，神气不足，失忘。余同大陵。

二十三穴手少阳，关冲液门中渚旁，阳池外关支沟正，会宗三阳四渎长，天井清冷渊消泺，臑会肩髎天髎堂，天牖翳风瘈脉青，颅息角孙丝竹张，禾髎耳门听有常。

手少阳三焦经，左右四十六穴。亥时自中冲交与手四指关冲，循臂上行至面耳门穴止。

关冲 手四指端外侧去爪甲角如韭叶。针一分，灸三壮。主风眩头痛，目翳，舌卷舌本痛，口干喉痛，心烦，臂外廉痛，手不及头，肘疼不能自带衣，肩臂酸重，心痛，风热病烦闷汗不出，掌中热，身热如火，或寒霍乱，气逆不得卧。

液门 手小指次指本节前陷。针二分，灸三壮。主头痛面热无汗，风寒热，耳痛聋鸣，目涩目眩，齿痛面赤，咽外肿，内如息肉，寒厥，痎疟，呼吸短气，喜惊，臂痛不能上下。

中渚 手小指次指本节后陷中，握掌取之。针二分，灸三壮。主头重，颔颅热痛，目昏面赤，咽肿嗌痛，耳聋痛，肘臂痛，手指不得屈伸，热病汗不出，目生翳膜，久疟寒热。

阳池 手掌背横纹陷中。针二分，灸三壮。主热病汗不出，寒热症，或因折伤手腕捉物不得，肩臂痛不得举。

外关 阳池后二寸。针三分，灸三壮。主肘腕酸重不得屈伸，手指尽痛，耳浑浑无所闻，臂痿不仁。

支沟 阳池后三寸，两筋骨间。针二分，灸三壮。主面赤目赤，嗌痛暴喑，口噤，呕吐，霍乱，腋痛及真心痛，肘臂酸痹，马刀肿，瘘漏，疮疥，女人脊急，四肢不举，热病汗不出。

会宗 支沟外旁一寸空中。灸三壮。主耳聋，肌肤痛，风痫。

三阳络 阳池后四寸。禁针，灸七壮。主嗜卧，四肢不欲动摇，耳卒聋，齿龋，暴喑不言。

四渎 肘前五寸外廉陷中。主呼吸短气，咽中如息肉状，耳暴聋，下牙痛。

天井 肘上大骨后一寸两筋陷中，屈肘取之。针一寸，灸三壮。主大风默默不知所痛，疟食时发，心痛，惊瘈，癫痫吐舌，羊鸣戾颈，肩痛，痿痹麻木，咳嗽唾脓。

清冷渊 肘上三寸，伸肘举臂取之。灸三壮。主肩不举，头痛目黄，胁痛振寒。

消泺 肩下臂外间腋斜肘分取之。针五分，灸三壮。主头痛，项如拔，颈有大气，寒热痹。

臑会 臂前廉去肩头三寸。针五分，灸五壮。主瘿瘤气，咽肿；寒热瘰疬，癫疾，肘节痹，臂酸重，腋急痛，肘臂痛难屈伸。

肩髎 肩端外陷，臑会上斜，举臂取之。针七分，灸二壮。主臂痛重不举。

天髎 缺盆上毖骨际陷中。针八分，灸三壮。主肩臂肘痛或引颈项急，寒热胸满，缺盆中痛，汗不出。

天牖 耳下颈大筋外，发际上一寸。禁用针灸。

翳风 耳珠后陷中，按之引耳中。针三分，灸七壮。主耳痛鸣聋，口噤，口眼㖞斜，下牙齿痛，失欠脱颔，颊肿牙车急痛。

瘈脉 耳本后鸡足青脉上。禁用针灸。

颅息 耳后上青脉间。禁针，灸七壮。主头重目昏，风聋耳痛、塞耳痛鸣，呕吐，胸胁引痛不得俯仰及发痫风疢。

角孙 耳廓上中间，发际下，开口有空。禁针，灸三壮，主目生肤翳，牙痛，颈肿项痛。

丝竹 眉毛骨后陷中。针三分，禁灸。

和髎 耳门前兑发下横动脉。针三分，禁灸。主风痛头重，牙车急，耳鸣，颔颊肿。

耳门 耳前起肉，当耳缺处。针三分，灸三壮。主耳痛鸣、有脓汁出、生疮，聤耳聤耳，齿痛。

少阳之经瞳子髎，四十三穴行迢迢，听会上关颔厌集，悬颅悬厘曲鬓翘，率谷本神及阳白，临泣目窗正营招，承灵天冲浮白次，完骨窍阴脑空摇，风池肩井渊腋部，辄筋日月京门标，带脉五枢维道续，居髎环跳风市邀，下渎阳关阳陵穴，阳交外丘光明宵，阳辅悬钟丘墟外，足临泣地五侠溪，第四指端窍阴毕。

足少阳胆经，左右八十六穴。子时自耳门交与目眦瞳子髎，循头耳侧胁下行，至足小指窍阴穴止。

瞳子髎 去目外眦五分。禁用针灸。

听会 耳珠前陷中，开口有空。针三分，灸五壮。主耳鸣聋，齿痛，口噤，牙车急痛或脱，呕吐，骨酸，癫狂，瘈疭。

上关 耳前起骨上廉，开口有空。禁针，灸三壮。主青盲，耳痛、鸣、聋，口喎，唇吻强，口沫出，目眩，牙车紧，瘈疭。

颔厌 对耳额角外。针五分，灸三壮。主风眩，目无所见，偏头痛引目外眦急，耳鸣，好嚏，颈痛。

悬颅 斜上额角中，在悬厘间。针三分，灸三壮。主面皮赤肿，身热烦满，汗不出。余同颔厌。

悬厘 从额斜上头角下陷。针三分，灸三壮。主偏头痛，目外眦赤痛，面赤痛，羊癫，烦满，热病汗不出。

曲鬓 耳上入发际，曲隅陷中，鼓颔有空，以耳掩前尖处是穴。针三分，灸三壮。主暴喑，齿龋，颊颔肿，口噤，牙车急痛。

率谷 耳上入发际一寸半。针三分，灸三壮。主烦满呕吐，醉伤酒，风目眩痛，膈胃寒痰，脑角眩痛不食。

本神 临泣外一寸半。主癫疾呕吐涎沫，小儿惊痫。

阳白 眉上一寸直瞳子。针三分，灸二壮。主瞳子痒痛昏蒙，目系急上插，头目痛，目眵，背寒。

临泣 当目直上入发际五分。针三分，禁灸。主中风不识人，目翳多泪，风眩鼻塞，腋肿，喜啮。胸痹，心痛，胁痛，疟日两发。

目窗 临泣后一寸。针三分，灸五壮。主热逆头痛目眩，唇吻强，上齿痛，目外眦赤不明，寒热汗不出。

正营 目窗后一寸。针三分，灸五壮。主诸阳之热。

承灵 正营后一寸半。针三分，灸五壮。主脑风头痛，恶风寒，鼻衄，喘急。

天冲 承灵后一寸半，耳上如前三分。针三分，灸三壮。主头痛牙肿，癫证善惊恐。

浮白 耳后入发际一寸。针三分，灸七壮。主齿痛，耳鸣，颈项痛肿，瘿瘤，肩背痛，手纵足缓，中满喘息，咳逆痰沫。

完骨 耳中入发际四分。针三分，灸七壮。主头面痛，口喎，牙车急，齿痛，喉痹，颈项肿，颊肿引耳后痛，肘痛，足痿，癫疾僵仆，狂疟，小便黄赤。

窍阴 完骨上，枕骨下，摇耳有空。针三分，灸七壮。主头痛如锥，颔痛引耳，耳鸣，舌本出血及舌寒，口干心烦，臂外肘节痹不及头，鼻管疽发为疠，鼻衄，及四肢转筋，痈疽。

脑空 承灵后，侠玉枕旁枕骨下陷中，摇耳有空。针四分，灸三壮。主脑风头痛目眩，耳鸣聋，鼻衄，鼻疽发为疠，项强寒热，癫疾羸瘦。昔魏武患头风，发即心闷乱、目眩，华佗灸之立愈。

风池 耳后一寸半，横侠风府。针三分，灸七壮，至一百壮止。主脑疼，肺风面赤而肿，目昏，项强，鼻衄，咽喉瘘引项挛不收，寒热颠仆，烦满汗不出，疡疟寒热，温病汗不出，目眩头痛，泪出，欠气，目眦赤痛，气发耳塞，口僻，项背伛偻。

肩井 缺盆骨后一寸半，以三指按取之，当中指下陷中。针六分，灸七壮。主五劳七伤，颈项强，背膊闷，两手不得向头，或因扑伤腰髋疼，脚气上攻，妇人坠胎后手足厥逆，咳逆寒热，栖索气不得卧。

渊腋 侧腋下三寸陷中，举臂取之，禁用针灸。

辄筋 渊腋前一寸。针入六分，灸三壮。主胸暴满，喘息不得卧。

日月 期门下五分，乳下三肋满。针七分，灸五壮。主小腹热欲走，太息，喜怒不常，多言语；唾不止，四肢不收。

京门 监骨下腰中侠脊处季肋本。针三分，灸三壮。主腰痛不得俯仰，寒热？胀引背不得息，小便赤涩，小腹痛肿，肠鸣洞泄，髀枢引痛肩背，寒痉，肩胛内廉痛，脊痉反折体痛。

带脉 季肋下一寸八分。针六分，灸五壮。主妇人小腹坚痛，月水不调，赤白带，里急，瘕疝。

五枢 水道外一寸半。针一寸，灸五壮。主男子寒疝，阴卵上入小腹痛，妇人带下赤白，里急，瘕疝。

维道 章门下五寸三分。针八分，灸三壮。主呕逆不止，三焦不调，水肿，咳逆。

居髎 章门下八寸三分陷中。针八分，灸三壮。主腰引小腹痛，肩引胸臂挛急，手臂举不及肩。

环跳 髀枢碾子骨后宛宛中，侧卧蜷上足，伸下足取之。针一寸，灸五十壮。主风湿冷痹，风疹，偏风半身不遂，腰胯痛不得转侧及胸胁痛无常处，腰胁相引急痛，髀枢中痛，胫痛，胫痹不仁。

风市 膝上外廉两筋中，以两手着腿，中指尽处是穴。针五分，灸五壮，主疠风疮。

中渎 膝上五寸，大骨外分肉陷中。禁用针灸。

阳关 阳陵泉上二寸，犊鼻外廉陷中。禁用针灸。

阳陵泉 膝品骨下一寸，外廉两骨陷中，以蹲坐取之。针六分，灸七壮至七七壮。主膝伸不屈，冷痹，偏风半身不遂，脚冷无血色，及头痛寒热，口苦咽不利，头面肿，胸胁满，心中恐如人捕。

阳交 与外丘并斜向三阳分肉间。针六分，灸三壮。主寒厥，惊狂，喉痹，胸满，面肿，寒痹膝胫不收。

外丘 足外踝上七寸骨陷中。针五分，灸三壮。主肤痛痿痹，胸胁胀满，颈项痛，恶风寒，癫疾。

光明 外踝上五寸。针七分，灸五壮。主热病汗不出，卒狂。虚则痿痹，坐不能起；实则足胫热，膝痛，身体不仁，膝胫酸痛无力，手足偏小。

阳辅 外踝上四寸，附骨前绝骨端。

针五分，灸三壮。主腰痛如坐不中、如锤，膝下肤肿筋瘘，诸节尽痛，痛无常处，腋下肿，瘘漏马刀，喉痹，膝胻酸，风痹不仁，寒热胁痛。

悬钟 外踝上三寸动脉中。针三分，灸三壮。主心腹胀满，胃热不食，膝胻痛，筋挛足不收，五淋，湿痹流肿，筋急瘛疭，小儿腹满不食，四肢不举，风劳身重。

丘墟 足外踝下微前陷中，去临泣三寸。针五分，灸三壮。主头肿，目昏生翳，胸胁满痛不得息，久疟振寒，腋下痛，痿厥坐不能起，髀枢中痛，腿胫酸转筋，卒疝，小腹坚，寒热。

临泣 侠溪上一寸半陷中。针三分，灸三壮。主目眩目痛，枕骨痛，心痛胸满，缺盆中腋下肿，马刀伤瘘，大风周痹，痛无常处，气喘，痎疟日西发，妇人乳痛，月事不利，小儿惊痫。

地五会 侠溪上一寸。禁用针灸。

侠溪 足小指、四指本节前歧骨陷中。针三分，灸三壮。主目外眦赤、目眩、目系急、目痒，耳聋鸣，颊颔肿，胸胁痛满不可转侧、痛无常处，疟，足痛，腋肿，马刀，妇人小腹坚痛，月水不通，乳肿溃，胸中寒如风状，头眩颊痛。

窍阴 足第四指端外侧，去爪甲角如韭叶。针一分，灸三壮。主头痛心烦，喉痹，舌强口干，暴聋，胁痛，咳逆不得息，热病汗不出，肘不可举，四肢转筋，足烦，痛疽。

一十三穴足厥阴，大敦行间太冲侵，中封蠡沟中都近，膝关曲泉阴包临，五里阴廉羊矢穴，章门常对期门深。

足厥阴肝经，左右二十六穴。丑时自窍阴交与足大指端大敦，循膝股上行至腹期门穴止，寅时复行于肺经也。

大敦 足大指端去爪甲如韭叶，后三毛中。针三分，灸三壮，主卒疝偏坠及小便数、遗溺，阴头中痛、阴跳上入腹连脐痛。病左灸右，病右灸左。又治心痛，腹胀，腹痛，中热喜寐，尸厥，妇人血崩不止，五淋，哕噫。

行间 足大指次指歧骨间动脉陷中。针三分，灸三壮。主目盲泪出，口㖞，嗌干，咳逆呕血，心痛面苍黑欲死，胸背痛，腹胀烦渴，腰痛，寒疝小腹肿，溺难，白浊，茎中痛，癫疾，四肢逆冷，妇人月水不利、赤白带下或身有反败、阴寒振寒，溲白、尿难痛。

太冲 行间上二寸动脉中。针三分，灸三壮。主唇肿，喉鸣嗌干，腋肿马刀，呕逆呕血，善渴，胁满发寒，腰引小腹痛，小便如淋，癫疝小腹肿，溏泄遗溺，阴痛，面色苍及足寒，大便难，发寒，跗肿，内踝前痛，胻酸，女人崩漏，小儿卒疝。

中封 足内踝前一寸陷中，仰足取之。针四分，灸三壮。主咽偏肿难咽，嗌干善渴，痎疟色苍，振寒，小腹肿绕脐痛，足逆冷，寒疝引腰痛，或身微热，小腹痛，溲白，尿难痛，身黄身重，内踝前痛，膝肿痿厥，身体不仁，癫疝，瘛，暴痛，痿厥。

蠡沟 内踝上五寸。针二分，灸三壮。主卒疝小腹肿，时小腹暴痛，小便癃闭，数噫，恐悸，少气，腹痛，咽如有息肉，背拘急，女子赤白带下，暴腹刺痛。

中都 内踝上七寸，胫骨中。针三分，灸五壮。主肠澼，癫疝，小腹痛，妇人崩中，因恶露不绝，足下热，恶寒，不能久立，湿痹不能行。

膝关 犊鼻下二寸，向里陷中。针三分，灸五壮。主咽痛，风痹，膝内痛引腘，不可屈伸。

曲泉 膝内辅骨下横纹尖陷中，屈膝取之。针六分，灸三壮。主膝疝，阴股痛，胁满，小便难，癃闭，少气，泄利，四肢不举及身热目眩，汗不出，膝痛筋挛，发狂，衄血，喘呼咽痛，头风，失精，下利脓血，阴肿，妇人血瘕，按之如汤浸股内，小腹肿，阴挺出。

阴包 膝上四寸，股内廉两筋间。灸三壮。主腰尻引小腹痛，溺不禁。

五里 气冲下三寸，阴股中动脉。灸五壮。主热闭不得溺，嗜卧，四肢不得动摇。

阴廉 气冲下五寸动脉中。灸三壮。主妇人绝产，若未经生产者，灸三壮即有子。

羊矢 气冲外一寸。

章门 脐上二寸，横取六寸，侧胁季肋端陷中，侧卧屈上足，伸下足，举臂取之。针八分，灸三壮至百壮止。主哕噫呕吐，咳逆或吐无所出，胸胁满痛，喘息，心痛烦热，伤饱黄瘦，贲豚腹肿肠鸣，脊强四肢懈惰，善恐少气，厥逆，肩臂不举，热中善食，寒中洞泻，石水身肿，诸漏。

期门 不容外一寸半，乳下二肋端。针七分，灸五壮。主胸中热，胁胀，心痛，气短，喜酸，腹大坚、小腹尤大，小便难，阴下纵，贲豚上下，霍乱泄注，大喘，妇人产余疾。

督脉中行二十七，长强腰俞阳关密，命门悬枢接脊中，筋缩至阳灵台逸，神道身柱陶道长，大椎平肩二十一，哑门风府脑户深，强间后顶百会率，前顶囟会上星圆，神庭素髎水沟窌，兑端开口唇中央，龈交唇内任督毕。

督脉二十七穴。背部中行，属阳。

长强 背脊骶尾骨下陷中。趺坐地上取之。针二分，日灸三十壮，至二百壮止，慎房事。此痔根本。忌冷。主心痛，肠风下血，五痔，痔蚀，小儿脱肛泻血，秋深不较，惊痫瘛疭，吐注惊恐，失精，目昏头重，洞泄，腰脊强痛，寒痉，癫疾。

腰俞 二十一节。针二分，灸七壮，至四十九壮止。忌房事。主汗不出，足清不仁，腰脊强，温疟痎疟。

阳关 十六节。针五分，灸三壮。主胫痹不仁。

命门 十四节。针五分，灸三壮。主头痛如破，身热如火，汗不出，瘛疭里急，腰腹引痛。

悬枢 十三节。针三分，灸三壮。主腰脊不得屈伸，腹中上下积气，水谷不化，下痢。十二节名接脊，十节名中柱，《明堂》不载。

脊中 十一节。禁针灸。误用令人伛偻。

筋缩 九节。针五分，灸三壮。主惊痫狂走癫疾脊急强，目转上垂。

至阳 七节。针五分，灸三壮。主胫酸，四肢重痛，怒气难言。

灵台 六节。禁针，灸五壮。主热病温疟汗不出。

神道 五节。禁针，灸三壮。主腰脊急强，痎疟，恍惚，悲愁健忘，惊悸，寒热往来，热喘，目昏头痛。

身柱 三节。针五分，灸五壮。主癫疾，瘛疭，怒欲杀人，胸热口干，烦渴喘息，头痛，吐而不出。

陶道 一节。针五分，灸五壮。主头重目眩，洒淅寒热，头痛脊强，项如拔，目昏如脱。

大椎 一椎上平肩节中。针五分，灸七壮，至四十九壮止。主五劳七伤，温疟、痎疟，痉，背膊闷，项强不得回顾，伤寒热盛烦呕，风劳食气。以上背部中行，每节歧骨空中，俱俯而取之。

哑门 项后入发际五分宛宛中。针入四分，禁灸。

风府 脑户下一寸半大筋内。针四分，禁灸。二穴误灸令人哑。

脑户 强间下一寸半枕骨上。针三分，禁灸。

强间 后顶下一寸半。针三分，灸七壮。主头如针刺、项如拔，瘰疬，癫痫心烦吐涎沫发无时。

后顶 百会下一寸半。针四分，灸五壮。主风眩，目视疏，颅上痛顶，恶风寒，诸阳之热逆，癫疾，呕。

百会 前顶上一寸半，头顶中心旋毛中。针三分，灸百五十壮，即停三五日迄。绕四围以三棱针刺令出血，以井花水淋之，令气宣通。频灸拔气上升，令人眼暗。主脱肛，风痫，青风心风，角弓反张，羊鸣多哭，言语不择，发时即死，吐沫，心中热闷，头风多睡，心烦，惊悸健忘，饮食无味，饮酒面赤，头重鼻塞，目泣出，耳鸣聋。

前顶 囟会上一寸半，骨陷中。针四分，灸三壮。主头风热痛，头肿，风痫，小儿惊痫，面赤肿，鼻多清涕，项痛目眩。

囟会 上星上一寸。禁针，灸二七壮。主鼻塞不闻香臭，头风痛白屑起，多睡，惊痫戴目上视不识人，目眩面肿。

上星 神庭上五分。针三分，灸三壮，至百五十壮止。多灸拔气上升，令人眼暗。主头风，头肿，皮肿，头痛，面肿，鼻塞，目眩，目睛痛，痰疟振寒，热病汗不出。

神庭 额前直鼻入发际五分。禁针，误用令人颠，目暗。灸二七壮，至百壮止。主风痫，癫风羊鸣，角弓反张，披

发歌哭，惊悸不得安寝，喘渴，头痛目昏，目泣出，鼻流清涕。

素髎 鼻准上陷中。针三分，禁灸。

水沟 鼻准下人中中，直唇取之。针三分，灸三壮。主消渴，水气身肿，癫痫乍喜乍哭，牙关不开，面肿唇动，肺风状如虫行，寒热头痛，喘渴，目不可视，鼻不闻香臭，口喝不能开，寒热，卒中风，面肿。

兑端 上唇中央尖尖上。灸三壮。主唇吻强，上齿龋痛，癫疾吐沫，小便黄，舌干消渴，衄血不止。

龈交 唇内齿上缝中央，为任督之会，可逆刺之。针三分，灸三壮。主鼻窒喘息不利，口喝僻，多涕，衄衄有疮，鼻生息肉，鼻头额颊中痛，鼻中蚀疮，口噤，项如拔，面赤，颊中痛，心烦痛，颈项急。小儿面疮久不可。以上俱头部中行。

任脉三八起阴会，曲骨中极关元锐，石门气海阴交仍，神阙水分下脘配，建里中上脘相连，巨阙鸠尾蔽骨下，中庭膻中募玉堂，紫宫华盖璇玑夜，天突结喉是廉泉，唇下宛宛承浆舍。

任脉二十四穴，腹部中行，属阴之。

会阴 肛门前，前阴后，两阴间。针二寸，灸三壮。主痔与阴相通者死，阴中诸病，前后相引痛，不得大小便，阴寒冲心，女子月经不通。

曲骨 中极下一寸，毛际陷中。针一寸半，灸五壮。主小便胀，血癃小便难，及癫疝小腹痛，妇人赤白带下。

中极 脐下四寸。针一寸二分，日灸三七壮，至三百壮止。主淋疾，小便赤，尿道痛，脐下积块如石；妇人因产恶露不止遂成疝瘕，或月事不调、血结成块，拘挛腹疝，月水不下，乳余疾，绝子阴痒，子门不端，小腹苦寒，贲豚

抢心，饥不能食，腹胀，经闭不通，小便不利及失精，恍惚，尸厥，烦痛。

关元 脐下三寸。针二寸，日灸七壮，至三十壮，十日灸三百壮止。主脐下疠痛，或结血状如覆杯，妇人赤白带下，或因产恶露不止，断绝产道及胁下胀满。小腹热而偏痛，脐下三十六疾，不得小便皆治，及肠中尿血，脬转，气淋，血淋，石淋，又小便数及泄痢不止，石水，贲豚气入小腹，暴疝痛，身热头痛往来。

石门 又名丹田，脐下两寸。针五分，灸二七状，至一百状止，惟女人灸之绝产。主大便闭塞气结，心腹坚满痛引阴中，不得小便并小腹中拘急，暴痛汗出并水气行皮中，小腹皮敦敦然，或小便黄赤，气满不欲食，谷入不化，呕吐，贲豚气上入小腹，疝气游行五脏，绕脐疝痛，冲胸不得息。

气海 脐下一寸半。针一寸二分，灸三十壮，年高者灸一百壮。主脏气虚惫，一切气疾，小腹疝气游行五脏，腹中切痛，冷气冲心，惊不得卧，妇人恶露不止，绕脐疼痛，气结成块，状如覆杯，小便赤涩。

阴交 脐下一寸。针八分，日灸三七壮，至七百壮止。主脐下热，水气痛状如刀搅，作块状如覆杯，妇人月水不调，崩中带下，或因产后恶露不止，绕脐冷痛，脐下寒疝疠痛。

神阙 即脐中央。禁针，灸百壮，小儿灸五壮至七壮。主腹大绕脐疼痛，水肿鼓胀，肠中雷鸣，状如水声，久冷虚惫，泄利不止及小儿奶利不绝。

水分 鸠尾下六寸。禁针，日灸七壮，至四百止；若是水肿，宜针入一寸，灸之大良。主水肿腹胀，腹痛坚硬，绕脐冲胸不得息。

下脘 鸠尾下五寸。针一寸，日灸二七壮，至二百壮止。主腹胃不调，不能食，肠坚腹痛，胃胀癥块，脉厥厥动，日渐羸瘦，谷食不化。

建里 鸠尾下四寸。针六分，禁灸。

中脘 鸠尾下三寸。针一寸二分，日灸二七壮，累灸至一百壮止。主头热目黄，鼻鼽衄，背与心相引而痛，停水喘胀、胁下坚痛，寒中伤饱，饮食不化，腹热喜渴，多涎有蛔，腹胀便坚，翻胃霍乱，心痛，热温痎疟，天行伤寒，或因读书得贲豚气，心闷伏梁气如覆杯，忧思损伤，气积腹中甚痛，作脓肿，往来上下，疝气冲胸，冒死不知人。

上脘 鸠尾下二寸。针八分，日灸二七壮，至一百壮止，不瘥更倍之。主心中烦热，胀满不能食，霍乱吐利，心痛不得卧，心风，惊悸，闷哕，伏梁气，贲豚气，风痫，热病身热汗不出，三虫，多涎。

巨阙 鸠尾下一寸。针一寸二分，日灸七壮，至四十九壮止。主心中烦闷，热病，胸中痰饮，息贲唾血，风颠浪言或作马鸣，不食无力，数种心痛，虫痛，蛊毒，霍乱不识人及腹满，暴痛汗出，手臂不举。

鸠尾 臆前蔽骨下五分，无蔽骨者从歧骨际下行一寸取之，言其骨垂下如鸠尾之形也。禁用针灸。以上腹部中行，俱正立取之。

中庭 鸠尾上一寸，膻中下一寸六分陷中。针三分，灸五壮。主胸胁支满，呕逆，饮食不下。

膻中 玉堂下一寸六分陷中，横直两乳中间。不宜针，灸七壮，至四十九壮止。主肺痛咳嗽上气，唾脓不食，胸中气满如塞。

玉堂 紫宫下一寸六分陷中。针三

分，灸五壮。主胸满喘息，膺骨痛，呕逆上气烦心，呕吐寒痰。

紫宫 华盖下一寸六分陷中。针三分，灸五壮。主胸胁满痛，膺骨疼，饮食不下，呕逆上气，烦心。

华盖 璇玑下一寸六分陷中。针三分，灸五壮。主胸胁支满，痛引胸中，咳逆上气，喘不能言。

璇玑 天突下一寸陷中。针三分，灸五壮。主胸皮满痛，喉痹咽肿，水浆不下。以上膺部中行六穴，乃任脉所发，俱仰而取之。

天突 颈结喉下一寸，空潭宛宛中，乃阴维、任脉之会也。低针取之。针一寸，灸三壮。主咳嗽上气，噎塞胸中，喉内状如水鸡声，肺痈唾脓血，气壅不通，喉中热疮不得下食，侠舌缝脉青，暴怖气哽，喉痹咽干，咳逆喘急及肩背痛，漏颈痛。

廉泉 颔下结喉上舌本间。针三分，灸三壮。主舌下肿难言，瘰疬，涎多，咳嗽少气，喘息呕沫，口噤，舌根急缩，饮食难下。

承浆 下唇下宛宛陷中，开口取之。针二分，灸三壮或四十九壮，停四五日，灸多则恐伤阳明脉断，令风不瘥，此艾炷止许一分半大。主偏风口㖞，面肿面风，口不开，口中生疮，目眩瞑，小便黄或不禁，消渴嗜饮，及暴哑不能言。

上经络，依《明堂》旧文而修以七字为句；注中治法，悉依《铜人针灸经》；其针灸深浅多少，遵《素问》，原未载者不敢强注。

十五络脉

络穴俱在两经中间，乃交经过络之处。十二经络周流迭运，荣于肢节。另有三络，阳跷络、阴跷络、脾之络是也。此与形色问证出《医经小学》。

手太阴络为列缺，手少阴络即通里，手厥阴络为内关，手太阳络支正是，手阳明络偏历当，手少阳络外关位，足太阳络号飞扬，足阳明络丰隆议，足少阳络为光明，足太阴络公孙寄，足少阴络名大钟，足厥阴络蠡沟配，阳督之络号长强，阴任络乃会阴地，脾大络号称大包，十五络穴君须记。

奇经八脉

督脉起自下极俞，并于脊里上风府，过脑额鼻入龈交，为阳脉海都纲要。督之为言都也。阳脉都会，男子之主。任脉起于中极底，上腹循喉承浆里，阴脉之海妊所谓。生养之源，女子之主。冲脉即气冲，乃胃脉发源。出胞循脊中，从腹会咽络口唇，女人成经为血室，脉并少阴之肾经，与任督本于阴会，督任气冲三脉并起而异行。皆始于气冲，一原而分三歧。督脉行背而应乎阳，任脉行腹而应乎阴，冲脉自足至头，若冲冲而直行于上，为十二经脉之海，总领诸经气血也。三脉固起于气冲，气冲又起胃脉源，知此则知胃气为本矣。阳跷起足之跟里，循外踝上申脉入风池，脉行于背为阳。阴跷内踝照海循咽嗌，脉行于腹为阴。跷者，捷也。言此脉之行，如足之捷也。本足阴阳脉别支，诸阴交起阴维脉，发足少阴筑宾郄，诸阳会起阳维脉，太阳之郄金门是。维，持也。阳维，持诸阳；阴维，持诸阴。阴阳不相继，则怅然失志，不能自收拾主持其身。故阳维病属表多寒热，阴维病属里多心痛。阳维所发，别于金门，以阳交为郄，与手足太阳及跷脉会于肩俞，与手足少阳会于天髎及会肩井，与足少阳会于阳白，上本神、临泣、正营、脑空，下至风池，与督脉会于风池、哑门。此阳维之脉起于诸阳之交也。阴维之郄曰筑宾，与足太阴、厥阴会于府舍、期门，又与任脉会于廉泉、天突。此阴维起于诸阴之交会也。带脉周回季肋间，回绕周身，总束诸脉，果束带然。起于季肋，即章门胁下，接腰骨之间。会于维道足少阳，脏腑筋骨髓气血脉，交相维系顺其常。

此奇经八脉，相连相会，维系诸经，乃顺其常，八脉隆甚，入于八脉，泛溢横流，却不还流于诸经，故十二经亦不能拘制。因此受邪蓄热则为痈疡、热毒，当以砭刺也。经云：腑会中脘穴，脏会章门穴，筋会阳陵泉穴，髓会绝骨穴，血会膈俞穴，骨会大杼穴，脉会太渊穴，气会膻中穴，此八会之穴也。

奇经主病

奇经病非自生，盖因诸经溢出而流入之也。

阳维之病苦寒热，阴维之病苦心痛。阳跷之病，阳急而狂奔；阴跷之病，阴急而足直。冲病则气逆而里急，督病则脊强而折厥，任病则男疝而女带瘕，带病则腹胀满而腰溶溶，其冲任二经，是又妇人乳血月候之所从出。男女之异，正在此处。奇经之脉其如是乎！

脏　腑

脏腑总论

先儒叹世人务穷天地万物之理，不知一身五脏六腑毛发筋骨之所在，况医者乎？

脏者，藏乎也，藏诸神而精气流通也；腑者，府库也，出纳转输之谓也。脏腑，兄弟也，同气而异形耳。《素问》曰：五脏者，藏精气而不泻，故满而不能实；六腑者，传化物而不藏，故实而不能满。所以然者，水谷入口，则胃实而肠虚。食下，则肠实而胃虚。故曰实而不能满，满而不能实也。《难经》曰：呼出心与肺，吸入肾与肝。呼吸之间，脾受谷味，言心肺在上为阳，肝肾在下为阴，脾居中州，而播敷四脏，以为一身之运斡也。又曰：五脏六腑皆相近，而心肺独与大肠小肠相远者何也？经言：心荣肺卫，通行阳气，故居在上。大小肠传阴气而下，故居在下，所以相去而远也。观《素》、《难》所论脏腑，分阴分阳，而脾胃其中之太极矣乎！至于气血多少，体用上下，亦不可以不知。诗曰：多气多血经须记，手经大肠足经胃；多气少血有六经，三焦胆肾心脾肺；多血少气心胞络，膀胱小肠肝所异。病值气血少者补之，多者损之。《此事难知》曰：天六腑气表，其体在上，其用在下。胆胃膀胱大肠小肠。地五脏血里，其体在下，其用在上。耳目口鼻。言阴阳互相为用，则天气左旋而降下，地气右旋而上升，气血和，表里静，上下通，如天地之泰然，人身其小天地乎？气属阳，象天左旋；血属阴，象地右旋。血从气行，其体静而不动，故气血如磨形，上转而西，下安不动。虽云不动，自有东行之意，以其上动下静，不得不尔也。

以声色臭味常变言之：肝主色，应春，物皆有色，五色皆肝变化，然不特脏病征于面也。经言小肠谓赤肠，大肠谓白肠，胆谓青肠，胃谓黄肠，膀胱谓黑肠，言腑病当与色相合也。又言赤脉、青脉、黄脉、白脉、黑脉者，言脉与色亦当相合也。观色为医家大务如此。自入为青，入心为赤，入脾为黄，入肺为白，入肾为黑。假如中风，肝为心邪，则知色当赤也。心主臭，应夏，火能焦物，五臭皆心所主。自入为焦臭，入肝为臊臭，入脾为香臭，入肺为腥臭，入肾为腐臭。假如心经伤暑，则知其症当恶臭也。脾主味，应季夏，味自土生，行五味以养五脏者，脾所主也。自入为甘，入肝为酸，入心为苦，入肺为辛，入肾为咸。假如饮食劳倦，以致脾邪入心，则知当喜苦味也。肺主声，应秋，金之有声也，五声皆肺所发。自入为悲，即哭也，金气肃杀凄惨。入肝为呼，金胜肝，故发为呼。入心为言，火克金，故述为言。入脾为歌，母见子则乐而歌。入肾为呻，子见母则娇而呻吟。假如伤寒肺邪入心，则知当谵言妄语也。肾主液，应冬，水性濡润，五液皆出于肾，分灌五脏。自入为唾，肾主骨，则肾之液从齿中而生。入肝为泣，入心为汗，入脾为涎，入肺为涕。假如中湿，为肾邪入心，则知当汗出不可止也。

以主病要略言之：三阴之脉荣于脏，三阳之脉荣于腑，阴阳和而无关格之患。惟五脏不和，则气滞而为九窍不通；六腑不和，则荣聚而为痈疽。九窍：耳目口鼻为阳七窍，大小便为阴二窍。盖肝气通于目，目和则知白黑。心气通于舌，舌和则知五味，脾气通于口，口和则知谷味。肺气通于鼻，鼻和则知香臭。肾气通于耳，耳和则知五音。五脏不和，则荣卫不通，邪气不得外泄，故九窍壅滞。九窍既滞，则六腑阳气亦不得通和于内。内外不通，故留结为痈疽疮疖。盖邪在六腑，则阳脉不和，而气留在内，则阳气太盛，而阴气不得相荣于下，故曰关。凡外感是动气病，而下窍不利者，皆关之类也。邪在五脏，则阴脉不和，而血留在内，则阴气太盛，而阳气不得相荣于上，故曰格。凡杂病由血所生，而上窍不利者，皆格之类也。经言是动者，气也；所生者，血也。邪在气，气为是动；邪在血，血为所生。盖气先中于邪，则留止不行，而为邪所动，气既受邪，必传与血，则血壅不行，而不能润泽经络，病所由生，是知气先病而血后病也。但

外感从气而入，杂病从血而出，此又东垣独得之见。丹溪尝分为十二经歌括，今悉纂于后条分，故不重录。阴阳俱甚，阴中无阳，阳中无阴，阴阳相离，使荣卫痞塞，气血不相营运，此则五脏六腑皆受邪也，故曰关格。关格者，不得尽其命而死。关格，其百病之关健矣乎！病有咳嗽泄痛痎疟者，何也？人与天地相参，故五脏各以时感于寒则受病，微则为咳，甚则为泄为痛。春则肝先受之，夏则心先受之，余仿此。痎者，间日一发；疟者，一日一发。脏腑之疟各不同，当随所状而刺之。刺法见后。病有积聚者，何也？积者，五脏所生，其始发有常处，其痛不离其部，或上或下，或左或右。聚者，六腑所成，其始发无根本，其痛无常处，上下往来不定。积者阴气，聚者阳气，故不同也。凡阳病欲得寒冷，又欲见人者，属腑；阴病欲得温热，又欲闭户独处，恶闻人声者，属脏。然脏病所以难治者，传其所胜也。假令心病传肺，肺传肝，肝传脾，脾传肾，肾传心，一脏不再传，故言七传者死。腑病所以易治者，传其所生也。假令心病传脾，脾传肺，肺传肾，肾传肝，肝传心，是子母相传，周而复始，如环无端，故言生也。经曰：邪气之客于身也，以胜相加，至其己所生而愈，至其己所不胜而甚，至于所生己而持，自得其位而起。病在肝，愈于夏。夏不愈，甚于秋。秋不死，持于冬，起于春，禁当风。肝病者，愈于丙丁。丙丁不愈，加于庚辛。庚辛不死，持于壬癸，起于甲乙。肝病者，平旦慧爽，下晡甚，夜半静退。病在心，愈于长夏。长夏不愈，甚于冬。冬不死，持于春，起于夏，禁温食、热衣。心病者，愈在戊己。戊己不愈，加于壬癸。壬癸不死，持于甲乙，起于丙丁。心病者，日中慧，夜半甚，平旦静。病在脾，愈于秋。秋不愈，甚于春，春不死，持于夏，起于长夏，禁温食、饱

食、湿地、濡衣。脾病者，愈在庚辛。庚辛不愈，加于甲乙。甲乙不死，持于丙丁，起于戊己。脾病者，日晡慧，日出甚，下晡静。病在肺，愈于冬。冬不愈，甚于夏。夏不死，持于长夏，起于秋，禁寒饮食、寒衣。肺病者，愈在壬癸。壬癸不愈，加于丙丁。丙丁不死，持于戊己，起于庚辛。肺病者，下晡慧，日中甚，夜半静。病在肾，愈在春。春不愈，甚于长夏。长夏不死，持于秋，起于冬，禁犯焠炒、热食、温炙衣。肾病者，愈在甲乙。甲乙不愈，甚于戊己。戊己不死，持于庚辛，起于壬癸。肾病者，夜半慧，四季甚，下晡静。必先定五脏之脉，乃可言间甚之时，死生之期也。

必先知经脉，然后知病脉。

自其补泻言之：外感内伤，病有虚、实、贼、微、正五邪之分。从后来者为虚邪，从前来者为实邪，从所不胜来者为贼邪，从所胜来者为微邪，自病为正邪。假令心病，伤暑得之为正邪，中风得之为虚邪，饮食劳倦得之为实邪，伤寒得之为微邪，中湿得之为贼邪，是之谓五邪也。忧愁思虑则伤心，形寒饮冷则伤肺，怒气逆上而不下则伤肝，饮食劳倦则伤脾，久坐湿地，强力入水则伤肾，是正经自病也。虚则补其母，实则泻其子。假如肝乃心之母，心虚当补肝。脾乃心之子，心实当泻脾。余经脏仿之，是以五补五泻为方之祖与。心虚，朱砂安神丸；肝肾虚，肾气丸；脾虚，益黄散；肺虚，阿胶散。心热，单泻心汤、导赤散；肝热，泻青丸；脾热，泻黄散；肺热，泻白散；肾热，泻肾汤。后之补泻方，皆推此。

抑又闻腑有五，脏有六、有九者，何谓也？腑有六者，谓三焦为外腑也。上焦者，在心下胃上口，主内而不出，其治在膻中；中焦者，在胃中脘，不上不下，主腐熟水谷，其治在脐两旁；下焦者，在脐下，当膀胱上口，主分别清浊，出而不内，以传道也，其治在脐下

一寸，故曰三焦。是腑之所以有六也。脏亦有六者，谓肾有两脏，左为肾，右为命门。命门者，精神之所舍也，男以藏精，女以系胞，其气与肾相通，故言脏亦有六也。华氏谓自喉咙以下六腑以应天气，肺之系也；自咽门以下六腑以应地气，胃之系也。前喉纳气，后咽纳食，有谓三管者非。脏有九者，神脏五：肝藏魂，心藏神，脾藏意，肺藏魄，肾藏精与志，以其皆神气居之，故曰神脏五也。形脏四：一头角，二耳目，三口齿，四胸中。以其如器外张，虚而不屈伸，以藏于物，故曰形脏四。合之则为九脏矣。或疑气冲为腑，古人议论最活。他如《内经》又言脑、髓、骨、脉、胆、女子胞六者，名曰奇恒之府。胃、大小肠、三焦、膀胱五者，名曰传化之府，此皆不能久留输泻者。魄门亦为五脏使，水谷不得久藏。又头者，精明之府，头倾视深，精神将夺矣。背者，胸中之府，背曲肩随，府将坏矣。腰者，肾之府，转摇不能，肾将惫矣。膝者，筋之府，屈伸不能，行则偻附，筋将惫矣。骨者，髓之府，不能久立，行则振掉，骨将惫矣。得强则生，失强则死。是脏腑之散殊如此，然岂无其要乎！经曰：凡十一脏皆取决于胆。盖风寒在下，燥热在上，湿气居中，火独游行其间，以主荣卫而不息，火衰则为寒湿，火盛则为燥热，故曰中正之官，决断出焉。噫！胃胆随人神所在，象胆随斗柄所指，物亦且然，而况于人乎！人之所以灵于物者，心乎神乎！至尊至贵，至清至净，其十二官之主乎！故曰：心静则万病息，心动则万病生。

脏腑条分

心，君脏也，神明居焉。

心者，一身之主，君主之官。有血肉之心，形如未开莲花，居肺下肝上是也。有神明之心，神者，气血所化，生之本也，万物由之盛长，不著色象，谓有何有？谓无复存，主宰万事万物，虚灵不昧者是也，然形神亦恒相同。赤色。小理者，心小，心小则安，邪弗能伤，易伤以忧；粗理者，心大，心大则忧不能伤，易伤于邪。无骬髃者，心高，心高则满于肺中，悗而善忘，难开以言。骬髃小短举者，心下，心下则脏外易伤于寒，易恐以言；骬髃长者，心坚，心坚则脏安守固；骬髃弱小以薄者，心脆，心脆则善病消瘅热中；骬髃直下不举者，心端正，心端正则和邪难伤；骬髃倚一方者，心偏倾，心偏倾则操持不一，无守司也。凡心之病，皆因忧愁思虑、而后邪得以入之。此圣人所以无心病也。

七窍三毛，星应荧惑台斗；

荧惑，南岳火星。七孔以应北斗七星，三毛以应三台，故此心至诚，则帝宰无所不应之，此上智聪明之人也。中智五窍三毛，下智三窍一毛，常人二窍无毛，愚人一窍，下愚一小窍，无窍则神无出入之门。心应南方荧惑星，肝应东方岁星，脾应中岳镇星，肺应西方太白星，肾应北方辰星。

十有二两，系通肺叶关元。

心重十二两，不论大小皆然，以同身寸法秤量故也。五脏系通于心，心通五脏系，心之系与五脏之系相连，输其血气，渗灌骨髓，故五脏有病，先干于心。其系上系于肺，其别者自肺两叶之中，向后通脊者肾，自肾而至于膀胱，与膀胱膜络并行而之溲溺处，乃关元下极部分。

内主血而外应舌，盛则荣发华面；

人身动则血行于诸经，静则血藏于肝脏，故肝为血海，心乃内运行之，是心主血也。舌者心之苗，故外应舌。舌和则知五味。发者血之苗，血盛则发润，心荣色，其华在面。

所恶热而所喜静，衰则懒语错言。

心本热，虚则寒耳。心恶热，肝恶风，脾恶湿，肺恶寒，肾恶燥。心静则安，心动则躁，延年不老，心静而已。人年六十，则心气衰而言多错忘。

丙丁伤风，癫痫嗜卧脉痿；

丙丁日伤于风者，为心风。其状多汗恶风，唇焦赤，剥皮，甚则言不可快，嗜卧而为癫痫神乱，善怒吓人。心之风为行痹，五痹以夏遇之，则为脉痹，膝腕枢纽如折，胫筋纵缓，不能任用于地。或疑下体肝肾所主，孰不知心火内燔，阴上隔阳，下不守位，肝肾亦随火炎而筋脉上逆也。又心痹则脉不通利，心下鼓满，喜噫之以出其气，上气喘急，嗌干气逆，则生恐惧。或问丙丁伤风不亦泥软？曰：此阴阳自然之妙也。春甲乙伤风为肝风，秋庚辛为肺风，冬壬癸为肾风，四季戊己为脾胃风。推之南风舍于心，则为心风，东肝、西肺、北肾，皆此义也。

庚辛滞气，伏梁萦痛生烦。

肾病传心，心当传肺，肺秋旺，旺者不受邪，心复欲还肾，肾不肯受，故留结为积，故知伏梁以秋庚辛日得之。其积形有似手臂，而在脐畔萦系，伏而不动，如屋之栋梁然。久不愈，令人心烦而闷，或夜眠不安。

热则火炎，喜笑而口糜，目黄咽疮，甚则狂渴无汗流衄；

笑者，火之象也。心实则笑，心虚则悲。口糜者，口疮糜烂也。目黄者，湿热熏蒸也。咽疮者，手少阴之正，别入于渊腋两筋之间，属于心，上走咽咙，

出于面，合目内眦，此为四合也。谵语
发狂，热则神昏而乱，渴者火盛，则肾
液干而咽路焦。汗为心液，热则无汗，
得汗则肾水平而皮润，火不受克矣。血
乃心主，热逼上行，虚则为衄、为唾，
凡热者颐必先赤，当预防之。

虚则神昏，梦飞而健忘，惊悸不乐，
其则胸腹腰胁痛牵。

心实则梦可忧、可惊、可怪之事，
虚则魂梦飞扬。气逆于心，则梦丘山烟
火，健忘失记，惊悸不安，心内懊恢不
乐，皆心血少也。胸胁腰胁相引痛者，
手心主厥阴之脉，从胸中出，属心包，
下膈历络三焦；其支别者，循胸出胁，
心系下膈络小肠，故病如是也。

血滞经闭可治，

女子不月，多因劳极惊悸，暴忧思
虑，以致心气不足，而后血滞不行，不
治其血，而通其心可也。

冷痰真痛难援。

冷证即真心痛。手足俱冷，痰壅，
乃水克火，必死。以上风、气、血、热、
冷、虚，纂华氏、丹溪之法。有非本脏
病而兼见者，何故？盖五脏病邪自相互
入，即如心风证：为痫者，肝风入心也；
为头重呕吐者，脾风入心也；为咳嗽唾
衄血者，肺风入心也；为眼旋生花者，
肾风入心也。心气证：为胁痛伏梁者，
肝气入心也；为背膊妨闷者，脾气入心
也，为胸背痛短气夜卧不安者，脾气入
心也；为痃癖面黄者，肾气入心也。心
热证：为舌干少唾者，肝热入心也；为
目黄恶心者，脾热入心也；为咳逆喘气
生疮者，肺热入心也；为癫狂骨烦者，
肾热入心也。心冷证：为吐酸手足冷心
痛者，肝肾冷入心，不治；为痰冷吐泻
者，脾冷入心也；为悲思不乐者，肺冷
入心也。心虚证：为惊悸不欲闻人语者，

肝虚入心也；为食了旋饥，心中往往多
热卧者，脾虚入心也；为悲思鼻塞惊怖
者，肺虚入心也；为四肢无力多汗者，
肾虚入心也。举此心脏为例，余可类推。

凉以犀角生地牛黄，温则当归芎药
吴萸肉桂苍术白术；泻以黄连苦参秦艽，
补则远志菖蒲菟丝子天门冬麦门冬。

《编注药性》补用酸枣仁、天竺黄、
金银屑、麦门冬、远志、山药、红花、
川芎、羚羊角、当归，泻用枳实、葶苈、
苦参、贝母、半夏、杏仁、郁金、玄胡
索、前胡、黄连、木香，温用石菖蒲、
藿香、苏子，凉以竹叶、丹砂、矾石、
玄明粉、牛黄、珍珠、麦门冬、郁金、
黄连、知母、贝母、连翘、芦根、柴胡。
《内照》又分风、气、热、冷、虚用药。
大概风宜凉药为主，兼以温泻；气宜温
泻并用；热则纯用泻药；冷则纯用热药；
虚则纯用补药。各脏皆然。

吁！黍羊韭李，每食宜设；

其谷黍，其畜羊，心病宜食酸，小
豆、犬肉、李、韭皆酸。

早夜欢乐，夏气常存。

夏三月，天地气交，夜卧早起，无
厌于日，使志无怒，长养之道也。

小肠上接胃口，受盛其糟粕传化；
下达膀胱广肠大肠，泌别其清浊宣通。

小肠者，受盛之官，化物出焉。凡
胃中腐熟水谷，其滓秽自胃之下口，并
入于小肠上口，自小肠下口，泌别清浊，
水入膀胱上口，滓秽入大肠上口。

居脐上而长三丈二尺，脉纤则结；
曲左回迭积十六曲十六而大二寸有四，形
小难容。

胃之下口，乃小肠之上口，脐上一
寸水分穴，则小肠下口，受谷二斗四升，
水六升三合。合之大半。但肠有厚薄大
小之分，从脉知之，诸阳经脉皆纤曲，

小肠气结。皮厚者，脉厚；脉厚者，小肠厚。皮薄者，脉薄；脉薄者，小肠薄。皮缓者，脉缓；脉缓者，小肠大而长。皮薄而脉冲小者，小肠小而短；小短者，则所容差小。

机发心极，

小肠与心相应，所以脐轮能知冷暖。常人二便由心所主，病则不能从令。

候在人中。

人配天地为三才。以面部言之：鼻之下、口之上为中以配人，得阴阳交泰，其位居中，故曰人中。虚者唇青下白。

脐疼痛而成痢成疝者，属气；

脐下疼痛，赤白痢，小肠疝气，连腰脊、控睾丸而疼，皆心气入小肠也。

肠激鸣而为淋为秘者，属风。

肠鸣作声，或时激痛，小便五种淋沥，或秘涩，以致肚腹胀急，皆心风入小肠也。

热入口渴生疮，火逆呕胀有异；

心热入小肠者，血热烦闷作渴，或虚火反逆入胃而为呕哕，小便不通。中满腹硬胀急不作渴者，未可以淡渗也，古方滋肾丸最宜。

虚陷遗精懊，隐曲带浊相同。

心虚入小肠者，神魂恍惚、狂乱，梦中遗精，男子赤白浊，妇人赤白带，或阴中疮痒，隐曲不利，皆宜清上固下，未可以大寒大热峻攻也。

冷凝水谷不化，

寒入下焦肠痛。

血滞肩颔肿红。

气热反上，则为头疼、咽痛、颔肿不可顾，肩如拔，臑似折。血热反上，则为耳聋、目黄、腮颊肿痛。

补以牡蛎石斛，温则巴戟小茴角茴乌药；凉以茅根通草天花粉、黄芩，泻则海金砂荔核白葱续随子、紫苏。降火邪二

便自顺，灸水分一阳遂充。

肝者，将军之官，谋虑出焉；

勇而能断，故曰将军。潜发未明，故谋虑出焉。

罢极之本，魂所居也。

人身运动，皆筋力所为，肝养筋，故曰罢极之本。肝藏魂，魂者，神明之辅弼，故又曰肝为宰相。

两分七叶，色象春木繁荣；

肝有二布叶，一小叶，左三右四，共七叶，分两行，如木甲析之多叶也。叔和云：实梦山林树，虚看细草芒。

四斤四两，沉重庚金吸射。

肝重四斤四两。《难》曰：肝得水而沉，木得水而浮，肺得水而浮，金得水而沉，其意何也？肝非纯木，乙与庚合而吸其微阴之气，其意乐金，故令肝得水而沉也。肺非纯金，辛与丙合而就火，其意乐火，故令肺得水而浮也。肺熟而复沉，肝熟而复浮者，何也？故辛当归庚，乙当归甲也。

连膈膜而形有软坚，

肝之系者，自膈下着右胁肋上，贯膈入肺中，与膈膜相连也。筋脉皆肝所主。如青色。小理者，肝小，肝小则脏安无胁下之病；粗理者，肝大，肝大则逼胃迫咽，苦膈中且胁下痛。广胸反骹者，肝高，肝高则上支贲切胁，俯为息贲；合胁兔骹者，肝下，肝下则逼胃胁下空，易受邪；胸胁好者，肝坚，肝坚则脏安难伤；胁骨弱者，肝脆，肝脆则善病消瘅易伤；膺腹好相得者，肝端正，肝端正则和利难伤；胁骨偏举者，肝偏倾，肝偏倾则胁下痛也。

名血海而归于暮夜。

肝藏血，故名血海，血海有余，则常想其身大；不足，则常想其身狭小。昼则运行，眼受血能视，足受血能步，

掌受血能握，指受血能摄，夜卧则血归于肝。如有谋虑不决，肝虚为他脏移热，则妄行于口鼻，或为便溺，乃肝不藏血也。又思色不遂，意淫于外，入房太甚，宗筋弛纵，发为筋痿，及为白淫。故经曰：筋痿者，生于肝，使内也。又转筋，亦肝所主也。

风动筋脉蜷缩，胧满不便㿗疝；

肝之合，筋也，凡外疡发于筋脉者，皆肝所主也。经曰：脾移寒于肝，痈肿筋挛。

气逆头顶眩痛，积肥杯覆胁𤺄。

有所大怒，气上而不下。气逆于上，则头痛眩晕；积于胁，则为肥气，突出如肉肥盛之状也。《难》曰：肝之积名肥气，在左胁下如覆杯，有头足，久不愈，令人咳逆疟疟，连岁不已，以季夏戊己日得之。何以言之？肺病传肝，肝当传脾，脾季夏适旺，旺者不肯受邪。肝复欲还于肺，肺不肯受，故留结为积。小儿多有此病。

热争目赤惊狂，胁痛肢躁为疝癫。

经络虽已受热，本脏犹未受邪，曰争。肝血热则目赤肿，虚则眼前生花。肝性静，热则狂言多惊骇，四肢躁扰，卧不得安。肝热郁则胁痛。小腹牵茎囊痛者，名癫疝。肝经湿热，为疝之本也。

虚则关节不利，腰连脚弱多惧怕。

血虚则周身关节不利，甚则筋骨蜷痿。血枯则腰疼脚弱，挟湿热者，膝胫痿痹。血不足则多惧，有余则多怒。

血枯食至闻腥，

有病胸胁支满者，妨于食，食至则先闻腥臊臭气，唾出清液。先唾血，四肢清，目眩，时时前后泄血，病名血枯。此得之年少时大脱血，若醉入房，中气竭，肝伤，故月事衰少不来也。

痰冷遗溺吐泻。

冷则痰起，胸满吐清水，恶食鲜菜，甚则遗溺不禁，或为洞泻。凡冷症皆难治。

补以木瓜阿胶，川芎、黄芪、人参、沙参、薏苡仁、五加皮、酸枣仁、芡实、胡黄连、龙胆草。

泻必青皮芍药柴胡；

前胡、青黛、橘叶、犀角、葳蕤、款冬花、吴萸、秦皮。

凉必鳖甲菊花，

草决明、车前子、三棱、芜荑。

温必木香肉桂半夏。

肉豆蔻、陈皮、槟榔、荜茇。

纵怒过劳病之源，被发飡麻勿任霸。

春三月，宜夜卧早起，被发缓形，生而勿杀，赏而勿罚，此春气之应，养生之道也。逆之则伤肝。麻者，东方所用之粮也，肝病宜食麻与粳米、牛肉、枣、葵，味皆甘也。不拘何月得病，宜体春气以养之。

异哉胆也！无出入窍，而附于肝之叶间；水色金精，名清净腑，而避乎胃之私污。

胆者，金之精，水之色，其色玄，其形如悬瓠，其神为龟蛇，无出入窍，附肝之短叶间，不同六腑传化，而为清净之腑。

藏精汁三合而验五爪青红，

肝虽应爪而胆合于肝。故爪厚色黄者，胆厚；爪薄色红者，胆薄；爪坚色青者，胆急；爪濡色赤者，胆缓；爪直色白无约者，胆直；爪恶色黑多纹者，胆结。

行荣卫而重三两零数。

荣卫虽主于肺，而其流行则又主于胆也，故胆气始于子云。胆重三两三铢，三铢是今之一钱二分半也。

气痛心胁膊项不便，或发燥体枯

面尘；

足少阳之正绕髀入毛际，合于厥阴。别者入季胁之间，循胸里，属胆，散之上肝。贯心以上，挟咽出颐颔中，散于面系目系，合少阳于外眦，故气病如是。不便者，肝循阴器，上贯膈络，故尔胀满不得小便也。发燥者，胆有怒火也。胆合膀胱，上荣毛发，风气盛则焦燥。汗竭则枯，身体面色蒙尘者，气滞则荣卫道涩也。

风攻头眉耳目多倾，或癫痫吐沫口苦。

少阳脉上抵头角，下耳后，循项，风邪上攻，则头痛眉倾，耳暴聋，目锐眦肿赤。风甚则瘛疭癫痫，轻则常吐黄水，口为之苦。

热壅鼻渊，咽肿食亦，痿躄难行；

胆候咽门，故热壅则生疮肿痛。食亦者，胃移热于胆，食入移易而过，不生肌肤；亦者，易也。痿躄坐不能起者，热则筋缩，足少阳之别曰光明，去踝上五寸，故主之。

虚怯昏泪，不眠善恐，如人将捕。

人数谋虑不决，故胆气虚而溢为泪。泪者，类也。胆受水气，与坎同位，眼亦水也。人心悲则泪出者，水得火而煎，阴必从阳，故悲则泪出。老人胆汁悭，哭则无泪，笑则有泪，火盛水亏也，故胆热者亦流泪。热则多眠，虚则不眠，独卧神无所附，尤生惊畏，善太息，恐如人将捕，或梦细草。

冷不食菜或吐酸水，痛闷左边五肋之中；血瘀生瘿，马刀两腋缺盆皆胆之路。补以胡黄连草龙胆木通，泻必青皮柴胡黄连；温以橘皮皮半夏生姜川芎，凉必黄连竹茹柴胡。

公直果断自降衷，

胆生于金，金主武，故为中正之官，决断出焉，人禀刚正果断，直而无疑无私者，胆气正也。

壮胆安神资药饵。

所禀怯者，参枣丸，朱雀丸亦可资助，以全胆气。

脾镇黄庭，磨水谷以养四脏；

黄，脾色；庭，中也。脾居中脘一寸二分，上去心三寸六分，下去肾三寸六分，中间一寸二分，名曰黄庭。在天为太阳，在地为太阴，在人为中黄祖气。脾气壮，则能磨消水谷，以荣养四脏。

职兼谏议，却生硬以辅心君。

脾本仓廪之官，五味出焉。饮食人之大欲，凡生冷坚硬之物，心所欲食，而脾不能化则不敢食，故又名谏议大夫。误食者，留而伤质，甚于伤气也。

中理五气，运布于体面；

脾居于中，和合四象，中理五气，运布水谷精微，以润肌体而面肉滑泽。脾壮则臀肉肥满，脾绝则臀之大肉去矣。

上应两眉，荣通乎口唇。

脾神上通两眉间，明堂穴内一寸。脾裹血，主藏荣，上通于口而知五味，其华在唇。黄色。小理者，脾小，脾小则脏安难伤于邪；粗理者，脾大，脾大则苦凑眇而痛不能疾行。揭唇者，脾高，脾高则眇引季胁而痛；唇下纵者，脾下，脾下则下加于大肠脏苦受邪。唇坚者，脾坚，脾坚则脏安难伤；唇大而不坚者，脾脆，脾脆则善病消瘅易伤。唇上下好者，脾端正，脾端正则和利难伤；唇偏举者，脾偏倾，脾偏倾则善胀善满也。

扁似马蹄，广三寸而长有五寸。

形扁似马蹄，又如刀镰。

膜连胃腑，重二斤三两而散膏半斤。

脾之有大络，其系自膈下正中，微着左胁于胃之上。与胃包络相附。其胃之包在脾之上，与胃相并，结络周回，漫脂遍布。上下有二系，上者贯膈入肺中，与肺系相并，而在肺系之后，其上即咽门也。咽下胃脘也，胃脘下，即胃之上口也，其处谓之贲门者也。水谷自此而入胃，以胃出谷气，传之于肺，肺在膈上，因曰贲门。其门膈膜相贴之间，亦漫脂相包也。若胃中水谷腐熟，则自幽门而传入于小肠，故言太仓之下口为幽门。散膏主裹血，各脏血脉，皆其所主也。

气痛膨胀水肿，久则右脐有痞；

气滞则心腹疼痛，膨胀水肿。痞者，痞塞不通。脾之积名痞气，在胃脘，大如覆杯。以冬壬癸日得之，何以言之？肝病传脾，脾当传肾，肾以冬适旺，旺者不受邪。脾复欲还肝，肝不肯受，故留结为积。久则四肢不收，发为黄疸，或为消中，饮食不为肌肤。

风羁瘫痪肉蠕，轻则四体不勤。

轻则怠惰，重则瘫痪，皆脾精不行，阴道不利，筋骨肌肉无气以生，故不用焉。肉属脾，脾受风湿，则卫气不荣而肌肉蠕动，或痿痹不仁，谓之肉痿。经曰：肉痿者，得之湿地也。又曰：脾热者，色黄而蠕动也。

肥甘热泛，口疮舌强，中消发疸；

唇燥口疮，舌根强痛，此肥甘之发也。食肥则腠理密而阳气不得外泄，故肥令人内热。甘者，性气和缓而发散逆，故甘令人中满。然内热则阳气炎上，炎上则欲饮而嗌干；中满则阳气有余，有余则脾气上溢，故其气上溢转为消渴。盖脾热则胃液渗泄，故干而渴。疸者，湿热甚也。

酒色虚赢，节缓肠澼，吐泻转筋。

凡脾虚则梦饮食，虚则梦取，实则梦与，得其时，则梦筑垣盖屋。酒入于胃，则络脉满而经脉虚，经脉阴气虚，则阳气入而胃不和。前阴乃太阴阳明之所合，胃既不和，则精气竭而四肢不荣矣。醉饱入房，则气聚脾中不得散，酒气与谷气相搏，热盛于中，故遍于身，内热而溺赤也。赢瘦者，能食不生肌肤，乃大肠移热于胃，亦名食易。节缓者，脾之大络名曰大包，出渊腋下三寸，布胸胁，实则身体尽痛，虚则百节尽皆纵缓。此脉若罗络之血者，皆取之脾之大络脉也。凡此十五络者，实则必见，虚则必下，视之不见，求之上下，入经不同，络脉异所别也。肠澼者，肾虚精气内消，下焦无主以守持，乃移热于脾，脾虚不能制水而受病，久为虚损，肠澼除而气不禁止者死。吐泻转筋者，饮食伤风，木乘土也。

血瘕癥而卧立皆倦，

血瘀则为瘕癥，令人强立，嗜卧或不卧。

手足冷而痰饮宜分。

凡脾胃病手足冷而不渴者，乃冷痰壅滞，宜温散分消。

补以参芪苓术，

茯苓、白术、甘草、苍术、陈皮、半夏、莲肉、芡实、山楂、扁豆、麦芽、滑石、山药、白芍、干姜、大腹皮、升麻、柴胡、枳壳、人参、黄芪。

泻必巴棱枳壳；

巴豆、三棱、枳壳、赤芍药、葶苈、桑白皮、青皮、鳖甲。

凉以栀连滑石，

山栀、黄连、羚羊角、甘草、白芍、连翘、升麻、泽泻、葳蕤、仙灵脾。

温必香附砂仁。

干姜、生姜、木香、肉桂、肉豆蔻、川芎、益智仁、吴萸、丁香、藿香、胡椒、附子、良姜、红豆蔻。

豆栗藿苽宜于病，

大豆、豕肉、栗、藿皆咸，脾病宜食。

饮食歌乐养其真。

凡脾病皆因饮食劳倦致虚，而后邪得以入之。然饮食一日不可无者，但宜调节，或歌乐鼓动脾气，以养真元。

胃号太仓，俗呼为肚。

无所不容，若仓库然。

上透咽门食管，而受其所吞；曲接小肠，而传其所腐。容三斗五斗，而留亦如之；

横屈受水谷三斗五升，其中常留谷二斗，水一斗五升。平人日再至圊，一行二升半，日中五升，七日五七三斗五升而水谷尽矣。故平人不饮食七日而死者，水谷津液俱尽也。

长二尺六寸，而大一尺五。

寸径五寸，重二斤十四两。

形验于䐃，而厚薄不同；

䐃者，肉之标，即肚皮也。脾应肉，肉䐃坚大者，胃厚；肉䐃么者，胃薄；肉䐃小而么者，胃不坚；肉䐃不称身者，胃下，胃下者，下管约不利也；肉不坚者，胃缓；肉䐃无小里累者，胃急；䐃肉多少里累者，胃结，胃结者，上管约不利也。

气通于口，而脉息是主。

五味入口，藏于胃，以养五脏气，气口亦太阴。是以五脏六腑之气味皆出于胃，变见于气口。气口在手鱼际之后，所候动脉者，是手太阴脉气所行，故言气口亦太阴也。

清升浊降，六腑大源；食化饮消，五脏安堵。

胃中清气升则浊气降，饮食消化则百病不生，五脏调和，安然如堵，是胃主阳气发生，而为六腑之源也。噫！至浊之中，而有至清者存焉。

风中口喝喉痹，颈汗膈塞腹大，或时目黄目泣；

胃脉起于鼻，交额中，循鼻外，入齿缝，还出侠口环唇，下交承浆，循颐后下廉，至人迎，循咽，入缺盆，下乳膈，循腹里，至气冲而合，故病如是。《内经》曰：胃风之状，颈多汗，恶风，饮食不下，膈塞不通，腹善满，失食则䐜胀，食寒则泄，形瘦而腹大是也。目黄者，人肥，风气不得外泄，则热中而上蒸于目变黄色。目泣者，人瘦，腠理开，风得外泄，则寒中而目泪自出。

气逆喘急不卧，食胀妨闷呕哕，或时痛心痛乳。

上喘者，阴气下而复上，上则邪客脏腑为水而喘。又曰：阳明盛则喘而惋，惋则恶人，不卧而息有音者，阳明气不得从其道，故胃不和而卧不安，且息有音也。胀满妨闷者，腹属脾络胃，故病则妨闷，吃食则胀满。如十一月属子，万物气皆藏于中也，得后与气则快然如衰者，阴气衰而阳气将出也。呕者，阳明病气，至则善呕，呕已乃衰，挟寒则呕腥水，挟风则呕甜水，挟湿则呕酸水也。哕者，其人旧有寒气，因谷气入胃，上注于肺，寒气与新谷气相攻相并，复出于胃而为干哕也。心痛者，气郁胃脘当心而痛也。乳痛者，阳明主乳房也。

热恶炎气人声亦恶，腋肿口渴流涎，甚则登高发狂；

发狂逾墙上屋者，阳盛则能升高也。经曰：阳明之厥，则巅疾欲走呼，腹满不得卧，面赤而热，妄言妄见。

虚恶木音，呵噫腹响胫枯，甚则身弹腰俯。

胃，土也，虚则闻木音惕然而惊，闻钟鼓则不动，土恶木喜金也。噫者，阴气上走入阳明，阳明络属心，故曰上走心为噫。所以时时心闷,欲食不喜,食来欠多也。腹响者,腹中谷谷,便溺难,多寒气也。胃阳虚,则阴气上与阳拒,故胫寒或肿或枯,而股不能收也。虚寒者,面目俱浮,骨节皆痛,虚甚则筋脉解堕,气不复用,故为身弹也。腰俯者,阳明腰痛不可以顾,顾而有见者善悲。

冷则振寒鼓颌,翻胃吐清;

阳虚则寒栗鼓颌,又阴气虚而阳气加之,故洒洒振寒也。翻胃吐清水不止者,冷败证也。

血瘀鼻衄肠风,酒癖食蛊。

血热或衄或吐。胃风在下,则为肠风下血,在上则为面肿。酒癖、食痕、蛊注,皆胃气不行,而瘀血与痰相结而成也。

巴豆大黄立泻,石膏连翘颇凉,

泻用巴豆、大黄、枳壳、芒硝、硝石。凉用石膏、连翘、玉屑、元明粉、滑石、寒水石、白术、石斛、茅根、黄连、黄芩、干葛、天花粉、升麻、紫参、山栀、松脂、竹茹、韭汁。

丁香豆蔻从温,白术山药最补。

温用丁香、肉豆蔻、白豆蔻、草豆蔻、良姜、香附、生姜、木香、川芎、藿香、厚朴、益智仁、吴萸、辛荑、胡椒、香薷。补用白术、山药、莲肉、芡实、山楂、陈皮、扁豆、麦芽、神曲、滑石、黄芪、半夏、百合、苍术。

水荣谷卫,脾胃相通;

胃为水谷之海,脾为消化之器,水入于经,其血乃成,谷入于胃,脉道乃行。故血不可不养,卫不可不温。血温卫和,荣卫通行,天命常有。

春实秋虚,阴阳逆忤。

脾为阴,胃为阳,阳脉上行,阴脉下行,阳脉从外,阴脉从内。春夏阳明为实为从,太阴为虚为逆;秋冬太阴为实为从,阳明为虚为逆,此脾胃病,常相更迭而不定也。

肺系喉管,而为气之宗;

肺系有二;一系上通喉咙,其中与心系相通。肺之系者,自膈正中微近左胁,居胃之上,并胃胞络及胃脘相连,贯膈与心肺相通,膈膜相缀也。一系自心入于肺两大叶之间,曲折向后,并脊膂细络相连,贯通脊髓,而与肾系相通。肾纳气,肺主气,肺主行荣卫,为相傅之官,治节出焉,为气之本也。相傅,如今之尚书。

形似人肩,而为脏之盖。

形似人肩,又如磬悬于五脏之上,而为脏之华盖。

三斤三两,空空相通,六叶两耳,脉脉朝会。

重三斤三两,六叶两耳,共八叶,下无窍,叶中有二十四空,行列分布诸脏清浊之气。脉气流经,经气归肺,肺朝百脉,输精于皮毛。毛脉合精,行气于腑,腑精神明,留于四脏,气归于权衡,权衡以平,气口成寸,以决死生。

义配于心,

肺在德为义,心为礼,肝为仁,脾为信,肾为智,然皆统于心也。

卦象乎兑。

肺在卦象兑。又曰肺气通而象乾,心象离,肝象震,脾象坤,肾象坎,胆象巽,胃象艮。以外象言之,则乾为左脚,坎为外肾,艮为右脚,震为右身,巽为右手,离为头顶,坤为左手,兑为左身。然人禀两仪而生,配合八卦,大概如此。其实一气流行,每子时自左脚心涌泉穴起,阳循左足腹胁手,而上至头顶囟门午位而止。午时自顶门循右手胁腹足,而下至右脚心而止。是坎离为阴阳消息，故后天图独言之。

谷稻畜马，魄藏于中；

稻色白，为肺之谷。马善斗象金，为肺之畜。并精出入谓之魄，乃精气之匡佐也。肺藏魄，肝藏魂，魂乃阳之精，魄乃阴之精。阳动而阴静，魂游而魄守，阴阳相济，魂魄相守。魂不游而魄不守，阴阳俱丧。魄不收而魂枯，阳亦消亡，阴阳宜常相济。故叔和云：魂将魄共连。凡人之梦寐，皆魂魄合而成者也。肺热则梦美女相依，或兵戈相竞；虚则梦涉水田。

合皮荣毛，鼻应于外。

肺主皮毛，上荣于眉，开窍于鼻。白色。小理者肺小，肺小则少饮，不病喘咳；粗理者肺大，肺大则多饮，善病胸痹、喉痹逆气。巨肩反膺陷喉者肺高，肺高则上气肩息咳；合腋张胁者肺下，肺下则居贲迫肺，善肋下痛。好肩背厚者肺坚，肺坚则不病咳上气；肩背薄者肺脆，肺脆则苦病消瘅易伤。背膺厚者肺端正，肺端正则和利难伤；肋偏疏者肺偏倾，肺偏倾则胸偏痛也。

气逆胸痞背疼，喘哮息贲。

肺气太过，则令人喘咳逆气，背痛愠愠然，或胸膈膜闷之气牵引背疼。又有起居如故而息有音者，乃肺之络脉，逆而不得随经上下故也。息贲者，肺之积名。言其或息而或贲起也，在右肋下，大如覆杯，以春甲乙日得之。何以言之？心病传肺，肺当传肝，肝以春适旺，旺者不受邪。肺复欲还心，心不肯受，故留结为积。久不已，令人洒淅寒热，喘咳发肺痈。

风浮涕塞声重，瘾疹疮疥。

涕乃肺液，伤风则涕流，鼻塞声重，其声哭，其志忧，故哭则泪出。又云肺热涕出，凡黄涕如脓，大如弹丸从鼻中出，不出则伤肺。肺主皮毛，风盛则生瘾疹、疮疥。

热着咽膈尻阴，股膝皆痛，鼻齆鼻痔或成成渊；

肺通喉舌，候在胸中，故热壅则喉舌肿痛，胸膈满闷。尻阴股膝痛为痿躄者，肺热叶焦也。鼻端紫红粉刺，谓之鼻齆。内生息肉，谓之鼻痔，流涕不止，谓之鼻渊。皆上热下虚也。

虚极呼吸息微，欠伸溺频，肺痿肺痈或成瘵。

肺主气，虚则呼吸少气不足以息，小便频数或遗。虚甚为相火所乘，则咳而见血，或为痨瘵、肺痈、肺痿。

冷时身颤呕涎。

用力颤掉，声嘶气虚，卫冷甚也。肺脉起于中焦，下络大肠，循胃口上膈属肺，故虚寒则善呕沫也。

血燥掌热干咳。

手太阴之别名列缺，起于腕上，并太阴之经直入掌中，故肺经血燥，掌心亦热。干咳者，肺中无津液也。

补以参芪阿胶五味子。

山药、紫菀、酸枣仁、麦门冬、车前子、百部、白胶、瓜蒌仁、白茯苓。

温必陈皮半夏干姜。

款冬花、生姜、白豆蔻、肉桂、木香、杏仁、苏子。

凉以知母瓜蒌桔梗。

沙参、天门冬、玄参、贝母、马兜铃、香薷、枯芩、冬瓜子、萝卜子、犀角、百部、山栀、枇杷叶、人溺、石膏、青黛。

泻必葶苈桑皮蛤蚧。

防风、槟榔、枳壳、通草、泽泻、赤茯苓、琥珀、冬葵子。

轻声美食自清虚。

凡肺病皆因呼叫过度，或煎煿酒面

姜椒太过，以致虚实见焉。病者宜轻声缓语以养其气，食苦麦、羊肉、杏、薤，皆苦以润其燥。

夙兴夜寐防灾害。

秋三月，天地容平，早卧早起，与鸡俱兴，收敛神气，养收之道也。逆之则伤肺，冬为飧泄，奉藏者少。

大肠又名回肠，长二丈一尺而大四寸，受水谷一斗七升半；

回肠者，当脐右回迭积十六曲，径一寸半，受谷一斗，水七升半。

魄门上应阑门，长二尺八寸而大八寸，受谷九升三合八分。

魄门者，肺藏魄也。又曰广肠，言广阔于大小肠也。又曰肛门，言其处似车缸形也。《内经》以此为一脏，故俗名坠脏。热则重坠或突出，虚则脱下不收。受谷九升三合八分合之一，专主出而不纳。凡肠胃合受水谷八斗七升六合八分合之一。阑门者，大小肠各受物传化而相会于此，滓入广肠，水入膀胱，关阑分隔，故曰阑门。

肛之重也，仅十二两；肠之重也，再加二斤。

肛门重十二两，大肠重二斤十二两。

总通于肺，而心肾膀胱连络系膈；

肛门亦大肠之下截也，总与肺为表里。大小肠之系自膈下与脊膂连心肾膀胱相系，脂膜筋络，散布包裹，然各分纹理，罗络大小肠与膀胱。其细脉之中，乃气血津液流走之道。

外应在皮，而气血津液润燥不均。

肺应皮，腹皮厚者，大肠厚；皮薄者，大肠薄；皮缓腹里大者，大肠大而长；皮急者，大肠急而短；皮滑者，大肠直；皮肉不相离者，大肠结。气血津液调和则大便亦调，燥热则便坚而涩，寒湿则便润而利。

风搏耳鸣齿痛便血，或时欲食不食呕吐清水；

便血有远近者，肠系心肾膀胱故也。食则呕吐者，肺风传入大肠，令肠中宛转搏上不欲食，食即呕吐清冷水也。

血壅鼻衄目黄喉痹，或时大指次指肩痛频。

手阳明脉起大指次指之端，循臂臑，外上肩髃之前廉，下齿还出口交人中，左之右，右之左，侠鼻孔交目侧，故病如是。

气秘腹满切痛，外注皮肤坚硬；

气滞肠中切痛或鸣，腹满大便秘涩。重感于寒，当脐而痛，即泄。不能久立。若气注于外，挟痰则皮肤坚而不痛。

热秘脐满口疮，内结痔痛痢骍。

侠脐满痛，大便不通，或喘不能立，或口生疮，皆热症也。湿热内结，则为痔漏肠痛，痢下赤白。骍者，赤色也。

虚则肠鸣身易瘦，冷则滑脱耳难闻。

肠气虚则鸣，身枯瘦如鸡皮有鳞。虚冷则滑泄、脱肛、耳聋。经曰：邪克阳明之络，令人耳聋，时不闻音。

补以粟壳五倍棕榈，

牡蛎、木香、肉豆蔻、莲肉、蒺子、诃子、龙骨。

泻必硝黄续随桃仁；

芒硝、大黄、续随子、枳壳、麻仁、石斛、槟榔、旋覆花、榧实、巴豆、葱白、牵牛。

温以吴萸人参姜桂，

干姜、肉桂、半夏、桃花石、木香、石蜜。

凉必芩连槐花茅根。

黄芩、黄连、天花粉、玄参、砂糖。

吁！水谷变化自然妙，经曰：大肠为传道之官，变化出焉。《难经》曰：唇为飞门，言唇开则食入如飞也，齿为户门，饮食由此而入也，咽为吸门，言咽入不得复出也，胃为贲门，言咽下贲向于胃也，太仓下口为幽门，在脐下三寸。居于幽暗，故名也，并阑门、魄门，合之为七冲门，皆水谷变化出入相冲之要路也。但水谷清芳甘美，运布则为精微，腐熟则为滓秽，乃阴阳自然之妙用也。

食息调燮由于人。

肾有两枚，左属水而右属火；重各九两，右主女而左主男。

左右两枚，共一斤二两，男以左肾为主，女以右肾为主。

连胁系心贴脊膂兮，裹以脂膜，里白外紫如江豆兮，相合若环。

肾连胁下对脐，形如江豆，相并如环，曲贴脊膂膜中，里白外紫。两肾二系相通下行，其上则与心系通而为一，所谓坎北离南，水火相感者也。左右气常相通，静养极者，左右相合，则精不泄矣。

以左言其概，位北水惟悭；

此条专言左肾天一生水，专一以悭为事，所以五脏俱有补泻，惟肾有补无泻。

纳气收血化精，而为封藏之本；

左肾主纳气收血化精，司冬之令，专主收藏，故曰封藏之本。

壮志造无成有，别号作强之官。

肾藏志，意之所存者谓之志。精完则志壮，志壮则精益完，故曰精志自相随。造无为有，男女交媾，造化形容。经曰：作强之官，伎巧出焉。言精志完而强于作用也。又，男曰作强，女曰伎巧。

候在腰而充骨填髓，

肾之候在腰，其充在骨，诸髓皆属于脑，而肾实主之。叔和云：实梦腰难解，虚行溺水湄。

窍于耳而荣发驻颜。

黑色。小理者肾小，肾小则脏安难伤；粗理者肾大，肾大则善病腰痛不可俯仰，易伤以邪。高耳者肾高，肾高则苦背膂不可俯仰；耳后陷者肾下，肾下则腰尻痛，或为狐疝。耳坚者肾坚，肾坚则不病腰背痛；耳薄不坚者肾脆，肾脆则善病消瘅易伤。耳好前居牙车者肾端正，肾端正则和利难伤；耳偏高者肾偏倾，肾偏倾则苦腰尻痛也。须发颜面皆肾脉所络，阳精盛注于外，则须发荣盛，面体光润。

风旋目眩无见，或面浮咳水而隐曲不利。

肾风多汗恶风面浮，目视眈眈无所见，若伏有水气，则目下亦肿，名曰风水。不能偃卧，偃则咳出清水，男子身重难行，溺黄，女人月事不行，俱谓之隐曲不利。风盛者，膝胫挛急，不能久立。

气动饥不欲食，或喘急奔豚而胁脊痛酸。

饥不欲食，喘嗽喉中鸣者，肾气病也。奔豚者，肾之积。发于小腹，上至心下，如豚之奔然，以夏丙丁日得之。何以言之？脾病传肾，肾当传心，心以夏适旺，旺者不受邪。肾复欲还脾，脾不肯受，故留结为积。久而不已，令人喘逆少气，竟至于骨髓痿弱矣。胁脊痛者，肾病小腹腰脊痛、胫酸，三日背膂筋痛、小便闭，三日腹胀，三日两胁支痛，二日不已，死。冬大晨，夏晏晡。

热则口燥舌干咽痛，甚则小腹胀而背亦强；

少阴脉贯肾络于肺系舌本，故口燥、舌干而渴。邪克于少阴之络，令人咽嗌肿痛，不可纳食。肾病则大小腹胀痛，背痛引心，厥心痛；引腰者，属肾；引胁者，属膀胱。

虚则心悬骨痿齿摇，甚则梦泄精而囊亦寒。

肾气虚，心悬如饥善恐，惕惕如人将捕，水不胜火，则骨枯而髓虚，故足不任身，发为骨痿。经曰：肾气热则腰脊不举，骨枯而髓减，发为骨痿。言虚中有热也。齿者骨之属，肾虚则摇动不固。梦泄者，肾气虚而下脱，或挟火邪也。囊寒者，肾气衰也。人年六十，气衰发堕齿落，经脉空虚，七十形体皆极，九十如树之有根耳。

血症口唾肠澼足心热，并湿必发黄疸；

经曰：咳则有血，阳脉伤也。阳气未盛于上而脉满，满则刻期，故血见于鼻与口也。又少阴不足脉涩，病积溲血。足心热者，心风入肾也。黄疸者，肾虚为湿热乘之，必口淡脚软，是为虚疸。

冷症胸痹茎缩股内痛，并郁必然黑颜。

骨痹者，肾脂髓枯而不满，故寒冷。甚则至骨，痹痛蜷挛，其人身寒，汤火不能热，厚衣不能温。然不能振栗者，肝为一阳，心为二阳，肾孤脏，一水不胜二火，故不能振栗也。茎缩者，肾窍二阴，冷则痿弱不举，甚则缩入，俗云脱阳症也。股内后廉痛者，少阴脉起于足小指，走足心，循内踝后入筋中，上内廉股内后廉贯脊故也。黑颜者，冷郁久则精枯不能上注，故面黑颜衰，肌枯肉瘦。

补以熟地枸杞鹿茸，

钟乳粉、龟板、龙骨、虎骨、五味子、锁阳、山茱萸、杜仲、山药、知母、莲肉、芡实、覆盆子、桑螵蛸、牡蛎、小草、牛膝、当归、玄参、石楠、合欢、五加皮、楮实。

泻必苦茗猪苓琥珀；

泽泻、茯苓。肾本无泻，此言泻者，伐其邪水邪火也。

温以沉香菟丝附子，

干姜、肉桂、巴戟、胡芦巴、补骨脂、柏子仁、乌药、石楠藤。

凉必知母黄柏牡丹皮。

地骨皮、玄参、竹沥。

吁！早卧晚起阳气复，

冬三月，天地闭藏，早卧晚起，必待日，去寒就温，无泄皮肤，此养藏之道也，逆之则伤肾。四时有肾病者，亦宜体此以养微阳。凡肾病皆因快情纵欲，失志伤肾，过服丹药。华佗云：阳剂刚强，则天癸竭而荣卫涸。

静坐独眠藿豆飧。

静坐则肾水自升，独眠则房色自节。藿、葵、黑豆味咸，黄黍、鸡、桃味辛，肾病宜食。

膀胱上口阔二寸半，而盛溺九升九合；中广九寸正，而重九两二铢。无出窍也，资气海以施化，府名津液；

膀胱以虚受水，为津夜之夜。有上窍而无下窍，得气海之气施化，则溲便注泻；气海之气不足，则秘隐不通。

透绝顶也，司升降之消息，官号州都。

经曰：州都之官，津液藏焉。

应在毛发，系通心肺；验于皮骨，脏属肾俞。

肾应骨，密理厚皮者，三焦膀胱厚；粗理薄皮者，三焦膀胱薄；疏腠理者，三焦膀胱缓；皮急而无毫毛者，三焦膀胱急；毫毛美而粗者，三焦膀胱直；稀毫毛者，三焦膀胱结也。

风搏头疼眼旋目泪，恶心筋骨不利；气滞项拔背强腰折，尻痛腘胫尤拘。

膀胱脉起于目内眦，上额交巅，其

别者，从巅至耳上角。其直行者，从巅入络脑，还出别下项，循肩膊，挟脊，揭腰中，入循膂，络肾，属膀胱。其支前者，从腰中下脊，贯臀，入腘中。其支别者，从膊内左右别下，贯胛，挟脊，内过髀枢，循髀外后廉，下合腘中，以下贯腨、内出外踝之后，循京骨至小指外侧端，故病如是。恶心者，膀胱移邪于小肠，故恶闻食臭。

热结腹满而胞塞，甚则狂发；

热结下焦，则小腹苦满，难于俯仰，胞转闭塞，不得小便，令人发狂。

冷即多唾而带下，甚则沥余。

冷则湿痰上溢则为多唾，湿痰下渗则为带浊，甚则小便沥余，或频数。叔和云：冷败则遗尿不知。

虚症脑转耳聋，房事举亦无力；血病鼻衄淋沥痔疮，茎囊肿或被吹。

阴茎阴囊肿大，皆湿热以致血瘀。小儿多虫蚁、地风所吹。

温以荜澄茄茴香乌药，凉必生地防己地肤子；

黄柏、防风、甘草梢、防葵。

泻以车前瞿麦滑石，

芒硝、泽泻、萱草根。

补必橘核益智菖蒲。

龙骨、续断、黄芩。

吁！寡欲一念真秋石，

今人不知吾身自有秋石。谚云：泄尽真药服假药，十字街头买秋石。

节饮三杯固尾闾。

酒水好停下焦为邪，节之尾闾自固，不患漏泄。

命门，下寄肾右，而丝系曲透膀广之间；

命门，即右肾，言寄者，命门非正脏，三焦非正腑也。命门系曲屈下行，接两肾之系，下尾闾附广肠之右。通二

阴之间，前与膀胱下口于溲溺之处相并而出，乃是精气所泄之道也。若女子则子户胞门，亦自广肠之右，膀胱下口相并而受胎，故气精血脉脑，皆五脏之真，以是当知精血来有自矣。

上为心包，而膈膜横连脂漫之外。

心包即命门，其经手厥阴，其腑三焦，其脏心包络，其部分在心下横膈膜之上。竖斜膈膜之下，与横膜相粘。其处黄脂漫包者，心也。其漫脂之外有细筋膜如丝，与心肺相连者，此胞络也。

配左肾以藏真精，男女阴阳攸分；

命门为配成之官，左肾收血化精，运入藏诸命门，男以此而藏精，女以此而系胞胎。男子以气为主，坎水用事，故蒸气为精而色白，如带火者，精亦能红。女子以血为主，离火用事，故血盈为经而色红，如挟痰气者，经亦能白。女人属阴，阴极则必自下而上冲，故乳房大而阴户缩也。男子属阳，阳极则必自上而垂下，故阴物垂而乳头缩也。盖阳无形，阴有质，男子内阳而外阴，女人内阴而外阳，男子背属阳而腹属阴，女人腹属阳而背属阴。又男子督脉主事，自背尾闾行至龈交穴止，故血盛者感阳气而髭须生。女子任脉主事，自小腹上行至咽喉而止，故不上与阳合而无须。宦官去势，亦无须，一理也。

相君火以系元气，疾病死生是赖。

相火之脏，元气系焉。凡病虽危，命脉有神者生，命脉无神者死。

风则肘臂挛急，腋下肿红；

心包支脉循胸，出胁，下腋三寸，上抵腋下，下循臑内，行太阴少阴之间，入肘中下臂，行两筋之间。

气则胸膈支结，胁不舒太。

心包脉起于胸中下膈，循历络三焦，故病有胸病及息贲者。

热逼五心烦，而目赤善笑，溲便亦难；

火盛故也。

虚乏四体软，而头旋耳痛，精力不锐。

火衰则土不运，而四体若无骨然。头旋者，命门带系上透泥丸，阳虚则头旋也。耳痛者，肾窍于耳，虚气壅则痛，壅塞则聋也。精力不锐者，交感精来不快，平时无力不足以息。

血衰面黄，而心下崩且烦；

面色紫光者，肾无苦也；色黄黑者，肾衰也。经曰：悲哀太甚则心下崩，数溲血也。盖悲哀则心系急，肺布叶举，而上焦不通，荣卫不散，热气在中，故包络绝而阳气内鼓动，发则心下崩数溲血也。心下崩，谓心包肉崩而下血也。

冷极阴痿，而肢体厥且痹。

肾气冷极，前阴痿弱不举，病则四肢发厥如冰，骨痛为冷痹。

泻以乌药枳壳，补必苁蓉胡芦巴；

沉香、黄芪、肉桂。

凉以黄柏山栀，

黄连、柴胡。

温必附子肉桂。

腽朒脐、川芎、补骨脂、沉香。

抑又疑，左右受病，同归于膀胱；

小便清利，脉沉而迟，是冷气归肾；小便赤涩，脉沉而数，是热气归命门。是命门与肾脉同者，谓其所受病同归于膀胱一腑也。

冬夏司天，两分于水火。

所以左属水，右属火者，左尺膀胱停潴肾水，右尺三焦腐熟谷食。俗呼小便曰水，大便曰火，水火之义较然。况六气司天，左为寒水，司冬为寒；右为相火，司夏为暑。

盖其同者，有形之质，均属乎水；

其异者，无形之火，不司乎寒。司天既有寒暑之异，在人岂无水火之分？

肾合膀胱，左尺之脉纯乎水；命合三焦，右尺之脉纯乎火。

似同而实异者，阴阳之所以为妙也；宜静不宜动者，左右之所以相同也。

凡病莫非火之所为，火盛则热怯虚劳，火衰则阳虚气弱。左右之脉皆沉，诊而贵乎沉滑，惟相火司令，则滑而带浮。非其时而数且大者，皆谓火动。

叔和脉不立部，同断乎症；丹溪图不尽意，妙存乎心。

丹溪脉图始补命门、包络。

三焦如雾如沤如渎，虽有名而无形；主气主食主便，虽无形而有用。

上焦，玉堂下一寸六分，直两乳间陷处；中焦，脐上中脘；下焦，脐下膀胱上口。上焦主出阳气，温于皮肤分肉之间，若雾露之溉焉，故曰上焦如雾。中焦主变化水谷之味，其精微上注于肺，化而为血，行于经隧，以荣五脏周身，故曰中焦如沤。下焦主通利溲便，以时传下，出而不纳，开通秘塞，故曰下焦如渎。又曰：决渎之官，水道出焉。上焦主纳，心肺若无上焦，何以宗主荣卫？中焦主不上不下，脾胃若无中焦，何以腐熟水谷？下焦主出，肾间动气应焉，肝肾若无下焦，何以疏决津液？是三焦者，引导阴阳，分别清浊，所以主持诸气，有其名而无其形。寄生胸中，以应呼吸而行气血。夫气者，上至头而不能下；而血者，下至足而不能上。皆三焦之用，壅逼鞭碎，使气血由是而贯通焉，故谓无形而有用。

发为无根之相火，寒热异常；

三焦为丙火之腑，故其发也，则为无根之相火。游行诸经，令人恶寒发热异常。

位寄膻中与血海，男女相共。

膻中即上焦，血海即下焦，男女均有此气血，均有此血海。又名血室，乃荣卫停止之所，经脉流会之处。但男子则运而行之，无积而不满；女人则停而止之，有积而溢下为月经。

募在石门，真元会合以始终；

石门在脐下二寸，为三焦之募，诸气之所会聚，聚而复分于十二经，与手少阳厥阴相为表里，故曰：为元气之始终也。

腑在气冲，水谷资胃以传送。

气冲在小腹毛中，去中行各二寸，乃阴阳道路，阳明脉之所发。足阳明主腐熟水谷之气，三焦发用，贯通十二经络，往来上下，腐熟水谷，营运气血，皆其所主。是知气冲为三焦行气之府，盖气血必胃气以为本也。

升中清，降下浊，造化出纳无穷；

胃中浊气下降而为溲便，清气上升而为荣卫。上极必返于下，下极必复于上，造化自然之妙，循环无穷。至于水谷之所入者，自上而中，自中而下，糟粕转输传导而无底滞，故云：水谷之道路也。

养精神，柔筋骨，襟怀喜气若烘。

粹然清和之气，上入中焦，则佐上德，翕受五谷，变化精微，内养精神，外柔筋骨。中焦既治，其气上烘，入于膻中，以司入内，襟怀开害，喜乐由生。

虚则引气于肺，而中寒痞胀，甚则溺窘耳鸣；

手少阳支脉从耳入耳中。经曰：三焦病者，腹气满，小腹尤坚，不得小便窘急。溢则水流，即为胀候。耳鸣者，手少阳支脉从耳后入耳中也。

热则上结于心，而胸中烦满，甚则口渴咽肿。

手少阳脉从膻中出缺盆，上项系耳后，直上出耳上角，以屈下颊至颐。

风若萦缠，小指次指，肘臂肩臑胁外皆疼；

手少阳脉起于小指次指之端，循手表腕上贯肘臑外，上肩而交足少阳之后，入缺盆交膻中，散络心胞而下膈循胁，属三焦。故病实则挛痛，虚则不收。

气为是动，时秘时泄，耳后胸前目锐作痛。

气症或秘或泄，手少阳别脉，绕臂注胸中，合心主病，其支脉自耳中走耳前，交颊至目锐眦，故气滞则作痛。

血凝瘘痹泣流，血凝于肤者则为痹，凝于脉者则为泣，凝于足者则为瘘。因卧汗出而风吹之也。凡吐衄便溺诸血，皆三焦所生也。

冷败汗多栗冻。

冷败则自汗不止，发为振栗，四肢冰冷如冻，甚则阴头缩入，名脱阳症。

泻心痹以去中焦之热，连柏猪牛相宜；

泻心：黄连、黄柏、山栀、连翘、薄荷、生地、麦门冬、柴胡、桔梗、木通、龙脑。

泻脾：猪苓、牵牛、泽泻、赤茯苓、枳壳、木通、槟榔、芒硝、大黄、厚朴。

补肺胃以济中焦之寒，参芪姜术可供。

人参、黄芪、干姜、白术、甘草、益智仁、良姜。

下热凉肝，荆防地皮剂皆轻；

荆芥、防风、地骨皮、银柴胡、菊花、石膏。

下寒温肾，附子补骨脂性重。

当归、熟地、木香、地榆、阿胶、蒲黄。

噫！观三焦妙用，而后知脏腑异而

同，同而异，分之则为十二，合之则为三焦。约而言之，三焦亦一焦也。焦者，元也，一元之气而已矣。

《五脏穿凿论》曰：心与胆相通，心病怔忡，宜温胆为主；胆病战栗癫狂，宜补心为主。肝与大肠相通，肝病宜疏通大肠，大肠病宜平肝经为主，脾与小肠相通，脾病宜泻小肠火，小肠病宜润脾土为主。肺与膀胱相通，肺病宜清利膀胱水，后用分利清浊；膀胱病宜清肺气为主，兼用吐法。肾与三焦相通，肾病宜调和三焦，三焦病宜补肾为主。肾与命门相通，津液胃虚。宜大补右肾，此合一之妙也。

观形察色问证

观形察色

以治未病。凡脏腑未竭，气血未乱，精神未散者全愈，病已成者半愈，病势已过者危矣。

第一看他神气色，润枯肥瘦起和眠；肥白人多湿痰，黑瘦人多火热。或形肥色黑，或形瘦色白，临时参证，或从形，或从色，不可泥也。

活润死枯肥是实，瘦为虚弱古今传；谦体即知腰内苦，攒眉头痛与头眩；手不举兮肩背痛，步行艰苦脚间疼；又手按胸胸内痛，按中脐腹痛相连；但起不眠痰夹热，贪眠虚冷使之然；面壁身蜷多是冷，仰身舒挺热相煎；身面目黄脾湿热，唇青面黑冷同前。

听声审音

五音以应五脏，金声响，土声浊，木声长，水声清，火声燥。如声清，肺气调畅。声如从室中言，中湿也。言而微，终日乃复言，夺气也。先轻后重，高厉有力，为外感。先重后轻，沉困无力，为内伤。

第二听声清与浊，鉴他真语及狂言；声浊即知痰壅滞，声清寒内是其源；言语真诚非实热，狂言号叫热深坚；称神说鬼逾墙屋，胸膈停痰证号癫；更有病因循日久，音声遽失命归泉。

问 证

试问头身痛不痛，寒热无歇外感明；掌热口不知食味，内伤饮食劳倦形；五心烦热兼有咳，人瘦阴虚火动情；除此三件见杂症：如疟如痢必有名；从头至足须详问，证候参差仔细听。

头痛否？ 痛无间歇为外感，痛有间歇为内伤。

目红肿否？ 或暴红肿，或素疼痛。

耳鸣耳聋否？ 或左或右。久聋者，不敢纯用补涩之剂，须兼开关行气之药。

鼻有涕否？ 或无涕而燥，或鼻塞，或素流涕不止，或鼻痔，或酒齄。

口知味否？ 或不食亦能知味，为外感风寒；或食亦不知味，为内伤饮食。

口渴否？ 渴饮冷水者为热，渴饮热水者为虚，夏月大渴好饮者为暑。

舌有苔否？ 或白，或黄，或黑，或红而裂。

齿痛否？ 或上龈，或下龈，或有牙宣。

项强否？ 暴强则为风寒，久强则为痰火。

咽痛否？ 暴痛多痰热，素惯痛多下虚。

手掌心热否？ 手背热为外感，手心热为内伤，手背手心俱热为内伤兼外感。

手指梢冷否？　冷则为感寒，不冷则为伤风，素清冷则为体虚。

手足瘫痪否？　左手足臂膊不举或痛者，属血虚有火；右手足臂膊不举或痛者，属气虚有痰。

肩背痛否？　暴痛为外感，久痛为虚损挟郁。

腰脊痛否？　暴痛亦为外感，久痛为肾虚挟滞。

尻骨痛否？　暴痛为太阳经邪，久痛为太阳经火。

胸膈满否？　已下为结胸，未下为邪入少阳经分，非结胸也。素惯胸满者，多郁多痰火下虚。

胁痛否？　或左或右，或两胁俱痛，或一点空痛。

腹胀否？　或大腹作胀，或小腹作胀。

腹痛否？　或大腹痛，或脐中痛，或小腹痛，或痛按之即止，或痛按之不止。

腹有痞块否？　或脐上有痞块，或脐下有痞块，或脐左有痞块，或脐右有痞块，或脐中有块，不可妄用汗吐下及动气凝滞之药，宜兼消导行气之剂。

心痛否？　暴痛属寒，久痛属火属虚。

心烦否？　或只烦躁不宁，或欲吐不吐，谓之嘈杂。或多惊恐，谓之怔忡。

呕吐否？　或湿呕，或干呕，或食罢即呕，或食久乃呕。

大便泄否？　或溏泄，或水泄，或晨泄，或食后即泄，或黄昏时泄，一日共泄几行。

大便秘否？　秘而作渴作胀者为热，秘而不渴不胀者为虚。

小便清利否？　清利为邪在表，赤涩为邪在里，频数窘急为下虚挟火，久病及老人得之危。

小便淋闭否？　渴者为热，不渴为虚。

阴强否？　阴强为有火，阴痿为无火。

素有疝气否？　有疝气，宜兼疏利肝气药，不可妄用升提及动气之剂。

素有便血否？有痔疮否？　有便血痔疮，不敢过用燥药，烁阴伤脏。

有疮疥否？　有疮疥忌发汗，宜兼清热养血祛风。

素有梦遗白浊否？　有遗浊则为精虚，不敢轻易汗下。

有房室否？　男子犯房则气血暴虚，虽有外邪，戒用猛剂。或先补而后攻，可也。

膝酸软否？　暴酸软则为脚气，或胃弱。久病则为肾虚。

脚肿痛否？　肿而痛者多风湿，不肿胫枯细而痛者为血虚、为湿热下注。

脚掌心热否？　热则下虚火动。脚跟痛者，亦肾虚有热。脚指及掌心冷者为寒。

有寒热否？寒热有间否？　无间为外感，有间为内伤。午寒夜热，则为阴虚火动。

饮食喜冷否？　喜冷则为中热，喜热则为中寒。

饮食运化否？　能食不能化者，为脾寒胃热。

饮食多少否？　能饮食者易治，全不食者难治。惟伤寒不食亦无害。

素饮酒及食煎炒否？　酒客多痰热，煎炒多犯上焦，或流入大肠而为湿热之症。

有汗否？　外感有汗则为伤风，无汗则为伤寒。杂症自汗则为阳虚。

有盗汗否？　睡中出汗，外感则为半表里邪，内伤则为阴虚有火。

浑身骨节疼痛否？　外感则为邪居表分，内伤则为气血不用，身重痛者为挟湿气。

夜重否？　或昼轻夜重为血病，或夜轻昼重为气病。

年纪多少？　壮年病多可耐，老人病杂则元气难当。妇人生产少者，气血犹盛；生产多，年又多，宜补不宜攻。

病经几时？　或几日，或几旬，或经年。

所处顺否？　所处顺，则情性和而气血易调；所处逆，则气血怫郁，须于所服药中，量加开郁行气之剂。

曾误服药否？　误药则气血乱而经络杂，急病随为调解，缓病久病，停一二日后药之，可也。

妇人经调否？　或参前为血热，或参后为血虚。或当经行时有外感，经尽则散，不可妄药，以致有犯血海。

经闭否？　或有潮热，或有咳泄，或有失血，或有白带否？能饮食否？能食，则血易调而诸症自除，食减渐瘦者，危。

有癥瘕否？　有腹痛潮热，而一块结实者，为癥瘕。

有孕能动否？　腹中有一块结实能动，而无腹痛潮热等症者，为有孕。腹虚大胀满，按之无一块结实者，为气病，其经水亦时渗下。

产后有寒热否？有腹痛否，有汗否？有咳喘否？寒热多为外感，腹痛多为瘀血，或食积停滞。有汗单潮为气血大虚。咳喘为瘀血入肺，难治。

凡初证题目未定，最宜详审，病者不可讳疾忌医，医者必须委曲请问，决无一诊而能悉知其病情也。初学宜另抄问法一纸，常出以问病。若题目已定，或外感，或内伤，或杂病，自当遵守古法，不可概施发散剂也。

附：王叔和观病生死候歌

欲愈之病目眦黄，胃气行也。眼胞忽陷定知亡。五脏绝也。

耳目口鼻黑色起，入口十死七难当。肾乘胃也。

面黄目青酒乱频，邪风在胃衰其身。木克土也。

面黑目白命门败，困极八日死来侵。先青后黑，即《素问》回则不转，神去则死意。

面色忽然望之青，进之如黑卒难当。肝肾绝也。

面赤目白怕喘气，待过十日定存亡。火克金也。

黄黑白色起入目，更兼口鼻有灾殃。水乘脾也。

面青目黄午时起，余候须看两日强。木克土也。

目无精光齿龈黑，心肝绝也。面白目黑亦灾殃。肺肾绝也。

口如鱼口不能合，脾绝。气出不返命飞扬。肝肾先绝。

肩息直视及唇焦，面肿苍黑也难逃。

妄言错乱及不语，尸臭无知寿不高。心绝。

人中尽满兼唇青，三日须知命必倾。木克土。

两颊颧赤心病久，口张直气命难停。脾肺绝。

足趺趾肿膝如斗，十日须知难保守。脾绝。

项筋舒展定知殂，督脉绝。掌内无纹也不久。心胞绝。

唇青体冷及遗尿，膀胱绝。背面饮食

四日期。肝绝。

手足爪甲皆青黑，许过八日定难医。肝肾绝。

脊疼腰重反复难，此是骨绝五日看。

体重溺赤时不止，肉绝六日便高判，手足甲青呼骂多，筋绝九日定难过。

发直如麻半日死，小肠绝。寻衣语死十知么。心绝。

诊　脉

荣行脉中，卫行脉外。脉者，所以主宰荣卫，而不可须臾失也。从月从永，谓得此可永岁月也。古脉字，从血从辰，所以使气血各依分派，而行经络也。医家由脉以识经络虚实。由经络虚实以定药之君臣佐使及针灸穴法，是脉乃医之首务。世俗偏熟《脉诀》，而不知《脉经》，专习单看，而不知总看。其实上古诊法有三：其一各于十二经动脉分为三部，候各脏腑。其二以气口人迎，决内外病因。其三独取寸口，以内外分脏腑，以高下定身形，以生克定荣枯，以清浊论究通，故曰独取寸口，以决五脏六腑之生死吉凶也。兹以《素》、《难》为主，兼采仲景及《脉图》、《脉经》、《脉诀》、《正传》、《权舆》而补之。以便初学诵读。

寸关尺定位

掌后高骨号为关，傍骨关脉形宛然；次第推排寸关尺，配合天地人三元。

昔岐伯取气口，象黄钟作脉法，故气口之数九分，阳数九也；尺内一寸，阴数十也。手腕高骨为关，从关至鱼际得同身之一寸，故名寸部。从关至尺泽得同身之一尺，故名尺部。阳出阴入，以关为界，故名关部。寸应天为上部，关应人为中部，尺应地为下部。一部之中又各有浮中沉三候，三三如九，故曰三部九候。凡诊脉初以中指揣按高骨关位，次下前后二指，人长则疏排其指，人短则密排其指。初轻按消息之，次不轻不重中按消息之，次重按消息之。鱼际者，寸上一分，掌骨后际，如鱼之颈际然。尺泽者，尺外余脉，如深泽然。

脏腑定位

左心小肠肝胆肾，右肺大肠脾胃命。心与小肠居左寸，肝胆同归左关定。肾脉元在左尺中，膀胱是腑常相应。肺与大肠居右寸，脾胃脉从右关认。心胞右尺配三焦，此为初学入门诀。

左心主血，肝胆肾膀胱皆精血之隧道，故次附之；右肺主气，脾胃命门三焦各以气为运化，故次附之。分之曰气、曰血、曰脉，总之惟脉运行气血而已。是以气血盛脉盛，气血衰脉衰，气血和脉平，气血乱脉病。由此知脉乃气血之体，气血乃脉之用也。心与小肠为表里，旺于夏，而位左寸，沉取候心，浮候小肠。肝与胆为表里，旺于春，而位左关，沉取候肝，浮候胆。肾与膀胱为表里，旺于冬，而位左尺，沉取候肾，浮候膀胱。肺与大肠为表里，旺于秋，而位右寸，沉取候肺，浮候大肠。脾与胃为表里，旺于四季，而位右关，沉取候脾，浮候胃。命门与三焦为表里，寄旺于夏，而位右尺，沉取候命门，浮候三焦。然以循环之序言之；则左尺水生左关木，左关木生左寸火，左寸火接右尺火，右尺火生右关土，右关土生右寸金，右寸金生左尺水，生生之意不绝，有子母之亲也。若以对待之位言之：则左寸火克右寸金，左关木克右关土，左尺水克右尺火，左刚右柔，有夫妇之别也，然左手属阳，右手属阴，左寸君火以尊而在上，右尺相火以卑而在下，有君臣之道也。三部之中有此自然之理，是以善诊者，诊父而知其子也。

七表八里九道脉名

浮芤滑实弦紧洪，名为七表属阳宫。微沉缓涩迟并伏，濡弱为阴八里同。细数动虚促结散，代革同归九道中。又有长短大三脉，经书所载亦当通。

《脉经》无表里九道之目，且七表以芤为阳，然为亡血失精半产。七表以弦为阳。仲景以弦为阴。九道以动为阴，仲景以动为阳。惟《脉经》则与仲景合也。经以上中下九候为九道，的非歌诀九道之谓也。戴同父有《脉诀刊误》，朱文公谓其辞俚而浅。但《脉诀》世俗诵习已惯，表里名义，初学不可不知。九道从丹溪者，《脉经》有数无短，《内经》有革无牢故也。

诸脉体状

浮按不足举有余，

浮，不沉也，脉在肉上。

沉按有余举则无。

沉，不浮也。浮沉二脉，以举按轻重取之。浮为在表，沉为在里。

迟脉一息刚三至，数来六至一吸呼。

迟，不及也；数，太过也。迟数二脉以呼吸息数取之，迟为冷，数为热。

滑似累珠来往疾；

滑，不涩也，累累如珠，往来流利疾速。

涩滞往来刮竹皮。

涩，不滑也。往来涩滞如刀刮竹皮然，不通快也。滑涩二脉以往来形状取之，滑为有余，涩为不足。

大浮满指沉无力，

大，不小也。浮取满指似洪，沉取阔濡无力。

缓比迟脉快些儿。

缓，不紧也。仍四至，但往来更和缓耳，比三至迟脉更快些。大缓二脉以指下急慢分之，大则邪胜，缓则正复。

洪如洪水涌波起，

洪大而涌上且实也。如洪水之波浪涌起，浮沉取之有力，其中微曲如环如钩，故夏脉曰钩。钩即洪也。

实按愊愊力自殊。

实，不虚也，举按皆愊愊有力。

弦若张弓弦劲直，

弦，劲直如弓弦也，举按皆然。

紧似牵绳转索初。

紧，急而不缓也，如转索之状。

长脉过指出位外，

长，不短也，过于本位。

芤两头有中空疏。

芤，如芤菜中空也。

微似蛛丝容易断，

微，不显也，若有若无。

细线往来更可观。

细，微渺也。较之微脉差大，往来有常。

濡全无力不耐按，

濡，无力也。轻手乍来，重手却去。

弱则欲绝有无间。

弱，不盛也。按之欲绝，似有似无，举之则无。

虚虽豁大不能固，

举按虽阔豁而不坚固也。

革如按鼓最牢坚。

革，改易本来气血也，浮沉取之，

皆实如按鼓皮然。

动如转豆无来往，

举无寻有，如豆厥厥动摇不离其处，无往无来。

散漫乍时注指端。

散，不聚也。来去不明，漫无根柢，指端轻按则有，重按即失，有表无里也。或问：散乃败脉，何心肺平脉皆浮而散耶？盖心浮大中带濡，肺浮涩中带大，有似于散耳。若真散，岂为平脉？但不带散，则又为真夏秋脉矣。

伏潜骨里形方见，

伏，不见也。按之推之，至于骨乃见。

绝则全无推亦闲。

绝，亦古脉名。

短于本位犹不及，

短，不及也。见指中间。

促急来数喜渐宽。

促者，急也。脉数时一止复来，曰促。

结脉缓时来一止。

结，不续也。脉来迟缓时一止，曰结。

代脉中止不自还。

代，更代也。先有涩濡定止，方见代脉，止歇有定数，不比促结，止而不定。如十动一止，虽数十动，皆见于十动之后。如二十动一止，虽数十动，皆见于二十动之后，三十四十动皆然。

诸脉相类

浮似芤，芤则中断浮不断，浮似洪，力薄为浮厚者洪；浮似虚，轻手为浮无力虚。滑似动，滑珠朗朗动混混。混混然无头尾。滑似数，滑利往来数至多。实似革，革按不移实大长。弦似紧，弦言其

力紧言象。弦如张弓，紧如转索。洪似大，大按无力洪有力。微似涩，涩短迟细微如毛。沉似伏，伏极其沉深复深。缓似迟，缓比之迟仍小快。迟似涩，迟息三至涩短难。弱似濡，濡力柔薄弱如无。结促代，结缓促数止无定，代歇有常命鲜回。散似大，散里全无大翕翕。散形缓漫里全无，大则其中还翕翕。

诸脉主病

浮风芤血滑多痰，

浮主风者，风气浮荡也。芤主血虚，血属阴，阴道常乏，故中有间断也。滑主血多，随气壅上为痰。

实热弦劳紧痛关。

实主气，实有热，血随气行，气血俱热候也。弦主劳伤，气血拘敛。紧主邪搏，气血沸乱，故痛。

洪热微寒脐下积，

洪乃气血燔灼，表里热极。微乃气血虚寒，脐下冷积，作痛作泻。

沉因气痛缓肤顽。

沉为气郁疼痛。缓大非时得之，则气血不周，肌肤顽痹麻木。

涩则伤精阴败血，

涩乃精血枯燥，男子得之房劳伤精。女子有胎得之，胎中少血作痛；无孕得之，瘀血滞也。

又闻迟冷伏格关。

迟为阳虚里寒，外见冷症，伏乃阴阳潜伏，关格闭塞。

濡多自汗偏宜老，

濡主气血衰疲，阳虚自汗，老人气血已衰故宜。少壮得之，危。

弱脉精虚骨体酸。

弱由真精气虚极，骨髓空虚，故作酸痛。老人得之，亦无妨也。

长则气理短则病，

长乃气血有条理而不乱，滞缓则百病易治。短因气滞，或胃气衰少，诸病见短难治。

细气少兮代气衰。

细本元气不足，精血亦乏。代乃元气衰极，他脏代至，死脉也。

促为热极结为积，

促乃阳盛而阴不相济，热蓄于里也。结乃阴盛而阳不相入，内外邪滞为积。

虚惊动脱血频来。

虚乃气血俱虚，故多恍惚惊悸。动亦虚劳之脉，主脱漏崩中泄痢，血分之疾。

数则心烦大病进，

数亦热极脉也，主心烦发狂。大乃邪盛，气血虚不能制，故病进也。

革去精血亦奇哉。

革乃变易，血气去留常度，男子不交精泄，女子崩中漏下，有孕半产，真虚寒怪症脉也。

诸脉相兼主病

滑伯仁曰：人之为病，虽曰不过寒热虚实四者，而脉多兼见也。热则流通，凡浮大数长，皆热也；寒则坚凝，凡沉小迟短，皆寒也。实则形刚，凡实滑弦紧，皆实也；虚则形柔，凡虚涩濡缓，皆虚也。他如《难经》所谓一阴一阳者，脉来沉而滑；一阴二阳者，脉来沉滑而长；一阴三阳者，脉来浮滑而长，时一沉也；一阳一阴者，脉来浮涩；一阳二阴者，脉来长而沉涩；一阳三阴者，脉来沉涩而短，时一浮者，尽皆兼见义也。

浮而有力则为风，

风包四气而言：如浮缓浮弦则为伤风，浮紧则为伤寒，浮虚则为伤暑，浮濡则为伤湿。四气在表皆浮，更与人迎相应，则为外感在经无疑。

浮而无力斯为虚；

经曰：诸浮者，肾不足也，瞥瞥有如羹上肥，定知此脉阳气微。乍病见浮脉，乃伤风邪，久病宜沉反见浮脉，里寒表热也。然必与气口相应，则为内伤，气血虚损。

浮数风热微欲解，

浮数，伤风挟热也。带微者，邪不传而欲解。

浮迟身痒汗亦无；

里虚不能作汗，其身必痒。

独浮喘胀表中热，

表邪盛，故气逆喘胀。

浮紧滑疾百合辜；

百合，伤寒病也。

浮大隐疹久为癞，

浮为风虚，大为气强，风气相搏，必成瘾疹发痒，久久为癞。

浮滑痰饮痛如锥。

浮滑为风痰，为走刺疼痛。

沉而有力则为积，

凡脉浮盛为病，在表在外；沉坚为病，在里在内。

无力应和气不平；

沉为诸郁。

为水为泄为厥逆，停饮胁胀兼癥痕；沉数里寒内热盛。

与人迎相应，则邪伏阴经而为实热。

沉迟血冷里寒生；

与气口相应，则血凝气滞而为沉寒。

沉重伤暑弱堕发；

沉重为伤暑发热。沉弱者，发必堕落。

沉弦腹心冷痛并；沉紧而数冷又热，沉紧不数悬饮成；

沉细少气臂不举，

两寸则两臂不举。

沉重前绝瘀血凝。

沉重，如重物沉水，不复浮起，故冬脉曰石。直前绝者，有瘀滞也。

迟而无力虚且寒，

与人迎相应，则湿寒凝滞；与气口相应，则虚冷沉积。

迟而有力痛为害；

或心痛，或腹痛，或胁痛。

应尺血 虚寸气虚，

寸口得之为气虚，尺中得之为血虚，总是肾虚不安。亦有痰凝气滞，伏热蹇涩而然者，必寻之无力，乃为真迟。

迟沉寒内浮寒外；

脉迟沉或芤，寒在里则腹痛。迟浮，寒在表则肢冷。

迟涩咽酸瘕痕成，

迟涩则湿热凝滞，或为咽酸，或为瘕痕。

迟滑腹中觉胀大；

迟而滑为腹胀。

惟有季夏及左尺，逢此便是肾经败。

季夏，六月也。此时得迟脉，则土旺水亏，须急滋肾水以救之。非六月而左尺见迟脉者，亦为土克水，须急滋补以救之。

数而有力则为热，

与人迎相应，则风燥热烦。

无力疮疡痛痒疵；

平人遇此，主即发疮疡痛疽，年幼者或发疹痘。

若还细数又无力，阴虚火动休轻视；

与气口相应，则阴虚阳盛。甚者左右俱细数无力，或左尺寸数尤甚。

数浮火炎烦且满，

数浮，表有热也。数为烦满。

数沉里热不须议；

数沉，里有热也。

上见烦热与头疼，中为口嗅兼呕逆；左则目赤肝火炎，右下二便秘而赤；数而带滑痰火盛，或为呕吐或痛极。

滑脉为实为停痰，

滑为气血实，与人迎相应，则风痰潮溢；与气口相应，则涎饮凝滞。

或为瘀血宿食兼；为满为咳为鬼痊，不匀气逆呕涎黏；

滑而大小不匀，必吐，为病进。滑为逆气。

滑浮大小腹作痛，

滑浮者，大小腹皆痛。

滑弱阴痛溺如挽；

滑弱则阴中痛，小便亦然。

滑散瘫痪不仁症，

痰多气血少也。

滑实胃热非廉纤。

滑实为胃热，带数则为结热。非廉纤者，言热重也。

涩为不足伤精血，

与气口相应，则精竭血枯。

为厥为痢为恶寒；

涩为四肢逆冷，为下痢，为恶寒。涩细则大寒。

或为无汗为心痛，

涩为无汗，为心痛。

涩芤瘀血结成团；

涩芤为衄血，或为失血。

涩紧为痹因寒湿，

涩而紧为痹，为寒湿，为中雾露。

涩沉之病亦一般；

涩沉亦为寒湿，与人迎相应，则风湿寒痹。

妇人有孕胎中痛，无孕还须败血成。

大为病进脉之贼，

经曰：脉来浑浑革革如涌泉者，病进而危。昔人以秋潮之汹涌者，状其大也。要之即非时而见洪大脉也。

浮大表病沉里厄；

经曰：大则病进。浮大表病，沉大里病。浮大昼加昼死，沉大夜加夜死。

前大后小头痛眩，前小后大胸满塞；

《难》曰：前大后小，头痛目眩；前小后大，胸满短气。前谓寸，后谓尺。

气愈盛兮血愈虚，大为血虚而气盛。

必缓而大为正脉。

中缓而大者为正脉。

缓为正复脉之本，

缓为胃气将复，为病退。

非时得之气血虚；

非土旺之时单见缓脉，则气血虽和，而投虚身必倦怠。

在上项强下脚弱，

寸缓项强，尺缓脚弱。

沉缓眩晕浮痹肤；

沉缓为虚，故眩晕；浮缓风寒，故麻痹。

带滑为热紧为痛，

缓滑为热中，缓紧为脾疼。与人迎相应，则风热入脏；与气口相应，则怒极伤筋。

缓迟虚冷咽难哺；

缓迟为虚寒相搏，

食冷则咽痛；

缓弱吞酸食不下，

缓者，胃气有余；弱者，阳气不足。胃欲消化而阳气不运，故噫而吞酸，食卒不下，填于胸膈也。

左尺单见命将殂。

左尺肾部，单见缓脉，全无沉滑，为土盛水亏，不治。

以上八脉，《内经》谓之八要。盖浮沉二脉以别其表里，迟数二脉以别其寒热，滑涩二脉以察气血虚实，大缓二脉以察病之安危。苟能得其要领，杂脉

可以类推。

洪为胀痛为热烦，

为胀满，为头痛及遍身疼痛，为热，为烦，大便不通。

洪实为癫洪大祟；

洪实者癫，洪大者祟。

洪紧痈疽喘急粗，

洪紧与气口相应，则气攻百脉，为痈疽，为喘急，亦为胀。

洪浮阳邪症来见。

洪浮与人迎相应，则寒壅诸阳，外见阳症，大小便秘。

实为伏热咳且吐，

实与人迎应，则风寒贯经，郁热在内，熏蒸脾胃不食，气喘作咳，或时呕吐。

实涩气塞痢且坠；

实涩与气口相应，则气血壅滞，为三焦痞塞，食积湿热成痢，里急后坠。

实紧作泄胃家寒，或时腰痛亦难住。

实紧为阴不胜阳，为胃寒，为大便不禁，为腰痛。

弦为血弱有劳伤，

弦乃肝部本脉，见于他部，则为血虚。主盗汗，手足酸疼，皮毛枯槁。

中虚且寒停饮浆；

弦与气口相应，则饮水停积，令人中虚寒。

胸胁疼痛体拘急，

与人迎相应，则风走注痛，甚者四肢拘急，冷痹。

疟疾寒热善惊惶；

为疟为惊。

弦紧恶寒疝癖病，经络中有寒故也。

上下左右积弦长；

弦而长，为上下左右有积。

弦钩胁下痛如刺，

弦而钩，为胁下刺痛。

双弦急痛转难当。

双弦为胁下急痛，乃无水以缓之也。

紧 则为寒为疼痛，

与人迎相应，则经络伤寒；与气口相应，则脏腑作痛。

为咳为喘为满胸；

人迎紧盛伤寒症，人迎紧盛，为伤寒。

气口紧盛食冲冲；

气口紧盛，为伤饮食。

紧沉必知痛在腹，

恐成冷气与痫风；紧数寒热相来往，紧而数，为寒热往来。

紧滑宿食吐蛔虫；

紧滑为蛔动，为宿食吐逆。

紧急遁尸乱血脉，

紧而急，为遁尸。

单紧而浮肺水攻；

浮紧为肺经有水。

浮沉俱紧中雾露，头项强急溺妄通。

浮紧，或寸紧，则雾露中于上焦。见太阳症发热，头项强痛，腰挛胫酸。沉紧，或尺紧，则雾露中于下焦。见少阴症足冷，便溺妄出，为难治。若浮沉俱紧，三焦俱中其邪，脐痛，手足冷者死；手足温，自吐利者生。

长 为阳毒入脏深，热闭阳明烦莫禁；坐卧不安身壮热，

长脉来去不绝，见于左关人迎之位，感于阳邪热毒，在心肝二经。传之下焦，其热壅闭，乃阳淫热痰，主浑身壮热，坐卧不安。表证多则微汗，里证多则下之。又，尺寸俱长者，阳明本脉也。

长大癫痫更迷心；

长大则为癫狂痫疾，乃痰热迷于肝心所致。

长缓微邪犯下体，

与人迎相应，则微邪自愈；与气口相应，则脏气平治。

寸长足胫痛相侵。

经曰：长而缓者、病在下。又云：寸口中手长者，足胫痛。

芤 主血瘀不流通，

芤与人迎相应，则邪壅吐衄；与气口相应，则荣虚妄行而为瘀滞。

热入小肠淋沥脓；

心主血则不受邪，故热入小肠，淋沥脓血疼痛。

崩漏衄吐随所主，

寸芤则为衄血吐血，关芤则为便血，尺芤则下虚有瘀，崩漏尿血。

芤紧或数肠内痈。

芤紧或挟洪数者，主荣脉留滞于肠胃之间。多见关部，致生血痈。

微 主中寒气血虚，

微与气口相应，则阳虚脱泄。仲景云：脉萦萦如蛛丝细者，阳气衰也。

为衄为崩为急拘；

衄血，崩漏，四肢拘急。

微浮呕逆分内外，

内伤则为阳虚，外感则为风暑。

微沉自利汗有无；

微沉，阴气已亏，脏寒下利作泄，或虚汗不止，或亡阳无汗。

微弱少气面无色，男精女带共焦枯；

微弱为少气，主男子失精溺血，女子崩中漏下，致面色焦枯。

微涩亡血增寒热，曾经汗下医之辜。

脉微而涩者，病当恶寒，后乃发热。所以然者，医发其汗，令阳气微，又大下之，令阴气弱。阳微恶寒，阴弱发热，理也。久则夏月恶寒，冬月恶热。盖夏月阳气在外，胃中虚冷，阳气内微，故反恶寒。冬月阳气在内，胃中烦热，阴气内弱，故反恶热。昼寒夜热，亦此

义也。

细为寒湿为胀泄，

细与人迎相应，则诸经中湿，湿则胀满，湿多成泄。

细滑僵仆兼呕热；

细而滑，为僵仆，为呕吐，为发热。

细紧癥瘕积聚萦，或为刺痛为痿蹶；

细而紧，为癥瘕积聚，为病在内，为刺痛，为身痛痿蹶。叔和云：胫酸髓冷是也。

内伤得之心神劳，

忧思过度也。

五脏凝涩损气血；

与气口相应，则五脏凝涩，气血俱虚。

惟有冬季为时脉，不疗自痊王氏诀。

冬脉宜沉细而滑，故叔和云：如逢冬季经霜月，不疗其疴必自痊。

濡为亡血为冷痹，

濡为亡血，为冷痹。仲景云：脉来绵绵，如泻漆之绝，前大后小者，亡其血也。痹亦有因寒湿散漫而脉濡者，必与人迎应也。

虚汗不止又乏气，

濡为自汗，为气弱。

蒸热飧泄下体重，

濡与气口相应，则飧泄脚弱，骨蒸潮热。

濡弱内热外又寒，其人小便必不利。

濡而弱，内热外冷，自汗小便难。

弱主阳虚胫体酸，

弱乃六极之脉，与人迎相应，则风湿缓纵；与气口相应，则筋绝痿弛。

客风冷气巧相钻；

关上得之主挟风热，关后得之主挟冷气。诀云：弱主气居于表，产后客风面肿。又云：只为风邪与气连。

阴弱血虚筋急痛，

尺属阴，主血虚，不能润筋，故筋急能。

阳弱气喘行步难；

寸属阳，主气虚作喘，行步无力。

虚汗泄精成瘑冷，少壮得之不等闲。

老年人得弱脉则顺，少壮人得弱脉则逆。

虚则为虚为伤暑，

与人迎相应，则经络伤暑；与气口相应，则荣卫虚损。

脚弱喘促食不消；

虚为脚弱，为喘促，为食不消。

恍惚惊风皆所主，虚烦多汗亦同条；

虚主心中恍惚，小儿惊风，虚烦自汗。

虚大劳役损元气，

虚而大，为劳役损气。

虚涩房劳肾水焦。

虚而涩，为房劳损精。

革乃虚寒相搏成，崩漏半产亡血精；

仲景云：脉弦而大，弦则为减，大则为芤，减则为寒，芤则为虚，寒虚相搏曰革。女人半产崩漏，男子亡血失精。

更是中风兼感湿，为满为急异常情。

与人迎相应，则中风暑湿；与气口相应，则半产脱精。

动脉多见关部中，

仲景曰：若数脉见于关上，上下无头尾，如豆大，厥厥动摇者，名曰动脉也。

或惊或痛来相攻；

与人迎相应，则寒疼冷痛；与气口相应，则心惊胆寒。

四肢拘挛多疼痛，虚劳血痢与崩中；

动为拘挛，动主体虚劳，崩中血痢。

阳动汗出阴发热，形冷恶寒阳不通；

仲景曰：阴阳相搏名曰动。言阴阳相搏则虚阳动，为阳虚，故汗出。阴动为阴虚，故发热。如不汗出发热，而反形冷恶寒者，阳气不通，而致身冷恶寒也。

若见转豆如麻促，此是肺枯胃亦亡。
散脉不聚命将崩，到此无由得再生；
与人迎相应，则淫邪脱泄；与气口相应，则精血败耗。
五脏气散利不禁，六腑气散四肢青。
手足寒，上气。
伏因邪闭成霍乱，
与人迎相应，则寒暑湿邪固闭，而成霍乱。
积疝溏泄贯脓窠；
伏为宿食，为疝瘕，为溏泄，为恶脓贯肌。
寸伏痰热尺寒积，关伏寒热两为疴；
寸得之为痰为热，尺得之为寒为积，关中则痰热俱有，寒热不定。
蓄水停痰气厥逆，
为停痰蓄水，为诸气上冲，为厥逆。
伏涩吐逆神思多。
伏则吐逆，涩则食不得入，关格症也。与气口应者，乃凝思劳神过多，不可专责外邪也。
短为气滞心腹痛，宿食内积三焦壅；
与人迎相应，则邪闭经脉；与气口相应，则积遏脏气。
阴中伏阳血不行，
短脉属阴而又伏于阳者，何也？经云：脉有一阳三阴者，谓脉来沉涩而短，时一浮也。在秋时则为正脉，在三时则为七情、宿食壅滞，气不足以导血行也。
短急病上亦可恶。
经曰：短而急者病在上，寸口短者头痛。又曰：短而数者心痛必烦，皆上体病也。短亦可恶，无胃气也。
促脉阳盛阴不足，气血痰食壅为毒；
阴阳之气不和，不相续也，非若代之脉动而中止。有因气血食饮痰涩留滞不行而止，促不可概为恶脉，凡脏腑热盛则促急。故曰：与人迎相应，则痰壅阳经；与气口相应，则积留胃府。
里热瘀血发狂斑，
风热壅盛，则瘀血凝滞，发为狂斑。
怒气激之发厥搐；
或因怒气，气逆发厥，上盛下虚。
渐加即死渐退生，久病得之亦非福。
促脉虽非恶脉，但老病及久病得之，上愈盛而下愈虚，亦非福也。
结因阴盛主有积，结甚积甚微则微；
与人迎相应，则阴散阳生；与气口相应，则积阻气节。阴盛则结，脾间积大，大肠秘痛，结甚则积甚，结微则积微。
阳结茫茫如车盖，
脉蔼蔼如车盖大者，名阳结。为阳气郁结于外，不与阴气和杂也。
阴结累累与阳违。
脉累累如循长竿强直者，名阴结，为阴气郁结于内，不与阳气和杂也。
结浮寒邪滞经络，结沉痰饮瘀血基；
亦有七情气郁者，脉道不通实由之。
里寒脉缓则为结，里热脉数则为促。
缓促不同，结亦当如促脉，分痰饮气血积可也。
代脉必死脏气绝，平人见此大不祥；
病人见之，反有可生者，平人大忌。
惟有风家并痛极，三月妊孕却无妨；
痛风痰湿阻碍，有孕胎气阻碍，故无妨也。
又有暴伤气血者，古人立有炙甘汤。
又有暴伤损气血者，一时元气未和，非脏绝也，宜炙甘草汤救之。

脏腑六脉诊法

此即上古诊法其一也。脏腑同气，

所以古人不立六腑脉诀。但既以浮取候腑，沉取候脏，数为腑病，迟为脏病；又以急大缓涩沉甚者为脏，微急微大微缓微涩微沉者为腑，其故何耶？盖急大缓涩沉甚者，浮沉皆然，微者浮取则然，而沉取则不然也。二说似异而实同，要之浮中有沉，沉中有浮，阴中有阳，阳中有阴。即如上竟上者，胸头中事；下竟下者，小腹腰股膝胫中事。其实寸脉亦有主下病者，尺脉亦有主上病者。此诊家活妙，许氏所谓以意会之，非言语可传得之。

心浮大散是本宫，

心之本宫，平脉也。虚实贼微邪过宫脉也。余皆杂脉相兼而见。

微大邪归小肠中。

大即洪也，微有初暂而不久意，详总看十变脉注，各部仿此。脉有轻重，如：左寸，先以轻手得之是小肠，后重手如六菽之重得之是心。左关，先以轻手得之是胆，后以重十二菽取之是肝。左尺，先以轻手得之是膀胱，后重手如十五菽之重取之是肾。右寸，先以轻手得之是大肠，后以重手如三菽之重得之是肺。右关，先以轻手得之是胃，后重手如九菽之重得之是脾。右尺，先以轻手得之是三焦，后以重手如十五菽之重取之是命门。

浮数风热头疼痛；

数兼弦紧而言，浮数主头疼，身热面赤，骨节烦疼，甚则心痛面赤，乃外感郁热表症。小肠为膀胱之标，故脉见此。

浮迟腹冷胃虚空；

浮而带迟，主小腹寒痛，胃弱嗳酸。

浮虚偏头耳颊痛，

手太阳经虚，苦偏头痛，耳颊痛。

浮弦疝痛滑多虫；

诀云：急则肠中痛，不通是也。浮弦而滑，主疝痛，食虫甚多。如面生有白点者，必有血龟。

浮紧而滑为淋闭，

浮紧而滑，为淋，或二便闭涩。

浮洪膈胁满难通；

胸连胁满，痰热盛也，浮长风眩成癫痫，浮大而长，为风眩癫痫。

浮实面赤热生风；

浮实，面赤如驿，热则生风。诀云：大实由来面赤风，燥痛面色与心同。

浮濡虚损足多汗，

浮濡，五脏虚极，而汗出于足，盖五脏丝系发之于足故也。

浮芤积瘀吐痢红；

血瘀胸中不散，以致气道不通，在内作声，气升则吐血，气降则便血下痢，甚则吐痢交作。

浮溢骨痛心烦躁，

左寸脉满过关部，主骨节疼痛，心中烦躁，面赤，乃心热之候。

浮绝脐腹痹痃冲。

浮绝者，无小肠脉也，苦脐冷痹，小腹中有癥瘕。

沉数狂言并舌强，

数兼实滑而言。诀云：实大相兼并有滑，舌强心惊语话难。

沉迟血冷神不充；

沉迟，或血虚，或上焦受寒，或心神衰少。

独沉不睡皆因郁，胬瘀侵睛崩漏红；

沉主气郁，夜多不睡，或上攻患目，必胬肉瘀血侵睛，下流则崩漏去红，甚者咯血。

沉微虚痞惊中热，

沉微荣弱，以致虚火上侵，胸膈痞闷，甚则胁亦胀痛。惊中热者，脉微主心气虚弱，易生惊惕。但心属火，惊则血散，火动惊中，有虚热也。

沉实口疮及喉咙；

主口舌生疮，咽喉肿痛。

沉缓专主项背强，

沉缓主项背筋急强痛。

沉滑痰热时相攻；

滑与痰合本位，洪则为痰热，或呕逆，或怔忡，时作时止。若沉细而滑，全无本脉，则为水克火，不治。

沉涩胃亏音容减，

涩则心经气虚血少，母不能以荫子，以致胃气下陷，心神亏少，面无颜色，言语声音亦懒，甚则气血凝滞而为虚痛。

沉紧真情必然凶；

沉紧乃肾水逆上乘心，谓之贼邪，必发真心痛如刺，必死无疑。

沉弱阳虚多惊悸，

《权舆》云：左寸弱兮阳气虚，心惊悸兮汗难除。

沉伏痰郁聚胸中；

伏主忧郁，多痰，心肺二经，积聚胸中。

沉弦心悬或如满，

弦乃肝邪乘心，主心悬如饥，或时拘急如饱满然，此虚邪也。

沉绝掌热呕上冲；

沉绝者，无心脉也。

苦心下毒痛，掌中热，时时善呕，口中伤烂。

浮沉俱虚苦洞泄，

心与小肠俱虚者，苦洞泄，苦寒少气，四肢寒，肠澼。

浮沉俱实便难通。

心与小肠俱实，苦便闭，心腹烦满。

肝弦而软无些病，

弦乃肝之正脉，带软则弦而得中，故无些病。

微弦胆惊欲发黄。

脉初微弦者，主胆腑受惊，潮热欲发黄疸，爪甲眼目俱黄。

浮数风热筋抽搐，

数包弦紧而言，主发潮热，筋脉抽搐。

浮迟洒淅泪成行；

浮迟主肝经受寒，洒淅恶寒，或时发热，冷泪时流。

浮细振摇多盗汗，

浮细胆气虚怯，肢体振摇，夜出盗汗。

浮弱微散视渺茫；

浮弱微散乃肺脉乘肝，致肝经气虚，目暗生花，视物渺茫。

浮芤失血肢体瘫，

芤主失血，血虚则不能运用，故四肢瘫痪。

浮甚筋痿澼在肠；

浮甚乃火旺血虚，筋弱无力，终为瘫痪。肠澼本脾胃湿热，肝风乘虚下注，轻则便血，重则痔漏。故痔乃筋脉病也。

浮大滑实头目病，

浮大滑实，乃心脉乘肝，血热生痰，以致头目不清，或肿或痛，咽喉干燥。

浮溢眩晕筋痛伤；

浮弦溢上寸口，主目眩头重，筋脉酸痛。

浮涩肋满经不利，

涩主肝血虚少，甚则吐逆不能停藏；轻则胁肋胀满，身痛。妇人血凝气滞，多月经不利。若浮涩而短，则为本经贼脉。

浮绝膝痛善惊惶。

无胆脉者，苦膝酸痛，口苦，善畏多惊。

沉迟疝气睡不着，沉迟血冷，夜卧不安，疝气时攻。

沉数郁怒苦生疮。

95

沉数善郁善怒，肝火妄动，多生疥疮痈疽。

沉弦紧实痃癖病，

沉弦紧实四脉，主肾水不能生木，以致肝虚，结成癖积，或近脐，或两肋间作痛。

沉实转筋痛胁房；

实主胁肋切痛。肝实者，苦肉中痛，转筋。

沉微内障或作泄，

沉微则肝气虚，主眼生内障，或时疏泄下痢。

沉弱筋枯腰脉僵；

弱主血虚，筋脉枯痿短缩，腰脉亦痛，急如张弓，产后多有此疾。

沉缓醋心腹气结，

肝缓则宿食熏蒸，心头酸刺，或气结在腹作痛。

沉伏触冷脚不强；

沉伏乃寒气触血，以致脚痛，难以伸缩。

沉濡恍惚下体重，

沉濡则魄衰，不能与魂相守，心中恍惚，下体腰脚沉重。

沉绝遗弱命不长。

无肝脉者，苦遗溺，逢庚辛金日必死。

俱实呕逆食不化，

肝胆俱实者，苦呕逆，食不消化。

俱虚厥冷性无常。

肝胆俱虚，四肢厥冷，性情不乐，喜怒不常。

肾本沉石带滑形，

沉实而滑者，肾之本脉也。

微沉病自膀胱生。

暂沉者，膀胱经病也。

浮数劳热小便赤，

浮数膀胱火动，主劳热，小便赤。

浮迟带浊耳蝉鸣；

浮迟乃伤精，患带浊，耳中蝉鸣，鸣久则聋。

浮滑实大淋涩症，

脉浮带滑而又实大，乃心经邪热下侵，故小便淋涩作痛。

甚浮偏坠寒邪并；

浮甚乃寒邪入小肠，主偏坠，小便膄。

浮紧风炎肾窍塞，

浮紧主肾脏有风，上攻于耳，以致耳聋。

浮涩疝痛及遗精；

肾涩则虚寒，主小肠疝气，胞囊肿大，或精于梦中遗漏。

浮虚牙痛背腰倦，虚甚足膝疮痍萦；

肾脉浮虚乃风与气搏，主牙疼出血，背腰驼倦。甚则足膝生疮，经久不愈。

浮芤尿血女经漏，

浮芤，肾虚也。男子尿血，女人经漏。

浮缓伤风泻几行；

浮缓乃风入太阳膀胱见之，主伤风自利。

浮实小腹胀且痛，

脉实主心热传于小肠，胀满作痛，小便淋沥。

浮滑停水脐如冰；

滑乃阳脉，左尺见之，则阳胜阴矣。肾虚不能化水，以致停蓄，脐腹冰冷，甚则流利作声。

浮洪阴亏脚酸软，

左尺浮洪，乃火乘水也。外感得之，则为热入膀胱，小便赤涩，两脚隐痛。内伤得之，则阴精亏甚，脚膝酸软。

浮绝伤精与闭经。

无膀胱脉者，苦逆冷，男子失精，尿有余沥。妇人月经不调，或闭。

沉数阴虚火动症,

沉而数者,乃水竭阴虚火动,或瘀血。

沉迟脏冷精薄清;

沉迟,肾虚冷也。脏寒自利,精气清薄。女人则为血结,子宫亦冷。

沉紧滑弦腰脚痛,

脉沉带弦、带紧、带滑,乃肾受风湿,而主于腰脚也。

沉弦饮水下焦停;

沉弦,胃寒不能制水,所以停蓄下焦,必为水病。

沉微气虚崩带病,

沉微气虚,男子失精溺血,女子崩带,经脉不调。

沉甚阴痒卫不升;

沉甚主阴痒,或腰脚痛,皆卫气不升,湿热盛也。

沉缓脚痹小腹冷,

沉缓,土邪乘水,故脚痹,而下元冷。单缓则为克脉。

沉伏疝泻患癥瘕。

脉伏乃阴积下部,故为疝痛,泄泻,或结癥瘕。

沉濡便血女胎脱,

濡则气血耗散,男子便血,女子胎脱。

沉涩逆冷腹有声;

沉涩,肾虚不能温养肠胃,以致肢体逆冷,脐下雷鸣。

沉缓而涩怠倦极,不寒不热病难名;

尺脉缓涩,谓之解㑊,倦怠至极也。缓为热中,涩为无血,热而无血,寒不寒,热不热,病不可名,下虚极而挟外感。

沉散腰痛多小便,

脉沉而散,必主腰痛尿多。

单沉而匀病不成;

脉但沉无滑曰单,

沉而带滑曰匀,两脉皆肾之顺候。

沉弱体酸阴欲绝,

诀云:溺脉尺中阴欲绝,酸疼引变上皮肤。

沉无足热亡其精。

无肾脉者,苦足下热,里急,精气竭亡,劳倦所致。

俱实巅疾头目重,

肾膀胱俱实者,若巅疾,头目重痛。

俱虚心痛泻如倾。

肾膀胱俱虚者,苦心痛,下重,洞泻不止。

肺脉浮涩短为平,

浮短而涩者,肺之本脉也。

微浮带散大肠清;

初浮带散,大肠之气清而无病也。

浮数风热咳且秘,

浮数主中风、咳嗽、身热、便秘。

浮迟寒冷泻难禁;

肺迟肺寒,痰痞胸前,饮食难消作泻。

浮实滑大咽干燥,肠痛便难鼻乏馨;

浮实滑大,心火乘肺,主咽门燥痛,肠如刀刺,毛焦唾稠,鼻乏馨香。

浮芤衄血胸暴病,

浮芤积瘀在胸,或衄或呕。瘀滞胸中,则卒暴疼痛。

浮溢膈满或肠鸣;

浮甚溢上鱼际,气不下行,胸膈满闷;或时气下,则大肠作鸣。

浮洪足热唾稠浊,

浮洪火盛,足心热,痰唾稠浊且臭。

浮紧喘促冒时行;

浮紧感冒时行,风痰咳嗽喘促。

浮弦咳嗽冷气结,

风邪传于大肠,故脉弦咳嗽,冷气秘结。

浮滑痰多头目倾；

浮滑痰多，头目昏眩。

浮急肠风痛血痔，

浮弦数急，主肠风肠痈，便血痔疮。

浮绝少气有水停。

无大肠脉者，苦短气，心下有水。

沉数火盛痰气升，

沉数，火乘金，痰壅喘急。

沉迟气痞冷涎萦；

歌云：脉迟气痞寒痰盛，饮食难消气渐衰。

沉紧而滑仍咳嗽，

肺部得此三脉，有寒、有风、有痰，故发咳嗽。

沉细兼滑是骨蒸；

子乘母虚，病在骨内。诀云：沉细仍兼滑，因知是骨蒸，皮毛皆总涩，寒热两相并。

沉实热结微寒结，

沉实而滑乃邪热结胸，沉微乃寒结胸。

沉甚膻郁引背疼；

沉甚，胸中膻闷之气，与背牵引而痛。

沉弱惊汗濡寒热，

沉弱阳虚，主惊悸多汗；沉濡虚损，主憎寒发热。

沉绝咳逆喉疮生。

无肺脉者，苦短气，咳逆喉塞。

俱实唇吻手臂卷。

肺大肠俱实者，主唇吻不收，手臂卷。

俱虚忧恐见光明。

肺大肠俱虚，情中不乐，或如恐怖，时望见光明。

脾脉本缓善不见，

缓乃脾之本脉，隐隐和缓不可见者，为善。恶者，来如水之流，此为太过，

病在外，令人四肢不举；或如鸟之喙，此为不及，病在内，令人九窍壅塞。

微缓胃气得其平；

初微缓者，胃之平脉也。

浮数胃火或误下，

浮数有力，乃胃中有火，吞酸吐逆，齿肿出血，中消善食，夜多盗汗。如浮数无力，乃医误下，损伤脾胃所致。

浮迟胃冷气膨膨；

脾胃气虚冷作呕，肚腹膨胀。

浮涩下利谷不化。

浮为胃虚，涩为脾寒，脾胃虚寒，水谷不化，法当下利。

浮实消渴因劳成；

脉浮而实，原因劳倦伤脾，以致心火乘土，善消水谷为糟粕，而不化为精血营养五脏。故口干发渴，涤荡肠胃，小便数而血肉耗散，故名消中也。

浮芤甲错身体瘦，

浮为胃气衰，芤为荣气伤，故肌肉甲错而不光泽，且渐瘦也。

浮紧腹中痛且鸣；

趺阳脉浮而紧，浮为风，紧为寒，浮为腹满，紧为绞痛，浮紧相搏，肠鸣而转。

浮微而紧为短气，

微则为虚，紧则为寒，中虚且寒，气自短矣。

浮滑吐哕口不馨；

诀云：弦以滑分胃寒。又云：单滑脾家热，口臭气多粗。盖滑为哕，为吐，为口臭。兼弦或无力者，则为胃寒。兼浮大有力者，则为痰火。

浮溢中风涎出口，

浮大带弦，溢过寸口，主本经中风，流涎不止。

浮弦肢急疟痢行；

浮弦，肝气太盛有妨脾土，四肢拘

急倦怠，或患时行疟痢。弦甚则为克脉。

单浮胃虚生胀满，浮甚鼓胀蜘蛛形；

浮甚风聚于胃，胃虚甚，则腹大，四肢瘦，如蜘蛛形然。

微浮客热洪翻胃，

胃邪发为浮洪，胃火主反胃。但略浮而不兼别脉者，乃风邪客热侵犯本经，或来或去。但安脾土，则客热自去矣。

浮绝肤硬冷如水。

无胃脉者，气衰则身冷，血衰则肤硬。

沉数中消好嗜卧，

歌云：脾数中消好嗜眠，胃翻口臭及牙宣。

沉迟中满积滞凝；

沉迟中寒，因伤冷物成积，以致腹中胀满，少食，痰饮气促，痃癖，鼓胀，急痛。

沉甚气促胸腹痛，

气短促，胸至脐腹疼痛。

沉缓气结腹不宁；

沉缓乃上盛下虚，气不升降，而气结在腹，短促不舒。

沉实虚火蒸脾土，

实乃隐伏，阳火在内，炎蒸脾土，致脾气虚，胃气壅，所以不能食，须要温和脾胃。

沉微土郁致心疼；

沉微，乃脾土郁结之气为患，上排于心为痛，或为噫气阻食。

沉伏积块或发痔，

伏主积，气块与痔，皆阴积所结而成。

沉涩少食肌不生；

涩乃心火虚少，致令脾无生气，不能宣化水谷，或作呕吐，或只食少，虽食亦不生肌，沉濡少气弱气喘，沉濡主少气，沉弱主气喘。

沉绝腹满四肢羸。

无脾脉者，苦下利，善呕，腹满身重，四肢不欲动。甚则肢瘦腹大，乃气蛊也，必有腹痛。

俱虚四逆泻不已，

脾胃俱虚，少气不足以息，四肢逆冷，寒泻不已。

俱实身热胀喘惊。

脾胃俱实，身热腹胀，胁痛作喘多惊。

命门沉实最为佳，

命门脉喜满指，沉实带滑不数。

微沉胞络无火邪；

初沉者，胞络相火本脉也。浮数则为火动，沉迟则为火衰。

三焦呼吸审虚实，

三焦无位，惟浮诊以呼吸审其虚实。呼出二至，则心肺上焦邪轻；吸入二至，则肝肾下焦邪轻；呼吸之间一至，则脾胃中焦邪轻。先辈有以浮取上焦合心肺脉，中取中焦合脾胃脉，沉取下焦合肝肾脉。不合则气乱，须再切之。但右尺有三脉，浮为三焦，略沉为胞络，沉为命门，不若以呼吸间取之。

女人三脉滑浮嘉；

女人喜满指浮泛，伏涩者无子。

浮数遗精还是热，

相火盛热，则精自流通。

浮迟冷泻气不奢；

浮迟，阳气已衰，故见冷泻，盗汗等症。

独浮便结风侵肺，

诀云：尺部见之风入肺，大肠干涩固难通。

浮大腹胀脸红华；

腹胀脉浮大，宜调其血，火盛则脸红心躁。

浮弦停水或蒸怯，

99

弦主脐下急痛，停水为积，素虚者得之，为骨蒸怯症。

浮滑火泻渴饮茶；

浮滑，痰火作泻，口渴腹鸣。

浮紧小腹筑筑痛，

浮紧，下部筑然掣痛。

浮芤便血定无差；

浮芤，大肠便血。

浮细虚汗心振惧，

浮细主畏寒，多汗心振。

浮绝阴冷子户遮。

右尺浮取脉绝者，无子户脉也。苦足冷阴寒，妇人绝产，带瘕无子。

沉数消渴小便赤，

沉数，命门火盛，主作渴溺赤。

沉迟冷泻便清频；

沉迟，命门火衰，故泻冷便清。

沉甚水肿缓腰痛，

沉甚，水症，必先脚膝，沉缓专主腰痛。

沉微疝痛泻浊津；

沉微主膀胱疼痛作泻，或津液下流为浊为带。

沉实转筋兼膝痛，

沉实主转筋，膝下痛，或下利，或便难。

沉涩脐冷竭精人；

沉涩，真精枯竭，大便秘滞，小腹与胫俱冷。

沉弱滑泻伏痛逼，

弱脉主脏冷滑泻，伏脉主下寒痛逼。

沉绝足冷见鬼神。

无命门脉者，苦足逆冷，上抢胸痛，梦入水见鬼善魇。

三脉贵有虚中实，

三脉俱实，则热极难解。三脉俱虚，则冷极难补。贵乎似虚而实，似弱而滑。

生死兼此断为真。

命门一云命脉，又两尺前一分名神门，诊命门脉上溢耳。凡病有此脉则生，无此脉则死。断生死固以胃气为主，兼此尤为真的。但命门男女有异：天道右旋，男子先生右肾，故命门在右，而肾在左；地道左旋，女子先生左肾，故命门在左，而肾在右。若男子病，右尺部命脉好，病虽危不死；若女子病，左尺部命脉好，病虽危亦不死。

气口人迎脉诀

此即上古诊法其二也。气口，右手关前一分，以候七情，及房劳、工作勤苦与饮食无节，皆为内伤不足之症。其所以名气口者，五脏之气，必因胃气而升于手太阴故也。人迎，左手关前一分，以候六淫及起居失宜，感冒时行不正之气，皆为外感有余之症。其所以名人迎者，外邪必因虚而入故也。若脏气平者，邪自难犯，故先气口而后人迎也。汉论人迎紧盛伤于寒，气口紧盛伤于食。然七情蕴郁，正由宿食助发。若专伤食而无七情，则不应气口。又论伤寒皆自太阳始，然《经》云，风喜伤肝，寒喜伤肾，暑喜伤心胞，湿喜伤脾，热喜伤心，燥喜伤肺，以类推之。风当自少阳，湿当自阳明，暑当自三焦，寒当自太阳，此丹溪独得经旨，发仲景未发也。其外非六淫、内非七情而病者，谓之不内外因，本经自病也。非若气口人迎传变乘克，但三因皆以胃气为主。《经》云：气口，太阴也，兼属脾。又云：人迎亦胃脉也。《脉赞》云：关前一分人命之生。故取李仲南三因歌括于前，而以丹溪图说之。

喜则伤心脉必虚，

喜则气缓，脉散而虚。甚则神庭融

溢，而心脉反沉。盖喜甚则火盛侮金；肾水复母仇而克心。暴喜暴怒，多有暴中之患，亦此意也。

思伤脾脉结中居；

思则气凝，脉短而结。甚则意舍不宁，而脾脉反弦。

因忧伤肺脉必涩，

忧则气滞而脉沉涩，甚则魄户不闭，而肺脉反洪。

怒气伤肝脉定濡；

怒则气逆而脉濡，或激甚则魂门弛长，而肝脉反涩。

恐伤于肾脉沉是，

恐则气下，怯而脉沉，甚则志室不遂，而肾脉反濡。濡属土也，或疑神庭、志室等穴，皆属太阳。殊不知五脏系背，诸穴于五脏则为有形之经络，于太阳则为无形经之络，特其过脉耳。

缘惊伤胆动相胥；

惊则气乱而脉动，甚则入肝脉散，小儿泻青，大人面青。又，大惊入心者，尿血怔忡。

脉紧因悲伤胞络，

悲则气急而脉紧缩，甚则心胸络与肺系气消而脉虚。

七情气口内因之。

凡七情伤之浅者，惟气口紧盛而已。伤之深者，必审何部相应，何脏传次，何脏相克。克脉胜而本脏脉脱者，死。噫！七情为患如此。和乐以养中和，实养德养身急务也。

紧则伤寒肾不移，

寒伤肾，脉沉而紧，初自足太阳而入，其脉浮盛而紧。浮者，足太阳；紧者，伤寒；盛者，病进也。

虚因伤暑向心推；

暑伤心，脉虚，初自手少阳而入，脉洪虚而数。洪者，手少阳；虚者，伤暑；数者，病增也。

涩缘伤燥须观肺，

燥伤肺，脉涩，初自手阳明而入，脉浮而数。浮者，手阳明；数者，伤燥。

濡细伤湿更看脾；

湿伤脾，脉细而濡，初自足阳明而入，脉细涩而长。涩者，足阳明；濡者，伤湿；长者，病袭也。

浮则伤风肝部应，

风伤肝，脉浮而盛，初自足少阳而入，脉弦浮而散。弦者，足少阳；浮者，伤风；散者，病至也。

弱缘伤热察心知；

热伤心胞络，脉沉弱而缓，初自三焦而入，脉浮而弱。沉者，心胞络；弱者，伤热；缓者，病倦也。暑与热同气，正心多不受邪，每归胞络，此与暑伤心互看。

外因但把人迎审，细别六淫皆可医。

凡外感轻者，惟人迎紧盛，或各部单见而已。重则各部与人迎相应，其传变与伤寒参看。

劳神役虑爱伤心，虚涩之中仔细寻；
血虚神耗。

劳役阴阳每伤肾，须因脉紧看来因；
房劳伤精。

房帏任意伤心络，微涩之中细忖度；
精枯。

疲剧筋痛要伤肝，仔细思量脉弦弱；
筋痛则动，脉弦弱带数。

饥则缓弦脾受伤，
胃气虚也。

若还滑实饱无疑；
脾气滞也。

叫呼伤气须损肺，燥弱脉中岂能避！
气耗也。

不内外因乃如是，气口人迎皆无与；
各脉不与二脉相应。

气口人迎若俱紧，夹食伤寒兼理治。内伤外感，分多少治之。

气口人迎若过盛，内关外格详经义；按《内经》，人迎一盛则躁在手足少阳，二盛躁在手足太阳，三盛躁在手足阳明。一盛者，人迎大于气口一倍也，四倍则阳盛已极，故格则吐逆而食不得入。三阳兼手足而言，或入手经，或入足经，下三阴仿此。又，气口一盛，则躁在手足厥阴，二盛躁在手足少阴，三盛躁在手足太阴，四倍则阴盛已极，故关则不得小便。若人迎气口俱盛四倍已以，盛极衰至必死，抑论关格二症也。然气口人迎俱盛，则吐逆不便交作，故丹溪总之曰关格。但以两寸过盛推之，则尺脉一盛，病在手足厥阴，二盛病在手足太阴，三盛病在手足少阴。传曰：尺部一盛，泻足少阳，补足厥阴；二盛泻足太阴，补足少阴；三盛泻足阳明，补足太阴；四盛则三阴已极，当峻补其阴。一至寸而反之，亦推广经义也。

先贤又恐病流传，取诸杂脉乃全备。

此丹溪示人活法。病有传变，如伤寒紧不在肾，伤怒濡不在肝，流传别经，是以取各部中见脉。与人迎气口相应者，以断内外二因。凡二十七种脉形，随其部位所见，但与人迎应，则为外感；与气口应，则为内伤。其病症，则分诸脉主病同。

总看三部脉法

此即上古诊法其三也。决虚实，断死生，全在总看。故融会经意为歌，且引证什之。业者并小字读之，可也。

脉会太阴决死生，寸关尺具阴阳情。

《难》曰：寸口者，脉之大会，手太阴之动脉也。寸口，即寸关尺，五脏六腑之所始终也。他如冲阳，专应乎胃，太冲专应乎肝，太溪专应乎肾，岂能通乎十二经哉？故法取寸口也。脉本生于阴阳，但阳生于尺而动于寸，阴生于寸而动于尺，关则阴阳相半，界二者之中。阳脉常浮而数，病在头目胸膈，阴脉常沉而迟，病在脐腹腰脚；中脉随时浮沉，病在腹胁胃脘。阴阳恒宜相济，不宜偏胜。若阳一于上而高过鱼际，名曰溢；阴一于下而深入尺泽，名曰覆。寸脉下不至关为阳绝，尺脉上不至关为阴绝，乃真脏之脉而无中气往来以和之也。学者于此而喜悟焉，则始终一寸九分之间，周身阴阳太过不及之情见矣。叔和云：阳弦头痛定无疑，阴弦腹痛何方走。阳数即吐兼头痛，阴微即泻脐中吼。阳实应知面赤风，阴微盗汗劳兼有。阳实大滑应舌强，阴数脾热并口臭。阳微浮弱定心寒，阴滑食注脾家咎。关前关后辨阴阳，察病根源应不朽。诸浮躁脉皆为阳，诸沉细脉皆为阴。凡脉从阴阳易已，脉逆阴阳难已。

浮中沉法知迟数，逆顺虚实应五行。

初持脉见于皮肤之间者曰浮。浮而大散者心，浮而短涩者肺。见于肌肉之下者曰沉。沉而弦长者肝，沉而濡滑者肾。不轻不重与肌肉相得者脾。多有兼乎四脏之邪，则和缓之中，亦必兼乎浮沉滑涩长短弦大，各脉皆然。如沉滑则顺于左尺逆于左寸，如浮涩则顺于右寸逆于左寸。寸口宜浮而反损小，阳虚而阴入乘之也。或时浮滑而长，谓之阴中伏阳。尺部宜沉而反实大，阴虚而阳入乘之也。或时沉濡而短，谓之阳中伏阴。如尺本沉而又沉，谓之重阴；寸本浮而又浮，谓之重阳；寸尺俱微甚谓之脱阳脱阴。无非五行生克偏全，四时五脏各部应得与否，以为逆顺虚实，浮沉迟数歌见前。

极烦九候并十变，无非脏腑合流形。

九候：上部天，足少阳胆以候头角；上部人，手少阳相火三焦以候耳目；上部地，足阳明胃以候口齿。中部天，以候肺；中部人，以候心；中部地，以候胸中之气。下部天，以候肝；下部人，以候脾胃之气；下部地，以候肾。左尺外以候肾，内以候腹中；左关外以候肝，内以候膈中；右关外以候脾，内心候胃脘；右寸外以候肺，内以候胸中；左关外以候心，内以候膻中。前以候前，后以候后。上竟上者，胸喉中事也；下竟下者，小腹腰股膝胫足中事也。三部九候皆相失者死；九候虽调，肌肉已脱者死。是阴阳交错之妙，而虚实微贼正之五邪，因以分焉。十变：心脉急甚者，肝邪干心也；微急者，胆邪干小肠也，为从后来者为虚邪；心脉大甚者，心邪自干心也；微大者，小肠邪自干小肠也，为正邪；心脉缓甚者，脾邪干心也；微缓者，胃邪干小肠也，为从前来者为实邪；心脉涩甚者，肺邪干心也；微涩者，大肠邪干小肠也，从其所胜者为微邪；心脉沉甚者，肾邪干心也；微沉者，膀胱邪干小肠也，是从所不胜者为贼邪。五脏各有刚柔邪，故令一脉辄变为十也。曰九曰十，似繁而简，不外乎浮中沉而自然得之也。故曰数者，腑也；迟者，脏也，以是别知脏腑之病。后世分析太甚，不知阴阳交错、脏腑同气故耳。

三部脉全容易识，

三部通度，六脉俱全，浮沉迟数相等者，脉易识而病易愈也。歌云：三部俱浮肺脏风，恶风发热鼻流涕；三部沉迟冷积成，皮肤枯槁真元惫；三关俱缓脾家热，口臭齿肿时反胃；三部俱弦肝好怒，目翳泪疼多疝瘕；三部俱数心热

狂，口舌生疮唇破碎；三部虚濡微涩伏，久病必死卒病生；三部浮滑芤弦数，卒病相宜久病倾。又有六部同脉者，古云：双弦之脉土易亏，双浮之脉水易亏。余以类推。凡三部脉滑而微者，病在肺；下紧上虚者，病在脾；长而弦者，病在肝；脉小血少者，病在心，实者为心劳；大而紧者，病在肾；缓滑者，热在胃中；迟缓而涩者，胃中有寒有癥结；脉实紧者，胃中有寒，苦不能食，时时自利者难治。脉来累累如贯珠，不前至寸者，有风寒在大肠，伏留不去；脉来累累而止，不至寸口濡者，结热在小肠，伏留不去；脉代而钩者，病在络脉，钩即夏脉。经络皆实者，寸脉急而尺缓；络气不足，经气有余者，脉寸热而尺寒；经虚络满者，尺热满而寸寒涩。

或至不至更难凭。

寸口壮大而尺中无者，此为阴盛于阳，苦腰背痛足胫寒，尺脉浮大而寸口无者，此为阳盛于阴，其人虚而损多汗，或小腹满痛不能溺，溺即阴中痛，大便亦然。尺寸脉牢而长关中无者，此为阴阳相干。尺寸俱无而关中有者，此为阴阳气归于中。左关以验风寒，或风与火之盛衰；右关以验七情，或劳与饮食之内伤。三部或至或不至者，冷气在脾，故令脉不通也。上部有脉，下部无脉，宿食填胸也，其人当吐，不吐者死。上部无脉，下部有脉，虽困无能为害。所以然者，譬如树有根本，故寸口平而死者，肾气先绝于内故也。

上下来去存消息，

上者，自尺部上于寸口，阳生于阴也，为表；下者，自寸口下于尺部，阴生于阳也，为里。来者，自骨肉之分，出皮肤之际，气之升也，为表；去者，自皮肤之际，还于骨肉之分，气之降也，

103

为里。上下来去，乃阴阳消长之消息也。以上下言之：上盛则气高，下盛则气胀。短而急者，病在上；长而缓者，病在下。太过多上溢，不及多下落。以来去言之：脉来疾去徐，上实下虚，为厥癫病；来徐去疾，上虚下实，为恶风。脉虽失而有一线往来者，可治；脉虽全而无往来者，死。上下左右之脉相应而参差者，病甚；上下左右之脉相失而不可数者，死。

又，左脉不和，病在表，主四肢；右脉不和，病在里，主腹脏。有有表无里者，有有里无表者。

推法应须竖且横。

脉隐伏者，乃用推法。经曰：推而外之，属腑，内而不外，有心腹积也；推而内之，属脏，外而不内，身有热也；推而上之关前，上而不下，腰足清也；推而下之关后，下而不上，头顶病也。按之至骨，脉气少者，腰脊痛而身有痹也。盖脉有隐显，皆阴阳变化错综，须横看竖看，乃可以尽其变也。

惟有天和脉不应，

歌曰：天和脉只论三阴，南天高兮北泉深；太阴专主右尺寸，厥阴尺寸左边沉；少阴尺寸两不应，相交相反死将临。天和，乃平脉也，诸阳为浮，诸阴为沉，故不言三阳司天、在泉。南政以天道言：甲己二岁论脉，则寸在南而尺在北。三阴司天，则两寸不应；太阴司天，右寸不应；少阴司天，两寸不应；厥阴司天，左寸不应；三阴在泉，则两尺不应；太阴在泉，右尺不应；少阴在泉，两尺不应；厥阴在泉，左尺不应。北政以地道言：乙丙丁戊庚辛壬癸之岁论脉，则寸在北而尺在南。三阴司天，则两尺不应；太阴司天，右尺不应；少阴司天，两尺不应；厥阴司天，左尺不

应。三阴在泉，则两寸不应；太阴在泉，右寸不应；少阴在泉，两寸不应；厥阴在泉，左寸不应。不应者，皆为沉脉也。《绀珠经》曰：五行君火不用事，故南政少阴司天，君火在上，则两寸不应；司泉，君火在下，则两尺不应。厥阴司天，君火在左，故左寸不应；司泉，则左尺不应。太阴司天，君火在右，故右寸不应；司泉，则右尺不应。北政少阴司天，君火在上，则两尺不应；司泉，君火在下，则两寸不应。厥阴司天，君火在左，故左尺不应；司泉，则左寸不应。太阴司天，君火在右，故右尺不应；司泉，则右寸不应。凡不应者，谓脉沉而细，不应于手也。反之则沉为浮，细为大也。岁当君火在寸，而沉反应于尺；岁当君火在尺，而沉反应于寸，经曰：尺寸反者死。岁当君火在左，而沉反应于右；岁当君火在右，而沉反应于左，经曰：阴阳易者死。又曰：学诊之士，必先岁气，良有以哉！此与仲景、丹溪所说不同，然所论深得《素问》君火以退之旨，故从之。

急弹靡常是奇经。

歌曰：督冲犹豫若狂痴，两手坚实浮沉齐，尺寸俱浮俱牢者，直上直下亦如之；任紧细长至关止，阴中切痛引腹脐。前部左右脉弹手，阳跷癫痫痹皮肌；后部弹手阴跷脉，里急阴疝崩漏危；中部弹手带脉病，走精经绝恐无儿。从少阴斜至太阳，阳维巅仆声如羊；从少阳斜至厥阴，阴维痒痹恶风侵。来大时小是阴络，肉痹应时还自觉；来小时大阳络病，皮肤不仁汗滴落。按《脉经》，两手脉浮沉实盛一般者，冲督脉也。主凡事犹豫有两心，甚则癫狂痴迷不省，尺寸俱浮直上直下，或只关浮，直上直下者，督脉也。主腰背强，大人癫，小

儿痫。尺寸俱牢，直上直下，或只关实者，冲脉也。主胸中有寒，妇人瘕疝绝产。脉来紧细实长者，任脉也。苦小腹痛引脐，阴中切痛。前部左右弹手者，阳跷脉也。苦癫痫恶风，偏枯僵仆羊鸣身体强痹，后部左右弹手者，阴跷脉也。苦小腹痛，里急，引阴中痛，男子为疝，女子崩漏。中部左右弹手者，带脉也。苦小腹痛引腰，男子失精，女子绝经，令人无子。从少阴斜至太阳者，阳维也。巅仆羊鸣，或失音不能言。从少阳斜至厥阴者，阴维也。苦癫痫，肌肉淫痒痹。汗出恶风。阴络来大时小，苦肉痹应时自发，身洗洗也；阳络来小时大，皮肤不仁且痛，汗出而寒。凡见奇经之病，而后有奇经之脉，病证详前经络。

　　一脉二变尤堪怪，

　　动脉，阴阳气相搏耳。阴阳和则脉不动，今气先中于邪，则气为之是动。气既受邪，则血亦不行，而病所由生。故一脉之动，变为气血两病，岂特左为血而右为气哉？又，洪大一脉，有力而实者为热甚，无力而虚者为虚甚。微涩一脉，无力而短者固为虚，然伏热痰气凝滞，亦可概以虚视之乎？是知脉之变化不拘如此，故有舍证而从脉者，有舍脉而从证者。有从一分脉、二分证者；有从一分证、二分脉者；有清高贵人，两手俱无脉者；有左小右大，左大右小者；有反关脉者；又有折一手及疮伤脉道者，可不从其证乎？善诊者，尚其悟之。

　　男女寅申莫浪惊。

　　天之阳在南而阴在北，男子面南而生于寅，则两寸在南而得其阳，寸脉洪而尺脉弱者，常也；地之阳在北而阴在南，女子面北而生于申，则两尺在北而得其阴，寸脉弱而尺脉洪者，常也。阳强则阴弱，天之道也，反之者病。男得女脉为不足，女得男脉为太过。左得之病在左，右得之病在右。男左女右者，地之定位也。盖人立形于地，故从地化。楚人尚左者，夷道也。故男子左脉强而右脉弱，女子则右脉强而左脉弱。天以阴为用，故人之左耳目明于右耳目。地以阳为用，故人之右手足强于左手足。阴阳互用也，非反也。凡男子诊脉必先伸左手，女子诊脉必先伸右手。男子得阳气多，故左脉盛；女子得阴气多，故右脉盛，男子以左尺为精府，女子以右尺为血海，此天地之神化也，所以别男女，决死生。叔和云，女人反此背看之，尺脉第三同断病是也。或不知此阴阳，五脏倒装者，非。

　　大衍五十为至数，主位先天见圣灵。

　　脉以息数为主，血为脉，气为息，应曰至，息曰止。呼吸者，气之橐籥；动应者，血之波澜。人一呼脉行三寸，一吸脉行三寸，呼吸定，脉行六寸。人一日一夜，凡一万三千五百息，脉行五十度，周于身，漏水下百刻。荣卫行阳二十五度，行阴亦二十五度，为一周也，故五十度复会于手太阴。法以一呼一吸为一息。一息之间，脉来四至五至，和缓舒畅者为平。六数七极，热之甚也。三迟二慢，冷危证也。两息一至与八九十余，则不成息矣。凡至数多者为至，至数少者为损。损脉从上损肺起，而下及于肾，至脉从下损肾起，而上及于肺。《捷径》曰：从上损下死犹迟，至脉多从下损上，然此小衍之数也。大衍以五十数为极至，三部平均，满五十数而一止，或不止者无病。若觉肾脉忽沉，就肾部数起，不满五十动而止者，一脏无气。呼出心与肺，一动肺，一动心；吸入肾与肝，一动肝，一动肾；呼吸之间，一动脾。今吸不能至肝至肾而还，复动肺脉，则四十动后一止者，是肾先绝，肝脏代至，期四年春草生时死。就肝部数起，三十动一止者，肝肾两脏无气，心脏代至，期三年谷雨时死。就心部数起，二十动一止者，肾肝心三脏无气，脾脏代至，期二年桑柘赤时死。就脾部数起，十五动一止者，肾肝心脾四脏无气，肺脉代至，期一年草枯时死。至于两动一止，或三四动一止者，死以日断矣。是知脉之虚实死生，皆在息数之间。奈何今之诊者，或专究析诸般脉形，而不暇察夫至数。又有虽知察夫至数，而无得手应心之妙，数之愈繁而愈失其真。噫！折一臂、瞽一目而不夭，脉少有变，则病患随之。今人问病，每曰脉息何如？医者于此未达奈何？学者要在平时对先天图静坐调息，观气往来。临时又有屏气不息之敬，则是以吾心之太极，而验彼身之太极，不离乎气血，不杂乎气血，乃先天之灵也，岂泥象数者之可语哉！断病之法，四时四季，以其当旺者为主。五脏六腑，候其盛衰之极者为病，本位太过不足之极者亦死。《素问》云：人之居处动静而脉亦能为之改。则凡不幸而脉稍有变者，可不调养之以尽其天年乎？叔和云：五十不止身无病，数内有止皆知定；四十一止一脏绝，却后四年多没命；三十一止即三年，二十一止二年应；十五一止一年殂，以下有止看暴病。又云：两动一止、或三四五动一止，六七死，四动一止即八朝，仿此推排但依次。不问内因外因，久病暴病，见代止必死。凡诸般死脉，皆十动以下之变名也。

四时胃气为之本，

人之气血，春升夏浮，秋降冬沉，应周天之常度，配四时之定序。以各部言之：肝弦、心洪、肺涩、肾沉、脾缓者，本脏脉也；以时令言之：春时六部中俱带弦，夏俱带洪，秋俱带涩，冬俱带沉，长夏四季俱带和缓。凡人得应时之脉者，无病也。然必微弦，微洪，微毛，微石，为有胃气。若纯见弦洪毛石，谓之真脏之脉。无胃气以和之者必死。故曰：四时以胃气为本。此脉之常体也。然消息盈亏，理化不住，运动密移，春行冬令，夏行春令，秋行夏令，冬行春令，四变之动，脉与之应者，乃气候之至脉也。亦必脉有胃气无害，胃气者，中气也。不大不细，不长不短，不浮不沉，不滑不涩，应手中和，意思欣欣难以名状者是也。有胃气则脉有力有神，无胃气则脉无力无神，神即胃气也。男子左手重而气口脉和，女子右手重而人迎脉和，亦为有胃气。今人泥以浮取腑，沉取脏，中取胃气，而不知中固中也。浮之中亦有中也，沉之中亦有中也。不当泥其形，而当求其神也。神即有力也。或疑七诊之法，亦以中为胃气，且如六脉俱沉，可断其无中气耶！其九候指法轻重，经论详矣，已采入心部脉注。

六甲循环若弟兄。

气候阴阳，更迭四时。冬至阴极阳生，夏至阳极阴生。冬至后得甲子，少阳旺六十日，其气尚微，故脉来乍大乍小，乍短乍长。第二甲子，阳明旺六十日，其气始萌，故脉浮大而短。第三甲子，太阳旺六十日，其气大盛，故脉来洪大而长。夏至后第四甲子，太阴旺六十日，阴气初生，故脉紧大而长。第五甲子，少阴旺六十日，阴气渐盛，故脉紧细而微。第六甲子，厥阴旺六十日，阴气极盛，故脉沉短而敦重。六六三百六十日以成一岁，此三阴三阳之旺，时日之大要也。又大寒至春分，厥阴风木之至，其脉弦。春分至小满，少阴君火之至，其脉洪而钩。小满至大暑，少阳相火之至，其脉大而浮。大暑至秋分，太阴湿土之至，其脉沉。秋分至小雪，阳明燥金之至，其脉短而涩。小雪至大寒，太阳寒水之至，其脉大而长。或问：六甲六气，主脉皆本《内经》，而脉形有不同者，何耶？盖人禀气盛，则脉应时而盛，禀气弱或有病邪凝滞，则脉不能应时，而不失其真气，则亦随阴阳微盛而变化略不同耳，非相反也。此言人身气候有一日一应周天者，有一年一应周天者。丹溪曰：脉，神也，阳也。其行速，犹太阳一日一周。息，气也，阴也。其行迟，犹太阴一月一周是也。歌云：春弦夏洪秋似毛，冬沉如石应天地；阿阿缓若春杨柳，此是脾家居四季；气候变动或不同，生死总诀在胃气。

约哉四脉千古诀！

博之二十七种，约之则为浮沉迟数滑涩缓大八要，又约之则为浮沉迟数，又至约则为浮中沉。盖浮兼数，沉兼迟，中则浮沉之间，故所集六部脉诀，每以浮沉二字贯之。虽曰浮者阳也，沉者阴也，阴阳辨而脉无余蕴矣。是知浮沉迟数四脉，真千古要诀也。彭用光曰：浮阳曰金，轻清于上；芤实洪长，在心取象。沉阴曰水，润滑在下；微弱伏虚，由沉化生。迟寒曰土，三至一息；内涵四脉，濡缓涩结。数热曰火，一息六至；弦紧仿佛，滑大为异。盖浮乃轻手取之，而芤实洪长之类，皆轻手而得之也。沉乃重手取之，而微弱伏虚之类，皆重手而得之也。迟者不急，一息三至，而濡缓涩结之类也。数者频急，一息六七至，而弦紧滑大之类也。学者能以四脉为祖，先看五脏之中何脏得之？后看三部之中何部得之？庶乎据脉可以识证，因证亦可以识脉，随人人之脉与证而立方，庶乎不致误人也。

动静玄机太简明。

脉理繁洁，治法多端。若不凭浮沉迟数，则指下茫然。且脉有单看浮而总看沉者，有总看浮而单看沉者，迟数亦然。要之，审决经络，惟总看可凭。凡脉以得中为静，太过而为盛之极，不及而为衰之极，俱谓之动。只取其动者治之，则经络不杂，何其简且明哉！

不问在经并脏腑，有力无力要叮咛。

四脉不问何部得之，有力则为风积痛热，无力则为虚气寒疮。百病无不包括。

欲识根源无别巧，只要临时心气清。

根源，即手太阴也，胃气也。先天之灵，非心清气定者不能察识。七诊法云：一静其心，存其神也；二忘外意，无私虑也；三匀呼吸，定其气也；四轻指于皮肤之间，探其腑脉，浮也；五微重指于肌肉之间，取其胃气，中也；六沉指于筋骨之上，取其脏脉，沉也；七察病人脉息数来也。

伤寒脉法

大浮数滑动阳脉，阴病见阳生可得；沉涩弦微弱属阴，阳病见阴终死厄；阴阳交互最玄微，浮中沉法却明白。

阴阳脉皆五者，脉从五行生也。邪在表则见阳脉，邪在里则见阴脉。阴病见阳脉者生，邪自里之表，欲汗解也。如厥阴中风，脉微浮为欲愈，不浮为未愈是也。阳病见阴脉者死，邪自表达里，正气亏陷，如谵语脉沉是也。《活人书》谓杂病与伤寒脉不同，其实同也，况伤寒中亦有杂病，杂病中亦有伤寒。伤寒杂病脉之阴阳一而已矣。自《百证歌》

举其概，丹溪发其微，然后知脉当从仲景与叔和《脉经》，不当泥高阳生之《脉诀》也。

浮脉察表之实虚，

伤寒先辨人迎，及传而变，次别诸经。

尺寸俱浮太阳表；浮而紧涩是伤寒，浮而数者热不小；

脉尺寸俱浮、有力有神者，可汗；脉迟者，不可汗。

浮而缓者是伤风，

宜解肌，不可汗。

浮大有力热易晓；浮而长大太阳合阳明，浮而弦大少阳了。

中切阳明少阳经，尺寸俱长阳明病；浮长有力兼太阳，

无汗，宜发汗。

长大有力为热甚；

当解肌。

长数有力热可平，长滑实大宜通利；尺寸俱弦和少阳，

凡弦脉只可和解。

浮弦兼表汗乃定；弦迟弦小弦微虚，内寒宜温。

弦大弦长滑热盛。

热甚宜解。

沉脉察里虚与实，尺寸沉细属太阴；沉微少阴微缓厥阴，沉迟无力阴气深；

脉沉微、沉细、沉迟、沉伏无力，为无神，为阴盛而阳微，急宜生脉回阳。

沉疾有力为热实，养阴退阳邪不侵。

脉沉疾、沉滑、沉实有力，为有神，为热实，为阳盛阴微，急宜养阴以退阳也。大抵沉诊之法，最为紧关之要，以决阴阳冷热用药，生死在于毫发之间，不可不仔细察之。凡脉中有力为有神可治，无力为无神难治。抑论伤寒脉非一端，阴阳俱紧涩，伤寒也；若前伤寒，

郁热未净，重感于寒，则变为温疟。阳浮阴弱，伤风也；若前伤风，蕴热未已，重感风，则变为风温。阳濡阴急，当夏先伤湿而后伤暑，乃湿温脉也。阳浮阴濡，当春先伤温气而后感风，乃风温脉也。阳脉洪数，阴脉实大，温毒脉也。当春夏感热而又遇湿热，两热相合，故温毒发斑。阳脉濡弱，阴脉弦紧，湿温脉也。长夏先伤湿而后伤暑，阴阳俱盛，温疟脉也。先伤风寒，余热未净，重感于寒所致。若脉阴阳皆沉，而证似太阳者，乃冬时天暖，温气所犯。或同病异名，或同脉异经，病皆起于中宫湿土，与伤寒相似，不可不辨。

杂病脉法

以所集杂病为次，《脉诀举要》为主，兼采《正传》、《权舆》权度补之，附温暑内伤。

中风脉浮，滑兼痰气；其或沉滑，勿以风治；或浮或沉，而微而虚；扶危治痰，风未可疏；浮迟者吉，急疾者殂。

若风废瘫痪，脾缓者不治。《捷径》云：风疾脾缓空费力，痨疾心数命难存。

中寒紧涩，阴阳俱盛，法当无汗，有汗伤命。

阳紧，寒在上焦作吐；阴紧，寒在下焦自利；阴阳俱紧，上下皆受寒也，法当无汗，反自汗者，亡阳不治。

伤风之脉，阳浮阴弱，邪在六经，或弦而数。

阳浮，卫中风也；阴弱，荣气弱也。邪在六经者俱弦。

暑伤于气，所以脉虚，弦洪芤迟，体状无余。

脉虚而微弱，或浮大而散，或隐不见，微弱隐状，皆虚类也。

暑热病剧，阴阳盛极，浮之而滑，沉之散涩，汗后躁大，死期可刻。

得汗后，脉躁大者固死；入里七八日来，脉不躁数而涩小者，亦死。

温脉无名，随见诸经，未汗宜强，虚缓伤生。

温脉随各脏腑所见而治。未汗脉强急者生，虚缓者死；已汗表证不退，脉强急者死，或入里腹痛甚、下利者死。

温脉濡缓，或兼涩小，入里缓沉，浮缓在表，若缓而弦，风湿相搅。

浮缓在表，沉缓在里，或弦缓，或浮缓，风湿相搏也。

脉紧而涩，或浮而弦，或芤而虚，是为燥证。

涩主燥，风燥兼浮而弦，血燥兼芤而虚。

虚火数浮，实火沉大，随其所见，细数为害。

脉浮洪数无力为虚火，脉沉实大有力为实火。如洪数见左寸心火，右寸肺火，左关肝火，右关脾火，两尺为肾经命门火。

内伤劳役，豁大不禁；若损胃气，隐而难寻。内伤饮食，滑疾浮沉；内伤劳食，数大涩浸。右关缓紧，寒湿相寻；右关数缓，湿热兼临；数又微代，伤食感湿。

心脉变见于气口，肝木亦挟心火之势而来迫肺金，故大如急数，为无力不禁耳。内伤轻者，右关沉滑；内伤重者，气口浮滑。右寸气口脉急大而数，时一代而涩，涩者，肺之本脉，代者，元气不相接续，此饮食失节，劳役过甚，大虚之脉也。右关脾脉数中显缓，且倍于各脏，此劳役轻，而伤饮食湿热重也。数多燥热，缓多湿热。若脾脉大数，时微缓一代者，饮食不节，寒温失所也。

下手脉沉，便知是气，沉极则伏，涩弱难治，其或沉滑，气兼痰饮。

滑者多血少气，涩者少血多气。尺脉涩坚，血实气虚；尺脉细微，气血俱虚；脉细代者气衰；绝者，气欲绝；伏涩难治，几于欲绝也。

诸证失血，皆见芤脉，随其上下，以验所出。大凡失血，脉贵沉细，设见浮大，后必难治。

脉得诸涩濡弱为亡血。脉浮面白色薄者，里虚亡血。脉夹轻轻、尺中独浮、目睛晕黄者为衄血。或沉弦而虚、面白短气、目瞑、小腹满者，因劳衄血。太阳脉大而浮者，衄吐血。如悬钩搏手，或沉弦者，衄血。肺脉弦急者，咳而唾血。脉浮弱按之绝者，下血。烦咳者，必吐血，肠澼下脓血。脉弦绝则死，滑大则生。血温身热者死。脉极虚芤迟为亡血失精。

偏弦为饮，或沉弦滑，或结涩伏，痰饮中节。

痰饮脉皆弦而兼微沉滑，惟肺饮有喘不弦。若双弦者，乃寒饮也。或大下后善虚，若浮弦大实者，膈有稠痰宜吐。久得结脉，或涩或伏者，痰饮胶固于中，阻滞节上脉道故也。

郁脉皆沉，血芤气涩，湿郁缓沉，热乃数极。痰郁滑弦，滑紧因食，郁甚则滞，或结代促。

六郁脉皆兼沉，甚则伏，又甚则结促代。惟有胃气可治，在上则见于寸，在中则见于关，在下则见于尺，左右亦然。

平脉弦大，劳损而虚；大而无力，阳衰易扶；数而无力，阴火难除；寸弱上损，浮大里枯；尺寸俱微，五劳之躯。血羸左濡，气怯右推，左右微小，气血无余。痨瘵脉数，或涩细如，潮汗咳血，肉脱者尪。

凡曰虚损，因虚而有伤损也。虚劳者，因虚而不禁劳，因劳而愈虚也。瘵瘵者，劳之极也，即五劳六极也。瘵者，牢也，言其病已牢痼而不可解也。诸虚脉多寸关弦大而尺微涩，有火则尺亦大。大者，正气虚而邪盛；弦者，中寒也。若大而无力者，阳气虚也；大数无力者，阴血虚也；左右微小者，必成痼冷。瘵症骨蒸潮热，盗汗，咳嗽见血，或泄不泄，惟肉脱甚，脉数细而涩者死。古云：微数不成病，不名劳。

风寒暑湿，气郁生涎，下虚上实，皆头晕眩。风浮寒紧，湿细暑虚，痰弦而滑，瘀芤而涩。数大火邪，虚大久极，先理气痰，次随症脉。头痛阳弦，浮风紧寒，热必洪数，湿细而坚。气虚头痛，虽弦带涩，痰厥则滑，肾厥坚实。

六经脉症同伤寒，见病机诀云：头痛短涩应须死，浮滑风痰皆易除。

眼本火病，心肝数洪，右寸关见，相火上冲。

左寸脉洪数，心火炎也；关弦而洪，肝火盛也；右寸关俱弦洪，肝木挟相火之势，而来侮所不胜之金，而制己所胜之土也。

耳病肾虚，迟濡其脉，浮大为风，洪动火贼。沉涩气凝，数实热塞，此久聋者，专于肾责。暴病浮洪，两尺相同，或两尺数，阴虚火冲。

若左寸洪数，心火炎也；两尺洪数，相火炎也，其人必梦遗，耳鸣，或聋。

右寸洪数，鼻衄鼻齄；左寸浮缓，鼻涕风邪。

鼻流清涕。

口舌生疮，脉洪疾速；若见脉虚，中气不足。

经曰：左寸洪数心热，右寸浮数肺热。左关弦数而虚，胆虚甚；洪而实肝热。右关沉实，脾胃有实热，兼洪数者口疮，或为木舌、重舌。脉虚者，为中气不足。

齿痛肾虚，尺濡而大，火炎尺洪，疏摇豁坏。右寸关数，或洪而弦，此属肠胃，风热多涎。

尺洪大而虚者，肾虚；齿痛动摇疏豁者，相火上炎也；右寸关洪数，或弦而洪者，肠胃中有风热也。

痛风沉弦，肝肾被湿。少阴弱浮，风血挚急。或涩而小，酒后风袭。

寸沉而弦，沉则主骨，弦则主筋，沉则为肾，弦则为肝，汗出入水，因水伤心，故历节痛而黄汗出。少阴脉浮而弱，弱则血不足，浮则为风，风血相搏，则疼痛如掣。或尺涩小，短气，自汗出，历节痛不可屈伸，此皆饮酒汗出当风所致也。

风寒湿气，合而为痹。浮涩而紧，三脉乃备。

脉浮而缓，属湿为麻痹；脉紧而浮，属寒为痛痹；脉涩而芤，属死血，为木不知痛痒；脉浮而濡，属气虚，关前得之麻在上体，关后得之麻在下体。

斑疹沉伏，或散或无；阳浮而数，火见于躯；阴实而大，热蒸在肤。

滑伯仁曰：脉者血之波澜。故发斑者血散于皮肤，故脉伏；火盛于表，故阳脉浮数；下焦实热，故阴脉实大。

咳嗽所因，浮风紧寒，数热细湿，房劳涩难。右关微濡，饮食伤脾；左关弦短，肝极劳疲。肺脉浮短，咳嗽与期，五脏之嗽，各视本部。浮紧虚寒，沉数实热；洪滑多痰，弦涩少血。形盛脉细，不足以息，沉小伏匿，皆是厄脉，惟有浮大，而嗽者生，外证内脉，参考称停。

外症肌瘦肉脱，发热作泄，内脉沉

急者必死。

霍乱吐泻，滑而不匀，或微而涩，代伏惊人。热多洪滑，弦滑食论。

右关滑为霍乱吐泻，脉涩结代伏，虽因痰食阻滞，不可遽断以死。然亦但可乍时一见，渐滑大为吉。故诀云：霍乱之候脉微迟，气少不语大难医。脉弦甚者亦死。洪滑者，热；弦滑者，膈有宿食留饮，宜吐。

心痛微急，痛甚伏入，阳微阴弦，或短又数。紧实便难，滑实痰积。心痹引背，脉微而大，寸沉而迟，关紧数锐。

阳微虚在上焦，所以胸痹痛。心痛者，脉阴弦故也。胸痹之病，喘息咳唾。胸痹痛短气，寸口脉沉而迟，关上小紧而数。

腹痛关脉，紧小急速，或动而弦，甚则沉伏。弦食滑痰，尺紧脐腹。心腹痛脉，沉细是福，浮大弦长，命不可复。

脉细小紧急速，中腹刺痛。尺脉紧实，脐及小腹痛者，宜利。若尺脉伏者，小腹痛有瘕疝。

疟脉自弦，弦数多热，弦迟多寒，弦微虚乏，弦迟宜温，紧小下夺，弦浮吐之，弦紧汗发。亦有死者，脉散且歇。

疟虽病久虚极，脉微似乎不弦，然必于虚数之中见弦，但不搏手耳。凡汗吐下，脉弦而小紧，与肌肉相得久持之至者宜下；弦迟者宜温；弦紧者宜发汗针灸；浮大者宜吐；弦数者风发也，以饮食消息止之。此汗吐下法，推之百病皆然。

痢脉多滑，按之虚绝，尺微无阴，涩则少血，沉细者生，洪弦死诀。

肠澼下痢，虽忌身热，亦忌厥冷。

痞满滑大，痰火作孽，弦伏中虚，微涩衰劣。

胸痞多有痰火，故寸滑且大。右关弦迟或伏者，肝乘脾虚生涎，气郁不舒。微反在上，涩反在下者，气血虚也。微则气衰多烦，涩则血少多厥。

湿脉自沉，沉迟寒侵，沉数火热，沉虚滑脱。暑温缓弱，多在夏月。

微小者生，浮弦者死，犯五虚症者亦死。

吞酸脉形，多弦而滑。或沉而迟，胸有寒饮；或数而洪，膈有痰热。

时吐酸水，欲成反胃。

五疸实热，脉必洪数。其或微涩，证属虚弱。

因阳明经内蓄热，或因渴饮水，或自汗浴水，或失饥伤饱，或醉饱房室发黄者，其脉多沉；因暴热浴冷，酒后当风，其脉多浮。大抵酒疸沉弦或细，久为黑疸。趺阳脉迟，食不敢饱，或紧数者胃热消谷。挟寒则食罢反饱，名谷疸。尺脉浮为伤肾，趺阳脉紧为脾伤。凡黄候寸口脉，近掌无脉、口鼻黑色者不治。

水肿之证，有阴有阳，阴脉沉迟，其色青白，不渴而泻，小便清涩。脉或沉数，色赤而黄，燥粪赤溺，兼渴为阳，沉细必死，浮大无妨。

阳脉必见阳证，阴脉必见阴证。沉细水愈盛而不可制，浮大则心火生土，而水可制矣。

胀满脉弦，脾制于肝，洪数热胀，迟弱阴寒，浮为虚胀，紧则中实。浮大可生，虚小危急。

以关为主。

遗精白浊，当验于尺，结芤动紧，二证之的。微涩精伤，洪数火逼，亦有心虚，左寸短小，脉迟可生，急疾便夭。

急知虚浮，时时遗精者死。

腰痛之脉，必沉而弦，沉为气滞，弦大损肾元。或浮而紧，风寒所缠，湿伤濡细，实闪挫然。涩为瘀血，滑痰火煎，或引背痛，沉滑易痊。

尺脉沉，腰背痛，时时失精，食少，脉沉滑而迟者，可治。

疝脉弦急，积聚所酿，察其何部，肝为本脏。心滑肺沉，风疝浮荡，关浮而迟，风虚之恙。阳急为瘕，阴急疝状。沉迟浮涩，疝瘕寒痛，痛甚则伏，或细或动。牢急者生，弱急者丧。

疝本肝经，弦则卫气不行而恶寒，紧急则不欲食，弦紧相搏则为寒疝。跌阳脉浮而迟，浮为风虚，迟为寒疝。三阳急为瘕，三阴急为疝。心胃脉滑则病心风疝，太阳脉浮则病肾风疝，少阳脉浮则病肝风疝。

脚气之脉，浮弦为风，濡湿迟寒，热数且洪。紧则因怒，散则忧冲，细乃悲过，结为气攻。两尺不应，医必无功。

左尺不应难痊，寸口无常不治。

消渴肝病，心滑而微，或紧洪数，阳盛阴衰。血虚濡散，劳则浮迟，短浮莫治，数大难医。

浮则卫虚，短则荣竭，故不治也；数大火炎，亦不治也。但叔和又云：消渴脉数大者活，虚小命殂须努力。何耶？盖初起数大而不坚实者，火犹可状。虚小即浮短也，会其意，亦不相反。

燥结之脉，沉伏勿疑。热结沉数，虚结沉迟。若是风燥，右尺浮肥。

老人虚人便结，脉雀啄者不治。

两胁疼痛，脉必双弦。紧细弦者，多怒气偏；沉涩而急，痰瘀之愆。

双弦者，肝气有余。肝脉急而胁下有气支满，引小腹而痛，时小便难，苦目眩头痛，腰背重，足冷，妇人月水不来，时无时有。沉濡涩散，其色泽者，当病溢饮，多饮水而涎溢入肌肤肠外；或兼搏手坚急，面色不泽者，瘀血也。或因坠堕使然。

淋病之脉，细数何妨？少阴微者，气闭膀胱。女人见之，阴中生疮。大实易愈，虚涩其亡。

大而实者生，虚细而涩者死。

小便不通，浮弦而涩。芤则便红，数则黄赤，便难为癃，实见左尺。

小便不利难来者为癃闭，乃膀胱热极，故脉实也。

五积属阴，沉伏附骨，肝弦心芤，肾沉急滑，脾实且长，肺浮喘卒。六聚结沉，痼则浮结。又有癥瘕，其脉多弦，弦急癥疾，弦细癥坚，沉重中散，食成癖疝。左转沉重，气癥胸前；若是肉癥，右转横旋。积聚癥瘕，紧则痛缠，虚弱者死，实强可痊。

脉沉伏而细，在寸，积在胸中；微出寸口，积在喉中；在关上，积在脐傍；上关上，积在心下；微下关，积在小肠。尺微，积在气冲。脉出在右，积在右；脉出在左，积在左；脉两出，积在中央，各以其部处之也。肝积脉弦而细，肺积脉浮而毛，肾积脉沉而急滑，心积脉沉而芤，上下无常处，脾积脉实而长、食则多吐。《内经》论赤脉之至也，喘而坚，有积在中，名心痹，得之思虑，白脉喘而浮，有积在胸，名肺痹，得之醉而使内。喘，谓脉至如卒喘状也。青脉长而左右弹手，有积气在心下支肤，名肝痹，得之寒湿，与疝同。黄脉大而虚，有积在腹中，名厥疝。女子同法得之疾，使四肢汗出当风。黑脉上坚而大，有积气在小腹与阴，名肾痹，得之沐浴清水而卧。脉沉重而中散者，因寒食成积，脉左转而沉重者气癥，积在胸中。脉右转出不至寸口者，内有肉癥也。转者横也，脉转而横，主腹有积，或在胁下，积聚脉亦大同。故《难经》曰：结微则积微，结甚则积甚。脉伏结者为积聚，浮结者为痼疾。如积聚脉不结伏，痼疾脉不浮结，为脉不应病者死。

中毒洪大，细微必倾，尺寸数紧，钗直吐仍，此患蛊毒，急救难停。

钗直者，脉直如钗也。

喘急脉沉，肺胀停水，气逆填胸，脉必伏取。沉而实滑，身温易愈，身冷脉浮，尺涩难补。

手足温暖，脉静滑者生；身冷，脉浮涩者死。

嘈杂嗳气，审右寸关，紧滑可治，弦急则难。两寸弦滑，留饮胸间，脉横在寸，有积上拦。

右寸关脉紧而滑，常也，右关弦急欲作反胃者，难治。寸脉横者，膈有横积也。

呕吐无他，寸紧滑数，微数血虚，单浮胃薄，芤则有瘀，最忌涩弱。

脉阳紧阴数，其人食已则吐，紧小多寒，滑数痰火。微数血虚，令胸中冷。关浮胃虚，呕而嗳气不食，恐怖即死。芤带紧者有瘀逆，脉紧涩小弱，自汗者死。

呃逆甚危，浮缓乃宜；弦急必死，结代促微。

弦急，木克土也。结代促微，元气衰也。

反胃噎膈，寸紧尺涩；紧芤或弦，虚寒之厄；关沉有痰，浮涩脾积；弱大气虚，涩小血弱；若涩而沉，七情所搏。

寸紧胸满不食，尺涩故反胃也。紧芤或迟者，胃寒也。弦者，胃虚也。关脉沉大，有痰也。浮涩脾不磨食，故朝食暮吐，暮食朝吐。脉紧涩者难治。

痉脉弦直，或沉细些，汗后欲解，脉泼如蛇，伏坚尚可，伏弦伤嗟。

痉脉来，按之筑筑然而弦，直上直下，或沉细迟。若发汗后，脉泼泼然如

蛇，暴腹胀大。为欲解。如脉反伏弦者必死。

癫痫之脉，阳浮阴沉，数热滑痰，狂发于心。惊风肝痫，弦急可寻，浮病腑浅，沉病脏深。

阳证脉必浮长，阴证脉必沉细。虚弦为惊为风痫；沉数为热，滑疾为痰。脉滑大为病在腑则易治，脉沉涩入脏者难治。叔和云：恍惚之病定癫狂，其脉实牢保安吉；寸关尺部沉细时，如此未闻人救得。所谓实牢，即滑大也。

祟脉无常，乍短乍长，大小促结，皆祟为殃。遁尸脉紧，与证相妨。

邪祟脉，长短大小促结无常。凡五尸、鬼邪、遁疰病症，与脉全不相应也。

惊悸怔忡，寸动而弱，寸紧胃浮，悸病仍作。饮食痰火，伏动滑搏，浮微弦濡，忧惊过却，健忘神亏，心虚浮薄。

寸口动而弱，动为惊，弱为悸。寸口脉紧，趺阳脉浮，胃气虚，是以惊悸，趺阳脉微而浮，浮为胃气虚，微则不能食，此恐惧之脉，忧迫所致也。

喉痹之脉，两寸洪溢，上盛下虚，脉忌微伏。

尺脉微伏者死，实滑者生。

汗脉浮虚，或濡或涩，自汗在寸，盗汗在尺。

男女平人脉虚弱微细者，必有盗汗。

痿因肺燥，脉多浮弱，寸口若沉，发汗则错。足痛或软，专审于尺，滑疾洪缓，或沉而弱。

《脉经》曰：脉浮弱，其人欲咳不得咳，咳则出涎而肺干，小便不利。寸口脉不出，反为发汗，多唾唇燥，小便反难，大便如烂瓜豚膏，皆因误汗伤津液，以致肺燥也。

厥证数端，沉细为寒；沉伏而数，为热所干；脉喘为气，浮实痰顽；气弱

微甚，大则血悭；寸大沉滑，身冷必难。

卒厥尸厥，寸口沉大而滑，不知人，唇青身冷，为入脏即死；如身温和，汗自出，为入腑而后自愈。

尺沉而滑，恐是虫伤；紧急莫治，虚小何妨？

尺脉沉滑者，寸白虫；洪大者，蛔虫。

求嗣之脉，专责于尺；右尺偏旺，火动好色；左尺偏旺，阴虚非福；惟沉滑匀，易为生息。微涩精清，兼迟冷极；若见微濡，入房无力。女不好生，亦尺脉涩。

沉滑者不可妄药，反燥精血。火旺者降火，阴虚者补阴，两尺俱微者，阴阳两补。精冷宜热药温中壮阳，精清宜温药补脾补精，精射无力入子宫者补气。女人尺脉微涩者绝产。

老喜反脉，

男年八八喜尺旺，女年七七喜寸旺。

常细濡涩，

濡，气虚；涩，血虚。细濡涩多寿，弦紧洪多病。

滑大气痰，

甚则带歇。

风热紧逼。

妇人脉法

经病前后，脉软如常。寸关虽调，尺绝痛肠。沉缓下弱，来多要防。微虚不利，间月何妨？浮沉一止，或微迟涩，居经三月，气血不刚；三月以上，经闭难当。心脾病发，关伏寸浮心事不足，左寸沉结。少阳卑沉，少阴脉细，经前病水，水分易瘳，寸脉沉数，跌阳微弦，少阴沉滑，血分可愁。寸浮而弱，潮烦汗出。寸洪虚数，火动劳疾。跌阳浮涩，

吞酸气窒。腹痛腹满，脉浮且紧，少阴见之，疝瘕内隐。带下崩中，脉多浮动，虚迟者生，实数者重。少阴滑数，气淋阴疮，弦则阴痛，或挺出肠。

凡妇人脉比男子更濡弱者，常也。脉如常，虽月经或前或后，或多或少，或一月未来者，亦不成经病。惟寸关如常，尺绝不至，或至亦弱小者，小腹肠胃有积，痛上抢心，月水不利。若沉而缓者，下虚，月经来多。反虚微不利，不汗出者，其经二月必来，俗云间月。若三部浮沉一止，寸关微涩，微则胃气虚，涩则津血不足。尺微而迟，微则无精，迟则阴中寒，此为居经，三月一来。虽来或血渐少而后不通，曾堕胎及产多者，谓之血枯。经曰：二阳之病发心脾，有不得隐曲，女子不月。原因心事不足，以致脾不磨食，故肺金失养，而气滞不行，肾水不旺，而血益日枯，初时参前参后，淋沥无时，脾胃衰甚，变为溏泄身肿。失治甚为癥瘕痨瘵。少阳脉卑，少阴脉细，经水不利，血化为水，瘀水闭塞胞门，名曰水分，先病水而后经断，故病易治。寸脉沉而数，数为阳实，沉为阴结。跌阳脉微而弦，微则无胃气，弦则不得息。少阴脉沉而滑，沉为在里，滑则为实，沉滑相搏，血结胞门，经络不通，名曰血分，先断经而后病水，故病难治。寸浮而弱，浮为气虚，弱为血分有热，故潮热自汗。男子尺脉虚数而寸沉微者为瘵，女人寸脉虚数而尺沉微者为瘵。瘵者，汗出潮咳，与男阴虚火动一般。跌阳脉浮而涩，浮则气滞，涩则有寒，令人腹满，吞酸喜噫，其气时下，则腹中冷痛。浮则肠鸣腹满，紧则腹痛。少阴脉见浮紧，则为疝瘕腹痛。少阴脉浮而动，浮则为虚，动则为痛，或崩带，或阴户脱下。少阴滑数，或为

气淋，或阴中生疮痛痒。少阴脉弦，则阴户挚痛，曰肠挺。

妊孕初时，寸微五至，三部平匀，久按不替。妊孕三月，阴搏于阳，气衰血旺，脉正相当。肝横肺弱，心滑而洪，尺滑带散，久按益强。或关滑大，代止尤忙，渴且脉迟，其胎必伤。四月辨质，右女左男，或浮或沉，疾大实兼。左右俱盛，胎有二三，更审经脉，阴阳可参。但疾不散，五月怀耽，太急太缓，肿漏为殃。六七月来，脉喜实长，沉迟而涩，堕胎当防。脉弦寒热，当暖子房。八月弦实，沉细非良。少阴微紧，两胎一伤。劳力惊仆，胎血难藏。冲心闷痛，色青必亡。足月脉乱，反是吉祥。

妊孕初时，脉平而虚，寸脉微小，呼吸五至，浮沉正等，按之不绝，无他病而不月者，孕也。必三月而后尺数，但寸关调而尺脉绝者，经病也。《素问》曰：阳搏阴别，谓之有子。言尺寸少阴动甚，别有阳脉搏手，心主血脉，肾为胞门故也。然血为阴，气为阳，血旺气衰，亦阴搏阳之义。故诀云：肝为血分肺为气，血为荣分气为卫，阴阳配偶不参差，两脏通和皆例类。血衰气旺定无娠，血旺气衰应有体。寸微关滑尺带数，流利往来并雀啄。小儿之脉已见形，数月怀耽犹未觉。又云：两手关滑大相应，有形亦在通前语。叔和既以左肝右肺分气血衰旺，又以寸尺分气血，寸微为气衰，尺数为血旺。关滑者，滑为血多气少也，然尺脉滑疾带散、带代，如雀啄稍停者，乃胎气盛，闭塞故也。此时若作渴脉迟，欲为水肿，后腹痛者必堕。或疑与《脉诀》尺滑有间断为经病者，不相反耶？盖经病尺滑必带缓弱迟涩，胎脉尺滑带数而实。两关左滑大为男，右滑大为女。又云：关上一动一止者一月，二动一止者二月，三四动一止者三四月也。盖中冲应足阳明胃，主三四月。少冲应手太阳小肠，主五六月。太冲应手阳明大肠，主七八月。凡妊孕四月，形质已具。左手滑疾实大为男，右手滑疾实大为女，左右俱滑疾实大者双胎。又诸阳脉为男，诸阴脉为女。诀云：左手太阳浮大男，右手太阴沉细女。《脉经》云：左手浮大为男，右手浮大为女；左手沉实为男，右手沉细为女；尺脉左偏大为男，右偏大为女；左右俱浮大有力者二男，左右俱沉细有力者二女；诸阳为浮，诸阴为沉，凡浮大滑数诸阳脉皆为男也，凡沉细诸阴脉皆为女也。又诸阳脉在诸阳经为男，诸阴脉在诸阴经为女；若阴阳混浊，则女作男生，男作女生。诀云：左手带纵两个儿，右手带横一双女；左手脉逆生三男，右手脉顺还三女；寸关尺部皆相应，一男一女分形证。盖左手带纵者，如心沉肝浮肾缓，皆夫乘妻脉，上下直看，往来流利不绝，气血之盛，故生两男。左手带横者，如肺弦脾沉肾细，皆妻乘夫脉，推之横看，满指无间，气血之盛，故生两女。左手脉逆者，如心弦肝滑肾微浮，皆子乘母脉，自下溢上，往来流利，气血盛极，故生三男。右手脉顺者，如肺缓脾洪肾弦长滑，皆母乘子脉，自上流下，往来疾速，气血盛极，故生三女。认真纵即左手太阳浮大男，横即右手太阴沉细女；逆即左手沉实男，顺即右手沉细女。五月脉虽喜疾而不散，但太急为紧为数者必漏胎；大缓为迟者必腹胀而喘，为浮者必患水肿，六七月脉实大牢强弦紧者生，沉细而涩者当防堕胎，若丹田气暖胎动者可救，胎冷若水者难治。脉弦发热恶寒，其胎逾腹腹痛，小腹如扇，子脏闭也，宜热药温之。少阴脉微紧，血养不周，双胎一死一存。胎动或因倒化，或因惊恐，或因劳力，或因食热，或因房室，轻则漏血，重则血下如同月水，血干胎死。而气无血制，上冲心腹闷痛，面目唇舌色见青者，子母俱死。此不独七八月然也，十个月内皆宜慎之，七八月脉实大弦强者生，沉细者死。足月身热脉乱者吉。

临产六至，脉号离经。或沉细滑，若无即生。浮大难产，寒热又频，此是凶候，急于色征。面颊唇舌，忌黑与青；面赤母活，子命必倾。若胎在腹，子母归冥。

一呼六至，或一呼一至，曰离经。经，常也。人呼吸一日一夜，一万三千五百息，脉行八十一丈，周而复始，从初起之经再起，今因胎坠，胃脉之离常络之处，不从所起之经再起，故曰离经。脉沉细而滑，乃肾脏本脉已形，或脉沉如无者即产，浮大者难产。若身重体热，寒热频作，此凶症也。急看面舌气色，逐胎救母。盖面乃心之华，舌乃心之苗，青则肝虚不能藏血，破浆早而胎胞干涩，不能转动，黑则肾水克火，是以子母俱死。惟面赤舌青者，乃心血流通，母活子死。若胎死不出，母命亦危。

产后缓滑，沉细亦宜；实大弦牢，涩疾皆危。

产后胃气为主，缓滑者，脾胃和也；实大弦牢，木克土也。沉细亦宜者，产后大虚，脉合症也；涩疾不调者，损血多而心绝也。

成童脉法

童丱脉全，浮沉为先，浮表沉里，便知其源。大小滑涩，虚实迟驶，各依大人，以审证治。

小儿一岁六岁曰婴孩，察三关脉。七岁八岁曰龀，九岁十岁曰髫，始可一指探三部脉，而以一息七八至为无病。十一十四岁曰童丱，而以一息五六至为常。浮数乳痫惊悸，虚濡慢惊瘛疭，紧实者风痫，沉弦者食积，伏结者伤食，软细者虫疳。浮沉迟数，与大人一同。仍忌促结代散，详五卷小儿。

痈疽脉法

痈疽脉数，浮阳沉阴，浮数不热，但恶寒侵，若知痛处，急灸或针。洪数病进，将有脓淫，滑实紧促，内消可禁。宜托里者，脉虚濡迟，或芤涩微，溃后亦宜。长缓易治，短散则危，结促代见，必死无疑。

脉浮数带弦，当发热而反恶寒，或胸烦不知痛处，或知痛处，皆发痈疮，急宜灸或针。浮数发热而痛者，属阳易治；不数沉微不痛者，属阴难治。又浮为在表，沉为在里，不浮不沉则为在经。诸疮洪数者，里亦有脓结也。未溃脉滑实数促者，可以下之；将溃已溃，脉虚濡弱迟涩芤微者，宜补益托里。长缓易治者，胃气盛也；短散结代者，元气虚也。大抵未溃宜见诸阳脉，已溃宜见诸阴脉，庶病症相宜。抑论紧则气血滞涩，故紧多则痛。芤主亡血，溃后得之则吉。促脉未溃为热蓄里，已溃则气衰也。

死脉总诀

万机四脉既包含，生死何尝另有玄？浮散沉无迟一点，数来无数病难痊。

解索、鱼翔、釜沸，浮散也；虾游，沉无也；屋漏，迟一点也；雀啄、弹石，数无数也。

雀啄连来三五啄，

雀啄脉在筋肉间，如雀之啄食，连连辏指，忽然顷绝，良久复来。

屋漏半日一滴落。

屋漏脉在筋肉间，如残溜之下，良久一滴，溅起无力。雀啄、屋漏皆脾胃衰绝之脉，心肺绝也。

弹石硬来寻即散，

弹石脉在筋肉间，举按劈劈然，肺绝也。

搭指散乱真解索。

解索脉如解乱绳之状，指下散散无复次第，五脏绝也。

鱼翔似有又似无，

鱼翔脉在皮肤，其本不动，而末强摇，如鱼之在水中，身尾帖然，而尾独悠扬之状，肾绝也。

虾游静中跳一跃，

虾游脉在皮肤，始则苒苒不动，少焉瞥然而去，久之倏尔复来，脾胃绝也。

更有釜沸涌如羹，旦占夕死不须药。

釜沸脉在皮肉，有出无入，涌涌如羹上之肥，皆死脉也，若用药饵克伐暴见者，急宜参芪归附救之，多有复生者。此数种脉，亦可总看得之。

一般鬼贼脉堪推，容胜主脱死尤促。春得秋脉肺克肝，死在庚辛申酉里；夏得冬脉亦如然，还于壬癸为期耳；严冬诊得四季脉，戊己辰戌还是厄；秋得夏脉亦同前，为缘丙丁相刑克；季月夏季得春脉，克在甲乙寅卯病应极。

脏气喜所生，而畏所克。如肝得肺脉，死于秋，庚日笃，辛日死，时则申酉也；心得肾脉，死于冬，壬日笃，癸日死，时则亥子也；肾得脾脉，死于四季，戊日笃，己日死，时则辰戌丑未也；肺得心脉，死于夏，丙日笃，丁日死，时则巳午也；脾得肝脉，死于春，甲日

笃，乙日死，时则寅卯也。

春得冬脉只是虚，急宜补肾忌泄疏。若得夏脉缘心实，还应泻子自无虞；夏秋冬脉皆如是，在前为实后为虚。春中若得四季脉，不治多应病自除。

抑论诀云：得妻不同一治，生死仍须各推。假令春得肺脉为儿，得心脉乃是肝儿，肾为其母，脾则为妻。春得脾而莫疗，冬见心而不治，夏得肺而难瘥，秋得肝亦何疑？此四时休旺之理，五行生克之义。但既以春得四季脉为不治自愈，又云春得脾而莫疗者，何耶？盖春脉肝弦带缓者，为微邪无病。若肝弦全无，独见缓脉者，则土盛生金，反来克木，故曰：得妻不同一治。夏秋冬脉仿此。

六脉若失更无凭，可诊三脉于其足，太冲太溪冲阳穴，有无生死决之速。

太冲穴肝脉，在两足大指行间上二寸动脉中。太溪穴命门脉，在足内踝后跟骨上动脉陷中。凡诸病必诊太冲、太溪，应手动者生，止而不动者死。若伤寒必诊冲阳穴，在足趺内庭上五寸骨间动脉，乃足阳明胃经，动则为有胃气，止则为无胃气。是三脉虽不比手之六脉可通十二经，然手脉既失，亦可诊以决断死生。古人设此者，正欲冀其万一耳。

形色脉相应总诀

形健脉病人不久，形病脉健亦将危。

假如健人诊得浮紧而涩，似伤寒太阳经病脉，其人虽未头痛发热恶寒，此则不久即病，病即死也，谓之行尸。又如十五动一止一年殂，其人虽未病，期应一年，病即死也。病人脉健者，假如形容羸瘦，精神枯槁，盗汗不食，滑泄不止者，劳损之症，而脉反见洪健者

亦死。

色脉相生病自己，色脉相胜不须医。

经言见其色而不得其脉，反得相胜之脉者，即死。得相生之脉者，病即自已。盖四时之色，仍以从前来者为实邪，从后来者为虚邪。例看假令色红心病，热痰火癫狂斑疹等症，其脉当浮大而散。色青肝病，胁痛干呕便血等症，其脉当弦而急。色黄脾病，湿热、肿胀伤食、呕泄、关格等症，其脉当中缓而大；色白肺病，气喘、痰饮、痿悴、咳嗽等症，其脉当浮涩而短；色黑肾病，腰脚疝瘕、淋浊、漏精等症，其脉当沉濡而滑。其间多动则为虚为火，静则为寒为实，皆当与脉而言之也。又五色应五脏，间有绿色，乃任督阴阳会也。

肥人沉结瘦长浮，矮促长疏尽莫违。

肥人肉厚，脉宜沉结；瘦人肉薄，脉宜浮长。人形矮则脉宜短促，人形长则脉宜疏长。相违相反而又不和者皆死。非但形体相应，虽皮肤滑涩宽紧，亦宜与脉相应在。经言：脉数，尺之皮肤亦数；脉急，尺之皮肤亦急；脉缓，尺之皮肤亦缓；脉涩，尺之皮肤亦涩；脉滑，尺之皮肤亦滑是也。

针 灸

古谓医者必通三世之书：其一《黄帝针灸》，其二《神农本草》，其三《岐伯脉诀》。脉诀察症，本草辨药，针灸祛疾，非是三者，不足言医。集本草于后者，均卷帙也。

子午八法

针法多端，今以《素》、《难》为主。子者，阳也；午者，阴也。不曰阴阳，而曰子午者，正以见人身任督，与天地子午相为流通，故地理南针不离子午，乃阴阳自然之妙用孔。八法者，奇经八穴为要，乃十二经之大会也。言子午八法者，子午流注兼奇经八法也。

神针大要有四：

曰穴法　周身三百六十穴，统于手足六十六穴。六十六穴，又统于八穴，故谓之奇经。

曰开阖　燕避戊己，蝠伏庚申，物性且然，况人身一小天地乎？故缓病必俟开阖，犹瘟疫必依运气；急病不拘开阖，犹杂病舍天时而从人之病也。

曰迎随　迎者，逆也；随者，顺也。逆则为泻，顺则为补。迎随一差，气血错乱，目前或见小效，久后必生异症。谚云：目不针不瞎，脚不针不跛。

曰飞经走气　今人但知飞经走气为难，而不知迎随明，而飞走在其中矣。

穴法子午流注。

流，往也；注，住也。神气之游行也。

十二经脉，每经各得五穴，以应五行。

井荥俞经合也。经言所出为井，

井，常汲不乏，常注不溢，言其经常如此也。应东方春，万物之所始。

所流为荥，所注为俞，所行为经，所入为合。

应北方冬，万物之所藏也。夫人身经脉，犹水行地中。井者，若水之源始出也；流之尚微者，谓之荥；水上流下注，而流之不息者，谓之俞；水流过者，谓之经；经过于此，乃入脏腑与众经会者，谓之合。《素问》云，六经为川，肠胃为海是也。

井主心下痞满，肝邪治之于井。

荣主身热,

心邪治之于荣。

俞主体重四肢节痛,

脾邪治之于俞。

经主喘咳寒热,

肺邪治之于经。

合主逆气而泄。

肾邪治之于合。

手不过肘,足不过膝,阳干三十六穴,阴干三十穴,共成六十六穴。其阳干多六穴,乃原穴合谷、腕骨、丘墟、冲阳、京骨、阳池是也。

脏井荣有五,腑井荣有六。《经》言胆原丘墟,肝原太冲,小肠原腕骨,心原神门;胃原冲阳,脾原太白,大肠原合谷,肺原太渊,膀胱原京骨,肾原太溪,三焦原阳池,胞络原大陵。十二经皆以俞为原者,三焦阳气通行诸经,脐下肾间动气者,十二经之根本也,故曰原。五脏六腑皆有病者取其原,脏病针俞,腑病针合。井穴肌肉浅薄,多不宜针,故经每言荣俞。

歌曰:手大指内太阴肺,少商为井荣鱼际,太渊之穴号俞原,行入经渠经尺泽合类。盐指阳明曰大肠,商阳井二间荣三间俞详,合谷原阳溪经依穴取,曲池为合正相当。中指厥阴心包络,中冲井掌中劳宫荣索,大陵为俞本是原,间使经从容求曲泽。合无名指外是三焦,关冲井寻至液门荣头,俞原中诸阳池取,经合支沟天井求。手小指内少阴心,少冲少府井荣寻,神门俞穴为原穴,灵道经仍须少海合真。手小指外属小肠,少泽井流于前谷荣内,后溪腕骨是俞原,阳谷为经合小海。足大指内太阴脾,井荣隐白大者推,太白俞原商丘经穴,阴陵泉合要须知。足大指端厥阴肝,大敦为井荣行间,太冲为俞原都是,经在中

封合曲泉。第二指端阳明胃,厉兑井内庭荣须要会,陷谷俞冲阳原经解溪,三里合膝下三寸是。足掌心中少阴肾,涌泉井然谷荣天然定,太溪为俞又为原,复溜经阴谷合能医病。足第四指少阳经,窍阴为井侠溪荣,俞原临泣丘墟穴,阳辅经阳陵泉合认真。足小指外属膀胱,至阴通谷井荣当,束骨俞次寻京骨原穴,昆仑经合委中央。

经曰:左盛则右病,右盛则左病。右痛未已。而左脉先病。

左痛未已而右脉先病。

如此者,必巨刺之。此五穴临时变合,刺法之最大者也。

巨刺者,刺经脉也。

窦师曰:公孙冲脉胃心胸,内关阴维下总同;临泣胆经连带脉,阳维目脱外关逢。后溪督脉内背颈,申脉阳跷络亦通。列缺任脉行肺系,阴跷照海膈喉咙。

又云:阳跷阳维并督脉;

三脉属阳。

主肩背腰腿在表之病;阴跷阴维任冲带,

五脉属阴。

去心腹胁肋在里之疴,此奇经主病要也。

《兰江赋》云:先将八法为定例,流注之中分次节,欲解之病内关担,脐下公孙用拦法。头部须逢寻列缺,痰涎壅塞及咽干,嗓口喉风针照海,三棱出血刻时安。伤寒在表并头疼,外关泻动自然安,眼目之症诸疾苦,更用临泣使针担。后溪专治督脉病,癫狂此法治还轻,申脉能除寒与热,头风偏正及心惊。耳鸣鼻塞胸中满,好用金针此穴寻。盖公孙配内关为子母,合于心胸胃冲脉;临泣配外关为妻夫,合于目锐眦耳后、

颊车肩颈缺盆胸；后溪配申脉为夫妻，合于小肠膀胱内、背颈耳肩膊属，列缺配照海为母子，合于肺及肺系喉咙胸膈，此八脉交会也。凡脾经左右四十二穴，统于公孙二穴，一切脾病皆治。余经仿此。心包络内关，胆临泣，三焦外关，小肠后溪，膀胱申脉，肺列缺，肾照海。

配卦后天，乾坎艮震巽离坤兑，以五行生旺为次。就乾宫起甲顺行，则甲胆窍阴配乾，乙肝大敦附乾，丙小肠少泽配坎，丁心少冲配艮，戊胃厉兑配震，己脾隐白配巽，庚大肠商阳配离，辛肺少商配坤，壬膀胱至阴附坤，癸肾涌泉配兑，三焦寄壬，包络寄癸，此论天干然也。地支乾宫起子顺行，则子属乾，午属巽，卯属艮，酉属坤，即子午卯酉四正也。寅属坎，申属离，巳属震，亥属兑。即寅申巳亥四旁也。辰戌丑未寄旺，故不入卦，但在卦则为老阴老阳、少阴少阳；乾三男震坎艮，坤三女巽离兑。在十二经脉与奇经，则为大阴大阳、少阴少阳；卦为虚，穴为实，犹地理用穴不用卦，卦向穴中作也。经曰：邪客大络者，左注右，右注左，上下左右，其气无常，不入经俞，命曰缪刺。缪刺者，刺络脉也。言络脉与经脉缪处，身有蜷挛疼痛，而脉无病，刺其阴阳交贯之道。此八穴配合定位刺法之最奇者也，是故头病取足，而应之以手；足病取手，而应之以足；左病取右，而应之以左；右病取左，而应之以右。散针亦当如是也。头为阳，足为阴，头病取足者，头走足也。足病不取头者，头不走足也。左右病必互针者，引邪复正故也。散针者，治杂病而散用某穴，因病之所宜而针之，初不拘于流注也。若夫折伤跌扑、损逆走痛，因其病之所在而针之，虽穴亦不顾其得与否也。指痛针痛，徐氏谓之天应穴。此穴法之大概也。

附：杂病穴法

针家以起风废瘫痪为主，虽伤寒内伤，亦皆视为杂病。《灵枢》杂证论某病取某经，而不言穴者，正欲人随经取用。大概上部病，多取手阳明经，中部足太阴，下部足厥阴，前膺足阳明，后背足太阳。因各经之病，而取各经之穴者，最为要诀。百病一针为率，多则四针，满身针者可恶。

杂病随证选杂穴，仍兼原合与八法；

经络原会别论详，

十二原穴与八会穴，皆经络气血交会之处。别即阳别，乃阳交穴也。前论颇详。

脏腑俞募当谨始；

五脏六腑之俞，俱在背二行，肺俞三椎下，心五、肝九、脾十一、肾十四椎下是也。五脏之募俱在腹部，心募巨阙、肝期门、脾章门、肺中府、肾京门。惟三焦、胞络、膀胱无募，此言脏腑杂病，当刺俞募之穴。但《素问》明言中脏腑者不立死，则为害非小，故禁针穴多，后世每以针四肢者为妙手，初学可不谨哉！

根结标本理玄微，

经云：足太阴根于隐白，结于中脘；足少阴根于涌泉，结于廉泉；足厥阴根于大敦，结于玉堂；足太阳根于至阴，结于目也；足阳明根于厉兑，结于钳耳也；足少阳根于窍阴，结于耳；手太阳根于少泽，结于天窗、支正也；手少阳根于关冲，结于天牖、外关也；手阳明根于商阳，结于扶突、偏历也，手三阴之经未载，不敢强注此言。能究根结之理，依标本刺之，则疾无不愈。足太阳之本在足跟上五寸，标在目也；足少阳之本在窍阴，标在耳也；足阳明之本在厉兑，标在人迎颊挟颃颡也；足太阴之本在中封前上四寸，标在胃俞与舌本也；足少阴之本在内踝上三寸中，标在肾俞与舌下两脉也；足厥阴之本在行间上五寸中，标在肝俞也；手太阳之本在手外踝后，标在命门之上一寸也；手少阳之本在小指、次指之间上一寸，标在耳后上角下外眦也；手阳明之本在肘骨中上别阳，标在额下合钳上也；手太阴之本在寸口之中，标在腋内动脉也；手少阴之本在兑骨之端，标在心俞也；手厥阴之本在掌后两筋之间二寸中，标在腋下三寸也：此十二经之标本。有在标而取本者，有在本而取标者，有先治其标者，有先治其本者，无非欲其阴阳相应耳。此《内经》至论。

四关三部识其处。

四关，合谷、太冲穴也。十二经原皆出于四关。三部，大包为上部，天枢为中部，地机为下部。又百会一穴在头应天，璇玑一穴在胸应人，涌泉一穴在足应地，是谓三才。以上兼原、合八法诸穴，虽不悉针，亦不可不知其处也。

伤寒一日刺风府，阴阳分经次第取。

伤寒一日太阳风府，二日阳明之荥，三日少阳之俞，四日太阴之井，五日少阴之俞，六日厥阴之经。在表刺三阳经穴，在里刺三阴经穴，六日过经未汗刺期门、三里，古法也。惟阴证灸关元穴，为妙。

汗吐下法非有他，合谷内关阴交杵。

汗针合谷，入针二分，带补行九九之数，搓数十次，男左搓，女右搓，得汗方行泻法，汗止身温，方可出针；如汗不止，针阴市，补合谷。吐针内关、入针三分，先补六次，泻三次，行子午捣臼法三次，多提气上行，又推战一次，

病人多呼几次，即吐；如吐不止，补九阳数，调匀呼吸三十六度，吐止徐徐出针，急扪其穴；如吐不止，补足三里。下针三阴交，入针三分，男左女右，以针盘旋右转，行六阴之数毕，用口鼻闭气，吞鼓腹中，将泻插一下，其人即泻，鼻吸手泻三十六遍，方开口鼻之气，插针即泻；如泻不止，针合谷，升九阳数。凡汗吐下，仍分阴阳补泻，就流注穴行之，尤妙。

一切风寒暑湿邪，头痛发热外关起。

只此一穴。

头面耳目口鼻咽牙病，曲池合谷为之主。

二穴又治肩背肘膊疼痛及疟疾。

偏正头疼左右针，列缺太渊不用补。

左痛针右，右痛针左，左右俱痛，左右俱针。余仿此。如列缺不应，再泻太渊。

头风目眩项挟强，申脉金门手三里。

头风连项肿，或引肩者，针此三穴。头目昏眩者，补申脉、金门，雷头风亦效。虚痛者，上星一穴。

赤眼迎香出血奇，临泣太冲合谷似。

赤眼肿痛，迎香出血，立愈。甚者更泻太冲。眼红或瞳仁肿痛，流泪出血，烂弦风，俱泻足临泣，或太冲、合谷。胬肉倒睫，俱泻合谷、足三里。

耳聋临泣与金门，合谷针后听人语。

耳暴聋，补足临泣。耳鸣或出血作痛，及聤耳，俱泻申脉、金门、合谷。

鼻塞鼻痔及鼻渊，合谷太冲随手努。

鼻塞不闻香臭，针迎香、合谷。鼻痔鼻流浊涕者，泻太冲、合谷。鼻渊鼻衄虚者，专补上星。

口噤㖞斜流涎多，地仓颊车仍可举。

颊车针沿皮向下地仓，㖞左泻右，㖞右泻左，针透亦无害。轻者只针合谷、

颊车。

口舌生疮舌下窍，三棱刺血非粗卤。

口唇及舌生疮，针合谷。舌肿甚及重舌者，更取舌下两边紫筋津液所出处，以三棱针刺出其血。

舌裂出血寻内关，太冲阴交走上部。舌上生苔合谷当，手三里治舌风舞。

舌风左右舞弄不停，泻两手三里立止。驴嘴风唇肿开不得者，亦泻三里。

牙风面肿颊车神，合谷临泣泻不数。

坐牙风肿连面，泻手三里、颊车。满口牙痛牙酸，泻合谷、足临泣。下牙痛，泻合谷。

二陵二跷与二交，头顶手足互相与。二陵：阴陵泉、阳陵泉。二跷：申脉、照海。二交：阳爻、三阴交。此六穴递相交接于两手两足头顶也。

两井两商二三间，手上诸风得其所。两井：天井、肩井；两商：商阳、少商；二间、三间。此六穴相依相倚，分别于手之两支，手上诸病治之。

手指连肩相引疼，合谷太冲能救苦。

项连肘痛，针少海。

手三里治肩连脐，脊间心后称中渚。

久患伤寒肩背痛，但针中渚，即愈。脊膂痛者，针人中尤妙。

冷嗽只宜补合谷，三阴交泻即时住。霍乱中脘可入深，三里内庭泻几许。

甚者补中脘，泻三里、内庭。

心痛翻胃刺劳宫，寒者少泽细手指。热心痛、气痛，泻劳宫。寒心痛，补少泽。

心痛手战少海求，若要除根阴市睹；太渊列缺穴相连，能祛气痛刺两乳。

赋云：气刺两乳求太渊，未应之时泻列缺。

胁痛只须阳陵泉，专治胁肋痛满欲绝及面肿。

肿痛公孙内关尔。

腹痛轻者，只针三里。

疟痰《素问》分各经，危氏刺指舌红紫。

足太阳疟，先寒后热，汗出不已，刺金门。足少阳疟，寒热心惕，汗多，刺侠溪。足阳明疟，寒甚久，乃热汗出，喜见火光，刺冲阳。足太阴疟，寒热善呕，呕已乃衰，刺公孙。足少阴疟，呕吐甚，欲闭户牖，刺大钟。足厥阴疟，小腹满，小便不利，刺太冲。心疟刺神门，肝疟中封，脾疟商丘，肺疟列缺，肾疟大钟，胃疟厉兑。危氏只刺十手指出血，及看舌下有紫肿红筋，亦须去血。

痢疾合谷三里宜，甚者必须兼中膂。

白痢针合谷，赤痢针小肠俞，赤白针三里中膂俞。凡针背腹两边穴，分阴阳经补泻，针背上中行左转，腹上中行右转。女人背中行右转，腹中行左转为补。盖男子背阳腹阴，女子背阴腹阳故也。但用穴背腹甚少，而手足多者，以寒月及妇人不便故也。

心腹痞满阴陵泉，针到承山饮食美。胸膈宽能饮食也。

泄泻吐腹诸般疾，三里内庭功无比。一切泄泻、呕吐、吞酸、痃癖、胀满诸疾。

水肿水分与复溜，俱泻水分穴，先用小针，后用大针，以鸡翎管透之，水出浊者死，清者生。急服紧皮丸敛之，此必乡村无药，粗人体实者方可用之，若清高贵客，鲜不为祸。自古病机，惟水肿禁刺，针经则不禁也。取血法，先用针补入地部，少停泻出人部，少停复补入地部，停少时泻出针来，其瘀血自出。虚者只有黄水出，若脚上肿大欲放水者，仍用此法收，复溜穴上取之。

胀满中脘三里揣。

《内经》针腹以布缠缴，针家另有盘法，先针入二寸五分，退出二寸，只留五分，在内盘之。如要取上焦胞络中之病，用针头迎向上刺入二分补之，使气攻上。若脐下有病，用针头向下退出二分泻之，此二句特备古法耳，初学者不可轻用。

腰痛环跳委中神，若连背痛昆仑武。

轻者委中出血，便愈。甚者补环跳，泻委中，久者俱补。腰连背痛者，针昆仑、委中。

腰连脚痛腕骨升，三里降下随拜跪。

补腕骨，泻足三里。

腰连脚痛怎生医？环跳行间与风市。

补环跳，泻风市、行间、足三里。

脚膝诸痛羡行间，三里申脉金门侈。

脚膝头红肿痛痒及四时风脚，俱泻行间、三里、申脉、金门。五足指痛，泻行间。

脚若转筋眼发花，然谷承山法自古。两足难移先悬钟，

又名绝骨。

条口后针能步履。两足酸麻补太溪，仆参内庭盘跟楚。

脚盘痛者，泻内庭。脚跟痛者，泻仆参。

脚连胁腋痛难当。环跳阳陵泉内杵。冷风湿痹针环跳，阳陵三里烧针尾。

痹不知痛痒者，用艾粟米大于针尾上烧三五炷，知痛即止。

七疝大敦与太冲，

七疝太冲出血，泻大敦，立止。膀胱气，泻侠溪、然谷。小肠气，泻侠溪、三阴交。偏坠，泻照海、侠溪。

五淋血海通男妇。

此穴极治妇人血崩、血闭不通，但不便耳。气淋、血淋最效，兼治偏坠疮疥。

大便虚秘补支沟，泻足三里效可拟。热秘气秘先长强，大敦阳陵堪调护。

不针长强针承山。

小便不通阴陵泉，三里泻下溺如注。

小便不通及尿血、砂淋俱宜泻之，又治遗尿失禁。上吐下闭关格者，泻四关穴。

内伤食积针三里，璇玑相应块亦消。

不针璇玑者，针手足三里，俱能消食积痞块。

脾病气血先合谷，后刺三阴针用烧。

烧针法见前，有块者兼针三里。

一切内伤内关穴，痰火积块退烦潮。

兼针三里尤妙。

吐血尺泽功无比，衄血上星与禾髎。喘急列缺足三里，呕噎阴交不可饶。

恶心呕吐膈噎，俱泻足三里、三阴交。虚甚者，补气海。

劳宫能治五般痫，更刺涌泉疾若挑。神门专治心疾呆，人中间使祛癫妖。

上星亦好。

尸厥百会一穴美，更针隐白效昭昭。

外用笔管吹耳，凡脱肛、久痢、衄血不止者，俱宜针此提之，所谓顶门一针是也。不针百会，针上星亦同。

妇人通经泻合谷，三里至阴催孕妊。

通经催生，俱宜泻此三穴。虚者补合谷，泻至阴。

死胎阴交不可缓，胞衣照海内关寻。

死胎不下，泻三阴交，胞衣不下，泻照海、内关。

小儿惊风少商穴，人中涌泉泻莫深。

小儿急、慢惊风皆效。

痈疽初起审其穴，只刺阳经不刺阴。

凡痈疽须分经络部分，血气多少，俞穴远近用针。从背出者，当从太阳经至阴、通谷、束骨、昆仑、委中五穴选

用；从鬓出者，当从少阳经窍阴、侠溪、临泣、阳辅、阳陵泉五穴选用；从髭出者，当从阳明经厉兑、内庭、陷谷、冲阳、解溪五穴选用；从脑出者，则以绝骨一穴治之。凡痈疽已破，尻神、朔望不忌。

伤寒流注分手足，太冲内庭可浮沉。

二穴总治流注，又能退寒热。在手针手三里，在足太冲，在背行间，在腹足三里。

熟此筌蹄手要活，得后方可度金针；又有一言真秘诀，上补下泻值千金。

此备古法，知流注者不用。

开阖

经言：春刺十二井者，邪在肝；夏刺十二荣者，邪在心；季夏刺十二俞者，邪在脾；秋刺十二经者，邪在肺；冬刺十二合者，邪在肾。其肝心脾肺肾而系于春夏秋冬者，何也？然五脏一病，辄有五也。假令肝病，色青者肝也，臊臭者肝也，喜酸者肝也，喜叫者肝也，喜泣者肝也，其病众多，不可尽言。针之要妙，在于秋毫者也。经以观之，甲乙者，日之春也；丙丁者，日之夏也；戊己者，日之四季也；庚辛者，日之秋也，壬癸者，日之冬也。寅卯者，时之春也；巳午者，时之夏也；辰戌丑未者，时之四季也；申酉者，时之秋也；亥子者，时之冬也。括其要者，惟《明堂》二诗。

一诗：甲胆乙肝丙小肠；一诗：肺寅大卯胃辰经，见运气总论。凡人秉天地壬之气生，膀胱命门癸生肾，甲生胆，乙生肝，丙生小肠，丁生心，戊生胃，己生脾，庚生大肠，辛生肺。地支亦然。一气不合，则不生化，故古圣立子午流注之法，以全元生成之数也。

先圣推衍其义，法以天干，戊土起甲逆行，甲丙戊庚壬为阳，井荣俞经合；乙丁己辛癸为阴，井荣俞经合。

起例：甲己还加甲，乙庚丙作初，丙辛从戊起，丁壬庚子居，戊癸何方是，壬子是真从。

阳则金井水荣木俞火经土合，阴则木井火荣土俞金经水合，每日一身周流六十六穴，每时周流五穴。

除六原穴，乃过经之所。

相生相合者为开，则刺之；相克者为阖，则不刺。

阳生阴死，阴生阳死。如甲木死于午，生于亥；乙木死于亥，生于午；丙火生于寅，死于酉；丁火生于酉，死于寅；戊土生于寅，死于酉；己土生于酉，死于寅；庚金生于巳，死于子；辛金生于子，死于巳；壬水生于申，死于卯；癸水生于卯，死于申。凡值生我、我生及相合者。乃气血生旺之时，故可辨虚实刺之。克我、我克及阖闭时穴，气血正值衰绝，非气行未至，则气行已过，误刺妄引邪气，坏乱真气，实实虚虚，其祸非小。

假如甲日胆经行气，脉弦者，本经自病也，当窍阴为主。

乙日肝行间。余仿此。本经自病者，不中他邪，非因子母虚实，乃本经自生病也。当自取其经，故以窍阴井为主，而配之以井，或心井、胃井。或俞穴为主，亦配以心、胃俞穴，荣经合，主应皆然。

如虚则补其母，当刺肾之涌泉井，或膀胱之至阴井。实则泻其子，可取心之中冲井，或小肠之少泽井。甲木能制戊土，则不宜针。

甲日胆木能制戊土，乙日肝木能制己土，丙日小肠火能制庚金，丁日心火能制辛金，戊日胃土能制壬水，己日脾土能制癸水，皆不宜针。

然阴阳相制者，岂无变化之机？故甲与己合而化土，亦可取脾之隐白。盖见肝之病，则知肝当传之脾，故先实其脾，无令受肝之邪。所谓上工不治已病治未病是也。

实脾者，必先于足太阴经补土字一针，又补火字一针；后于足厥阴经泻木字一针，又泻火字一针，其邪即散，其经即平。此与后迎随条，有以虚实言者互看。

推之六甲、六乙、六丙、六丁、六戊、六己、六庚、六辛、六壬、六癸皆然，徐氏有歌云：甲日戌时胆窍阴，丙子时中前谷荥，戊寅陷谷阳明俞，返本丘墟木在寅，庚辰经注阳溪穴，壬午膀腕委中寻，甲申时纳三焦水，荥合天干取液门。

六甲日，甲戌时开穴，胆井窍阴，或合脾井隐白。相生，膀胱井至阴，肾井涌泉，小肠井少泽，心井中冲；相克，肺、大肠、脾胃井及阖穴。乙亥时不录，后仿此。丙子时开穴，小肠荥前谷，合肺荥鱼际。相生，胆荥侠溪，肝荥行间，胃荥内庭，脾荥大都。戊寅时开穴，胃俞陷谷，或合肾俞太溪，相生。小肠俞后溪，心俞神门，大肠俞三间，肺俞太渊，又木原生在寅，可取胆原穴丘墟。庚辰时开穴，大肠经阳溪，或合肝经中封。相生。胃经解溪，脾经商丘，膀胱经昆仑，肾经复溜。壬午时开穴，膀胱合委中，或合心合少海。相生，大肠合曲池，肺合尺泽，胃合三里，脾合阴陵泉。甲申时乃三焦引气归元，可取液门荥穴，水生木也，返本还元。

乙日酉时肝大敦，丁亥时荥少府心，己丑太白太冲穴，辛卯经渠是肺经，癸巳肾宫阴谷合，乙未劳宫水穴荥。

六乙日，乙酉时开穴，肝井大敦，或合大肠井商阳。相生，肾井涌泉膀胱井至阴，心井少冲，小肠井少泽。丁亥时开穴，心荥少府，或合膀胱荥通谷。相生，肝荥行间，胆荥侠溪，脾荥大都，胃荥内庭。己丑时开穴，脾俞太白，或合胆俞临泣。相生，心俞神门，小肠俞后溪，肺俞太渊，大肠俞三间，又丑时可刺肝原穴太冲。辛卯时开穴。肺经经渠，或合小肠经阳谷。相生，脾经商丘，胃经解溪，肾经复溜，膀胱经昆仑。癸巳时开穴，肾合阴谷，或合胃合三里。相生，肺合尺泽，大肠合曲池，肝合曲泉，胆合阳陵泉。乙未时乃包络引血归元，可刺劳宫荥穴，木能生火也，俱以子母相生。后皆仿此。

丙日申时少泽当，戊戌内庭治胀康，庚子时在三间俞，本原腕骨可祛黄，壬寅经水昆仑上，甲辰阳陵泉合长，丙午时受三焦木，中渚之中子细详。

六丙日，丙申时开穴，小肠井少泽，或合肺井少商。相生，胆井窍阴，肝井大敦，脾井隐白，胃井厉兑。戊戌时开穴，胃荥内庭，或合肾荥然谷。相生，小肠荥前谷，心荥少府，大肠荥二间，肺荥鱼际。庚子时开穴，大肠俞三间，或合肝俞太冲。相生，胃俞陷谷，脾俞太白，膀胱俞束骨，肾俞太溪，又子时刺小肠原穴腕骨。壬寅时开穴，膀胱经昆仑，或合心经灵道。相生，大肠经阳溪，肺经经渠，胆经阳辅，肝经中封。甲辰时开穴，胆合阳陵泉，或合脾合阴陵泉。相生，膀胱合委中，肾合阴谷，小肠合小海，心合少海。丙午时三焦引气归元，可取中渚俞穴，木生火也。

丁日未时心少冲，己酉大都脾土逢，辛亥太渊神门穴，癸丑复溜肾水通，乙卯肝经曲泉合，丁巳包络大陵中。

六丁日，丁未时开穴，心井少冲，

或合膀胱井至阴。相生，肝井大敦，胆井窍阴，脾井隐白，胃井厉兑。己酉时开穴，脾荥大都，或合胆荥侠溪。相生，心荥少府，小肠荥前谷，肺荥鱼际，大肠荥二间。辛亥时开穴，肺俞大渊，或合小肠俞后溪，相生，脾俞太白，胃俞陷谷，肾俞大溪，膀胱俞束骨，又亥时刺心原穴神门。癸丑时开穴，肾经复溜，或合胃经解溪。相生，肺经经渠，大肠经阳溪，肝经中封，胆经阳辅。乙卯时开穴，肝合曲泉，或合大肠合曲池。相生，肾合阴谷，膀胱合委中，心合少海，小肠合小海。丁巳时包络引血归元，可取大陵俞穴，火生土也。

戊日午时厉兑先，庚申荥穴二间廷，壬戌膀胱寻束骨，冲阳土穴必还原，甲子胆经阳辅是，丙寅小海穴安然，戊辰气纳三焦脉，经穴支沟刺必瘥。

六戊日，戊午时开穴，胃井厉兑，或合肾井涌泉。相生，小肠井少泽，心井少冲，大肠井商阳，肺井少商。庚申时开穴，大肠荥二间，或合肝荥行间。相生，脾荥大都，胃荥内庭，膀胱荥通谷，肾荥然谷。壬戌时开穴，膀胱俞束骨，或合心俞神门。相生，大肠俞三间，肺俞太渊，胆俞临泣，肝俞太冲，又戌时刺胃原穴冲阳。甲子时开穴，胆经阳辅，或脾经商丘。相生，膀胱经昆仑，肾经复溜，小肠经阳谷，心经灵道，丙寅时开穴，小肠合小海，或合肺合尺泽。相生，胆合阳陵泉，肝合曲泉，胃合三里，脾合阴陵泉。戊辰时三焦引气归元，可取支沟经穴，火生土也。

己日巳时隐白始，辛未时中鱼际取，癸酉太溪太白原，乙亥中封内踝比，丁丑时合少海心，己卯间使胞络止。

六己日，己巳时开穴，脾井隐白，或合胆井窍阴。相生，心井少冲，小肠井少泽，肺井少商，大肠井商阳。辛未时开穴，肺荥鱼际，或合小肠荥前谷。相生，脾荥大都，胃荥内庭，肾荥然谷，膀胱荥通谷。癸酉时开穴，肾俞太溪，或合胃俞陷谷。相生，肺俞太渊，大肠俞三间，肝俞太冲，胆俞临泣，又酉时刺脾原穴太白。乙亥时开穴，肝经中封，或合大肠经阳溪。相生，肾经复溜，膀胱经昆仑，心经灵道，小肠经阳谷。丁丑时开穴，心合少海，或合膀胱合委中。相生，胆合阳陵泉，肝合曲泉，脾合阴陵泉，胃合三里。己卯时胞络引血归元，可取间使经穴，土生金也。

庚日辰时商阳居，壬午膀胱通谷之，甲申临泣俞为木，合谷金原返本归。丙戌小肠阳谷火，戊子时居三里宜，庚寅气纳三焦合，天井之中不用疑。

六庚日，庚辰时开穴，大肠井商阳，或合肝井大敦。相生，胃井厉兑，脾井隐白，膀胱井至阴，肾井涌泉。壬午时开穴，膀胱荥通谷，或合心荥少府。相生，大肠荥二间，肺荥鱼际，胆荥侠溪，肝荥行间。甲申时开穴，胆俞临泣，或合脾俞太白。相生，膀胱俞束骨，肾俞太溪，小肠俞后溪，心俞神门，又申时刺大肠原穴合谷。丙戌时开穴，小肠经阳谷，或合肺经经渠。相生，胆经丘墟，肝经中封，胃经解溪，脾经商丘。戊子时开穴，胃合三里，或合肾合阴谷。相生，小肠合小海，心合少海，大肠合曲池，肺合尺泽。庚寅时三焦引气归元，可取天井合穴，土生金也。

辛日卯时少商本，癸巳然谷何须忖，乙未太冲原太渊，丁酉心经灵道引，己亥脾合阴陵泉，辛丑曲泽胞络准。

六辛日，辛卯时开穴，肺井少商，或合小肠井少泽。相生，脾井隐白，胃井厉兑，膀胱井至阴，肾井涌泉。癸巳时开穴，肾荥然谷，或合胃荥内庭。相生，肺荥鱼际，大肠荥二间，肝荥行间，胆荥侠溪。乙未时开穴，肝俞太冲，或合大肠俞三间。相生，肾俞太溪，膀胱俞束骨，心俞神门，小肠俞后溪，又未时刺肺原穴太渊。丁酉时开穴，心经灵道，或合膀胱经昆仑。相生，肝经中封，胆经丘墟，脾经商丘，胃经解溪。己亥时开穴，脾合阴陵泉，或合胆合阳陵泉。相生，心合少海，小肠合小海，肺合尺泽，大肠合曲池。辛丑时胞络引血归元，可取曲泽合穴，金生水也。

壬日寅时起至阴，甲辰胆脉侠溪荥，丙午小肠后溪俞，返求京骨本原寻。三焦寄有阳池穴，返本还元似的亲，戊申时注解溪胃，大肠庚戌曲池真，壬子气纳三焦寄，并穴关冲一片金，关冲属金壬属水，子母相生恩又深。

六壬日，壬寅时开穴，膀胱井至阴，或合心井少冲。相生，大肠井商阳，肺井少商，胆井窍阴，肝井大敦。甲辰时开穴，胆荥侠溪，或合脾荥大都。相生，肾荥然谷，膀胱荥通谷，心荥少府，小肠荥前谷。丙午时开穴，小肠俞后溪，或合肺俞太渊。相生，胆俞临泣，肝俞太冲，胃俞陷谷，脾俞太白，又午时可刺膀胱原穴京骨，乃水原在午，水入火乡，故壬丙、子午相交也，兼刺三焦原阳池。戊申时开穴，胃经解溪，或合肾经复溜。相生，小肠经阳谷，心经灵道，天肠经阳溪，肺经经渠。庚戌时开穴，大肠合曲池，或合肝合曲泉。相生，胃合三里，脾合阴陵泉，膀胱合委中，肾合阴谷。壬子时三焦引气归元，可取关冲井穴，金生水也。

癸日亥时井涌泉，乙丑行间穴必然，丁卯俞穴神门是，本寻肾水太溪原，胞络大陵原并过，己巳商丘内踝边，辛未

肺经合尺泽，癸酉中冲胞络连，子午截时安定穴，留传后学莫忘言。

六癸日，癸亥时开穴，肾井涌泉，或合胃井厉兑。相生，肺井少商，大肠井商阳，肝井大敦，胆井窍阴。乙丑时开穴，肝荥行间，或合大、肠荥二间。相生，肾荥然谷，膀胱荥通谷，心荥少府，小肠荥前谷。丁卯时开穴，心俞神门，或合膀胱俞束骨。相生，肝俞太冲，胆俞临泣，脾俞太白，胃俞陷谷，又卯时可刺肾原穴太溪及胞络原穴大陵。己巳时开穴，脾经商丘，或合胆经阳辅。相生，心经灵道，小肠经阳谷，肺经经渠，大肠经阳溪。辛未时开穴，肺合尺泽，或合小肠合小海。相生，脾合阴陵泉，胃合三里，肾合阴谷，膀胱合委中。癸酉时胞络引血归元，可取中冲井穴，水生木也。

大要：阳日阳时阳穴，阴日阴时阴穴。阳以阴为阖，阴以阳为阖。阖者，闭也，闭则以本时天干，与某穴相合者针之，故又曰开合。

阳日遇阴时，阴日遇阳时，则前穴已闭，取其合穴针之，合者，甲与己合化土，乙与庚合化金，丙与辛合化水，丁与壬合化木，戊与癸合化火。赋云：五门十变，十干相合为五，阴阳之门户。十变却十干，临时变用之谓也。

其所以然者，阳日注腑，则气先至而血后行；阴日注脏，则血先至而气后行。顺阴阳者，所以顺气血也。

阳日，六腑值日者，引气；阴日，六脏值日者，引血。

或曰：阳日阳时已过，阴日阴时已过，遇有急疾奈何？曰：夫妻子母互用，必适其病为贵耳。

妻闭则针其夫，夫闭则针其妻，子闭针其母，母闭针其子，必穴与病相宜，

乃可针也。

噫！用穴则先主而后客，用时则弃主而从宾。

假如甲日胆经为主，他穴为客，针必先主后客。其甲戌时，乃癸日戌时，则不必用，只用丙子时起。余仿此。愚反复思玩，乃悟徐氏诸书，未尝明言也。

按日起时，循经寻穴，时上有穴，穴上有时，分明实落，不必数上衍数，此所以宁守子午，而舍尔灵龟也。

灵龟八法专为奇经八穴而设，其法具载徐氏针灸，乃窦文真公之妙悟也。但子午法自上古，其理易明，其八穴亦肘膝内穴。又皆以阴应阴，以阳应阳，岂能逃子午之流注哉！

迎随

迎者，迎其气之方盛而夺之，为泻；随者，随其气之方虚而济之，为补。

《素问》曰：泻必用方，补必用圆。又曰：呼尽内针，候吸引针，命曰补；吸则内针，候呼引针，命曰泻。此万世不易法也。

泻必用方，以气方盛也，月方满也，日方温也，身方定也。息方吸而内针，及复候其方吸而转针，及复候其方呼而徐引出针，故曰泻。补必用圆，圆者行也，行者移也。行谓行不宣之气，移谓移未复之脉，故刺必中其荥。及复候吸而推针至血，故圆与方非针也。

《图注难经》云：手三阳从手至头，手三阳经穴皆起于手也。

针芒从外往上为随，针芒从内往下为迎。

足三阳从头至足，

足三阳经穴皆起于头也。

针芒从内往下为随，针芒从外往上为迎。

足三阴从足至腹，

足三阴经穴皆起于足也。

针芒从外往上为随，针芒从内往下为迎。

手三阴从胸至手，

手三阴经穴皆起于胸也。

针芒从内往下为随，针芒从外往上为迎，大要以子午为主。

左为阳，

从子至午左行阳络为补。

右为阴，

从午至子右行阴络为泻。阳主进，阴主退故也。

手为阳，

左手为纯阳。

足为阴。

右足为纯阴。

左手阳经，为阳中之阳；左手阴经，为阳中之阴；右手阳经，为阴中之阳；右手阴经，为阴中之阴。右足阴经，为阴中之阴；右足阳经，为阴中之阳；左足阴经，为阳中之阴；左足阳经，为阴中之阳。今细分之，病者左手阳经，以医者右手大指进前盐指退后，呼之为随，午后又以大指退后为随，每与午前相反。所谓进前，即经之从外；退后，即经之从内。退后吸之为迎。

病者左手阴经，以医者右手大指退后吸之，为随；进前呼之为迎。病者右手阳经，以医者右手大指退后吸之，为随；进前呼之为迎。病人右手阴经，以医者右手大指进前呼之，为随；退后吸之为迎。病者右足阳经，以医者右手大指进前呼之，为随；退后吸之为迎。病者右足阴经，以医者右手大指退后吸之，为随；进前呼之为迎。病者左足阳经，以医者右手大指退后吸之，为随；进前呼之为迎。病者左足阴经，以医者右手大指进前呼之，为随；退后吸之为迎。

男子午前皆然，午后与女人反之。

手上阳进阴退，足上阳退阴进，合六经起止故也。凡针起穴，针芒向上气顺行之道；凡针止穴，针芒向下气所止之处。左外右内，令气上行；右外左内，令气下行。或问：午前补泻与午后相反，男子补泻与妇人相反。盖以男子之气，早在上而晚在下；女人之气，早在下而晚在上。男女上下，平腰分之故也。至于呼吸男女人我皆同，何亦有阴阳之分耶？盖有自然之呼吸，有使然之呼吸。入针出针，使然之呼吸也。转针如待贵客，如握虎尾，候其自然呼吸。若左手足候其呼而先转，则右手足必候其吸而后转之；若右手足候其吸而先转，则左手足必候其呼而后转之。真阴阳一升一降之消息也。故男子阳经，午前以呼为补，吸为泻；阴经以吸为补，呼为泻，午后反之。女人阳经，午前以吸为补，呼为泻；阴经以呼为补，吸为泻，午后亦反之。或者又曰：补泻必资呼吸，假令尸厥中风，不能使之呼吸者奈何？曰：候其自然之呼吸而转针，若当吸不转，令人以手掩其口鼻，鼓动其气可也。噫！补泻提插分男女早晚，其理深微。原为奇经不拘十二经常度，故参伍错纵如是。若流注穴，但分左右阴阳可也。尝爱雪心歌云：如何补泻有两般，盖是经从两边发，古人补泻左右分，今人乃为男女别。男女经脉一般生，昼夜循环无暂歇。此诀出自梓桑君，我今授汝心已雪，此子午兼八法而后全也。

然补泻之法，非必呼吸出内针也，有以浅深言者。

病在脉，刺脉无伤皮；病在皮，刺皮无伤肉；病在肉，刺肉无伤筋；病在筋，刺筋无伤骨；病在骨，刺骨无伤筋。

经言春夏宜浅，秋冬宜深。

春夏阳气在上，人气亦在上，故当浅取之。然春夏时温，补入针五分，即沉之至肾肝之部，俟得气，乃引针而持之至于心肺之分，取阴以和阳也，则能退热。秋冬阳气在下，火气亦在下，故当深取之。然秋冬时寒，初入针三分，浅而浮之当心肺之部，俟得气，乃推针而内之至于肾肝之分，取阳以和阴也，则能止寒。

有以荣卫言者，经言从卫取气，从荣置气。

补则从卫取气，宜轻浅而针，从其卫气随之于后，而济益其虚也；泻则从荣弃置其气，宜重深而刺，取其荣气迎之于前，而泻夺其实也。然补之不可使太实，泻之不可使反虚，皆欲以平为期耳。又男子轻按其穴而浅刺之，以候卫气之分；女子重按其穴而深刺之，以候荣气之分。

有以虚实言者，经言虚则补其母，实则泻其子，此迎随之概也。

假令心病针手心主俞，是泻其子也；针手心主井，是补其母也。木盛热则生风，则泻南以补北。水盛冷则生气，则补木以抑水。如肺实肝虚，用针不补其肝而反实其肺，是谓实实虚虚。补不足而益有余，杀人必矣。窦太师云：凡针逆而迎夺，即泻其子也。如心之热病，必泻于脾胃之分。针顺而随济，即补其母也。如心之虚病，必补于肝胆之分。

飞经走气，亦不外于子午迎随。

凡言九者，即子阳也；言六者，即午阴也。但九六数有多少不同，补泻提插皆然。言初九数者，即一九也，然亦不止于一九便了。但行至一九少停，又行一九，少停又行一九，三次共三九二十七数，或四九三十六数。言少阳数者，七七四十九数，亦每次七数略停。老阳数者，九九八十一数，每次二十七数少停，共行三次。言初六数者，即一六也，然亦不止于一六便了。但行至一六少停，又行一六，少停又行一六，三次共三六一十八数。言老阴数者，六六三十六数，每次一十八数少停，共行二次。言少阴数者，八八六十四数，每次八数略停。或云：子后宜九数补阳，午后宜六数补阴。阴日刺阳经，多用六数补阴；阳日刺阴经，多用九数补阳，此正理也。但见热症即泻，见冷症即补，舍天时以从人之病者，权也，活法也。

经言知为针者，信其左；不知为针者，信其右。当刺之时，

先将同身寸法比穴，以墨点记；后令患人饮食，端正坐定，或偃卧。缓病必待天气温晴，则气易行；急病如遇大雷雨，亦不敢针。夜晚非急病亦不敢针。若空心立针，侧卧必晕。

必先以左手压按所针荥俞之处。

阳穴以骨侧陷处按之酸麻者为真，阴穴按之有动脉应手者为真。

切而散之，

切者，以手爪掐按其所针之穴上下四旁，令气血散。

爪而下之，

爪者，先以左手大指爪重掐穴上，亦令气血散耳。然后用右手盐指顶住针尾，以中指大提紧执针腰，以无名指略扶针头，却令患人咳嗽十声，随咳下针。针入皮内，撒手停针十息，号曰天才。少时再进针刺入肉内，停针十息，号曰地才。此为极处，再停良主，却令患人吸气一口，随吸退至人部，审其气至未。如针下沉重紧满者，为气已至；若患人觉痛则为实，觉酸则为虚。如针下轻浮虚活者，气犹未至，用后弹努循掐引之；引之气犹不至，针如插豆腐者死。凡除

寒热病，宜于天部行气；经络病，宜于人部行气；麻痹疼痛，宜于地部行气。

弹而努之，

弹者，补也，以大指与次指爪相交而迸。病在上，大指爪轻弹向上；病在下，次指轻弹向上，使气速行，则气易至也。努者，以大指次指捻针，连搓三下，如手颤之状，谓之飞。补者，入针飞之，令患人闭气一口，着力努之。泻者，提针飞之，令患人呼之，不必着力。一法二用，气自至者，不必用此弹努。

扪而循之，

扪者，摩也。如痛处未除，即于痛处扪摩，使痛散也，复以飞针引之，除其痛也。又起针之时，以手按其穴，亦曰扪。循者，用手于所针部分，随经络上下循按之，使气往来，推之则行，引之则至是也。

动而伸之，推而按之，

动者，转动也；推者，推转也。凡转针太急则痛，太慢则不去疾。所谓推动，即分阴阳左转右转之法也。伸者，提也；按者，插也。如补泻不觉气行，将针提起，空如豆许，或再弹二三下以补之。紧战者，连用飞法三下，如觉针下紧满，其气易行，即用通法。若邪盛气滞，却用提插先去病邪，而后通其真气。提者，自地部提至人部天部；插者，自天部插至人部地部。病轻提插初九数，病重者提插三九二十七数，或老阳数，愈多愈好。或问：治病全在提插，既云急提慢按如水冷，慢慢急按火烧身。又云：男子午前提针为热，插针为寒；午后提针为寒，插针为热。女人反此，其故何耶？盖提插补泻，无非顺阴阳也。午前顺阳性，提至天部则热；午后顺阴性，插至地部则热。《奇效良方》有诗最明。补泻提插活法，凡补针先浅入而

后深入，泻针先深入而后浅。凡提插，急提慢按如冰冷，泻也；慢提急按火烧身，补也。或先提插而后补泻，或先补泻而后提插可也，或补泻提插同用亦可也。如治久患瘫痪；顽麻冷痹，遍身走痛及癫风寒疝，一切冷证，行浅入针，而后渐深入针，俱补老阳数。气行针下紧满，其身觉热，带补慢提急按老阳数，或三九二十七数，即用通法。扳倒针头，令患人吸气五口，使气上行，阳回阴退，名曰进气法，又曰烧山火。治风疾痰壅盛，中风喉风癫狂，疟疾单热，一切热证，先深入针，而后暂浅退针，俱泻少阴数。得气觉凉，带泻急提慢按初六数，或三六一十八数，再泻再提，即用通法。徐徐提之，病除乃止，名曰透天凉。治疟疾先寒后热，一切上盛下虚等症，先浅入针，行四九三十六数，气行觉热，深入行三六一十八数。如疟疾先热后寒，一切半虚半实等症，先深入针行六阴数，气行觉凉，渐退针行九阳数，此龙虎交战法也，俾阳中有阴，阴中有阳也。盖邪气常随正气而行，不交战，则邪不退而正不胜，其病复起。治痃癖癥瘕气块，先针入七分行老阳数，气行便深入一寸，微伸提之，却退至原处，又得气依前法再施，名曰留气法。治水蛊膈气胀满，落穴之后，补泻调气均匀，针行上下九入六出，左右转之千遭自平，名曰子午捣臼。治损逆赤眼，痈肿初起，先以大指进前捻入左，后以大指退后捻入右，一左一右三九二十七数，得气向前推转内入，以大指弹其针尾，引其阳气，按而提之，其气自平，未应再施，此龙虎交腾法也。杂病单针一穴，即于得气后行之，起针之际行之亦可。

通而取之，

通者，通其气也，提插之后用之。如病人左手阳经，以医者右手大指进前九数，却扳倒针头，带补以大指努力，针嘴朝向病处，或上或下，或左或右，执住直待病人觉热方停。若气又不通者，以龙虎龟凤飞经接气之法驱而运之。如病人左手阴经，以医者右手大指退后九数，却扳倒针头，带补以大指努力，针嘴朝病，执住直待病人觉热方停。右手阳经与左手阴经同法，右手阴经与左手阳经同法，左足阳经与右手阳经同法，左足阴经与右手阴经同法，右足阳经与左手阳经同法，右足阴经与左手阴经同法。如退潮，每一次先补六而后泻九，不拘次数，直待潮退为度。止痛同此法。痒麻虚补，疼痛实泻，此皆先正推衍《内经》通气之法，更有取气、斗气、接气之法。取者，左取右，右取左，手取足，足取头，头取手足三阳，胸腹取手足三阴，以不病者为主，病者为应，如两手蜷挛，则以两足为应。两足蜷挛，则以两手为应，先下主针而后下应针，主针气已行而后针应针。左边左手左足同手法，右边亦然。先斗气、接气而后取气，手补足泻，足补手泻，如搓索然。久患偏枯蜷挛甚者，必用此法于提插之后。徐氏曰：通气接气之法，已有定息寸数。手足三阳，上九而下十四，过经四寸；手足三阴，上七而下十二，过经五寸。在乎出纳，呼吸同法，上下通接，立时见功。所谓定息寸数者，手三阴从胸走手，长三尺五寸，左右共长二丈一尺；手三阳从手走头，长五尺，左右共长三丈；足三阳从头走足，长八尺，左右共长四丈八尺；足三阴从足走腹，长六尺五寸，左右共长三丈九尺；阴阳两跷从足走目，长七尺五寸，左右共长一丈五尺；督脉长四尺五寸；任脉长四尺五寸。诸脉共长一十六丈二尺也。行血气，通阴阳以荣于身，络脉则传注而不息也。一曰青龙摆尾，以两指扳倒针头朝病，如扶船舵，执之不转，一左一右，慢慢拨动九数，或三九二十七数，其气遍体交流。二曰白虎摇头，以两指扶起针尾，以肉内针头轻转，如下水船中之橹，振摇六数，或三六一十八数。如欲气前行，按之在后；欲气后行，按之在前。二法轻病亦可行之，摆动气血。盖龙为气，虎为血，阳日先行龙而后虎，阴日先行虎而后龙。三曰苍龟探穴，以两指扳倒针头，一退三进，向上钻剔一下，向下钻剔一下，向左钻剔一下，向右钻剔一下，先上而下，自左而右。如入土之象。四曰赤凤迎源，以两指扶起针插入地部，复提至大部，候针自摇，复进至人部，上下左右四围飞旋，如展翅之象。病在上，吸而退之；病在下，呼而进之。又将大指爪从针尾刮至针腰，此刮法也。能移不忍痛，可散积年风。午后又从针腰刮至针尾。又云：病在上，刮向上；病在下，刮向下。有挛急者，频宜刮切循摄。二法须连行三五次，气血各循经络，飞走之妙，全在此处，病邪从此退矣。放针停半时辰之久，扶起针头，审看针下十分沉紧，则泻九补六；如不甚紧，则泻六补九，补泻后针活即摇而出之。摄者，用大指甲随经络上下切之，其气自得通行。

摇而出之，外引其门，以闭其神。

摇者，退也。以两指拿针尾，向上下左右各振摇五七下，提二七下，能散诸风。出针，直待微松方可出，针豆许。如病邪吸针，正气未复，再须补泻停待。如再难，频加刮切，刮后连泻三下，次用搜法，不论数。横搜，如龙虎交腾，一左一右，但手更快耳。直搜，一上一下，如捻法而不转，泻刮同前。次用盘针，左转九次，右转六次，泻刮同前。次用子午捣臼，子后慢提，午后略快些，缓缓提插，摇出应针，次出主针。补者吸之，急出其针，便以左手大指按其针穴，及针外之皮，令针穴门户不开，神气内守，亦不致出血也。泻者呼之，慢出其针，勿令气泄，不用按穴。凡针起速，及针不停，久待暮者，其病即复。一针晕者，神气虚也。不可起针，以针补之，急用袖掩病人口鼻回气，内与热汤饮之即苏，良久再针。甚者针手膊上侧筋骨陷中，即蛤蟆肉上惺惺穴，或三里即苏，若起针坏人。二针痛者，只是手粗。宜以左手扶住针腰，右手从容补泻。如又痛者，不可起针，须令病人吸气一口，随吸将针捻活，伸起一烫即不痛。如伸起又痛，再伸起又痛，须索入针，便住痛。三数针者，再将原针穴边复下一针。补之即出。

嗟夫！神针肇自上古，在昔岐伯已叹失其传矣，况后世乎！尚赖窦、徐二氏，能因遗文以究其意，俾来学有所悟，而识其梗概，括为四段，聊为初学开关救危之用，尚期四方智者裁之。

补泻一段，乃庐陵欧阳之后所授，与今时师不同。但考《素问》，不曰针法，而曰针道，言针当顺气血往来之道也。又曰：凡刺者，必别阴阳。再考《难经图注》，及徐氏云左与右不同，胸与背有异，然后知其源流有自。盖左为阳，为升，为呼，为出，为提，为午前，为男子之背；右为阴，为降，为吸，为入，为插，为午后，为男子之腹。所以女子反此者，女属阴，男属阳，女子背阴腹阳，男子背阳腹阴，天地男女阴阳之妙自然如此。

禁针穴

脑户囟会及神庭，玉枕络郄到承灵；颅囟角孙承泣穴，神道灵台膻中明。水分神阙会阴上，横骨气冲针莫行；箕门承筋手五里，三阳络穴到青灵。孕妇不宜针合谷，三阴交内亦通称；石门针灸应须忌，女子终身孕不成。外有云门并鸠尾，缺盆主客深晕生；肩井深时亦晕倒，急补三里人还平。刺中五脏胆皆死，冲阳血出投幽冥；海泉颧髎乳头上，脊间中髓伛偻形。手鱼腹陷阴股内，膝膑筋会及肾经；腋股之下各三寸，目眶关节皆通评。

造针法

昔黄帝制九针各不同形：一曰镵针，应天，长一寸六分，头大末锐，以泻阳气；二曰员针，应地，长一寸六分，锋如卵形揩磨，不伤肌肉，以泻分气；三曰鍉针，应人，长三寸半，锋如黍粟之状，主脉勿陷，以致其气；四曰锋针，应四时，长一寸六分，刃三隅以发痼疾；五曰铍针，应五音，长四寸，广二分半，末如剑峰以取大脓；六曰员利针，应六律，长一寸六分，大如厘，且员且锐，中身微大，以取暴气；七曰毫针，应七星，长三寸六分，尖如蚊虻喙，静以徐往，微以久留之而痒，以取痛痹；八曰长针，应八气，长七寸，锋利身薄，所取远痹；九曰大针，应九野，长四寸，其锋微尖如挺，以泻机关之水，九针毕矣。此言九针之妙。毫针最精，能应七星，又为三百六十穴之针。

煮针法

第一次用竹筒一个去青，盛羊脑髓、人乳汁、磁石，水煮一昼夜。第二次用硫黄、槟榔、当归、防风、羊脑髓及骨髓、乳香、没药、荆芥、黑牵牛、人乳汁，煮一昼夜取出埋土内七日，犬肉煮过。第三次用乳香、没药、磁石、牙皂、硇砂、虎骨、天麻、川乌、草乌、雄黄、防风、薄荷、人参、当归、川芎、细辛、羊脑髓及骨髓、人乳汁拌匀，装入竹筒内，紧封筒口，用烧酒二斤，水八斤，煮一昼夜，埋土内七日，取出用糠擦光，后用麻油再擦，常带身边养熟。

灸 法

药之不及，针之不到，必须灸之。详《徐氏针灸》等书。闻有《针灸萃英》，未之见也。

或问：针有补泻迎随之理，固可以平虚实之证，其灸法不问虚实寒热，悉令灸之，其亦有补泻之功乎？

丹溪凡灸有补泻，若补，火艾灭至肉；泻，火不要至肉，便扫除之，用口吹风主散。

曰：虚者灸之，使火气以助元阳也；实者灸之，使实邪随火气而发散也；寒者灸之，使其气之复温也；热者灸之，引郁热之气外发，火就燥之义也。其针刺虽有补泻之法，予恐但有泻而无补焉。经谓：泻者迎而夺之。以针迎其脉之来气而出之，固可以泻实也。谓补者随而济之，以针随其经脉之去而留之，未必能补虚也。不然，《内经》何以曰无刺熇熇之热，无刺浑浑之脉，无刺漉漉之汗，无刺大劳人，无刺大饥人，无刺大

133

渴人，无刺新饱人，无刺大惊人？又曰：形气不足，病气不足，此阴阳皆不足也。不可刺。

九虚损，危病，久病，俱不宜针。

刺之重竭其气，老者绝灭，壮者不复矣。若此等语，皆有泻无补之谓也，学者玩之。

治病要穴

针灸穴治大同，但头面诸阳之会，胸膈二火之地，不宜多灸。背腹阴虚有火者，亦不宜灸。惟四肢穴最妙，凡上体及当骨处，针入浅而灸宜少；凡下体及肉厚处，针可入深，灸多无害。前经络注《素问》未载针灸分寸者，以此推之。

百会 主诸中等症及头风，癫狂、鼻病、脱肛，久病大肠气泄，小儿急慢惊风，痫证夜啼百病。

上星 主鼻渊、鼻塞、息肉及头风目疾。

神庭 主风痫羊癫。

通天 主鼻痔。左臭灸右，右臭灸左，左右臭，左右灸。鼻中去一块如朽骨，臭气自愈。

脑空 主头风目眩。

翳风 主耳聋及瘰疬。

率谷 主伤酒，呕吐，痰眩。

风池 主肺中风，偏正头风。

颊车 主落架风。

以上头面部，详前经络，余仿此。

膻中 主哮喘，肺痈，咳嗽，瘿气。

巨阙 主九种心痛，痰饮吐水，腹痛息贲。

上脘 主心痛，伏梁，奔豚。

中脘 主伤暑及内伤脾胃，心脾痛，疟疾，痰晕，痞满反胃，能引胃中生气

强行。

水分 主膨胀绕脐。坚满不食，分利水道，止泄。

神阙 主百病及老人、虚人泄泻如神。又治水肿、膨胀、肠鸣。卒死，产后腹胀，小便不通，小儿脱肛。

气海 多灸能令人生子。主一切气疾，阴证痼冷，及风寒暑湿水肿，心腹膨胀胁痛，诸虚癥瘕，小儿囟不合。丹溪治痫，昏仆上视，溲注汗泄，脉大，得之酒色，灸后服人参膏而愈。

关元 主诸虚肾积，及虚老人泄泻，遗精，白浊，令人生子。

中极 主妇人下元虚冷虚损，月事不调，赤白带下，灸三遍令生子。

天枢 主内伤脾胃，赤白休息痢疾，脾泄及脐腹膨胀，癥瘕。

章门 主痞块。多灸左边，肾积灸两边。

乳根 主膺肿乳痈，小儿龟胸。

日月 主呕宿汁，吞酸。

大赫 主遗精。

带脉 主疝气，偏坠，水肾，妇人带下。

以上胸腹部。

大杼 主遍身发热及疽、疟、咳嗽。

神道 主背上怯怯乏气。

至阳 主五疸痞满。

命门 主老人肾虚腰疼，及诸痔脱肛、肠风下血。

长强 主痔漏。

风门 主易感风寒，咳嗽，痰血，鼻衄，一切鼻病。

肺俞 主内伤外感，咳嗽吐血，肺痈肺痿，小儿龟背。

膈俞 主胸胁心痛，痰疟，痃癖，一切血疾。

肝俞 主吐血，目暗，寒疝。

胆俞　主胁满干呕，惊怕、睡卧不安，酒疸目黄，面发赤斑。

脾俞　主内伤脾胃，吐泻疟痢，喘急，黄疸，食症，吐血，小儿脾风。

胃俞　主黄疸，食毕头眩，疟疾，善饥不能食。

三焦俞　主胀满，积块，痢疾。

肾俞　主诸虚，令人有子，及耳聋，吐血，腰痛，女劳疸，妇人赤白带下。

大肠俞　主腰脊痛，大小便难，或泻痢。

小肠俞　主便血、下痢，小便黄赤。

膀胱俞　主腰脊强，便难腹痛。

譩譆　主诸疟、久疟，眼暗。凡五脏疟，灸五脏俞。

意舍　主胁满呕吐。

以上背腰部。

肩井　主肘臂不举及扑伤。

肩髃　主瘫痪，肩肿、手挛。

曲池　主中风，手挛筋急痹风，疟疾先寒后热。

手三里　主偏风，下牙痛。

合谷　主中风，破伤风，痹风，筋急疼痛，诸般头病，水肿难产，小儿急惊。

三间　主下牙疼。

二间　主牙疾、眼疾。

支正　主七情气郁，肘臂十指皆挛及消渴。

阳谷　主头面手膊诸疾及痔痛、阴痿。

腕骨　主头面臂腕五指诸疾。

后溪　主疟疾，癫痫。

少泽　主鼻衄不止，妇人乳肿。

间使　主脾寒之证，及九种心痛，脾疼，疟疾，口渴。如瘰疬久不愈，患左灸右，患右灸左，效。

内关　主气块及胁痛，劳热疟疾，心胸痛。

大陵　主呕血，疟。

劳宫　主痰火胸痛，小儿口疮及鹅掌风。

中诸　主手足麻木，战掉蜷挛，肩臂连背疼痛，手背痈毒。

神门　主惊悸，怔忡，呆痴等疾，及卒中鬼邪，恍惚振禁，小儿惊痫。

少冲　主心虚，胆寒，怔忡，癫狂。

列缺　主咳嗽风痰，偏正头风，及单鹅风，下牙疼。

少商　主双鹅风，喉痹。

以上手部。

环跳　主中风湿，股膝挛痛，腰痛。

风市　主中风腿膝无力，脚气，浑身瘙痒，麻痹。

阳陵泉　主冷痹，偏风，霍乱，转筋。

悬钟　主胃热，腹胀，胁痛，脚气，脚胫湿痹，浑身瘙痒，五足指疼。

足三里　治中风，中湿，诸虚耳聋，上牙疼，痹风，水肿，心腹膨胀，噎膈，哮喘，寒湿脚气。上中下部疾，无所不治。

丰隆　主痰晕，呕吐，哮喘。

内庭　治痞满。患右灸左，患左灸右，觉腹响是效。又主妇人食蛊，行经头晕，小腹痛。

委中　治同环跳。

承山　主痔漏。

飞扬　主行步如飞。

金门　主癫痫。

昆仑　主足腿红肿，牙齿疼痛。

申脉　主昼发痓，足肿牙疼。

血海　主一切血疾及诸疮。

阴陵泉　主胁腹胀满，中下疾皆治。

三阴交　主痞满癫冷，疝气脚气，遗精。

妇人月水不调，久不成孕，难产，赤白带下淋漓。

公孙 主痰壅胸膈，肠风下血积块，妇人气盅。

太冲 主肿满行步艰难，霍乱手足转筋。

行间 主浑身盅胀，单腹盅胀，妇人血盅。

大敦 主诸疝阴囊肿，脑衄，破伤风，小儿急慢惊风等症。

隐白 主心脾痛。

筑宾 主气疝。

照海 主夜发痓，大便闭，消渴。

太溪 主消渴，房劳不称心意，妇人水盅。

然谷 主喉痹，咳唾血、遗精，温疟，疝气，足心热，小儿脐风。

涌泉 主足心热，疝气，奔豚，血淋气痛。

以上足部。

治病奇穴

膏肓 主阳气亏弱，诸虚痼冷，梦遗，上气呃逆，膈噎，狂惑忘误百病。取穴须令患人就床平坐，曲膝齐胸，以两手围其足膝，使胛骨开离，勿令动摇。以指按四椎微下一分，五椎微上二分，点墨记之，即以墨平画相去六寸许，四肋三间胛骨之里，肋间空处，容侧指许，摩膂肉之表筋骨空处，按之患者，觉牵引胸户，中手指痹，即真穴也。灸至百壮千壮，灸后觉气壅盛，可灸气海及足三里，泻火实下，灸后令人阳盛，当消息以自保养，不可纵欲。

患门 主少年阴阳俱虚，面黄体瘦，饮食无味，咳嗽遗精，潮热盗汗，心痛，胸背引痛，五劳七伤等症。初病即依法灸之，无有不效。取穴先用蜡绳一条，以病人男左女右脚板，从足大拇趾头齐量起，向后随脚板当心贴肉，直上至膝腕大横纹中截断。如妇人足小，难以准量，可取右手肩髃穴，贴肉量至中指头齐亦可。不若只取膏肓，灸之亦妙；次灸四花，无有不效。

次令病人解发，匀分两边平身正立，取前绳子，从鼻端齐，引绳向上，循头缝下脑后，贴肉随脊骨垂下至绳尽处，以墨点记此不是穴。别用秆心，令患人合口，将秆心按于口上两头至吻，却钩起秆心中心至鼻端根，如人字样，齐两吻截断，将此秆展直于先点墨处，取中横量，勿令高下，于秆心两头尽处，以墨记之，此是灸穴。初灸七壮，累灸百壮。初只宜灸此三穴。

崔氏四花 崔氏四花治病同患门，共成六穴，有坎离既济之象。取穴令病人平身正立，稍缩臂膊，取蜡绳绕项，向前平结喉骨，后大杼骨，俱墨点记。向前双垂，与鸠尾穴齐即截断，却翻绳向后，以绳原点大杼墨放在结喉墨上，结喉墨放大杼骨上，从背脊中双绳头贴肉垂下至绳头尽处，以墨点记此不是穴。别取秆心，令病人合口，无得动笑，横量，齐两吻截断，还于背上墨记处折中横量，两头尽处点之此是灸穴。又将循脊直量，上下点之此是灸穴。初灸七壮。累灸百壮，迨疮愈病未愈，依前法复灸，故云累灸百壮。但当灸脊骨上两穴，切宜少灸，凡一交可灸三五壮，多灸恐人蜷背。灸此六穴，亦要灸足三里以泻火气为妙。

经门四花 即崔氏四花穴。不灸脊上二穴，各开两傍共成六穴。上二穴，共阔一寸，下四穴相等，俱吊线比之。以离封变作坤封，降心火生脾土之意也，然此皆阳虚所宜。华佗云：风虚冷热，惟有虚者不宜灸。但方书又云：虚损痨瘵，只宜早灸膏肓四花，乃虚损未成之际。如弱瘦兼火，虽灸亦只宜灸内关、三里，以散其痰火，早年欲作阴火不宜灸，论而未果，今见伤寒提纲。

骑竹马穴 专主痈疽发背，肿毒疮疡，瘰疬疠风诸风，一切无名肿毒，灸之疏泻心火。先从男左女右臂腕中横纹起，用薄篾条量至中指齐肉尽处截断，却令病人脱去上下衣裳，以大竹杠一条，跨定，两人徐徐扛起，足要离地五寸许，两傍更以两人扶定，勿令动摇不稳，却以前量竹篾，贴定竹杠，竖起从尾骶骨贴脊，量至篾尽处，以墨点记此不是穴。却比病人同身寸篾，二寸平折，放前点墨上，自中横量两傍各开一寸，方是灸穴。可灸三七壮，极效。

精宫 专主梦遗。十四椎下，各开三寸，灸七壮，效。

鬼眼穴 专祛痨虫。令病人举手向上略转后些，则腰上有两陷可见，即腰眼也，以墨点记。于六月癸亥夜亥时灸，勿令人知。四花、膏肓、肺俞，亦能祛虫。

痞根穴 专治痞块。十三椎下各开三寸半，多灸左边。如左右俱有，左右俱灸。又法：用秆心量患人足大指齐，量至足后跟中住，将此秆从尾骨尖量至秆尽处，两傍各开一韭叶许，在左灸右，在右灸左，针三分，灸七壮，神效。又法：于足第二趾岐叉处，灸五七壮，左患灸右，右患灸左，后灸一晚夕，觉腹中响动是验。

肘尖穴 治瘰疬。左患灸右，右患灸左。如初生时，男左女右，灸风池尤妙。又法：用秆心比患人口两角为则，折作两段于手腕窝中量之，上下左右四处尽头是穴。灸之亦效。

鬼哭穴 治鬼魅狐惑，恍惚振噤。以患人两手大指相并缚定，用艾炷于两甲角及甲后肉四处，骑缝着火灸之，则患者哀告我自去为效。

灸尸疰 尸疰、客忤、中恶等症。乳后三寸，男左女右灸之，或两大拇指头。

灸疝痛 偏坠，用秆心一条，量患人口两角为则，折为三段如厶字样，以一角安脐中心，两角安脐下两傍，尖尽处是穴。左患灸右，右患灸左，左右俱患，左右俱灸。炷艾如粟米大，灸四十壮，神效。又法：取足大趾、次趾下中节横纹当中，男左女右灸之，兼治诸气心腹痛，外肾吊肿，小腹急痛。

灸翻胃 两乳下一寸，或内踝下三指稍斜向前。

灸肠风诸痔 十四椎下各开一寸，年深者最效。

灸肿满 两大手指缝或足二趾上一寸半。

灸卒死 一切急魇暴绝，灸足两大指内、去甲如韭叶。

灸癫风 左右手中指节宛宛中，凡赘疣诸痣皆效。

禁灸穴

哑门风府天柱擎，承光临泣头维平；丝竹攒竹睛明穴，素髎禾髎迎香程。颧髎下关人迎去，天牖天府到周荣；渊液乳中鸠尾下，腹哀臂后寻肩贞；阳池中冲少商穴，鱼际经渠一顺行；地五阳关脊中主，隐白漏谷通阴陵；条口犊鼻上阴市，伏兔髀关申脉迎；委中殷门扶承上，白环心俞同一经。灸而勿针针勿灸，《针经》为此尝叮咛；庸医针灸一齐用，徒施患者炮烙刑。

明堂尺寸法 _{针灸同}

头部竖寸 经云，头有头尺寸。前发际至后发际，折作一尺二寸。前后发际不明者，取眉中心上至大椎，共折作一尺八寸取之。

头部横寸 以眼内眦角至外眦角为一寸，并用此法取之。神庭至曲差，曲差至本神，本神至头维，各去一寸半，自神庭至头维共四寸半。

背部直寸 大椎至尾骶，共二十一椎，通长折作三尺。上七椎，每椎一寸四分一厘；中七椎，每椎一寸六分一厘；十四椎与脐平，共二尺一寸一分四厘；下七椎，每椎一寸二分六厘。侠脊第二行，各开四寸取之；侠脊第三行，各开七寸取之。

膺部腹部尺寸 两乳间横折作八寸，并用此法取之。天突至膻中，直折作六寸八分。下行一寸六分为中庭，上取歧骨，下至脐中，共折作九寸取之。脐中至横骨，共折作五寸取之。

手足背部横寸，并用同身寸 以男左女右手中指第二节内度，以秆心比两头横纹尖为一寸取之。

点穴法

凡取穴，或平直安定，或屈伸得之。如环跳则伸一足、屈一足取之。更量病人老少，身体肥瘦歪正，宽狭长短，不可十分拘泥。窦师云：取穴必须取五穴而用一穴，则为端的。坐点则坐灸，立点则立灸，坐立皆宜端正，一动则不得真穴。灸则先阳后阴，先上后下，先少后多，艾炷根下广三分，若不三分，火气不达。惟头面四肢差小耳，小儿则雀

屎大可也，壮数人健病深者可倍，老弱减半。扁鹊灸法，累灸至百壮千壮者，惟《明堂》多云针六分，灸三壮。凡灸头及胸膈鸠尾，不宜多灸，然皆视病之轻重而增损，不可太泥。故《明堂》禁穴，亦许灸一壮至三壮，所以心中风者亦灸心俞，不可执一论也。点艾以火珠火镜为最，次以清麻油纸燃点之，亦好。

调养法

凡灸，预却热物，服滋肾药；及灸，选其要穴，不可太多，恐气血难当。灸气海炼脐，不可卧灸。素火盛者虽单灸气海，亦必灸三里泻火。灸后未发，不宜热药；已发，不宜凉药。常须调护脾胃，俟其自发，不必外用酒葱熨等法。发时或作寒热如疟，亦不可妄服药饵。落痂后，用竹膜纸贴三五日，次用所宜服药，以麻油水粉煎膏贴之。脓多者一日一易，脓少者两日一易，使脓出多而疾除也。务宜撙节饮食，戒生冷、油腻、鱼虾、笋蕨，量食牛肉、小鸡。长肉时方可量用鳅鳝、水鸡、猪肚、老鸭之类，谨避四气七情六欲，持以岁月必复。

炼脐法

_{彭祖固阳固蒂长生延寿丹旴江吴省斋公赠}

夫人之脐也，受生之初，父精母血相受，凝结胞胎混沌，从太极未分之时，一气分得二穴。穴中如产四穴，外通二肾，内长赤白二脉。四穴之中，分为表里，在母腹中，母呼儿呼，母吸儿吸，是一身脐蒂，如花果在枝而通蒂也。一月一周，真气渐足，既产胎衣未脱，脐带且缓断，倘脐门未闭，感风伤寒，即

损婴儿真气。遂以艾火熏蒸数次，则真气无患矣。三七脐门自闭，惟觉口深，于是阳盛年长，泪于五味，溺于五音，探于五气，外耗精神，内伤生冷，而真气不得条畅，所以立法蒸脐固蒂，如水灌土培草木，根本自壮茂也。人常依法熏蒸，则荣卫调和，安定魂魄，寒暑不侵，身体可健，其中有神妙也。夫肺为五脏之华盖，声音所从生者，皮毛赖之而滋润，肾水由之而生养。腠理不密，外感内伤乘之，令人咳嗽。外感发散，内伤滋润，又有郁结则当解之。或伤辛燥之药，或未发散而遂使郁遏之剂，则气不散而滞于肺中，多生黏痰而作喘急咳嗽。或伤房劳饮食。致使吐血，乍寒乍热，耳目昏昏，身体倦怠拘急，胸满烦闷，饮食少思，精神怯弱等疾作矣。医者可急用保真丸、化痰丸等剂疗之。倘用之无效，必须依法熏脐。今将此方药料，开具于后。

麝香　五钱。引诸药入五脏六腑，周彻百节。

丁香　三钱。入肺补血，实脾胃。

青盐　四钱。入肾以实其子，使肺母无泄漏，如乳补下益其气脘。

夜明砂　五钱。透肺孔，补气不足，散内伤有余。

乳香、木香　各二钱。

小茴　四钱。治湿沥之症，调达周流，升降其气，不致喘嗽。如欲断水，先寻此源。

没药、虎骨、蛇骨、龙骨、朱砂各五钱。

雄黄　三钱。削除病根，扶弱助强。

白附子　五钱。循各经络有推前拽后之功。

人参、附子、胡椒　各七钱。补元气，行血化痰为津液。

五灵脂　五钱。保肺气，削有余，补不足。

槐皮　能闭押诸气之性，使无走窜。

艾叶　取其火热，劫病去毒，起死回生。

上为末，另用白面作条，圈于脐上，将前药一料分为三分，内取一分，先填麝香末五分入脐眼内；又将前药一分，入面圈内，按药令紧，中插数孔，外用槐皮一片盖于药上，艾火灸之，无时损易，壮其热气，或自上而下，自下而上，一身热透。患人必倦沉如醉，灸至五六十壮，遍身大汗，上至泥丸宫，下至涌泉穴。如此，则骨髓风寒暑湿，五劳七伤尽皆拔除。苟不汗则病未愈，再于三五日后又灸，灸至汗出为度。学者虽用小心灸至百二十壮，则疾必痊。灸时要慎风寒，戒油腻生冷，保养一月以后，愈加精神健旺。若妇人灸脐，去麝，加韶脑一钱。扁鹊明此二十味浮沉升降，君臣佐使，使其所治劳嗽之疾，无不痊愈，不惟劳疾。凡一年四季各熏一次，元气坚固，百病不生，及久嗽久喘，吐血寒劳，遗精白浊，阳事不举，下元极弱，精神失常，痰膈等疾，妇人赤白带下，久无生育，子宫极冷，凡用此灸，则百病顿除，益气延年。

接命丹

养丹田，助两肾，添精补髓，返老还童，却病延年。用大附子一枚，重二两二钱，切作薄片，夏布包定，以甘草、甘遂各二两捶碎，用烧酒二斤共浸半日，文武火煮，酒干为度。取起附子、草、遂不用，加麝香三分，捶千余下，分作二丸，阴干，纳一丸于脐中，七日一换。一丸放黑铅盒内养之。

温脐种子方

五灵脂、白芷、青盐各二钱，麝香一分，为末，另用荞麦粉水和成条，圈于脐上，以前药实于脐中。

寻常只用炒盐。又治霍乱欲死及小便不通。如虚冷甚者，加硫黄，入麝香为引。

用艾灸之，妇人尤宜。但觉脐中温暖即止，过数日再灸，太过则生热也。

温脐兜肚方

专主痞积，遗精白浊，妇人赤白带下，经脉不调，久不受孕者。惟有孕者忌之。白檀香、羚羊角各一两，零陵香、马蹄香即广沉香、香白芷、马兜铃、木鳖子、甘松、升麻、血竭各五钱，丁皮七钱，麝香九分，以上十二味为末，分作三分，每用一分。以蕲艾絮绵装白绫兜肚内。初服者，每三日后一解，至第五日又服，一月后常服之。

针灸服药吉日紧急不拘

丁卯、庚午、甲戌、丙子、丁丑、壬午、甲申、丙戌、丁亥、辛卯、壬辰、丙申、戊戌、己亥、庚子、辛丑、甲辰、乙巳、丙午、戊申、壬子、癸丑、乙卯、丙辰、己未、壬戌，及成开执日，忌辛未扁鹊死日。

又，春甲乙，夏丙丁，四季戊己，秋庚辛，冬壬癸。男喜破日忌除，女喜除日忌破，男女俱宜开日，俱忌满日，男忌戊，女忌己。又，游祸日不宜服药，正五九月巳日，二六十月卯日，三七十一月午日，四八十二月申。

针灸禁忌

九宫尻神禁忌

坤踝震腨指牙上，巽属头兮乳口中，面背目干手膊兑，项腰艮膝肋离从，坎肘脚肚轮流数，惟有肩尻在中宫。

其法一岁从坤，二岁从震，周而复始。针灸犯之，重则丧命，轻发痈疽。

九部人神禁忌

一脐二心三到肋，四咽五口六在首，七脊八腰九在足，轮流顺数忌针灸。

其法一岁起脐，二岁到心，周而复始数之。行年犯处，忌用针灸。

十二部人神禁忌

一心二喉三到头，四肩五背六腰求，七腹八项九足十膝，十一阴十二股是一周。

其法亦一岁一位，周而复始数之。

四季人神禁忌

春秋左右胁，冬夏在腰脐，四季人神处，针灸莫施行。

逐月血忌

行针须要明血忌，正丑二寅三之未，四申五卯六酉官，七辰八戌九居巳，十亥十一月午当，腊子更加逢日闭。

逐月血支

血支针灸仍须忌，正丑二寅三卯位，四辰五巳六午中，七未八中九酉部，十月在戌十一亥，十二月于子上议。

十二支人神所在禁忌

子目丑腰耳寅胸，卯脾鼻辰腰膝中，巳手午心未头手，申头背酉背仍同，戌在头面亥头项，十二支人神忌逢。

逐日人神所在禁忌

一足鼻柱小指中，初一足大趾，十一鼻柱，二十一小指。

二踝发际外踝同，初二外踝，十二发际，二十二外踝。

三腿牙齿并肝足，初三股腿，十三牙齿，二十三在肝与足。

四腰胃脘手阳明，初四腰，十四胃脘，二十四手阳明经。

五口遍身足阳明，初五口，十五遍身，二十五足阳明胃经。

六手在胸又在胸，初六手，十六在胸，二十六又在胸。

七内踝气冲占膝，初七内踝，十七气冲，二十七在膝。

八脘股内占阴中，初八腕，十八股内，二十八在阴。

九尻在足并膝股，初九在尻，十九足，二十九膝股。

十腰内踝足跗中。初十腰背，二十内踝，三十足跗。

凡针灸必忌人神、尻神、血支、血忌之类。急病一日上忌一时，正午以后乃可灸，早则恐有昏晕。卒病不拘早晚，若值雷雨，亦必宁待。

卷之二

本草引 纂《捷径》雷公

医道之传，其来尚矣。历代圣君哲辅，靡不留心，自古仁人孝子，咸知注意。人生两间，身缘四大。风寒暑湿侵蒸，喜怒忧思郁结，苦乐荣悴悉损精神，饥饱逸劳俱伤气血，有生难免，具体皆然，禀受虚实不同，必有恒心乃济。非唯医者贵有恒心，虽病者服药及起居饮食，亦必有恒，乃能康济一身。草木良毒各异，未达其性勿尝。药无不效，用当极灵，试嚼乌梅，遍齿酸而津溢；才吹皂角，立鼻嚏以气通。啖辣芥则泪垂，啮花椒而气闭；阴胶知内疸所在，阴胶，即甑中气垢。点少许于口中，即知脏腑所起。直达至住处，知痛足可医也。硝末救脑痛欲亡。硝石末吹鼻中，头痛立止。囊皴溺多，夜煎草薢；体寒腹大，全赖鸬鹚；龟尿解噤，鼠胃生牙；磁石引针，琥珀拾芥；鸾胶续剑，獭胆分杯；血投藕而不凝，漆得蟹而自散；葱液可以熬桂作水，蟾膏乃能软玉如泥。略举数端证验，以明一切殊功。每用单行，则气纯而愈速，或时兼使，乃味杂而效迟。唯相须佐使配合，则并力以收功；若相反畏恶交参，必争仇而播毒。疾之剧差，休咸所关；方之臧否，安危是系，必合精详有据，岂宜火裂无稽？对症求药，须衷众善之长；随宜用药，庶获万全之效。

本草总括

《本草经》肇炎皇，医之祖也。伊尹用《本经》为《汤液》，仲景广《汤液》为方法，后之陶、唐、李、陈，本草虽多，不能及也。日久黑白未免无混，得经意者惟东恒、丹溪，会经要者惟古庵、节斋。是以总法象于前，分五品于后，其先辈歌括多有修改之者，非好劳也，不敢少违经旨耳。《指南》云：不读本草，焉知药性？专泥药性，决不识病；假饶识病，未必得法。能穷《素问》，病受何气，便知用药，当择何味。

天有阴阳彰六气，

风寒暑湿燥火，三阴三阳上奉之。

温凉寒热四时行；

春夏温热者，天之阳也；秋冬凉寒者，天之阴也。阳则升，阴则降。

地有阴阳化五味，

金木水火土，生长化收藏下应之。

酸苦辛甘咸淡成。

辛甘淡者，地之阳也；酸苦咸者，地之阴也。阳则浮，阴则沉。酸生于东方，木应春气，温入肝；苦生于南方，火应夏气，热入心；甘生于中央，土应四季，气兼温凉寒热，味兼辛咸酸苦，其本气平，其本味甘，入脾胃；辛生于西方，金应秋气，燥入肺；咸生于北方，水应冬气，寒入肾；淡为五味之本，故本草不言淡。然有生必有化，木味化甘，火味化辛，土味化咸，金味化酸，水味化苦，其应脏腑则相同也。经曰：天食人以五气，地食人以五味。五气入鼻，藏于心肺，五味入口，藏于肠胃。

辛散酸收淡渗泄，咸软苦泻甘缓平；

药本五味，入五脏而为补泻。辛散，谓散其表里拂郁也；酸收谓收其耗散之气也；淡渗，谓渗其内湿利小便也；咸软，谓软其大便燥结之大热也；苦泻，谓泻其上升之火也；甘缓，谓缓其大热大寒也。

酸苦涌泄阴为味，辛甘发散气阳轻。

又，咸味涌泄为阴，淡味渗泄为阳。有一药两味者、或三味者，或一气者、或两气者，轻清重浊之分，气味厚薄之异。

轻清成象亲乎上，

味薄，茶之类。清阳出上窍，本乎天者亲上也。

亲下重浊阴成形。

味厚，大黄之类。浊阴出下窍，本乎地者亲下也。阳化气，阴成形，万物皆然。

清之清者发腠理，阳中阳味厚之至；

附子气厚，阳中阳也，故发热。

清之浊者实四肢，阳中之阴薄气使。

茯苓淡，为在天之阳也。阳当上行，何为利水而泄下？经云：气之薄者，乃阳中之阴，所以茯苓利水而下行，然而泄下，亦不离乎阳之体，故入手太阳。

浊之浊者走五脏，阴中之阴乃厚味；

大黄味厚，阴中阴也，故泄下。

浊之清者归六腑，阴中之阳薄味尔。

麻黄苦，为在地之阴也。阴当下行，何为发汗而升上？经云：味之薄者，乃阴中之阳，所以麻黄发汗而上升。然而升上，亦不利乎阴之体，故入手太阴。

六淫外感如何治？风以辛凉热咸寒，火淫同热。

湿苦热兮寒甘热，苦温燥胜佐辛酸。

风制法肝春木，酸生之道也。失常则病，风淫于内，治以辛凉，佐以甘辛，以甘缓之，以辛散之。热制法心夏火，苦长之道也。失常则病，热淫于内，治以咸寒，佐以甘苦，以酸收之，以苦发之。湿制法脾土甘，中方化成之道也。失常则病，湿淫于内，治以苦热，佐以咸热，以苦燥之，以淡泄之。燥制法肺秋金，辛收之道也。失常则病，燥淫于内，治以苦温，佐以甘辛，以辛润之，以苦下之。寒制法肾冬水，咸藏之道也。失常则病，寒淫于内，治以甘热，佐以苦辛，以辛散之，以苦坚之。盖五味酸苦甘辛咸，为五脏之本也。四时五行化生，各顺其道，违则病生。古圣设法以制变，如风淫于内，乃肝木失常，火随而炽，治以辛凉，是为辛金克其木，凉水沃其火。余皆仿此。但《内经》既曰风淫于内，又曰风淫所胜。盖自在泉而言，则曰淫于内；自司天而言，则曰所胜。六淫皆然，其治则一也。或客胜主，则泻客补主；或主胜客，则泻主补客。随其缓急以治之。

内伤苦欲分虚实，

肝苦急，急食甘以缓之，甘草；肝欲散，急食辛以散之，川芎；以辛补之，细辛；以酸泻之，白芍。心苦缓，急食酸以收之，五味子；心欲软，急食咸以软之，芒硝；以咸补之，泽泻；以甘泻之，参、芪、甘草。脾苦湿，急食苦以燥之，白术；脾欲缓，急食甘以缓之，甘草；以甘补之，人参；以苦泻之，黄连。肺苦气上逆，急食苦以泻之，黄芩；肺欲收，急食酸以收之，白芍；以酸补之，五味子；以辛泻之，桑白皮。肾苦燥，急食辛以润之，知母、黄柏；注云：开腠理，致津液，通气也。肾欲坚，急食苦以坚之，知母；以苦补之，黄柏，以咸泻之，泽泻。五脏虚实补泻，肝虚以陈皮、生姜之类补之。经曰：虚则补其母。水能生木，肾乃肝之母；肾，水也。若补其肾，熟地黄是也。如无他证，惟不足，肾气丸主之。实则白芍泻之，如无他证，泻青丸主之。实则泻其子，心乃肝之子，以甘草泻心汤。虚以炒盐补之，虚则补其母，木能生火，肝乃心之母。肝，木也；心，火也。以生姜补之，如无他证，朱砂安神丸是也。实则甘草泻之，如无他证，重则单黄连汤，轻则导赤散。脾虚以甘草、大枣之类补之，实则以枳实泻之，如无他证，虚则以益黄散，实则泻黄散。心乃脾之母，以炒盐补心。肺乃脾之子，以桑白皮泻肺。肺虚以五味子补之，实则桑白皮泻之，如无他证，实则用泻白散，虚则用阿胶散。虚则以甘草补脾土，补其母也；实则以泽泻泻肾水，泻其子也。肾虚以熟地、黄柏补之，泻以泽泻之咸。肾有补无泻，肾气丸主之。肺乃肾之母，金生水故也，以五味子补肺而已。

升降浮沉法一般。

肝主春，于时自子至卯，为阴中之阳，风药应之，如防风、羌活、升麻、葛根之类，自地而升天，味之薄者是也。味辛补酸泻，气温补凉泻。心主夏，于时自卯至午，为阳中之阳，热药应之，如附子、乌头、姜、桂、红豆之类。正秉火之气味，火之厚浮散下，气之厚者是也。味咸补甘泻，气热补寒泻。肺主秋，于时自午至酉，为阳中之阴，燥药应之，如茯苓、猪苓、泽泻、木通之类。自天收而降地，气之薄者是也。味酸补辛泻，气凉补温泻。冬主肾，于时自酉至子，为阴中之阴，寒药应之，如大黄、芩、连、黄柏、防己之类。正秉水之气

味，水之厚化浮沉，味之厚者是也。味苦补咸泄，气寒补热泻。脾主长夏生化，味甘补苦泻，气寒热温凉，各从其宜，详后分类注。经曰：补泻在味，随时换气。凡言补，补以辛甘温热之剂，皆助春夏之升浮，在人身乃肝心也；凡言泻，泻以酸苦寒凉及淡渗之剂，皆助秋冬之降沉，在人身乃肺肾也。从时，春温宜凉，夏热宜寒，秋凉宜温，冬寒宜热；昼则从升，夜则从降；晴则从热，阴则从寒。然病与时逆，夏反用热，冬反用寒，如发表不远热，攻里不远寒，以其不住于中也。又如伤寒，虽夏月可用辛热；伤酒及素有热，虽寒月可用苦寒，然皆暂用也。以人病言之，病在上则宜升，病在下则宜降，病在外则宜浮，病在内则宜沉，病寒则治以热，病热则治以寒，变化至不一也。故升降浮沉则顺之，所谓无伤岁气，勿伐天和也；寒热温凉则逆之，所谓调其气，使之平也，岂可执一而论哉！

身腰下病梢能降，身半上病根宜损；

凡药根在土中者，中半以上气脉上行，以生苗者为根。中半以下气脉下行，以入土者为梢。病在中焦用身，上焦用根，下焦用梢。经云：根升梢降。

横行手膊惟辛散，

五味酸止而收敛，咸止而软坚，苦直行而泄，黄柏、大黄之类是也；辛横行而散，桂枝之类是也；甘上行而发，甘草之类是也。

分经报使又何难？

诗曰：小肠膀胱属太阳，藁本、羌活是本乡；三焦胆与肝胞络，少阳厥阴柴胡强。大肠阳明并足胃，葛根、白芷、升麻当；太阴肺脉中焦起，白芷、升麻、葱白乡。脾经少与肺部异，升麻兼之白芷详；少阴心经独活主，肾经独活加桂

良。通经用此药为使，岂能有病到膏肓？然此皆外感杂证引药，若内伤虚损，须于前五脏虚实补泻药内求之。

君臣和合无反畏；

上品药一百二十种为君，主养命以应天，无毒，多服久服轻身延年。中品药一百二十种为臣，主养性以应人，无毒或有毒，遏病补虚，斟酌其宜。下品药一百二十种为佐使，主治病以应地，多毒，除寒热，破积聚，不可久服。《神农本经》三百六十五种，法周天三百六十五度，后陶隐居又加三百六十五种，合七百二十种，此以无毒有毒论君臣也。若制方之法，主治病邪者为君，辅君分治者为臣，应臣向导者为佐使。假如治风以防风为君，治上热以黄芩为君，中热以黄连为君，治湿以防己为君，治寒以附子为君。兼见何证，以证佐分治。或体薄不敢纯用苦寒，则以辛热为向导而监制之。大概养命养性之药，一君二臣三佐使。治病之药，一君二臣九佐使。务要君臣配合，如父子兄弟和气，主疗同而气味似旧方，小反小畏亦不甚拘，若大反大畏竟有同剂者，必追重去积，仍有监制，乃不杀人，非初学可妄也。用药凡例：凡解利伤风，以防风为君，甘草、白术为佐，风宜辛散也。凡解利伤寒，以甘草为君，防风、白术为佐，寒宜甘发也。凡眼暴发赤肿，以防风、黄芩泻火为君，黄连、芍药和血为佐，兼以各经药用之；凡眼久病昏暗，以熟地、当归为君，防风、羌活为臣，甘草、菊花之类为佐。凡痢疾腹痛，以芍药、甘草为君，当归、白术为佐。见血先后，以三焦分邪热，水泻以茯苓、白术为君，芍药、甘草为佐。凡诸风，以防风为君，随治病为佐。凡嗽以五味子为君，有痰者半夏为佐，有喘者阿胶为佐，有热无

热者黄芩为佐，但分两多少不同耳。凡小便不利，以黄柏、知母为君，茯苓、泽泻为佐。凡下焦有湿，以龙胆草、防己为君，甘草、黄柏为佐。凡痔漏，以苍术、防风为君，甘草、芍药为佐。凡诸疮，以黄连、当归为君，甘草、黄芩为佐。凡疟疾，以柴胡为君，随所发时属经分用引经药佐之。相反药只十八味，逐一从头说与君：人参芍药与沙参，细辛玄参及紫参，苦参丹参并前药，一见藜芦便杀人；白及白蔹并半夏，瓜蒌贝母五般真，莫见乌头与乌喙，逢之一反疾如神；大戟芫花并海藻，甘遂以上反甘草。若还吐蛊与翻肠，寻常用之都不好；蜜蜡莫与葱相睹，石决明休见云母；藜芦莫使酒来侵，人若犯之都是苦。又，硫黄原是火之精，朴硝一见便相争；水银莫与砒相见，狼毒最怕密陀僧。巴豆性烈最为上，偏与牵牛不顺情，丁香莫与郁金见，牙硝难合京三棱。川乌、草乌不顺犀，人参又忌五灵脂；官桂善能调冷气，若逢石脂便相欺。大凡修合看顺逆，炮爁炙煿莫相同。

七方十剂有机关；

七方：大方君一臣二佐九，凡病有兼证者用之；或病在肝肾之下而远者，分两多而频服之，亦大方也。小方君一臣二，病无兼证者用之；或病在心肺之上而近者，分两少而频服之，亦小方也。缓方有五：有甘以缓之之缓方，如糖蜜、大枣、甘草，取其甜能变隔也；有丸以缓之之缓方，气行迟也；有无毒治本之缓方，功自缓也；有品性群众之缓方，或表里药同剂，或升降药同剂，更相拘制，各逞其能，而不得肆其毒也；有补上治上之缓方，心肺病不厌频而少是也。急方有五：有急病攻之急方，如中风牙关紧急，用续命是也；有药性急烈之急

方，如溲便闭塞，借用备急丸是也；有汤散荡涤之急方，下因易散故也；有药性有毒治标之急方，汗吐下剂是也；有补下治下之急方，肝肾之病，不厌频而多是也。奇方有二：有单方之奇方，用一物是也；有数合阳数之奇方，一三五七九，皆阳数也，故奇方宜下不宜汗。凡入阳之分亦谓之奇。偶方有二：有古之复方之偶方，二四六八十，皆阴数也，故偶方宜汗不宜下。凡入阴之分亦谓之偶。复方有二：有二方三方之复方，如调胃承气汤加连翘、黄芩、山栀、薄荷为凉膈散。如防风、荆芥、石膏、滑石、桔梗、川芎、麻黄、当归、芍药、白术为防风通圣散；有分两均齐之复方，胃风汤是也。十剂：宣剂可以去壅，姜、橘之属，郁而不散者用之；通剂可以去滞，通草、防己之属，留而不行者用之；补剂可以去弱，人参、羊肉之属，气弱血弱者用之；泄剂可以去闭，葶苈、大黄之属，闭而有余者用之；轻剂可以去实，麻黄、葛根之属，气实腠理闭密者用之；重剂可以去怯，磁石、铁粉之属，气浮神志不定者用之；滑剂可以去著，冬葵、榆皮之属。气著经涩二便涩者用之；涩剂可以去脱，牡蛎、龙骨之属，气脱遗溺遗粪遗精亡血者用之；燥剂可以去湿，桑白皮、赤小豆之属，分上中下表里用之；湿剂可以去枯，紫石英、白石英之属，气枯血枯者用之；又寒剂可以去热，硝、黄之属；热剂可以去寒，桂、附之属是也。

汤散丸丹斟等分，

药有宜膏煎者，宜水者，酒渍者，宜丸宜散者，亦有一物兼宜者。但古人以口咬细，令如麻豆大为粗末，煎之，使药水清汁饮于腹中，循行经络，易升易散；今人以刀锉如麻豆大，亦㕮咀法

也。若一概为细末，不分清浊矣。如治至高之病加酒煎，去湿加姜煎，补元气加枣煎，发散风寒加葱煎，去膈上病加蜜煎。散者，细末也，不循经络，止去膈上病及脏腑之病。气味厚者，白汤调服；气味薄者，水煎和渣服。丸者，治上部之疾，其丸极大而光且圆，治中焦者次之，治上焦者极小。稠糊面丸者，取其迟化，直至下焦，或酒或醋丸者，取其收散之意也。犯半夏、南星或去湿者，以生姜汁煮糊为丸，制其毒也。稀糊丸者，取其易化也。水浸炊饼为丸及滴水为丸者，皆取其易化也。炼蜜为丸者，取其迟化而气循经络也。蜡丸者，取其难化而旋旋取效也。大抵汤者，荡也，去久病者用之；散者，散也，去急病者用之；丸者，缓也，不能速去其病，从缓而治；丹即丸之大者，凡药宜预修合，若临病旋制，药多不备，其能效乎？凡言等分，分两均等无异。养性补虚缓方皆然。若治病急方，必分君臣，大概君药用十分，臣药用七八分，佐药用五六分，使药用三四分，外有加减，数同佐使。病最重者，虽君臣分两悬绝无疑。譬之烟火硝黄，转移迥殊，可不小心斟酌之乎！

真伪新陈仔细看。

药多有假者，误服反致害人，必询问经历久而后能辨认。药宜陈者，惟麻黄、荆芥、香薷、陈皮、半夏、枳实、枳壳、吴萸、狼毒。其余味薄之药，俱用近新有力，若陈腐经霉者，皆不可用。

炮炙制度毋逞巧，

诗曰：芫花本利水，无醋不能通；绿豆本解毒，带壳不见功。草果消膨效，连壳反胀胸；黑丑生利水，远志苗毒逢。蒲黄生通血，熟补血运通；地榆医血药，连梢不住红。陈皮专理气，连白补胃中；

附子救阴药，生用走皮风。草乌解风痹，生用使人蒙；人言烧过用，诸石火煅红。入醋能为末，制度必须工；川芎炒去油，生用气痹痛。凡药入肺蜜制，入脾姜制，入肾用盐，入肝用醋，入心用童便。凡药用火炮汤泡煨炒者，制其毒也；醋浸姜制酥炙者，行经活血也。且如知母、桑白皮、天麦门冬、生熟地黄、何首乌忌铁器，用竹刀铜刀切之，犯铁必患三消；远志、巴戟、门冬、莲子、乌药之类，如不去心，令人烦躁。猪苓、茯苓、厚朴、桑白皮之类，如不去皮，耗人元气；柏子、火麻、益智、草果之类，如不去皮，令人心痞。当归、地黄、苁蓉酒洗去土，生精活血，无令满闷；桃仁、杏仁，双仁有毒伤人，用去皮尖，不生疗疖；苍术、半夏、陈皮用汤泡洗，去其燥性；麻黄泡去头汁，庶不烦心；人参、桔梗、常山去苗芦，庶不呕。当知水飞、火煅、醋淬、酒浸、另研等项，必遵古法，毋逞新奇。

熟升生降古方刊；

凡病在头面及手梢皮肤者，须用酒炒，欲其上腾也；病在咽下脐上，须用酒浸洗；病在下者，生用。欲升降兼行者，半生半熟。如大黄、知、柏，必用酒制者，恐寒伤胃也。要知体厚者生用，体薄者炒用。然炒制必出火毒，收贮用之，随炒随用，以火助火。

及时煎服知禁避，

大概煎煮多用砂罐洗净，择人煎之。如补汤慢火煎熬，汗下及治寒湿药，紧火煎服。如剂大水少，则药味不出；剂小水多，则煎耗太过无力。煎以湿纸封罐口，熟则用纸滤过，或纱绢亦好，去渣取清汁服之，则行经络而去病。若浓浊，则药力不行，反滞为害。《活人》云：补汤须用熟，利药不嫌生。补药用

水二盏煎至八分。或三盏煎至一盏，利药一盏半煎至一盏，或一盏煎至八分。又主病药宜先煎，如发汗则以麻黄为主，须先煎麻黄一二沸，然后入余药同煎。余仿此。止汗先煎桂枝，和解先煎柴胡，下药先煎枳实，吐药先煎山栀，温药先煎干姜，行血先煎桃仁，利水先煎猪苓，止泻先煎白术，消渴先煎天花粉，止痛先煎芍药，发黄先煎茵陈，发斑先煎青黛，发狂先煎石膏，呕吐先煎半夏，劳力感寒先煎黄芪，感冒伤寒先煎羌活，暑证先煎香茹，风病先煎防风，腹如雷鸣先煎煨生姜，湿证先煎苍术。凡服药病在上者，食后徐徐服；病在中者，食远服；病在下者，宜空心顿服之，以达下也。病在四肢血脉者，宜饥食而在昼；病在骨髓者，宜饱食而在夜。若呕吐难纳药者，必徐徐一匙而进，不可太急也。又少服则滋荣于上，多服则峻补于下。凡服药后须三时久，方可食饭，亦不可即眠，令药气行也。五禁：咸走血，血病毋多食咸；苦走骨，骨病毋多食苦；辛走气，气病毋多食辛；酸走筋，筋病毋多食酸；甘走肉，肉病毋多食甘。服药禁忌：有术，勿食桃、李及雀肉、胡荽、大蒜、青鱼鲊等物；有藜芦，勿食狸肉；有巴豆，勿食芦笋羹及野猪肉；有黄连、桔梗，勿食猪肉；有地黄，勿食芜荑；有半夏、菖蒲，勿食饴糖及羊肉；有细辛，勿食生菜；有甘草，勿食菘菜及海藻；有牡丹，勿食生胡荽；有商陆，勿食犬肉；有常山，勿食生葱、生菜；有空青、朱砂，勿食生血物；有茯苓，勿食醋物；有鳖甲，勿食苋菜；有天门冬，勿食鲤鱼。服药不可多食生胡荽及蒜杂生菜，又不可食诸滑物果实等，又不可多食肥猪犬肉、油腻肥羹、鱼鲙腥臊等物，服药通忌见死尸及产妇

淹秽事。妊娠禁服：蚖斑水蛭及虻虫，乌头附子配天雄；野葛水银并巴豆，牛膝薏苡与蜈蚣。三棱芫花代赭麝，大戟蛇蜕黄雌雄；牙硝芒硝牡丹桂，槐花牵牛皂角同。半夏南星与通草，瞿麦干姜桃仁通；硇砂干漆蟹爪甲，地胆茅根都不中。

用当一匕是仙方。

随证用药心法。外感四气头痛，须用川芎，如不愈，加各引经药：太阳川芎，阳明白芷，少阳柴胡，太阴苍术，少阴细辛，厥阴吴萸。巅顶痛须用藁本，去川芎。肢节痛须用羌活，去风湿亦用。腹痛须用芍药，恶寒而痛加桂，恶热而痛加黄柏。小腹痛须用青皮。胁痛、往来潮热，日晡潮热须用柴胡。胃脘痛须用草豆蔻。腹胀须用厚朴、白芍。腹中窄狭须用苍术。肌热及去痰须用黄芩。胸中烦热须用山栀。腹中实热大便闭须用大黄、芒硝。小便黄须用黄柏，数涩者加泽泻。上焦热须用黄芩泻肺火，中焦湿热及痛须用黄连泻心火，下焦湿肿及痛须用酒洗防己、龙胆草、黄柏、知母，泻膀胱火。口渴须用葛根，茯苓，禁半夏，内伤脾胃肌热及虚汗，须用黄芪。脾胃受湿沉困无力嗜睡及去痰，须用白术。宿食不消及心下痞，须用黄连、枳实；饮水多致伤脾胃须用白术、茯苓、猪苓。水泄须用白术、茯苓、芍药。内伤气分补气，须用人参。气虚惊悸恍惚，须用茯神。破滞气须用枳壳利肺，多服损胸中至高之气。气刺痛须用枳壳，看在何部分，引经药导之。去滞气须用青皮泻肝，多服损真气。治气之标：须用木香行中下焦气，香附快滞气，陈皮泄逆气，紫苏散麦气，厚朴泄卫气，槟榔泄至高之气，藿香上行胃气，沉香升降真气，脑麝散真气慎用。治气之本：气

郁上升须用川芎、香附、山栀、芩、连；阴火冲上须用知母、黄柏，佐以木香。盖气郁上升，皆属火也。内伤血分，补血不足，须用炙甘草，或益母草、夏枯草、龟版、牛膝、枸杞子。血寒须用姜、桂，血热须用生地、苦参。和血须用当归，如血刺痛，分上下根梢用之。破滞血，须用桃仁、红花、血竭、牡丹皮。血崩须用蒲黄、阿胶、地榆、百草霜、棕榈炭。血痛须用乳、没、五灵脂。内伤痰嗽，须用五味子，喘者用阿胶。去痰须用半夏，热痰加黄芩，风痰加南星，胸中寒痰痞用陈皮、白术。疮痛不可忍，须用黄柏、黄芩。详上下根梢及引经药。眼痛不可忍，须用黄连、当归，以酒浸洗。凡纯寒纯热药中，须用甘草以缓其力，寒热相杂者用之以和其性。如阴茎中痛，须用生甘草梢。此其大略，触类通于各门可也。

本草分类

依古庵而增以通用，各药制法见圈外，其程氏《释药》，出《大观》注、《尔雅》、《博物志》，多从之。

治 风 门

即《汤液》风升生也。古庵云：风属阳，善行数变，自外而入以郁正气，故治风多行气开表药。又风入久变热，热能生痰，宜用祛风化痰药。又热极生风，风能燥液，宜用清热润燥药。

防 风

防风气温味甘辛，通疗诸风痛满身，头目胁痛并胸满，除湿止汗住崩津。

凡药必先其立名之义，而后审其治疗。防风者，预防风疾也。无毒。浮而

升，阳也，治脾胃二经及太阳经。乃卒伍卑贱之职，随所引而至者也。主诸风邪在表，恶风，周身节痛，四肢拘挛，一切风邪头眩目盲流泪，胁痛诸疮，泻上焦风邪之仙药也。又疏泄肺窍，解胸膈烦满，通五脏关脉，药中润剂。误服泻人上焦元气。兼理劳损盗汗，女人崩带。除经络间留湿，风能胜湿故也。诸风药皆然。坚润者佳，去芦及又头叉尾者。恶干姜、藜芦、白蔹、芫花，畏藁本、䕡茹，杀附子毒。得泽泻、藁本治风，得当归、芍药、阳起石，治妇人子脏风。

独活

独活甘辛平苦温，诸风痹痛无久新，头项齿颊皆能疗，金疮疝痉及奔豚。

一茎直上，得风不摇。无毒。沉而升，阴中阳也，足少阴行经药。主诸风掉眩，百节痛挛，肌肉发痒，风寒湿痹，两足不能动。《汤液》去：独活气细而低，治足少阴伏风，而不治太阳，故足痹尤验。一切风邪，不论久新，头眩目晕，齿痛颊肿，颈项难伸，金疮奔豚，瘿瘤痉，女子疝瘕。蠡实为使，得细辛治少阴头痛。

羌活

羌活苦温散表风，利节痛排巨阳痈，更除新旧风寒湿，手足太阳表里通。

活，生也，出羌胡。无毒。浮而升，阳也。散肌表八方风邪，利周身百节疼痛，排巨阳肉腐痛疽，散时疫新旧风湿，乃手足太阳足厥阴少阴表里引经之药，拨乱反正之主也。兼治赤眼及贼风失音，多痒血癞，手足不遂，口眼㖞斜，及妇人产后中风、腹痛、子肠脱出。余与独活同。《本经》原不分羌独二活，后人始分，紫色节密者为羌活，黄色作块者为独活，羌活气雄，独活气细。去皮及腐朽者，得川芎治足太阳头疼。

荆芥

荆芥辛温疗诸疮，暴伤寒证发汗良，除痹破气专凉血，血风血晕是仙方。

俗名荆芥，本名假苏，气味似紫苏也。无毒。浮而升，阳也。主诸疮癫疮，风疹瘰疬，暴伤寒，头疼目眩，手足拘急，气壅寒热等证，发汗即散，惟有渴者不宜。除湿痹脚气，筋骨烦疼，破结气，下瘀血，通血脉，凉血止血，妇人血风要药。产后血晕，为末，童便调热服。产后中风身强，酒调服神效。又为末和醋，封风毒疗肿。取花实成穗者，日干用。

薄荷

薄荷辛凉最发汗，清头目解皮风绊，止惊风热劫劳蒸，消食下气除霍乱。

至轻清而薄，荷乃花叶总名。无毒，浮而升，阳也，入手太阴厥阴经。主贼风伤寒发汗，通利关节，清利头目咽喉，一切在上及皮肤风热。又治小儿风涎惊风壮热，大人骨蒸劳热，消宿食，下气壅，心腹胀满霍乱。兼能破血止痢，除痰痉，疗阴阳毒，能引诸药入荣卫。大病后勿食，令人出虚汗不止。去梗。

升麻

升麻甘苦气寒平，解毒除瘟治腹疼，伤寒初证并衄血，疮肿咽牙热自清。

能升阳气，其叶如麻。无毒。浮而升，阳也。主解百毒。辟瘟疫瘴气蛊毒，中恶腹痛，伤寒时气头疼，寒热初证，及瘀血入里吐衄，肺痿肺痈咳唾脓血，小儿风痫痘疮斑疹，一切风痫肿毒，咽痛口疮牙疼，疮家之圣药也。但阳气下陷者宜用，下虚气不足者禁用。细削如鸡骨，色青绿者佳，发散生用，补中酒炒，止咳汗者蜜炒。得葱白、白芷、石膏之类，本治手足阳明风邪；得参、术、芍药之类，兼治手足太阴肌肉间热。

细 辛

细辛温辣治伤寒，下气消痰通节关，
头面诸风不可缺，调经治痫又益肝。

形细味辛。小毒。浮而升，阳中阴
也，足少阴本药，手少阴引经。东垣云：
止少阴合病之首痛，杀三阳数变之风邪，
最能温肾，散水寒内冷，故仲景用治邪
在里之表也。主咳逆上气，破痰止嗽开
胸中滞，利九窍，通百节。治头痛眼风
泪下，鼻痈齿痛口臭喉痹，一切头面风
痛，不可缺也。又治风痫疾，风湿痹蜷
挛，消死肌疮肉，及妇人乳结汗不出，
经血不行，益肝胆气。如单服半钱，则
气塞不通而死。水洗去土及芦叶头节。
独活为使，恶狼毒、山茱萸、黄芪，畏
硝石、滑石，反藜芦，忌生菜。得当归、
芍药、川芎、白芷、牡丹皮、藁本、甘
草，共疗妇人。得决明、鲤鱼、胆青、
羊肝，共疗目痛。

白 芷

白芷辛温疗风邪，主头面疾佐疮家，
妇人崩带通经用，血滞心腹痛又嘉。

《离骚》谓之药，言以芳洁自约而
为止极。无毒。升也，阳也，手阳明本
药，足阳明手太阴解利风寒剂也。主头
面皮肤瘙痒，痹痛风邪，头风眩痛，目
痒泪出。作面脂去野癫。与辛黄、细辛
同用，治鼻塞。诸疮用以为佐，最能排
脓长肌止痛。妇人血崩、赤白带下、经
闭阴肿，瘀血心腹刺痛，胁痛呕吐，乃
去旧生新之剂也。当归为使，恶旋覆花。
治带白芷丸：治肠有脓、带下腥秽不已。
白芷一两，红葵根二两，枯矾、白芍各
五钱，为末，蜡丸梧子大，每十丸空心
米饮下，俟脓尽，乃以他药补之。

麻 黄

麻黄甘苦性微温，主中风邪治不仁，
伤寒表证及嗽喘，理瘴解疟消斑痕。

丛生如麻，色黄也。无毒。浮而升，
阳也，手太阴之药，入足太阳手少阴阳
明经，泻卫实，去荣中寒之药也。主中
风表证及风毒瘿痹不仁，伤寒初证头疼
寒热咳嗽喘逆上气，理岚瘴及瘟疟，消
赤黑斑毒风疹，皆发汗而散也。丹溪尝
以人参佐用，表实无汗者一服即效。多
则令人虚，或衄血亡阳，惟伤风有汗及
阴虚伤食者禁用。诸风药大同，兼破坚
瘕积聚、黄疸，及小儿痘疮倒靥。发汗
用身去节，水煮三沸去沫。止汗用根。
厚朴为使，恶辛黄、石韦。

藁 本

藁本辛温治霹风，顶面皮肤一样功，
专辟雾露兼通血，疝瘕腹痛阴肿同。

根上苗下似枯藁。无毒。升也，阳
也，太阳本经药。主风邪霹曳疼痛，痛
风金疮，大寒犯脑巅顶痛，或引齿痛。
一切头面皮肤风疾，及酒渣粉刺，中雾
露清邪必用之。既治风，又治湿也，兼
通妇人血脉疝瘕腹急痛，阴中寒肿。长
肌悦颜，可作面脂。去芦，出宕州者佳。
恶茹，畏青葙子。

紫 苏

紫苏辛温能解表，下气宽胸痰自少，
开胃通肠除蟹毒，子定喘咳须微炒。

紫，色；苏，苴也，形气土苴也。
无毒。紫色者佳。能出汗，发散风寒在
表，下气下食，开胃宽胸膈，通大小肠
最捷。遇蟹毒，煮汁饮之。茎去节，治
风寒湿痹，及筋骨疼痛脚气。子略炒捣
碎，主肺气喘急痰嗽，呕吐翻胃，五膈
破癥，利大小便。丹溪云：苏性轻浮而
气味辛温，本草言下气者，散气也，子
尤甚。脾胃气虚常泄者禁用。

秦 艽

秦艽辛苦气温平，风痹肢节口牙疼，
时行寒热并劳热，治疸消浮令便清。

生秦地而形相交也。可升可降，阴中微阳，手阳明药。主风寒湿痹，肢节疼痛，通身挛急，善能养血荣筋，故肠风下血亦用之。一切头风口疮下牙痛，无问久新，时行邪气传尸骨蒸，小儿疳热，疗五种黄疸，消水肿，利小便，罗纹者佳，水洗去土，菖蒲为使。

威灵仙

威灵仙苦温无毒，能治诸风痛痒肤，腰疼脚肿不履地，腹冷胃痰痃癖除。

昔人患瘘不瘥，忽遇此药，数日能行，因神而名之。可升可降，阳也。治中风口眼㖞斜，诸风湿冷，历节痛风上下，腰膝脚冷痛不能履地。去大肠风及皮肤风痒，白癜毒疮折伤，通十二经脉，乃治痛要药也。去腹内冷滞，心膈痰水，久积癥瘕痃癖气块，膀胱宿脓恶水，宜通五脏而不大泄，朝服暮效，但多服疏人真气，虚者禁用。酒洗，忌茗及面。
单方：骨鲠喉咙，为末，酒调服。

苍耳子

苍耳子味温甘苦，周痹拘挛入骨髓，瘰疬疥癣肤痒顽，头鼻目齿风皆愈。

色苍，实如鼠耳。《诗》谓卷耳，俗名羊带归。小毒。主风湿周痹，四肢拘挛，毒在骨髓，瘰疬疥癣，瘙痒疔疮，五痔肿痛，恶肉死肌，及时疫风寒，头痛鼻涕不止。凉肝明目，治齿痛且动，久服益气，耳目聪明，强志填髓，暖腰脚。入药去刺略炒，常服用黄精汁蒸三时，忌猪肉。叶微寒，治同。蛇毒擂酒，内服外敷。

天麻

天麻辛平治麻痹，利膝舒筋仍益气，治儿惊痫通女血，除疝消痈关窍利。

味大辛而麻辣。无毒。降也，阳也。主诸风湿痹，头目昏眩，四肢麻痹拘挛，利腰膝，强筋力，久服益气。小儿风痫惊悸发搐，女人用之通血脉，兼治寒疝热毒痈肿。主诸疮恶气鬼疰蛊毒，有自内达外之理。苗名赤箭，似箭干而色赤，治性亦同，有自表入里之功，但与御风草相似，误服令人有结肠之患。坚实者佳，凡使多用，更以他药佐之乃效。

蔓荆子

蔓荆子味苦甘辛，主筋骨痹热寒攻，明目坚齿脑鸣痛，长须利窍杀白虫。

出秦地，六月开花，九月结实，故名蔓。无毒。阳中阴也，太阳经药。主筋骨寒热，湿痹拘挛，除目睛内痛，赤肿泪出，齿痛头痛，头昏脑鸣，凉诸经血故也。兼能长须发，利关节通窍，杀白虫，胃虚者禁用。酒蒸一时，晒于捣碎，恶乌头、石膏。

牡荆实

牡荆实苦温通胃，除骨寒热下逆气，烧沥清心开热痰，出音止眩儿痫悸。

不蔓生，故曰牡，即笤杖黄荆也。无毒。主通利胃气，除骨间寒热，止咳逆下气。茎烧沥饮之，去心烦热，漾漾欲吐，清头旋目眩，卒失音，小儿心热惊痫，兼解暑气，止消渴，除痰唾，气实痰盛人宜服之。丹溪云：虚痰用竹沥，实痰用荆沥，二味开经络，行气血，俱用姜汁助送。叶擂酒敷乳肿。八月采子阴干，青色者佳。防风为使，恶石膏。

牛蒡子

牛蒡子辛疏风拥，头面目齿咽喉肿，皮肤疮疡筋骨挛，补中止渴消痰壅。

牛好食其根，一名恶实，俗名鼠黏子。无毒。疗诸风遍身毒肿、头面目赤肿、齿牙疼痛、咽膈不利，除皮肤疮疹，利腰膝筋骨拘挛，通十二经。吞一粒，可出痈疽头，兼能补中止消渴，宽胸痰，解痘毒。微炒捣碎用。根茎蒸熟，疗伤寒寒热汗出、中风面肿，热中逐水。叶入盐少许，封疔肿，敷金疮，夏月浴皮肤习习如虫行风。

以上行气开表药。

南星

南星苦辛利风痰，破伤惊搐紧牙函，
麻痹疮肿寒咳嗽，消瘀破积蛇虫含。

生南方，形圆色白如星。有毒，可升可降，阴中阳也。利中风痰壅胸膈、不省人事及破伤风、小儿惊搐、身强如尸、口噤牙关紧闭、头目肢体麻痹、疥癣恶疮痈肿、金疮扑损瘀血。又破坚积、堕胎、蛇伤虫咬。丹溪云：欲其下行，以黄柏引之。腊月置水中冻去燥性，入灰火中炮裂去皮。治惊痫，取为末，用牛胆汁拌匀，再入胆中，阴干为末；或用姜汁、白矾煮至中心无白点亦好。畏附子、干姜、生姜。

白附子

白附子甘辛行药势，上治风疮头面痕，
中心腹痛外血痹，下湿阴囊及腿豚。

色白，苗似黑附子，性走行药亦近之，气温。小毒。治诸风癣疮，头面痕，面上游风百病，冷气心痛血痹皮肤不仁，阴囊下湿，腿豚无力。兼治中风失音，女子带下。冷热灰炮裂用。

瓜蒂

瓜蒂苦寒能吐痰，风痫喉痹不须探，
果积蛊毒心腹胀，咳逆浮疸鼻息拈。

凡蔓生者为瓜，此甜瓜蒂也。有毒。善吐。凡风痰暴塞胸膈、头眩喉风、风痫风疹、咳逆上气，及诸果积蛊毒，病在胸中，皆吐下之。治黄疸及暴水肿，和赤小豆、丁香为末，吹鼻中，少时黄水自出，亦可服方寸匕。治鼻中息肉，为末，羊脂调少许敷之。青绿者佳，水煮去皮，麸炒黄色。花主心痛咳逆。

藜芦

藜芦苦寒亦善吐，风痫蛊毒与喉痹，
诸疮癣秃鼻息肉，止痢治疸除逆哕。

藜，黑色；芦，虚也。茎中虚如葱管，故俗名鹿葱。有毒。大吐上膈风痰、中风不语、暗风痫病、喉痹及蛊毒，浓煎防风汤浴过，焙干微炒为末，温水下五分，以吐为度。兼治诸疮疥癣马刀、鼻中息肉头秃，及久痢肠澼，黄疸，咳逆哕逆，杀诸虫。去芦头，糯米泔浸一宿微炒，不入汤药。黄连为使，反细辛、芍药、五参，恶大黄。单方：牙疼，为末，纳牙孔中勿咽。又烧灰煎膏点黑痣。

皂荚

皂荚辛咸利窍关，卒中风痹头痛宽，
消痰止嗽除胀满，祛痨贴肿堕胞难。

皂，黑色；两相夹合而中藏子也。气温，小毒，入厥阴经。嚏鼻可开关窍，内服可通关格不利。中风、中气、中恶、痰厥、鬼魇、卒死、卒头痛甚，并皆为末吹鼻。久患风痹，死肌疥癣，及痰嗽咳逆，坐不得卧，为末，蜜丸服之。兼疗腹胀满，谷食不消，杀痨虫，破癥瘕腹痛，牙疼咽肿，妇人难产及胞衣不下。又和酒煎膏，贴一切肿毒，止痛。长荚者疏风气，如猪牙者治齿取积，俱要肥腻不蛀，去皮子酥炙，或蜜炙烧灰。柏实为使，恶麦门冬，畏空青、人参、苦参。皂子疏通五脏风热；皂刺凡痈疽未破者能开窍，已破者能引药达疮所，乃诸恶疮癣及疠风要药也。昔有患眼昏眉落鼻崩，服刺灰浓煎大黄汤下，七旬愈。又如米醋煎膏，敷疮癣奇效。

僵蚕

僵蚕辛咸散痰结，中风喉痹疮瘢灭，
阴易崩带产余痛，儿惊夜啼口噤撮。

人家养蚕，有合箔自僵直死，小白色似有盐度者，即晒干，勿令中湿，湿则有毒。气平无毒。浮而升，阳也。主散风痰。丹溪云：能助金清化之气，治相火结滞之疾，故《日华子》以治风及劳瘦也。治中风失音，半身不遂，并一切风疾头风口疮面黯，喉痹欲死，灭诸疮瘢痕，及遍身疬疹、瘰疬发背、痔疮痔肿、火丹金疮，皮肤风动如虫行。男子伤寒后阴易病，女子崩中带下，产后余痛，乳汁不通，小儿惊风夜啼口噤撮口，兼去三虫，能发汗。头番干久者佳，糯米泔浸去涎嘴，火焙或姜汁炒。治面上疮瘢，僵蚕、衣鱼、鹰屎白等份，为末涂之。

蝉 蜕

蝉蜕甘咸气清凉，治头目眩皮风痒，
妇乳产难胞不下，主惊癫痫夜啼郎。

此即蚱蝉所脱壳也。蝉者，廉也，饮风露，而廉洁清高气寒。无毒。主风邪头眩，目昏翳膜，皮肤瘙痒疥癞，妇人乳难产难，胞衣不下，小儿惊痫夜啼癫病，浑身壮热，杀疳虫止渴，痘疮不出皆验。去翅足，水洗去土蒸过。蝉花，乃壳中化出，壳头上有一角如花冠状，专主小儿天吊惊风。俗云：五日不鸣，婴儿多定。良有以也。

蝎

蝎味甘辛去风涎，卒中喎僻瘫半边，
瘾疹耳聋真可疗，小儿惊搐最当先。

蝎，螫也，毒能螫人也。气平，有毒。治中风口眼喎斜，半身不遂，语涩手足抽掣，诸风瘾疹，小儿惊风不可缺也。又治肾虚耳聋，蝎四十九枚，生姜如蝎大四十九片，同炒至姜干为度，为末，作一服，二更尽温酒调下，尽量至醉，次日耳中如笙簧即效，十年者二服愈。紧小者佳。有用全者，有用梢者，梢力尤切，水洗炒去毒。

白 花 蛇

白花蛇味甘咸温，疥癞诸风痹不仁，
口眼喎斜筋脉急，半身不遂复能伸。

诸蛇鼻向下，独此蛇鼻向上，背有方胜白花纹。主大风癫瘙痒，中风湿痹，骨节疼痛，脚弱不能久立。兼治肺风鼻塞。雷公云：蛇性窜，能引药至有风处耳。出蕲州，眼如活不合，尾上有佛指甲，腹上有念珠迹者真。有大毒，宜去头尾各一尺，取中段酒浸三日，去酒炙干，去皮骨。

乌 蛇

乌蛇无毒味甘平，诸风顽痹用之灵，
皮肤瘾疹疥癣毒，脱落须眉还可生。

性善不嗜物，背有三棱，色黑如漆，尾细尖长，眼下陷者为真。制同白花蛇。

蚺 蛇

蚺蛇肉膏治大风，兼主产余痛腹中，
胆治蛊疮并疔痛，目肿儿疳血痢同。

蚺，髯也，颔有须也；蛇，迤也，形迤长也。肉甘膏平。小毒。酿酒治大风及诸疮瘰疬肤顽，妇人产后腹痛，忌醋。胆苦甘，气寒小毒。主心腹疗痛，下部蛊疮，目痛齿痛，小儿五疳热丹，口疮久痢。其胆以刀切开，内细如粟米，着水中浮走者真，沉散者非也。

蛇 蜕

蛇蜕甘咸治蛇痫，喉风目翳诸疮虫，
肠痔蛊毒催难产，百种惊风救儿童。

蛇蜕皮也。无毒。主蛇痫摇头弄舌，癫疾瘾疹，寒热诸蛊，恶疮似癫癞风白驳，煎汁之。疮有脓者烧敷之。肠痔蛊毒，妇人难产，小儿百二十种惊风，兼辟恶止呕。取石上白如银色完全者埋土中一宿，醋浸炙干，恶磁石及酒。疟疾用塞两耳，内服盐汤，引吐即止。

虎 骨

虎骨辛温祛毒风，强筋骨治恶疮痈，
外感寒湿内伤痨尸疰，痔痢脱肛亦有功。

虎，武也，爪牙雄武也。无毒。主白虎痛风，筋骨髀胫腰膝毒风挛急疼痛，及恶疮鼠瘘，杀鬼疰毒卒魇。兼治温疟滑痢，升上辟恶头骨，补下坚筋胫骨、脊骨。雄而色黄者佳，酒或酥炙，药箭中者不用。牙主男子阴疮，磨乳汁治犬咬。膏涂头秃犬咬。爪辟恶鬼。胆主小儿疳痫惊痫客忤，研水服。睛主癫痫，羊血中浸一宿，取出微焙干捣末。屎主恶疮。须主齿痛，烧灰用。

牛黄

牛黄小毒苦平凉，风痫失音及癫狂，
辟邪治疫催难产，儿惊百病尽相当。

牛口吐出生黄为上，其次有角黄、心黄、肝黄、胆黄，杀而得之，阴干无令见日。主中风失音及痫痉癫狂，除邪逐鬼、天行时疫，健忘虚乏，又堕胎催产难，小儿惊痫夜啼，痰热百病。取摩手中上黄透爪甲，轻松微香者真。另研。人参为使，恶龙骨、龙胆、地黄、常山、畏牛膝、干漆。得牡丹、菖蒲利耳目。

牛膝

牛膝苦酸气亦平，酸痹拘挛疮疹灵，
男子精虚脑齿痛，妇人经闭结瘕癥。

茎有节似牛之膝。无毒。沉也，阴也。主寒湿痿痹，四肢拘挛疼痛不可屈伸，凡腰腿之疾，必用引下。治恶疮风疹口舌生疮，伤热火烂。又竹木刺入肉，嚼烂罨之即出。皮肤疾亦用之。男子肾虚阴消失溺，多渴，脑痛，发白早，齿常痛，服之填精益髓自愈。妇人经闭，恶血结为瘕癥，产后心腹痛血晕。又治男妇小便不利，茎中痛，活血生血剂也。兼止老疟久痢。长大柔润者佳，酒洗用。恶龟甲、白前，忌牛肉。

何首乌

何首乌温味苦涩，主治诸疮头面风，
益精气血令有子，产后带疾酒调浓。

即夜交藤，因姓何人服之生子，久则须发黑也。无毒。升也，通十二经。主诸痈肿，疥癣瘰疬，头面风疮，遍身

瘙痒，及五痔肠风，骨软风。益精髓气血，令人有子，黑须发，强腰膝。凡男子积年瘰嗽痰癖，风虚冷气，脏腑宿疾，久痢皆宜。兼治妇人产后带下，面黄心腹痛，瘀血诸疾，为末酒调服。有雌雄二种，雄者紫红，雌者略白，凡修合须雌雄二种相合，米泔浸经宿，晒干捣碎。如作丸用黑豆拌，九蒸九晒，去豆。茯苓使，忌诸血、萝卜铁器、无鳞鱼。得牛膝则下行。

以上祛风化痰药。

菊花

菊花味甘气平寒，诸风温痹皮肤顽，
头眩目泪胸烦痛，久服滋阴肠胃安。

菊，鞠也。《尔雅》云：鞠如聚金不落。花，萼也，后凡言花者，仿此，无毒。可升可降，阴中阳也。主诸风湿痹，腰痛去来，四肢游风，皮肤死肌。治头风眩痛，两目欲脱泪出。去翳养血，明目要剂也。又宽胸膈烦热，止心痛。丹溪云：能补阴气，治头目胸热诸证者，补其水而清气升，风火自降也。久服安肠胃，黑发延年，兼治疔肿，取根叶绞汁内服外敷。白菊，润肺黑须发，和巨胜子蜜丸服。正月采叶，五月采茎，九月采花，阴干，味甘，单叶黄花应候开者入药。野菊味苦，大伤胃气不用。桑白皮为使。

蜜蒙花

蜜蒙花味甘平寒，专去眼中风翳漫，
赤眼青盲皆可用，儿疳痘眼热侵肝。

味甜如蜜，花一朵数十房，蒙蒙然细碎也。无毒。去一切风气肤翳多泪，小儿麸痘及疳气攻眼。出益州，酒浸一宿，候干，加白蜜拌匀蒸之，晒干。

白蒺藜

白蒺藜苦辛气微凉，诸风疮毒肿且痒，
头痛目昏咽牙痛，破血消癥肺咳伤。

蒺，恶也，藜，刺也。好生道上，人疾恶其刺足也。无毒。主诸风疮疡痈肿，遍身瘙痒瘢风，小儿头疮。治头痛目久失明。鼻久塞，咽喉卒痛，齿痛齿落，破瘀血瘕癥奔豚，咳逆肺痿胸满吐脓。兼治遗精溺血，妇人乳难带下，并催生堕胎。有黑白二种，黑者不入药，风家丸散并炒去刺。补肾用沙苑蒺藜，去壳取子微炒，乌头为使。单方：阴溃，用有刺者为末，敷之效。

青葙子

青葙子苦治皮风，恶疮疥痔杀三虫，
益脑髓能去目翳，风寒湿痹亦堪攻。

葙，囊箧也。药虽贱而治眼功大，青囊箱中不可缺也。黑色似苋实而扁，即野鸡冠花子，旧以子名草决明者，误也。无毒。主皮肤中风热瘙痒，杀三虫诸疮虱，痔蚀下部䘌疮。益脑髓，去目翳。盖翳膜皆脑脂下流而成故也。一切肝风热毒冲眼，青盲赤障皆验。又坚筋骨，去风寒湿痹。微炒捣碎。

草决明

草决明咸甘苦平，治肝风热冲眼睛，
唇青头痛兼止衄，消痰省睡益阴精。

治眼决然而明也；言草者，别于石决明也。无毒。主肝风热毒冲眼，青盲赤障肿痛泪出肤翳，治唇口青色。用涂太阳穴止头痛，贴脑心止鼻衄，兼消痰止渴。久服益精，令人不睡。如绿豆大而锐，微炒。蓍实为使，恶火麻仁。

木贼

木贼苦甘善发汗，益肝明目除翳缓，
肠风痔痢消积块，女人崩带经不断。

作木器者，用之磨光能去木屑，故名贼也。无毒。轻浮发汗至易，近水而生，得阴气多。故益肝胆，明目退翳膜，止流泪，疗肠风久痢痔血。味涩苦，能消积块，治妇人崩中带下，月水不断，

然亦必他药佐之乃效。《本草》云：得牛角腮、麝香，治休息痢；得禹余粮、当归、川芎，疗崩中赤白；得槐角、桑耳，疗肠风下血，又与槐子、枳壳相宜，主痔疾出血。单用炒为末服，治小肠膀胱气。去节，以水润湿，火上烘用。

白薇

白薇咸苦大寒平，中风忽忽睡多惊，
止疟能祛邪魅惑，益阴精止淋露频。

色白而形微细。无毒。主暴中风身热支满，忽忽睡不知人，止温疟。治百邪鬼魅狂惑，寒热酸疼，益阴精。疗伤中淋露不断，及女子带下，兼下水气。出陕西。米泔浸去须蒸。恶黄芪、大黄、大戟、干姜、干漆、山茱萸、大枣。

葳蕤

葳蕤甘平治风热，四体拘挛跌筋结，
风温表里是灵丹，湿毒腰疼渴且泄。

葳，委委，美貌；蕤，实也。女人用去皯斑，美颜色，故又名女萎。根叶似黄精，入药多用根。无毒。主中风暴热，四肢拘挛不能动摇，跌筋结肉，一切疮疡斑剥，时行风温头疼，目痛眦烂泪出，寒热心腹结气，湿毒霍乱泄泻，烦渴，腰膝痛，茎中寒。兼治虚劳客热，润心肺，补中气。晋嵇绍有胸中寒疹，每酒后苦，服之得愈。水洗，竹刀刮去皮，蜜水蒸焙干。畏卤咸。

巴戟

巴戟辛甘气本温，大风血癞面多痕，
小肠阴痛相牵引，一切虚劳可复元。

生巴郡，根有棘刺。无毒。主大风邪气血癞头面游风，小腹及阴中相引痛，补五劳阴痿不起，益精坚筋骨，止梦泄，男子阳虚者最宜。兼治水肿，内紫微白如粉者佳，盐水煮去心。覆盆子为使，恶雷丸、丹参。

天 竺 黄

天竺黄甘寒性和缓，去诸风热滋养五脏，镇心明目疗金疮，儿惊天吊痰壅上。

生天竺国，竹内如黄土成片。无毒。凉心去热，小儿药最宜，和缓故也。

五 加 皮

五加皮苦辛温寒，风痹挛急步履难，疽疮瘀血肌皮滞，心腹疝痛阴不干。

上应五车星精而生，故叶生五出者佳。无毒。主风痹四肢挛急，腰脊而脚疼痛缓弱，小儿三五岁不能行尤验。治疽疮阴蚀，及多年瘀血在皮肌，心腹疝气痛，男子阴痿囊下湿，妇人阴痒。酿酒久服补中益精，坚筋骨，强志意，延年不老，仙经药也。远志为使，恶蛇蜕、玄参。

桑 寄 生

桑寄生平苦苦味，主腰背强祛风废，痈肿金疮皆可疗，下乳止崩安胎坠。

近海地暖，不蚕桑木气厚，枝叶上自然生出，非因鸟食子落而生也。无毒。主背腰腿脚遍身骨节疼痛，祛风痹顽麻废疾，痈肿金疮皆疗。又治妇人崩中不止，胎前漏血，产后乳难，小儿背强，实明目轻身通神。深黄色并实中有汁稠黏者真。忌火忌铁。误服他木寄生杀人。

以上清热润燥药。

豨 莶 草

豨莶草苦寒能补，麻痹偏风有涎吐，治肝肾myriad大肠气，蛊疮烦满汁少许。

豨，猪也；莶，臭也。气如猪莶气，经蒸暴则散。小毒。主肝肾风气，四肢麻痹，骨间疼痛，腰膝无力，偏风口㖞，时时吐涎及跌坠失音。亦能行大肠气，治三十六般风，久服明目乌须健骨，衰老风疾，妇人久冷尤宜。又治热烦满不能食，生捣汁服三四合，多则令人吐。蒸法为丸。

水 萍

水萍辛酸治诸风，瘫痪瘙痒恶疮痈，利水胜酒长须发，时行发汗有奇功。

浮生水面，与水相平，气寒无毒。歌云：不在山兮不在岸，采我之时七月半，选甚痛风与缓风，些小微风都不算，黑豆淋酒下三丸，铁幞头上也出汗。一切恶疮痈肿煎汤洗之。发背痈疽初起及面生细疮，汤火疮，和鸡子清贴之。治水肿及中水毒，小便不利者，日干为末，服方寸匕，或捣汁饮之。时行热病发汗，速于麻黄，兼能胜酒，长须发，止消渴。孙真人云：五月采浮萍阴干，烧烟去蚊。叶圆寸许，紫背者佳。

络 石

络石味苦性微寒，风热死肌口舌干，背痈咽肿浆难入，坚筋利窍主腰髋。

根须布络石上而生，叶细圆者良，络木者不用，又名石薜荔。无毒。主风热死肌，恶疮疥癣，白癜疬疡，口干舌焦，咽肿水浆不入。古方治喉痹，单用水煎，细细呷之。治背痈和蜜服之。去蛇毒心闷刀伤，内服外封。此物感阴湿而生，凌冬不凋，故解热毒如是。《本草》云：治大惊入腹，除邪气，养肾主腰髋痛，亦以其能坚筋骨，利关节，破瘀血耳。粗布揩去茎叶上毛，甘草水浸晒干。杜仲、牡丹为使，畏贝母、菖蒲，忌铁。

白 鲜 皮

白鲜皮味苦咸寒，风瘫湿痹屈伸难，治诸疥癣清头目，咳逆淋沥尤能安。

白色，鲜。膻气似羊膻，俗呼白羊鲜。无毒。主风瘫手足不举，筋骨弱乏湿痹，死肌不可屈伸，一切热毒恶疮风癣，眉发脱落。又治时行头风目痛，腹热饮水欲狂，咳逆。《日华》云：通小肠水气，故淋沥黄疸用之。兼疗女子阴中肿痛，小儿惊痫。昔葛洪治鼠瘘已有口，脓血出者，煮服一升，吐鼠子而愈。水洗去粗皮，恶螵蛸、桔梗、茯苓。

漏芦

漏芦大寒咸且苦，皮肤风热筋骨偻，肠风尿血及遗精，通经脉又能行乳。

漏，流动而长也；芦，虚也。无毒。主皮肤风热，恶疮瘙痒。凡痔漏瘰疬乳痈发背，服之排脓止痛。瘾疹如麻痘者，可作浴汤。又治湿痹不仁，及跌扑续筋骨，敷金疮断血长肉。止肠风尿血泄精，通经脉，下乳汁。兼治赤眼，及小儿无辜疳泻痢，冷热不调，杀虫。出黄帝葬所乔山及单州者佳。味苦酸者伪。去芦细锉，甘草拌炒，去甘草。南人用苗，北人用根。一云即飞廉。

辛夷

辛夷辛温治脑风，眩冒如在船车中，面肿齿痛并鼻塞，解肌利窍杀诸虫。

辛，辛香也；夷，灭也。善灭面䵟，以功言也。无毒。主头风痛，面肿引齿痛，眩冒身兀函如在舟车上，通鼻塞涕出。又解肌去五脏身体寒热，利九窍，去白虫。去皮心及外毛，毛射入肺令咳。水洗微炙，川芎为使，恶五石脂，畏菖蒲、蒲黄、黄连、石膏。

蓖麻子

蓖麻子平甘辛味，偏风肿痛服且熨，疥癞水证单用之，下胎兼辟疰恶气。

子如牛蜱虫，叶似麻，属阴，能出有形滞物。有毒。主偏风口噤，一切肿痛，内服外熨疬风手指挛曲鼻塌，瘰疬丹瘤，疮疥剩骨，榨油涂之，或服三五粒。惟水肿水癥可研二十粒服之，吐恶沫，加至三十枚，三日一服，瘥则止。难产及胞衣不下，取七粒研膏，涂脚心，下即洗去，兼辟尸疰恶气。又研膏和蛤粉等分，治汤泡，用油调；治火烧，用

水调敷之。盐水煮半日，去皮取子。叶主脚气肿痛不仁，捣蒸薄裹三次，效。

蒴藋

蒴藋寒气辛酸味，主大风热恶疮疽，杀虫消瘀排脓毒，善忘不乐亦欢娱。

形如庵䕡可茹。小毒。恶肉败疮死肌要药。阴干黑头者良。甘草使，恶麦门冬。

茵芋叶

茵芋叶苦温有毒，诸风湿痹筋蜷缩，寒热如疟肌体羸，邪气入里痛心腹。

《局方》罕用。古人以三建等药佐之，浸酒治偏风。

杜若

杜若微温气味辛，风脑头疼涕泪频，温中下气平胸胁，益精明目更轻身。

杜，土也，处处土产，若细辛芳香，故又名土细辛。无毒。去皮蜜水浸，晒干用。

羊踯躅

羊踯躅辛温大毒，皮肤痛痒贼风酷，痓疟安然痢痹消，善除蛊毒兼诸毒。

羊误食则踯躅而死。凡用不可近眼。恶诸石及面。治风，诸酒方用之，不入汤药。

莨菪子

莨菪子苦甘寒有毒，专能截风治痫搐，杀虫齿痛定癫狂，多服放荡无拘束。

即天仙子，多服久以善走。先用醋煮，次牛乳浸黑者真。晒干，生用泻火。

南藤

南藤气温味辛烈，
除痹排风和气血逐冷气治血风，
滋补衰老能兴阳，强腰膝兮变白发。

生依南树，茎如马鞭，有节，紫褐色。无毒。八月采。日干或浸酒服。

石南叶

石南叶辛苦却平，筋骨皮毛最灵，养肾强阴疗脚弱，痹风蛊毒子堪凭。

生终南石上，如枇杷叶，无毛。有毒。女人久服思男。初夏采。猪脂炒，五加皮使。

蚤休

蚤休味苦气微寒，惊搐癫痫弄舌端，疮痈瘰疬皆堪用，杀虫解毒不等闲。

即紫河车，又名重楼金线。初夏早采根，日干为美。有毒。主惊痫、摇头弄舌、胎风手足抽搐，热气在腹，癫疾。杀三虫，解百毒，能吐泻人堕胎。古方治痈毒蛇毒，醋磨外敷，酒磨内服。

木兰

木兰寒苦采皮干，皮风痈癞面满丹，赤鼻酒齄除湿痒，又消水肿治伤寒。

木香如兰，状如厚朴、桂皮。无毒。主风热在皮肤中，面上奸黯，及痈疽癞风等疾。

松萝

松萝甘苦平无毒，主治头风破瘿瘤，解怒消痰止虚汗，吐疟利水也堪求。

即松树上寄生，五月采阴干。兼治女子阴寒肿痛，令人得眠。

云母

云母甘平治中风，皮肤死肌恶疮痈，补虚益精坚筋骨，止痢兼治带白红。

抱朴子云：服十年，云气常覆其上。盖服其母以致其子，仙经药也。无毒。主中风寒热如在舟车上，身皮死肌，一切恶疮风疹遍身，百计不瘥。煅粉清水调服，补肾虚冷少气，益精坚筋续骨，止痢及女子带下赤白，饱食后跌扑，以致胸热发狂，足不能履地，久服轻身耐寒暑。出庐山中有五色，白者佳，黑者不用。火煅红醋淬七次，水飞晒干，另研，凡石部药皆然。泽泻为使，畏鮀甲及流水。

石胆

石胆辛酸苦气寒，主吐风痰疗诸痫，恶疮鼠瘘齿甲痛，鼻息阴蚀崩淋安。

石中有汁如胆，即胆矾也。有毒。治初中风瘫痪，诸痫痉，醋汤调一字，吐痰立瘥。一切恶疮鼠瘘，虫牙落尽，鼻中息肉，口疮甲疽，烧烟尽为末，敷之。女子阴蚀蚀痛，崩中下血，石淋，令人有子。兼散诸毒瘕积，咳逆上气，能化铁为铜成金银。出有铜处煎炼而成，清亮者佳。水英为使，畏桂、芫花、辛夷、白薇。

曾青

曾青无毒小酸寒，头风目泪痹痛安，止渴破癥神气爽，利窍通关益胆肝。

曾，层也，层层石中包含而色青也。其形小，累累连珠相缀，与空青同山，不空者为曾青，甚难得。主头风脑中寒，目痛泪出，风痹。止烦渴，破癥积，补阴，爽神气，利关节，通九窍，养肝胆。畏菟丝子。

空青

空青酸寒利窍关，能治头风眼不看，开聋破积通血脉，强志养神最益肝。

石壳中空，有汁青色，无毒。利关节九窍，故治头风耳聋，目盲赤肿翳泪，瞳仁破者可使复明。兼破坚积，通血利水，下乳汁，强志养精益用。点眼用汁，磨翳去壳，畏菟丝子。

以上治风通用。

菥蓂子 味辛，微温。无毒。除风痹，治热胀痛泪出，为末点四十夜，当有热泪及恶物出，去瘀肉。兼治心腹痛，肝家积聚。实叶皆似芥，俗呼为老芥，处处有之。五月采阴干。恶干姜、苦参。得细辛、荆芥良。

石长生 味咸苦，微寒。有毒。生石岩下，叶似蕨黑光如漆，花紫。用茎叶治诸风疥癣寒热，辟邪杀虫。

鹿衔草 鹿有疾，衔此草则瘥，又名薇衔。味苦平，微寒。无毒。主风湿痹痛痿蹶，惊痫吐舌，贼风鼠瘘，痈肿暴癥，逐水明目。岐伯治身热解㑊，汗出如浴，恶风少气，名酒风，以泽泻十分，薇衔五分，饭后服。叶似荒蔚，丛生有毛，花黄根赤黑，七月采茎叶阴干，得秦皮良。

马先蒿 味苦平。无毒。主中风湿痹，女子带下无子。又治马疥。八月采，角似小豆而锐长。

陆英 味苦寒。无毒，叶似芹，故芹名水英，此名陆英。立秋采花，所在有之。主风痹痛挛，皮肤瘙痒，风脚水肿，阴痿。

海桐皮 味苦平。无毒。主腰膝脚痹痛风。浸水洗眼除肤赤，疥癣牙齿虫痛，并煮服含之。兼治霍乱久痢。

胡桐泪 胡桐树脂也。出肃州，似黄矾而实，入水便消。味咸苦，大寒。无毒。主风蛀牙疼要药。大热心腹烦满和水服取吐，杀火毒并面毒。又可作金银焊药，古方少用。

钩藤 茎有刺，如钩。味甘苦，气微寒。无毒。惟疗小儿十二惊痫天吊客忤，胎风寒热。

草乌 味苦甘，微温。有毒，生服痹喉。治风湿麻痹疼痛，发破伤风汗。姜汁炒，或豆腐煮晒干。

天仙藤 似葛叶圆小有毛，夏采根苗用味苦温。微毒。解风劳。得麻黄发汗，得大黄堕胎，得安胎药治子痫证。

石南藤 出天台，治风湿腰疼。

鱼津草 亦名水英。味苦寒。无毒。主男女无故脚膝肿痛急强，名骨风。忌针灸。服药单煮此草频浸，五日即瘥。

谷精草 生田中。主喉痹齿痛诸疮，兼治翳膜遮睛；又和面水调，贴偏正头痛。

佛耳草 味酸热。治风寒嗽及痰，

除肺中寒，大升肺气。少用，过服损目。款冬花为使。

地杨梅 四五月有子，似杨梅，苗如蓑草。味辛平。无毒。治赤白痢，取茎子煎服。

郎耶草 生山泽，高三四尺，叶作雁齿如鬼针。苗味苦平。无毒。主赤白久痢。小儿痞满丹毒寒热，取根茎煎服。

蛞蝓 味咸寒。无毒。主贼风㖞僻，惊痫挛缩。生研水服止渴，烧灰猪脂调敷脱肛，和蛤粉敷发背，石灰淹治牙虫。

衣鱼 即书内蠹鱼。味咸温。无毒。卒患偏风口眼㖞斜，㖞右摩左耳下，㖞左摩右耳下，正即止。妇人瘕疝小便不利，小儿中风项强背起摩之，淋闭取摩脐及小腹即通。研烂敷瘢疮，又和乳汁点眼，治翳及沙石草落目中。

清风藤 生天台山，其苗蔓延木上，四时常有，彼土人采其叶入药，治风有效。

矾石 矾，毒石也，与砒同。火煅百日服，一刀圭，生用杀人。鹤巢中得者最佳，冬月置水中不冰。味辛甘大热。主风痹死肌，鼠瘘蚀疮，破坚癖积聚痼冷，去鼻中息肉，不入汤药。

青琅玕 琅玕，琉璃之类，火成之物，即玻璃也。有五色，惟青者入药。味辛平。无毒。主皮肤风痒死肌，疥癞火疮痈伤，磨目翳起阴气，杀锡毒。畏鸡骨，得水银良。

玄精石 玄，黑也；精，灵也；言石色黑而有灵也。形如龟背，玄武北方之神故名。太阴玄精，味咸温。无毒。主风冷邪气湿痹，益精气，妇人痼冷漏下，心腹积聚冷气。止头疼解肌，伤寒及补药亦用之。捣碎细研，水飞日干。

金星石 寒，无毒。主大风疾。治脾肺壅毒及肺损吐血嗽血，下热涎，解众毒。

银星石 体性似金星石，但金星石于苍石内外有金色麸片，银星石有银色麸片。俱出濠州，须火煅过用。

玘璖 生西国。玉石类，形似蚌蛤，有文理。大寒。无毒。主安神镇宅，解诸毒药及虫螫。和玳瑁等，以人乳磨服极效。

珊瑚 生波斯国。似玉红润。味甘平。无毒。主风痫，消宿血，去目翳。鼻衄，为末吹鼻中。小儿眼有肤翳，单为末点之。

玛瑙 生西国玉石间。色红白似马脑，有纹如缠丝，砑木不热者为上。味辛寒。无毒。主辟恶，熨目赤烂。

蓬砂 蓬，茸茸也；砂，淋卤结成砂也。又名硼砂。味苦辛温。无毒。主消痰热止嗽，破癥结喉痹。不入汤药。色褐者味和效速，色白者味杂效缓。

古文钱 平，有毒，治翳障赤眼肿痛，盐汤浸点，或刮生姜汁点。妇人横产心腹痛，月隔五淋，烧以酒淬饮之。

石燕 生山洞中，因雷雨飞出，堕于沙上化为石。气凉。无毒。偏治久年肠风痔瘘，煮汁饮之。诸淋有效。妇人难产两手各把一枚，立验。火煅醋淬七次。另研。

以上治风杂用。

主治各经风药

肝川芎、心细辛、脾升麻、肺防风、肾独活、胃升麻、大肠白芷、小肠藁本、三焦黄芪、膀胱羌活。

以上诸药，发散风寒，升散郁火，兼治表湿之剂。此古庵正药也。

治热门

即《汤液》寒沉藏也。古庵云：治热以寒，寒药属阴，故治热多阴药。又郁火宜发散，宜用风门药，火郁则发之，升阳散火也。夫热燥皆属阳，宜与治燥门通看。

黄芩

黄芩苦味枯飘者，泻肺除风热在肌，坚者大肠除热用，膀胱得助化源宜。

芩，金也，黄色，应秋金也。气寒。无毒。可升可降，阴也，入手太阴经。中空而烂者名腐肠，泻肺受火邪气逆，消膈上痰热及胃中湿热黄疸。中破而飘者名宿芩，泻肺痰火，利气，除时行风湿热邪在表，寒热往来，诸疮乳痈，背发疔肿火疡，用之排脓。一切上部实热痰热积血，假此降散。细实直而坚者名条芩，泻大肠火，逐水消谷，止热泻下痢脓血、腹痛后重，养阴退阳。细实圆而坚者名子芩，去膀胱热，滋化源，利小肠，治五淋小腹绞痛，及女子血闭下血。又安胎者，由其能降上中二焦之火，使之下行也。故曰得厚朴、黄连止腹痛；得五味子、牡蒙、牡蛎令人有子；得黄芪、白蔹、赤小豆疗鼠瘘；得川芎调平心血，心平而热自退，血不妄行矣。酒炒上行，便炒下行，寻常生用。山茱萸、龙骨为使，恶葱实，畏丹砂、牡丹、藜芦。

栀子

栀子苦寒泻肺火，更除胃热心烦懊，目赤鼻衄身发黄，止痢通淋消癫颗。

形似酒栀。味薄。无毒。阴中阳也，入手太阴经。易老云：轻浮而象肺，色赤而象火，故泻肺中之火。又除胃热呕哕发黄，及亡血亡津、中干内热。仲景治伤寒心下懊恼、癫狂不得眠，用此吐之。因邪盛拒而不纳，吐则邪得以出，其实栀子非吐药，惟治心中烦闷耳。兼治风痰头眩，目赤面赤，鼻衄鼻齆，止痢通淋，白癫赤癜诸疮疡，亦泻肺心火耳。本经谓解大小肠热，肺清而气自顺化。治发黄者，亦除胃湿热耳。近有治阴火用童便炒黑，谓其能益少阴经血；得故纸能滋阴降火，清上固下，性虽寒而带补。《衍义》曰：屈曲下行，降火开郁，能治块中之火。东垣云：治脐下血滞结而不得小便。又曰：凉心肾。是药乃上中下美剂，要之皆泻肺火，调肺气，滋肺源耳。紧小七棱者良。用仁去心胸热，用皮云肌表热，寻常生用。虚火童便炒七次至黑色。

沙 参

沙参性寒甘苦味，能除表热与胃痹，
卒疝恶疮身浮痒，散血积兮补阴气。

生砂地，叶似枸杞，根如葵，筋大外赤黄内白，一名白参，出华州者良。无毒。主肌表间热，头痛寒热，胃痹心腹痛结热，卒得疝气下坠绞痛，一切恶疮疥癣，浮风身痒，散血分积，养肝之功居多，常欲眠而多惊烦者最宜，故曰厥阴本药也。兼泻肺热，能补五脏之阴，亦随各脏引至。易老常以此代人参，取其甘也。米泔浸晒。恶防己，反藜芦。

玄 参

玄参咸苦气微寒，清神气泻无根火，
风寒身热疟昏狂，肾伤腹块颈核瘰。

黑参也。无毒。易老云：枢机之剂，常领诸气上下肃清而不浊，治空中氤氲之气，三焦无根之火，肾伤必用之，本经君药也。治暴中风寒，身热支满，狂邪忽忽不知人。温疟洒洒，胸中多气，烦渴火肿者，皆浊气为之也。补内伤肾气，明目强阴益精，乃敷尸颈上有核，腹中有块，骨蒸惊悸健忘，一切痈肿瘰疬，头风喉痹，热毒游风，皆痰火聚为之也。又治妇人产后余疾，血瘕血痕，名曰圣药宜哉！水洗蒲叶隔蒸，或酒蒸亦好。恶干姜、黄芪、大枣、山茱萸，反藜芦，极忌铜铁。

丹 参

丹参苦寒治热狂，主癥瘤结水鸣肠，
头目腰脚诸疮毒，胎经崩带益妇娘。

赤参也。无毒。治风邪留热狂闷及冷热劳热，主破癥瘕，心腹痼疾。邪气入肠鸣如走水，头痛目赤，骨节痛腰脊强，四肢不遂，风脚软痛者，单用浸酒服之。可逐奔马，故又名奔马草。恶疮瘿瘤肿毒，排脓止痛生肌，安生胎，落死胎，止血崩带下，调经脉不匀，益气养血，通利关脉，去旧生新之剂也。茎方棱青色，叶相对似薄荷有毛，一苗数根，根赤大如指，长尺余，处处有之，十月采根，酒洗晒干。畏咸水，反藜芦。

紫 参

紫参味苦辛气寒，除大热伏肠胃间，
治痢通经诸血疾，破积消痈利窍关。

叶似羊蹄，紫花青穗，皮紫黑，肉红白，肉浅皮深，实黑大如豆，所在有之，一名牡蒙。无毒。主肠胃大热，唾血衄血，肠中聚血。仲景以甘草佐之而治痢，《局方》用以通妇人经脉。《本经》云：主心腹积聚，寒热邪气，痈肿诸疮，皆以其通九窍，利大小便也。三月采根，火炙令紫色。畏辛夷。

前 胡

前胡无毒亦苦寒，主治时行内外热，
下气消痰清头目，安胎治疳破癥结。

苗比柴胡先生。主伤寒时气，内外俱热，半表里证，痰满胸胁中痞，心腹结气，头目昏痛，骨节烦疼，咳喘呕吐寒热。《日华》又谓能安胎及小儿疳气，破癥结，开胃进食者，总皆消痰下气，推陈致新也。水洗刮去黑皮并芦，或用竹沥浸润晒干。半夏为使，恶皂荚，畏藜芦。

白前

白前气味甘辛平，善保肺气嗽有情，
胸胁烦闷气冲上，不眠喉作水鸡声。

色白，苗类前胡，根似白薇、细辛。保肺清肺，气嗽久嗽多用，以温药相佐尤佳。主胸胁烦闷，气逆上冲，呼吸欲绝不得眠，喉中常作水鸡声。《日华》用治奔豚上气烦闷。甘草水浸，去头须，焙干。

桔梗

桔梗苦辛提气血，头目鼻咽皆肺热，
胸胁腹肠多有痰，又定惊痫排疮疖。

桔，结也；梗，绠也，其文缔结如绠也。气微温。小毒。浮而升，阴中阳也，手太阴引经药。《衍义》谓其开提气血。凡气血药中宜用，载诸药不致下沉，为舟楫之剂。主肺热气促，嗽逆脓血寒热，肺痿肺痈，及头目不清，鼻塞鼻衄，口疮牙风，喉痹咽肿，胸胁痛如刀刺，腹满积块，肠鸣下痢，中冷食不消，霍乱转筋，皆气凝血滞痰壅也。兼定大人惊恐风痹，小儿客忤惊痫，一切疮疖痈疽在表实证，假此引药行上行表。抑论本草云补气血，又曰养血补内漏。许旌阳谓其能升水降火。愚亦谓其有桔槔之义，故仲景用治少阴咽痛咽干。然则《衍义》所谓能开散气血凝滞，而痰亦疏通，能升提行上行表，而升中有降，故丹溪曰：惟下虚及怒气上升者不宜。去头及两畔附枝，米泔浸一宿，焙干，节皮为使。畏白及、龙眼、龙胆。与牡蛎、远志同用疗恚怒，与石膏、葱白同用能升气于至阴之下，与硝黄同用能引至胞中至高之分，利五脏肠胃。又有一种甜桔梗，即荠苨根，足以乱人参。见后卷。

百部

百部微温味苦甘，主除肺热气上炎，
暴嗽久嗽单煎蜜，杀虫伐瘵又治疳。

言其根多部队成百然。无毒。主肺热咳嗽上气，能润肺去肺中虫。一切暴嗽久嗽劳嗽，俱宜捣汁与蜜等分煎膏含咽。故东垣曰：治肺热而咳嗽立止是也。又治疳蛔传尸，骨蒸劳虫，杀寸白虫、蛲虫；亦去虱，煮汤洗牛犬虱即去。并治一切树木蛀虫，烬之亦杀蝇蠓。去心酒洗炒，或晒干。

桑白皮

桑白皮甘涩寒无毒，泻肺客热嗽痰红，
去肺邪水消浮满，益肺元气主伤中。

桑字从叒从木，众手采取之形。叶可食蚕，根皮入药，入手太阴经。泻肺客热有余，喘嗽烦渴，痰中见红，去肺中邪水，浮肿腹满利水道，益肺元气不足。内伤羸瘦崩中脉绝，兼去寸白虫。作线可缝金疮，更以热鸡血涂之。采土内东行嫩根去骨，铜刀刮去薄皮，勿令皮上涎落，利水生用，咳嗽蜜蒸或炒。出土者杀人。续断、桂心、麻子为使，忌铁与铅。桑皮中白汁，主小儿口疮及鹅口舌上生疮，敷之神效。又涂刀伤燥痛，须臾血止，更剥白皮裹之，令汁入疮中良。蛇咬、蜈蚣、蜘蛛毒敷之效。桑叶，主除寒热风痛、霍乱腹痛，盐捣敷治蛇虫蜈蚣咬，遍身汗出，乘露采叶，焙为末，空心米饮下二钱。桑枝平，细锉炒香，水煎浓汁服之，疗偏体风痒干燥，脚气风气拘挛，肺嗽口干，利小便，久服轻身，聪明耳目，令人光泽，暑月遇渴即饮。一学士常病两臂痛，诸药不效，服此寻愈，凡服一月见效。桑耳，味甘。有毒。黑者主女子漏下赤白，血痛癥瘕，阴痛无子；黄熟陈白者，止久泄益气；金色者，治癖饮、积聚、腹痛、金疮。桑椹晒干捣末，蜜丸服。止消渴，治金石发热。

山豆根

山豆根甘寒解毒，急黄热嗽用宜先，
咽喉肿痛含津咽，五痔头疮和水研。

生于山，其实如豆。川产者佳。善
解诸药毒、蛊毒、寸白虫，治五般急黄、
发热咳嗽，空心水调二钱服。喉痹口含
一片咽津，五痔磨水研服，头上秃疮白
屑以水研敷，或油调末涂。兼治齿痛、
赤白痢腹胀喘闷，或蜜为丸，或水煎服。
蜘蛛犬蛇咬，并水研敷。

青黛

青黛甘咸性气寒，收五脏火尤泻肝，
消食解毒消疮肿，能治儿疳病百般。

青色，古用以画眉，故曰黛，即靛
花也。无毒。能收五脏郁火，尤泻肝火，
消食积，解诸药毒。摩敷热疮恶肿、金
疮下血、蛇犬等咬，小儿惊痫，发热毛
焦，鼻干皮枯，面黄肢瘦，腹胀泻痢，
百般疳证，效。

蓝实

蓝实甘寒苦杀魃，解毒解结最适宜，
叶主热狂并吐血，解毒杀虫更出奇。

蓝字从监，月令仲夏无刈蓝，以伤
生长之气；实，子也。无毒。主小儿魃
病鬼疰，解经络中结气及败血。叶汁，
主天行热狂烦躁，吐血衄血，赤眼及小
儿壮热、疳热、丹热，游风热肿疔肿头
秃，一切热毒。解诸药毒，箭毒，金疮
血闷，产后血晕。杀螫痕虫蛇伤，蜘蛛
蜂螫毒，捣汁一碗，入雄黄、麝香少许，
点咬处，或细服之。又治噎病不下食有
虫者，单服其汁，虫化为水。真青布烧
灰，敷恶疮经年不瘥，灸疮出血，令不
中风。

以上治上焦热药。

黄连

黄连苦寒清心胃，目赤口疮胸痞滞，
热呕热痢热毒疮，妇阴肿痛儿疳气。

黄，晃也，象日光色也；连珠而生，
上草也。无毒。味厚气薄，阴中阳也，
入手少阴经。火就燥也，然泻心实泻脾
胃，子令母实。心火因脾湿热而盛，故
目为中焦使。药酒浸炒，则上行头目口
舌；姜汁炒，辛散冲热有功，消心下痞
满，伏梁积。热郁中焦欲吐不吐，恶心
嘈杂吞酸，惊悸健忘，或卒心痛，热呕
热泻热痢。一切湿热形瘦气急，一切时
行热毒暑毒，诸般恶毒秽毒，诸疮疡毒，
俱以姜和其寒，而少变其性，不使热有
牴牾也。生用治实火斑狂烦渴。吴萸水
炒，调胃厚肠，治冷热不调，久痢久泻，
肠澼腹痛下血，益胆镇肝，止血行滞。
黄土炒，治食积，安蛔虫，小儿疳病有
虫好食泥土。盐水炒治下焦伏火，妇人
阴中肿痛。心去，疗下焦虚，坚肾。《日
华》云：治五劳七伤，皆泻南补北之谓
也。丹溪谓黄连治病，清心胃也。肠胃
有寒及伤寒下早，阴虚下血及损脾而血
不归元者，皆不可用。黄芩、龙骨为使，
恶菊花、芫花、玄参，畏款冬花，胜乌
头，解巴豆毒，忌猪肉、冷水。单方：
治小儿鼻下两道赤，名曰鼻疳，以米泔
洗，用黄连末敷之。

胡黄连

胡黄连苦性亦平，伤寒咳嗽疟骨蒸，
补肝明目理腰肾，主儿疳痢镇痫惊。

出胡地。无毒。主伤寒发热咳嗽，
劳复身热，大小便赤如血，温疟骨蒸，
内伤五心烦热。补肝胆明目，理腰肾，
去阴汗，小儿久痢成疳，惊痫寒热。兼
治妇人胎蒸虚惊。外黄内黑，折之尘出
如烟者真。恶菊花、玄参，忌猪肉。

连翘

连翘苦寒散心火，脾经湿热特轻可，
排脓消肿用作君，治血通淋为之左。

片片连合如鸟尾。无毒。浮而升，

阳也，手足少阳阳明经药。入手少阴经，散心经火郁客热，降脾胃湿热，专能排脓消肿，瘰疬瘿瘤、痈肿恶疮不可缺也。治血证实者，与黄连同为中焦佐使，防风为上使，地榆为下使也。兼利月经。通五淋，消蛊毒，诸证皆心火凝滞而成。此药气味俱轻，而能散火解郁，虚者慎用。小儿诸疮客热最宜，去穰。根名连轺，苦寒，《本经》不见注，惟仲景伤寒用治身热发黄。

葛 根

葛根甘平善解肌，阳明头额痛乃宜，
呕渴疟痢酒毒解，痹风胁痛亦能医。

葛，革也，藤也可为绤络也。无毒。浮而微降，阳中阴也，足阳明经药。善解肌发汗，目痛鼻干，身前大热，烦闷欲狂，头额痛者阳明证也，可及时用之。若太阳穴痛而用此，是引邪传入阳明也。止呕吐干呕不息，生津止渴者，能升胃气，除胃热故也。胃虚者少用。治热毒血痢，温疟往来，解酒毒、诸菜毒、诸药毒、野葛巴豆毒。诸风痉痹，风胁痛用之，胃阳升而邪自散也。兼通小便，排脓破血止血，故金疮家亦用之，著箭毒，敷蛇虫咬，亦验。五月采入土深者，去皮晒干用。生根汁大寒，治天行时病，壮热烦渴，热毒吐血，及妊娠热病心闷，小儿胎热；叶主金疮止血；葛壳，主下痢，十岁以上；花主消酒，并小豆花干末服方寸匕，饮酒不知醉；葛粉甘寒，主压丹石，解鸩毒，水调三合，去烦热，利大小便，止渴。取粉以冬月采生葛，于水中揉出粉，澄成片，擘块，下沸汤中，以蜜生拌食，酒客渴炒。又一种野葛，不可绤者，有毒，堕胎杀人。

石 斛

石斛甘平平胃气，皮间热痛多生痹，
定惊长肉益精神，内绝虚羸脚膝痹。

生石上，树有斗子，故名斛。无毒。平胃中虚热，逐皮间邪热痹痛，除惊定志，长肌肉，倍气力，强阴益精，补肾内绝不足，五脏虚劳羸瘦，除脚膝冷痹软痛。酒洗蒸，恶凝水石。巴豆，畏僵蚕、雷丸。

石 膏

石膏甘辛泻胃热，止渴解肌头痛裂，
更清肺火与三焦，散风寒邪及中暍。

昔黄帝用封九鼎，膏粘太甚，命之曰石膏。气寒。无毒。沉而降，阴中阳也，入手太阴少阳足阳明经。泻胃火痰火，食积，或不食，或善食，口干舌焦，齿痛咽肿。以味甘，能缓脾生津止渴；以味辛，能解肌热出汗，上行至头；以气寒，能清肺润肺制火，除三焦大热。凡伤风、伤寒、时行，头目昏眩，寒热，气逆喘急，腹痛，及中暍壮热烦躁，日晡潮盛，小便卒数如淋，惟胃虚寒人禁服。捣粉，甘草水飞晒干，或火煅红。凡使勿用方解石，方解石大者方尺，小者如拳，皮上有土及水苔色，破皆作棱，性燥，能去风热耳。石膏大如棋子，白莹细理光泽者良，黄者令人淋。鸡子为使，恶莽草、巴豆，畏铁。

香 薷

香薷味辛性微温，清肺火邪解暑烦，
消肿下气兼止血，霍乱调中第一论。

薷，音柔；香辛而柔细也。俗名香茹，言可作菜茹也。无毒。丹溪曰：属金与水，而有彻上彻下之功。上清肺气，治暑除烦热，使火不得烁金也。又治肺郁，浊气上升于胃而作口臭，止鼻衄。舌上忽出血者，单服之亦可。下利小便，消水肿，宽肠消食下气。霍乱腹痛转筋要药。去梗，姜汁炒。又有一种石香柔，生石上，香甚，治霍乱尤捷。

茵 陈 蒿

茵陈蒿苦辛微寒，主湿热黄利便难，
伤寒瘴疟头目痛，伏瘕痰滞亦能宽。

因隔岁陈茎而生，蒿草之高者。无
毒。阴中微阳，入足太阳经。主风湿寒
热邪气，热结通身发黄，小便不利，以
此为君，随证寒热，用他药为佐。治伤
寒大热头热，头风目痛瘴疟，去癥瘕伏
结，化痰利膈行滞气，兼消遍身疮疥。
去根土，细锉焙干，勿令犯火。

滑 石

滑石甘寒治湿热，利便兼通脏腑结，
行积逐瘀下乳难，膈热身热多烦渴。

石乃土之精，石滑而细腻也。无毒。
性沉重而降，阴也，入足阳明经。燥脾
湿，降胃火，主小便癃闭淋沥，通九窍
六腑津液，上气令下行，荡胃中积聚食
毒瘀血，而泄澼自止。除隔上烦热身热
燥渴，兼滑女子难产，下乳汁，妊娠小
便转胞。白色者佳，余色有毒。研粉，
或以牡丹水煮，飞过晒干。凡用必以甘
草和之，石韦为使，恶曾青。

大 黄

大黄大寒苦善泄，不问痰癥瘕积热，
阳明燥结胀难禁，上走胸顶假舟楫。

色黄大块锦纹者佳。无毒。味极厚，
性走不守，阴中之阴，降也，入手足阳
明经。主除痰实，下瘀血血闭寒热，破
癥瘕积聚宿食厚味。一切积热，伤寒热
入里深，土郁大便燥结，肚腹胀满，服
之推陈致新，安和五脏，如戡祸乱以致
太平，故有将军之号。丹溪曰：生用则
通肠胃壅热，熟用则解诸疮毒，泻心火。
又云：仲景治心气不足吐衄用大黄、黄
芩、黄连，名曰泻心汤。《衍义》谓邪
热因心气不足而客之，故吐衄，以苦泄
其热，以苦补其心，两全之。然心之阴
气不足而阳火亢甚，肝肺各受其火而病

作，故芩、连救肝肺，大黄泻亢火，而
血自归经，非既泻心而又补之谓也。
《液》云：酒浸入太阳，酒洗入阳明，
余经不用酒。盖酒浸良久，稍薄其味，
而藉酒上升巅顶至高之分，太阳经也。
酒洗亦不至峻下，故承气汤俱用酒浸，
惟小承气生用。是酒亦大黄之舟楫，不
独桔梗能载而浮至胸中，去湿热结热也。
古有生用者，热去而患赤眼，河间谓其
所用大黄未经酒制，而上热不去也。杂
用量人虚实，或生，或面包煨熟，或酒
浸蒸熟。黄芩为使，无所畏。所芍药、
黄芩、牡蛎、细辛、茯苓疗惊恚怒心下
悸气，得消石、紫石英、桃仁疗女子
血闭。

朴 硝

朴硝大寒辛苦咸，能除大热与停痰，
食鲙积瘀排疮毒，点眼入罐挂屋檐。

朴者，本体未化之义，其诸硝英芒，
皆从此出。无毒。沉而降，阴也。力坚
性紧，可熟生牛马皮，及治金银有伪。
主百病寒热邪气，伤寒女劳复证，膀胱
急，小腹胀满，身黄额黑，足热便黑；
杂病喉痹口疮，腹胀大小便秘，停痰痞
满，食物鲙胸不利，及积聚结痼留癖，
胃中热结。破瘀血血闭，消疮肿，排脓
软坚。葛洪治风热眼，用新罐先入热水，
次以朴硝投之，搅化挂屋檐下，俟硝出，
扫之以人乳调一字点眼效。凡入汤药，
先安盏内，俟药熟乘热搅服。青白者佳，
黄赤者伤人，此即隆冬扫地霜淋汁一煎
而成者。本草云：能寒能热，能滑能涩，
能辛能苦，能咸能酸，入地千年不变色。
畏麦句姜。单朴硝散，取末二钱，茴香
煎汤调服，治小便不通，膀胱湿热。风
化硝，即朴硝以沸汤浸化，用绢滤收瓦
盆内，悬井中经宿，结成牙子，莹白如
水晶也用，否则再化再滤，直待莹白为

度。却取硝为末，置竹箕内，单纱掩之置通风处，两月乃化，治一切痰火。

芒硝

芒硝即朴再煎成，润燥软坚一样情，
伤寒积热方多用，下瘀通淋破月经。

即朴硝取汁，炼之减半，投于盆中，经宿有棱如麦，故谓之芒硝，又谓之盆硝；有四五棱白莹如白石英者，又谓之英硝，又谓之马牙硝。辛能润燥，咸能软坚，除五脏积聚久热，停痰瘀血，与朴硝一样，但此经火性稍缓，故古方多用此以代朴硝。下瘀疬黄疸，通月经，破五淋，推陈致新之剂也。石韦为之使、畏麦句姜。

硝石

硝石即芒下凝者，治同芒朴亦善泻，
通十二经疗五淋，头痛恶疮真难舍。

即芒硝下凝结如石，状如钗股，长五分者佳，能化诸石为水，故名硝石。烧之成焰，能发烟火，故又曰焰硝。三硝本一物，主治相同，但朴硝性紧，芒硝次之，硝石更缓。《本草》云：疗五脏十二经脉中百二十疾，五种淋疾，诸药不效者，服之立愈。头痛欲死，鼻内吹硝末即效。瘰、蚀疮、发背、疮肿、瘾疹初起，及服丹石发热发疮并宜用之。恶苦参、苦菜，畏女菀。

玄明粉

玄明粉味甘辛寒，膈上虚烦热燥宽，
破积开痰除肠垢，漫说虚劳效百般。

《释药》云：玄门中多用之。以明莹者为上，太阴之精华，水之子也，阴中有阳之药也。法以冬月取朴硝和萝卜各一斤同煮，萝卜熟为度，取出，以纸滤过，露一宿，结成青白块子。善退膈上虚热，心中烦躁，头昏目眩，口苦咽干，背膊拘急，肠风痔漏淋疬，伤寒疫痢，腹胀便闭，一切痰火热毒，风毒风

疮肿痛，并五脏宿食滞痰癥结，中酒中脍。丹溪云：诸硝善驱逐，以之治病致用，病退即止。若云炼服轻身延年，补五劳七伤，岂理也哉！惟老弱虚人挟热及伤寒妊娠，用此以代诸硝更缓。或曰硝性堕胎，然仲景治伤寒妊娠可下者，用大黄为引，子母俱安。《内经》云：有故无殒是也。

犀角

犀角苦酸咸气凉，大治伤寒热衄狂，
中风惊痫杀百毒，化脓为水治诸疮。

犀，明也，阴物受月之精，积于角尖，晦明之夕，光正赫然如炬。主伤寒温疫，头痛烦闷，大热发狂，吐血衄血及上焦蓄血发黄。又治中风失音，小儿风热惊痫，杀百毒蛊疰，邪鬼魅寐，解山溪瘴毒、钩吻、鸩鸟、蛇毒。又治发背痈疽疮肿，化脓为水，散痘疹余毒。丹溪曰：犀性走散，痘无余毒而血虚发燥热者禁用。兼明目消痰止痢，乃清心镇肝之剂也。出武陵、交州、宁州近海山中，牛首猪腹，脚有三蹄似象，力敌千牛，有杀而得者，有自退者，无水陆二种。惟牸犀角长，纹理斑白，有重七八斤者，可作器皿耳。入药用牸犀，乌黑色，肌粗皱裂，光润，辟尘试毒，露之不濡者真，通天犀照百物，骇鸡惊鸟破水，尤为难得。凡修治取生角尖，未经药水煮者，锉末以纸裹怀中一宿，令受人气易研，故曰人气粉。寻常汤药磨水刺服，多用令人烦，以麝香一字水调解之。松脂为使，恶藋、茵、雷丸。凡治一切角忌盐。抑论古方治血，多以升麻代犀角，惟血出于胃，则用升麻为君代之可也，若出他脏，但可为佐，不然，犀性走而降，升麻发而升，其性味亦不甚和合也。

羚羊角

羚羊角味苦咸寒，主伤寒热清肺肝，
痛风毒痢皆能止，又消食噎辟邪干。

羚，聆也，耳边听之有声，然他角
亦有声，但取角节蹙圆绕挛中深锐，紧
小有挂痕者真。无毒。入足厥阴经。主
伤寒时气寒热，热在肌肤。清肺能止热
毒下痢血痢，清肝能治风毒伏骨疼痛蜷
挛。古法为末，酒调服之，催产难；烧
灰服之，治产后血冲心烦，又治食噎不
通。雷公云：角有神，能辟蛊毒梦魇惊
狂，小儿惊痫，山岚瘴气，故又曰羱羊，
言有神灵也。入药勿令单用，须要不拆
原对，以绳缚定，锉为末，勿令犯风，
研极细入药，免刮人肠。

羖羊角

羖羊角咸苦微寒，退心肝热治惊痫，
止血止泄清头目，解蛊又令产后安。

牡羊角也，牛羊之字，以形举也。
无毒。退心热，治惊悸，小儿惊痫；退
肝热，止吐血止泄，疗百节中诸风头痛，
青盲明目。又解蛊毒瘴毒，烧之辟邪魅
虎狼与蛇。又妇人产后瘀血烦闷，腹中
余痛，烧灰酒调服之。青羖者佳。取无
时，勿使中湿，湿即有毒。菟丝子为使。

以上治中焦热药。

黄柏

黄柏苦解五脏热，疸痢痔崩诸疮疖，
安蛔除痿小腹疼，无非火泻水不越。

柏，巨也。木大而皮厚实鲜黄者佳，
俗名黄柏。气寒，无毒。沉而降，阴也。
足少阴手厥阴本药，足太阳引经药。主
五脏肠胃中结热，黄疸，肠中痔，止泄
痢，女子崩中，带下赤白。阴伤蚀疮，
男子茎上疮，煮汁洗，更为末敷之。蜜
炙为末治口疮，佐以细辛尤神。又蜜炙
入青黛、龙脑一字，治颊舌疮，吐涎而
愈。眼赤、鼻齄、喉痹及痈疽、发背、

乳痈、脐疮亦用。东垣云：泻下焦隐伏
之龙火，安上出虚哕之蛔虫。单制而能
补肾不足，生用而能补阴痿厥。凡下体
有湿，瘫痪肿痛，及膀胱有火，小便黄，
小腹虚痛者，必用之。兼治外感肌热，
内伤骨热，失血遗精阴痿。抑考黄连入
心，栀、芩入肺，黄柏入肾，肾苦燥停
湿，柏味微辛而能润燥，性利下而能除
湿，故为肾经主药。然《本经》谓其主
五脏热者，盖相火狂越上冲，肠胃干涸，
五脏皆火。以上诸证，皆火之所为，湿
亦火之郁而成也。用以泻火，则肾水自
固而无狂越漏泄之患。所谓补肾者，亦
此意也。丹溪谓肾家无火而两尺脉微，
或左尺独旺者，皆不宜用。惟两尺脉俱
旺者最宜。铜刀削去粗皮，生蜜水浸半
日，取出炙干，再涂蜜慢火炙之，每两
炙尽生蜜六钱为度。入下部盐酒炒，火
盛者童便浸蒸。恶干漆。

苦参

苦参气寒吐大热，平胃能除心腹结，
逐水利疸破癥痕，大风恶疮虫疥杀。

味至苦，入口则吐。无毒。沉也，
纯阴，入足少阳经。主时气恶病大热，
伏热结胸，用此为末，醋调吐之。平胃
气补中，养肝胆气，安五脏，定志益精，
利九窍。治疸逐水，除心腹结气癥痕积
聚，及大风赤癞眉脱，遍身胸胫脐腹近
阴处生风热细疥瘙痛，杀疥疮虫、下部
蠶。又能明目止泪，治卒心痛、肠澼热
痢、热毒风、皮肤烦躁止渴醒酒，狂邪
发恶，饮食中毒。丹溪云：苦参属水而
有火，能峻补阴气。有用揩齿而致腰重
者，以其气降而不升，非伤肾之谓也。
胃弱者慎用。糯米泔浸一宿，蒸三时久，
晒干，少入汤药，多作丸服。治疮，浸
酒；治肠风，炒至烟起为末。玄参为使，
恶贝母、菟丝子，反藜芦。

防 己

防己苦辛气亦平，善治腰脚肿且疼，
风湿热寒邪可利，疟喘疥痛用亦灵。

已，止也，防止足疾也。无毒。沉也，阳中之阴也，太阳本经药，通行一十二经。主腰以下至足血分湿热肿疼脚气，中风手足挛急，诸痫，伤寒，寒热邪气，通腠理，利九窍。膀胱有热、二便不利者最宜。风湿头汗身重便难者必用之。又治风寒温疟及水肿风肿，肺气喘嗽，膈间支满，肺痿咯血多痰，杀痛肿疥癣虫疮。出汉中，纹如车辐，黄实而香者胜；出华州，青白虚软者名木防己，次之。但汉主水气，木主风气，古方亦通用之。酒洗去皮，治肺生用。雷公以车前根同蒸，去车前用。殷蘖为使，恶细辛，畏草薢、女菀、卤咸，杀雄黄毒。

柴 胡

柴胡苦寒泻三焦，在肌行经脏血调，
伤寒温疟胎产主，升清且退内伤潮。

柴，木也；胡，系也，以木代系相承也。无毒。升也，阴中之阳也。泻三焦火邪，所以能除手足少阳寒热，泻肝火也。东垣云：在肌主气行经，在脏主血调经。凡外感内伤及温疟往来寒热，胸胁满疼，诸痰热咳，肠胃结气，五脏游气，皆在经而未入于脏也，宜此行经和中解肌，佐以人参适宜。凡妇人经脉不调，用小柴胡汤合四物汤，加秦艽、牡丹皮辈调之；若有血积，更加三棱、莪术之类。又经行适外感热入血室，夜潮谵语，及胎前产后感冒，时行寒热不可汗吐下者，仲景用小柴合四物四君子和之。经云推陈致新，除大肠停水作胀，发黄，饮食积聚，骨节烦疼，肩背强急，湿痹拘挛，皆在脏而为血分疾也。宜此宣畅血脉，佐以黄芩尤妙。《象》云：除虚劳，去早晨潮热，惟内伤劳役元气不陷者，佐参、芪升气而祛邪则可。若元气下绝及阴火多汗者，误服必死。抑论伤寒大、小柴胡汤，以功言也，非柴胡有大小二种。其南柴胡最粗不用，俱用关陕江湖近道间所产茎长软皮赤黄者佳。外感生用，内伤升气酒炒三遍，有咳汗者蜜水炒，半夏为使。畏皂荚、女菀、藜芦，忌铜铁。又有一种出银州白色者，治劳蒸用之，以其色白入肺，质稍实不轻散。本草惟言银州者胜，未尝分言也。

草 龙 胆

草龙胆寒味苦涩，益肝胆治下热湿，
止痢消疳去肠虫，蒸骨儿疳痛肿急。

叶似龙葵，味苦如胆。无毒。沉而降，纯阴。主益肝胆，止惊痫健忘邪气。酒浸则上行，疗两目赤肿睛胀，翳膜瘀肉高起，疼痛不可忍，眼疾必用之药。治胃中伏热，时气温热黄疸；除下焦湿肿，热泄下痢下血；去肠中小虫，骨间寒热，小儿客忤疳气，痛肿疮疥口疮。又治卒心痛，虫攻心痛，四肢疼痛，止烦益智，杀蛊毒。若空腹饵之，令之溺不禁。铜刀刮去须土，甘草水浸一宿，晒虚入酒炒黑，贯众为使，恶防葵、地黄。

通 草

通草辛甘泻小肠，利便故除脾疸黄，
止烦哕疏九孔窍，散痈破血下乳房。

即木通，心空有瓣，轻白可爱，女工取以饰物。无毒。阳也。赋云：泻小肠火积不散，无他药可比；利小便热闭不通，与琥珀同功。惟其利便开关格，故疗脾疸及浮肿多睡，胃热反胃呕哕，一切脾胃寒热不通，小腹虚满，耳聋鼻塞声音不出，及妇人血闭血块，月水平匀，难产胞衣不下，乳汁不通。珍云：

甘平以缓阴血是也。惟其泻火，故治心烦躁闷，止肺热渴，散痛肿恶疮，金疮鼠瘘蹉折，一切疮疖瘿瘤，排脓止痛俱效，兼杀恶虫三虫。要之，泻火则便溺自利，利便则火升自降。通行一十二经，故因名为通草。其花上粉，主恶疮痔瘘，取粉掺疮中。去皮节生用。

车前子
车前子味甘咸寒，止泻通淋治产难，
除湿祛风明赤眼，叶消瘀衄刀伤残。

喜生驾车牛迹中。无毒。止暴泄者，利水道，分清浊也。虽利水而不走气，与茯苓同功。主五淋闭痛，催难产横生。除湿痹，去肝中风热冲目，赤痛翳障肿痛泪出。疗肝养肺，强阴益精，令人有子。叶及根，主鼻衄瘀血下血尿血血瘕，金疮止血。又能止烦下气，除小虫。热痢用根叶捣汁一盏，入蜜少许煎服。血淋用根叶水煎多饮，名单车前饮。取子叶根完全者力全，用叶瓦上摊干，用子略炒捣碎，用叶勿用子。

地肤子
地肤子苦利膀胱，治瘑疝兮又兴阳，
皮风目痛皆堪洗，叶主淋痢及疮疡。

苗弱不举，布地而生。堪为扫蒂。气寒。无毒。主膀胱热，利小便，疗疝瘕，补中强阴益精。本草云：与阳起石同用，治丈夫阴痿及阴卵溃疾。煎汤洗皮肤中风热，令人润泽；洗目去热暗雀盲涩痛。叶主大肠泄泻，止赤白痢和气涩肠，解恶疮毒，客热丹肿及妊娠患淋，小便热痛，手中烦疼。形如蒿，茎赤叶青，大如荆芥。十月采实阴干，入补丸。

石韦
石韦苦甘平无毒，主治劳热通淋沥，
止烦下气祛恶风，背发炒末酒调服。

蔓延石上，叶生斑点如皮，处处有之。主劳热邪气，补五劳，安五脏，治

脬囊结热五淋癃闭，利水道，止遗溺，益精气，止烦下气，祛恶风。又炒为末，冷酒调服治发背效。三月采山谷中，不闻水声及人声者，阴干。丸用去黄毛微炙，毛射入肺，令嗽不可疗，杏仁为使，得菖蒲良。有生瓦上者名瓦韦，亦治淋。

地榆
地榆甘苦酸微寒，治下热痢血诸般，
妇人崩带乳硬痛，止渴诸疮脓可排。

叶似榆而初生布地。味厚。无毒。沉也，阳中微阴。东垣云：主下部积热之血痢。止下焦不禁之月经。一切吐血衄血肠风便血，妇人血崩带下一十二病，胎前产后诸般血疾，及妇人乳痉硬痛，消酒止渴，补绝伤，治诸瘘恶疮热疮，除恶肉排脓止痛。熬膏敷金疮，煎汤浸代指逆肿，煮浓汁饮，治小儿疳热泻痢，酿酒服治风痹，惟虚寒冷痢禁用。热痢初起，亦不可用，恐涩早故也。去芦，恶麦门冬，得发良。

秦皮
秦皮苦寒解热痢，清肝主风寒湿痹，
补精止带洗惊痫，点赤眼肿除翳泪。

生秦地陕西州郡，取出渍水皮纸，碧色不脱者真。无毒。《液》云：主热痢下重，以苦坚之，黄柏、白头翁、秦皮是也。治肝中久热，两目赤肿疼痛，风寒湿痹，洗洗寒气，男子少精发白，妇人带下亦宜。作汤浴小儿惊痫身热，水煎澄清洗赤眼，或冷水浸点眼，除青翳白膜、风泪不止。如草间花黄蜘蛛螫人似癫，煮汁饮一斗即瘥。去骨，大戟为使，恶吴萸、苦瓠、防葵。

龟甲
龟甲咸甘治劳蒸，补阴自能去瘀癥，
崩痔疟痢血分痹，小儿合囟头疮灵。

龟，收藏义也；甲，函也。气平，无毒。主内伤阴虚骨蒸寒热，及劳倦骨

瘘，伤寒劳复肌体寒热欲死。力猛能去瘀血，破癥瘕，痃疟，五痔，血分湿痹，四肢重弱不能久立。妇人漏下、赤白，阴疮难产及产前后痢。又治惊恚气，心腹痛，腰背疼，兼治小儿囟不合。头疮不燥，烧灰敷之。久服益气资智且能食。丹溪云：龟乃阴中至阴之物，禀北方之气而生，故能补阴血不足。阴足而血气调和则瘀血自去，癥瘕崩痔疟痢痹疾自消，筋骨自健，故曰大有补阴之功。以其灵于物，故用以补心甚验，令人有灵。入汤作丸，取江湖中水龟，生脱水中湿者良。其次卜师钻过者名败龟版，大者亦佳，酥炙，或猪脂酒皆可。恶沙参、蜚蠊，畏狗胆。肉酿酒服，主大风挛急，或瘫痪不收。作羹食，主久咳嗽，大补而有神灵。不可轻杀，十二月食龟肉杀人。血治脱肛。骨带入山，令人不迷路。尿主久嗽断疟。又有一种秦地所产山龟，极大而寿，今四方亦有之，味苦无毒，主除湿痹身重，四肢关节不可动摇。

鳖　甲

鳖甲咸平治劳热，止疟破癥下气血，
　更消阴蚀与痔疮，堕胎止崩宽儿胁，
　肉味虽甘补中气，阴虚之人乃可啜。

其听以眼，故称守神。甲，介虫之甲函也。无毒。主尸疰劳瘦骨热，疗温疟劳疟老疟，心腹癥瘕坚积寒热，止上气急满，消恶血并扑损瘀血，去鼻中息肉，阴蚀痔恶肉，消疮肿肠痈，妇人漏下五色，羸瘦，催生堕胎，女子经闭，小儿胁下坚痛疾。又治卒腰痛及石淋，杵末酒下。多忘善误，丙午日取甲着衣带上。丈夫阴痈医不能治，取鳖头烧灰，鸡子白调敷之。历年脱肛及产后阴脱，取灰干掺托上。用九肋多裙重七两者，生剔去肉，取甲酽醋炙黄色，去劳热用小便煮一日夜，恶矾石。肉，主补中益

气，峻补阴，去血热及湿痹，但不可久食则损人，以其性冷耳。有独目者，厌下有如王字者，头足不缩者，三足独足者，目四陷者，皆不可食。胸前有软骨谓之丑，食之令人水肿，若误中其毒，令人昏塞，以黄芪、吴蓝煎汤，服之立解。又合苋菜食之，生虫、生鳖瘕；合鸡子食之杀人。又江中有阔一二丈者，名鼋肉，补，以盐淹可食。主湿气、诸邪气、血热，杀蛊毒，消百药毒，疗诸恶疮瘰疬，功同鳖甲。

鼍同鼉鱼甲

鼍鱼甲酸性微温，主心腹积有热烦，
　肠风崩痔引阴痛，涕泣惊腰独可餐。

性嗜睡，恒闭目，形如龙，长一二丈。能吐气致雨，力猛能攻江岸。有毒。主心腹癥瘕、伏坚积聚、寒热，女子崩中下血五色，小腹阴中相引痛，疮疥死肌，五邪涕泣时惊，腰中重痛，小儿气癃皆溃。用之当炙，蜀漆为使，畏狗胆、芫花、甘遂。肉至补益，主小气吸吸，足不立地，能发痼疾。皮可贯鼓，膏摩恶疮。鼍骨散，用皮及骨烧灰，入红鸡冠花、白矾灰为末，空心米饮调服，治肠风痔疾甚效。

牡　蛎

牡蛎咸寒除寒热，止渴止嗽宽胸胁，
　定惊收汗涩血精，更疗痈肿及疝甲。

牡，雄也，咸水结成。又云：百岁鹏化成。无毒。入足少阴经。主伤寒寒热，温疟洒洒。除留热在关节及荣卫虚热，去来不定。止烦渴，疗咳嗽，除心痛气结，胁下痞热。定惊恚怒气，止盗汗，泻水气，除老血，涩大小肠。男子虚劳之损，遗精梦泄，补肾正气，病人虚而多热者，加而用之。女子崩中、赤白带下，疗一切痈肿鼠瘘，瘰疬喉痹，甲疽脓血疼痛，小儿惊痫。久服强骨节，

除拘缓，杀鬼延年。本草云：咸为软坚之剂，以柴胡引之，故能去胁下硬；以茶引之能消结核；以大黄引之，能除股间肿；以麻黄根、蛇床子、干姜为佐，能去阴汗，以地黄为使，能益精收涩止小便。本肾经药也。取壳以顶向北，腹向南视之，口斜向东者为左顾。尖头大者胜。先用盐水煮一时，后入火煅红研粉用。贝母为使，恶麻黄、吴萸、辛夷，得甘草、牛膝、远志、蛇床子良，肉主虚损调中，解丹毒，美颜色。于火上炙，令沸，去壳食，或姜醋淹生食之。海族中最美且贵者，海牡蛎，丈夫食之无须。

文蛤、海蛤

文蛤海蛤味皆咸，治胸胁腰痛因痰，能降疝气涩崩带，瘿瘰痔恶疮仍兼。

出东海表，相合而生。《说文》云：千岁燕化为海蛤，伏翼化为魁蛤。雁食海蛤从粪中出，大如巨胜，有紫文彩、未烂者为文蛤，无文彩、已烂者为海蛤。二蛤相类，主治大同，惟分新久。文蛤无毒。主咳逆胸痹、腰痛胁急、坠痰软坚，止渴，燥湿，收涩固济之剂也。止大孔出血，崩中漏下，恶疮鼠瘘五痔等证。又治疝痛，能降能消，能软能燥，同香附末姜汁调服。疗急疳蚀、口鼻尽欲死，烧灰，腊猪脂和涂之。凡修事一两，用浆水煮一时，后以地骨皮、柏叶各二两，又煮一时，取出东流水淘三遍拭干，火煅研粉用，不入汤药。蜀漆为使，恶狗胆、甘遂、芫花。海蛤无毒。主咳逆上气，喘息烦满，胸痛寒热。疗阴痿，利大小肠。《液》云：蛤粉咸能走肾，可以胜水，故治十二水气浮肿，治项下瘿瘤。余同文蛤。魁蛤，形圆，长似槟榔，两头有孔，外有纵横文理。味甘平。无毒。主痿痹、泄痢、便脓血。《食疗》云：润五脏，止消渴，开关节，

服丹石人食之免有热毒疮肿。

以上治下焦热药。

竹叶

竹叶气寒味辛甘，主虚烦热清心痰，除喘咳渴与呕血，痉痹喉风肿瘾堪。

箽竹、淡竹为上，苦竹次之，余不入药。箽竹坚而节促，体圆而质劲，皮白如霜，即水白竹也。味辛平。无毒。可升可降，阳中之阴也。主除虚烦，清心经，胸中痰热，咳逆上气。止消渴、呕吐、吐血，热毒风痰，筋急风痉喉痹。压丹石毒，利小水，通淋闭，消恶疡肿毒，杀小虫。根作汤益气止渴，补虚下气消毒。汁主风痉。实生于竹林茂盛蒙密之中，大如鸡子，竹叶层层包裹。味甘。主通神明，益气轻身，令人心膈清凉，凤凰所食也。淡竹肉薄，节间有粉。味甘平。无毒。治同箽竹叶。根，大下心肺五脏热毒气，消痰，治热狂烦闷。苦竹有白有紫，味苦平。无毒。心云：除虚烦，缓皮而益气，治不睡，疗口疮眼痛喑哑，利九窍，解酒毒。作沥功同。

竹茹

竹茹微寒治虚烦，清肺痿衄与血崩，更治呕哕通噎膈，伤寒劳复益阴筋。

即刮去竹青皮也，淡、箽竹皆好。味甘无毒。主下热壅，虚烦不眠，温气寒热。止肺痿唾血，鼻衄吐血崩中。呕哕噎膈，伤寒劳复，阴筋肿缩腹痛。兼治五痔，及妊娠因惊心痛，小儿痫口噤，体热。

大青

大青无毒大苦寒，主疗天行口渴干，大热头疼腰脊强，解金石毒风疹丹。

花浸水，昼夜色甚青翠，故名。主天行瘟疫热毒，寒热口干作渴，头疼心烦，身强腰脊痛时疾药多用。又治金石药毒及小儿身热、风疹、丹毒。春生青

紫茎，花似马蓼花，四月采茎叶阴干。

草蒿

草蒿寒苦祛痨热，能止痢泄与汗血，
开胃补中和心腹，金疮恶疥痛可劫。

蒿，高也，至秋而高即青蒿，可杂香菜食之。无毒。主骨蒸劳热，冷热久痢，泄泻盗汗最妙。开胃明目，补中益气，驻颜色，黑毛发。止心痛热黄，及鬼气尸疰伏连妇人血气、腹内满。疗恶疮疥癣，风疹杀虫。生捣敷金疮，止血生肉止痛。烧灰淋汁，和石灰煎膏，去恶肉。根茎子叶并入药，四者慎勿同用，若同用成痼疾。春夏采苗，秋冬采子，以童便浸七日夜，取出晒干用。

芦根

芦根甘寒清胃热，时行热疫大烦渴，
止霍乱及小便多，孕妇心烦更可活。

芦，疏也，条长而节疏也。在处有之，生下湿坡中，状似竹，无枝叶，抱茎而生，花白作穗，即芦茅也。无毒。主清胃中客热及寒热时疾，烦闷大热，消渴五噎膈气，干呕霍乱，吐逆不下食，止小便利，及孕妇心热烦闷。又治食狗肉不消，心下坚，或膜胀发热妄语，及食马肉鱼蟹中毒，并水煮服之。二八月采，逆流水肥厚根，去节须并土，日干用。

马蔺花

马蔺花甘气亦平，除胃中热咽喉疼，
风寒湿痹并疝痛，带下崩中血妄行。

一名蠡实，生河东川谷。叶似薤而长厚，开紫碧花，结实如麻，赤色有棱，根可为刷，其叶才出土便硬，故牛马不食。无毒。主喉痹肿痛，喘息不通，去白虫，敷鼻衄。赋云：治疝有益。多服令人溏泄，入药醋炒。实，主皮肤寒热，胃中热气心烦满。除风寒湿痹，坚筋骨，长肌肤，令人嗜食。治妇人血气烦闷，产后血晕并经脉不止，崩中带下。止鼻洪吐血，通小肠，利大小二便。解酒毒，消一切疮疖肿毒金疮。治黄病，敷虫咬，杀蕈毒，茎叶功同。根，治中蛊毒，下血如鸡肝欲死者，取为末，水下寸匕，随吐效。三月采花，五月采实，阴干。

川楝子

川楝子苦寒微毒，伤寒大热痛心腹，
利疝气又补血精，皮洗游风根杀蜃。

子，可浣衣练绢，即金铃子。阴中之阳也，入心经。主温疾伤寒大热烦狂，利水道，止上下部腹痛，心暴痛，非此不除。治肾脏气伤，膀胱连小肠气痛。东垣云：治疝气而补精血是也。又治脏毒下血，杀三虫疥疡、酒浸湿蒸软去皮核，取肉晒干。皮、叶治游风疹疮疥癞，小儿壮热，煎汤浸洗。根，杀诸虫，利大肠，以醋磨汁涂疥甚良。俗名苦楝树，今人端午佩叶以辟恶。处处有之，川产者佳，入药当用结子雌树。凡雌树根皮一两，入糯米五十粒煎煮，杀毒，泻多以冷粥止，不泻以热葱粥发。其不结子雄树，能吐泻杀人。

王瓜

王瓜寒苦除邪热，愈聋止渴清诸血，
利疸肿兮消痈毒，带溺不禁尤堪啮。

王，大也，独生于诸瓜之前，月令四月王瓜生，即此也，一名土瓜根。处处有之，生田野及人家垣墙间，藤蔓，叶圆无缺，有刺如毛，闽人谓之毛桃。五月开黄花，花下结子如弹丸，如瓜蒌，小如栀子，无棱，色黄，根如葛，细而多黏。三月采根，阴干。无毒。主诸邪气热结，及天行热疾，愈耳聋益气。止消渴，内痹瘀血，月闭寒热酸疼。破癥癖，落胎。逐四肢骨节中水。散痈肿留血鼠瘘，疗马骨刺入疮，妇人带下及小便遗溺不禁。又治黄疸变黑疸，生捣汁顿服，当有黄水随小便出。汁和酒服，吐蛊毒；为末酒下，下乳汁。子，润心肺，治黄病生用；肺痿、吐血、肠风下血、赤白痢疾炒用。

地　龙

地龙咸寒治热狂，蛊毒蛇瘕服之良，
更医肾风注脚胫，粪治痢丹及犬伤。

即蚯蚓。无毒。丹溪云：属土而有水与木，性寒。大解诸热毒，行湿病及伤寒伏热狂谬，大腹黄疸。杀伏尸鬼疰蛊毒蛇瘕，去三虫长虫。治肾脏风，下注脚风不可缺也，仍须盐汤为使。又治中风痫疾喉痹，小便不通，及交接劳复阴缩，并绞汁服之。中蛊吐下血若猪肝欲死者，取十枚，以苦酒渍汁饮之。一方将地龙入葱叶中，紧捏两头，频摇动即化成水，涂蜘蛛咬，点耳中，治耳聋及蜒蚰入耳。粪，主赤白热痢，取无砂者炒令烟尽，水沃滤汁服之。治热疮丹毒蛇犬伤，并盐捣敷之。入药炒用。取白颈自死者，去土，盐水洗微炙。雷公用糯米泔浸一宿取出，又用酒浸一日取出焙干。凡制二两，入川椒、糯米各一分同熬，令糯米熟，去椒米用。若人被其毒，以盐汤饮之。并洗伤处即解。

石　决　明

石决明咸寒又平，去皮盐水瓦瓶烹，
善除肝肺经风热，更治青光内障盲。

出南海，附石而生，形似蛤，大如掌，小如指，明耀五色，内亦含珠，生七孔九孔者良。凡用先磨去粗皮，用盐水入瓦罐中煮一伏时，取出为末如粉。无毒。主肝肺风热，骨蒸劳极，及青盲目障翳痛，水飞点之。五淋水调服，服后永不得吃山桃，犯之令人丧明。

珍　珠

珍珠气寒除烦渴，镇心坠痰细作末，
点翳膜兮催死胎，小儿惊风亦可活。

珍，珍重也；珠，圆明也。生南海，采老蚌剖珠充贡。无毒。主手足皮肤逆胪，镇心坠痰止泄。为粉点目中，主肤翳障膜，用绵裹塞耳主聋，敷面令润泽好颜色。合知母疗烦热消渴，合左缠银治小儿麸疮入眼，为末酒下，治难产下胞衣及子死腹中。小儿惊热药中多用之。取新完未经钻缀者研极细方可饵服，不尔伤人脏腑。

禹　余　粮

禹余粮壳味甘寒，大热烦满不自安，
咳逆癥瘕并痞痢，崩带赤白镇之安。

大禹行山乏食，采以弃粮而弃其余。无毒。主大热邪气，咳逆寒热烦满，血闭癥瘕，伤寒下痢不止，心下痞硬，利在下焦，及妇人崩中带下赤白。《本经》云：重可以去怯，禹余粮之重为镇固之剂也。又治小腹痛结及骨节烦疼，四肢不仁，痔瘘等疾。久服益脾，安五脏，耐寒暑，轻身延年。形如鸭卵，外有壳重迭，轻敲则碎，中有黄细末如蒲黄者佳。如卵内有子一块者，不堪用，令人肠干。火煅醋淬七次，研末水飞，用杜仲、牡丹为使，畏贝母、菖蒲、铁落。又有一种石中黄，即禹余粮壳中未成粮黄浊水也，功同上，去壳研用。

食　盐

食盐入肾味咸寒，能除寒热吐痰顽，
止心腹痛杀蛊疰，蜃疮齿血亦能干。

即所食之盐。盐，淹也，淹物久留不坏。无毒，能引药入肾。主伤寒寒热，吐胸中痰癖，止心腹卒痛，杀鬼邪蛊疰毒及下部蜃疮，坚齿，止齿缝出血。又炒盐青布裹熨妇人阴痛及火灼疮。化汤洗蚯蚓毒。小儿卒不尿，盐灸脐中。空心盐揩齿吐水，洗眼夜见小字。陶隐君云：五味惟盐不可缺。然淡为五味之本，北方人食不欲咸而颜完少病，古有终身不服盐而寿高须发不白者。盖盐能伤肺走血损筋，令人肤黑，病嗽及水肿者全禁。炒赤，或水飞过，不可多用，漏芦为使。盐黑丸：食盐一升研末，入瓦瓶内筑实，黄泥封固，火煅令透，候冷取出，入豆豉一升熬焦，桃仁一两麸熬令熟，巴霜二两，各研末和匀，蜜丸梧子大。每三丸，平旦时服，未吐利，更服二丸，天行时气，豉汁及茶下，服后多吃茶汁以行药力。心痛酒下，血痢饮下，鬼疟茶饮下，骨热白蜜汤下。忌冷浆水。凡服药后吐利勿怪，服药二日，忌口二日。吐利苦多煎黄连汁服之。其药宜冬月修合，瓷盒收贮，勿令泄气，惟小儿女子不可服多。

青盐

青盐咸寒去痰热，明目固齿乌须发，
除诸血疾腹心疼，滋肾镇心涂疮乌。

即戈盐，出北方西羌，一名胡盐。四海皆有盐，北青南赤。食盐以河东鲜州精白者为胜，入药以北海青黑色、形块方棱、明莹者佳。无毒。主烦热痰满，治目痛瘀赤昏涩、牙疼。固齿乌须，止吐血溺血、齿舌出血，去蛊毒心腹痛，除五脏癥结积聚。补下元，助水脏，益精气，坚筋骨，益气镇心。敷痈肿瘰疬疥癣疮疖。水飞过用。

卤盐

卤盐苦咸寒无毒，主大烦热渴欲狂，
消痰磨积涤肠垢，去湿热喘满相当。

卤，水也，可煎盐者，即石碱。主大热消渴狂烦，消痰磨积块，涤五脏肠胃留热结气，去湿热，消心下坚、食已呕逆喘满，除邪气，下蛊毒，柔肌肤明目，治目痛。量虚实用之，过服损人。

银屑

银屑辛平除邪热，惊悸癫狂腰痛折，
能安五脏定心神，丹毒磨水忌诸血。

银，限也，天地所产有限，禀气西方辛阴之神，服之则伤肝，生者仍有毒。主邪热癫狂、惊悸发痫、恍惚谵语，夜卧不安，除邪气鬼祟，明目定志，安五脏，镇心神，治妊娠卒腰背痛如折。水煎饮之。小儿诸热丹毒，并冷水磨服。入药多用银器，或银箔。畏磁石铁，忌一切血。外科用末，当以文银锉末，用水银研令消也，或用银箔以水银消之。入硝石及盐研为粉，烧出水银，淘去盐石，为粉极细，用之乃佳。

金屑

金屑辛平除风热，善止惊痫镇心神，
止咳血渴退蒸劳，坚髓利脏生杀人。

金，禁也，刚严而禁制也；屑，砂中生末也。金生于十，故从十。禀气中央阴已之魂，生者杀人，热者服之亦伤肌。雷公云：凡金银铜铁器，借气以生药力而已。入药用则消人脂，有毒。主风热癫痫，除邪毒气，镇心神，安魂魄，吐上气咳嗽，伤寒肺损吐血作渴，骨蒸劳，坚骨髓，利五脏，调和血脉。又主小儿惊伤五脏，风痫失志。入药多用金器，水煎取汁，或金箔。畏水银，恶锡。误中生金毒者，惟鹧鸪肉可解。

腊雪

腊雪甘寒解诸毒，善祛天行大热疫，
酒后暴热或发黄，小儿狂痫可温服。

雨下遇寒，气凝而为雪，春雪不堪收，十二月者佳。无毒。主解一切毒，治天行时气瘟疫热疾，及丹石发动酒后暴热黄疸。小儿热痫狂啼，仍小温服之。藏淹一切果实良。冬霜无毒。主解酒后诸热、伤寒鼻塞，治暑月汗渍，腋下赤肿及痱疮，和蛇粉敷之立愈。凡用瓦木上霜，以鸡翎扫取，收瓷瓶中，时久不坏。秋露水，味甘美，无毒。在百花上者，止消渴，愈百疾，调五脏，润肌肤；

在柏叶上者，主明目，俱于朝露未晞时挑取之。正月雨水，夫妻各饮一杯，还房当获时有子，神效。若煎服之，令人阳气上升。夏冰，味甘大寒无毒，主去热烦，热熨人乳石发热肿。暑夏盛热与气候相反，当时暂快，久皆成疾。

人黄

人黄气寒诸毒散，时行大热癫狂乱，破开疔肿醋和敷，中毒恶疮清汁灌。

即人屎。味苦。无毒。解诸毒，时行大热心躁，狂乱奔走，状似癫痫，言语不定及骨蒸劳热温病，劳后食复。宜用干陈者入罐内，以泥固济，火煅半日，取出去火毒，研末，新汲水或沸汤调服三钱，未效再服。又善破疔肿，开以新者封之，一日根烂。发背欲死，烧灰醋调，敷肿处良。粪清汁冷，亦主天行热狂热疾，中毒并恶疮蛊毒箭毒，取汁服。取法：腊月截淡竹一段去毒，留底二节，上节发窍，以大甘草纳竹筒内，以木塞上窍，以留节一头插于粪缸中，浸一月，取出晒干待用。厕溺坑中青泥，疗喉痹，消痈肿，若已有脓即溃。

人溺

人溺气寒能降火，鼻洪吐血血攻心，劳嗽肺痿胎难产，扑杖蛇伤患处淋。

即人尿。味咸。无毒。疗寒热头疼温气，童男者尤良。丹溪云：降火最速，热劳方中多用之。主吐血衄血卒血攻心，和姜汁煎二三沸乘热服瘥。止劳嗽失音肺痿，破癥积，明目益气，润肌肤，利大肠，推陈致新之药，胃虚及气血虚无热者不可用。又治难产及胞衣不下，和姜葱煎三沸，热服即下。产后饮一杯，压下败血恶物，免血晕之疾。伤胎血结心腹痛，并扑打瘀血攻心，单煎，服之效。被蛇犬等咬，以热尿淋患处。人中白，即尿桶中澄底结白者，须置风露下，

经二三年者可用，又名秋白霜。丹溪云：能泻肝火，降阴火，故治传尸热劳肺痿，心膈热，鼻衄吐血，羸瘦渴疾。又敷汤火灼疮及紧唇疮。凡用须刮在新瓦上，用火逼干研末。

以上治热通用。

防葵 出兴州，根似防风，叶似葵，每茎三叶，一本十茎，中发一干，花如葱花，与狼毒相似，但置水不沉耳，世亦稀有。味苦辛，气平寒。无毒。主膀胱热结溲溺不下，疝瘕肠泄。疗五脏虚气，小腹支满胪胀。止癫痫惊邪狂走，咳逆湿暗鬼疟。消气血瘤，杀百邪。久服益气强志，坚筋骨，除肾邪。中火者不可服。去虫末，甘草水浸一宿晒干。

景天 叶似马齿苋而大作层，上茎极脆，开红紫花，今人以盆养于屋上以辟火，故又名慎火草。味苦酸。气平。无毒。主大热身热烦邪恶气，诸蛊毒痂疕寒热，诸不足。治火疮风疹恶痒，游风疮毒。小儿丹毒赤肿，生捣敷之。其花主女人漏下赤白。七月采阴干。

萹蓄 在处有之，苗似瞿麦，叶细绿如竹，茎赤如钗，股有节，花青黄色，可食。味苦，气平。无毒。主热黄五痔，及丹石毒发冲眼肿痛，并捣汁顿服。霍乱吐利不止，以五味调和煮羹食之。又主浸淫疥瘙热肿，恶疮痒痛，并捣敷之女子阴蚀。小儿蛔虫攻心心痛，面青口中沫出欲死者，空心服之，其虫自下。五月采苗，阴干用。

王不留行 在处有之，高七八寸，叶尖如小匙头，实如松子，四月开花黄紫色，本名剪金花。因蜀主素好此花，后因降宋迁汴，人言此花曰王不留行。味苦甘，气平。无毒。阳中之阴也。止心烦鼻衄，除诸风痉风痹内寒，金疮止血，逐痛出刺，痈疽恶疮瘘乳发背游风

风疹。通血脉，调月经，催难产，下乳汁。三月收苗，五月收子，蒸两时，入浆水浸一宿，取出焙干用。

贯众 生山谷阴处，苗赤叶绿，如叶茎干三棱，似雉尾，根大如瓜，紫黑色，有毛，凌冬不死，又谓之贯节。味苦，微寒。有毒。主腹中邪热气诸毒，除头风，破癥瘕，止鼻血金疮，杀三虫，去寸白。二八月采根阴干，去毛皮。赤小豆使。

白英 生山谷，似葛叶有毛，实如龙葵子，一名白草。春采叶，夏采茎，秋采花，冬采根用。味甘，寒。无毒。主寒热八疸消渴，补中益气，故作羹饮，甚疗劳。夏月煮粥食，极解热毒。又主烦热风疹丹毒疟瘴寒热，小儿结热，煮汁饮之。

爵床 生田野，似香薷叶长而大，今人谓之香苏。味咸寒。无毒。主腰脊痛不得着床，俯仰艰难。除热可作浴汤。

翘根 味甘，寒平。小毒，主下热气，益阴精。久服悦颜明目耐老，以作蒸饮酒病人。

屈草 味苦，微寒。无毒。主胸胁下痛邪气，肠间寒热阴痹。久服益气，轻身耐老。

羊桃 山野甚多，似家桃，又非山桃，叶蔓，花赤，实如枣核。味苦，寒。有毒。主熛热身暴赤色，风水积聚，除小儿热，去五脏五水大腹，利小便，益气。可作浴汤，洗风痒恶疡，诸疮肿毒。二月采阴干。

溲疏 与枸杞相似，但有刺，味辛苦耳，气寒，无毒。主皮肤中热，除邪气，止气溺，通水道，除胃中热下气。漏芦为使。

梓白皮 即梓树之皮。处处有之，似桐而叶小花紫色，即揪之疏理，白色

而生子者：味苦，寒。无毒。主热，去三虫，疗目中疾，及吐逆反胃，小儿热疮身头热烦蚀疮，汤浴之。叶捣敷手脚火烂疮；饲猪，肥三倍。一法：立秋日太阳未升时，采叶煎膏，敷瘘疮瘰疬。昔有人患发背，肠胃可窥，百方不瘥，一医者用此膏敷其外，用云母膏作小丸，服尽四两止，不累日，云母丸透出肤外，与膏药相着，其疮遂瘥。凡使勿误用椅树皮，椅皮梓实相反。

桐叶 处处有之，用白桐二月开淡红花，结子可作油者。叶，味苦，寒。无毒。主恶蚀疮着阴皮，主五痔，杀三虫，疗贲豚气病。皮，主五淋，浴发去头风，生发滋润，及痈疮疽痔瘘恶疮小儿丹，煎膏敷之。其花饲猪，肥大三倍。油，冷微毒。主消水肿，敷恶疮疥及鼠咬。一种梧桐，四月开淡黄小花如枣花，五六月结子，此即月令桐始花者，其子多食之动风气。白皮，主肠中生痔，肛门边有核者，又可敷疮，并酒服之。

理石 生两石间，皮黄赤，肉白，作斜理文，不似石膏。味辛甘，大寒。无毒。主身热，利胃解烦，除荣卫中去来大热结热。解烦毒，止消渴，及中风痿痹。破积聚，去三虫，益精明目。滑石为之使，恶麻黄。

长石 生长子县，文如马齿，方而润泽，颇似石膏，但厚大纵理而长为别。味辛苦，寒。无毒。主身热胃中结气，止消渴下气，除胁肋肺间邪气，及四肢寒厥，利小便，通血脉，明目去翳砂，下三虫，杀蛊毒。

干苔 生石上者，名干苔。味咸，气寒。主心腹烦闷，冷水研饮。疗痔杀虫，及霍乱呕吐不止，煮汁服之。又发诸疮疥，下一切丹石，杀诸药毒，不可多食，令人萎黄少血色。生水中者名陟

厘，南人取为纸，名苔纸，色青黄体涩，味甘大温。主心腹大寒，温中消谷，强胃气，止泄痢断下药用之。

屋游 即古瓦屋上北阴青苔衣也。八月采，去泥阴干。味甘，寒。无毒。主浮热在皮肤、往来寒热，利小肠膀胱气及小儿痫热，时气烦渴。生古墙侧北阴青苔衣，名垣衣。三月采，阴干。味酸。无毒。主黄疸心烦咳逆，血气暴热在肠胃中，金疮内塞。久服补中益气，长肌悦颜。生墙上者名土马鬃，岁多雨则茂盛，比垣衣更长。治骨热烦毒壅鼻衄。井中苔，味苦寒。无毒。主热疮漆疮水肿，杀野葛、巴豆诸毒，疗汤火疮。

海金砂 味甘，平。无毒。主通利小便，得栀子、马牙硝共疗伤寒热狂。收全料纸衬晒干，以杖击之，其砂自落。

苎根 即今织布苎麻根也。味甘，滑冷。无毒。主天行热疾大渴大狂，服金石药人心膈热，善能安胎，小儿赤丹，其渍苎汁疗渴甚验。丹溪云：苎属水，而有土与金，大补肺金而行滞血，故能破血止血晕，及产后腹痛。又治五种淋疾，水煎浓汁服之即通。治诸痈疽发背、乳痈初起、热丹毒肿毒、箭蛇虫咬，并捣根敷上，日夜数易，肿消则瘥。

菰根 生水中，叶如蒲苇，刈以抹马甚肥，春亦生笋，堪啖，岁久者中心生白胎如小儿臂，谓之菰手，南人呼为茭草。味甘，大寒。无毒。主肠胃痼热烦渴，止小便利，去胸中浮热风，利五脏邪气，酒皶面赤、白癞、瘰疬火疮，除目黄，止热痢。杂鲫鱼为羹，开胃口，解酒毒，压丹石发热。多食动冷气，滋牙齿，伤阳道，令下焦冷，发痼疾。不食为妙。

甘焦根 即巴焦也。岭南者有花有实，味极甘美；北地者但有花而无实；

他处虽有，而作花者亦少。主天行热狂、烦闷、消渴、黄疸。患痈毒并金石发热闷，口干，并绞汁服；热肿游风风疹，并捣敷之。油，无毒。治暗风痫病、晕闷欲倒者，饮之得吐便瘥。又涂须发令黑不落，及汤火疮，取法用竹筒插皮中，如取漆法。

马勃 即马龙菌也。生湿地及腐木上，虚软如紫絮，弹之粉出。主喉闭咽痛。去膜，蜜水调服。敷诸恶疮马疥甚良。

孩儿茶 味苦、甘，气寒。无毒。消血，治一切疮毒。古方儿茶、薄荷叶、细茶为末，蜜丸，饭后含化三五粒消痰。

紫背天葵 俗名叶下红，叶似胡荽，根如香附子。三月采，阴干。治乳痈，擂酒，内服外敷；治喉痹肿痛，擂汁，咽立消。凡煮云母、石钟乳粉、曾青，用此草与甘草同制极妙。

泉水 味甘，平。无毒。主消渴反胃，热痢热淋，小便赤涩，兼洗漆疮痈肿。久服却温，调中，下热气。新汲水，治心腹冷病，又解合口椒毒，又主鱼骨鲠，令合口向水，张口取水气，鲠当自下。凡饮诸水疗病，皆取新汲清泉，不用停污浊暖，非惟无力，固亦损人。又阴地流泉饮之，发疟软脚。

井华水 即井中平旦第一汲者。味甘，平。无毒。主洗目肤翳，及酒后热痢。又治大惊、九窍出血，以水噀面，勿令知之。平旦含口，去口臭；和朱砂服，好颜色。又堪炼诸药石，投酒醋令不腐。

半天河水 即竹篱头及高树间天泽水也。微寒。无毒。主鬼疰狂邪气，杀蛊毒鬼精，恍惚妄语，与饮勿令知之。诸气恶疮瘙痒，取水温洗之。抑考半天河水，天泽水也，故治心病狂邪恶毒；

腊雪寒也，故解一切热毒；井水澄澈也，故通九窍。后世又用东流水者，取其快顺疾速也；倒流水者，取其回旋留止，上而不下者也。

浆水 味甘。酸，性凉，善走。无毒。主调中引气宣和，强力通关，开胃止消渴霍乱泄痢。消宿食，化滞物，宜作粥薄暮啜之。解烦去睡，调理脏腑，粟米新熟白花者佳。煎令醋止呕哕，白肤体。惟水浆至冷，孕妇食之堕胎，或令儿骨瘦不成人。浆水不可同李实食，令人吐利。

地浆 即掘地坑，以水沃之，搅令浊，俄顷取之。气寒。无毒。主热渴烦闷，解中诸毒诸菌毒，及食生肉中毒。

以上治热杂用。

主治各经热药

肝气柴胡血黄芩、心气麦门冬血黄连、脾气白芍血大黄、肺气石膏血山栀、肾气玄参血黄柏、胆气连翘血柴胡、胃石葛根血大黄、三焦气连翘血地皮、膀胱气滑石血黄柏、大肠气连翘血大黄、小肠气赤茯血木通、胞络气麦门冬血牡丹皮

主治骨肉分痨瘵发热药

肝气当归血柴胡、心气生地血黄连、脾气芍药血木瓜、肺气石膏血桑皮、肾气知母血生地、胆气柴胡血瓜蒌、胃气血膏血芒硝、三焦气石膏血竹叶、膀胱气滑石血泽泻、大肠气芒硝血大黄、小肠气赤茯血木通。

以上诸药，治上中下三焦内热，兼治湿热之剂。

治湿门

即《汤液》湿化成也。古庵云：气虚不能运化水谷而生湿，宜补气除湿药，又宜调中消导药、行湿利二便药。外湿宜汗散，宜用风门药，风能胜湿也。夫

湿寒皆属阴，宜与治寒门通看。

人 参

人参甘温补五脏，止渴调中利湿痰，
明目开心通血脉，安魂定魄解虚烦。

参，参也。久服补元气，有参赞之功，五参皆然。无毒。浮而升，阳也。主补五脏，随本脏药为使。以升麻引，则泻肺脾中火邪，以补上升之气；以茯苓引，则泻肾中火邪，以补下焦元气。一切劳伤，肺脾阳气不足，喘促、短气、少气最妙，惟阴虚火嗽、吐血者慎用。故曰：肺寒还可用，肺热则伤肺。肺寒者，脉滞濡行迟，假参之力，通经活血，则元气亦自是发生而盛矣；肺热者，气血激行，再加通迅以助其激速，而脾气耗甚矣。止渴者，生津也。调中安脾助胃，去肠胃中冷，心痛胁满，霍乱反胃，消湿痰，定喘，消积，明目，开心。入手太阴而能补阴火，乃气中之血药也。故生脉散及表药、痘疮药中多用者，亦取其通经而走表也。善能安魂定魄，辟邪止惊，除中虚烦热。与黄芪同用，则助其补表；与白术同用，则助其补中；与熟地同用，而佐以茯苓，则助补下焦而补肾。或泥于作饱而不敢用，盖不知少服则湿壅，多服则宣通意也。形如人形，大如鸡腿者佳，去芦不令人吐。和细辛密封，千年不坏。反藜芦，恶卤咸。

黄 芪

黄芪甘温性无毒，补益三焦呼羊肉，
内托痈疽外敛汗，生津退热效尤速。

黄，色；芪，老也，服之延年。又名芪者，底也，补下元也。可升可降，阴中之阳也，入手少阳，手足太阴经。东垣云：温肉分而实腠理，益元气而补三焦。盖补肺，皮毛自实。治上焦虚喘短气者，泻肺中火也；中焦脾胃虚弱，脉弦，血脉不行，羸瘦，腹痛；下焦久

泻痢，肠风，崩带，月事不匀，胎前产后诸虚疾，小儿百病。补三焦、肾、命门不足，呼为羊肉。又云：内托阴症之疮疡，外固表虚之盗汗。治痈疽久败，排脓、止痛、生肌收口。逐五脏恶血，大风癞疾，五痔鼠瘘。肺痈已溃者，用此从里托出。有汗则止，无汗则发。表虚有邪发汗不出者，服此则汗。兼止渴生津，生血补中。泻阴火，退虚热之圣药也。惟苍黑气盛者禁用，表邪旺者亦不可用，用之反助邪气。阴虚者亦宜少用，用之以升气于表，则内反虚耗矣。皮微黄，肉白柔软。出绵上者，服之长肉。疮疡生用，肺虚蜜炙，下虚盐水炒。恶龟甲、白鲜皮，畏防风。风能制芪，芪得防风，其功愈大，盖相畏而相使者也。

甘 草

甘草甘平生泻火，炙之健胃可和中，
解毒养血坚筋骨，下气通经消肿红。

甘，甜草也。性缓，能解诸急。热药用之缓其热，寒药用之缓其寒。善和诸药，解百药毒。故又名国老。无毒。可升可降，阴中之阳也，入足三阴经。生则分身、梢，泻火。梢、子生用，性寒，能泻胃火，解热毒，除胸中积热，去茎中痛。节，生用消肿导毒，治咽痛；炙则性温，能健脾胃和中。身大者，补三焦元气，止渴止嗽，及肺痿吐脓。腹中急痛，赤白痢疾。又养血补血，坚筋骨，长肌肉倍力，下气除烦满逆气，通经脉。消诸痈疽疮疡红肿，与黄芪同功，若未溃者宜生，已消与不红肿者宜炙。大抵脾胃气有余，如心下满及肿胀呕吐，痢疾初作，皆不可用。下焦药亦少用，恐缓不能达。凡药宜少用，多用则泥膈而不思食，抑恐缓药力而少效。白术、苦参为使。恶远志，反大戟、芫花、甘

遂、海藻。忌菘菜，猪肉。

白 茯 苓

白茯苓甘平渗湿，消痰润肺伐肾邪，
养心神又调脾脏，益气助血补虚家，
赤者须知破气血，利溲入丙功尤赊。

茯，伏也；苓，灵也。松脂伏于地中而生，治病有灵验也。味甘、淡，气平。无毒。浮而升，阳也。入手太阴、足太阳少阳经。东垣曰：白茯苓补虚劳，多在心脾之有准。又云：白者入壬癸，是三焦通行药也。渗湿者，利小便，消浮肿，暴病行水之圣药也。消痰润肺者，主胸胁逆气，烦满咳逆，口焦舌干，消渴津少，一切痰壅痰饮、肺痿肺火不可缺也。肾邪者，淋沥淋结白浊，腰胫肿痛，无力等症，皆肾经停蓄邪水之所为也。惟此药能伐去邪水，以安真水。养心神者，治忧恚惊邪，恐悸健忘好睡，心下结痛保神养神安魂之主药也。调脾胃脏气者，小便涩而能利，小便多而能止；大便结而能通，大便多而能止。一切脾胃不和，水谷不分，寒热无定，呕逆不止，须用之。补虚者，《本经》云：长阴益气力。《日华》云：补五劳七伤，安胎，暖腰膝。丹溪云：凡药气重者主气，味重者助血。茯苓虽曰淡渗，而味甘且重，不走真气。佐以人参等补剂下行，亦能补虚固肾。阴虚者少用无害。养生家，每取白者蒸暴三次，为末，以牛乳汁和膏服之。或蜜浸，或酒浸，封固百日后，常服不饥延年，肠化为筋，通神致灵。要知虚而上有痰火，下有湿热者最宜。若劳役阳虚，小便多、汗多者，禁用。赤茯苓，味淡，入足太阴、手少阳少阴经。东垣云：赤者入丙丁，主破结血结气，泻小肠火，利小便，分水谷。阴虚者切忌，盖白补而赤泻。出云南，似人形、龟鸟，味甘者佳。去粗

皮杵末，水飞浮去赤膜，晒干，免致损
目。有生山之阴，味苦者，须热汤淋去
苦味。马刀为使。恶白蔹，畏牡蒙、地
榆、雄黄、秦艽、龟甲，忌醋及酸物。
得甘草、防风、芍药、紫石英、麦门冬，
共疗五脏。

茯神

茯神能疗风虚眩，恚怒惊悸善忘健，
补虚劳乏辟不祥，心下坚满亦可羡。

假松之气，津盛发泄于外者，结为
茯苓；津气不甚盛者，抱根而生，名为
茯神，言专能敛伏神气也。味甘，气平。
无毒。阳也。治风眩、风虚、心虚之要
药。止恚怒、惊悸、善忘，开心益智，
定魂魄，养精神；疗五劳口干，补虚乏，
辟不祥；又治心下急痛坚满。人虚而小
便不利者，加而用之。去皮及根，畏恶
同茯苓。

薯蓣

薯蓣甘温气最平，能补荣卫治湿凝，
腰疼梦失虚羸热，又止头风眼眩睛。

薯，署色明也；蓣，形如芋也。俗
名山药。无毒。手太阴经药也。凉而能
补，凡脾胃中气不足，久泄者必用之。
补心气，开达心孔。安魂多记。补肺津，
润皮毛干燥，除烦热或寒热邪气，下逆
气。补肾阳气，强阴，涩梦泄，止腰疼。
东垣云：山药而腰湿能医。丹溪云：生
者消肿硬。盖补气血则留滞自不容不行
也，补肝能坚筋骨及头面游风、头风眼
眩。久服益颜色，长肌肉。病人虚羸，
加而用之。怀庆者佳。熟则滞气，湿则
滑，惟土实者入药。二门冬、紫芝为使，
恶甘遂。

白术

白术甘温健胃脾，寒湿热湿尽相宜，
痰痞呕泄肿汗渴，兼补气血安胎儿。

术，浊也，色白而形浊也。味甘而
辛苦不烈。无毒。可升可降，阳也。入
手太阳少阴、足阳明太阴经。补脾胃虚
弱，不思饮食，去诸经湿。又退胃热，
除寒热，消虚痰痞气宿滞，止霍乱、呕
逆、泄泻、腹中冷痛，利小便，消水肿
胀满。又有汗则能止，无汗则能发。缓
脾生津除湿渴，利腰膝间血。上而皮毛，
中而心胃，下而腰膝。在气主气，在血
主血，故补虚药多用之。兼安胎产，产
后中风口噤及大风、痿痹、足胫毒疮，
皆效。丹溪云：与二陈同用，则健胃消
食，化痰除湿；与芍药、当归、枳实、
生地之类同用，则补脾而清脾家湿热，
再加干姜，去脾家寒湿。东垣云：佐黄
芩有安胎之能，君枳实有消痞之妙，惟
伤寒动气不宜用。米泔浸半日，去芦。
泻胃火生用，补胃虚土炒。防风、地榆
为使。忌桃、李、雀、鸽肉。

以上补气除湿药。

苍术

苍术辛烈苦甘温，主风寒湿痹疝屯，
肿满痰积疟皆散，止呕泻治头目昏。

苍，以色言，无毒。浮而升，阳也。
入足阳明太阴经。主风寒湿痹，死肌痉
疸，逐皮间风水结肿，心下满闷，腹中
胀痛窄狭，消痰饮、痃癖、气块，祛疟，
除瘟疫、山岚瘴气，止霍乱吐泻不止。
治大风在身面，风眩头痛，目泪出、青
盲雀目、内外翳障。久服乌须注颜、壮
筋骨、明耳目、润肌肤是验，然此皆为
阳虚者言也。丹溪云：辛散雄壮，发汗
甚速。以黄柏、牛膝、石膏下行之药引
之，则治下焦湿疾。入平胃散，能去中
焦湿疾，而平胃中有余之气；入葱白、
麻黄之类，则能散肉分至皮表之邪。惟
血虚怯弱及七情气闷者慎用，误服耗气
血，燥津液，虚火动而痞闷愈甚。米泔
浸七日夜，去粗皮，炒黄色，或童便浸。

防风、地榆为使。忌桃、李、雀、鸽肉。抑考《神农经》云：若欲长生，须服山精。言术结阴阳之精，未尝分苍白也。自陶隐居分用，而后贵白而贱苍，善乎！东垣云：补中除湿，力不及白；宽中发汗，功过于白。

半　夏

半夏味辛气亦平，去湿痰健胃脾经，
伤寒呕咳咽喉肿，胸满头疼尽忌生。

夏至第三候生，叶亦半生，天然妙也。有毒。沉而降，阴中阳也。入足阳明太阴少阳经。性燥胜水，善去脾经湿痰，痰去而脾胃主气自健，饮食自进。寒痰、风痰亦用者，辛温故也。主伤寒寒热，温疟呕吐，咳逆上气及形寒厥冷伤肺而咳。治咽喉肿痛。心下坚胀、肠鸣、胸中痰气痞塞及痰饮头痛头眩，非此不除。兼消痈肿、瘿瘤，气虚而面色萎黄有痰气者，加而用之。凡用，生令人吐，熟令人下，故《局方》多用熟者。但本草云：生微寒，熟温。宜生者，姜佐熟煎可也。凡诸血症及自汗渴者禁用。丹溪云：燥而耗津，虽少阳病，渴者亦忌。惟气症因动火上盛，用半夏调其气而动火伏，而渴自止。腊月热水泡洗，置露天冰过又泡其七次。留久极妙。如虚证及孕妇恶阻用曲，免致损血堕胎。射干、柴胡为使。恶皂荚，畏雄黄、生干姜、秦皮、龟甲，反乌头，忌海藻、羊肉、羊血、饴糖。造曲法：先将半夏汤泡九次，晒干为末，随病用药，或煎膏，或绞汁，调末为丸如弹子大，用楮叶或纸包裹，以稻草上下盦七日生毛，取出悬风烟之上，愈久愈良。如治诸痰，用生姜自然汁；风痰用牙皂煎膏，甚者少加麝香；寒痰青，湿痰白，用老姜煎浓汁，少加白矾三分之一；火痰黑、老痰胶，用竹沥或荆沥，少入姜汁；皮里膜外痰核，用白芥子、竹沥；虚劳热痰，用麻油浸三五日，炒为末，面糊为曲。治癫痫，一切健忘，舌强等似风痿症，用腊月黄牛胆汁，略入熟蜜；小儿惊风，加南星等分，用甘草煎膏；脾虚慢惊及郁痰，用香附、苍术、川芎等分煎膏；中风卒厥，伤寒，并诸疮疡内结不便，一切宜下之病，用皮硝、白粉霜十分之三，共用河水煮透，为末，以大黄煎膏；痰积沉痼，取二两，入海粉一两，雄黄五钱，为末蜜丸；一切沉痼痰病，用黄牛肉煮成膏，造曲日干。

橘　皮

橘皮辛温利膀胱，主除痰气逆胸膛，
消导脾胃止呕泻，发表寒湿佐生姜。

橘，色如璃，上有文。无毒。味厚。可升可降，阳中之阴也。除膀胱留热停水、五淋，利小便。主胸中痰热，逆气客气，消痰止气嗽，润肺。和胃健脾，轻则水谷不化，冲胸作呕，或下泄，或气痢，或霍乱；重则癥瘕积滞，皆能消导。兼去白虫，解酒毒。治下焦冷气，脏间虚冷气，脚气冲心。久服去臭，下气通神。丹溪云：与白术、半夏同用，则渗湿而健脾胃；与甘草、白术同用，少用则补脾胃，无甘草、白术而多用、独用，则泻脾胃；与苍术、厚朴同用，去中脘以上至胸膈之邪；再加生姜、葱白、麻黄之类，则能散肉分至皮表有余之邪。陈久者良，隔年者亦可用。留白略炒，健脾胃和中；去白日橘红，消痰泻肺发表；入下焦用盐水浸，肺燥者，童便浸晒。白檀为使。又有一种曰柚，比橘差大，不堪入药。青橘叶，导胸胁逆气，行肝气乳肿痛及胁痛，药中用之以行经。橘核，治肾注腰疼，膀胱疝痛，肾冷，炒去壳为末，酒调服。

青皮

青皮苦寒破滞气，入肝胆又利脾胃，
膈胁小腹痛且膨，疝积愈低愈能治。

与橘皮一种。大而色红已成熟者，
曰橘皮；小而色青未成熟者，曰青皮。
无毒。沉而降，阴中阳也。入手少阳经，
厥阴引经药。主破滞气，利脾胃，消饮
食，除积结膈气，止小腹胀痛须用之。
又泻肝气，治胁痛，疝气，及伏胆家动
火惊症，用二三分可也。橘皮治高，青
皮治低。故东垣云：破滞气，愈低而愈
效；削坚积，愈下而愈良。气虚弱者少
用。盖有滞气则破滞气，无滞气则损真
气，气短者全禁。去瓤用，消积定痛，
醋炒。

枳壳

枳壳微寒味苦酸，逐水消痰胸膈宽，
止呕泻痢攻坚积，散痔利风利窍关。

枳，即橘属，去瓤用壳。无毒。浮
升而微降，阴中阳也。逐心下停水，去
胃中湿，消胀满，泻肺痰气、劳气咳嗽，
背膊闷倦，胸膈痞结，腹胁满痛。东垣
云：消心下痞塞之痰，泄腹中滞塞之气
是也。止呕逆，反胃，霍乱及五膈气，
泻痢，消宿食，破癥瘕、痰癖、老积，
肠风下血，痔肿，本草所谓安胃是也。
治遍身风疹痒，麻痹痛。《药性》云：
主皮毛之病是也。兼通关节，利大小肠，
瘦胎催生。气血虚弱者禁用。水浸软去
瓤，麸炒香熟。

枳实

枳实比壳性更酷，主治大同下胁腹，
更消脾痰破坚癥，溏泻阴痿莫误服。

与枳壳一种。大而色黄紫多瓤曰壳，
小而色青中实少瓤曰实。无毒。浮而降，
纯阴。逐停水，消痰饮，宽胸胁，安胃
气，止喘逆，破积聚，利五脏，除寒热
结，功同枳壳。但枳壳性祥而缓，枳实

性酷而速。更能去脾间瘀血，瘀血去而
痞自消。去日久稠痰，消年深坚积。丹
溪云：脾胃湿热生痰有积者，入白术中
四分之一。脾用枳实，有推墙倒壁之功，
故治下，主血在心腹之分；胃用枳壳，
损至高之气，故治高，主气在胸膈之分。
皆疏通决泻滑窍破结实之剂。本草云：
止溏泄，益气明目，亦谓积去而脾健神
清也。《药性论》云：肾内伤冷，阴痿
而有气，加而用之，借以达下耳。要之
实证可用，虚而久病慎不可误服。海藏
云：益气佐以参、术、干姜，破气佐以
牵牛、硝、黄，其善用枳实者乎！又与
黄芪等分糊丸服，治肠风下血；单用蜜
丸服，治五痔；为末饮调服，治胸痹气
壅，心膈不利及小儿久痢淋沥，水谷不
调；炒熟熨妇人阴肿痛。壳、实俱宜商
州陈久者，水浸软去瓤，麸炒。

厚朴

厚朴苦温除痰湿，最散心腹胀痛急，
霍乱积痢并头疼，治痹消瘀通经衾。

皮厚，质朴。味苦、辛。无毒。可
升可降，阴中阳也。消痰下气，除胃湿，
逐结水，泻膀胱，泄五脏一切气。治心
腹烦痛胀满，散结之神药也。疗霍乱转
筋，胃中冷逆，胸中吐不止，或呕酸水，
消宿食，厚肠胃，走积年冷气，腹内肠
鸣，止泻止痢。又治中风伤寒头疼寒热，
气血痹，死肌，调关节，破宿血。通妇
人月经，及产前后腹脏不安。兼定惊悸，
下淋露，去三虫。《本经》云：与枳实、
大黄同用，则能泄实满而解热胀，是消
痰下气也；与橘皮、苍术同用，则能除
湿满而平胃气，是温中益气也；与解利
药同用，则治伤寒头痛；与泄利药同用，
则厚肠胃。大抵用苦则泄，用温则补。
胃弱气虚者终不敢用，以其味苦而辛，
能散人元气也。此丹溪谓平胃散用之，

不使胃土太过而复其平，以致于和而已，非温补之谓也。吁！竹沥、山药，凉而能补；橘皮、厚朴，热而能泄，用者悟之。肉厚色紫者佳。去粗皮。入汤药，用生姜汁炒；入丸药，用醋炙或酥炙。干姜为使。恶泽泻、寒水石、硝石。忌豆。

射 干

射干苦寒消食热，宽膨下气逐老血，破癖通经治儿疝，便毒喉风痰核结。

形如射鸟之竿。有小毒。开胃下食，除饮食大热，散胸中热气，腹中邪逆，胸腹胀满，肺气喘嗽，咳逆上气。疗老血在心脾间，咳唾言语气臭，破癥结、疙癖、瘀血，通女人月闭，治小儿疝气发时肿痛如刺，散结气，消肿毒，去胃痛，治便毒。足厥阴湿气因疲劳而发，取三寸同生姜煎服，利两三行即效。又治咽痛水浆难入，不得消息，咽汁立瘥。丹溪云：属金而有木与火水。行太阴、厥阴之积痰，使结核自消甚捷。久服令人虚。即乌扇根，紫花者是，红花者非。三月采。米泔浸一宿，日干。

旋 覆 花

旋覆花咸甘冷烈，逐水消痰止呕噎，宽胸胁清头目风，治痹又利肠脏结。

花如菊，淡黄绿，繁茂圆而复下，俗名金沸草。有小毒。治心胁痰水及膀胱留饮，寒热水肿，消胸上痰结、唾如胶漆，开胃，止呕逆不下食；治伤寒汗吐下后心下痞坚，噫气不止及结气胁下满，去头面风、目中眵䁾、风气湿痹、皮间死肌，利大肠，去五脏间寒热结气。兼通血脉，除惊，补中下气。《衍义》云：走散之药，稍涉虚者禁用。去梗叶，蒸熟晒干。入煎药，用绢滤过，免伤人肺。叶，治金疮止血，捣敷之。根，治破斫断筋，急取捣汁滴疮中，仍用渣封

疮上，过半月断筋自续。又有一种旋花，性治大同，今少识者，故不录入。

大 腹 皮

大腹皮辛温无毒，消肿宽膨定喘促，止霍乱通大小肠，痰膈醋心气攻腹。

腹大而平者名大腹，尖者名槟榔。大腹皮消肿宽胀，定喘，止霍乱，通大小肠，治冷热气攻心腹，大肠毒痈，痰膈醋心，并以姜、盐同煎。入疏气药良，下一切气，调中开脾健胃。丹溪云：性温，疏通脾胃有余之气，虚者不可用。鸩鸟多栖此树，宜先以酒洗，后以大豆汁洗，火焙赤。

京 三 棱

京山棱苦辛平涩，消积散癥功可立，又治心腹胀且疼，破血通经下乳汁。

京，当作荆，楚地所出也，叶似荬蒲，茎皆三棱。无毒。阴中阳也，治老癖、癥瘕、积块。快气宽胸，气胀鼓满最宜。妇人血脉不调，心腹刺痛，通月经，产后腹痛，血晕宿血及气滞乳汁不行。兼治小儿痫热，无辜痃癖。扑损瘀血亦用。色白属气。破血中之气，真气虚者勿用。生细根屈如爪者，名鸡爪三棱，又名草三棱；不生细根，形如乌梅者，名黑三棱；根黄白色，形如钗股者，名石三棱；色黄体重，状若鲫鱼而小者，名京三棱，为上。其实一物，但力有刚柔耳。入药醋煮熟锉，焙干或火炮用。

蓬 莪 茂

蓬莪茂苦辛能逐水，治心脾病破气痞，定霍乱又止奔豚，消瘀调经益妇女。

蓬蓬然茂盛，即莪术。气温。无毒。消水行气，破积为最。主心腹痛，中恶疰忤鬼气，痃癖冷气，霍乱吐酸，饮食不消，开胃化食。治一切气，丈夫奔豚，妇人血气心痛。通月经，消瘀血，妇人药中多用。兼止扑损下血及内损恶血，

解诸毒。色黑属血,破气中之血。入气药能发诸香,虽为泄剂,亦能益气。孙用和治气短不能接续及滑泄小便数,莪术、金铃肉各一两,硼砂一钱,为末,空心盐汤下二钱,名莪铃散。陈醋煮熟锉,焙干,或火炮醋炒,得酒醋良。

扁豆

扁豆甘平助胃脾,和中下气霍乱宜,
清暑更能解诸毒,女人带下花尤奇。

形扁不圆,有黑白二种。黑者小、冷。入药用白者。味甘,微温。无毒。补脾胃五脏,和中下气。止霍乱吐泻,清暑气,行风气,解一切草木酒毒,杀河豚毒。凡使,去皮,姜汁炒。花,主女子带下赤白,干末米饮调服。叶,主霍乱及吐利后转筋。生捣,以少酢浸汁服,亦敷蛇咬。醋煮食,治瘕。惟患寒热人勿食。嫩荚蒸食甚美,患冷气人勿食。

薏苡仁

薏苡仁甘寒除风湿,筋挛骨痛难伸屈,
消肺利肠除肺痿,令人能食性不急。

薏,意;苡,实也。无毒。主风湿痹,筋挛骨痛不仁,难以屈伸及干湿脚气。消水肿,利肠胃。治肺痿肺痈吐脓血,咳嗽涕唾上气,心胸甲错。久服益气,令人能食,性缓不妒。凡用须倍于他药,咬之粘牙者真。水洗略炒,或和糯米炒热、去米。治妒方:薏苡、天门冬、赤黍米等分,蜜丸。男妇服之,皆不妒忌。

神曲

神曲甘温破坚癖,消心膈痰进饮食,
调中止泄止霍乱,更医痢痔及劳复。

神,按六神而造;曲,朽也,郁之使生衣朽败也。无毒。纯阳。入足阳明经。破癥结、水腹坚大如盘,消心膈气,痰逆胸满,肠胃中塞,饮食不下,宜此开胃健脾,消化水谷。止霍乱泄泻,痢下赤白。消食痔,疗伤寒饮食劳复;兼治脏腑中风气,补虚去冷气;落胎,下鬼胎,治卒胎动不安,或腰痛胎转抢心,下血不止,小儿痫疾。又六畜食米胀欲死者,煮汁灌之立消。麸皮曲,性凉,入大肠,亦消食积。红曲,活血消食。造神曲法:六月六日,或三伏上寅日,采蓼草三两,青蒿、苍耳草各六两,俱捣自然汁,杏仁末一两、带麸白面二升,赤小豆一碗,煮软熟,去皮研,然后取前汁共一处拌匀,踏实成曲。一如造酒药法出白,愈久愈好,入药炒令香。

麦蘖

麦蘖甘温破冷积,善止霍乱宽胸膈,
更利上焦瘀与痰,下气宽肠救产厄。

大麦用水渍之,不以理生芽为蘖。无毒。破癥瘕冷气,止霍乱,治宿食停滞,胸膈胀满,行上焦滞血,腹中雷鸣,消痰下气,宽肠开胃,补脾温中之快药也。胃气虚人宜服,以代戊己腐熟水谷。但多食久食消肾,所以妇人催生堕胎,产后秘结,鼓胀不通亦用之。炒黄杵去皮。豆蔻、砂仁、木瓜、五味子为使。

棠球子

棠球子化食开结气,消痰积瘀健脾胃,
更治痢疾与腰疼,产余腹痛有滋味。

即山楂。楂者,粗也,非美果。棠球即山楂未熟而酸涩者。无毒。消食积,化宿滞,行结气,消积块、痰块、血块,治腹痞胀发热,健脾开膈之美药也。又治痢疾,腰疼。兼催疮痛,消滞血。丹溪治产妇恶露不尽腹痛,或儿枕作痛,以山楂百枚水煎,入砂糖少许,空心服效。陈久者良。水先蒸软,去核晒干。生而成熟者,俗名茅楂,又名山里红果,性同,小儿食之良。

使君子

使君子甘性温平,孩子五疳用最灵,
杀虫止泻又止痢,小便混浊也能清。

因郭使君用疗小儿故名。无毒。主小儿五疳，明目，杀积虫，止泻痢及小便白浊。去壳用仁，或兼用壳。

阿魏

阿魏辛温消肉积，杀虫破癖祛瘟疫，
治霍乱止心腹疼，食疟传尸与蛊毒。

阿曰呢，魏曰哒，西番语也。无毒。消肉积，化宿食，杀诸虫，破癥瘕冷气，去臭气，下恶气，辟瘟疫，止霍乱，心腹冷痛，祛疟疾，除传尸邪鬼蛊毒，兼治小儿疳积，杀一切蕈菜毒。状如桃胶黄散，极臭而能止臭。取半铢安熟铜器中一宿，至明沾处白如银者真。凡使，先于净钵中研粉了，于热酒器上裹过用。

罂粟壳

罂粟壳酸涩亦温，久泻痢嗽劫其根，
收气入肾治骨痛，鸦片性急须少食。

即罂粟壳也。治脾泻久痢涩肠及虚劳久嗽，又收固气，入肾治骨病。虽有劫病之功，然暴嗽、泻者用之，杀人如剑。水洗去筋膜，蜜炒黄色。鸦片，又名阿芙蓉。即罂粟花开时，用竹针刺十数孔，其津自出，次日以竹刀刮在银器内，待积取多了，以纸封固，晒二七日即成片矣。治同上。性急，不可多用。

以上调中消导药。

猪苓

猪苓淡苦气亦平，行水消浮烦渴宁，
伤寒胃病疟疫用，更止湿热暴遗精。

形如猪粪，与茯苓义同。无毒。升而微降，阳中阴也，入足太阳、少阴经。除湿，利水道，治肿胀满急痛，从脚上至小腹肿，小便不利，及妇人子淋、子肿。治中暑消渴，解伤寒瘟疫大热发汗，主痎疟，解毒蛊疰不祥。勿听子云：止泄精。脾经湿热流入肾经，用以渗泄，中病即止。此药苦以泄滞，淡以利窍，渗真气，燥津液，无湿证者忌用，有湿

证而肾虚者亦忌。久服损肾昏目。肉白而实者佳。铜刀削去黑皮，微焙干用。

泽泻

泽泻甘咸泻水浮，止渴泄善通淋溲，
治痞除痹肾风疥，下乳催生亦可求。

生汝南池泽，性能泻水。气寒，无毒。沉而降，阳中阴也。入足太阳、少阴经。逐三焦膀胱停水留垢，伐肾邪水，分利小水之捷药也。故曰：水病湿肿灵丹，小便淋涩仙药。止烦渴、泻痢，除五脏痞满，风寒湿痹，肾脏风疮，通血脉，下乳难，催生，补女人血海，令有子，皆湿热凝滞病也。扁鹊云：多服令人眼病。丹溪云：眼中有水属膀胱，渗利太过则水涸而火上盛，故眼病也。仲景八味丸用之，亦不过接引桂、附归肾耳。诸书云：止阴汗，生新水，补虚损，补阴不足，止泄精，为正剂，非也。凡淋渴，水肿，肾虚所致者亦不可用。形大而长，尾有两歧者佳。去芦酒浸一宿，日干。畏海蛤、文蛤。叶，主大风，乳汁不出，产难，强阴气。实，主风痹，消渴，除邪湿，益肾强阴，久服令无子。

瞿麦

瞿麦气寒辛苦味，利膀胱治诸癃闭，
破血通经逐死胎，出刺排脓除目翳。

瞿然而高尺余，叶尖青色，根紫黑色，形如细蔓菁，五月开紫红花，似映山红，七月结实作穗似麦，故名瞿麦。处处有之。无毒。阳中微阴。逐膀胱邪逆，利小便为君，关格，五淋，癃闭，小便不通，热者用之。又下闭血，通月经，破血块，催生堕胎或子死腹中，出竹木刺入肉，下骨鲠，决痈肿排脓，明目去翳。单用空心服之，令人气咽、遗溺，小肠虚者禁用。本草又云：养肾气，止霍乱，长毛发，亦为湿热者言耳。叶，治小儿蛔虫，痔瘘泻血，水煎服。服丹

石药发眼目肿痛及肿毒浸淫，妇人阴疮，并捣敷之。不用茎叶，只用实壳，以竹沥浸一时晒干。蘘草、牡丹皮为使。恶螵蛸。

紫草

紫草苦寒利九窍，肿疸卒淋俱可疗，荡腹心邪治伤寒，痘疹面皶为最妙。

色紫。无毒。利九窍，通水道，疗腹胀满痛、五疸、卒淋涩痛，祛荡心腹邪气，伤寒时疾多用之。善发小儿痘疹不出。又豌豆疮、面皶、恶疮癣癣及恶虫咬，紫草煎油涂之。去头须，以黄蜡溶化投水，用蜡水蒸之，或酒洗。

木瓜

木瓜酸温消肿痹，最治霍乱与脚气，止渴消痰和腹心，入肝养肾滋脾肺。

木实如瓜，良果也，嫩者佳，枝亦可用。无毒。入手足太阴经。消水肿湿痹，霍乱吐泻转筋不止，下气消食最良。治奔豚脚气，止渴，降痰唾，疗冷热痢、心腹痛。东垣云：气脱则能收，气滞则能和。《衍义》云：入肝益筋与血，病腰肾脚膝无力不可缺也。本草云：益肺而去湿，和胃而滋脾。雷公云：调荣卫，助谷气，解酒毒。但单服多服损齿及骨。出宣州者佳。忌铅铁，以铜刀削去皮子，用黄牛乳汁拌蒸三时，日干。

赤小豆

赤小豆甘酸性平，腹肿脚气热寒宁，止吐泻与卒下血，消渴痈疸亦有情。

色赤形小。无毒。阴中阳也。主下水，大腹水肿，皮肌胀满及脚气肿满入腹，利小便，止小便数，除烦满寒热，止泻及吐逆卒澼、肠痔下血及舌忽出血不止，消渴，大能解毒，排痈肿脓血，散恶血不尽。兼催难产，下乳汁及产后心闷烦满不食，乃行水通气健脾之剂。久服燥津，令人虚且黑瘦。入药炒用，

捣末醋调，或鸡子清调敷疮肿乳肿丹毒，取汁洗小儿急黄烂疮。赤豆粉，治烦解热，补血脉，坚筋骨，解小麦热毒。叶，食之明目。花，味辛，平，有腐气，故名腐婢。主下水气，痎疟，寒热邪气，散气满不能食，止泻痢，明眼目，起阴气，止消渴，酒病头痛，兼治小儿丹毒热肿。

百合

百合甘平医百合，消腹胀痞痛心胁，肺痿寒热遍身疼，喉风癫涕疮痈捷。

其根百片，累合而生。无毒。治伤寒坏症，百合病，腹中满痛及阴毒伤寒。消浮肿，胪胀痞满，大小便不利，心下急痛胁满，肺痿肺痈，肺热咳嗽，喉痹，烦闷寒热，遍身疼痛。治癫邪涕泣狂叫，及惊悸心胆不宁，兼治乳痈发背，诸疮肿，杀蛊毒，养五脏，补中气，通耳窍，亦渗利中之美药。花白者佳。采根，日干。

葶苈

葶苈大寒辛苦味，善消水肿泻肺气，更医肾瘅破脾积，解毒祛风治疙痱。

葶，定也；苈，沥也，行也。能定肺喘而行水。无毒。沉也，阴中阴也。东垣云：除遍身之浮肿，逐膀胱之留热，定肺痈上气喘促，疗胸中积壅痰嗽。兼治肾瘅唇干，破癥瘕积聚结气，饮食寒热，解一切毒入腹不可疗及马汗。用一两炒研浸水，利下恶血，又煎汤洗头风，捣末敷白秃，身暴中风热痱痒者亦可洗且涂之。丹溪云：属火，性急走泄为功，苦者尤甚，甜者少缓。病人稍涉虚者远之，杀人甚捷。不必久服乃虚，隔纸炒香，或蒸熟。榆皮为使。恶干姜、石龙芮。含膏丸：葶苈、知母、贝母各一两，枣肉五钱，砂糖一两半，丸如弹子。每以新绵裹一丸含咽，

治嗽喘，三丸即效。

牵牛

牵牛苦寒利肿膨，走脾肾治脚腰疼，
下气除嗽破痃癖，堕胎泻蛊性不平。

出田野人牵牛易药，因以名之。有
毒。利小便及大肠风秘，热壅结涩，善
消鼓胀水肿。又治腰疼脚满及风毒脚气，
胫肿捏之没指者，行脾肾气故也。下一
切湿热气壅，消痰嗽，破痃癖气块，堕
胎，泻蛊毒。海藏云：以气药引之则入
气，以大黄引之则入血。罗谦甫云：味
辛辣，泻人元气，非湿胜不得施泄以致
便闭肿满，不可轻用。虚者尤宜慎之。
况湿病根在下焦血分，饮食劳倦亦皆血
分受病，如用辛辣泻上焦太阴之气，是
血病泻气，俾气血俱病也。黑白二种，
白属金，黑属水，其实感南方热火之气
而生，故性烈而善走也。《局方》多用
黑者。水淘去浮者，取沉者晒干，酒拌
蒸三时，炒熟舂去皮，每斤取头末四两。
生者尤急，治水肿以乌牛尿浸；治风气
积滞，以童便浸。得青木香、干姜、山
茱萸良。

大 戟

大戟苦甘寒有毒，消十二肿宽胸腹，
破癖逐瘀通经孕，祛风散肿辟瘟疫。

枝茎似戟，处处有之。春生红芽，
叶似初生杨柳，根似苦参。秋冬采根。
大寒。阴中微阳。主利大小肠，消十二
水肿，胸腹胀满急痛，破癥结癖块，下
恶血，通月水，堕胎孕，治中风，皮肤
瘾疹疼痛，吐逆，颈腋痈肿及天行黄病，
温疟，蛊毒，头疼便秘。此药能汗且下
之。珍云：泻肺损真气，与甘遂同为驱
逐剂耳。细锉蒸或微炒。赤小豆为使。
恶山药，畏芦草、鼠屎，反芫花、海藻，
毒用菖蒲解之。泽漆，即大戟苗，生川
泽，采时叶有白汁如漆。味苦辛，微寒，

无毒。主皮肤热，大腹水气，四肢面目
浮肿，利大小肠，止疟，止咳，消痰，
杀蛊毒。端午日采，日干。赤小豆为使，
恶山药。

甘 遂

甘遂苦寒善攻决，消水肿满开胸结，
化痰饮与食宿留，又破癥坚及痞热。

甘者，土之味；遂者，田沟行水之
道。纯阳。有毒。此药专能行水攻决，
下五水，散膀胱留热，面目肌肤遍身浮
肿，心腹坚满。伤寒水结胸症非此不除，
以其气能直透达所结处也。化痰饮，宿
食留饮，破癥坚积聚、大腹疝瘕，痞热
气肿满。虚者慎用。皮赤肉白，作连珠
实重者麸炒。雷公用甘草汤、荠苨汁同
浸三日，东流水洗净焙干。盖欲其相激
而力尤胜也。瓜蒂为使，恶远志，反
甘草。

芫 花

芫花苦寒消水肿，咳逆喉鸣痰气壅，
心腹腰脚胀且疼，破积杀虫拔毛孔。

芫，元也，始也。元气始动而花开，
处处有之，生坡涧傍，二月开紫花作穗。
有毒。主利五水在五脏，皮肤肿胀，咳
逆上气；喉鸣或肿，喘嗽，消胸中痰水
喜唾，治心腹及腰脚膨胀作痛，破积聚
气块疝瘕，杀虫鱼肉毒。一切恶疮痈肿，
风痹蜷挛，皆能通利血脉而愈。又治金
疮疥癣，生肌止血，宜烧灰用。兼治蛊
毒鬼疟，内搜肠胃，外达毛孔。《捷径》
云：须知此物力如山，体实者久服则虚，
虚者禁用。醋炒不可近眼。决明为使。
反甘草。根，主疗疥疮，可毒鱼。一方，
取入土根洗净，捣汁入银器内煎膏，以
丝线于膏内度过，如痔瘘有头者，将此
线系之，候落时以纸捻入膏药于窍内除
根。未落不得使水，系瘤亦效。

商　陆

商陆酸辛气亦平，直疏五水有神灵，
兼疗胸邪身瘘痹，疝瘕痈肿鬼物精。

陆，路也。多生路傍，故又名当陆，俗名樟柳根。如人形者有神。有毒。降也，阳中之阴。利大小肠，直疏五脏水气，疗胞中邪水腹胀，瘘痹脚软，疝瘕痈肿如石，瘰疬恶疮，杀鬼精物，又泻蛊毒，堕胎。为末，外敷喉痹效。铜刀刮去皮，薄切，东流水浸三日，取出和绿豆同蒸半日，去豆晒干或焙。有赤白二种，白者入药，赤者但可贴肿，服之伤人。忌犬肉，得大蒜良。

续　随　子

续随子辛温有毒，利水宽膨效最速，
消痰破积逐瘀凝，通经解蛊利肠腹。

初生一茎，茎端生叶，叶中复出相续随生实也，一名千金子。治肺气、水气，下水最速。又治心腹痛。冷气胀满。除痰饮呕逆不下食，破积聚疝瘕癥瘕，下一切恶物宿滞，逐瘀血。通妇人月闭血结，杀蛊毒鬼疰，利大小肠及腹内诸疾。但多服损人，泻不止者，以浆水薄醋煮粥止之。兼治一切恶疮疥癣，蛇咬，茎中白汁剥人面皮，去䵟𪒟、白癜甚效。川产者良。去壳研，以纸包用物压去油，研粉。

海　藻

海藻咸寒利小便，消水下气破瘕疝，
瘿瘤颈核单服之，化痰通血尤堪羡。

海中之草，色黑如乱发，叶类水藻而大。无毒。沉也，阴中阴也。利小便闭结，下十二水肿及气疾急满，脚气，奔逐气，腹中上下鸣，癥瘕坚气，疝气疼痛，核肿。破结气痈肿，瘿瘤气，颈下核如梅李。或卒结囊，单用酒渍数日，稍稍饮之。又消宿食，化五膈痰壅，通妇人血结月闭，石淋。孟诜云：起男子阴气，可常食之，惟北人不宜。洗去咸味，用黑豆、紫背天葵同蒸一时晒干。反甘草。

昆　布

昆布咸酸性冷寒，能消水肿利溺难，
瘿瘤结硬真良剂，阴癀煮汁咽之安。

昆，大也；形如布。无毒。主十二水肿，利水道，散瘿瘤聚结气，疮瘘坚硬者最妙，咸能软坚故也。项下结囊，和海藻等分蜜丸含咽。癀卵肿者，单煮汁洞之。久服令人腹痛，发气吐沫，以热醋少饮解之。凡海菜寒中，有小螺者尤损人，胃虚者慎服。东流水煮半日，去咸味，焙干。昆布臛；取一斤以米泔浸一宿，切细煮烂，入葱、盐、椒、豉、橘皮，和粳米饭食，极下气，治膀胱急，妨海藻亦依此法。

以上行湿利大小便药。

楮　实

楮实甘寒治肿水，明目补气壮阴瘘，
皮汁生涂济疥癣疮，叶茎风疹可煎洗。

楮，赭也，其实赤色，皮斑者名楮，皮白者名榖。无毒。主除水肿，明目益气，补虚劳，助阳气，壮阴瘘，健腰膝，充肌肤，益颜色。但单服多服令人骨软。入药，水沉去浮者，去皮酒浸蒸半日，焙干。树皮，主逐水利小便。又可造纸，其纸烧灰酒调服，能止血晕血崩，金疮出血。皮间白汁，疗疥癣，敷蛇虫蜂犬咬。叶，主恶疮生肉，又鼻衄不止，捣汁饮之。痢疾，焙为末，乌梅煎汤下。小儿身热，食不生肌，可作浴汤。枝茎，主瘾疹风痒，煎汤洗浴。

泽　兰

泽兰甘苦辛微温，皮肤骨节水难存，
逐旧生新和血脉，妇人百病可寻源。

生池泽，其香似兰。无毒。入手少阳经。利身面四肢肚腹浮肿及骨节中水，通九窍，利关脉，养新血，破宿血，消癥瘕。产后腹痛，衄血，中风余疾，濒产血气衰冷，成痨羸瘦，头风月痛，血沥腰疼，百病审因皆效，妇人急用药也。兼治丈夫鼻衄吐红面黄，金疮痈肿，排脓生肌长肉，扑损瘀血。有二种，叶圆根青黄者，能生血调气；叶上斑根须尖者，能破血通久积。四五月采。细锉，绢袋盛，风干。

庵䕡子

庵䕡子苦治阳水肿，消瘀成痈及食冗，目昏身痹也能医，妇人经闭何须恐。

形似艾蒿，处处有之。庵舍屋闾中多种之以辟蛇，性微寒，无毒。主腹中水气，肿胀留热及五脏瘀血变成痈毒。消食明目，除心下坚，膈中寒热，风寒湿气周痹遍身骨节烦疼，腰脚重痛，膀胱疼及妇人月闭不通，治折伤，破血活血剂也。十月采实，阴干，或生捣汁服。荆衬、薏苡为使。

蓼 实

蓼实辛温能下水，明目温中去寒暑，霍乱转筋腹内疼，破癖消痈及疮瘰，叶洗脚肿敷蛇伤，肠蛭马蓼独可取。

蓼，蓱也，至秋柯枝高大寥寥然。茎赤叶大，上有黑点，生水泽中。《衍义》云：即水蓼之实也。无毒。下水气、面目浮肿，明目温中，治风寒及夏月中暍心闷欲死，霍乱转筋，心腹疼痛，并水煮服之。又治疭癖、痈疮、瘰疬，久服则效，效则已。小儿头疮敷之良，除大小肠邪气，通五脏壅。多食令人吐水，损肾阳气。二月食之发心痛寒热；合鱼鲙食，令人阴冷疼，气欲绝。入药微炒研碎。叶，煮汤将脚，消气肿及脚痛成疮；生绞汁服，治蛇毒入内心闷，仍捣敷伤处。马蓼，去肠中蛭虫。抑考蓼有七种：香蓼可作菜食，治腰脚。青蓼，

可酿酒，主风冷。红蓼，可作酱。水蓼，一名大蓼，即水红蓼，主恶疮，去痹气，诸蓼叶俱狭小，惟马、水二种阔大。花皆黄白，子皆青黑。

樗 白 皮

樗白皮寒苦燥湿，久泻久痢皆能涩，男精女带儿疳虫，肠痔尸疰蛊毒戢，一种香椿性颇同，洗风疮疥煎取汁。

樗木疏，有花有荚而气臭；椿木实而无花，叶香可啖，发于春首，木之长也。樗根白皮，小毒。性燥而涩，善止滑泻，赤白久痢，男子遗精，小便不禁，女人崩带，小儿疳痢、疳虫、蛔虫。又治痔疾、肠风下血不止，鬼疰传尸蛊毒。但合猪肉、热面频食则中满，盖壅经脉也。入药蜜炙用。椿白皮，味苦温，有毒。动风，熏十二经脉、五脏六腑，多食令人神昏血气微。治男子白痢脏毒，女子血崩赤带、产后血不止，小儿疳虿。叶，洗疮疥风疽，性与樗木大同，但不涩耳。故雷公云：入药用东行根皮，以生葱同蒸半日，去葱阴干用，偏利溺涩也。

金 樱 子

金樱子酸涩性平，燥脾益肾止遗精，和血调脏治痢泻，久服耐老身亦轻。

色如金，形如罂。无毒。疗脾泻下痢，止小便利，涩精气，久服养精益肾，调和五脏，活血驻颜，耐老轻身。丹溪云：属土而有金水。经络隧道以通畅为和平，昧者反取涩性为快，中寒有痞者禁服。凡采，须十月半熟时，不尔，复令人利。煎膏法见六卷。花，平。止冷热痢，杀寸白虫。皮，止泻血及崩带。

无 食 子

无食子又名没石，温苦止泻痢白赤，养血生精安气神，乌须长肉治疳虿。

出西戎波斯国，其树似桃，三月开

花，子如弹，初青，熟乃黄白。虫蚀成孔者入药。土人每食以代果，番胡呼为无食没石。雷公云：墨石子者是也。无毒。主肠虚，赤白冷痢，肠滑泄泻，神效。益血生精，和气安神，乌须发，长肌肉。治阴毒、阴痿、阴汗疮，烧灰，先用温水浴了，即以帛微裹，后敷灰囊上甚良。凡使勿犯铜铁，并被火惊者。颗小文细者佳，炒用，细研。

钓樟

钓樟辛烈温无毒，消水下气安心腹，
破积止吐止霍乱，中恶金疮辟时疫。

叶尖长如钓钩，文似樟木也。消水肿，下奔豚脚气，水煎服。治腹胀，宿食不消，常吐酸水，鬼疰，霍乱，中恶心腹绞痛，并酒煎服。又为末，疗金疮断血。煎汤洗疮痍风痒，疥癣，悬门辟天行时疫。八九月根皮，日干，略炒用。

榆皮

榆皮滑利性甘平，利水通便产易生，
心痛头疮当采实，小儿痫热用花清。

俞，合也。三月生荚相合。无毒。利水道，消肿满，通大小便，治五淋。除肠胃邪热气，治不眠。疗胸痹通经，治子死腹中，滑胎方多用之。兼治暴患赤肿，妇人妒乳。小儿白秃，和醋渣封之。五丹火疮，鸡清调涂。实，味微辛。能助肺气，杀诸虫下气，令人能食，消心腹间恶气，卒冷心痛，疗小儿头痂疮及诸疮癣。花，主小儿痫，伤热，小便不利。荚，和牛肉作羹食，治妇人带下。嫩叶作羹食，消水肿，压丹石，利关节。二月采树皮去赤皮焙干，八月采实，并勿令中湿，湿即伤人。

琥珀

琥珀甘平脂化成，利水通淋破坚癥，
安心清肺燥脾土，明目治癫逐瘀凝。

琥，瑞玉也；珀，白也。有安魂定魄之功。乃松脂入地千年化成。无毒。利小水，通五淋，破结癥，安心神，止心痛，定魂魄，清肺气，运化下降，燥脾土，明目磨翳，治癫邪、杀鬼魅百邪。本草云：主安五脏者是也。逐瘀血，产后血晕闷绝，儿枕痛者最妙。兼解蛊毒，金疮止血生肌。但血少而小便不利者，服之反致燥急之苦。《别说》云：茯苓、琥珀皆自松出，然茯苓生成于阴，琥珀生于阳而成于阴，故皆治荣而安心利水也。如血色，以布摩热拾得芥者真。凡用，先以水调柏子仁末安瓷罐内，次入琥珀于末中，煮半日久，别有异光，另捣如粉，重筛用。单琥珀散：为末，灯心、薄荷煎汤调服二钱，治小便尿血，神效。

灯心草

灯心草甘寒无毒，清心利水通淋缩，
烧吹喉痹止儿啼，破伤嚼涎敷一搦。

丛生江南泽地，茎圆细长直，瓤可燃灯，根苗生煮清心退热，利水道，通五淋。丹溪云：灯心属土。火烧灰存性，取少许吹喉痹甚捷。涂母乳上与儿吃，治夜啼。和唾嚼烂敷破伤。

绿矾

绿矾酸寒消肿疸，疳积肠风亦可散，
喉痹蛪牙疮癣虫，甲疽伤肿火上煅。

又名青矾。无毒。消水肿、黄疸、小儿疳积，乃抑肝助脾之剂也。肠风下血，酿鲫鱼烧灰为丸服之。治喉痹蛪牙口疮及恶疮疥癣有虫，甲疽肿痛出水，火煅醋淬三过。《局方》多用米炒，恐胜矾力也。又一制法，见五卷。

以上治湿通用。

石龙刍 生水石处，俗名龙须草，可作席，所在有之。味苦，寒，无毒。利小便，通淋闭，除心腹邪热，风湿，鬼疰恶毒，痞满，饮食不消，出汗，止茎中痛，杀蛔虫。久服补虚羸，明耳目，轻身延年。凡败破席受人气多者，皆消瘀血，通淋，利小便。煮服良。蒲席、灯心席俱好。九节多味者良。七月采茎，曝干。

莞花 莞，饶也。言其花开多也。味辛、苦，气寒，有毒。主伤寒，温疟，十二水肿，利水道，破积聚大坚癥瘕，荡涤肠胃中留癖、饮食寒热邪气，疗痰饮咳嗽。仲景用治利者，以其行水也，水去则利止，量病斟酌用之。六月采花，阴干。

狼毒 味辛，平，有大毒。能杀飞禽走兽，狼鼠中之即死。消水气，止咳逆上气，破痰饮积聚癥瘕，饮食寒热，胁下积癖，心腹胀痛，脏腑内一切虫病。兼治恶疮鼠瘘，干癣，疽蚀，鬼精蛊毒。川产陈而沉水者良。

海带 生东海。比海藻更粗长，如带，作下水药速于海藻、昆布。主催生，治妇人及疗风。凡海中菜，皆治瘿瘤结气。青苔、紫菜皆然。水洗用。

苘实 苘麻之子，即白麻也。叶似苎而薄，花黄，十月结实，如葵子黑色，其皮可织布及作绳索。处处有之。味苦，平，无毒。主赤白冷热痢疾，取子炒香为末，蜜汤下一钱。若热结痈肿无头，吞之则头破，根亦可用。

乌臼木 根皮，味苦，微温，有毒。主下水气，通大小便，治头风癥结积聚，炙黄用。子油解蛇毒。去阴下水，染发。

杉材节 须油杉及臭者良。味辛、微温，无毒。煎汤洗脚气肿满及漆疮，煎汤服之治心腹胀痛，去恶气及风毒，奔豚，霍乱上气，坚筋骨。入药炒用。杉木上菌，主心脾气疼，暴心痛。

南烛枝 叶禀南方火气而生，叶似茗而圆厚，冬夏常青，枝茎微紫，九月结子如茱萸，紫色，可食。味辛，平，无毒。益肠胃，止泄除睡。强筋益气，久服轻身长年，变白去老。四月采叶，捣汁浸粳米，九蒸九暴名乌饭，以袋盛之可适远方。日进一合不饥，益颜色，坚筋骨能行。又春夏取枝叶，秋冬取根皮，细锉，水煎浓汁、去渣熬成膏，入童便少许，每服一匙温酒下，日三次，明目乌须，驻颜轻身，兼治一切风疾，根烧灰熟水下，治小儿误吞铜铁物。

蔓椒 俗呼为樛。山野处处有之。味苦，温，无毒。主风寒马痹历节疼，除四肢厥气膝痛及游蛊飞尸。可蒸病出汗。

云实 俗呼马豆。川谷处处有之。丛生，叶如细槐，枝间微刺，花黄白，荚中子大如麻子，黄黑色。味辛、苦，温，无毒。主泄痢肠澼，杀蛊毒，去邪恶结气，止痛，除寒热消渴，治疟药中多用之。五月采，和豫实蒸一日，晒干用。

白蒿 生川泽。所在有之。春初最先诸草而生，似青蒿而叶粗，上有白毛。及秋香美可生食，俗名蓬蒿也。味甘，平，无毒。主五脏邪气，风寒湿痹，补中益气，长毛发令黑，疗心悬，少食常饥。久服耳目聪明，轻身不老。

虎掌 山谷近道有之。其苗一茎，茎头一叶，五六出如爪，根似大半夏，四周生芽如虎掌。味苦，微寒，有大毒。主利水道，除阴下湿，风眩目转，心腹寒热结气，疝瘕肠痛，积聚伏梁，筋痿拘缓。汤泡七次，火煨。蜀漆为使。畏莽草。

姑活 生河东。味甘，温。无毒。主大风邪气，湿痹寒痛，久服轻身耐老。

别羁 生蓝田川谷。味苦，温。无毒。主风寒湿痹身重，四肢疼酸寒，历节痛。

石龙子　生石涧中，形似龙而小。《衍义》云：能至风雨，故利水道，通五癃邪结气，破石淋下血。有四种：在草泽者，名蝾螈、蜥蜴；在壁者，名蝘蜓、守宫。以五色具者为雄而良，色不具者为雌乃劣耳。入药当用草泽中者。五月采，去腹中物，火干用之。恶硫黄、斑蝥、芜荑。

蝼蛄　即月令蝼蝈鸣，俗呼土狗。味咸，寒，无毒。主十种水病，肿满，喘促不得卧，通石淋，主难产，溃痈肿，除恶疮，下哽咽，解毒。其腰以前，主涩大小便；腰以后，主利大小便。若箭镞在咽喉胸膈及针刺在肉不得出者，用土狗脑捣汁滴上三五度，箭刺自出。夏至采夜行者，日干，入药炒用。

鼠妇　即地鸡。多足，色如蚓，背有横纹蹙起。生瓮底下湿处及土坎中，常负鼠背上故名。味酸，微寒，无毒。主利水道，气癃不得小便，妇人月闭血瘕，痫痊寒热，堕胎。仲景用治久疟者，以其主寒热也。端午采，日干，微炒。

笔头灰　是年久使乏兔毫笔头。微寒。主小便不通，小便数难，阴肿中恶，脱肛淋沥，烧灰水调服之。治难产用生藕汁下，若产母虚弱，素有冷疾，暖过服之，效。

天浆子　即粪虫。六月取入布袋，置长流水中三日夜，晒干为末，专化谷食、肉食，故小儿疳积用之。

蛇含石　蛇冬蛰时含土，至春发蛰吐之而去。一名蛇黄。味甘，性冷，无毒。主心痛，疰忤，石淋，产难，小儿惊痫。火煅醋淬三四次，水飞研细用之。

以上治湿杂用。

主治各经湿药

肝白术，一云川芎、心黄连，一云赤茯、脾白术、肺桑白皮、肾泽泻、胃白术、小肠车前子、三焦陈皮、膀胱茵陈、大肠秦艽、胞络著。

以上诸药，治上、中、下三焦内湿，兼调气补气之剂。

治 燥 门

即《汤液》燥降收也。古庵云：燥因血虚而然。盖血虚生热，热生燥是也。宜用解热生津药及滋血润燥药。夫燥热皆属阳，宜与治热门通看。

天 门 冬

天门冬苦寒润肺，泻火消痰定喘气，肺痿肺痈多渴衄，通肾补虚及偏痹。

天，颠也，一名颠棘。《尔雅》名门冬，冬月作实也。无毒。升也，阴也。入手太阴、足少阴经。东垣云：保肺气，不被热扰，定喘促，徙得安宁。又云：润肺肝。《日华》云：润五脏。其实保与定皆润也。肺润而五脏自润，乃润肺之美药也。泻肺热肺火，消痰止嗽定喘，肺痿肺痈吐脓血，血热吐衄，消渴烦热。又治肺经津燥结为癥瘕积聚。通肾气，补五劳七伤及诸暴风湿偏痹，热毒游风。性虽冷能补精枯血冷，益气填髓，养肌肤，利小便，杀三虫，去伏尸；久服颜色洁白，耐寒暑，身轻不饥，延年，令人多子。但专泄而不收，中寒肠滑者禁用。汤浸去皮心，焙热即当风凉之，如此二三次自干，不损药力。地黄、贝母为使。畏曾青、鲤鱼。外用浣衣洗面最洁。

麦 门 冬

麦门冬甘气微寒，清肺火令心安神，养阴通脉医痿蹶，清谷调中治呕干。

形如穬麦。无毒。降也，阳中之阴。入手太阴经。泻肺火，生肺金。治咳嗽烦渴、血热妄行及肺痿吐脓，安心神，清心热及心下支满。夫伏火去则金清自能生水，而阴精日长日固。心神安则血有所统，而客热自散。又脉失及痿躄必用者，心肺润而血脉自通也。大抵后人治心肺多，古人治脾胃多。经云：消谷调中，止呕吐。主心腹结气，伤中伤饱，胃络脉绝，羸瘦短气，身重目黄口干。久服安五脏，美颜色，令有肥健有子。去心用，不令人烦。行经酒浸。地黄、车前为使。恶款冬花，畏苦参。

知　母

知母苦寒润心肺，补肾泻火更清胃，劳蒸渴嗽止疟斑，兼利小肠消肿溃。

补阴药用之，以其能知血之母也。无毒。沉而降，阴中阴也。入足阳明、手太阴、足少阴本药。润心肺，滋化源，止惊悸，下气消痰。泻肾火、胃火之圣药。内伤虚劳，阳盛有汗，骨蒸热劳，往来传尸痄病，消渴口干，咳嗽，伤寒，久疟，烦热发斑皆治。兼通小肠，除邪气，肢体浮肿及胁膈中恶，风汗内疸，妊娠腹痛，产后蓐劳，辟射工溪毒。经云：多服令人泄。凡肺中寒嗽，肾气虚脱，无火症而尺脉微弱者禁用。去皮，补药盐水或蜜水蒸，或炒，上行酒炒。忌铁器。

贝　母

贝母苦辛平散郁，降火消痰清肺疾，烦热咳渴咽项风，淋疸疝瘕心腹实。

收敛疮口亦此意也。消痰止嗽，润肺清心，和中气，安五脏，乃怯症之要药也。又主伤寒淅淅恶风寒，目眩项直，烦热咳嗽，作渴无汗，喉痹，淋沥，时气黄疸，疝瘕，腹中结实，心胁满逆，兼治妇人难产，胞衣不下，乳难，乳痈，去目中肤翳，项下瘿瘤痰核，金疮风痉，人面恶疮。姜汁泡去心，雷公用灰火炮黄去心，和糯米炒黄熟，去米用。其中

有根颗不作两片无皱者，名丹龙精，损人筋脉。厚朴、白薇为使。恶桃花，畏秦艽、矾石、莽草，反乌头。三母散：知母、贝母、牡蛎，为末，猪悬蹄汤调服，善下乳汁。又单贝母为末，砂糖丸含化，止嗽。

栝　楼　根

栝楼根苦寒益津，能消痼热烦满身，退疸续伤通月水，解毒排脓逐瘀陈。

栝，括曛也；楼，蒌敛也，言包其子于内如括囊也。根名天花粉，内有花纹，天然而成也。雷公云：栝圆黄皮厚蒂，小苦，楼长赤皮蒂粗，阴人服。天花粉，无毒。沉也，阴也。生津液，止消渴，除肠胃痼热，时疾满身烦躁，大热发狂，退八疸身面黄，唇干口燥，续绝伤，通月水，下乳汁，利小肠，诸痈肿发背，痔漏疮疖、乳痈，排脓消肿解毒，生肌长肉，兼逐扑损瘀血。《本草》云：补虚安中者，热去津复而中自和，与天门冬冷补之意同。二八月采入地深者，去皮，日干，生卤地者有毒。

瓜　蒌　实

瓜蒌实苦甘润肺，消痰治嗽宽胸痹，止血止痢补虚劳，伸手面皱通经闭，叶茎清暑解热中，瓢入茶煎降痰气。

俗名瓜蒌仁。无毒。丹溪云：属土而有水。《本草》言治胸痹者，以其味苦甘性润，治痰嗽，利胸膈，甘能补肺，润能降气。胸有痰者，以肺受火逼，失降下之令，今得甘缓润下之助，则痰自降，宜为止嗽之要剂。又洗涤胸膈中垢腻郁热，治消渴之神药。《日华》云：治吐血肠风下血，赤白痢疾，补虚劳，疗手面皱，生津液，通月经，下乳汁。茎叶，疗中热伤暑最效。瓢干者煎茶化痰降气，又湿者和葛粉拌炒熟为末，沸汤下。治肺燥热渴，大便秘。十月采黄

老实取子，炒，去壳去油用。枸杞为使。恶干姜，畏牛膝、干漆，反乌头。

地骨皮

地骨皮苦寒无毒，入肾泻火退晡潮，
有汗骨蒸惟比妙，表风肌痹亦堪调。

即枸杞根。大寒，升也，阴也。入足少阴、手少阳经。海藏曰：地为阴，骨为里，皮为表。惟属阴也，故泻血中之火，阴分日晡潮热；惟主里也，故治传尸有汗骨蒸，独此与知母最妙，凡肌热在外皆能治之；惟走表也，故治在表无定风邪、风湿痹痛。能坚筋骨、益精、止渴、利肠、凉血止血。凡痈疽出血脓不止，刮粗皮煎汤，洗令血净，以中心白瓤贴之立愈。有痼疾人勿用。全州者佳。去骨水洗，刮去粗皮，焙干，忌铁。

牡丹皮

牡丹皮寒泻火伏，养真血气破结蓄，
专主无汗之骨蒸，又补神志之不足。

牡丹乃天地之精，群花之首。叶为阳发生，花为阴成实，丹为赤即火，故能泻阴中之火。味辛苦，无毒。阴中微阳。入足少阴、手厥阴经。主吐血衄血瘀血，热留肠胃不散。消打扑瘀血，续筋骨，女子经脉不通，血沥腰疼，破坚癥，下胎下胞，产后一切冷热血气。疗疮痈排脓止痛及下部生疮成洞，皆养真血而破瘀血蓄血之功也。又治冷气，散诸痛结及中风瘛疭、痉、惊痫、邪气，除时气头痛客热，五劳劳气，头腰痛，风痫癫疾，皆固真气而行结气郁气之力也。易老云：治神志不足。神属心，志属肾，故八味丸用之以补心肾也。又曰：牡丹皮入足少阴及手厥阴，治无汗之骨蒸；地骨皮入足少阴及手少阳，治有汗之骨蒸。有二种，白者补，赤者利。出合州、和州、宣州山中，单叶红花者佳。二八月采根如笔管大者，以铜刀劈去骨，

阴干，酒拌蒸三时，日干用。畏菟丝子，忌蒜。今人家移枝接者，名千叶牡丹，不用。

五味子

五味子温滋肾阴，除烦止渴补虚任，
敛肺通脉定喘咳，和中消积水肿淫，
肺火盛者用南味，辛甘且散风邪侵。

北五味色黑，皮肉酸甘，核苦辛咸。无毒。可升可降，阴也。入手太阴、足少阴经，滋肾水，暖肾脏，除烦热，生津止渴，补虚劳羸瘦，强阴益精，壮筋骨，收肺气，耗散火热，嗽必用之。主肺寒咳逆、上气喘嗽，通血生脉，补气，兼和中气，霍乱转筋，翻胃，解酒毒，消食积，痃癖，奔豚冷气，水湿气淫，腹肿胀大。是知在下补肾，在上滋肺，在中和脾。孙真人云：夏月常服五味，以补五脏气。是不特金水二脏药也。但多食收补太骤，反致虚热，又酸甚吊痰引嗽。如肺火盛者，莫如用南五味，色黄，味辛甘，稍重而能散痰火，去风邪。苁蓉为使，恶葳蕤，胜乌头。

乌梅

乌梅酸平能敛肺，止渴除烦下痰气，
调胃和中断疟痢，虚劳蒸热及偏痹，
白梅虽暖仍化痰，捣敷痈疮点黑痣。

五月采黄色梅实，用早稻杆烧灰，和米饮拌之，火熏干为乌梅。无毒。可升可降，阴也。收肺气者，生津止渴，除烦热烦满，下气止嗽，消痰及痰厥头痛，调胃者，治瘴疟久痢，便血久泻，涩肠，解烦毒，清酒毒，定霍乱吐蛔，心腹胀痛，短气欲死。东垣云：凡酸味收补元气。诸虚劳骨蒸羸瘦，久嗽少睡必用之。又疗肢体偏痛，皮肤麻痹等症。古方和细茶、干姜为丸，治休息痢。烧灰敷一切恶疮胬肉立验。入药，温酒或水洗，蒸去核用。白梅，以盐水曝干，

藏密器中，临用去核，性暖无毒。亦入除痰药中。又捣烂敷刀箭伤，止血及刺入肉中，乳痈肿毒，亦和药点青黑痣，蚀恶肉。生梅暖，止渴多唾，伤骨，蚀脾胃，令人膈上热，发虚热，服黄精人尤不相宜。《衍义》云：食梅则津液泄，水生水也，津液泄故伤齿，肾属水，外为齿故也。根疗风痹，出土者杀人。叶煮浓汁服，治休息痢并霍乱；洗葛衣令洁净，经夏不脆。梅核仁亦可单用除烦热，如手指忽肿痛，以乌梅仁和苦酒捣膏，以指渍之立愈。

枇杷叶

枇杷叶苦平无毒，清肺止渴止咳促，
扫肺风生胸面疮，卒呕下气效尤速。

叶如枇杷，故名。治肺热咳嗽气逆，消渴及久嗽身热肌瘦将成痨者。又治肺风疮，胸面上疮及卒呕哕不止，下气。四月采，每叶重一两者，以粗布拭去毛净，甘草汤洗一遍拭干，酥炙。其毛射人肺，令咳不可疗。实，甘寒无毒，治肺气，润五脏，下气止呕逆并渴疾。多食动痰热，和炙肉、热面食之，令人患热毒黄病。

兰草

兰草芳平辛更甘，止渴生津去癖痰，
利水散郁消诸痹，久服可与神明参。

叶似马栏，故名兰草。即今人栽植座右，花开时满室清香者，无毒。善止消渴，除胸中痰癖。丹溪云：散久积陈郁之气甚有力，利水道。经云：消诸痹，治之以兰是也。兼杀蛊毒，辟不祥。和油煎膏，泽头长发。久服，益气润肌，轻身不老，可通神明。盖禀金水清气而似有火，方药俗人并不识用，惟东垣常用之。五六月采，阴干。入药煎煮。

马兜铃

马兜铃子寒而苦，肺热咳嗽痰无数，
咳逆连连坐卧难，熏痔更医五种蛊，
根即名为青木香，利膈止痛无不愈。

实如马项之铃，作四五瓣。无毒。阴中微阳。主肺热咳嗽，痰结喘促，气上逆连连，不可坐卧。又治血痔瘘疮，以药于瓶中烧烟熏病处。五种蛊毒，水煎顿服吐之，立化蛊出，惟蛇蛊，加麝少许。入药劈开，取向里子去草膜，微炒。根名土青木香，治气下膈，止刺痛。八月采用。

款冬花

款冬花温味辛甘，止劳嗽喘唾稠黏，
肺痿烦渴心惊悸，洗肝明目咽如搌。

款，至也，至冻时开花，故又名颗冻。纯阳无毒。主咳逆上气，善喘息，呼吸连连不绝，涕唾稠黏，消痰止嗽。治肺痿肺痈吐脓血，消渴烦热，寒热。润心肺，益五脏，补劳劣。古今治嗽之最要者也。有人病久嗽，用款冬花于无风处烧，以笔管吸其满口则咽，数日效。兼治心虚惊悸，发痫，洗肝明目，治咽喉肿痛如搌。花半开者良。去枝土，甘草水浸一宿，阴干。杏仁为使，恶皂荚、消石、玄参，畏贝母、辛夷、麻黄、黄芪、黄芩、黄连、青葙子，得紫菀良。

紫菀

紫菀苦温能调肺，消痰嗽血定喘悸，
寒热胸结气能消，补虚治蹶并劳痓。

菀，软也。色紫而体软润者佳。又有白菀，性亦颇同。无毒。益肺，安五脏。消痰止渴，止久嗽及肺痈咳唾脓血，喘悸，咳逆上气，胸胁寒热结气。补虚劳不足，润肌添髓。兼治喉痹，痿蹶，尸疰劳气百邪，妇人卒不得小便，小儿惊痫。去芦，蜜水浸一宿，焙干。款冬花为使。恶天雄、瞿麦、雷丸、远志，畏茵陈。治久嗽不瘥，紫菀、款冬花各一两，百部五钱，为末，生姜、乌梅煎汤下三钱，甚效。

阿 胶

阿胶甘温保肺气，劳喘损嗽及久痢，
补虚治瘘立亦难，养肝安胎腰腹坠。

取乌驴皮，以东阿井水煎者佳。盖济水性清趋下，故治浊痰逆上。无毒。降也，阳也。入手太阴、足少阴、厥阴经。益肺气，定喘，虚损咳唾脓血非此不除。止赤白久痢，得黄连、黄蜡为佐最妙。补虚羸，阴气不足，心腹内崩劳极洒洒如疟状，腰腹痛，小腹痛甚，四肢酸疼，脚酸不能久立，一切瘫痪不遂。养肝血，凡血虚而胎动不安，腰腹重坠下血，血痢或卒尿血。丹溪云：久嗽久痢，虚劳失血者宜用。若邪胜初发者用之，强闭其邪而生他症。阿胶，真者难得，宁用黄明牛胶。但牛皮胶制不如法，自制者为妙。凡煎时必用鹿角一片，不尔则不成也。凡使先于猪脂内浸一宿，取出锉碎，以蚌粉炒成珠。山药为使，畏大黄，得火良。

诃 梨 勒

诃梨勒温通肺津，泻逆消痰敛咳频，
开胃涩肠消食胀，肾积胎漏崩带神。

梵语云诃梨勒，俗名诃子。味苦，微酸。无毒。沉而降，阴也。苦多酸少，能泻肺敛肺而不能补。故但通利津液，泻气上逆，胸膈结满，消痰除烦。治久咳、火伤肺郁、胀满、喘嗽，开胃调中，涩肠脏，止水道、久痢、气痢、久泻肛痛、霍乱，消食下气，除冷气心腹胀满。又治奔豚肾气，胎漏胎动，气喘胀闷，产后阴痛，和蜡烧熏及煎汤熏洗。一切崩中带下，肠风泻血并治，盖有收涩降火之功也。气实者最效，气虚及暴嗽初泻不可轻用。六棱黑色肉厚者良。水泡，面包煨熟，去核，或酒浸蒸去核，焙干。子未熟时风飘堕者，谓之随风子，曝干收之。治痰嗽咽喉不利，含三数枚，殊胜。

竹 沥

竹沥甘寒最滋阴，止渴止汗除烦心，
口疮目痛救胎产，中风痰壅失声音。

取竹沥法，见六卷。丹溪云：无毒，性缓，能除阴虚大热大寒。治消渴、久渴、自汗、尿多，胸中烦热、狂闷惊悸及口疮目疮、头风头痛、中风失音、风痹。一切痰火、气血虚而少食者宜用。又云：痰在四肢，非此不开。妇人胎前子烦，头旋倒地，胎动不安，产后强直口噤，小儿惊痫，天钓夜语，兼治金疮口噤欲死，时行瘟疫迷闷。大抵寒而能补，不必疑其寒也。

菖 蒲

菖蒲气温味辛苦，除烦下气出音语，
明目聪耳定头风，伸痹通心五脏补。

菖，昌盛之貌，叶丛生如蒲。无毒。除烦闷，治咳逆上气、中恶鬼气、心腹冷痛，出声音，明目。治耳聋、耳鸣、耳痛、头风。利四肢风寒湿痹不得屈伸。通九窍，开心孔，补五脏虚，久服延年高志。兼治痈肿疮疥，杀诸虫，止小便，丈夫水脏，妇人血海久冷，安胎。治产后下血不止。《局方》补心药中多用，然辛劳太甚，年壮心孔昏塞者用之得宜，若心劳神耗者禁用。生石涧，一寸九节不露根者佳。五月、腊月采，阴干去毛。秦艽为使，恶麻黄，忌饴糖、羊肉、铁器。

远 志

远志苦温益肾精，补中高志定心惊，
利膈通窍除咳逆，苗感阴生止梦萦。

性能令人志识高远。苗名小草，其形细也。无毒。沉而降，阳也。主益精壮阳，补中虚，定心气惊悸、健忘、梦邪遗精，去心下膈气，除咳逆，利九窍，明耳目。小草，四月感阴而生，故益精补阴气，止虚损梦泄，治心孔昏塞。先用甘草、黑豆水煮去骨，后用姜汁炒。畏珍珠、藜芦、蛴螬，杀雄、附毒，得茯苓、葵子良。

酸 枣 仁

酸枣仁平止烦渴，引血归脾安睡歇，补中止泄及脐疼，宁心益胆除脾蹶。

出酸枣县者真。味酸，无毒。除骨蒸烦热及心虚惊悸不眠。丹溪云：血不归脾而睡卧不宁者，宜用此大补心脾，则血归脾，而五脏安和，则睡卧自宁。又补中益气。治心腹寒热，邪结气聚，脐上下痛满，血转久泄，宁心志，敛虚汗，益胆气，又治四肢酸疼湿痹，筋骨风。久服助阴气，安五脏，令人肥健，轻身延年。睡多，生用；不得睡，炒熟，再蒸半日，去皮尖，研碎用。恶防己。

以上解热生津药。

生 地 黄

生地黄寒甘苦味，滋肾凉心清肺胃，调脾养肝润二肠，妇人崩漏胎产治。

水试浮者为天黄，半沉者为人黄，俱不用，沉重者为地黄，最胜。无毒。沉而降，阴也。入手太阳、少阴，足少阴本药也。滋肾水，真阴不足，劳瘦骨蒸，日晡寒热，唾血，耳鸣，凉心火血热，五心潮烦，惊悸。清肺热咳嗽，鼻衄，泻脾胃湿热，吐血，牙痛欲脱。丹溪云：生地较之熟地更宣通不滞。劳倦伤脾者，以实脾药中用二三分，以固脾气，使脾家永不受邪，盖湿热去而脾胃自固。所以本草曰：除寒热积聚，去胃中宿食，养肝血，益胆气。主折伤绝筋伤中，逐血痹，明眼目，利大小二肠，治便血溺血。老人津枯便燥者必用之。

女子崩中血不止，胎动胎漏，产后血上泊心闷绝。大抵补五脏，通血脉，益气力，虚而多热加而用之。多用恐倒脾胃，中虚寒者禁用。生采者大寒，日干者微寒，火干者微温。脉洪实热者，生采捣汁服之；脉虚血热者，用姜汁拌炒，免致泥膈痰。得门冬、清酒良，恶贝母，畏芜荑。若犯铜铁器，令消肾白发，男伤荣，女损卫。又合萝卜食，则能耗诸血。

熟 地 黄

熟地黄甘苦温平，补血填髓滋肾精，疗伤寒后腰股痛，除新产罢腹脐疼。

无毒。沉而降，阴也。入手足少阴、厥阴经。东垣云：熟地黄补血，且疗虚损。又曰：活血气，填骨髓，滋肾水，补真阴，治伤寒后血衰、腰股酸疼，除新产后血虚脐痛难禁。丹溪云：下元血衰者须用之，尺脉微者，佐以桂、附则填精补髓；尺脉旺者，佐以知、柏则滋阴降火。独用则泥膈，故中满痰盛者慎用。余治与生地悉同。盖本经只言干生二种，后世改用熟者，生寒熟滞，中寒有痞易泄者全禁。怀庆者佳。水洗，用生地捣汁九蒸九晒，或酒或姜汁俱好。畏忌同生地。

当 归

当归甘辛头止血，破血用尾和用身，随所引上头角，中理胸腹下荣筋，兼治风疮及气逆，金疮胎产更称神。

气血昏乱服之各有所归，出当州者良。大温，无毒。可升可降，阳也。入手少阴、足太阴、厥阴经。以心主血，肝藏血，脾裹血也。头止血而上行，身养血而中守，尾破血而下流，全活血而不走，又头硬者亦破血。大抵去旧生新之剂全用。引以川芎、细辛之类，则治血虚头痛、眼痛、齿痛，合诸血药。入薏苡、牛膝，则下行而治血不荣筋，腰痛足疾，合诸血药。入人参、川乌、乌药、薏苡，则能荣表以治一身筋寒湿毒。在参、芪则补气血虚劳而止汗长肌；在芍、术、地黄则养血滋阴而补肾。合芍药、木香，则能和肝而止痛治痢；合鳖甲、柴胡，则定寒热而除温疟；合陈皮、半夏，则能止呕；合远志、酸枣，则能养心定悸。在桂、附则热而温中散冷；在硝、黄则寒而通肠润燥；在莪、棱、牵牛则破恶血而消癥痞。是皆随所引药为用，盖味辛甘而气疏畅无定故也。兼治客血内塞，中风痉汗不出，湿痹，中恶客气，金疮跌扑，诸恶疮疡及风癣在皮肤中。经云本血药而又治胸中咳逆上气。主妇人漏下绝子，脐腹急痛，癥瘕，胎动下血，心腹疼痛，逆产，死胎，产后恶血上冲。《别说》云：于补虚最速，于产后备急。又有言曰：补女子诸不足，说尽当归之用。患大虚冷，加而用之。肥润不枯燥者佳。治上酒浸，治外酒洗，血病酒蒸，痰用姜汁炒。畏菖蒲、海藻，恶牡蒙、蔺茹、热面。一云：川产者力刚可攻，秦产者力柔可补。

川　芎

川芎辛温行血气，止头疼破血海瘀，
更散心郁治痈疽，风寒湿痹亦能去，
叶名蘼芜治老风，又主咳逆及蛊疰。

芎，穹也，至高之位，性主头病，故名。无毒。浮而升，阳也。入手足厥阴，少阳本经药。主血虚中风，入脑冷痛，面上游风去来，目泪出，多涕唾，东垣所谓上行头角，助清阳之气而止痛是也。主妇人经闭无子。或崩中不止，或胎动不安，子死腹中，或胎衣不下，或产后血晕，破瘀血，养新血，一切衄吐溺血皆治。东垣所谓下行血海，养新生之血而调经是也。丹溪云：川芎味辛，

但能升散而不能下守，血贵宁静而不贵躁动，四物汤用之，以行血药之滞耳，岂有辛散而能养下元之血哉？愚谓东垣、丹溪原不相背，盖行滞破瘀而后新生之血可养。丹溪又曰：痈疽诸疮肿痛药中多用之者，以其入心而能散火邪耳。又开郁行气，止胁痛、心腹坚痛，诸寒冷气，疝气，亦以川芎入心助行气血而邪自散也。古人所谓血中气药，信哉！一切风寒湿痹、气痹、血痹、腰脚软弱、半身不遂皆治。《日华》云：治一切血，一切气，一切风，一切劳损。但单服、多服、久服则走泄真气，多致暴亡。川产形块重实色白者良。水洗，略炒或蒸。生用痹皮风。白芷为使。得细辛疗金疮止痛，得牡蛎疗头风吐逆。蘼芜，辛温无毒。主身中老风、头中久风、风眩。又治咳逆，定惊气，辟邪恶，除蛊毒鬼疰。四五月采苗，阴干。

白　芍

白芍酸寒补津液，治血虚痛破坚积，
止泻痢因湿热消，生血损肝还受益。

芍，灼也，灼灼其花，根能治病，故名。有小毒。可升可降，阴中阳也。入手、足太阴经。通肺燥，滋肾阴，补津停湿，令小便自行，非通利之药也。血虚腹痛非此不除，以其酸能收敛肝之阴气，而补中焦脾胃故也。质重味厚能破坚积疝瘕。水泻下痢刺痛后重必用之者，以能收敛湿热邪毒，而脾之正气自舒。兼治诸淋、诸血、风毒骨痛，敛汗退热。治妇人产前诸疾，赤白带下，能入血海，乃收降之妙剂也。昔人皆谓泻肝补脾，东垣又谓损其肝者缓其中，缓中即调血也。谓芍药能调血者，何哉？盖当肝火阴邪犯脾，酸能收泄阴气而止痛健脾，非泻肝之正气也。若肝损血虚，则能调荣卫而生新血。惟产后气血大虚，

东方生发真气亦微，初产又无邪火，误用伐伤生气，必变他症。大抵亦随所佐用而为寒热。佐以柴胡、牡丹、山栀，则泻火而除热燥；佐以生姜、肉桂、干姜则温经而散寒湿。恶寒腹痛则加桂，恶热腹痛则加芩。与参、术同用则补中气，与归、地同用则补阴血。惟血虚冷而中虚寒者禁用。冬月宜服者亦减半。出杭越茅山者佳。酒浸，炒或煨。雷丸为使。恶石斛，畏硝石、鳖甲、小蓟，反藜芦。

赤 芍

赤芍专能消瘀血，利水下气祛烦热
大除腹痛通月经，疗眼消痈肝火泄。

二芍药性亦大同，但色白在西方，则补而敛涩；色赤在南方，则泻而微散。东垣云：赤芍药破瘀血而疗腹痛，烦热亦解。仲景方中多用之者，以其能定寒热，利小便也。宣通脏腑，利膀胱、大小肠，故月经闭者用之。泻肝火，赤眼暴肿，胬肉及诸疮，肠风，痔瘘。生用偏降，酒浸梢能升发。

枸 杞 子

枸杞子寒滋肾精，补气养血眼自明，
退热宽胸润肠胃，疮毒风痹脚腰疼。

枸，狗也。《尔雅》云：其根久如狗形，服之大有灵异。杞，即杞柳之杞。多刺，又名枸棘。味苦、甘、微寒。无毒。古谚云：去家千里，勿食枸杞。言其滋益清气，强盛阴道也。内伤大劳，嘘吸少气，肝风血虚，眼赤痛痒昏翳。除烦止虚劳寒热，下胸胁气，治五内邪气、热中消渴，利大小肠，散诸疮毒，去皮肤骨节间风、周痹、风湿腰脚疼痛。兼治客热头痛、齿痛、满口出血。煎膏久服，轻身不老，坚筋骨，耐寒暑。其叶甘，春初可作菜食。甘州者佳，去蒂晒干。

肉 苁 蓉

肉苁蓉补右肾精，阴痿非此不能兴，
止茎中痛强筋髓，妇人崩带与痕癥。

马精落地所生，初生似肉。味甘、酸、咸，微温。盖其性从容和缓。无毒。补右命门相火不足，男子绝阳不兴，泄精，尿血，遗溺，下痢，止茎中寒热痛，膀胱邪气，强筋髓，暖腰膝，止腰痛。又治妇人血崩带下、痕癥、阴痛、绝阴不产。丹溪云：峻补精血，骤用反致动火便滑。酒浸一宿，刷去浮甲及心中白膜，如竹丝草样，不尔，令人上气不散。酒蒸，或酥涂炙，根名琐阳，味甘、咸，气温，无毒。闭精，补阴气。虚而大便燥结者，煮粥食之，不燥者勿用。入药炙。

牛膝 本滋精血，润燥药也。因何首乌连编风类。

鹿 茸

鹿茸甘温生精血，专治崩漏与遗泄，
虚劳如疟脚腰疼，石淋痈肿骨中热。

鹿，六也，为律，律主鹿。六月初生肉角，其毛茸茸。味甘、咸，无毒。补虚羸，生精血，益气强志。主女人崩中漏血、赤白带下。男子泄精，溺血，小便利，虚劳洒洒如疟，羸瘦，四肢酸疼，腰脊冷痛，脚膝无力，散石淋，痈肿，骨中热，疝痒。又能破留血在腹，坚筋骨，安胎下气，治寒热惊痫，杀鬼精。生齿不老，乃血家去旧生新剂也。不损破出血，形小如紫茄者佳。或长四五寸，分歧如马鞍形，茸端如玛瑙者亦好。用酥涂匀，火焰中急燎去毛尽，微炙用。有小虫，不可鼻嗅。麻勃为使。按月令，冬至一阳生，麋解角；夏至一阴生，鹿解角。故麋茸补阳，鹿茸补阴。鹿峻，乃牝牡相感之精。其法用初生牡鹿三五只，苑囿驯养，每日以人参煎汤，同一切料草任其饮食，久之以硫黄细末和入，从少至多，燥则渐减，过而复始，大约三年之内，一旦毛脱筋露，气胜阳极，别以牝鹿隔苑诱之，欲交不得，或泄精于外，或令其一交，即设法取其精置瓷器内，香黏如饧，随人所宜补药，如补阴丸、固本丸之类，以此峻加炼蜜三分之一，同和为丸，或和鹿角霜为丸。空心盐酒下，起虚赢瘵疾危症甚捷。

鹿角

鹿角咸温仍秘精，止尿血与小腹疼，逐瘀强筋祛邪恶，疮肿磨敷可复平。

鹿者，仙兽。常自能乐性云泉，至六十年，必怀琼于角下，角有斑痕紫点，盖鹿载玉而角斑。无毒。东垣云：鹿角秘精髓，而腰脊之痛除，止尿血、留血在阴中，除小腹血急痛，治折伤恶血，强筋骨，补绝伤，除邪恶气，治妇人梦与鬼交及胞中余血不尽欲死。诸恶疮、痈肿、热毒，醋磨敷之。或醋煮锉碎为末，或磨水，或烧灰，或炙黄色。杜仲为使。

鹿角胶

鹿角胶甘温而平，虚赢失血四肢疼，女崩无子安胎孕，淋露折伤用最灵，霜味咸能补肾气，壮阳专止梦遗精。

即白胶。无毒。主伤中虚赢、劳绝气衰、多汗、咳嗽、吐血、咯血、嗽血、尿血、下血、四肢酸疼、腰痛，女人崩中不止、血闭无子，服之令有子，安胎止痛，淋露，折跌伤损。久服益髓长肌悦颜色，令人肥健轻身延年。凡肿已溃、未溃者，以白胶一片渍软贴之，头上开孔，有脓即出，无脓自消。鹿角霜，味咸，温，无毒。治五劳七伤赢瘦，补肾益气固精壮阳，强骨髓，止梦遗。煎胶霜法：取鲜角锯半寸长，置长流水中浸三日，削去黑皮，入砂锅内以清水浸过

不露角，桑柴火煮。从子至戌时止，旋旋添水，勿令火歇，如是者，三日角软，取出晒干成霜。另用无灰酒入罐内，再煎成胶，阴干，或炒成珠，或酒化服，或入补药为丸服，功同麋角。得火良，畏大黄。有入药及黄蜡同煎者，非古法也。

蒲黄

蒲黄无毒味甘平，止血用熟行用生，心腹膀胱寒热去，涩肠止泻又止精。

产于香蒲之上而色黄，即花中涩屑也。隔纸炒黄，蒸半日，焙干。熟用补血、止血，治女子崩中带下不止，止痢血、衄血、尿血、肠风下血，坠胎血晕，产后诸血病。兼治脱肛，涩肠止泻，止遗精。生用破血消肿，去心腹膀胱热，利小水，通经脉，破瘀血，妇人月候不匀，血气心腹痛，血癥儿枕急痛。又治打扑血闷，排脓疮疖，游风肿毒，敷重舌舌上生疮及阴下湿痒，产后妒乳、痈肿，又用蜜调，作饼食之，解心脏虚热，甚益小儿。多食令自利虚人。

香蒲，即蒲黄苗。主五脏心下邪气，口中烂臭，坚齿明目，聪耳轻身。

柏实

柏实甘辛平润心，滋肾兴阳腰痛深，利膀胱中冷脓水，安脏除风湿痹侵，叶苦涩温止诸血，益脾敛肺补真阴。

万木向阳，惟柏西向，故字从白，禀金之正气，木之最坚者也。无毒。主养心神，润心血，止汗定惊。又滋肾水，兴阳道，疗虚损、历节、腰中重痛、腰肾中冷脓宿水。兼安五脏，益气血，除风湿痹，去头风，治百邪鬼魅，小儿惊痫。久服令人肌润聪明，不饥，延年。乾州者佳。去壳取佳，微炒去油。牡蛎、肉桂为使。畏菊花、羊蹄、诸石、面曲。

侧柏叶，无毒。主吐血、衄血、血痢、

崩中赤白、尿血及七情呕血、胸中疼痛、冷风历节疼痛、大风眉发脱落。久服去湿痹，耐寒暑，止饥，益气轻身。丹溪云：性善守多燥，大益脾土，涩肺补阴之要药也。又止小儿泄痢，杀五脏虫。为末和油涂头，生发。灸热罨冻疮，鼠瘘、肿核。凡采叶随月建方，以取得月令之气也。去梗，糯米泔浸七日，炒。坟墓上者不可用。柏白皮，主中热，油及火灼烂疮，长毛发。为末，猪脂煎涂。柏枝节煮以酿酒，治风痹，历节风，烧汁涂病疥癞疮。

槐 实

槐实苦酸咸气寒，湿热肠风痔痢宽，
疏五内邪清头目，疝痛阴疮胎产难，
皮主牙疳根喉痹，枝治风瘘崩带安。

槐木，虚星之精，叶大则黑，昼合夜开，故从鬼。又名守宫实，即荚中子，大如豆，坚而色紫，俗名槐角。无毒。主湿热肠风下痢、五痔，疏导五内邪气，风热烦闷。兼明目，除热泪，头脑风眩，心头吐涎如醉，漾漾如立舟车上者。又治疝痛及男妇阴疮湿痒，妇人乳瘕，子脏急痛，堕胎催生，吞七粒即效。本草云：补绝伤益气，亦治中带补之剂也。微炒用。槐白皮，味苦。主口齿风疳䘌血，浆水煎含之。阴疝、卵肿、气瘤及痔有虫，或下脓血，煎汤淋洗槐根皮，平。主喉痹寒热，中风强直，皮肤不仁。煎汤洗五痔并一切恶疮，妇人产门痒痛及汤火疮。煎膏，消痈肿，止痛长肉。槐枝，煮汁酿酒疗大风、痿痹甚效。崩中，带下赤白，烧灰，酒调服。九种心痛，水煎服。又煎汤洗疮及阴囊下湿痒。煅炭揩齿，去虫，烧沥涂癣，和麻油磨浓点赤眼。与槐叶平，煎汤，治小儿惊痫壮热，疥癣疔肿，鼻气窒塞。

槐 花

槐花苦平清肺汤，肠风痔痢最为良，
心痛眼赤俱炒用，杀腹虫治皮肤疮，
胶化风涎治口噤，四肢顽痹与破伤。

槐花，又名槐鹅。无毒。阴也。润肺脏，凉大肠。治风肠下血，五痔便血，血痢，甚佳，不可过剂。又治心痛、眼赤，杀腹脏虫，治皮肤风热，微炒用。槐胶，主一切风，化涎。治肝脏风、筋脉抽掣及急风口噤，或四肢不收、顽痹，或毒风周身如虫行，或破伤风、口眼偏斜、腰背强硬。任作汤、散、丸、煎，杂诸药用之，亦可水煮和药为丸。槐树上菌，又名槐耳。无毒。主五痔脱肛下血，心痛，妇人阴中疮痛。

桃 仁

桃仁无毒苦甘平，破血通肠利月经，
兼除咳逆心胸满，疝瘕腰痛杀虫精，
花悦颜色医淋肿，奴散气血肺心清。

桃者，逃也，能令鬼邪逃循，五木之精也。无毒。沉而降，阴也。入手、足厥阴经。主瘀血、血闭、血结、血热、血证、血瘕及卒暴击血、心痛、骨蒸、偏风、半身不遂，润大肠，通月水。兼主上气咳嗽、喘急、胸膈痞满，止疝痛、腰疼，杀虫及尸疰邪祟。又小儿癫卵、妇人阴痒，捣泥敷之。心云：苦以泻滞血，甘以生新血。血结实者可用，血燥虚者慎之。凡使，汤泡去皮尖，炒赤，研如泥用。桃花，除百病，悦颜色。治水种、石淋，利大小便。三月采，阴干，千叶者不用。桃奴，即干实着树上经冬不落者。微温。治伏梁气在心下结聚不散。烧灰存性，治肺气吐血，诸药不止及胎下血不止。正月采，酒拌蒸软，铜刀切取肉，焙干用。茎白皮，除中恶腹痛，去胃中热。桃枝，戊子日取作枕，补心虚健忘、耳目聪明。煎膏涂口疮及下部䘌疮，煎汤洗天行疫疠。桃叶，出疮中虫，治霍乱腹痛，大小肠不通，小儿寒热客忤，多用作汤导药。桃实，味酸，无毒。多食令人发热。有味辛者，肺病宜食。食桃仡，入水浴成淋。桃胶，主保中不饥，忍风寒，下石淋，破血，愈百病。桑灰汁煮三次，阴干用。桃寄生，主小儿中蛊毒令腹内坚痛，面目青黄，淋露骨立，病变无常。花、叶、枝、茎等俱能辟不祥，杀邪魅，疗中恶蛊疰，今人用桃作符着门上者，亦取其厌邪也。

杏　仁

杏仁有毒苦甘温，润肺止嗽及奔豚，
消食治肿通气闭，祛风发汗出声言。

杏，文从木、从甘，实大而甘也。沉而降，阴也。入手太阴经。润肺，燥热在胸膈间，急满喘促，咳嗽上气，喉鸣及奔豚气逆。消宿食，杀狗肉积毒。治浮肿腹痹，大肠气闭不通。又解肌发汗，散肺风寒咳嗽，头面风邪，眼睕鼻塞，冷泪，喉痹生疮，时行头痛，风气来去，中风半身不遂，失音卒哑。兼治脚气、惊痫、产乳、金疮、五痔下血不止、扑损瘀血、卒不得小便。盖杏仁虽下气，少用亦能活血，多服令人血溢出、血不止，或泻，或脐中出物。古今有单服杏仁而得效者，必壮实、痰气壅滞及声不亮、目不明者乃宜。东垣云：杏仁治气，桃仁治血，俱治年高大便秘燥，当以气血分用，佐以陈皮。此正论也。凡使，汤泡去皮尖，麸炒黄色，去油，有火有汗者，童便浸三日，又烧令烟未尽，研如泥。绵裹纳女子阴中，治虫疽。恶黄芩、黄芪、葛根，畏蘘草。解锡、胡粉毒，得火良。双仁者杀人，可毒狗。杏花，味苦，无毒。主补不足，女子伤中，寒热痹，厥逆。杏实，味酸，热，有毒。食多伤筋骨，损神气，令人目盲。

小儿尤不可食，多致痈疮及上膈热。

郁　李　仁

郁李仁味苦酸平，破血润燥二便行，
消肿攻癖通关格，根主牙风肿且疼。

郁，盛貌，即《诗》所谓棠棣之花，李木之子也。无毒。阴中阳也。破血，润燥，滑大肠，利小便、水道，泄五脏、膀胱急痛，宣腰跨冷脓，主大腹水肿、面目四肢浮肿，消宿食，下气，破癖气，治卒心痛及肠中结气、关格不通。凡使，汤浸去皮尖，生蜜浸一宿，研如膏用，根，凉。主风虫牙、龋齿、齿龈肿痛，去白虫，浓煎含之。

火　麻　子

火麻子甘无毒平，润肠能破积血凝，
治痹宽膨止消渴，催产下乳救脉停，
花性大同却有毒，食久令人见鬼精。

又名麻子仁，四棱，处处有之，皮可为布及履。东海者大如莲实，北地者大如豆，南地者子小。入足太阴、手阳明经。主大肠风热结燥，小便淋闭。破积血，治皮肤顽痹，风癞骨髓疼痛，风水腹大，脐腰重痛。止消渴。治妊娠心痛腹疼、逆生倒产、产后恶露不尽、腹胀。古方脉代用之者，以其能复血脉而益中气也。兼治小儿赤白痢。长肌肉，益毛发，但多食反损血脉，滑精，痿阳，发带病。凡使，以布包沸汤中浸，汤冷取出，垂井中一夜，勿令着水，次日晒干，新瓦上挪去壳用。花名麻蒉，又名麻勃，即麻花上勃勃者。主利五脏，下血破积，止痹散脓。久食，令人见鬼狂走。

胡　麻

胡麻甘平润五脏，治癞风落发无量，
巨胜子专补髓精，调肺镇心虚家尚。

即胡地黑脂麻，又名壁虱胡麻。无毒。调肺气，润五脏，暴食利大小肠，久食即瘥。去陈留新，逐风湿气、游风、头风，合苍耳子治风癫，长毛发。治温疟、大吐扣虚羸，催生堕胎，金疮止血。

巨胜子，即胡麻中七棱、两头尖，色赤，味酸涩者。八谷中最为大胜。主伤中虚羸，补五内，益气力，填髓脑，坚筋益精，补肺气，止心惊。久服轻身，耐饥渴寒暑，有益于男子者也。凡使，汤淘去浮者，酒蒸半日，晒干，舂去粗皮微炒。服食家九蒸九晒，蜜丸服，名静神丸，除一切痼疾。油，微寒。主天行热秘，肠内结热，利大小肠，下胞衣，生者杀虫，摩疮肿，生秃发。苗名青蘘，味甘、寒，无毒。主五脏邪气、风寒湿痹，益气血，补脑髓，坚筋骨。作汤沐，润毛发，滑皮肤。

油 麻

油麻甘寒炒则热，通血行气肠胃滑，
去浮风疾润肌肤，油能解毒疗疮疖。
子可榨油。生则寒，炒则热。通血脉，行风气，去头浮风，滑肠胃，润肌肤。久食抽人肌肉。麻油，又名香油。杀五黄，下三焦热毒，通大小肠，治蛔心痛，敷一切疮疖疥癣。煎膏，生肌止痛，消痈肿，补皮裂，治疮。食物须逐日熬熟用，经宿即动气，有牙齿并脾胃冷止，消渴、精滑者，切不可吃。况煎炼服之与火无异，人家积油百石则生火。油麻亦有二种，白者润肺，黑者润肾。

葵 子

葵子甘寒滑小肠，催生下乳穿疮疡，
根主疮淋解椒毒，叶堪作菜莫多尝。
葵，揆也。《左传》能卫其足者，知也。惟知所以能揆，此即常食葵菜。覆养经冬，至春作子，故谓之冬葵子。无毒。性滑利。宣导热壅，利小肠，通癃闭及卒关格、二便不通、支满欲死、妊娠患淋，或卒下血、倒产难产、子死

腹中，或乳难内闭、乳汁不通，并微炒捣碎煮浓汁服之。一切疮肿疖毒未出脓者，水吞三四粒，即作窍出脓。根主恶疮、淋闭、利小便，止消渴，解蜀椒、丹石毒。小儿吞钱，煮汁饮之，立出。叶为百菜主，其心伤人，小儿发斑恶肿，绞汁饮之。性冷利，不可多食。又霜葵多食吐水，动五饮。四季食生葵令饮食不消，发宿疾，动风气，天行病后食之丧明。合鲤鱼食害人，又无蒜勿食。黄芩为使。

蜀 葵

蜀葵甘寒钝人性，解热利便根茎胜，
叶消热痢制石丹，子除水肿风疥病，
花有五色能润燥，赤白带下偏相应。
种出巴蜀，似葵，花有五色，如槿花。无毒。阴中阳也。久食钝人性灵。根茎，主客热，利小便，散脓血恶汁。叶，主热毒下痢及丹石发热结，煮食或捣汁服之。又烧灰敷金疮，捣烂敷火疮。子，主水肿淋涩，催生落胎，治一切疮疥瘕疵土㾭，小儿风疹。花，赤者治血燥，白者治气燥；赤治赤带，白治白带，空心酒下。又白者治痎疟，并阴干用。

黄蜀葵花

黄蜀葵花治便淋，用子催生待产临，
疮家要药惟敷传，能消脓水久侵淫。
近道处处有之。另是一种，非蜀葵中黄者，叶尖狭，多刻缺，夏末开花淡黄色，叶心下有紫檀色，六七月采。阴干或日干。治小便淋。难产催生，取子四十九粒，焙为末，温水下；根煮浓汁冷服亦好。《衍义》云：疮家要药。诸恶疮脓水久不瘥者，作末敷之即愈。又有一种龙葵，苦寒，无毒。北人谓之苦葵，叶圆花白，子若牛李子，生青熟黑，食之解劳少睡，去虚热肿。其子疗疔肿，其根为末，入麝少许，敷发背痈疽甚瘥。

苏 木

苏木甘咸平去瘀，风噤血癖气凝聚，
通经产后是灵丹，疮损下痢与呕吐。

出苏方国，故名，即今用染色者。
无毒。可升可降，阳中阴也。去瘀血和
新血之剂。主男妇中风口噤不语，虚劳，
血癖，气滞，妇人气血心腹痛，月候不
调或经闭不通。产后恶露冲心，腹中绞
痛，胀闷欲死及蓐劳，失音，血噤，血
晕。消肿毒，排脓止痛，一切金疮扑损
并用。故东垣曰：除产后败血，有此立
验；破疮疡死血，非此无功。兼治赤白
痢后重急痛，霍乱呕逆及常呕吐。并用
水煎破血，酒煮去风，佐以防风为妙。
去皮节细锉，和梅枝蒸半日，阴干用。

红 蓝 花

红蓝花辛温散血，胎死产晕口噤结，
兼治诸风及痹喉，少用补血东垣诀，
若作胭脂功又奇，小儿聤耳不可缺。

色红，叶如蓝，即今染红及作胭脂
者，俗名红花。无毒。阴中阳也。《衍
义》云：辛温则血调和，故少用则能入
心养血；过于辛温则血走散，故多用则
能破血。治胎死腹中及产后血晕口噤，
腹内恶血不尽绞痛，经闭腹内血气刺痛，
并酒煮服，兼治三十六种风及产后中风，
血热烦渴，喉痹壅塞不通，一切肿毒及
蛊毒下血，生绞汁或煎服之。东垣谓：
补血虚者，佐补血药而少用也。搓碎用。
苗生捣碎，敷游肿。子吞数粒主天行痘
子不出。胭脂点小儿聤耳，滴耳中。

以上滋血润燥药。

茜 根

茜根苦寒清心肺，逐瘀止血及崩带，
退黄治痹排脓疮，中蛊作吐称为最。

茜，鲜也，可以染绛，西地最多。
无毒。阴中微阳。主六极损伤，心肺停
瘀，吐血、衄血、下血、尿血，崩中带

下。月经不止，产后血晕。又治黄疸、
风寒湿痹，排脓，治疮疖痔瘘、踒折扑
损瘀血，皆验。中蛊吐如烂肝者，称为
最要。兼补中及膀胱不足，止遗泄亦美
药也。铜刀锉炒，勿犯铁、铅，畏
鼠姑。

茅 根

茅根无毒性甘平，逐瘀止血治淋难，
消除客热医烦渴，灸疮血出用花安，
针砭刀箭穿疮孔，烂茅止血敷疮斑。

茅，冒也，毛也。冒然而生，为地
之毛也。处处有之，春生苗，布地如针，
夏开白花，六月采其根，洁白甘美，至
秋则枯。主除瘀血，血闭寒热，止诸血
吐衄及妇人崩中漏下、月经不匀。利小
便，下五淋，除客热在肠胃，止渴坚筋，
通血脉。劳伤中气虚羸者，亦可服之。
花，性温，治吐血、衄血，及灸疮出血
不止。茅针，一名茅笋。性凉，可啖，
甚益小儿。通小肠，止鼻衄及暴下血、
溺血，砭刀箭金疮，止血止痛。凡痈毒
软疖未溃不作头脓，酒煮服之，一针一
孔，二针二孔。烂茅，即茅屋上四角经
霜久者。性平。止吐衄，酒煮服之。斑
疮蚕咬，和酱汁研敷。茅屋滴溜水，解
云母毒。

蓟 根

蓟根小大甘平论，破血还以养血元，
大者能兼补下气，治带安胎消肿燄，
小者专主九窍血，只宽胸隔退热烦。

出北地蓟门者胜。蓟，冀也。热则
冀凉，冷则冀和，弱则冀强，乱则冀治。
大蓟，大有所冀也；小蓟，小有所冀也。
二蓟无毒。俱治吐呕衄血、暴下血、血
崩及九窍出血，金疮流血不止，乃破瘀
血，止新血之剂。故经云：养精保血。
大蓟，治血之外兼能补养下气，治女子
赤白沃带、胎动下血，疗痈恶疮。古有

阴冷囊肿、疼痛欲死、不眠，煮汁服之立瘥。叶，治肠痈腹脏瘀血、血晕、扑损，生捣酒并小便任服。小蓟，力微，治血之外只能开胃，宽胸膈，退热烦及衄、鼻塞不能而已。大蓟，高三四尺，叶皱；小蓟，高一尺许，叶不皱为异，亦可为蔬。四月采苗，九月采根，洗净阴干，微焙，亦可生捣汁服。

卷柏

卷柏无毒辛甘平，止血用炙破血生，
血闭瘕淋阴内痛，咳逆风痿脱肛宁。

生石上，处处有之。卷屈如鸡足，青黄色，叶似柏。生用破血，炙用止血。主妇人经闭无子，癥瘕，淋结，阴中寒热痛。兼治咳逆、头中风眩、痿厥、脱肛、尸疰、五脏邪气，强阴益精，和颜色。七月采，去近石沙土处，阴干用之。

茺蔚子

茺蔚子味甘辛温，行血养血解心烦，
逐水去风止损痛，女药称仙号返魂，
茎可洗疮花治带，叶敷诸疮可无痕。

茺，充实也；蔚，盛貌。无毒。善行瘀血，养新血。治血逆心烦，益心力，逐水气浮肿，去风热疮毒。治折伤内损有瘀，天阴则痛。兼能明目养精，除大热头痛。一名益母者，善救胎前因热病子死腹中，难产，产后血胀血晕，产前诸疾，求嗣调经，无所不效，故曰妇人仙药。单用煎膏，号曰返魂丹，详七卷。茎，煎汤，洗瘾疹瘙痒；若初生小儿浴之，不生疮疥。花，治妇人赤白带下，每末二钱，空心温汤下。叶，治小儿疳痢垂死、大人痔疮，煮粥或取汁饮之。疔肿、乳痛、丹毒、诸恶疮疖、蛇毒，已破未破，捣汁内服、外敷。面上风刺。为末，用面汤调，烧灰涂之。亦制硫黄。子、苗，入洗面药，令光泽。小儿聤耳，取汁滴之。治马咬，和醋炒为末封之。

初春亦可取作菜食。治病，花、茎、子、叶同功。

刘寄奴

刘寄奴温苦味真，消瘀血治产余屯，
通经宽胀愈腹痛，汤火金疮效若神。

无毒。主破瘀血。治产后余疾下血，止痛极效，更通妇人经脉，癥结，下气，消水胀，止水泄，心腹疼痛。又治汤火疮至妙，先用糯米饮刷患处，后用此为末掺之，不痛无痕。凡汤着处，先用盐末掺之，护肉不烂，然后敷药。所以名刘寄奴，宋高祖裕之小名也。俗用此止金疮出血如神，但多服令人利。生江南，苗、茎似艾蒿，有四棱，高二三尺；叶青似柳，四月开小黄花，七月结实，似黍而细，一茎上有数穗互生；根紫大，七月采。苗、花、子通用。雷公云：去茎、叶，只用实。以布拭去上薄壳皮，酒拌蒸，日干用。

马鞭草

马鞭草凉味苦辛，活血行血利女人，
通经破癖消膨胀，男子阴囊肿可伸。

苗类益母而茎圆，抽穗如马鞭梢，故名。无毒。活血行血，治妇人月经不通、气血腹胀、月候不匀，破恶血癥瘕痞块、肋胀欲死，并煎膏酒下。男子阴肿核痛，捣烂涂之。兼治水肿、久疟，喉痹、臊肿连颊及食鱼脍生肉住膈，结成癥瘕，并捣汁饮之。

白头翁

白头翁苦温无毒，鼻洪痢赤当先服，
更止疟狂消瘕疝，项下瘰瘤头上秃。

处处有之，叶似芍药而大，有风则静，无风则摇，近根处有白茸，状似人白头，故名。可升可降，阴中阳也。治鼻衄血、赤毒痢、蛊痢腹痛极效。又治温疟、狂狴寒热、阴疝偏坠、癥瘕积聚、瘿瘤瘰疬、头秃膻腥。兼止金疮血出及

痛、一切风气、百骨节痛，乃逐瘀解毒
之剂也。七月采根，阴干，得酒良。茎、
叶同功同。

鸡冠花

鸡冠花子凉无毒，泻肝热治肠脏风，
更主血脓红白痢，妇人带下及崩中。
花形似鸡冠。子入药，微炒。

干漆

干漆辛温毒而益，破久瘀血年深积，
治痹止咳及心痛，利疝祛虫通经脉。
木汁如水滴下，可以漆物，阴干如
蜂房，孔孔隔者佳。有毒。降也。阳中
阴也。东垣云：破日久闭结之瘀血，削
年深坚固之沉积。兼治五缓六急、风寒
湿痹，止咳嗽及九种心痛、腹肋积滞气、
小肠膀胱疝痛，去蛔虫，通经脉。丹溪
云：属金而有水与火，性急能飞，补用
之中节，积去后补性内行。故经曰：补
中续筋填髓。《日华》云：治传尸，生
者去长虫。凡使，干者须捣碎炒烟出，
不尔，损人肠胃，湿者煎干。素畏漆者
忌服。或毒发，饮铁浆及甘豆汤并蟹解
之。半夏为使，畏鸡子，忌油腻。验漆
以物蘸起，细而不断，断而急收，又涂
干竹上阴之，速干者得真。二圣丸：干
漆末一两，湿漆一两，熬食饭久，和丸
如梧子大。每一丸，酒下无时。治妇人
不曾生长气血，脏腑痛甚，男子疝痛牙
紧，灌下即安。

棕榈子

棕榈子苦平无毒，止血养血须炒熟，
泻滑痢久可涩肠，皮又破癥烧灰服。
棕，形如马鬃，间阎多植此为用。
子如鱼子，初生黄色者可淹为果，成熟
黑色者入药。炒用，上止鼻洪吐血，下
止崩带肠风便血，兼涩肠止泻及赤白痢。
皮入药，烧灰存性，破癥止血与子同。

卫矛

卫矛气寒苦且涩，通经止崩下乳汁，
破癥结除心腹疼，杀虫祛风邪难入。
在处有之。茎长四五尺许，其干上
三面如锋刃箭羽，故又名鬼箭羽，人家
多蟠之以卫祟。无毒。主通月经，止血
崩带下，能堕胎，下乳汁及产后血绞腹
痛，破陈血癥结、蛊疰中恶，腰腹心胸
胀满，去白虫，消皮肤风毒，令阴中解，
杀百邪鬼魅。八月采，阴干，只用箭头，
拭去赤毛，酥炒用。

虎杖

虎杖甘平破瘀血，通经能散暴癥结，
止痛排脓利小便，暑渴煎令冰冷彻。
在处有之。茎如竹笋状，上有赤班
点如虎斑纹，初生便分枝丫，根皮黑色，
破开即黄，亦有高丈余者。无毒。主破
留血、月候不通、产后恶血不下、心腹
胀满、血晕暴结、癥瘕、扑损、肠痔、
疮疖、痈毒、恶疮、排脓止痛。治大热
烦躁，止渴，利小便，压一切热毒。夏
月和甘草同煎为膏，如琥珀色，令冷彻
如水，服之极解暑毒。兼破风毒结气及
风在骨节间，孕妇禁用。八月采，根和
叶裹一宿，取出晒干，或浸酒服之，效
尤速。

蜜蜡

蜜蜡甘温炼去黄，止血益气续绝伤，
下痢胎漏金疮妙，长肉生肌厚胃肠。
蜡，猎也。蜂猎百花酿蜜，渣为蜡。
初极香软，经酒、醋煮炼便黄赤，再煎
炼，水中烊十数过即白。无毒。主下痢
脓血后重，妊孕胎动，漏血不绝欲死，
金疮出血，皆能止之。兼补中益气，续
绝伤，小儿尤宜。久服耐老不饥。恶芫
花、文蛤。治雀目方：黄蜡溶化，入蛤
粉相和得所，每二钱以猪肝二两批开，
掺药在内扎定，煮熟取出，乘热熏眼至

温冷，并肝食之，以平为度。

蛴螬

蛴螬咸温在桑枯，瘀闭胁坚不可无，
汁点眼翳开喉痹，木刺痛疮碎捣敷。

蛴，齐也，无头尾之分；螬，曹也，曹曹踊动貌。无毒。主破恶瘀在胸腹不去、吐血，通月经血闭，下乳汁，破骨蹉折、血在胁下、坚满疼痛。汁点目中淫肤、青翳、白膜，点喉痹止痛消肿。竹木刺入肉，捣碎敷之立出。痈疽痔瘘，赤白游风，丹疹，取汁涂之。生桑柳树中内外洁白者佳，生积粪中者，皮黄色暗，止可敷疮疽。冬月或临时采，阴干，糯米同炒，米焦黑取出，去口畔并身上肉毛黑尘，作三四截研粉用。䗪螽为使。治禾芒入目，以新布覆目上，持蛴螬从布上摩之，其芒自出。

代赭石

代赭石寒甘且苦，养气血精又善止，
镇肝健脾治惊疳，辟贼风邪及疰蛊。

出代郡；赭，红黑之间色也。无毒。入手少阴、足厥阴经。养气血，除五脏血脉中热，血痹，血瘀。止吐血、鼻衄、肠风、痔瘘、翻胃、泻痢、尿血、遗溺、脱精、女子赤沃漏下、带下、月经不止、产难、胞衣不出、堕胎、大人小儿惊气入腹、阴痿不起。经云：怯则气浮，重以镇之。怯者，惊也；肝气，浮也。小儿惊痫疳疾，服之健脾。兼治贼风瘾疹痒疼，鬼疰蛊毒。赤红青色如鸡冠有泽，上文头有如浮沤丁者，谓之丁头代赭，最胜。火煅醋淬七次，研粉水飞用。干姜为使。畏附子、天雄。无真者，以牡蛎代之。

乱发

乱发苦温极补阴，止血止咳通闭淋，
利水治风医霍乱，产难惊热敛疮淫。

发，拔也，拔跃而出。无毒。丹溪云：发补阴之功甚捷。止鼻衄汗血、大小便下血、血痢、血闷、血晕。止咳嗽，转胞，五淋，关格不通。利水，消黄疸、女劳疸。治中痓，破伤风及沐发后中风。定霍乱烦躁，催生及胎衣不下，小儿惊热痫症。煎膏，长肉消瘀。治痈肿骨疽，金疮杂疮。不拘新剪旧落，或自己发，或无病人发，或童男胎发并好。用皂角水洗净，入罐内烧存性。止血，或吹鼻，或酒下，或入补药丸。单发灰散：烧为末，温水或酒下二钱，治血淋甚效。又合鸡子黄煎之，消为水服，治小儿热痰，疗百病。如胎热生疮，蔓延遍身，啼号不乳者，用此涂上，随以苦参粉掺即愈。又和蜂房、蛇蜕烧灰，酒下一钱，治疮口不合，效。人发敷痈疽立愈。

乳汁

乳汁甘寒润发肤，填补五脏点睛珠，
老病口疮女经闭，惟有脏寒不可哺。

妇人血下为月经，上为乳汁。无毒。治瘦悴，悦皮肤，润毛发，补五脏，点眼止泪，消赤肿痛，老人虚热，口疮不食，妇人血枯经闭。昔张苍常服，身肥白，年享百岁有余。但性属阴，脏寒人食之则泻。服乳法：取甘香者入银器内，加梨汁一半，锅内顿滚，五更热服。消痰润肺，补虚生血，兼梨汁亦可，但服须吸入气脘乃佳。又和豉汁饮之，解猪肝、牛肉毒，极效。晒乳粉法：遇有乳汁若干，即下银锅内煎成膏，用大瓷盘盛于日下晒之，以水浸于盘下，乃未济之妙也。不然，其乳久晒不干。

秋石

秋石丹霜体若金，阳炼壮阳阴补阴，
洞髓还元无不治，点肉调汤味更深。

味咸，无毒。治色欲过度，羸弱久嗽，眼昏头眩，腹胀喘满，腰膝酸疼，遗精白浊，洞入骨髓，无所不治，真还元卫生之宝也。只一小锅可炼体若金石，永不暴润。阳炼法：童便不拘多少，入铜锅内熬干，如铁坚硬，锅内亦放火，烧去臭气，乘热取出，打碎为末，再入锅内，清水煮化，用绵纸七重滤过，复入锅内熬干。如此淋熬三次，白如霜雪，乃入砂罐内盐泥固济，火煅一日夜，只取飞上铁灯盏者为末，枣肉丸如绿豆大。每服五丸至十丸，空心酒下，久服壮阳起痿，脐下如火。诸般冷疾，久年虚损，劳瘵甚者，服之皆验。阴炼法：童便不拘多少，入浓皂角汁少许，以杀其秽，以井水一半相和，旋搅百匝，令澄去清水，只留浊脚，再换新水，如此澄搅数多，以白色无臭气为度，晒干，枣肉为丸。每服十丸，空心酒下，或以人乳汁和晒尤妙。此法去咸味，不伤肺，大能滋阴降火。阴阳炼，即阴炼浊脚不晒，用火熬干，忌入罐内火煅。治阴阳俱虚。

以上治燥通用。

天灵盖 乃天生盖，押一身之骨，未合即未有，只有囟门、顶骨中一片如三指阔，十字解者是。味咸平，无毒。主传尸尸疰，鬼气伏连，久瘴痨疟，寒热无时及肺痿乏力，羸瘦，骨蒸盗汗，兼治犬咬。凡使，须军门斩贼得之方可，不然，恶疾病死，诸毒聚顶，服之反害，不如以虎头骨及黄犬头骨代之。近时方士好用此入补药，以为胜于滋阴壮阳之剂，不知尸气损神，且犯天条，罪祸莫测。其骨，男者色白，女者色赤，阳人使阴，阴人使阳。采得后用溏灰火煨一伏时，待腥气尽，以檀香煎汤洗过，酥炙黄或烧黑研用。爪甲，催生，取细末点目中去翳障，嗜鼻中止衄血，烧灰水调服，治转胞，淋闭，尿血，凡用孕妇及自己者效。

人胞衣 又名紫河车，乃男精女血构成。味甘温，无毒。主气血羸瘦，妇人劳损、面黯皮黑、腹内诸病渐瘦者。男用男胎，女用女胎，须首生者佳。如无，壮盛妇人亦可。用米泔洗四五次，不动筋膜。去草屑，以竹器盛长流水中浸一刻，以取生气，用瓦盆放木甑内，或锅内亦可，自卯至酉蒸烂如糊，取出于石臼内，同诸药捣丸。一法：洗净，用酒半碗，花椒少许，同入砂锅内，口上用纸糊，慢火烘干，重一两半者佳，为末入药。此药不宜久留，恐服之令腹内生虫也。产后胞衣埋地中，七八年化为清水者，味辛，无毒。主小儿丹毒，天行热病，寒热不歇，妄语狂言，头上无辜发竖，虚痞等疾。

红铅 即无病室女初行月水。味咸，有毒。治男妇气血衰弱、痰火上升、虚损、左瘫右痪、中风不语、肢体疼痛、饮食少进、女子经闭等症，服之神效。取法：以黑铅打一贝，形如黄冠子，俟月信动时，以此具置阴户上，接取二三盅，倾瓷器内，待沉底，红如朱砂者，此为母气，真元也。黄色浮皮者用纸掺去，却取澄过茯苓入红铅内和匀，作薄饼子阴干为末，以麻黄煎膏为丸，辰砂为衣，银器收贮服之。妇人月经并浣裤汁，解箭并女劳服，又马血入疮中并剥马被骨刺破毒死者，以月经涂之效。近有奇术，能令刀斫不入，惟以月经涂之便死，此是污秽坏神气也，故人合药所以忌之。男子精涂金疮出血不止，和鹰屎去面上靥瘢及汤火灼疮。

裤裆 即裤之当阴处，方圆六寸是也。主男妇阴阳易病。男病用女，女病用男，裤裆烧灰，水调服。经衣，即拭经水布也。烧灰为末，敷虎狼伤，酒下主箭链入腹，阴阳易病。

以上以人补人，今俗所尚，但秋石

还元降火可也，河车、经余不过后天渣滓。乳汁，古人以之乳子，犹恐饥人之子，而况煎熬成丸，变其纯阴之质，化为燥烈之性，固未必能补，亦且可惜，偶病相宜，乍服对酒，或入药服之亦可。亦尝证诸本草，《别说》云：神农人部惟发髲一物外，余皆出于后世医家，或禁流之术，奇怪之论，殊非仁人之用心。世称孙思邈有大功于世，以杀命治命尚有阴责，况于是也！近数见医家用天灵盖以治传尸，病未有一效者，信《本经》不用未为害也。残忍伤神又不急于取效，苟有可易，仁者宜尽心焉。若不以是说为然，决为庸人惑乱。噫！以是为训，迩来方士，犹有教人服死胎全体者，童男女交接水者。《闻见纪训》载服此者尽皆恶死，且遇奇祸，戒之戒之！

玉泉 玉乃石之精，天地重宝；泉者，玉之泉液。一云：玉消为水，故名玉泉。味甘平，无毒。主五脏百病，柔筋强骨，长肉益气，利血脉，安魂魄，明耳目，耐寒暑，久服轻身不老，兼治妇人带下十二病，除气癃血块等症，畏款冬花。

玉屑 玉，肉也，温厚光润如肉也；屑，碎也，削之碎碎也。以苦酒浸之，令消如泥。润心肺，滋毛发，明眼目，助声喉，久服轻身长年，兼除胃中热，喘息烦满，止渴。屑如麻豆大，服之精润脏腑，渣当完出。若为粉服之，使人淋。畏鹿角。

砺石 砺，粗硬也，可作磨刀石。无毒。主破宿血，下石淋，除瘕结，伏鬼恶气，烧赤投酒中饮之。磨汁滴目，除障暗。

桃花石 形似赤石脂，色如桃花，光润体重，舐之不着舌者佳。味甘温，无毒。主大肠中冷，脓血痢，令肌热能食。

百药煎 味酸，无毒。润肺治嗽，化痰止渴，疗肠风下血，为末掺诸疮，干水敛口。造法：用五倍子十斤，乌梅、白矾各一斤，酒曲四两，又将水红蓼三斤煎水去渣，入乌梅煎，不可多水，要得其所，却入五倍粗末并矾曲和匀，如作酒曲样，入瓷器内，遮不见风，候生白取出，晒干听用。染须者加绿矾一斤。

女贞实 又名冬青子。味苦甘平，无毒。主补中，安五脏，养精神，除百病，久服肥健轻身不老。浸酒服，去风补血。立冬日采，晒干用。皮，凉，去血，补益肌肤。叶，烧灰涂面治疮，兼减瘢疵，亦堪染绯。

蕤核 仁味甘，微寒。无毒。主心腹邪结气及心下结痰痞气。益气明目，治目肿眦烂风痒、赤痛泪出、鼻齄鼻衄。凡使，去壳取仁，汤泡去皮尖。每四两用芒硝一两，木通七两，同煮一伏时，取仁研膏，任加减入药，极治风热。如风虚者，去皮尖，后用纸压去油净，以花椒煎浓汁调成膏，涂瓷碗底上，用蕲艾烧烟熏七次，然后取碗于火上，煅之若油起，即以竹纸拭去，直待油尽色黑，即取碗覆地上，以去火毒，随宜入片脑等，点眼甚效，治眼风或生翳，或眦赤，一切眼疾并主之。蕤仁研膏，入黄连末等分和匀，取干枣三枚，割头少许，去核，以前末填满，以枣头合定，用薄绵裹之，以水半碗，于银器中文武火煎，取鸡子壳以来，以绵滤过，待冷点眼，神效神效！

椰子 即海棕实也。味苦，无毒。黑发，止血，疗鼻衄、吐逆、霍乱，煮汁服之。壳可为酒器，如酒中有毒则酒沸起。壳中肉益气，壳中浆饮之得醉。主吐血、消渴、水肿，去风热，涂头令发黑。丹溪云：属土而有水。生海外极热之地，土人赖以解夏月喝渴。多食动风。

木槿 平，无毒。止肠风泻血、赤白痢、痢后热渴，作饮服之，令人得睡，入药炒用。花凉。治同。作汤代茶吃，又治风。

萱草 俗名鹿葱。味甘凉，无毒。治沙淋、小便赤涩、身体烦热，下水气，退酒疸，取根绞汁服。破伤风，酒煎服。又和姜汁服，治大热吐血，主安五脏，利心志，令人欢乐无忧，轻身明目。取嫩苗及花作俎食，甚利胸膈。丹溪云：萱草属木性，下走阴分，花名宜男，宁无微意存焉？五月采药，八月采根用。

水苏 一名鸡苏，处处有之。多生水旁，苗似旋覆，两叶相当。气香馥，味辛微温，无毒。主肺痿、吐血、衄血、血痢、崩中、带下、产后中风及血不止，头风目眩，诸气疾脚肿。下气消谷，除饮食，辟口臭，去恶毒气，久服通神耐老。可作菜。

鸡肠草 生田野下湿地。茎梗细而中空，有似鸡肠，断之有丝缕，故又名蘩蒌。味酸平，无毒。主破血及产后血块，炒热和童便饮之，恶血尽出。烧灰揩齿止宣露。水煎服止淋，止小便利。又积年恶疮毒肿不愈，捣汁敷之神效。

鳢肠草 一名旱莲草。味甘酸平，无毒。主血痢及针灸疮血出不止，敷之立已。汁涂须发令黑而繁。煎膏点鼻中添脑，又排脓止血，通小肠，敷一切疮并醫病。二八月采，阴干。

牛角䚡 即黄牛角尖，烧存性用。味苦温，性涩，无毒。主下闭血瘀，血疼痛。止妇人血崩、赤白带下及肠风下血、冷痢泻血、鼠乳疥疾。

木虻 味苦平，有毒。生木吐中，初出如白蛆，渐大羽化，色绿如蜩蝉，亦啖牛马等血，故治瘀血、血闭寒热、无子及目赤痛、眦伤泪出，又能堕胎。如蛇螫人九窍出血，取三七枚烧，服之效。五月采，去翅足，炒黄。

蜚虻 即今啖牛血者，方家呼为虻虫。味苦寒，有毒。主逐瘀血，破血积坚痞、癥瘕寒热。通血脉，利九窍，女子月水不通，除贼血在胸腹五脏，治喉痹，消积脓，堕胎。去翅足炒，恶麻黄。

蜚蠊 形似蚕蛾，腹下赤，多在林树间，百十为聚，八九月知寒，多飞入人家，作姜气者是。味咸寒，有毒。主破瘀血坚癥，寒热积聚，内寒无子。通血脉，治喉痹。去翅足，炒黄色。

䗪虫 生沙中及人家墙下土中湿处，似鼠妇而大，形扁如鳖，故名土鳖，俗名簸箕虫。味咸寒，有毒，主心腹寒热洗洗，破血积癥瘕，通月水血闭，下乳汁，妇人药中多用。十月采，日干炒。畏皂荚、菖蒲、屋游。

以上治燥杂用。

主治各经燥药

肝当归　心麦门冬　脾麻仁　肺杏仁　肾柏实

大肠硝石　小肠茴香　三焦山药　膀胱茴香　胞络桃仁

以上诸药，治上中下三焦内燥，兼补血和血之剂。

治寒门

即汤液热浮长也。古庵云：治寒以热。热药属阳，故治寒多阳药。外寒宜汗散，宜用风门药，寒从汗解也。夫寒湿皆属阴，宜与治湿门通看。

附 子

附子辛甘咸热毒，虚寒风湿行经速，
咳逆厥冷腹心疼，霍乱呕痢筋蜷缩。

附子、乌头、乌喙、天雄、侧子，五物同出异名。似乌鸟头者为乌头，俗名川乌；两歧相合如乌之嘴者为乌喙；细长至三四寸者为天雄；附根而生者为附子；小者为侧子。补虚多用附子，风家多用天雄、川乌。东垣云：附子有大毒。阳中阳也。其性浮而不沉，其用走而不守。本手少阳三焦、命门药也。能治六腑沉寒，五脏痼冷。主中寒及伤寒阴症阴毒，四肢厥冷，心腹疼痛，烦躁迷闷不省，风寒咳逆邪气，霍乱转筋，下痢赤白，脾胃虚冷，脾胀翻胃呕逆，久泻不止，头痛头风。坚筋骨，治偏风半身不遂及寒湿痿躄拘挛，腰脊膝痛，脚疼冷弱不能行步，诸痹瘫痪，痰涎。得白术，治肾寒湿；得干姜，补中回阳。为百药之长，通行诸经，引用效最速。丹溪云：八味丸用为少阴向导，其补自是地黄，后世因以为补，谬哉！孕妇误服堕胎。取端平圆大重一两以上者力全，用黑豆煎水浸五日夜，去皮尖并脐，切作两片，以姜渣包夹，外又用面包，灰火中炮熟。如外黄内白，劣性尚存，须薄切，炒令表里皆黄。有用童便煮而浸之，以助下行。俗方每用附子，皆须甘草、人参、生姜相配者，正制其毒故也。惟古姜附汤生用之。地胆为使，恶蜈蚣，畏防风、黑豆、甘草、人参、黄芪、乌韭。

川 乌

川乌破积除寒热，心腹脐间冷气结，
肩胛诸痹目中疼，消胸痰滞三虫杀，
乌喙专主阴囊痒，能消癥肿医历节。

行经逐寒，治风湿邪，与附子大同。主破诸积聚寒热，心腹脐间冷痛，肩胛痛不可俯仰，一切风痹、血痹、半身不遂皆验。目中痛不可久视，消胸中痰冷，食不下，堕胎，杀三虫，长而有尖者佳，制同附子。远志为使。反半夏、瓜蒌、贝母、白蔹、白及，恶藜芦，忌豉汁。其汁煎之名射罔，味苦。杀禽兽，疗尸疰坚癥，头风痹痛，又主瘘疮疮根，结核瘰疬，毒肿及蛇咬。先取药涂四畔，渐渐近疮，习习逐病至骨。疮有热脓黄水出涂之，若无脓水，有生血及新伤肉破即不可涂，立杀人。中之者，以甘草、兰青、小豆叶，冷水解之。乌喙，味辛，微温。主风湿，丈夫肾湿阴囊痒，寒热历节掣引腰痛不能行步，痈肿脓结。乌龙丹：川乌、五灵脂各五两，量入龙脑、麝香为末，滴为丸，弹子大。每一丸先以生姜汁研化，次暖酒调，日二次，空心、晚食前服，治瘫痪风，手足軃曳，口眼㖞斜，语言謇涩，步履不正，神效。三神丸：乌头三两。一两生，一两炒熟，一两烧存性，为末，醋煮，面糊丸，绿豆大。每五丸，空心服。泻用井花水下；赤痢，甘草汤下；白痢，干姜汤下；赤白痢，生姜甘草汤下。

天 雄

天雄壮阳散寒湿，上疗头面风邪急，
侧子专治偏痹风，疮瘘痛肿效可立。

东垣云：天雄散寒，为去湿助精阳之药。凡上焦虚阳，头面风去来疼痛，喉痹，背脊伛偻，胸膈痰水，气喘促急，霍乱，必用之。久服令人心雄，力作不倦，故名。余与乌、附同，但天雄走上，乌、附达下。取身全、短、无尖，周匝有附子孕十一个，皮苍色者佳。凡丸，炮去皮尖、底须，汤药和皮生用亦佳。远志为使。恶腐婢，忌豉汁。侧子，专治腰脚冷痹，半身不遂及遍身风疹，颈上鼠瘘，一如痈肿皆验。余与乌、附相同。

生 姜

生姜发散主伤寒，鼻塞头疼咳逆安，
入肺开胃止痰呕，破血行气到心间。

姜，御湿气，如田有界以分水也。味辛，温，无毒。浮而升，阳也。主发散伤寒伤风，头痛鼻塞寒热，咳逆喘嗽上气。入肺开胃益脾，化痰涎，止呕吐翻胃之圣药也。以上诸症皆在表在上之邪，姜能行气散气，故治之。产后必用者，以其能破血逐瘀也。今人但知为胃药，而不知其能通心肺也。心气通则一身之气正，而邪气不能容，故曰去秽恶，通神明。后人因孔子不彻，而每好食之，其实多服反少智，损心气，故孔子亦不多食。古云：八九月食姜，至春患眼、损寿、减筋力。又云：平人夜食姜，令人闭气，病则不拘也。丹溪云：留皮则冷，去皮则热。非皮之性本冷也，盖留皮则行表而热去，去皮则守中而热存耳。故又有言曰：姜屑，比之干姜不热，比之生姜不润。以干生姜代干姜者，以其不潜故也，秦椒为使。恶黄芩、黄连、天鼠屎。杀半夏、厚朴、莨菪毒。

桂 枝

桂枝辛甘热且浮，微解风寒汗自收，
一样嫩枝名柳桂，善治上焦热不留，
薄桂专行肢节滞，横行肩臂必须求。

桂，犹圭也，为诸药之先聘也。木叶心皆一纵理，独桂有两纹，形如圭。诸家论桂不同，惟陈藏器云：菌桂、牡桂、桂心，同是一物。出交趾、南海、桂林、桂岭、桂阳、柳州、象州者佳。菌桂正圆，如竹卷二三重，味烈肉厚者，即今肉桂。菌，竹名，言其卷如竹筒，故又名筒桂。半卷多脂者，名板桂，即今铁板桂也。牡乃老桂，味稍淡，皮薄少脂，乃桂品中之最高者，故又名官桂。

桂心，即牡桂去皮一半，取中心近里味辛者。桂枝乃细薄而嫩者。薄桂比桂枝稍厚，柳桂比桂枝更薄。桂枝有小毒。浮而升，阳也。气、味俱轻。入足太阳经，故能上行头目，发散表邪。凡伤风伤寒有汗者，用以微解表邪，邪去而汗自止，非固表止汗之谓也。柳桂，乃小枝嫩条，尤善行上焦，补阳气，虚人服之使不生热也。薄桂，乃细薄嫩枝，入上焦，横行肩臂。治痛风，善行肢节凝滞，兼泻奔豚。凡使，略刮去粗皮。

以上治上焦寒药。

肉 桂

肉桂辛热补肾脏，养精止烦又止汗，
利肝肺气遏心疼，温中破癖除霍乱。

纯阳，小毒，入手、足少阴经。东垣云：气之厚者，肉桂也。气厚则发热，故下行而补肾、相火不足。主一切风气，五劳七伤，养精髓、暖腰膝，止虚烦虚汗。利肝气，除风湿冷痹、筋骨挛缩，利肺气，止咳嗽鼻衄，养心神，治卒心痛，久服，明眼目，和颜色，面生光华。兼温脾胃，长肌肉，破痃癖、癥瘕、瘀血，霍乱转筋，下痢，一切沉寒痼冷，中下腹冷痛。此药通血脉，利关节，故妇人经闭亦用之。惟有孕者，必炒过乃不堕胎。宣导百药，无所畏，谓之通使。春、夏二时慎用。本草虽云小毒，亦从类化，与芩、连为使，小毒何施？与乌、附、巴豆、干漆为使，则小毒化为大毒。得人参、麦门冬、甘草，则能调中益气而可久服；得柴胡、紫石英、干地黄，则能调荣而止吐逆。凡使，色紫而厚者佳，刮去粗皮、忌生葱。

官 桂

官桂无毒治中寒，咳逆喉痹吸呼难，
补中更治心胁痛，温筋通脉利窍关，
桂心专能止心痛，行血药滞补阴坚。

官桂，主寒在中焦，上气咳逆，结气喉痹，呼吸不清，兼补中益气，治心痛、胁痛。温筋通脉利关节，治冷风疼痛。桂心，治九种心痛及中恶、寒疝、产后血冲心痛，止唾血吐血，破血通月闭，下胞衣，杀三虫。兼治中风偏僻，牙紧舌强，失音及脚软痹不仁。丹溪云：桂心入二三分于补阴药中，则能行血药凝滞而补肾，由味辛属肺而能生水行血，外肾偏肿痛者亦验。

干　姜

干姜生用发寒邪，利肺咳逆身痹麻，
炮苦守中温脾肾，疟利霍乱腹疼佳，
炒黑止血又生血，产后潮热退无些。

大热，无毒。可升可降，阳中阴也。生用味辛，发散寒邪，与生姜同功。利肺冷气咳嗽咳逆，胸满。除风寒湿痹，一切风邪诸毒，皮肤间结气。《唐本》云：治风下气，宣诸脉络，微汗是也。水洗慢火炮制，则味微苦，止而不移，非若附子行而不止，能守能补，与生姜异。温脾胃，治里寒水泄，下痢肠澼汁，久疟霍乱，心腹冷痛胀满。又下焦寒湿，沉寒痼冷，肾中无阳，脉气欲绝，佐以附子立效。伤寒阴阳易病，单服之。童便炒黑，止鼻衄、唾血、血痢、崩漏。与补阴药同用，能引血药入气分生血，治血虚发热及产后大热。丹溪云：多用能耗散元气，壮火食气故也。须生甘草缓之。畏恶同生姜。造干姜法：取生者水淹三日，去皮，置流水中六日，更去皮晒干，酿瓷瓮中三日，内紫色乃成。蜀地者佳。白姜，即蜀姜去皮未经酿者，色白，味极辣，治肺胃寒邪功多。干生姜，乃留皮自干者，治脾胃寒湿。

高　良　姜

高良姜辛苦大温，冷冲心痛腹相牵，
霍乱呕痢宿食化，脚气冷痹亦堪论。

出高良郡，形似山姜。纯阳，无毒。主胃中暴冷、逆冲心痛，或腹内亦痛、霍乱转筋、翻胃呕食、泻痢，消宿食，解酒毒，兼去风冷痹弱脚气。大抵温中下气，消积健脾，与诸豆蔻同功。锉碎，麻油拌炒。

红　豆　蔻

红豆蔻辛温无毒，肠虚水泻痛心腹，
霍乱呕酸酒毒醒，更辟瘴雾忌多服。

云是高良姜子，微带红色，主肠虚水泻、心腹搅痛、霍乱、呕吐酸水，解酒毒，去宿食，辟瘴雾气毒，兼治冷气腹痛，吐泻痢疾。不宜多服，令人舌粗，不思饮食。

白　豆　蔻

白豆蔻味辛大温，上焦气冷补还元，
散肺中滞退云翳，助肺消积止胃翻。

色白，形如豆。凡物盛多谓之蔻，一颗内子有百粒，故名。无毒。升也，阳也。入手太阴、太阳经。别有清高之气，补上焦元气不足，散胸中冷气，破肺中滞气，退白睛中红翳，如赤眼暴发则不宜用。东垣云：温中止霍乱而助脾。主消冷积，止心腹冷痛，宽胸进食。若冷吐翻胃，遇食即吐，单用二三枚为末，酒调服之。立效。去皮用。

草　豆　蔻

草豆蔻辛气亦温，心胃寒痛呕翻翻，
下气温中除霍乱，善进饮食退酒烦。

实结于草上。无毒。浮也，阳也。入足太阴、阳明经。主风寒邪犯胃口之上，心腹胃脘作痛作胀，呕吐霍乱，下气温中，补脾胃，磨积滞，调散冷气甚速，虚弱不能饮食者最宜，兼消酒毒，去口臭。面包煨熟，去面用。雷公以茱萸同炒，微黄黑，去萸，取豆蔻皮并子杵用之。

肉豆蔻

肉豆蔻辛温补中，下气消痰开胃胸，
霍乱心腹多膨痛，实肠久泻有奇功。

形似豆蔻，对草蔻言，故名肉蔻。无毒。入手阳明经。温中补脾，消痰饮、宿食、酒毒、冷积。下气宽胸，开胃止霍乱吐沫，心腹胀痛。实大肠，止虚泻、冷泻之要药也。兼治气痢、赤白痢、小儿乳霍吐逆、不食作泄、腹内虫痛、中恶、冷痒鬼气。《日华》云：肉蔻下气，以脾得补而善运化，气自下也。非若除皮、香附之快泄。《衍义》以为多服泄气，恐不然。油色肥实肉白者佳。用汤调糯米粉，或醋调面包，灰火中煨黄熟取出，以纸捶去油净，勿令犯铜。

缩砂

缩砂蜜辛温暖脾胃，消食和中止泻吐，
涩肠抑肾奔豚邪，止咳保胎行肺气。

皮紧缩皱，形色如砂，又名砂仁。无毒。入手足太阴、阳明、太阳、足少阴经。暖胃温脾，消化酒食，治心腹中虚冷痛，霍乱转筋，呕吐水泻，赤白痢，休息痢，气痢，涩大小肠，除肾积奔豚气，止肺气咳嗽，咳逆上气，又炒过治妊娠触伤，胎动腹痛。丹溪云：缩砂治病，行气故也。治痢药中用之，以热攻热，乃所以顺治也。和皮慢火炒令香熟，刮去皮，取仁捣碎用。与檀香、豆蔻为使则入肺，与人参、益智为使则入脾，与黄柏、茯苓为使则入肾，与赤石脂为使则入大小肠。

益智仁

益智仁辛温疗胃寒，和中止呕唾涎残，
固精止溺及余滴，养神补气三焦安。

服之益人智慧，故名。无毒。疗脾胃中受寒邪，止呕哕涎唾，当于补中、和中药内兼用之。又治遗精虚漏，小便余滴。夜多小便者，取二十四枚碎之，

入盐煎服，奇验。诸辛香剂，多耗神气，惟此能益气安神，安三焦，补不足，然亦不可多服。《液》云：主君相二火，手足太阴，足少阴，本脾经药也。与诸香同用则入肺，与补气药同用则入脾，与滋补药同用则入肾。盖脾、肺、肾三经，子母互相关也。去皮用。

荜茇

荜茇热辛除胃冷，下气消痰破积猛，
呕酸泻痢腹心疼，治肾寒疝腰脚眚。

无毒。除胃冷下气，消痰饮宿食，痃癖，呕逆醋心，水泻，虚痢，霍乱，冷气心腹满痛。又治肾冷寒疝，核肿阴汗，腰膝酸痛，妇人内冷无子。又偏头痛，令患人口含温水，取末一字，随左右鼻吸之，绝妙。此药性急，甚于胡椒。今人以调食味，多服走真气，令人肠虚下重。去涎，用醋浸一宿，焙干，刮去皮粟子，令净，免伤肺令人上气。

香附

香附辛甘充散寒，皮风胸热也能宽，
消食霍乱腹心痛，开郁理血女人丹。

气香，附根而生，又名莎草根。气平，无毒。沉也，阴中阳也。味轻辛散，能充皮毛发，去寒气及皮肤病疹，胸中虚热，消食下气，治一切霍乱，心腹疼痛，肾气膀胱冷。古云：香附理血气，妇人之仙药。盖妇人性偏多郁，此药散郁逐瘀，令新血自生而百体和。炒黑能止血，治崩漏下血。凡气血药必用之，能引血药至气分而生血，亦阳生阴长之义。本草云：益气者，正谓其为血中气药，能和气而生血止血也。不然，逐瘀快气之剂，岂能补气益气哉？采得后用秆火烧去毛，入石臼内捣净。气病略炒，血病酒煮，痰病姜汁煮，下虚盐水煮，血虚有火，童便煮过则凉，积冷醋浸，炒则热，他药亦可以此类推。忌铁，得

乌药良。又与巴豆同炒，治泻泄不止。生用，治大便不通。

藿香

藿香辛温散寒气，霍乱心疼并呕哕，消风水肿辟瘴邪，行气入肺专开胃。

藿，豆叶，叶似藿，或言主疗霍乱，故名。无毒。可升可降，阳也。入手足太阴经。能发汗散寒湿，温中止霍乱，心腹痛、吐逆最要药也。又消风水毒气浮肿，辟恶气瘴气，兼止疟进食，治口臭。本芳香开胃助脾之剂，但入发表散药则快气，入补脾药则益气，入顺气药则理肺滞。水洗去土梗，用叶。

丁香

丁香辛热快脾胃，止呕逆乱泄肺秽，入肾壮阳暖膝腰，风肿牙疳及冷痹。

形似钉，纯阳。无毒。入手太阴、足阳明、少阴经。主温脾胃，快积滞，消疰癖，杀酒毒，善止翻胃呕吐，干湿霍乱，心腹冷痛，泻肺寒咳逆上气、口气，补肾壮阳，治腰疼膝冷，风毒诸肿及齿疳骨槽。《液》云：与五味子、莪术同用，亦治奔豚气，兼疗五痔、五色毒痢、鬼疰蛊毒，乌须杀虫，能发诸香。雄者颗小，煎膏中用之，去丁盖，免发背痈；雌者颗大，如枣核，谓之母丁香，味佳力大，故《局方》多用之，单方疗妇人阴冷痛，取雌者为末，缝纱袋中，纳阴内，中病即已。

木香

木香苦辛健脾胃，气积霍乱并疟痢，专宽胸腹散肺痰，消痈治疝行肝气。

气香，形如木，即青木香也。出舶上，气温，无毒。可升可降，阴中阳也。健脾胃，消食积，治一切气痛，久年冷气疰癖癥块胀痛，九种心痛，妇人血气刺痛难忍，止翻胃呕逆，霍乱吐泻。得草果、苍术，治温疟、瘴疟。佐黄连，治赤白痢为最要。专泄肺经气滞痰结，胸腹间壅塞及冷气不能运转，佐以生姜、肉豆蔻，其效尤速。消痈肿毒及膀胱冷痛、疝气，俱以槟榔为使。丹溪谓：木香行肝气。苦入心，辛入肺，心肺气调而肝家郁火自伏，更无攻冲拂逆之患，非肝气之自行也。兼疗淋露羸劣少气，安胎，御雾露，辟疫邪，杀蛊毒。行药之精，久服强志，不梦寤魇寐。抑论调气者，和气也；泄气者，散气、破气也。易老专言破气，东垣以为能补能泄，大抵随诸药佐为用。故曰：以黄连制之，则不过于疏畅；以知、柏制之，则不过于上升。形如枯骨，油重者良。行气，生磨刺服，不见火。止泻实大肠，用湿纸包，灰火中煨。其有芦头丁盖子色青者，是木香神也。又有一种西木香，止痢腹痛尤效。

沉香

沉香辛温能暖中，吐泻转筋痛腹胸，消风水肿治冷痹，壮阳散滞一身通。

出海南及交广，细枝紧实未烂者为青桂香；坚黑中实不枯沉水者为沉香；形如鸡骨，中空，半浮半沉与水面平者为鸡骨香；形如马蹄者为马蹄香；最粗者为栈香；又有削之自卷，咀之柔韧者为黄蜡沉，尤难得，其实一种，有精粗之异耳。沉香无毒。沉而降，阳也。主暖胃调中，止转筋吐泻，心腹痛，气痢，风水肿毒，冷风麻痹，骨节不任，湿风皮肤痒。补右肾命门，壮元阳、暖腰膝，散滞气，保和胃气。用为使，上而至天，下而至泉，无所不至。兼去恶气，破癥癖，补五脏。入汤磨刺，入丸散另研极细。

檀香

檀香辛温升胃气，霍乱腹心痛立去，又行肾邪攻腹心，兼消肿毒并恶疰。

树如檀，生南海，黄、白、紫三种，俱入药。无毒。阳中微阴。入手太阴，足少阴，通行阳明经，引胃气上升，又能引芳香之物上行至胸膈之上，咽嗌之中，同为理气之剂。主霍乱心腹痛，进食杀虫。治肾经邪气上攻，心腹疼痛及腰痛。消风热诸疮肿毒，为末，醋和涂之。敷金疮，止血止痛，兼辟中恶鬼气。抑论诸香动火耗气，非冷气不舒者，不可轻服。脑麝芳窜尤甚，切宜慎之。古人夏月囊香以辟汗气，犹谓能散真气而开毛孔，况服之不当者乎！

胡椒

胡椒辛热去胃寒，消食化痰利膈间，霍乱冷痢腹心痛，壮肾和脏忌多餐，荜澄茄尤温膀肾，本是同根性一般。

出胡地。其味焦辣也，无毒。除脏腑中风冷，去胃寒痰吐水，食已即吐，尤验。消食下气宽胸，止霍乱腹心冷痛，大肠寒滑寒痢亦用。调五脏，壮肾气，过餐伤肺走气。饮食中用之者，杀一切鱼肉鳖蕈毒。凡使，内无皱壳者力大，石槽中研末用。荜澄茄，胡语也。向阳者胡椒，向阴者澄茄，治与胡椒一般，尤能助脾胃，温肾与膀胱冷气，心腹卒痛及染须用之。去柄及皱皮，酒浸蒸半日，细杵。

蜀椒

蜀椒辛热散风寒，齿目肤顽肠澼安，咳呕疟痄并癥结，壮阳缩便达下关，子名椒目专渗水，秦椒止痛逐风瘫。

出四川，谓之蜀椒，皮红肉厚里白，气味浓烈；出关陕，谓之秦椒，色黄黑，味短，不及蜀椒。有小毒。浮也，阳中阳也。能发汗散风寒，除六腑沉寒，伤寒时疫亦用之；治齿痛目翳泪出，骨节皮肤死肌痹痛，腰脚不遂，肠澼下痢水泻；止咳逆咳嗽，呕吐，温疟，黄疸，

水肿；破癥结宿食，心腹冷痛；壮阳疗阴汗，缩小便，涩遗精。东垣曰：川椒达下是也。兼治产后宿血诸疾，下乳汁，杀虫鱼毒，鬼疰蛊毒，乃温脾胃与肾，开腠理，通关益气，通血之剂也。调食蒸鸡豚，味佳。多服令气乏气喘，十月食椒，损心多忘。丹溪云：服椒者无不被其毒，以其久久火自膀胱起也。凡使，去目及闭口者，酒拌湿蒸两时久，取出入瓮阴干，勿令见风，或微炒出汗，乘热入竹筒中，以杵舂去附红黄壳。杏仁为使。畏款冬花、雄黄、附子、防风。椒目，味苦、辛，有小毒。主十二水肿，胀满水蛊。利小便及膀胱急，治盗汗。此药止行渗道，不行谷道，所以能下水最速。入药微炒，不宜久服。椒叶，热，无毒。治奔豚伏梁气及内外肾钓痛，霍乱转筋，和艾及葱捣烂，醋汤拌罨。秦椒，味辛、苦，生温熟寒，有毒。治与川椒大同，主腹中寒痛，风邪痿痹，喉痹。通妇人月经，利五脏。服食当用蜀椒，畏恶制法同。

韭菜

韭菜辛温性最急，温中又除胃客热，中风中恶腹心疼，消瘀破积止便血，根同捣汁利膈胸，子主精寒多梦泄。

韭，久也，一种而复生也。味辛带微酸，无毒。温中，除心腹痼冷作痛，又除胃中客热，中风失音，及中恶腹心急痛如刺，俱捣汁饮之。善消胸膈间瘀血凝滞，疝癖冷痛，止尿血泻血及卒下痢。《衍义》云：春食则香；夏食则臭，令人乏气；冬食动痰，令人吐水；五月及酒后尤不可食。孔子谓不时不食者，正谓此辈。未出土者为韭黄，食之滞气。凡好食韭者，多神昏目暗，入药捣汁，冬月用根，捣时臭于葱薤。养生者忌之，又不可与蜜同食。子，主阳衰精冷，梦

泄白浊，暖腰膝，壮阳道。入药微炒。单韭子散：治梦泄失精。炒为末，酒下二钱，效。花主动风，根主养发。

白芥菜

白芥菜辛散冷气，子利胸膈止翻胃，
痰生膜外面皮黄，肿毒诸痈胆调敷。

芥味辛辣，有刚介之性，青、紫、白三种。白芥甚辛美，气温，无毒。能发汗，散腹中冷气作痛。其子微炒，研碎入药。利胸膈痰，止翻胃吐食，痰嗽上气，中风不语，面目色黄，安五脏。止夜多小便。丹溪云：痰在皮里膜外，非此不能达。又治走注风毒疼痛，如游风肿毒诸痈，为末，猪胆汁调敷，日三易之。兼辟邪魅、射工、鬼疰，气发无常，扑损瘀血。紫芥，作虀食之甚美，入药不及白者力大。青芥极辣，通鼻，温中，除肾寒邪气，心痛，腰痛，风痹，利九窍，三芥子，叶大同，多食俱动风气，有便血痔疾者忌之。

莱菔

莱菔辛甘气亦平，温中消食去痰凝，
汁润肺消并咳血，下气多餐反涩荣，
子吐风痰宽喘胀，倒壁推墙不顺情。

性能制来麰面毒，故名。俗云温菘，又云萝卜，无毒。大者肉坚，蒸食煮食，能消谷，去胸膈痰凝气滞；小者白脆，生啖或捣汁饮之，止消渴，宽中甚验。又治肺痿吐血，咳嗽劳瘦，和羊肉、鲫鱼煮食之妙。总为调脾润肺之剂，故丹溪云：属土而有金与水。本草虽言下气最速，但熟食则辛散味去而甘缓独存，反滞膈停饮，涩荣卫，令人发白早。子，吐风痰，治喘嗽膨胀，癥瘕积聚，黄疸；利五脏及大小二便，有推墙倒壁之功；兼治头痛，明目去风。孕妇水道不通，单为末，灯心汤下。诸痈醋研涂之。入丸散略炒研用。芜菁，即萝卜苗也。和

油敷蜘蛛咬，恐毒入内，为末酒下，又治犬咬。一方乳痈初肿，疼痛作寒热，取根叶入盐少许捣敷，觉热易之。花阴干为末，空心水调服，治虚眼暗，久服长生，可夜读书。

艾叶

艾叶苦温最热中，霍乱腹心痛有功，
杀虫调血和肝气，崩漏安胎暖子官，
生汁止痢并吐衄，实主壮阳明目瞳。

艾灸百病，有惩创意，令人痛切自治。干熟者性温，无毒。辟外感风寒，温胃，止霍乱转筋，心腹痛，杀蛔虫，熏痔蜃，利肝滞冷气作痛，调和血脉。治妇人崩漏带下，安胎倒产，子死腹中，产后泻血不止，暖子宫，令人有子。生捣汁，性寒有毒。治赤白痢、吐血、衄血、泻血及心腹恶气刺痛、毒发热气上冲发狂，或有疮出血者，端午日日未出时不语采，日干，陈久良者。《衍义》用艾捣筛去青渣，取白，入硫黄相和为炷，灸穴。实，主壮阳，助水脏，暖腰膝及子宫，明目，兼疗一切鬼邪毒气。治火眼，用艾烧令烟起，以碗盖之，候烟上碗成煤，取下用水调化，洗或点，更入黄连尤妙。

槟榔

槟榔辛苦善调中，下气坠药杀三虫，
消谷逐水除痰癖，疟痢脚气与诸风。

槟榔，男子之称，故向阳者为槟榔，向阴者为大腹子。无毒。降也，阴也。又云阴中阳也。调中健脾，散滞气，泻胸中至高之气，止呕吐醋心，逐出寸白虫，消谷逐水，除痰癖，祛瘴疟。治痢里急后重如神，脚气冲心。治诸风、诸积、诸气。以其性沉，有若铁石之重，故能坠降诸药下行。闽广多服之者，盖以地暖郁蒸气多，居民藏之，气亦上盛，故服此以降之耳。槟榔，白者味辛，多

散气；赤者味苦、涩，杀虫。生时甚大易烂，用灰汁煮熟焙干，始堪停久。尖长有紫纹者名槟，力小；圆而矮者名榔，力大。今不复分，但取鸡心正稳、中实如锦纹者佳。刀刮去底，细切。急治生用，经火则无力；缓治略炒，或醋煮过。

常　山

常山辛苦除寒热，逐水消痰疟可截，
善治腹块并项瘿，老弱虚人忌入舌，
蜀漆即是常山苗，性同更医逆气结。

生常山道中，微寒，有毒。主伤寒、温疟寒热，破胸腹停水水胀，胸中痰结吐逆，凡疟皆痰与水为之，故截疟必用此吐痰去水。又治疟母及腹中积聚邪气，痞结坚癥，鬼毒蛊疰，项下瘿瘤鼠瘘。丹溪云：性暴悍，善驱逐伤气。老弱虚人及久病忌之。凡使，细实色黄形如鸡骨者佳。生用令人大吐，酒浸一日，蒸熟或炒，或醋浸煮熟，则善化痞而不吐，畏玉札，忌菘菜、葱。蜀漆，生蜀中，采时茎内有汁如漆，纯阳有毒。吐疟破癥疗鬼疰，与常山一同，更治咳逆气结。入药用甘草水蒸二次，晒干。瓜蒌、桔梗为使，恶贯众。

草　果

草果辛温温脾胃，消痰止呕吐酸味，
益气又能消气膨，疟母果积真难费。

东垣云：草果仁温脾胃而止呕吐，治脾寒湿寒痰之剂也。益真气，又消一切冷气膨胀，化疟母，消宿食。解酒毒果积，乃其主也。兼辟瘴解瘟。去内外壳取仁，或用面裹煨熟。

玄胡索

玄胡索味苦辛温，理气腹心腰痛尊，
活血调经淋露止，破血专救产余昏。

生胡国。玄，言其色；索，言其苗交纽也。无毒。可升可降，阴中阳也。入手足太阴、足厥阴经。善理气痛及膜外气块，止心气痛及小肠、肾气、腰暴痛，活精血，调妇人月经，腹中结块，崩中淋露，又破血及堕落车马疼痛不止。酒磨或煮服，醋煮亦好。

五灵脂

五灵脂甘温治气刺，止血又能行血脉，
善治产后血昏迷，肠风冷痹及疳疾。

色含五彩而有灵，即寒号虫屎也。无毒。主行诸气，心腹刺痛。炒熟止崩漏，生用利气脉，通经闭，行瘀血，善救产后血晕，又治肠风及风冷气血闭，遍身疼痛冷麻，小儿五疳积聚，兼辟疫，除目翳，治吐逆连日不止，妇人小儿方多用之。入肝甚速。出北地，色黑如铁，生用者酒研飞炼去砂石。熟用者飞后炒令烟起，另研。

郁　金

郁金辛苦寒无毒，冷气胀痛醋磨服，
凉心止血破血凝，金疮用之即生肉。

郁金亦不甚香，但其气轻扬，能致达酒气于高远以降神也。正如龙涎无香，能散诸香之气耳。古人用以治郁。金，言其色也。纯阳。主下气宽中，心腹冷气结聚胀痛，温醋磨服之。凉心止血，破恶血血积，血淋尿血、诸失血亦用之。疗金疮，生肌甚速，兼治马热病，女人小儿方多用之。出蜀地。色赤似姜黄，中空如蝉肚者佳。水洗焙，或醋煮。

姜　黄

姜黄气烈似郁金，治冷气胀痛腹心，
破血积能通经水，退风热消痈肿深。

形似生姜而色黄。《日华》云：海南生者名莪术，江南生者为姜黄。味苦、辛，气大寒，功力烈于郁金。治气为最，冷气宿食，心腹结积胀痛用之。破恶血、血块、癥瘕，通月经，产后败血冲心尤验。兼除风热，暴风疼痛；消痈肿，治扑损瘀血。醋炒用。

巴豆

巴豆大毒味辛热，主荡胃中寒积结，气血痰食水癖消，更通月水排脓血。

出巴蜀，形如豆。一种刚子颗小似枣核两头尖者，能杀人。本草云：生温熟寒。其实热，毒药也。惟急治通水谷道，生用去心膜，纸捶去油；缓治消坚磨积，水煮五次，或炒烟尽色黑研用。可以通肠，可以止泻，世所不知，此雷公说也。主荡涤胃中寒积，癥瘕，痃癖，冷气血块，痰癖，宿食，留饮，水肿，宣一切壅滞闭塞，气痢积疟，女子月闭，烂胎，惟伤寒热闭忌用。兼去恶肉，排脓消肿，除鬼毒蛊疰，杀虫鱼、斑蝥、蛇虺毒。东垣云：斩关夺门之剂。不可轻用，误中其毒，以黄连、大豆汁解之，芫花为使，恶蘘草，畏大黄、黄连、藜芦。忌芦笋、酱豉、冷水，得火良。古枳巴丸：大枳壳两个去瓤，每个入巴豆一粒在内，线扎，置砂锅内，以醋浸一宿，煮干为末，湿纸蘸药敷根上，痔去，即用生肌散；如日久顽漏，用津液调敷，败肉自去。或去巴豆，醋糊为丸，梧子大，每十五丸茶清下，治痔漏下血痒痛。

以上治中焦寒药。

菟丝子

菟丝子甘辛平补卫，肾寒精遗腰脚痹，润心肺止口渴干，明目去积健脾胃。

其根初生似兔，其苗初生若丝，得他草木则缠绕而上寄，未必专附松也。中春结实，禀中和凝正阳气，性平，无毒。偏补卫气，助人筋脉。主肾虚阴茎中寒精自出，遗溺尿血。强阴益精，髓坚筋骨，续绝伤，腰膝酸痛顽麻。润心肺燥，止口渴舌苦。治肝虚风，明目，小儿头疮、疹痘痒塌，痔痛。益脾胃，进饮食，去寒血为积。令人服健，久肥延年轻身，有子。仙方多有为末单服者，

久则气壅便闭，宜以润药解之。若单为丸，则久服无妨。不入汤药。水淘洗去砂土晒干，择去杂子，酒浸二三日，蒸出芽，捣烂如膏为丸；或作饼，晒干入药亦好。紧急只用酒炒研末。根行血，可和丹药。苗捣汁，涂面瘢神效。

补骨脂

补骨脂辛大温燥，肾伤腰痛阴湿瘙，精冷髓败便溺频，风虚顽痹尤可靠。

能补骨中脂髓，又名破故纸，因番语呼为婆固脂，即胡韭子也。无毒。主房劳过度，肾经有伤，腰痛，阴囊湿痒，阳衰精冷自流，骨髓伤败，小便利，腹中冷，易泄；又治风虚冷痹，四肢疼痛及妇人血气堕胎，兼明耳目。一切劳伤火衰者用之。雷公云：性大燥。酒浸一宿，漉出，用水浸三宿，蒸三时久，日干，紧急微炒，止泄面炒，补肾用麻子仁炒。恶甘草，忌羊肉。

茴香

茴香无毒味辛平，助阳开胃止痛疼，冷疝脚气并霍乱，诸瘘恶痛叶更灵。

又云蘹香者，茴、蘹，声相近也。助阳者，温肾与膀胱、小肠。治冷气癫疝肿痛及干湿脚气。一云本膀胱药，以其先丙能润燥，丙与壬合。此药入手足少阴、太阳，以开上下三经之通道，而回阳散冷，故曰茴香。开胃者，调和胃气，止呕吐，定霍乱及瘴疟，破一切臭气口气。止疼痛者，一切肾冷脾寒，心腹气痛，肋如刀刺及外肢节疼痛。又治诸瘘漏，生肌止痛，盖阳气回而邪自散也。凡使，酒浸一宿，取出炒黄色捣碎。又有一种八角茴香，气味燥烈，专主腰疼。古方单角茴散，炒为末，酒下二钱，治腰重痛有效。

胡芦巴

胡芦巴热治肾冷，面青腹胁膨如鞭，膀胱疝痛肾虚寒，壮阳消痰力最猛。

即番萝葡子也，胡俗呼为芦芭。味苦，气大温。纯阳，无毒。得硫黄、附子，治肾虚冷、面色青黑、腹肋胀满；得茴香、桃仁治膀胱冷、疝气，甚效；得补骨脂、肉豆蔻，治元脏虚寒易泄；得硫黄、茴香，治阳衰阴痿、冷痰壅上。酒洗微炒用。

吴茱萸

吴茱萸辛热毒小，治心腹冷痛如绞，疝痹肠风脚气攻，霍乱咳逆咽膈饱，食萸性同疗水浮，颗粒差大力却少。

出吴地。可升可降，阳也。震坤合见，其色青绿，气味俱厚。入足三阴经。疗心腹冷气，冷痰，冷食，癥癖，心腹绞痛难忍，中恶及鱼骨入腹刺痛，亦效。又下焦寒湿、疝痛、寒气，不可缺也。逐风邪，开腠理，除湿滞血冷，遍身痿痹，腰脚软弱。利大肠壅气，肠风痔疾，杀肠中三虫。脚气冲心，单用和生姜汁饮之，下气最速。止霍乱转筋，胸满，吞酸吐酸，泻痢。又寒邪所膈，气不得上下，食则口开目瞪，久则寒中胀满者，立效。东垣云：咽嗌寒气，噎寒而不通，胸中冷气闭塞而不利，一切咳逆寒热或厥冷并验。盖此药性好上冲胸膈，下则开胃厚肠。兼治产后余血。虚羸盗汗，或子肠脱出。凡阳衰虚冷者最宜。但多服亦散元气，肠虚者尤不可单服。凡使，汤浸去苦汁六七遍，然后用盐水或黄连水炒。蓼实为使。恶丹参、硝石、白垩。畏紫石英。东行根白皮，杀三虫、寸白、蛔虫。治喉痹、咳逆、泄注下痢、食不消、女子经产余血，兼治白癣。南行枝，主大小便卒关格不通，取断如手第二指中节长，含之即下。食茱萸，处处有之，比吴产者颗差大，经久色黄皮黑，辛热，无毒。疗水肿甚佳，功同吴萸，但力少劣耳。多服冲眼脱发，六七月食之，伤气发疮。

山茱萸

山茱萸酸涩微湿，补肾强阴固精无，去头面风除疝痕，逐痹调经益肝源。

生山中。茱，言色红；萸，肥润也。无毒。补肾气，兴阳道，坚长阴茎，添精髓，止遗精及小便利，去头风骨痛，风气去来，鼻塞鼻齆，目黄，耳鸣耳聋，面疱面疮，肠胃风邪亦验。又除疝痕，逐寒湿痹，治女子月水不定。本草云：发汗通九窍，去心下寒热邪气。本涩剂也，何以能通发耶？盖诸病皆系下部虚寒，用之补养肝肾，以益其源，则五脏安和，闭者通而利者止，非若他药轻飘疏通之谓也。酒浸去核，每一斤取皮肉四两，慢火焙干。核能滑精，故去之。蓼实为使。恶桔梗、防风、防己。

杜仲

杜仲辛甘温无毒，肾虚风冷背腰缩，脚弱阴痒小便遗，强志坚盘精自足。

昔有人姓杜名仲，用治腰痛而愈，故名。沉而降，阳也。治肾虚冷生风，腰疼背痛，甚则腰脊挛缩，浑身强直，脚膝酸疼不欲践地，阴下湿痒，小便余沥，强志，坚筋骨，益精气，兼治妇人胎脏不安，产后诸疾。削去粗皮，酥蜜涂炙，或姜汁涂炙，以丝断为度。恶蛇蜕、玄参。叶嫩时采食之，主风毒脚气及久积风冷，肠痔下血。

续断

续断苦辛温壮阳，止精能令腰脚强，止血调经安胎产，破瘀消痈疗折伤。

无毒。主劳伤不足，益气力，兴阳道，止泄精，缩小便。治腰疼脚软，关节缓急，与桑寄生同功。止血，妇人崩漏带下，尿血为最。又能宣通经脉，胎前胎动漏血，产后血晕，寒热难禁，恍恍气欲绝，单煎一两，温服，即验。一切面黄虚肿、癥结，子宫冷症皆治。破瘀血，消疮肿痈毒、乳痈瘰疬，折伤扑损、金疮，乃所主也。盖因能止痛生肌续筋骨，故名曰续断。出川中，皮黄皱，节节断有烟尘起者佳。酒浸焙。地黄为使。恶雷丸。

草薢

草薢无毒苦甘平，肾冷停水背腰疼，
阴痿失溺白浊证，风痹恶疮多怒情。

草，卑下也；薢，解也；言性能治下部疾也。主肾虚冷，停蓄宿水，腰痛背强，阴痿失溺，小便混浊，瘫痪软风，关节老血，寒湿周痹，恶疮不瘥，肠风痔漏，热气伤中，恚怒。兼补水脏，坚筋骨，益精明目。出川中虚软者佳。酒浸，或盐水煮焙。干薏苡为使。畏葵根、大黄、柴胡、牡蛎。

乌药

乌药辛温疏寒疫，肾冷冲心腹及脊，
消食宽膨霍乱宁，诸气诸风诸疮熄。

色黑，根似乌樟；药乃治病总名，从草从乐，草部居多，人病则忧，病去则乐也。无毒。入足阳明、少阴经，乃疏气散寒之剂。治天行寒疫及阴毒伤寒，能发汗回阳立瘥；治膀胱肾间冷气攻冲背脊，心腹疼痛。《衍义》云：与沉香磨服，治胸膈冷气甚验。消宿食，宽膨胀，除黄疸，利小便，止霍乱吐泻、下痢。得香附，治诸般气症；入风药疏一切风；入疮药治诸痈疖疥癞。兼治中恶、鬼疰、蛊毒、心腹疼痛，妇人血气刺痛，小儿腹中诸虫及猫犬百病。此药气胜味薄，无滋益，但取辛散凝滞而已。香附治内，内和而外自释。乌药疏散宣通甚于香附，不可多服。岭南者色褐而坚硬，天台者色白而香软可爱，但天台出者难得，土产者亦好。去皮心，略炒。叶及根嫩时采，代茶服，补中益气，偏止小便滑数。

以上治下焦虚寒药。

黄精

黄精无毒味甘平，大补劳伤心肺清，
除风湿益脾胃气，十年专服可长生。

得太阳之精也。补五劳七伤，润心肺，除风湿，益脾胃，补中益气，安五脏，耐寒暑，服十年乃可延年不饥。其花胜其实，但难得耳。二月采正精，阴干入药，生用。若单服之，先用滚水绰去苦汁，九蒸九晒。但此物与钩吻相似，误用杀人。钩吻即野葛，蔓生，叶头尖处有两毛钩子。黄精如竹叶相对，根如嫩姜，黄色。又偏精不用。

蓍实

蓍实性平酸苦味，开心强志有先知，
明目聪耳兼益气，轻身不老亦不饥。

即蓍草之实，天地间寿考物也。

五芝

五芝青黄赤白黑，平补五脏应五色，
惟有紫芝性更温，疗痔医聋皆难得。

王者仁慈，则芝生于土，瑞草也。青芝，色如翠羽，味酸平，补肝气，明目安魂；黄芝，色如紫金，味甘平，益脾气，治心腹五邪；赤芝，色如珊瑚，味苦平，补心气，去胸中结滞；白芝，色如截肪，味辛平，益肺气，治咳逆，通利口鼻；黑芝，色如泽漆，味咸平，益肾气，利水道，通九窍；紫芝，味甘温，保神，益精气，坚筋骨，悦颜色，利关节，治耳聋，疗痔疮。相传紫芝最多，非五芝之类。但芝自难得，岂能久服轻身不老耶？

仙茅

仙茅气温味甘辛，补肾兴阳益老人，
虚劳失溺脚腰痹，散胃冷令食入唇。

叶似茅，服之延年，故称仙。有毒。主肾虚无子，益阳道，老人失溺，丈夫虚劳，腰脚冷风挛痹不能行，开胃下气。治心腹冷气不能食，久服通神强记，助筋骨，益肌肤，长精神，明目。传云：服十斤乳石，不及一斤仙茅。蜀川江湖两浙有之。叶青如茅，冬枯春发，三月有花如栀子黄，不结实，独根傍有细根相附，外皮粗褐，内肉黄白。二月八月采根，阴干，米泔浸去赤汁。忌铁、牛肉。单方：合五加皮等分煎膏，最益人。

石龙芮

石龙芮苦平无毒，平肾胃补阴不足，茎冷失精多躁烦，起痹通关和心腹。

处处有之，一丛数茎，茎青紫色，每茎茎叶其芮芮短小多刻。五月采子如葶苈，色黄；二八月采皮，阴干用。陆生者叶有毛而子锐，主平肾胃气，补阴不足，茎常冷失精，久服轻身不老，明目润肌，令人有子；生水中者，叶光而子圆，主风寒湿痹，逐诸风，利关节，治心腹邪气，烦满热燥。大戟使，畏吴茱、蛇蜕。

骨碎补

骨碎补苦温无毒，破血止血折伤续，劳极骨内血风疼，下虚齿痛耳鸣促。

本名胡孙姜，唐明皇以其主折伤有功，故名。主破血止血，补伤折骨碎，疗骨中毒气，血风疼痛，五劳六极，右手不收，上热下冷。亦入妇人血气药用。兼治下虚齿痛耳鸣及恶疮蚀烂肉，杀虫。生树石上，五月采根，铜刀削去毛，细切，蜜水蒸，晒干。

淫羊藿

淫羊藿辛性亦平，补肾助阳壮阴茎，又治冷风筋骨痹，益气强志消痈形。

羊食之则淫，人食之好为阴阳，故名。俗云仙灵脾。无毒。补肾虚助阳，主阴痿绝伤，茎中痛，小便不利，丈夫绝阳不兴，女子绝阴不产。又治一切冷风劳气，筋骨挛急，偏风手足不遂，四肢皮肤不仁。益气力，强心志，老人昏耄，中年健忘，消赤痈瘰疬，下部有疮洗虫出。按此兴阳之剂，本草云久服无子者，何也？盖不补真元，徒助虚阳，致动欲火，妄交妄合，精气不实，宜乎无子也。惟阳衰阴痿，略用以鼓动则可。生汉中不闻水声者良，夹刀夹去叶四旁花枝，细锉，羊脂拌炒。山药为使，得酒良。

腽肭脐

腽肭脐咸热无毒，疗痨尸痊攻心腹，精冷面黑膝腰疼，补中破癥并血宿。

腽，温也；肭，内也；脐，剂也，温内之剂。又水物多以脐交，言其性也。东垣云：疗痨瘵，更壮元阳，脾肾虚损极有功也。主鬼气尸痊，梦与鬼交，鬼魅狐魁及中恶邪气，心腹作痛，肾衰精冷，阴痿面黑，腰膝酸疼，脾衰脐腹积冷，少气羸瘦，痞块疼癖。此药补中益气，又兼消导，能破宿血，治惊狂痫疾。出东海，状若鹿，长尾，两足，头似狗，故名海狗。遇日出，浮于水面，弓矢采之，取其补肾，上有红紫斑点，两重薄膜裹其肉核。收密器中，常润湿如新，取置睡犬傍，犬忽惊跳若狂者真。又严冬置盂水浸之，不冻者真。凡使，火燎去毛，酒浸一日，微微火上炙令香，细锉另研用。如无真者，以黄狗肾三枚可代一枚。

原蚕蛾

原蚕蛾咸热强阴，尿血泄精亦可寻，砂治痹风癥疹起，退消疔肿血风侵，纸主诸血口牙病，丝吐消渴不能禁。

原，再也。是第二番蚕，以其敏于生育也。蚕蛾、蚕砂、蚕蜕、蚕纸皆取第二番者佳。蚕蛾雄者，小毒。主强阴道，交接不倦，止泄精尿血，暖水脏，益精壮阳最捷。又治暴风，金疮，冻疮，汤火疮，并减瘢瘕，小儿撮口噤风。凡使，取蛾入葱管中风干，去翅足，微炒。屎，名晚蚕砂。气温，无毒。主风痹瘾疹，皮肤顽麻，筋骨瘫缓，腹宿冷瘀血，肠鸣，热中消渴，孕妇佩之转女为男。入药炒黄色，或炒热，可熨诸风。蚕蜕，乃眠起时所退皮也。主血风，益妇人，敷疔肿。入药微炒。蚕蜕纸，谓之蚕连。平，主吐血鼻洪，肠风泻血，崩中带下，赤白痢，牙宣牙痛，喉痹口疮，俱烧灰存性，蜜丸含化，或干敷患处，小儿走马疳，入麝少许，贴患处。茧壳，缲丝。味甘平，无毒。口干消渴者，可用此煎汤探吐，畏吐者细细饮之。此物属火，有阴之用，能泻膀胱水中相火，引清气上朝于口。

蛤蚧

蛤蚧咸平有小毒，肺虚劳嗽交喘促，壮元阳辟传尸邪，更通月水下淋沥。

生城墙或大树间，首若蛤蟆，背有细鳞，长四五寸，尾与身等，形如大守宫，雌雄相随，常自呼其名曰蛤蚧。最护惜其尾，或见人欲取之，自啮断其尾。凡采者，须设法存其尾则力全。补肺虚劳嗽有功。治久嗽不愈，肺间积虚热，久则成疮，故嗽出脓血，晓夕不止，喉中气塞，胸膈噎痛，上气喘急，辟传尸邪气鬼物，壮元阳，通月经，利水道，下石淋。去头足，酒洗去鳞鬣内不净，酥炙用。雄者口大身小，雌者口尖身大，入药亦须两用，或男用雌，女用雄。口含少许，奔走不喘者真。

桑上螵蛸

桑上螵蛸能补肾，专攻遗溺及遗精，白浊疝瘕皆可用，炮熟免令泻病生。

螳螂逢木便产一枚，出子百数，惟产于桑木上，得桑之津气者为佳。味咸甘，气平，无毒。主五脏虚损，肾衰阴痿，梦寐失精，或漏精自出，遗溺白浊，及孕妇小便不禁，不可缺也。久服养神气，益精生子，又主女子伤中疝瘕，血闭腰痛，通五淋，利水道。热水浸淘七遍，焙干，炮令黄色，免令作泻，或略蒸过用亦好。畏旋覆花，得龙骨疗泄精。绿桑螺，似蜗牛，黄小。雨后好缘桑叶，主脱肛，烧末以猪脂和敷，脱肛立缩。

伏 翼

伏翼味咸平无毒，主儿魅病明眼目，止久嗽又通五淋，常服延寿无忧辱，夜明砂辛寒治疳，更疗痨疮子死腹。

即蝙蝠也。夜直庚申乃伏翼。善服气能寿，主小儿魅病。取血滴目，令人夜视有精光。止久嗽上气，治五淋，利水道，久服令人喜乐，媚好无忧，延寿，兼治金疮出血，内瘘。立夏后采山谷及古屋间者阴干，重一斤色白倒悬者佳。先拭去肉上毛及肠肚嘴脚，然后用酒浸一宿取出，以董精自然汁涂之，炙令焦干。莵实，云实为使。夜明砂，又名天鼠屎，无毒。小儿无辜疳，熬捣为末，拌饭吃。治瘰疬，略炒，为末，茶调服。子死腹中，烧灰酒下。兼治面黑面瘫，皮肤洗洗时痛，腹中血气，破寒热积聚，除惊悸五疟。

白 石 英

白石英味甘辛温，止咳暖胸住渴烦，疗肺痿痛除诸痹，利水强阴定魄魂。

石色白而有英华。无毒。暖胸膈者，胸膈久寒也。兼治风寒湿痹，利小便，补五脏。大如指长二三寸，六面如削，白彻光亮者上。有五色，惟白、紫二石入药。火煅醋淬七次，水飞用。

紫 石 英

紫石英甘辛气温，温胃补心益下元，专救妇人绝产育，风寒病入子宫存。

色紫无毒。入手少阴、足厥阴经。除胃中久寒，温中，生养肺气，主咳逆上气，心腹痛，寒热邪气，补心气虚，安魂魄，定惊悸、风痫、瘛疭，填下焦，补元气不足，轻身延年。又治女子风寒在子宫绝孕，十年无子。兼治痈肿等毒，醋淬为末，生姜、米醋煎敷之。火煅醋淬七次，细研水飞用。长石为使。畏扁青、附子，忌鲇甲、黄连、麦句姜。得参、苓、芍药，共疗心中结气，得天雄、菖蒲，共疗霍乱。

磁　石

磁石咸寒能吸铁，起痹开聋通关节，

益肾壮阳补绝伤，散核消痈除烦热。

磁，慈也。吸铁联属，若慈母恋儿也。无毒。主周痹凡痹随血脉上下。不能左右去者为周痹。及风湿肢节中痛酸，身强，筋骨不利。又治耳聋目昏，通关节，养肾脏，壮阳道，止白浊，补绝伤，令人有子；散颈核鼠瘘，咽痛，除满烦大热及小儿惊痫，消肿毒，醋调敷疔肿立验，小儿误吞铁针铜钱，取枣核大钻孔，线穿令吞，针自出。能悬吸针虚连三四者佳。火煅醋淬九次，细研水飞或炼汁饮之，但久服必有大患。柴胡为使。恶牡丹、莽草，畏黄石脂，杀铁毒。

阳　起　石

阳起石咸温无毒，治男阴痿最有功，

主女瘕瘕腹内痛，止崩漏下暖子宫。

生阳起山。性善升，能助人阳气。主男子下虚阳衰乏，阴痿不起，茎头寒，阴下湿痒臭汗，暖腰膝；治女人子脏中血瘕癥结，寒热腹痛，月水不定，崩中带下，子宫久冷无子；兼治冷湿痹风，消水肿，久服令人有子。形如狼牙，色白明莹者佳。火煅醋淬七次，细研水飞用。桑螵蛸为使。恶泽泻、菌桂、雷丸、蛇蜕，畏菟丝子，忌羊血。

石　钟　乳

石钟乳甘温性悍，补肺治咳气逆乱，

肾阳衰竭脚弱疼，下乳通关须炼煅。

石钟灵气，滴下津液如乳。东垣云：钟乳粉补肺气，兼疗肾虚。主寒嗽咳逆上气，出声音，补虚损，益精涩精，强阴壮阳，下焦伤竭，脚弱疼冷，无子精清者，可入补药中兼服之。又通百节，利九窍，下乳汁。丹溪云：此慓悍之剂，可用于暂而不可久。唐时惑于方士服食长生之说，柳子厚又从而述美之，习以成俗，迨宋及今。且《唐本》注云：多服发湿，不炼服之令人淋，况石药气偏，不间冷热有毒，钟乳又偏之甚者。经曰石钟乳之气悍，可不信诸！生少室山谷及道州江华县，明白光润轻松，色如炼硝石者佳。凡修，半斤用沉香、零陵香、藿香、甘松香、白茅香各一两，以水煮一伏时，然后用甘草、紫背天葵汁各二两，再煮一伏时取出，慢火焙干，细研筛过，却入乳钵中，研三日夜勿歇，然后用水飞。澄了日干，再研二万遍，点末臂上便入肉，不见为度。蛇床子为使。恶牡丹、磁石、牡蒙，畏黄石脂。

以上治虚寒通用。

殷孽　即钟乳根，盘结如姜。味辛，温，无毒。主烂伤瘀血，泄痢寒热、鼠瘘、癥瘕结气、脚冷疼弱，下乳汁。恶防己，畏术。

孔公孽　即殷孽床，色青黄，中有孔。味辛温，无毒。主伤食不化欲眠，腰冷膝痹，毒气，癥结邪气，出声音，利九窍，下乳汁。治恶疮疽、瘘痔、男子阴疮、女子阴蚀。木兰为使，恶细辛，忌羊血。此二孽止可浸酒及煮服，不入丸、散。

白垩　即画工所用白土也。味苦、辛，温，无毒。主女子寒热癥瘕，子宫冷，月闭阴肿，漏下无子，涩肠止痢及痔瘘泄精，水脏冷，鼻洪吐血。久服伤五脏，令人羸瘦。火煅研，盐汤飞过，晾干，免涩结人肠。

鹅管石 形如鹅管，色白，味甘平，无毒。专主肺寒久嗽，痰气壅膈，兼治疳疮。煅研。

钩吻 得太阴之精，食之钩入喉吻。味辛、温，大毒。主中恶风，咳逆上气，水肿癥积，除脚膝痹痛、四肢拘挛，杀儿疰蛊毒，金疮乳痓，恶疮疥虫，杀鸟兽。误中其毒，以桂心，葱叶沸汤解之，忌冷水。捣自然汁入膏中用，勿误饵之。

女菀 味辛，温，无毒。主风寒洗洗，霍乱泄痢肠鸣，疗肺伤咳逆出汗，久寒在膀胱，支满惊痫，寒热百疾。

王孙 味苦平，无毒。疗百疾，补虚益气。主五脏邪气，寒湿痹，四肢酸疼膝冷，痢疾，金疮破血，生肌止痛。

合欢 花，上半白，下半肉红，散垂如丝，树似梧桐，枝柔叶繁，互相交结，每一风来，辄似解了不相牵缀，树之阶庭，使人不忿。其叶至夜而合，故又谓之夜合花。味平，无毒。主安五脏，利心志，耐风寒，令人欢乐无忧，久服轻身明目。丹溪云：合欢属土，而有水与金，补阴之有捷功也。兼治磕损疼痛。皮主肺痈唾脓，心胸甲错，又能杀虫，续筋骨。煎膏消痈肿，叶汁可洗衣垢。

白棘 味辛、寒，无毒。然有钩直二种，直者主虚损阴痿，精自出，补肾气，益精髓，止尿血；钩者主心腹痛，喉痹，痈疽痔漏，疮肿溃脓，止痛，决刺结。或煮，或烧灭存性用。

药实根 味辛、温，无毒。主寒湿邪气，诸痹疼酸，续绝伤，补骨髓。子主破血、止痢，消肿，除蛊疰、蛇毒。

甘松香 味甘，温，无毒。主冷气，卒心腹痛，胀满，下气。兼治面黑风疮，齿匿，野鸡痔。用合诸香，得白芷、附子良。

又有三奈，性味颇同，入诸香药料，鲜入丸、散。

紫稍花 按本草，龙与鹿游于水边，遗沥粘着木枝如蒲槌状，色微青灰，味甘、性温。主阳衰阴痿。

樗鸡 生樗木上。形类蚕蛾，但头足微黑。翅有一重灰色，一重深红，五色俱，腹大者佳。又名红娘子。味苦，平，小毒。主阴痿益精，补中下气，强志轻身，生子好色；又治心腹邪气，腰痛，行瘀血血闭。不可近目。七月采，晒干，微炒。

蜻蜓 六足四翼，青色大眼者良。余色及缠腰有绿者不用。微寒，无毒。主强阴止精，壮阳暖水脏。去翅足，微炒。一云即青娘子。

以上治虚寒杂用。

主治各经寒药

肝气吴萸，血当归、心气桂心，血当归、脾气吴萸，血当归、肺气麻黄，血干姜、肾气细辛，血附子、胆气生姜，血川芎、大肠气白芷，血秦艽、小肠气茴香，血玄胡、三焦气附子，血川芎、膀胱气麻黄，血桂枝、心胞气附子，血川芎。

以上诸药，治上、中、下三焦内寒，兼治湿寒之剂。

古庵云：上五品药性，乃治风、热、湿、燥、寒五气切要之剂。除治风通行外，治热门宜与治燥门兼用，治湿门宜与治寒门兼用，热燥属阳，寒湿属阴故也。盖瘦人血虚多热燥，肥人气虚多寒湿，仔细分类治之。

治疮门

古庵云：疮属热属毒，故治疮多清热解毒药，亦因气逆血滞，又宜行气活血药。其内服药已见前五门下，此多赘其外敷药而已，又有各门载不尽者，亦附于此。

金银花

金银花即忍冬草，甘温无毒阴疽宝，消渴虚风寒热宁，腹胀血痢叶可捣。

处处有之。其藤左绕附木，名左缠藤。凌冬不凋，又名忍冬草。花有黄白二色，又名金银花。主痈疽疮肿，止消渴要药也。叶，煮汁酿酒，补虚疗风及寒热身肿腹胀；浓煎服，主热毒、血痢、水痢，兼治五遁飞尸。去梗，阴干。

夏枯草

夏枯草味苦辛寒，鼠瘘头疮瘰结团，明目破癥除脚气，能消湿痹又滋肝。

月令云：靡草死，得金气而生，至夏火盛而死，火克金之义也。无毒，主寒热鼠瘘、瘰疬、头疮，散瘿结气，破癥瘕，除脚气湿痹。兼治肝虚睛疼、冷泪羞明，入香附子一倍为末，茶清下一钱，效。丹溪云：有补养血脉之功，久服轻身长年。四月采，阴干。王瓜为使。

蒲公英

蒲公英草性平甘，专治乳痈疔肿暗，触木恶刺称神疗，化热行滞散结痰。

蒲公用此草治痈肿得效，故名。无毒。主妇人乳痈肿痛，或产后不自乳儿，蓄积乳汁作痈，并水煮汁饮，外封之立消。一方同忍冬藤，煎浓汤，入酒少许，服罢随手欲睡，是其功也，睡觉乳安。又捣敷疔肿诸疮皆验。又治手足触木恶刺及狐尿刺肿痛，摘取根茎白汁多涂立瘥。丹溪云：属土，化热毒，解食毒，散滞气，消恶肿结核有奇功。可入阳明、太阴经。麦熟时，在处田间路侧皆有之。叶似苦苣有细刺，中心抽一茎，三月茎端开黄花似菊花，其茎甚脆断之有白汁出。四月五月采，洗净细锉用。

山慈菰

山慈菰是鬼灯檠，花即金灯湿地生，疮肿痈疽瘰疬核，毒消万病醋磨曾。

花似灯笼，色白，上有黑点，故名。有小毒。主痈肿疮瘘、瘰疬结核，解诸毒，内入丸散，外用醋磨敷之。亦剥人面皮，除皯黵。又取茎叶入蜜捣膏，贴疮肿口上，以清血出为效。四月初，挖地采之，迟则腐烂，极与老鸦蒜相类，但蒜无毛，慈菰上有毛包裹，宜刮去皮焙干。又一种团慈菰，根似小蒜，主治略同。

松脂

松脂苦甘温无毒，风痹恶癞并头秃，清胃伏热润心肺，生津固齿明耳目。

松液流地凝成。主恶风，历节酸痛，风痹死肌，痈疽，恶风癞疮瘙疥，头疡白秃。煎膏贴诸疮瘘烂，排脓生肌止痛，抽风杀虫，除胃中伏热，润心肺，生津止渴，固齿，聪耳明目。入滋补药和服，壮阳实阴茎，令人有子，久服轻身延年。通明者佳。用河水煮化，投冷水内，令两人扯拔，既凝再煮，如此三次，再用酒煮三次，仍前扯拔，以白如饴糖为度。煎膏药用桃、柳、桑、槐、芙蓉叶煎水煮拔。凡用，入石臼内另捣为末，不可晒焙，亦不可单服，塞实肠胃。

松子

松子甘芳温无毒，补虚益气滑肌肉，花虽味美热上焦，节主历节筋骨缩，叶治湿风长发毛，根益五劳辟五谷。

松子，主虚羸少气，补不足，滑肌肤，实肠胃，久服延年。得柏子仁，治老人虚秘。兼治诸风邪气，风痹寒气。松花，酒服轻身，疗病胜枝叶，但多食能发上焦热病，松黄汤：松花、蒲黄、川芎、当归、石膏各等分，红花少许，水煎、细呷。治产后壮热，头痛颊赤，唇焦口渴，烦躁昏闷。松节，温。主百节久风，风虚脚痹、四肢软弱疼痛或转筋挛痛。丹溪云：松属金。用其节炒焦，治筋骨间病，能燥血中之湿也。松叶，味苦、温，无毒。主罨风湿疮、冻疮，生毛发，安五脏，守中不饥，延年，兼治脚气风痹，历节风、中风口喎，瘟疾恶疮，并煮汁酿酒服之，效。松根白皮，补五劳，益气，辟谷不饥。又树皮绿衣，合和诸香烧之其烟团聚，青白可爱。

枫香

枫香脂味苦辛平，瘾疹风痒齿痛轻，
皮能止痢并霍乱，又云浮肿可疏行，
子甘性热燥痰血，杀虫癞疥用相停。

遇风善摇；香，言其气也。又名白胶香。无毒。主瘾疹风痒，齿痛，浮肿及吐血不止。丹溪云：属金而有水与火。性疏通，故木易有虫穴。其脂液为外科要药。凡使，另研。枫皮，味辛、平、涩，小毒。止水痢，霍乱。消肿，无非疏通，非涩也。大枫子，味甘，性热。主疬风、癞疥、疮癣，杀虫。多服燥痰伤血。入丸药去壳，纸捶去油，外调疮药带油。

白 及

白及苦辛平无毒，痈疽济癣裂皮肉，
平胃风痹缓不收，补肺止血治打扑。

及，芨也，栏也。叶初生似井栏。阳中阴也。主痈肿恶疮，败疽死肌，除白癣疥虫。嚼涂手足皲裂、痔瘘、刀箭汤火等疮，生肌止痛方多用之。平胃中邪气，贼风鬼击，痹缓不收。治久咳，呕血，咯血，肠风血痢。单用为末，米

饮调服。凡被打拷，肺窍控损见血者尤妙，以其能补肺窍也。又衄血不止者，津调涂山根立止。珍云：涩肺与白蔹性治大同，兼治结热不消，阴痿面黯，令人肌滑。入丸可少用作糊。水洗紫石英为使，恶理石，畏李核、杏仁，反乌头。

白 蔹

白蔹无毒苦甘平，敛诸疮口故留名，
除热目赤杀火毒，女阴肿痛儿痫惊。

主痈疽发背、疔疮、瘰疬、痔漏、扑损刀箭汤火等疮，散结止痛生肌。《衍义》云：白蔹、白及，古今服饵方少用，多见于敛疮方中，二物多相而行。又除热目中赤，杀火毒，女子阴中肿痛，下赤白，小儿惊痫，瘟疟。代赭为使，反乌头。又一种赤蔹，功用与白蔹同，但表里俱赤耳。

五 倍 子

五倍子平酸苦味，治肺风毒湿癣疮，
眼肿牙疳并痔痢，顽痰热渴可煎汤。

因商贩得五倍之利而名。又名文蛤，其内多虫似之。无毒。主肺脏风毒流溢皮肤作风湿癣疮，瘙痒脓水，小儿面鼻疳疮；末敷口疮，立进饮食；或风毒上攻，眼赤肿痛涩痒，上下睑烂，浮翳胬肉侵睛，内服外洗；疗齿宣疳䘌，五痔肠风下血，泻痢。丹溪云：属金与水。含口中善收顽痰，解诸热毒，生津液，收敛之妙剂也。蜀中者佳，去虫。汤药生用，丸药略炒。染须炒至烟起，以浓茶泼之，再炒至烟净，用青布包，以脚踏石压干为末。单方：治小儿吐不定，五倍子二个，一生一熟，甘草一寸炙，为末，米泔下二钱。立止。

无 名 异

无名异甘平无毒，主治金疮理折伤，
内损生肌止疼痛，更消痈肿治诸疮。

广州黑褐者良，状如黑石炭，嚼之

如饧，言无可名其异也。主金疮折伤内损，止痛生肌，消肿毒痈肿，醋摩敷之，另研。

赤 石 脂

赤石脂甘酸且温，生肌敛口疮无痕，
固肠胃又涩精血，下胎衣为入心源。

白者性味俱相似，青黄黑各应脏论。

赤以色言，脂乃石之膏粘也，无毒。降也，阳中之阴也。敷痈疽、疮疖、痔瘘，排脓止痛，生肌敛口，固肠胃，疗腹痛泄澼、寒滑痢泻、下痢赤白、涩精益精，止小便利及淋沥。又止吐血、衄血及女子崩中漏下，难产胞衣不下。《经》云：涩可去脱。石脂为收敛涩剂，而又能催生下胞衣者，何也？盖赤脂入丙，白脂入庚故也。所以赤者主养心气，镇惊悸。凡使，色理鲜腻粘舌者佳。火煅通赤，放冷细研，水飞三次。晒干。恶大黄，畏芫花。白石脂，味甘、酸、平，无毒，主养肺。青石脂，味酸、平，无毒，主养肝胆气。黄石脂，味苦、平，无毒，主养脾气。黑石脂，味咸、平，无毒，主养肾气，强阴。《图经》云：五色石脂，主治并同，后人分之，今惟用赤白二种，余不复识，制法同上。曾青、燕屎为使。恶松脂、细辛。畏黄芩、黄连、甘草。得厚朴并米饮，止便脓。

青 礞 石

青礞石疗痰火疮，能消食积滞脏腑，
小儿羸瘦妇人癥，攻刺腹心作痛苦。

其石青青朦朦，味淡，无毒，性好沉坠，得焰硝能利湿热痰积从大肠而出。因湿热盛而皮肤生疮者，一利即愈。得巴豆、大黄、三棱等剂，治食积不消，留滞在脏腑，结成癥块，经久不瘥。兼治小儿食积羸瘦，妇人积年食癥，攻刺腹心。入盐泥固济罐内，火煅一日，细研。

凝 水 石

凝水石寒甘辛味，火烧丹毒醋调敷，
解胃伏热及身热，时行烦渴立消除。

又名寒水石。出常山，色白，有纵理者，有横理者，投水中，与水同色凝动者佳。大寒，无毒。治小儿丹毒，火烧为末，醋调敷之。能解胃中及五脏伏热，身热皮中如火，时行烦渴，伤寒劳复发热。兼荡腹中积聚邪气，水肿小腹痹，压丹石毒。火煅七次，水飞。雷公以生姜汁煮干，研用。畏地榆，解巴豆毒。

狗 脊

狗脊草苦甘微温，断诸疮血治痹顽，
强督坚脊利腰脚，失溺伤中补肾元。

形如狗脊，黄毛者佳，名金毛狗脊。无毒。能止诸疮血出，治周痹寒湿，膝痛脚软，腰背强痛。此药能利机关，坚筋骨，颇利老人。疗失溺不节，伤中肾虚，亦补益之剂也。恒山者胜。火燎去毛，细锉酒拌，蒸半日，晒干。草薢为使，恶败酱。

蛇 床 子

蛇床子平甘苦辛，疥癣阴痒及遍身，
暖宫壮阳令有子，治痹通关逐瘀湮。

蛇常栖息此草上，故名之。无毒。治恶疮，湿癣，阴痒，大风身痒，煎汤浴之，或捣末猪脂调涂。治妇人阴中肿痛，赤白带下，一切子宫冷症；男子阴痿，大益阳事，缩小便，令人有子。又治诸湿痹毒、腰胯疼痛、四肢顽麻，通关节，逐扑损瘀血。兼治癫痫，风冷齿痛。温中下气，久服轻身悦颜。入洗汤生用，入丸、散用布包。挪去皮壳，取净仁微妙。恶牡丹、巴豆、贝母。

伏 龙 肝

伏龙肝味气辛温，消痈散肿醋涂痕，
止诸血下咳逆气，时疫胎产水调吞。

伏龙，灶神也。历家云：伏龙日，忌作灶。《容斋随笔》云：以猪肝和泥作灶。立名之意本于此。微毒。主消痈疽肿毒、发背乳痈、丹毒，鸡子黄或醋调涂之。腋臭，小儿脐疮，干末敷之。止咳逆上气，吐血衄血，肠风尿血，泄精及妇人崩带，有孕时疫热病令胎不安，水和涂脐中，内又服之。催生下衣，小儿夜啼，大人中风不语，心烦恍惚，手足不随或腹中痛满，冷水搅汁服之。雷公云：是十年已来灶额内火气自然结积，如赤色石，中黄有八棱。凡使，火煅、水飞两遍，令干。自陶隐居以为灶心土，其实雷之说有理，当从之。

铛下墨

铛下墨即釜底煤，金疮生肌止血来，吐红血晕恶心痛，妇人难产亦能催。百草霜治热毒疮，消积止泻亦奇哉。

无毒。解诸疮毒。涂金疮，生肌止血，如疮在面，慎勿涂之，黑入肉如印。止诸血及吐血，血晕，单用细研，酒调或水调，温服。兼治中恶心痛，妇人逆产及霍乱转筋，鼻气壅塞不通。又治舌卒肿如猪脬，满口即死，以酒调涂舌下立瘥。百草霜，即额上墨，又名灶突墨。无毒。治小儿头疮及热毒疮，消积化滞下食，止暴泻痢，妇人虚损，月候不调，崩中漏下，横生逆产，瘦胎胞衣不下。《局方》误以铛墨为百草霜，所指虽与经殊，而功用大同，惟黑奴丸两用之。

龙骨

龙骨味甘平无毒，敛口专消肠内痈，止精血汗安心志，燥湿除癥医痢脓。齿攻结气及颠痫，角治中坚癥疝风。

生晋地川谷及太山岩，水岸土穴中，死龙处得之。李肇《国史》云：春水时鱼登龙门蜕其骨也。主肠痈内疽，阴蚀及诸疮久不敛口，少用最妙。小儿脐疮不瘥，研末敷之。治遗精白浊，缩小便，止吐、衄、尿血、肠风下血、盗汗、女人崩漏胎漏。安心志，定魂魄，夜卧多梦纷纭者加用之。成无己云：龙骨、黄丹、牡蛎皆收敛神气以镇惊。雷公云：龙骨气入肾脏，又能燥湿破癥，止泄痢脓血、老疟。兼治咳逆，心腹鬼疰精魅，小儿热气惊痫。凡使，得脊脑作白地锦文，舐之着舌者佳，青白者次，黑者下。火煅细研，或酒煮，焙干用。畏石膏、理石、干漆、蜀椒，得人参；牛黄良。抑论龙骨涩药，去脱固肠而又破癥坚，何也？盖质虽枯涩，而味甘缓血，即如轻粉性寒利肠，质燥又敛肛门。噫！涩药能通，山茱萸、赤石脂之类；通药能止，香附、巴豆之类。犹之天门冬寒而补，厚朴热而泻，此药性之所以难识，而用熟者得之。齿，平，味涩，无毒。主心下结气不得喘息，惊痫，癫狂，诸痉，骨间寒热。镇心安魂，治小儿五惊十二痫，身热不可近。兼杀鬼精蛊毒。角，平。主惊痫，瘛疭，身热如火，腹中坚及热泄。

乌贼骨

乌贼骨温燥脓汁，阴痈耳聋目翳泣，止痢杀虫心腹疼，消肿更治崩漏急，通经破癖令生儿，肉味酸平志气立。

又名墨鱼，性嗜乌，噀出腹中墨以混水自卫，乌见以为死，往喙之，乃卷取入水而食之，故谓之乌贼，骨名海鳔蛸。味咸，微温，无毒。止疮多脓汁不燥，丈夫阴头痈久不愈者，为末敷之良。妇人阴蚀肿痛，烧末酒调服之。又治耳聋有水、目中赤白、浮翳泪出、小儿疳眼。止下痢，为末，粥中调食之。杀小虫并水中虫，惊气入腹，腹痛环脐，水肿。主女子崩漏赤白。血枯经闭寒热，血癥血瘕，阴寒无子。凡使，水煮一时，炙令黄，去皮，细研，水飞，日干。恶白蔹、白及、附子。腹中墨，主血刺心痛，醋磨服之，甚者醋炒服之。肉，味酸、平，益气强志，常服令人有子。有无骨者谓之柔鱼，须长直，味尤佳，风浪稍急，即以须粘石为缆。

蛤蟆

蛤蟆味辛寒有毒，痈肿金疮可内服，破癥治疳攻犬伤，生捣又堪署打扑，蟾酥乃是蟾之精，恶疮疳瘦效尤速。

即今癞蛤蟆，又名蟾蜍。形小腹大，皮上多黑点，能跳接百虫食之。时在坡泽中作呷呷声、举动极急者。主痈疽发背、疬癞、恶疮、阴蚀、疥癣，肿毒立消。破癥坚，治小儿疳气骨热，目昏，面黄瘦，狂犬咬毒。生捣烂，署打扑损伤。丹溪云：属土与水。本草言食之不患热病者，或炙、或干、或烧灰，和在药剂用之，非若世人煮为羹入盐味而啜其汤。此物湿化，火能发湿，久则湿以化热，戒之戒之！兼治虫蚀。下部穿肠，蛤蟆一枚，鸡骨一分，烧灰，吹下部令深，大验。又小儿月蚀疮，和猪脂涂之。凡使，端午日取东行者，去皮、爪、肠、肚，阴干，酥炙，或酒炙去骨，或烧灰用。蟾酥，即眉间白汁。取法：翻转蟾蜍，四脚向天，勿令射眼即瞎，用手指于眉间挤出于油纸上，阴干。主痈疽疔肿瘰疬，一切恶疮顽癣，又蛀牙齿缝中出血，以纸衽蘸少许按之立止。又和牛酥，以吴萸苗汁调，摩腰眼并阴囊，治腰肾冷，助阳气。又端午日取眉酥入朱砂、麝香，为丸麻子大，空心服一丸，治小儿疳瘦；如脑疳以乳汁调，滴鼻中。蟾肪，能软玉易斫，仍解诸疮毒。蟾脑，明目，疗青盲。

鲮鲤甲

鲮鲤甲微寒有毒，蚁瘘痔疮敷且服，痹风瘴疟血冲心，又治惊邪多啼哭。

产于陵，似鲤，而生鳞若铁甲也。以其好穿地道，又名穿山甲。主诸恶疮疥癣、痔瘘乳痈，烧灰敷之，或水或酒调服。《图经》云：日中出岸，开鳞甲若死，令蚁入中，蚁满，便闭而入水，蚁皆浮出，因接而食之，故主蚁瘘为最。治风痹，疗山岚瘴疟、产后血气冲心血晕，此药能通气和血。兼治小儿惊邪、妇人被邪啼哭及诸疰疾。水洗，细锉，蚌粉炒成珠，为末。

水蛭

水蛭苦咸性毒凉，善吮痈疽理折伤，更利宿血通积结，堕胎通经救妇娘。

蛭，质也，水中质质也。又名马蛭、马蝗。有毒。治赤白游疹及痈疽肿毒，先洗去肿处皮咸，以竹筒盛蛭缀之，须臾便吮，血满自脱，更用饥者吮之，以皮皱肉白为度，无不瘥也。又治跌打折伤有功，热酒调下一钱，食顷痛可，更一服痛止。或和麝香为末，酒下一钱，当利蓄血。盖苦走血，咸胜血，所以伤寒血症用之。兼利水道，破血癥。昔楚王食寒菹所得而吞之，果能去结积。虽曰阴祐，亦是物性兼然。妇人积聚癥块，月闭无子亦用之，堕胎则最急也。有石蛭、泥蛭、草蛭，惟水中蛭，小者佳。此物难死，加火炙经年，亦如鱼子；烟熏三年，得水犹活。五六月采，腹中有子者去之，先以米泔浸一宿，日干，细锉，微火炒，或猪脂煎令黄色乃熟，不尔，入腹生子为害。畏盐及石灰。

蜈蚣

蜈蚣有毒能攻毒，气味辛温杀恶虫，消积破瘀堕胎产，口疮牙瀑保婴童。

大吴川谷中最广，江南亦有之。背绿腹黄，头足赤而大者为公，黄细者为母，用公不用母，故曰公。解诸疮毒及丹硫毒，制诸蛇毒及虫鱼毒、蛊毒、尸痊恶气。杀三虫，止邪疟，疗心腹寒热积聚，癥瘕，去恶血堕胎。又治小儿撮口，舌上生疮，牙关不开，不能收乳，为末，以猪乳汁调灌之。此物鸡好食之，故中其毒者，以乌鸡屎水调涂之，或蛞蝓尤妙。麝啖蛇则专制蛇毒，菁园无蜘蛛，物性相制，每每如此。姜汁炙，去头足，为末，再用绵纸盛，就无烟火上炒熟用之。

斑蝥

斑蝥辛寒须炒熟，内消瘰疬敷癣毒，破血癥又破石癃，通经堕胎溃人肉。

甲上有黄黑斑纹如描画也。大毒。主瘰疬疔肿，恶疮疽蚀，死肌顽癣，生痂瘙甚。破血积癥瘕，利水道，疗石淋，通经堕胎，行蛊毒。《衍义》云：孕妇不可服。为能溃人肉，治淋药多用，极苦，人尤宜斟酌。七八月豆盛时采，阴干，去翅足，入糯米中炒，米黄为度，生则令人吐泻。马刀为使，恶巴豆、丹参、空青、肤青。

芜荑

芜荑无毒味辛平，疗风治疥杀虫灵，积癥肠滑不可缺，腹心冷气痛堪凭。

芜，秽也；荑，伤也，其气臭如伤败之物也。疗皮肤骨节中风毒，淫淫如虫行，又治恶疮、疥癣、痔瘘、一切疮，多用外敷。性杀虫，去三虫，逐寸白及脾胃有虫。食即痛，癥结积聚，肠鸣腹痛，冷痢滑泻及冷气心痛不可缺也。兼治妇人子宫风虚，小儿疳积，中恶蛊毒。孟诜云：多用发热心痛，为辛故也。陈久者良，小者即榆荚仁，止堪为酱及治鸡病，入药当用大者，面炒黄，得诃子、豆蔻良。

雷丸

雷丸咸苦冷微毒，逐皮热毒杀诸虫，摩膏疗儿百种病，久服伤阴男女同。

雷，累也；丸，圆也，累累相连如圆状也。主散皮肤中热结毒气，胃中邪热。杀疮疥中虫及寸白三虫。作摩膏除小儿百般积病。本草云：利丈夫，不利女人。疏利男子元气，不疏利女子脏气，非利益之利也。故又曰：久服令阴痿。要之，疏利之剂伤阴损血，男女中病则已，皆不宜过服。兼治癫痫狂走，蛊毒。出汉中，白者佳，赤者杀人。醋浸泡，去黑皮，焙。雷公以甘草汤浸二日，刮去黑皮，酒拌蒸半日，焙干用。芫花、厚朴、荔核为使。恶葛根。

芦荟

芦荟苦寒疗热风，脑疳鼻痒齿蜃空，目昏颈癣并痔瘘，镇儿惊痫杀疳虫。

芦，黑也；荟，合也。木之脂液凝成，色黑如锡，用数块散至水中，化则自合者为真。以其味苦，故又名象胆。雷公云：即番国白象胆也。无毒。主风热烦闷，胸间热气。吹鼻，治脑疳，除鼻痒，敷齿蜃。和甘草减半为末，敷颈项耳颊癣疮湿痒并痔疾疮瘘。又明目镇心，治小儿癫痫，惊风，诸热。疗五疳，杀蛔虫、三虫。解巴豆毒。另研用。

硫黄

硫黄甘酸性大热，杀诸疮虫燥脓血，壮肾阳气暖肺脾，涩精治痹除呃噎。

硫，流也。助焰硝成火药，流而不返。又硫乃石之液，火之精也。有毒。疗疽痔恶疮，头秃，下部蜃疮，妇人阴蚀，一切疥癣，诸疮，瘜肉，恶血。杀虫及腹脏诸虫。暖肾壮阳，脚冷疼弱光力，筋骨顽痹，下元虚冷，泄精冷秘。又治脾寒久泻，心腹痃癖积聚及肺胃俱冷，咳逆上气，鼻衄，一切脾肾元气欲绝，服之皆验。中病即已，不可过剂。能化金银铜铁奇物。《液》云：来复丹用硝石之类，至阳佐以至阴，与白通汤

231

佐以人溺、猪胆汁大意相同。所以去拒格之寒，兼有伏阳，不得不尔。如无伏阳，不必以阴药佐之也。出广州舶上，矾石液也。色黄莹净者佳，凡使，溶化入麻油中，或入童便中浸七日，细研水飞，入痈冷药，以雀脑髓拌之则不臭。一法：硫黄四两，用白矾半斤，入瓦罐内，以豆腐浆煮一日，去水慢火熬干，令结成一块。次日挖地坑埋一瓦罐，内贮米醋一碗，另用铁叶一片，钻十数孔于上，盖定罐口，却取前硫黄罐子覆铁叶上，两口相对，外以盐泥封固，候干，以炭火煅三炷香久，其白矾粘于上罐，硫黄溜于下罐醋内，候冷取出，水浸一宿，阴干，研用。曾青为使。畏细辛、铁。又土硫黄，出广南荣州，溪涧水中流出。味辛、热，腥臭。主疮疥，杀蛊毒。

雄　黄

雄黄苦甘平有毒，治诸疮癣鼻息肉，
化蛊杀虫辟瘴邪，破癥癖令筋骨续。

出燉煌山，产山之阳者为雄，山之阴者为雌。疗诸疮，疥癣，痔瘘，蜃疮，鼻中息肉，一切恶疮死肌。昔有误食发而成腹蛊，饮一剂，吐蛇无目，烧之有发气，即愈，此化蛊毒之验也。解藜芦毒，杀诸蛇虺及百虫毒，辟岚瘴鬼魅、中恶邪气。破癥瘕积聚及绝筋破骨、百节中大风。《药性论》云：人佩之，鬼神不能近；入山林，虎狼伏；涉川济，毒物不敢伤；孕妇佩之，转女为男。单方为末，蒸饼为丸，甘草汤下，暑痢、暑泄皆效。赤如鸡冠明彻坚实不臭者，可入服食药，余但可疗疮，细研水飞。

雌　黄

雌黄辛甘平有毒，恶疮疥癞头生秃，
身痒白驳皮死肌，肺劳久嗽亦堪服。

主恶疮痂疥，乌癞头秃，鼻中息肉，下部蜃疮，虫风身痒，身面白驳，皮肤死肌及肺劳久嗽，妇人血气久冷，心痛不止。兼杀蜂、蛇毒，辟恶邪气。《衍义》云：入药最稀，治外功多。服食者宜详审之。色黄似云母，甲错可折者佳。细研，入瓦罐中，火煅通红，候冷细研，水飞用。

白　矾

白矾酸寒治诸疮，瘰疬鼻息阴蚀痒，
耳目口齿喉风痹，热痰渴泄毒虫伤。

矾，卤也。地之湿者产卤，淋卤而成矾也。无毒。主恶疮，瘰疬，痔漏，阴蚀，脓出痒甚，甲疽肿痛，鼻中息肉，鼅鼄，一切疥癣风疹，去恶生肌之妙剂也。又治耳卒肿出脓，目赤目翳胬肉，口舌生疮，牙齿肿痛出血，历久碎坏欲尽，急喉风痹，心肺烦热，风涎壅盛，作渴泄痢。兼治蛇蝎、恶犬、壁镜、驴涎、马汗毒伤。此药本除热在骨髓，多服则反伤骨；本能却水消痰，多服反伤心肺。出晋州，白色光明者佳。细研入瓦罐中，火煅半日，色白如轻粉者名枯矾。惟化痰生用，治齿痛喉痹，绵裹生含咽之。甘草为使。恶牡蛎，畏麻黄。抑考矾有五等：惟白矾多入药用；绿矾疗诸疮，亦入咽喉口齿药；黄矾，本丹灶家所须，亦疗疮生肉染皮；黑矾，又名皂矾，疗疳及染须发药用之；红矾，即石胆，本绿色，煅之则色赤，今亦稀见。鲫矾散：鲫鱼一个，破去肠，入白矾令满，瓦上烧存性，为末。用鸡毛卷药敷之，治痔漏久不愈者，效。

丹　砂

丹砂微寒甘无毒，发痘治诸疮息肉，
凉心润肺更清肝，益气通血明眼目。

丹，言其色赤也，形质颗块如砂，又名朱砂。治诸疮，疥痂，息肉，内服外涂。痘疮将出，服之解毒，令出少。治心热烦躁，养精神，安魂魄，润肺止渴，清肝明目，纳浮溜之火，益气益精，通血脉，兼辟邪恶瘟疫，中恶腹痛，破癥瘕，下死胎。但宜生使，炼服有毒。《周礼》以五毒攻疮疡，用丹砂、石胆、雄黄、矾石、磁石置瓦合中，火煅三日夜，其烟上着，以鸡羽扫取之以注疮，恶肉、腐骨、脓血溃出即愈。出辰州，光明莹彻，大者如鸡子，小者如石榴子，箭镞紫暗若铁色，碎之作墙壁云母片者佳。细研水飞，灰碗内铺纸渗干用。恶磁石，畏咸水。

乳 香

乳香辛温善止痛，疗诸风疮及风中，
消肿止泻定霍乱，补肾催生俱要用。

形似乳头，即波斯国松木脂也。纯阳，无毒。能调气血，定诸经之痛，内而心腹骨节，外而疮疡痈疽疼痛者必用之。疗诸风疮、瘾疹、痒毒，入药服之则内消，煎膏贴之则生肌。又治中风口噤不语，消风水毒肿，止大肠泄澼，定霍乱，补肾益精，暖腰膝，下肾气，妇人难产，催生下死，小儿急慢惊风，俱要药也。紫赤如樱桃者上，枫香、松脂多可混之，烧之乃辨真伪。入丸、散，微炒，杀毒。得不粘，或捣碎纸包，席下眠一宿，另研。一法，用时以缯袋挂于窗隙间，良久取研之乃不粘。又熏陆香亦其类也。

没 药

没药苦平疗疮痍，破血止痛最为奇，
腹心筋骨疼皆用，产后金疮也相宜。

没，沦没也。木之膏液没入地中凝结成块，大小不一，亦波斯国松脂也。但其色黑，无毒。东垣云：没药在治疮散血之科。凡血滞则气壅，经络满急而作痛肿，此药推陈致新，故能破宿血，消肿止痛，为疮家奇药也。又治妇人内伤癥结，脐腹疞刺，堕胎，心腹俱痛，产后血晕、血气痛及历节诸风，骨节疼痛，一切金疮、杖疮、打扑折伤皆宜。兼治卒下血，目中翳晕肤赤。制同乳香。

麒 麟 竭

麟麟竭味甘咸平，敛口生肌止血疼，
更破血宿除血晕，女虚带下用之灵，
紫矿内红外紫黑，能消阴滞益阳精。

出南蕃。麒麟树之津液结成，又名血竭，言其色红也。有小毒。一切恶疮疥癣久不合口者，此药本生肌止痛止血，但性急多用反能引脓。又主打伤折损疼痛及血气心腹疞刺，破瘀血，去五脏邪气，除妇人产后血晕及素虚赤白带下，血积。凡使，味微咸、甘，作栀子气，嚼之不烂如蜡者佳；味咸甚，作腥气者非入药。另研，得密陀僧良。紫矿，生海南山谷，亦木中脂液结成，形若烂石，与血竭同条，功效全别。无毒。治湿痒疮疥，宜入膏用。又能消阴滞气，益阳精，染家所须。

龙 脑

龙脑辛温百药先，香透肾关及顶巅，
下疳喉痹目肤翳，清心解热散风涎。

即婆律国杉木脂也。脑乃流出香液，药物惟此最贵，故称龙。气味清香为百药先，纯阳，无毒。善散而窜，通利九窍，下则入肾入骨，上透耳目顶巅。人欲死者吞之，气即散尽，盖芳之甚而散之速也。古方治目赤、内外肤翳、耳聋、喉痹，下疳疮及发豌豆疮，一切风疮多用之。又风湿邪气，心腹积聚，及时疾心烦、狂躁惊热，大人、小儿风涎闭塞，妇人难产亦用之者，皆取其辛散故也。丹溪云：龙脑属火。世人误以为寒，而不知其性散甚似乎寒耳。《局方》辄用与麝同，为桂、附之助。人身阳易于动，

233

阴易于亏，且诸香属阳，岂有香之甚者
而反寒乎！形似白松脂，作杉木气，明
净状若梅花瓣者佳。曾经火逼成片，或
如雀屎者次。然非常服之药。独行则势
弱，佐使则有功，于茶最相宜。入药另
研，合糯米炭贮之则不耗。又龙脑膏，
乃根下清液，砍木作坎而承之。专主耳
聋，然极难得。又樟脑，乃樟树屑液造
成，治疥癣癞疮，作热敷之。

麝 香

麝香辛温蚀疮脓，能攻风毒杀诸虫，
　中恶邪气腹心痛，胎产痫惊关窍通。

形似鹿而小，走疾如箭，其香在阴
前皮内，别有膜裹，春分取之，生者良。
无毒。能蚀一切痈疮脓，吐风痰，制蛇
蚕咬、砂虱溪瘴毒。杀疮虫及脏腑诸虫，
辟恶气鬼物、瘟疟蛊疰。中恶心腹暴痛
胀急。妇人有孕，闻其气亦堕胎，催生
下死最速。小儿客忤、惊痫亦用之。其
通关透窍，上达肌肤，内入骨髓，与龙
脑相同，而香窜又过之。伤寒阴毒，内
伤积聚，及妇人子宫冷、带疾，亦用以
为使，俾关节通而冷气散，阳气自回也。
开麝并宜子日，另研筛用。真者带过园
中，瓜果不实。

水 银

水银辛寒毒入肉，量用涂疮杀虫蟨，
　堕胎绝孕又消阴，疗儿涎惊热风搐。

形如水，流不止，色白如银。主恶
疮、疥瘘、痂疥、痂癣、白秃。《局方》
多用涂疮，不知其性滑重，入肉蚀脑，
令百节挛缩。昔有患挛躄病，以金物灸
熨，水银当出蚀金，候金色白者是也。
妇人难产催生下死最速，服之则绝孕。
敷男子阴，阴消无气。钱氏多用疗小儿
惊热涎潮发搐。《衍义》云：水银入药，
极须审谛，有毒故也。又镀金烧粉人多
患风，使作，须饮酒并肥猪肉，铁浆可

御其毒。又名汞，出于丹砂。其法：作
炉置于中，下承以水，上覆以器，外加
火煅养，则烟飞著上，水银溜于下，其
色微红，先以紫背天葵并夜交藤自然汁
煮一伏时，其毒自退。杀金、银、铜、
锡毒。畏磁石。得铅则凝，得硫黄则结，
得紫河车则伏，枣肉研之则散。

轻 粉

轻粉辛冷自水银，疮癣风痒外敷频，
　更涂瘰疬酒齇鼻，利儿疳涎暂入唇，
　又有银朱同一种，杀虫专治疬风人。

体轻色白如粉，又名腻粉。有毒，
主杀疥疮，癣虫风痒，瘰疬，鼻上酒齇，
俱外敷之。通转儿疳爱吃泥土，涎潮瘨
痰。《图经》云：下膈涎最速，但多用
有损。若惊风属心气不足者，下之则里
虚，惊气入心必死。抑论经云利大肠，
东垣又云抑肺而敛肛门，何也？盖轻粉
经火本燥，原自水银性冷，用之于润药
则利，用之于涩药则止。所以又能消水
肿，止血痢，吐风涎。要之，虚病禁用，
实者亦量用之。造轻粉法：食盐、明矾
各等分，同放锅中煮令黄色，取起为末，
名曰黄曲。以此曲一两，入水银二两，
多则曲一斤，水银二斤，同入瓦罐内，
上用铁灯盏盖定，外用黄泥如法固济，
勿令泄气，候干，用炭火旋旋烧上，频
频以水滴铁灯盏内，候罐通红，则内药
尽升上罐口，候冷拆开即成轻粉。入药
用汤煮五度，如麻脚慢火焙干。畏磁石、
石黄。忌一切血者，以其本自丹砂也。
银朱，亦水银升者。杀疮虫，治脑风，
薰疬风疮，能收水去毒。又年久杨酶顽
疮不愈者，用水花朱一钱，枯矾、朱砂
各一钱半，为末，用全蝎酒煎膏为丸，
分作六丸，分三日服，以羊肉、鲜鱼等
汤送下、九日全愈。但内服亦须升过，
将朱捣碎，以雄黄等分配入固济罐中，

文火二炷、武火一炷香久，银朱上升于灯盏，雄黄下坠于罐底，俟冷取朱研用。

砒霜

砒霜大毒味酸苦，恶疮腐肉用少许，
治疟除齁效若神，膈内风痰可作吐。

砒，劈也，又毙也。毒能开劈形魂，令人毙也；霜，以形色言也。又名信石。主恶疮，瘰疬腐肉，和诸药敷之，自然蚀落。又治蛇尿着人手足即肿痛肉烂，指节脱落，取砒为末，以胶清调涂即瘥。主诸疟及齁喘。风痰在膈，可作吐药，但过服，轻则吐红，重伤脏腑杀人。兼消肉积坠胎。误中其毒者，冷水研绿豆汁或醋解之。出信州。色黄赤，明彻不杂，如乳尖长者佳。醋煮杀毒，或瓦合固济，火煅半日，取出用甘草水浸半日，拭干，细研用。

硇砂

硇砂咸苦辛毒大，专去诸疮肉恶败，
破血下痰伐久积，死胎逢之即烂坏。

硇乃卤碱之类，形如砂，出西戎，形如牙硝。光明者良。性大热，专去恶疮息肉，生肌止痛，破结血，下痰气，疗咳嗽，一切血块、气块、肉胀久积、死胎，皆能溃腐，合他药治目中翳。凡用，须细研水飞过，入瓷器中重汤煮令自干，以杀其毒；或用黄丹、石灰作匮，火煅通赤。取出另研。若生用，腐烂肠胃，化人心为血。误中其毒者，研生绿豆汁解之。畏一切酸浆水，忌羊血。消五金八石，柔金银，可为焊药。《日华》云：北庭砂，色黄白，味辛、酸，无毒。功能消败去秽，益阳，敷金疮，用者择之。

以上疮毒正药，其细料药品，小儿方多用之。

自然铜

自然铜味气辛平，误用金牙吐伤生，
主疗折伤续筋骨，更除积聚止心惊，
赤铜屑入乌须药，贼风烧赤酒中倾。

不从矿炼，故号自然。颗块如铜，坚重如石，有黄赤，有青黑，烧之青烟如硫黄，臭如马屎，食之涩，不畏火煅者真。若误用为金牙，即吐杀人。金牙大如棋子而方，出蜀郡，惟吐蛊敢用之。自然铜，主疗折伤打扑，散瘀血，排脓止痛，续筋骨，又破积聚，治产后血邪，安心止惊悸，以酒摩服。丹溪云：按骨方在补气血脾胃，俗工惟在速效，生铜非经锻不可用；然新出，火毒、金毒相扇，挟香热药毒，虽有接骨之功，燥散之祸甚于刀剑，戒之！凡使，火煅醋淬九次，细研，水飞用。铜禀东方乙阴之气，结而成魂，性利，服之伤肾。《局方》乌须药用之。法以打铜器上起薄皮，研为末，用水飞淘五六次，澄去泥渣，只取净末；又有以铜丝火煅醋淬，为末更易。又主贼风反折，烧赤淬酒服之。狐臭，炒热以醋和搽之。兼治折伤，接骨焊齿明目，治风眼及女人血气攻心痛。锡铜镜鼻，古无纯铜镜，皆用锡杂之，乃有光明，微寒。主女子血闭癥瘕，伏肠绝孕，产后余疾刺痛及伏尸邪气，小儿卒中客忤惊痫，又能催生，治暴心痛，并烧赤淬酒饮之。

铜青 铜绿

铜青铜绿一般名，铜上精华彻体生，
敛口金疮堪止血，洗淘目暗即光明。

铜上所产，其青不问生熟铜器皆有，乃铜之精华也。气平，微毒。主合金疮止血，明目，去肤赤息肉。兼治妇人血气心痛及瘫痪风痰，卒中不语。糯米糊丸，酒研服之。能吐青涎，泻恶物。《局方》今亦少用。北庭署者佳。水洗净，细研。水飞去石澄清，慢火熬干。

生 铁

生铁微寒主脱肛，被打瘀血酒煎尝，
秤锤催生衣不下，血瘕儿枕痛尤良，
铁落能除胸膈热，针砂辛平退疸黄。

初炼出矿，用以铸泻器物者谓之生铁。性坚，服之伤肺。主历年脱肛，被打瘀血在骨节及胁外不去，俱酒煮服之。熟铁，又谓之柔铁。味辛、平，有毒。主坚肌耐痛。铁精，乃锻炼极精者。主明目、化铜，疗惊悸，定心气，小儿风痫，阴癀，脱肛。钢铁，及生熟相杂用以作刀锋者。味甘，无毒。主金疮，烦满热中，胸膈气塞，饮食不化。秤锤，味辛，温，无毒。主妇人横生逆产，胎衣不下，产后血瘕，儿枕腹痛及喉痹寒热，并烧赤淬酒服之。无秤锤，用铁杵或斧。锁匙，治妇人血噤失音，煎汤服之。故锯，治误吞竹木入喉中，出入不得，烧赤淬酒服之。铁落，即砧上打落细皮屑也。味辛、甘、平，无毒。主皮肤风热恶疮及胸膈中热，饮食不下。针砂，即作针家磨炉细末也。性平，无毒。主水肿、黄疸。又堪染皂，及和没食子染须至黑。入药用洁净者，以好醋浸一七，捞起晒干，再用好醋少许，慢火炒二三遍，紫色为度。凡铁锉细末，谓之铁粉。畏磁石、石炭。

铁 华 粉

铁华粉咸平无毒，外敷痔瘘刺竹木，
能养血气安心神，除风治痫破积宿，
铁浆水浸青沫生，惊热癫狂可制伏。

以铁片磨光，用盐水抽之，置醋瓮中，阴处埋之，百日后铁上生衣，刮取研用。敷痔瘘及竹木刺入肉，主养气血，安神强志，止惊悸健忘，镇五脏，壮筋骨，除风邪癫痫，破痃癖、宿食，止冷气心痛，随所冷热合和诸药。用枣肉为

丸。铁浆，取诸铁于器中以水浸之，经久青色沫出，可以染皂。解诸毒入腹，镇心，主惊痫发热，急黄狂走，六畜癫狂，人为蛇、犬、虎、狼、毒刺、恶虫等咬，服之毒不入内。铁积久生衣为锈，恶疮疥癣和油涂之。诸虫咬，和蒜摩涂之。

黑 铅

黑铅甘毒属至阴，解诸疮毒熨蛇侵，
伤寒热气尤能散，止呕安神镇此心，
铅霜消痰灰散疬，乌须熔汁胜千金。

铅，台也。其柔已甚，故取台意。铅锡俱禀北方壬癸阴极之精，性濡滑而多阴毒，过服伤人心胃。治发背及诸般痈毒，并金石药毒。先用酒一斗，入甘草三两，后溶铅一斤，投入酒中，如此九次，令病人饮醉即愈。被蛇蝎咬，炙热熨之，又治伤寒毒气，翻胃呕哕，坠痰降气，镇心安神。入药以铁铫熔化泻新瓦上，滤去渣脚二三次，取净者用。铅白霜，性极冷，无毒。消痰，止惊悸、烦渴、鼻衄，解酒毒，治室女月水滞涩，心烦恍惚。兼治中风痰实，小儿惊滞药多用之。取法：以铅杂水银十五分之一，合炼作片，置醋瓮中密封，经久成霜。铅灰、取铅三两，铁器熬之，久当有脚如黑灰，取此灰和脂涂疬子上，仍以旧帛贴之，数数去帛拭去恶汁，又贴，如此半月许，亦不痛不作疮，内消为水，虽流过项者亦瘥。乌须发明目牢齿方：黑铅半斤，熔化，旋入桑条灰、柳木搅令成砂，为末，每早如常擦牙，后用温水嗽在碗内，取其水洗眼，治诸般眼疾；髭黄白者，用之皆变黑也。

铅 丹

铅丹有毒味辛凉，生肌止血治诸疮，
吐逆颠痫消久积，截疟镇惊神气藏。

炒铅为丹，其色黄，故又名黄丹。

善生肌止痛止血，诸疮、金疮、汤火、染须，皆用煎膏或末敷之。主吐逆翻胃，癫痫狂疾，除热毒脐挛，中恶心腹胀痛，又能消久积，止温疟，镇心安神，去惊狂烦渴。经云：黄丹涩而固气，收敛神气以镇惊也。丹溪云：曾一妇因多子，于月内服黄丹二两，四肢冰冷强直，不食，时正仲冬，急服附子理中汤数十帖而定。炒黄丹法：黑铅一斤，土硫黄、硝石各一两，先溶铅成汁，下醋点之，滚沸时下黄一小块，续下硝少许，沸定再点醋，依前下少许硝、黄，已消沸定黄亦尽，炒为末成丹矣，入药又炒令色变，细研水飞二遍。

铅粉

铅粉有毒味辛寒，恶疮狐臭水能干，消积杀虫止溺痢，破瘀堕胎亦可餐，诸疮可用煎膏贴，油十粉四滴成丸。

即今化铅所作水粉也。其有金色者，名蜡子粉，又名粉锡、定粉、胡粉。丹溪谓：古俗妇人用以容面，不可入药。今市皆铅粉，容面、入药两用之。治痈肿瘘烂，疮中出水，汤火，干湿癣疮，及股内阴下常湿痒且臭，小儿疳疮，耳后月蚀，诸狐臭，或干掺，或猪脂、牛脂调敷之。治积聚不消，去鳖瘕，疗小儿疝气，杀三虫，止小便利及久痢，逐瘀血抢心，堕胎，和水或鸡子白调服。凡使，蒸熟，炒令色变。制硫黄，可为外柜。煎膏药法：用真麻油十两，入锅内煎至烟起，入头发一团，待发化尽，却入药煎枯，滤去渣，慢火煎至滴水成珠不散，退火入炒，过铅粉四两，百草霜四两，以桃枝搅匀，提起听用。凡煎膏，药一两，油二两。用滤过松香煎者，油一两，松香四两；用炒过黄丹煎者，油一两，黄丹七钱。

密陀僧

密陀僧味咸辛平，乳调涂面没瘢形，狐臭金疮皆外敷，痔痢可服却嫌生。

胡，僧家语也。色如密，形圆陀陀。有小毒。除面上瘢黚鼻齇，乳调如膏涂之。金疮、口疮、狐臭，干末敷之。久痢五痔及惊痫痰嗽呕吐，茶调服之，或入醋少许。此即煎银炉底，坚重，碎之如金色者佳。外敷生用，内服火煅黄色，细研。

灵砂

灵砂乃炼硫汞成，怔忡病去心自灵，痼冷百病皆能疗，坠痰益气通血凝。

一名二气砂。用水银三两，硫黄一两，细研，先炒作青砂头，后入水火既济炉，抽之如束针绞者成就也。味甘、温，无毒。东垣云：灵砂定心脏之怔忡，久服令人心灵。一切痼冷、五脏百病皆治，坠痰涎，益气力，通血脉，止烦，辟恶，明目。服法详六卷。疥疮有虫毒者，涂之即效。

花蕊石

花蕊石黄白点见，止血生肌须煅炼，卒中金疮刮末敷，产中血晕斯为善。

出陕华诸郡，形大小方圆无定，色似硫黄中有淡白点如花之蕊。东垣云：治金疮，血行则却。合和硫黄同炼服之，或只用火煅亦好。仓卒不及煅炼者，但刮末敷之即合，仍不作脓溃，其效如神。又疗产后血晕、恶血，另研极细。

石灰

石灰温辛风化良，疗疥生肌不入汤，善杀痔虫点黑子，产妇泡水洗脱肛。

火煅石而成灰，水解者力劣，风中自解者力大。有毒。主疽疡疥痒，热气恶疮，死肌堕眉，痔瘘、瘿瘤、白癜，妇人粉刺，汤火金疮，疗骨疽，杀痔虫，除黑痣，蚀恶肉，生好肉，多用濂膏调涂，不入汤药。妇人产后阴肿肠脱，玉门不闭，取一斗熬黄，以水三斗投入，澄清蒸洗。兼治吐血，血痢，解酸酒毒，暖水脏，又能伏硫黄，去锡晕，制雄黄、硇砂，可用作外柜。凡使，点瘀肉，生用亦可，止血炒红色。雷公用醋浸一宿，火煅令腥秽气出，存性研细，古冢中及败舡茹，平，主妇人遗尿及崩中吐痢血不止，煮服或烧为末服。余治与石灰同。

松烟墨

松烟墨辛能止血，善合金疮去目芒，
痢下崩中并难产，产后血晕醋摩尝。

烧松节烟和胶作者方可入药，无毒。止血生肌合金疮，主眯目，物芒入目，磨点瞳子上即出。又止血痢，妇人崩中漏下，难产，子死腹中，胞衣不下，产后血晕，腹痛引腰脊，酒醋童便任摩服之。又治小儿客忤，大人中恶心腹痛胀。为末，水调服之。丹溪云：属金而有火，入药甚助补性。汤药磨刺，丸、散火煅细研，或水浸软纸包煨锉。不问徽墨、京墨，油烟任光如漆且香者，勿用。

苏合香

苏合香甘温无毒，除邪去蛊杀三虫，
霍乱瘟疟并痫痉，痰厥中气与中风。

《梁书》云：天竺国出苏合香。是诸香汁合煎之，其形如酥。或云是狮子屎者，非也。除邪气鬼精梦魇，杀蛊毒，去三虫，破宿血，止心腹痛、霍乱、吐泻、瘟疟、痉痫、中风、中气、痰厥、口噤不省，久服通神。

安息香

安息香平辛苦味，去蛊毒辟诸恶气，
暖肾涩精无梦交，更和心腹鬼胎痊。

言能安定人之气息也。出波斯国，树脂液也。形若松脂，黑色成块，新者亦柔韧。无毒。主辟蛊毒及一切恶气，暖肾气，止遗精，夜梦与鬼交，和心腹，

定霍乱、鬼胎、血邪、血晕，烧之通神。酒浸研。

白蜡

白蜡外科之要味，禀金收敛坚凝气，
生肌止痛续骨筋，补虚治痨益脾肺。

一名虫蜡，冬青树上细虫，食树液而成者。属金，全禀收敛坚凝之气，外科之要药也。生肌止血定痛，接骨续筋，得合欢树皮良。补中虚，杀痨虫，止咳止泻，润肺脏，厚肠胃。另研用。

露蜂房

露蜂房味苦咸平，消痨乳痈及齿疼，
痔漏风疹与癫痫，止女崩中儿咳声。

此即木上黄蜂窠，大者如瓮，小者如桶。其蜂黑色，长寸许，螫牛、马、人乃致死者，用此尤效。人家房间亦往往有之，但小而力慢，不若山林中得风露气者。故名。有毒。主瘰疬成瘘作孔，和猪脂调涂。治乳石发则头痛，烦热，口渴，溺赤，水煎服之，当利诸恶毒，随小便出。风牙肿痛，盐填满孔，烧灰敷之。肠痈痔漏，皮肤癥疹瘙痒，火熬，酒调服之。惊痫瘛疭，寒热邪气，癫疾，鬼精蛊毒及妇人崩中漏下，小儿咳嗽，喉痹，并酒调服之。又疗蜂螫肿毒，解诸药毒。《别录》云：和乱发、蛇蜕，三味烧灰，酒下，主恶疮疽、附骨疽根在脏腑，历节肿出，疗肿恶脉、诸毒皆瘥。凡使，须十二月采，洗去蜂粪泥土，蒸半日，晒干，炙令焦黄，细研。恶干姜、丹参、黄芩、芍药、牡蛎。土蜂窠。不入汤药。治痈肿不消；醋调涂，干即易之。

蜂子

蜂子微寒俱有毒，止呕利便和心腹，
土蜂消肿制蜘蛛，蜜主吐虫黄面目，
蟛蜎止咳治久聋，房医霍乱乳调服。

蜂，尾尖利有锋芒也，俱取其房中

白如蛹，未成头足时炒用之，亦可以盐炒，日干，寄入京、洛以为方物。食之者，须以冬瓜、苦荬、姜苏以制其毒。大黄蜂，即人家屋上及大木间作房者，专主干呕，心腹胀痛，利大小便。土蜂，即土穴居者。主痛，螫痛。又烧灰油调敷蜘蛛咬。此物能食蜘蛛，亦取其相制也。蜜蜂，味甘，主大小、小儿腹中五虫口吐出者，面目黄，补虚赢伤中，久服益气轻身，令人光泽，兼治头风蛊毒、丹毒风疹、腹内留热、大小便闭，去浮血、妇人带下，下乳汁。大抵蜂类，性效皆不相远。畏黄芩、芍药、牡蛎。蠮螉，处处有之。黑色而细腰，虽名土蜂，而不在土中作穴。但捷土于人家壁间，或器物傍作房如竹管，取他虫于房中化为己子，《诗》云，螟蛉有子，蜾蠃负之是也。味辛、平，有毒。主久聋，咳逆，呕逆，毒气出汗。疗鼻窒，生捣罯竹木刺。入药炒用。其土房主痈肿风头，小儿霍乱吐泻，微炙为末，乳汁下一字即止。又研细醋调，涂蜂螫。

雀瓮

雀瓮放子名天浆，甘平无毒抹诸疮，
小儿惊痫不可缺，撮口风堪刺口傍。

即毛虫房也。好在石榴树上，似蚕而短，背上有五色斑毛，刺人有毒。欲老者口吐白汁，凝聚渐坚硬如雀卵。其子在瓮中作蛹，久而作蛾，出枝叶上放子复为虫。又曰：雀好食其瓮中子，故俗间呼为雀儿饭瓮，又名天浆子。八月采，蒸之。主小儿慢惊，惊痫，寒热结气，蛊毒鬼疰。又小儿撮口不得饮乳者，先刺口傍令见血，以瓮内汁和鼠妇捣涂之。《局方》皆以粪虫为天浆子，以之治疰则可，若治惊风方须用此也。

蜘蛛

蜘蛛寒毒敷诸疮，背疔瘰疬卒脱肛，
牙蛀口㖞腋下臭，癀疝奚疝独可尝。

有知觉，吐丝结网，飞虫触则诛之。发背疔疮，先挑四畔血出根露，捣烂醋和敷上，干即易之。瘰疬，无问有头无头，日干为末，酥调贴之。已有疮口出脓者，烧二七枚干掺。疣赘，取花蜘蛛丝于黄丹中养之，夜系旦落。卒脱肛及久泻脱肛疼痛，瓦合内烧存性，入黄丹少许为末，先用白矾汤洗净拭干，掺药软处，手掌托入。牙齿有孔，取壳一枚，绵裹按其内。中风口眼㖞僻，捣摩颊车上，候正即止。腋下狐臭，用盐泥、赤石脂为窠子，纳裹蜘蛛，烧为末，入轻粉一字，米醋调，临卧洗净腋下敷之，来早泻下恶汁恶物。以上皆外敷也。大人、小儿癀疝，阴狐疝气，偏有大小，时时上下，小儿下㝇疝，三年不能行，烧熟啖之或入丸服。有被毒蜂、蜈蚣咬者，生置痛处，令吸其毒，其蜘蛛醉死，以冷水浸之即活。蛇蝎咬，捣汁涂之。又七夕日取其网，置衣领中，疗喜忘。凡使，勿用五色者，要身小尻大，深灰色，腹内有苍黄脓，去头足，研膏用。然此物中人尤惨，惟饮羊乳可制其毒。若遗尿着人，令生疮癣。壁钱虫，似蜘蛛，在暗壁间作白幕如钱。无毒。主鼻衄及金疮下血不止，取虫汁点疮上及鼻中。亦疗外野鸡病下血。其钱幕主小儿吐逆，取二七煮汁饮之。

牡鼠

牡鼠味甘平无青，捣窨折伤筋骨续，
贴诸疮用蜡油煎，肝脑涂针及箭镞，
肉热专消小儿疳，粪治儿痫与劳复。

牡，雄也。其屎两头尖者是，又名豭鼠。生捣全身，窨折伤止血，续筋骨。又大雄鼠一枚，浑用，清油一斤，黄丹五两，黄蜡一两，如常法煎成膏药，贴诸疮肿、冻疮、折破疮、汤火疮，去痛而凉，兼灭瘢疵极良。又治痈疮中冷，疮口不合及蛇刺毒痛，用皮烧灰封之。鼻齆出脓血及破伤风，用头烧灰，猪脂调敷。医针人而针折及箭镞、刀刃、竹木刺入肉，在诸隐处不出者，并捣鼠肝及脑封之即出。又脊骨未长，齿多年不生者效。四足及尾，主妇人堕胎易出。胆汁，点耳治老聋，点眼治晚不见物，但死即胆消，不可得之。肉，热，无毒。主骨蒸痨极，四肢羸瘦，杀虫，小儿疳积，肋露腹大，内有癥瘕，贪食倍常，大人石水鼓胀，妇人乳汁不通，去皮骨取肉，和五味作羹，或煮粥食之。但勿令食着骨，甚瘦人。粪，微寒，无毒。主小儿痫疾大腹，伤寒劳复，室女月水不通，孕妇难产，子死腹中，并烧灰水煮服之。又治鼠瘘，以新屎一百粒收置密器中，六十日杵末，即敷疮孔。鼺鼠，出山都平谷，状如蝙蝠，大如鸱鸢，毛紫色，长尾，夜行飞生，即飞生鸟也。性温，南人取其皮以为暖帽，或取皮与产妇临蓐持之，堕胎令易产。

猬 皮

猬皮无毒苦甘平，痔肿连阴及腰疼，
止血宽膨除疝积，开胃进食补下停。

猬，畏也。周身刺利可畏，虽虎狼亦不敢伤。主五痔肿痛，不问新久，或连阴肿痛及腰背疼，阴蚀血汁不止，肠风下血，蛊毒下血，并酒煮服之。烧灰绵裹塞鼻，止衄。《日华》云止汗血是也。又腹胀痛、疝积，烧灰酒下。善开胃气，止吐逆翻胃，令人能食，补下焦弱。《衍义》云：从虫从胃有义焉。兼治小儿卒惊啼。凡使，猪蹄者良，鼠脚者次，入药烧灰，或炙黄，或炒黑，或水煮，任入汤、丸。畏桔梗、麦门冬。得酒良。灵脂可煮五金八石，注耳治聋。肉可五味淹食，治同皮。惟骨食之令人瘦小。又豪猪形似猬而大，取其肚并屎

烧干为末，每早空心酒下二钱，有患水病鼓胀者，服此肚一个便愈。但此猪多食苦参，只治热风水胀，不治冷胀。

石 蟹

石蟹无毒味咸寒，痈肿漆疮敷即安，
更点青盲并翳眼，熟水摩吞救产难。

海蟹年深水沫相着，因化为石，每遇海潮风飘出，为人所得，疗痈肿漆疮，醋摩敷之。青盲、目淫、肤翳、下翳，细研水飞，入诸药相佐点之，又催生落胎，止血晕。治天行热病，解一切金石药毒、蛊毒，并水摩服之。

木 鳖

木鳖甘温疗折伤，消肿生肌愈恶疮，
面刺乳痈腰强痛，洗痔肿痛连及肛。

形如鳖，出朗州及南中。无毒，主折伤，消结肿、风毒恶疮，生肌，除粉刺䵟黯、妇人乳痈，止腰痛，洗痔疮及肛门肿痛，醋摩消酒毒。去壳，细锉，麸炒。

羊 蹄

羊蹄根苦寒无毒，阴蚀侵淫头上秃，
癣疮肿毒醋摩敷，止血杀虫功最速。

叶似羊蹄，高三四尺，茎节间开紫赤花，子名金荞麦，根似牛蒡而坚实，夏中即枯，亦可作菜食。丹溪云：属水，走血分。似苦荬，甘而不苦。多食滑大肠，生痒。主头秃，疥癣，肿毒，疬疡疽痔，女子阴蚀侵淫，喉痹不语，并取根，醋摩敷之。除热，杀虫及小儿疳虫，解诸鱼毒、蛊毒，赤白痢，大便不通，肠风下血，并水煮汁服之。又生捣汁服，治产后风秘。

天 名 精

天名精寒甘且芳，杀虫消肿敷诸疮，
破血止血除诸痹，便难烦渴可煎汤，
子如鹤虱平苦味，主蛔咬心痛莫当。

此草得天之精所生，大有灵异。昔

人射一麂，剖五脏，以草塞之，蹶然而起，故又名活鹿草。南人呼为火炊，花实全类豨莶，但豨莶苦而臭，名精辛且芳，故又名麦句姜，在处有之。夏秋抽条，颇似薄荷，花紫白色，叶似菘菜而小，无毒。杀小虫，除诸毒，疗疮痔瘘，金疮内射，身痒瘾疹不止，揩之立已。主瘀血瘕欲死，下血止血，利小便，去痹，除胸中结热，止烦渴，逐水大吐下。五月采，阴干。垣衣为使。子，形如鹤虱，黄黑色，微毒。主蛔虫、蛲虫咬心腹痛，杀虫丸散中为最要药，兼止疟，敷恶疮，入药微炒。

柳 华

柳华寒苦退疸黄，根叶皮攻疗肿疮，絮止灸疮痛用实，煎枝含汁治牙良。

从木从卯。一云从酉，古酉字也。二月建卯，逢之而荣，故从卯；八月建酉，逢之而零，故或从酉。柳初生时，黄蕊子为花，及花干絮方出。絮之下有小黑子，随絮而飞，以絮为花者误矣。花，无毒。主风水黄疸面热黑，痂疥恶疮，金疮止血，治湿痹，四肢挛急膝痛。叶及枝叶煎膏，涂痛疽肿毒，疔疮，妒乳反花疮，疥痂漆疮，长肉止痛，续筋骨，煎洗马疥立愈。又治心腹内血作痛，天行热病，传尸骨蒸劳，汤火疮毒入腹，及服金石药人，发大热闷，并下水气。絮，主止血，贴灸疮良，入池阴处化为浮萍。又多积可捍毡，与小儿卧益佳，以性凉也。实，主溃痈，逐脓血，子汁疗渴。枝细锉煎汁含之，治齿痛、洗风毒肿痒。

桦木皮

桦木皮苦平无毒，初肿乳痈调酒服，时行热毒豌豆疮，诸黄疸症浓煎熟。

皮有花纹，北来者佳。治乳痈初发，肿痛结核欲破脓者，为末，酒下一钱即睡，一服而愈。伤寒时行热毒，发豌豆疮及诸黄疸症，浓煮汁饮之良。又烧灰合他药治肺风毒。

黄 药

黄药苦平主恶疮，瘰疬喉痹犬咬伤，取根研汁随含敷，治马原来用此方。

其根初采湿时红赤色，曝干则黄。无毒。主诸恶肿疮瘘，喉痹，蛇犬咬毒，取根研，内服外敷，亦治马心肺热有功。子肉，味酸。治咯血，鼻衄不止。又浸酒服之，治瘿气神效。略消即止，不可过剂。

剪 草

剪草专治疥癣痒，祛痨止血效非常，根名白药诸疮用，末调鸡子护胎伤。

剪草，状如茜草、细辛，婺州产者佳。气凉，无毒。治恶疮瘘蚀，疥癣风痒，浸酒服之。治痨瘵，用末一斤，蜜二斤，和成膏，不犯铁器，九蒸九晒，每用四两，以匙炒药如粥，五更面东服之，良久进粟米粥压之，或吐虫而愈。若久病肺损咯血，一服即愈。寻常咳血妄行，服一匙即愈。白药，辛、温、无毒。主诸疮，痈肿不散，取生根捣敷，或水调干末敷之。金疮折伤敷之，止血定痛生肌。孕妇伤寒护胎，为末，鸡子清调涂脐下。胎存生处，干即以温水润之。又治胸中热塞，噎痹不通，咽喉肿痛，消痰止嗽，治渴止吐血。解野葛、生金、巴豆药毒。亦治马肺热药有功。

莽 草

莽草苦辛温有毒，头痒喉痹蛀牙风，瘰疬诸疮皮肤痹，更消疝瘕杀鱼虫。

生蜀中，似石南而叶稀，无花实，采之作椒气。治头风痒，可用沐，勿令入眼。疗喉痹不通，及蛀牙肿痛，浓煎汤，热含吐之，漱口勿咽。治瘰疬结核坚肿，痈疽，乳难，乳痈未溃，头疡白秃，与白蔹、赤小豆为末，鸡子白调涂，干即易之。一切风疠，疝瘕、血凝肿坠，及风湿皮肤麻痹，煎汤淋洗，杀虫鱼，不入汤药。

败 酱

败酱苦咸化脓水，肠痈痔瘘能消补，逐瘀破癥祛痹风，最益妇人陈良甫。

出近道。叶似豨莶，丛生，花黄，根似柴胡，色紫，作陈败豆酱气。微寒，无毒。能化脓为水。消肠痈，补痔瘘，一切疮疡疥癣，丹毒暴热，火疮赤气，马鞍热气，除痈肿、浮肿、结热，破多年凝血，消癥结，治风毒、瘘痹。陈良甫云：即苦荬菜，最益妇人。治血气心痛，赤白带下，催生落胎，产后血晕，烦渴腹痛，胎前后诸病，皆治之。兼治赤眼、障目胬肉、聤耳、鼻洪吐血。八月采根，干，日锉碎，和甘草叶相拌，蒸半日，去甘草晒用。

酸 酱

酸浆气寒一味酸，退热利水治产难，另有三叶酸浆草，止渴通淋带下安，痛瘘恶疮频捣催，杀虫孩子可常餐。

天下有之，苗似水茄而小，叶亦可食，实作房如囊，囊中有子如梅李大，赤黄色，味如酸浆。微寒，无毒。主热烦满，定志益气，利水道，难产吞其实立下。其根如菹芹，白色，绝苦，捣汁饮治黄病多效。五月采，阴干。三叶酸浆，又名酢浆草。生道傍下湿地，叶如水萍丛生，茎端三叶，叶间生细黄花，俗名酸车草。南人用揩鍮石器令白如银，味酸，寒，无毒。主解热渴，诸淋涩痛，妇人赤白带下，捣敷痈瘘恶疮，杀诸小虫。嫩叶，小儿食之可除热。夏月采叶，阴干。

营 实

营实酸平即蔷薇，疗诸痈毒恶疮痈，根治金疮伤挞肉，血痢肠风疳瘦儿。

即蔷薇子。白花者良，无毒。主痈疽发背，恶疮，疮疖溃烂疼痛，结肉跌筋，败疮热气，阴蚀不瘳，头疮白秃。利关节，久服益气轻身。根，味苦、涩、冷，无毒。主热毒风、痈疽、恶癞、疥癣、金疮伤挞，生肉复肌，及口舌生疮，箭镞鲠刺不出，牙齿疼痛。又治五脏客热，除邪逆气，通血脉，止赤白痢，肠风下血，小儿疳虫，腹痛疳痢。八九月采，去根，粗布拭去黄毛，细锉，浆水拌蒸一宿，晒干用。

梁 上 尘

梁上尘能消软疖，又止中恶鼻衄血，兼消腹痛噎难通，安胎催生胯系戾。

又名乌龙尾。性平，无毒。主痈毒，阴肿，妇人妒乳，小儿头疮软疖，醋和敷之。中恶、鼻衄，腹痛，噎膈，妇人胎动欲产，横生倒产及转胯小便不通，并酒调服之。又自缢死，取末吹两耳鼻中即活。凡使，须去烟火远。高堂殿上者，拂下筛用之。

东 壁 土

东壁土取向朝阳，敷诸痈癣及脱肛，疟痢泄泻多烦闷，药伤毒中尽堪尝。

以一壁论之，外一面向东，常先见晓日，得初阳少火之气，若向南者，则壮火食气，故专用向东者，多年被烟熏者尤好。气温，无毒。主背痈疮疖，干湿癣，豌豆疮，为末敷之；或生姜汁调涂，加黄柏少许。又主下部疮，脱肛，小儿脐风疮。治瘟疟、泄痢赤白、腹内绞痛、霍乱烦闷，服药过剂及中毒烦闷欲死，水调服之。又解诸药毒，肉毒，合口椒毒，野菌毒。

以上治疮毒通用。

冬灰 即浣衣黄灰。烧诸蒿藜积聚炼作之，今用灰多杂薪，蒸乃不善。《衍义》云：诸灰一烘而成，惟冬灰则经三四月方彻，炉灰晓夕烧灼，其力燥烈而体重，今一熬而成者，体轻力劣，故不及冬灰。味辛，微温。和石灰熬煎，以点息肉，疽蚀疥瘙。去黑子疣赘，不可广用，烂人皮肉。桑柴灰，入药绝奇。一方取鳖一个，治如食法，以桑灰汁煎如泥，和诸癥瘕药重煎堪丸，众手丸如梧子大，日服十五丸，癥瘕疝癖无不愈者。或单淋汁服之，亦去风血癥一块、水肿。锻铁炉中灰，兼得铁力，故主癥瘕坚积有效。灶中热灰，和醋熨心腹冷气痛及血气绞痛，冷即易。

百草灰 端午日采露取之一百种，阴干，烧灰，以井花水为丸，重烧令白，以醋和为饼，腋下挟之，干即易，当抽一身痛闷，疮出即止。以小便洗之，不过三度，腋臭自无，又主金疮，止血生肌，取灰和石灰为丸，烧令白，刮敷之。

不灰木 出上党，石类也。其色青白如烂木，烧之不燃，或云即滑石根也。若要烧灰，砍破以牛乳煮了，更以黄牛粪烧之成灰。大寒。主热痱疮，和枣叶、石灰，为粉敷之。

卢甘石 《本草》不载，《局方》治眼以之为君。轻白如羊脑，不夹石者佳。用砂罐一盛一盖，于炭火中煅令通赤，以童便或黄连水淬之，再煅再淬九次，细研水飞过用。

姜石 所在有之，生不见日色土石间，状如姜，有五色，惟白者良。味咸，寒，无毒，疗疔肿，乳痈，发背，豌豆疮，并火煅醋淬为末，鸡子清或醋调敷之效。大凡石类多主痈疽。

绿青 即石绿。出信州有铜处，生山之阴，其中青白花文可爱，即画工用作绿色者，土人以为妇女服饰。入药当用颗块如乳香，不夹石者佳。味酸，寒，无毒。主益气，疗鼽鼻，止泄痢。今医用吐风涎虽验，亦能损心。细研水飞。

白青 生豫章山谷。今空青圆如铁珠，色白而腹不空者是也。研之色白而碧，亦谓之碧青，不入画用，无空青时亦用之。味甘、酸、咸，平，无毒。主心下邪气令人吐，杀诸毒三虫，利九窍，治耳聋，明目通神，轻身不老。

扁青 蜀郡者块大如拳，其色青，腹中亦时有空者；武昌者块小扁而色更佳。味甘，平，无毒。主折跌痈肿，金疮不瘳。治目痛，破积聚，解毒气，利精神，去寒热风痹，及丈夫茎中百病，内绝益精，令人有子。久服轻身不老。

肤青 生益州。味辛、咸，平，无毒。主蛊毒及蛇菜肉诸毒，诸恶疮。不可久服，令人瘦。

降真香 和诸香烧之，直上天，召鹤盘旋于上。味温平，无毒。主天行时气怪异，烧之避邪恶之气也。

薰陆香 出天竺国，树生于砂中，盛夏树液流出，状如桃胶，黄白色，合香家要药。微温，疗恶疮及风水毒肿，去恶气、中恶邪气、伏尸。治齿虫痛不可忍。《图经》云：治肾气，补腰膝，疗霍乱，治血止痛。制同乳香。

鸡舌香 出昆仑。采花酿之成香。合香家要用，不止入药。味辛，温，无毒。疗风水毒肿，去恶气，止霍乱心痛，吹鼻杀脑疳，含口治龋齿、口臭，和黄连、乳汁点目，睛明倍常。

茅香 生剑南道诸州。三月生，苗似大麦，五月开白花。味苦，温，无毒。敷灸疮、金疮，止血定痛。煎汤止吐血鼻衄，又主中恶，温胃止呕吐，疗心腹冷痛、热淋。苗叶煮作汤浴，辟邪气，令人身香，合诸名香甚奇。

鼠李 即牛李子也。木高七八丈，叶如李，但狭而不泽，子生于条上四边，生青熟黑，至秋叶落，子尚在枝，是处有之。味苦，小毒。主寒热瘰疬、瘘疮，日干，九蒸，酒渍服。能下血，除疝瘕，积冷气，治水肿腹胀。皮主诸疮、寒热毒痹，除身皮热毒。根，主口中疳疮，和蔷薇根煎膏，含咽即瘥，亦可敷背发。煮浓汁含之，治龋齿；服之治疳虫蚀脊。

鹿藿 苗似宛豆，有蔓而差大，根黄而香，人取以为菜，微有豆气，山人谓之鹿豆，亦堪生啖。味苦，平，无毒。主肠痈、瘰疬、疮疡，杀蛊毒，止头痛及女子腰腹痛不乐。五六月采苗，日干。

牛扁 生下湿地。叶似石龙芮，根似秦艽而细。味苦，寒，无毒。主身皮疮热气，可作浴汤。又主牛病、牛虱。入药用根。

鸢尾 叶似射干而阔短，不抽长茎，布地而生。花紫碧色，根似良姜，皮黄肉白。味苦，平，有毒。主飞尸蛊毒，邪气鬼疰诸毒。破癥瘕，积聚，去水，下三虫，疗头眩，杀鬼魅。十月采根，日干。

韭乌 生大石及木间阴湿处，青翠茸茸，似苔而非苔，长四、五寸。味甘，寒，无毒。主金疮内塞，疗黄疸，去皮肤寒热往来，利小肠、膀胱气，补中益气，好颜色。烧灰浴发令黑。

蜀羊泉 俗名漆姑叶，似菊花，紫色。子类枸杞子，根如远志，无心有掺。味苦、寒，无毒。主头秃，恶疮，热气，疥瘙癣虫，漆疮，龋齿，女子阴中内伤，皮间实积，小儿惊痫。三四月采苗叶，阴干用。

白兔藿 一名白葛，蔓生，叶圆厚若莼，茎俱有白毛。味苦，平，无毒。主蛇虺、蜂虿、猘犬、菜肉、蛊毒、鬼疰、风疰，诸大毒不可入口者，煮汁饮之，即解。又去皮，可末着痛上，立消。

五月采苗叶，日干。

鸭跖草 生平地。叶如竹，高一二尺，花深碧，有角如鸟嘴，故又名碧竹子。花可染色。味苦，寒，无毒。主痈疽，疔肿，丹毒，瘴疟，热痢，痰饮，狂痫，瘕癥，痞满，气肿，蛇咬。和赤小豆煮，下水气、湿痹，利便。

鼠尾草 苗如蒿，夏月茎端作四、五穗，若鼠尾。花有赤、白二色，叶堪染皂。味苦，寒，无毒。主鼠瘘寒热，下痢脓血不止，煎膏服之。白花者主白下，赤花者主赤下。四月采叶，七月采花，阴干用。

蛇含草 处处有之，生下湿地，一茎五叶或七叶。有两种，当用细叶、黄色花者。味苦，寒，无毒。昔田父见一蛇被伤，一蛇含草着其伤处，经日伤蛇乃去。因取此草捣汁，以敷蛇虺、蜂蜈、疮毒皆验，故名。又主金疮，疽痔，鼠瘘，恶疮，头疡，丹毒，疮肿。兼治惊痫寒热，心腹邪气，腹痛，湿痹，养胎。治产后泄痢，利小儿。八月采叶，日干。勿令犯火。

金星草 多生背阴木石上，单生一叶，长一二尺，至冬背上生两行相对如金星子。其根盘屈如竹，无花实，凌冬不凋。五月和根采，风干用，味苦，寒，无毒。主痈疽疮毒，解硫黄、丹石毒。发于背痈肿、结核，酒煎服之，外为末冷水调涂。石药悉下，然性至冷，服后须补，老人不可轻服。

千金藤 生北地者，根大如指，色黑似漆，生南土者，黄赤如细辛。主痈肿发背，一切血毒诸气，霍乱中恶，天行瘴疟，虚劳痰嗽不利，蛇犬毒药石发，癫痫蛊毒并宜。煎汤浸酒，治风轻身也。

预知子 出蜀中。蔓生大木上，叶有三角，八月结实，生青熟红，每房有子五七枚，如皂子，斑褐色，润如飞蛾。冬月采，阴干。味苦，寒，无毒。取二枚缀衣领上，遇蛊毒物即则则有声，故名预如。若中有毒，去皮为末，水煎服之有效。《日华》云：主一切病，治风补虚，破痃癖气块、天行瘟疫，消宿食，止烦闷，利水道，催生，杀虫，解诸毒药，敷蛇虫咬。

牙子 其根芽似兽之牙齿。味酸，寒，有毒。主邪气热气，疥瘙恶疡，疮痔阴蚀，金疮蛇毒，水煎洗或捣敷之。杀寸白、腹脏一切虫，止赤白痢，水煎服之。八月采根，日干。中湿腐烂生衣者杀人。芜荑为使，恶地榆。

鬼臼 生深山岩谷之阴。叶似蓖麻，初生一茎，茎端一叶两歧，年长一茎，茎枯为一臼，二十年则二十臼也。三月开赤花，开后结实。根似射干。八月采根，日干。味辛，温，有毒。主蛊毒鬼疰精物，辟邪恶，解百毒，治传尸劳瘦，止咳嗽喉结，去目中肤翳。不入汤药。

女青 叶圆而臭，两叶相对，结子似瓟，大如枣，根似白薇。味辛，平，有毒。主蛊毒，鬼气，瘟疟，虫蛇毒。八月采根，阴干。

紫葛 春生冬枯，蔓似葡萄而色紫。八月采根、皮，日干用。味甘、苦，寒，无毒。主痈肿恶疬，为末，醋和封之。又金疮生肌，破血补损及瘫痪挛急，产后血气冲心，烦渴，并水煎服。

栾华 出汉中，叶似木槿而薄细，花似槐而稍长，堪染黄色，子似豌豆而坚黑，堪为数珠。味苦，寒，无毒。和黄连煎膏，疗目痛赤烂、泪出伤眦，消目肿，大效。五六月采花，日干。决明为之使。

荩草 生溪涧侧。叶似竹而细薄，茎亦圆小。荆襄人煮以染黄色，甚鲜。《诗》云：绿竹猗猗是也。味苦，平，无毒。主痂疥白秃，一切恶疮疡气，杀皮肤小虫。兼治咳喘上气，久寒惊悸。九月采，阴干。畏鼠妇。

积雪草 处处有之。蔓生溪涧侧，叶圆如钱，又谓之地钱草。味苦，寒，无毒。主一切热毒，痈疽肿毒，恶疮鼠瘘，风疹疥癣，浸淫赤熛，皮肤暴热，小儿丹毒寒热，腹内热结，内服外敷。八九月采苗叶，阴干。

坐拿草 生江西。六月开紫花，结实。土人采其苗治打扑，兼壮骨，治风痹。神医普救治风方中已有用者。

荠苨 出川蜀江浙。春生苗茎，全似人参而叶小异，根似桔梗但无心为异，故名土桔梗。味甘，寒，无毒。主杀蛊毒，解百药毒，治热狂温疾，丹石发动，封疔肿，署毒箭、蛇虫咬。人家收为果，或蒸作羹菹食之，利肺气，和中，明目。

黄环 生蜀郡。味苦，平，有毒。主蛊毒鬼疰邪气在脏中，除咳逆寒热。三月采根，阴干。恶茯苓、防己、干姜。

藋菌 出沧州。形似菌，色白轻虚，表里相似，乃鹳屎所化也。秋雨时即有，天旱及霖即稀。味咸、甘，平，小毒。主疽蜗恶疮、白癣白秃，止心痛，温中，除腹内冷痛、痕癥，去长虫、蛲虫、寸白蛔虫，杀蛇、蜂等毒。日干用。得酒良，畏鸡子。

徐长卿 三月生苗似小桑，两叶相对，七月着子，十月苗枯，根黄似细辛，微粗长而有臊气。味辛，温，无毒。主百邪鬼疰、蛊毒恶气，去疫疾温疟。久服强悍，益气延年。三月采根，蜜拌蒸三时，日干。

石下长卿 味咸，平，有毒。主鬼疰精邪恶气，杀蛊毒老魅，啼哭悲伤，易忘恍惚。

被子 味甘，温，有毒。主腹中邪气，蛊毒鬼疰伏尸，去三虫蛇螫。

头垢 温。治淋闭，主噎，疗劳复、蛊毒、蕈毒。百邪鬼魅，马肝杀人，并可服之。蜈蚣犬咬，竹木刺入肉，并外敷之。

海马 出西海。大小如守宫虫，首若马，身如虾，背伛偻有竹节纹，长二三寸，色黄褐，以雌雄各一为对。性温，平，无毒。主妇人难产，带之于身神效，或烧灰酒下，亦入血气药中。采之日干，酥炙。

蜗牛 即蜒蚰。有四角，背上别有肉以负壳行。味咸，寒，有毒。治发背，取活者一升置瓶中，以井水浸一宿取出，涎水调蛤粉敷之，日十余度则痛止疮愈。齿䶦有虫，烧壳灰揩之，效。大肠虚脱，烧灰猪脂调敷，立缩。蜈蚣咬，取汁涂之。又主贼风㖞僻，筋急腕跌，小儿惊痫瘈疭。入药妙用。

地胆 出梁州。状如大马蚁，有翼。味辛，寒，有毒。主寒热鼠瘘，恶疮死肌，蚀疮中恶肉，鼻中息肉，鼻齆，能宣瘰疬根，从小便出。兼破石淋、癥瘕，堕胎，散结气，杀鬼疰蛊毒。恶甘草。抑考陶隐居云：此一虫五变，疗皆相似。二三月在芫花上，呼为芫青，颇似斑蝥，但纯青绿色，背上一道黄文，尖喙；四五月在王不留行上，呼王不留行虫，六七月在葛花上，呼为葛上亭长，形似芫青，但身黑而头赤，如亭长之着玄衣赤帻也；八月在豆花上，呼为斑蝥；九月、十月欲还地蛰，呼为地胆，随时变耳。各以时采，阴干，制同斑蝥。

贝子 出东海，洁白如鱼齿。古人用以饰军服，云南用为钱货易。味咸，平，有毒。主点目翳，去鬼疰蛊毒、腹痛下血，破五淋，利水道，消浮肿，除寒热温疟，解肌散结热，杀饮食中毒，小儿疳蚀吐乳。入药，酒洗火煅，细研水飞用。

紫贝 形似贝而圆，大二三寸，紫质黑文。肉咸，平，无毒。似蛤蜊。食之解热毒、酒毒，壳煅灰敷痈疽，点眼明目去翳。

萤火 是腐草得大火气化成。味辛，温，无毒。主青盲明目，小儿火疮伤热气，蛊毒鬼疰，通神精。七夕采，阴干。

马陆 即百节虫。长二三寸，大如小指，身如槎，节节有细蹙纹起，色紫黑光润，百足，死则侧卧如环。味辛，温，有毒。主恶疮、息肉、白秃，去坚癥积聚，疗寒、热痞结胁满。有人自服一枚便死。和糠炒，令糠焦黑，去头足研用。

石蚕 在处有之，生水中石上，作茧以蔽其身，蚕在其中。味咸，寒，有毒。主五癃石淋，解结气，利水道，除热，堕胎。

仙遗粮 又名土茯苓，味甘、辛，热，无毒。善治久病杨梅、痈漏，及曾误服轻粉肢体废坏、筋骨疼痛者，能收其毒而祛其风，补其虚。若初起肺热便秘者不宜，寻常老弱亦可服之，健筋骨。得川椒、皂角良。

食治门

人知药之药人，而不知食之药人，世有误食一毒而宿疾遂愈者，天生万物以养人也，岂为口腹计哉？孙真人谓医者先晓病源，知其所犯，以食治之，食疗不愈，然后命药，不特老人小儿相宜，凡骄养及久病厌药，穷乏无资货药者，俱宜以饮食调治。故采《食鉴本草》及《大观》，集韵为歌，更附各门方法于后。中有鳖肉、龟肉、麦芽之类，本门不载者，已采入五品正药，目录可查。凡言食某物忌某物者，养生家法也，脾盛善食者不拘。

米谷部

神曲、红曲、麦芽、油麻、食盐、扁豆、赤小豆、甘蔗，俱见前卷。

粳　米

粳米无毒甘平味，能和五脏补脾胃，长肌坚骨止泄烦，强志益精又益气，蘖米温中宿食消，杵糠下噎取其义。

粳，硬也，坚硬于糯米也。即今白晚米与早米。赤白大小异族，惟白晚米为最。入手太阴、少阴经。平和五脏，补益胃气，长肌肉，壮筋骨，止烦渴泄痢，强心志，益肾精，益肺气。养生书云：气精皆从米变化而生，故字皆从米。有病者，煮粥食之，不杂一物，其病自愈。造饭过熟则佳。食干饭止泻，若常食干饭，令人热中，唇口干。和苍耳食，令卒心痛，烧陈仓米和蜜浆解之。和马肉同食，发痼疾。新熟者动气，经再年者发病。《液》云，白虎汤用之入肺，以阳明为胃之经，色为西方之白也；少阴症桃花汤用此，甘以补正气；竹叶汤用此，甘以益不足。蘖米，即谷芽也。去壳，止取蘖中之米，故曰蘖米。味苦，温，无毒。主寒中下气。开胃消食，除烦热。性温于麦芽。杵糠，即舂杵头细糠也。性平。主卒噎不下及反胃不止，刮取含之即去。亦取其舂捣之义耳。又烧末服之令易产。以糠作枕，损人眼目。

陈　仓　米

陈仓米咸酸涩温，调胃能止泄如奔，宽中下气除烦渴，更消蛊肿封疮痕。

仓，廪也，即粳米以廪军人者。陈久者良。无毒。调胃缓脾，宽中下气，除烦止渴，消食涩肠，止泄痢，食之易

饥，炊作干饭止痢；补中益气，坚筋骨，通血脉，起阳道；北人炊之于瓮中，水浸令酸食之，暖五脏六腑之气。凡热食即热，冷食即冷，假以火气，体自温平。黄米丸：治水蛊，用干系瓜一捧，去皮剪碎，和巴豆十四粒同炒，以巴豆色黄为度，去巴豆，入陈仓米，如系瓜之多少，同炒米黄色，去系瓜，为末，水丸梧子大，每汤下百丸，数服即愈。盖系瓜如人之脉络然，引巴豆之气入皮肤也。又蒸作饼，和醋封毒肿恶疮立瘥。

糯　米

糯米甘温主温中，止吐泻乱安胎宫，炒黑敷疬黄止衄，多食热壅气不通，秆又退黄并蛊毒，煮汁饮之立见功。

糯，耎也。其米软而黏，即稻米也。今人用之作酒煮糖者，无毒。温中益气，实肠止泄，定霍乱，养下元，缩小便，治妇人胎动腹痛，下黄水，和气血药中服之，若杂肉同进则不利其子。炒黑水调，敷痈疽、金疮、水毒、竹木刺。炒黄为末，新汲水下二钱，治鼻衄不止。多食生热，壅诸经络气，令人神昏，嗳酸胀闷，久则动风，发疮，缓筋身软不能行。诸家因见食者多病此症，遂以糯性为寒，不知其性实温，而体质黏滞难化，脾胃弱者湿热生而气窒不通。观之造酒，其热可见。作糜粥食之，止消渴。合酒同食，醉难醒。稻秆，治黄病通身及蛊毒，煮汁饮之效。按五谷，稻、黍、稷、麦、菽。早米、晚米、糯米、皆稻也。旧说独以糯为稻则误也。陶隐居云：《诗》黍、稷、稻、粱、禾、麻、菽、麦，八谷也，俗人莫能证辨，而况芝英乎？然陶以禾即是粟，朱子《诗》注明言：禾者，谷连藁秸之总名。但八谷有粟则是，盖言粱则包粟在中。但诸谷皆以各方风土所宜、人事早晚有异为名，

247

其种类最多，此识其入药者耳。

黍米

黍米益气味甘温，肺病相宜多则烦，
赤者微苦止咳嗽，霍乱泄痢作粥餐，
秫熟能润大肠燥，酿酒蜷急自然伸。

性宜高燥而寒，故北地有。似粟而非粟，谷之类也；似芦高丈余，穗黑色，实圆重。大概有二种，米黏者为秫，不黏者为黍。黍又有丹、赤、黑数种。无毒。肺之谷也，肺病宜食。益气安中，补不足，宜脉。不可久食，多热，令人烦闷昏，五脏好睡，发宿疾，缓筋骨，绝血脉。合葵菜食，成痼疾；合牛肉、白酒食，生寸白虫。赤黍米，皮赤米黄，味苦，微寒，无毒。主咳嗽咳逆，霍乱，止泄痢，除热止渴，下气。《衍义》云：但可为糜，不堪为饭，黏着难脱，然亦动风。秫米，似黍米而粒小，即《诗》之所谓稌也。性宜下湿而暑，故东南皆有之，宜作酒。肥软易消。故谓之软粟，又谓糯粟。味甘，微寒，无毒。止寒热，利大肠。能壅五脏气，动风，不可常食。又和菌陈、地黄酿酒服，治筋骨挛急；嚼烂涂疮疥、漆疮、冻疮、犬咬；又为末，鸡子白调涂肿毒。

稷米

稷米本是五谷长，甘芳可爱供祭向，
利脾胃解毒苦瓠，多食令人发痼冷。

稷，亦谷之类，似黍而小，即今之穄米，又谓之粢，为五谷之长。米熟芳香可爱，故取以供祭祀。其茎穗，人家用作扫帚。性冷，无毒。主益气安中，补不足，利脾宜胃，治热，解苦瓠、丹石毒。多食发三十六种冷病。八谷之中最为下苗。黍乃作酒，此乃作饭用之。不可与附子同食。

穬麦

穬麦除热味甘寒，令人轻健气力完，
大麦咸温止消渴，调中益气可常食。

麦有穬麦、大麦、小麦，荞麦。穬是麦之皮号，犹稻为谷之通名也。穬麦亦大麦也，但大麦皮稍薄，小麦皮又更薄耳，故作蘖，皆温中消谷。穬麦，无毒。主轻身除热，久食令人多力健行，不动疾。惟先患冷气人不宜。大麦，无毒。主消渴，除热，调中益气，补虚劣，壮血脉，实五脏，肥肌肤，益颜色，化谷食，疗胀止泄，头不白，不动风气。暴食之，稍似脚弱，为下气及肾腰故也。久甚宜人。熟即益人，带生即冷损人。作面无热燥，胜于小麦。蜜为之使。丹溪云：初熟时人多炒食之，此等有火，能生热病，人不知之。又和针砂、没石染须甚黑。

小麦

小麦甘凉养心肝，除烦止渴利便难，
润咽更止漏唾血，浮者盗汗即时干，
麦苗退热消酒疸，麦奴治疫解金丹。

小，形小也；麦，脉也。以继续谷米，续民命脉，即今人所磨为面食者。无毒。主养心肝气，除热，止烦渴、咽干，利小便，止漏血、唾血、暴淋，杀蛔虫。合汤皆完用之，热家疗也。浮小麦，止盗汗，治大人、小儿骨蒸肌热，妇人劳热。入药微炒。麦苗，味辛，寒，退胸中邪热，消酒毒，除黄疸，利小便，绞汁服之。麦奴，即苗上黑霉。主烦热，解丹石、天行热毒。

面

面性甘温能补虚，强气厚肠实肌肤，
麸凉调中仍去热，面筋益气腹宽舒，
荞麦甘平去滓秽，食久风动脱眉须。

即小麦面，性温。不能消热止烦，惟养气补不足，助五脏，调经络，续气脉，实肤体，厚肠胃，强气力。其有湿热，能发诸病壅热，小动风气，不可常食。丹溪云：面热而麸凉，须晒令燥，以少润之，舂去皮，煮为饭食之，无面热之后患。《图经》云：凡麦秋种冬长，春秀夏实，具四时中和之气，故为五谷之贵。大、小麦，地暖处亦可春种之，至夏便收，然比秋种者四气不足，故有毒。又云，磨中石末在内，所以有毒。但杵作粉食之，补中气，和五脏。凡面食熟则益人，生则有损。古方治妇人乳痈不消，用白面半斤炒黄，醋调涂上，内又水煮服之。又炒食之，止痢。醋蒸罯折伤即定。麦麸，凉。调中去热，止泄痢；治时疾热疮，汤火疮烂，扑损折伤瘀血，醋炒罯之。第三磨者凉，谓其近麸也。面，温。消谷及诸生物，止痢消痔，主小儿痫。荞麦，性寒，无毒。实肠胃，益气力。久食动风，令人头眩。和猪、羊肉食之，患热风癞，脱人眉须。虽动诸病，犹锉丹石，能炼五脏滓秽，续精神。小儿赤丹，醋和敷之。杖疮，鸡子白调涂有效。其叶作茹食之，下气利耳目。多食即微泄。其瓤烧灰淋汁，洗六畜疮。

大 豆

大豆甘平除胃热，逐水通淋散积结，破瘀治风及痈疮，消谷宽膨炒作屑，豆腐宽中脾胃和，大肠浊气能清别。

豆，即菽也。无毒。除胃中热痹，逐水胀、伤中淋露，散五脏结积，下瘀血。炒令烟未断，乘热投酒中，治风痹瘫痪、口噤头风及产后风虚血病。和饭捣涂一切痈疮肿毒，小儿豌豆疮。炒为屑，主胃热，去肿除痹，消谷止腹胀。煮汁甚凉，可以压丹石毒，解乌头诸药毒，杀牛马瘟毒，兼能调中下气止痛，通关脉，杀鬼毒，治喉痹。食罢生服半两，去心胸烦热，热风恍惚，明目镇心，温补。又醋煮服，治子死腹中，胎衣不下。炒食极热，煮食及作豉极冷，作腐则寒而动气，黄卷及酱平，牛食温，马食冷，一体之中，用之数等，大抵宜作药使耳。但有黑白二种，黑者入药，白者不用。其紧小者为雄豆，入药尤佳。恶五参、龙胆，得前胡、乌喙、杏仁、牡蛎良。黄豆，味甘，温。宽中下气利大肠，消水胀肿毒。白豆，即今之饭豆，味咸，平。肾之谷，肾病宜食。补五脏，暖肠胃，调和十二经脉。其嫩叶谓之藿，可作菜食，利五脏下气。豆腐，味甘，平。宽中益气，和脾胃，下大肠浊气，消胀满，中寒多泄多屁者忌食。

大豆黄卷

大豆黄卷味甘平，湿痹痉挛膝痛疼，更除气聚并积结，蓐妇瘀血即时行，绿豆作者堪为茹，解热醒酒心自清。

即豆芽也。以生豆为之，芽出便晒干，名为黄卷。无毒。主湿痹筋挛膝疼，破妇人恶血及蓐妇药中多用之。又除五脏胃气结积，去黑痣面黯，润皮毛，益气解毒。入药微炒。

绿 豆

绿豆甘寒解诸毒，热风消渴研汁服，更治霍乱消肿浮，作枕清头明眼目，粉掺痘疮不结痂，脾胃虚人难克伏。

色绿圆小者佳。皮寒肉平，无毒。解一切药草、虫鱼、牛马、金石等毒。除烦热风疹、消渴，生研汁服之。霍乱、吐逆、奔豚，和胡椒等份为末，冷水调服。又煮食，消肿下气，渗利小便。作枕治头风痛，明目。入药须带皮用之，去皮即小有壅气。豆粉，甘，平，无毒。市中货者多伪，入药须用真者。治小儿痘疮十余日，湿烂不结痂者，以粉掺之效。又解诸热。熟者胶黏，难得克化，脾胃虚弱人病者忌之。捣烂作饼炙食之佳。和五脏，安精神，行十二经脉，益气力，润皮肉，除热毒风，厚肠胃，可常食之。

医学入门 卷之二

淡豆豉

淡豆豉苦寒无毒，表汗吐烦及劳复，
定喘止痢更安胎，脚痛痈肿敷且服。

即常用豆豉，不入盐者佳。纯阴。
主伤寒头痛寒热，一切时行瘴毒，和葱
白服之，发汗最速。又能吐虚烦躁闷，
心中懊恼，劳复食复，兼定虚劳喘急，
暴痢腹痛，血痢，胎动血下。两脚疼冷，
浸酒服之，以渣外敷。作饼灸发背痈肿。
又杀六畜胎子诸毒，中毒药蛊气，殴跌
瘀血聚腹，疟疾骨蒸，犬咬。单方：治
阴茎疮痛烂，豉一分，蚯蚓湿泥二分，
水研涂，干则易之。又中蛤蟆毒，便闭
脐痛，水煮服之。头风痛煎汤浴之即瘥。

粟 米

粟米咸寒养肾气，胃虚呕吐作为丸，
若除胃热须陈者，更治消中利小便。

粟，从卤，从米，象形也。即今之
小米，山东最多。五谷中最硬，谓之硬
粟，得浆水即易化。无毒。丹溪云：属
水与土，陈者难化。《衍义》云：生者
难化，熟者滞气，隔食生虫。所谓养肾
补骨者，味咸故也。去脾胃虚热气弱，
食不消化，呕逆反胃，汤饮不下，用粟
米粉作丸梧子大，煮熟入盐少许，并汁
食之，和中益气；兼治腹痛，鼻衄，解
诸毒。陈者味苦，除胃热消渴，利小便，
止泄痢，压丹石热。《衍义》云：利小
便，故益脾胃。又粟粉炒黑，鸡子白调
贴痈肿。泔汁，主霍乱转筋，卒热心烦，
饮之立瘥，胃冷者不宜多食。臭泔，止
消渴、五痔、疳痢，洗皮肤疮疥。下淀
酸脚，杀虫涂恶疮。

粱 米

粱米三种粟之类，青黄白味性相似，
霍乱泄痢总能除，和中益气养脾胃，
黄去风痹青涩精，白治胃热多呕哕。

粱米损地力而少收，故人多种粟而

少种粱。穗皆大而毛长，米比粟更壮大。
青者襄阳出，黄者西洛出，白者东吴出。
作饭味甘而淡，性皆微寒，无毒。惟黄
粱得土中气，故味甘而平。俱养五脏，
补脾胃，和中益气，止霍乱吐利烦渴，
利小便，实大肠。黄粱米，治当风卧湿，
遇冷所中，成肢体顽痹，小儿面身生疮
如火烧，为末，蜜水调敷。青粱米，去
胃痹热，健脾，止泄精。醋拌百蒸百晒，
可作糗粮。白粱米，除胃虚热呕吐，又
除胸中客热，移五脏气，续筋骨。北人
长食之。夏月作粟餐，亦以除热。

罂 粟

罂粟甘平除风热，散胸痰滞胃中翻，
竹沥作糜令下食，过服动脏及下元。

其房如罂，其子如粟。无毒。主行
风气，祛逐邪热，散胸中痰滞，止翻胃
及丹石发动不下食。和竹沥煮作粥，食
之极美，然性寒，利大小肠，不宜多食，
过食则动膀胱气耳。

酒

酒味苦甘辛大热，大扶肝胃活气血，
破癥行药辟恶邪，痰火病人宜撙节，
糟性温中宿食消，一切菜蔬毒可杀。

酒，酉也。酿之米曲、酉醉，久而
味美也。味辛者，能散，为导引，可以
通行一身之表，至极高之分；味苦者，
能下；甘者，居中而缓；淡者，利小便
而速下也。陶隐居云：大寒凝海，惟酒
不冰，性热甚也。大扶肝养脾，厚肠胃，
润皮肤，散胸中郁气，活肢体滞血，破
癥癖。行药势，引人诸经不止，与附子
同。杀百邪恶毒气，御风寒雾露。昔有
三人触雾晨行，空腹者死，食粥者病，
饮酒者健。此酒之辟恶也。《东垣十书》
云：醇酒冷饮有三益，一得温中之寒以
养肺，二得寒中之温以养脾，三则令人
不得恣饮，惟好饮及中寒者不可。丹溪

云：本草止言其大热有毒，不言其湿中发热近于相火，醉后恶寒战栗可见矣。其性善升，大伤肺气，助火生痰，变为诸病。病之浅者，或呕吐，或自汗，或疼痒，或鼻齄，或衄血，或泄痢，或心脾胃痛，尚可散而出也；病之深者，为消渴，为内疽，为肺痿，为内痔，为鼓胀，为失明，为哮喘，为劳嗽，为癫痫，为痰膈，为吐血，尤有为难名之病。陶隐居云：多饮伤神损寿，不可搏节以卫生乎？诸米酒有毒，酒浆照人无影者不可饮。合乳汁令人气结；合牛肉食，令腹内生虫。酒后不得卧。凡酒忌诸甜物。酒毒，葛花、红豆解之。酒类甚多，惟糯米面曲造者，可入药用。甜糟，味咸、温，无毒。主温中冷气，消食杀腥，去一切菜蔬毒；藏物不败，糅物能软，润皮肤，调脏腑。三年以下有酒，以物承之，摩风瘙，止呕哕，御风寒，罨扑损瘀血，浸洗冻疮及敷蛇蜂叮毒。红曲酒，大热，有毒。发脚气、肠风、痰喘诸疾。惟破血杀毒，辟山岚寒气，疗打扑伤则尤妙也。

醋

醋敛咽疮消痈肿，治疸散水破食癥，
产后血晕堪熏鼻，烧酒肉毒吐如倾。

醋，措也，能措五味以适中也。味酸，无毒。主敛咽疮，消痈肿，治黄疸，散水气，消食，破癥块坚积。治妇人血气心痛及产后血虚发晕，用炭烧红，投入醋中，令鼻中常得醋气为佳，酸益血故也。过食烧酒、菜鱼肉毒成病者，即饮醋一杯吐之。兼治伤损金疮，杀邪毒。摩雄黄涂蜂蚕，取其收而不散也。多食损颜色，伤肌脏，损齿及筋骨，不益男子。有米醋、麦醋、枣醋，入药多用米醋，谷气全也。陈久者佳。但南方炒米为醋，最酽。入药须以一分醋，二分水

和之方可。江北造醋，用晚米一斗为饭，青蒿罨三日出黄，每饭一碗，冷水二碗，烧酒曲四两，入瓮封固，一七后用柳木棍每早搅之。四十九日后，去渣煮熟，其醋不甚酽，初甚苦，故谓苦酒。

酱

酱味咸酸虽冷利，将和五脏有名义，
除热止烦解药伤，火烧蜂蚕痛掣指。

酱，将也。将和五味，以安五脏，故圣人不得不食。以豆作陈久者良。无毒。除热止烦满，杀百药、汤火灼毒，及一切蛇虫、蜂蚕、鱼肉、蔬菌毒发，小儿无辜。又有肉酱、鱼酱，皆呼为醢，不入药用。榆仁酱亦辛美，杀诸虫，利大小便，心腹恶气，不宜多食。芜荑酱，功力强于榆酱，多食落发，孕妇合雀食，令儿面黑。

饴糖

饴糖甘温补肺虚，止渴消痰咳自除，
温胃进食更消瘀，胀呕湿热休含诸。

以糯米煮粥，候冷入麦芽，澄清者再熬如琥珀紫色。软者谓之胶饴，建中汤多用之。其牵白凝强者谓之饧糖，不入药用。诸米皆可作饴，惟糯米者佳。无毒，入足太阴经。补虚乏，润肺止渴，消痰止嗽，敛汗；又补中气，健脾胃，进饮食；去留血，止吐血，又打损瘀血，熬焦和酒服之，能下恶血；骨鲠喉中及误吞钱环，服之便出。惟中满及呕吐忌之。丹溪云：属土而成于火，大发湿中之热。《衍义》谓动脾风，是言其末也。

砂糖

砂糖经炼性亦温，心肺大肠虚热论，
助胃和中止烦渴，食过生虫损齿根。

此即甘蔗汁煎炼成者。味甘，无毒。润心肺，去心肺大肠热，助脾和中，消烦止渴。小儿多食生蛲虫，消肌损齿发疳蜃。丹溪云：生胃之火，损齿之因也。

非土制水，乃热土生火热也。又云：甘生湿，湿生火也。食枣多者，齿病龋，亦此意也。中满家不宜用，以甘故也。又与鲫鱼同食成疳虫；与葵同食生流澼；与笋同食，笋不消成癥，身重不能行也。乳糖，出浙中，用砂糖、牛乳相和煎，炼成块，可作饼，黄色，又谓之捻糖，易消化。味甘，寒，性冷利，无毒。主心腹热胀、口渴，明目，治目中热膜。又和枣肉、黑芝麻为丸，每食后含化一两丸，润肺气，助五脏津。

蜂 蜜

蜂蜜甘平喜入脾，补中止痛痢痈奇，消烦除渴润便燥，目赤口齿诸疮宜。

有木中作者，有土中作者，有石上作者，有人家养者，其蜜一也。但土蜜味酸；家养者取之数，而气味不足；山蜜多石中、古木中，经一二年得者，气味纯厚。《衍义》云：蜡取新，蜜取陈也。新收者稀黄，经久则白而砂。无毒。甘苦入脾，故能养脾气，补中诸不足，止腹痛，治肠澼、赤白痢，诸惊痫痉，除心烦闷不能饮食，润肺燥、消渴、便难及肛门肿塞。又治目生珠管、肤翳、赤肿，口舌生疮，牙齿疳䘌。火烧、汤泡、热油烧，丹毒，阴头生疮，诸恶疮癞，俱外敷之。兼和百药，解诸毒，安五脏，久服强志不老。惟中寒有湿者禁用。孙真人云：七月勿食生蜜，令暴下发霍乱，多食亦生诸风。凡炼蜜必须用火熬开，以纸覆经宿，纸上去蜡尽，再熬变色，大约一斤只得十二两为佳，不可过度。

菜 部

葵菜、韭菜、芥菜、萝卜、生姜、紫苏、薄荷、菖蒲，以上俱见前卷。

葱 白

葱白辛平发伤寒，阳明额痛痢肠宽，除风肿治腹心痛，通肾和肝胎自安，实性辛温补中气，汁止衄溺血相干。

葱，空也，其叶中空，惟虚乃聪也。一云葱，青白色也。葱白，即茎也。无毒。气厚味薄，升也，阳也。入手太阴、足阳明经。主伤寒伤风，头痛欲破，骨节痛，寒热出汗。东垣云：散伤风阳明头痛之邪，止伤寒阳明下痢之苦。又治中风面目浮肿，喉痹不通，霍乱转筋，及奔豚、脚气心腹痛。此药利关节，通大小肠，又能通肾阳气，俾阴证回阳，除肝邪气，明目安胎，止血和中，利五脏，杀百药毒及一切鱼肉毒。又茎叶用盐捣，罨射工溪毒，蜈蚣、狐尿刺，蛇虫伤，并扑损金疮，水入皲肿痛。大抵发散为功，多食昏人神，拔气上冲，虚人正月食之，发面上游风。若烧葱和蜜食，杀人。葱实，主明目温中，补不足，益精。葱汁，平，主吐衄溺血。解藜芦毒。葱有数种，惟经冬不死，分茎栽植而无子者，入药最佳。

大 蒜

大蒜有毒攻痈毒，辟恶散暑止痛腹，化鱼肉吐痧癖痰，过服伤脏损人目。

食之白人须发，若多算者之须易白也。味辛，温。主痈肿恶疮疼痛，人所不识者，取独头蒜三四枚捣烂，入麻油和研，厚贴肿处，干即易之。一切疥癣、丹毒、䘌疮、蛇虫、蜈蚣咬，并捣贴之，或隔蒜用艾灸之亦好。辟水恶瘴气。疫气，蛊毒，劳疟，中暑，霍乱转筋腹痛，嚼烂温水送下。性属火善散，化肉食，故人喜食之。破冷气，烂痃癖，昔有患癖及食鸡子多过者，每日食三枚，口吐涎物，下部如火即效。此物气味极荤，煮为羹臛极俊美，熏气亦微。下气温中，消食，伤肉食者，吃一餐最妙。醋浸经年者良。熟食亦可，若生食、久食，伤肝损目，伤肺引痰，伤肾竭精，伤心清血，伤脾损气，四八月食之伤神，损胆肾气。又合青鱼鲊食，令腹内生虫，或肿，或成疝疾。有目疾者，尤宜忌之。损性伐命，莫此为甚。

小 蒜

小蒜有毒归脾肾，下气温中霍乱定，
更消谷食除痹风，多服损心目亦病。

气味似大蒜，其形小者是也。归脾肾，下气温中，止霍乱腹中不安，消谷和胃，除风邪痹毒气、诸蛊毒，敷疔肿、蛇虫沙虱疮。久服损心力，损目。合生鱼食，令人夺气。又一种山蒜，似大蒜而臭。山人以治积块及妇人血瘕，醋摩服之，效。

薤

薤味辛苦止吐痢，定喘散水消结聚，
外敷金创汤火伤，疮中风寒水肿治。

薤，解也，能也。薤虽辛，不荤五脏，乃能去腥。叶似韭而阔，多白。无实。有赤、白二种，赤者疗疮生肌，白者冷补，皆春分莳之，至冬叶枯。凡用葱薤，皆去青留白，白冷而青热也。无毒。入手阳明经。止霍乱干呕，久痢冷泻，产后诸痢，痔痢，妇人赤白带下，胸膈卒痛，肺气喘急。俱捣汁饮之，取其滑而泄滞气也。又能除水气，温中散结，去寒热，安魂益气，宜心归肾，续筋力，利病人。药芝也，养生家常食之。煮羹、作齑、炒食并得。惟生食引涎唾，若合牛肉食成瘕疾。单方：治金创疮败，诸疮中风，寒水作肿，生捣热涂之。与蜜同捣涂火疮，效。

菘 菜

菘菜味甘温无毒，通利肠胃解酒宿，
更止热嗽除胸烦，中虚冷人不可服。

主通利肠胃，解酒渴，消食下气，治瘴气，止热嗽，除胸中烦，杀鱼腥，和羊肉甚美。中虚者食之过多发冷病，惟生姜可解。有热者可常食之。又叶晒令半干，次早取入坛内，以热饭饮浸之，三日后则酸如醋，谓之虀水。入药可吐痰涎；和五味作汤食，益脾胃，解面毒、酒毒。

苋 实

苋实甘寒入血分，能除寒热利二便，
散肝风热青盲翳，叶补阴气益产前。

言其茎、叶皆高大可见，故字从见，指事也。或云其子去翳膜，眼有所见也。苋有六种，惟白苋入药，无毒。丹溪云：下血而又入血分，且善走，散寒热，利大小便，性寒滑故也。治肝风客热、青盲赤瞎、白翳黑花，为末，每夜茶下方寸匕；又杀蛔虫，益气益精。叶，补阴分气虚，除热通九窍。多食动气，令人烦闷，冷中损腹。若与鳖同食，生鳖瘕。又素难产者，取苋和马齿苋临月常食，令滑胎易产。赤苋，茎纯紫，味辛，寒，无毒。主赤痢，气痢，射工砂虱虫毒。

马 齿 苋

马齿苋味酸大寒，散血凉肝退翳漫，
止渴利便攻赤痢，风热痈疮捣汁餐。

形如马齿，兼治马疥，故名。无毒。能凉肝血，治目盲白翳，退寒热，止烦渴，破癥瘕，杀虫，利大小便，治大人血痢，小儿疳痢，产后血痢。又治诸淋，脚气，心腹胀满，头面浮肿，反胃。治三十六种风结疮，七十二等痈肿毒。生捣汁，服一碗，即下所积恶物细虫，外又煎膏涂之。此药虽寒滑，能行血调气，肥肠，亦美剂也。烧灰和陈醋渣，先灸疔肿以封，即根出。马汗毒疮有虫，内服外敷。凡使，勿用大叶者，当用叶小节间有水银者，每干之十斤中，得水银八两者佳。然至难燥，当捶碎晒两三日即干。入药去茎节。子，主青盲目翳。明目，除邪气，去寒热。为末，每一钱煮葱、豉、五味粥和食之，效。

莴苣根

莴苣根寒治骨蒸，更医二痢面黄凝，疗肿用汁茎中取，欲治蛇伤叶止疼。

苣，大也。茎叶大而味苦，又名苦苣，即野苣也。人家常食者为白苣。江外岭南吴人无白苣，常植野苣以供厨馔，无毒。根主骨蒸，赤白痢，并煮服之，更除面目及舌下黄，又折取茎中白汁，敷疗肿出根，取汁滴痛上立溃碎。茎叶，蛇触之则目盲，故敷蛇咬有验。今人种为菜，生食之开胃强力，利五脏，调十二经脉，多食轻身少睡。霍乱后胃气逆烦，生捣汁饮之。虽冷甚益人，惟同血食作痔疾。《衍义》云：敷疗肿甚效。青苗阴干，以备冬月为末，水调敷。白苣，苦，平，补筋骨，利五脏，开胸膈壅气，通经脉，去口气，令人齿白，聪明，少睡，可常食之。惟患冷气及产后食之寒中。

苦荬

苦荬无毒性亦凉，壮力能治面目黄，尿血单煎酒水服，拔疗烂蚕敷蛇伤。

强力止困，治面目黄，汁敷疗肿即出根，又敷蛇虫咬。蚕蛾出时切不可取捣，令蚕青烂。蚕妇亦忌食。野苦荬，五六回捣后，味甘，滑于家荬。单苦荬菜饮，治尿血，酒与水煎服之，效。

荠

荠味甘温能和中，疏利五脏尤凉肝，子治目痛青盲翳，根叶烧灰痢疾安。

荠，齐也，好也。《诗》云：其甘如荠。叶作菹羹，味佳。无毒。和中，利五脏及肝气。凡患气及服丹石人食之动痼疾，又与面同食令人背闷。子，亦呼为蒫葶子。味甘，平。主目痛青盲翳膜，解热毒，补五脏不足。四月八日收之良。根叶烧灰为末，蜜汤下，治赤白痢极效。根汁点暴赤眼痛。煮荠法：取荠一二升许，净洗，入淘了米三合，冷水三升，生姜二指大，生油一蚬壳，不用盐醋，又不须搅动，俟羹熟取食，能引血归肝明目，治疮，与夜读服熊胆之意同。此幽人山居之禄，不可忽也。

葫芦

葫芦味甘平微毒，利水消浮止渴烦，瓠虽稍苦性无异，虚胀冷人切莫吞。

葫芦，亦瓠也。《诗》谓之壶，枯者可为壶，嫩者可为茹。有甘有苦，苦如胆者堪渡水，不堪食与入药。主大水面目浮肿，下水令人吐，除烦止渴，治心热，利小肠，润心肺，下石淋，吐蛔虫，疗蛊毒，吐血。又患脚气及虚胀冷气人不可食，惟服丹石人相宜。花，日干为末，敷鼠瘘。

茄

茄味甘寒能缓火，大治风热腰脚跛，化痰逐瘀消乳痈，发瘤发疮非相左，肠风口糜蒂烧灰，根洗冻疮煎数朵。

茄者，连茎之名。有数种，入药多用黄茄。无毒。治大风热痰，取黄茄不计多少，以新瓶盛贮，埋土中经年，尽化为水，取出，入苦参末为丸，食后临卧酒下三十丸，甚效。又治腰脚风血积冷，筋急拘挛疼痛，取茄子五十斤细切洗净，以水五斗煮浓去渣，再煎至一升，入粟粉同煎，令稀稠得所，更入麝香、朱砂末，为丸梧子大，每旦及近暮，酒下三十丸，一月乃瘥，男女通用。此膏又可敷发背乳痈恶疮，冷如冰雪。又治扑损肌肤青肿，用老黄茄种切片，瓦上焙为末，临卧酒下二钱，恶血散而痛肿止，一夜消尽无痕。本草又云，久冷人不可多食，损人动气，发疮，发痼疾，不与煎膏敷疮之说相左耶！盖热疮涂之则愈，体冷服之生疮，夏月当时食之犹可。蒂烧灰和蜜调敷口疮、牙痛，酒调服治肠风下血，皆甘以缓火之意也。根及枯茎叶煎汤渍，洗冻疮良。又苦茄树小有刺，其子主瘭，醋磨涂痛肿，效。

白冬瓜

白冬瓜甘寒无毒，除热止渴性最速，
更利水胀治诸淋，久病瘦人最忌服，
子醒脾胃悦人颜，更消脓血聚肠腹。

初生青绿，经冬则皮白如涂粉，故名。主解胸中积热烦闷，止消渴，除小腹水胀，疗五淋，利大小便。压丹石毒、鱼毒，并绞汁服之。又煮食，练五脏，为下气故也。欲瘦健者可长食，欲肥者勿食。丹溪云：性急而走，久病与阴虚者忌之。《衍义》云：发背一切痈疽，削一大块置疮上，热则易之，分散热毒，亦取其走而急也。九月食霜瓜令反胃。叶，杀蜂螫肿毒。藤，烧灰洗黑黚并疮疥湿。子，甘平，无毒。醒脾滞，除烦满不乐，令人悦泽，好颜色。《别录》云：主腹内结聚，破溃脓血，最为肠胃内壅要药。又去皮肤风刺、黑黚，润肌肤，可作面脂。多年损伤不瘥，熬末温酒调服。入药须霜后取，置之经年，破出核，洗燥，去壳取仁，微炒用之。凡瓜皆能寒中，惟冬瓜则温中也。

胡荽

胡荽辛温微有毒，善止头疼热四肢，
消谷更通心腹气，喷痘酒煎不用医。

胡，狐也；荽，臊也，久食令人腋气如狐臊也。止头疼，拔四肢热，消谷，通心窍，通大小肠，通小腹气。小儿痘疮不出，用酒煎沸，以物盖定，候冷去渣，微微从项以下遍身喷之，除面不喷，其痘速出。久食损人精神、多忘，发胡臭、脚气、痼疾。子，主肠风五痔，蛊毒，及食肉中毒，下血不止，顿瘥黄者，煮冷汁服之。齿痛，煎汤含之。小儿秃，油煎敷之。入药炒用。又石胡荽，俗名鹅不食草，气寒，无毒。通鼻气，利九窍，吐风痰，不任食。又熟挼内鼻中，去翳膜。

水芹

水芹味甘平无毒，能益气血养精神，
更消烦渴除黄疸，带下崩中治妇人。

芹，英也。产于水浒，而英秀异于他菜，可作菹食。无毒。益气，保血脉，养精神，壮筋力，令人肥健嗜食。除身热烦渴，利大小肠，治五种黄病，女人赤沃，崩中漏下，小儿霍乱吐泻；兼去头中热风，杀石药毒。醋和食之损齿，患鳖瘕人不可食。又三月、八月龙带精入芹菜中，人遇食之，变成蛟龙瘕，发则似癫面色青，小腹满痛，状如怀胎，服硬糖二三升，日二服，吐出如龙子，遂愈。

芸苔

芸苔最不宜多食，发病生虫极损阳，
主破癥瘕通结血，更除丹肿乳痈疮。

《衍义》云：芸苔不甚香，经冬根不死，辟蠹。于诸菜中亦不甚佳，此人间所啖菜也。味辛，温，无毒。久食损阳气，发痼疾，发疮，口齿痛，生腹中诸虫，先患腰脚及胡臭人不可食。但能破癥瘕血结，产后血风瘀血，疗游风，丹肿，乳痈。子，压油敷头，令发长黑。妇人经后食之断产。

竹笋

竹笋化痰更利水，爽胃利膈消渴止，
冷证脚气人休餐，干者难化滞脾土，
地笋即是泽兰根，吐衄血病堪作主。

味甘，无毒。下气，消痰，利水，

爽胃气,利膈化热,止消渴,益气,可常食。惟有冷证、动气、脚气人不可食。新者稍可食,陈者难化不益脾。昔有小儿食干笋噎喉中,喘急瞑目,似慢惊,以巴豆药吐出乃愈。诸笋皆发冷血及气,惟苦竹笋不发痰,主不睡,去面目舌上热黄,止渴除热,解酒毒,明目健人,利水道,理风热脚气,取蒸煮食之。地笋,甘温,无毒。利九窍,通血脉,止吐血、衄血,治产后心腹痛,一切血证。食之,肥白人。蒲笋,即棕笋也。甘寒,无毒。去热燥,利小便。芦笋,即芦根也。茭笋,即菰根也。俱见前卷。

菌

菌味甘芳性本温,开胃止泻悦神魂,
木耳凉血故止血,石耳清心养胃元。

菌有五色,种则一类,俗呼为菇。芳者呼为蕈菇,不芳者呼为荒菇。生滑干涩。有地生者,有木生者,或又名木鸡。有土壤粪灰中,或竹林虚坏处夏雨后尽生,此及湿热相感而成。多食发湿热,少食其气芳香,悦神开胃。其味稍涩,能止泻止吐。冬间及春初无毒,夏秋有毒,为蛇过也,误中胀闷欲死者,急与甘草汤或黑豆煮汁饮解之。又枫树上菌食之,令人笑不止,地浆水解之,亦解诸菌毒。木耳,性冷,无毒,凉血,止肠澼下血,勿与小儿食,不能克化。石耳,甘,寒,无毒。清心养胃,止血。蘑菇,甘,平,无毒。河南产者佳。可食,无甚益损。

芋 园圃莳者佳。味辛,平,有毒。主宽肠胃,充肌肤,滑口,令人肥白,产后煮食破宿血,去死肌。汁,止血、渴,和鱼煮甚下气,调中补虚,治烦止渴。多食动宿冷,滞气困脾,虚劳无力。煮汁浴身上浮风,及洗腻衣白如玉。叶,冷,无毒。除烦止泻,疗妊孕心烦迷闷,

胎动不安。又盐捣敷蛇虫咬,箭毒并痈疮肿毒止痛。梗,擦蜂螫甚效。野芋,生溪涧,非人所种,根叶相似。有大毒。入口杀人,饮地浆、粪汁解之。其根醋摩敷虫疮疥癣。

蕨 叶似老蕨,根如紫草。粉,味甘,寒,滑。土之津也,最难克化。脾土盛者服之,则脾气愈盛。五脏有补,解暴热,利水道。胃弱者服之,气壅经络筋骨间,冷中腹胀,令人脚弱不能行,消阳事,眼暗鼻塞,发落多睡。其嫩茎山间人作菇食之。昔有猎士折食一枝,心中淡淡成疾,后吐一小蛇,渐干成蕨,遂明此物不可生食。薇,生水傍,叶似萍。味甘,寒,无毒。久食不饥,调中润大小肠,利水道,下浮肿。

甜瓜 甘,寒,有毒。多食令人阴下湿痒,生疮,动宿冷病,发虚热破腹,脚手无力;少食除烦止渴,利小便,通三焦间壅塞气,兼主口鼻疮。《衍义》云:贫士暑月多食避暑,至深秋作痢难治,为其损阳气故也。叶,治人无发,捣汁涂之即生。子,止女子月经太过。去油,为末,水调服之。野甜瓜,又名马剥儿。味酸,似家甜瓜,治噎膈有功。

胡瓜 亦呼为黄瓜。味甘,寒,有毒。冷中不益,治热水肿,敷蛇伤。多食动寒热痓疟、脚气百病,发疮疥,损阴血,天行后尤不可食。小儿食之,滑中生疳虫。不与醋同食,宜姜、蒜佐之。叶,苦平,小毒。主小儿闪癖,一岁服一叶,生捣汁得吐下瘥。其根捣敷狐刺毒。

西瓜 甘,寒,无毒。消暑热,解烦渴,宽中下气,利小水,治血痢,病热口疮者食之立愈。

丝瓜 治男妇一切恶疮,小儿痘疹

余毒并乳痈疔疮等病，只用老苦丝瓜连皮、筋、子全者，烧存性为末，才生此等疾起，便用末三钱，白蜜调服，日二夜一，则肿消毒散，不致内攻毒人。

豆角菜 味甘，温，无毒。开胃解暑。多食久食滞气困脾。

胡萝卜 味甘，辛，无毒。宽中下气，散胃中宿食邪滞。

莼菜 味甘，寒，无毒。主消渴，热痹，热疸，厚肠胃，安下焦，补大小肠虚气，逐水，解百药毒，蛊毒。合鲋鱼为羹食之，主胃气弱不下食者，至效。久食损齿、发。昔张翰思鲈鱼莼羹以下气也。

菠菜 性冷，微毒。利五脏，通肠胃热，解酒毒，服丹石人食之佳。多食冷大小肠，久食令人脚弱不能行，发腰痛。

荠菜 平，微毒。补中下气，理脾气，去头风，利五脏冷气。多食动气，先患腹冷食必破腹。茎烧灰淋汁洗衣白如玉。

同蒿 平，主安心气，养脾胃，消水饮。又动风气，熏人心，令人气满，不可多食。

苦菜 即小满节后苦菜秀者是也。茎似苦苣而细，折之白汁出，常常点瘊子自落。花黄似菊，凌冬不死。味苦，寒，无毒。主五脏邪气，厌谷胃痹，肠澼渴热，中疾恶疮，久服安心益气，聪察少卧。三月三日采，阴干。

莙荙菜 甘，甜，大寒。叶似紫菊而大，花白。食之宜妇人。开胃通心膈，治天行疫疠，解风热毒、暑毒、痢毒。夏月作粥最良，南人蒸食大香美。

蕹菜 味甘，平，无毒。主解野葛毒，煮食之。

苜蓿 甘，苦，平，无毒。北人甚重，江南不甚食之，以无味故也。去脏腹邪气，脾胃间热气，通小肠，治酒疸。多食令人吐利，少食则安。根名土黄芪，安中利五脏。

鹿角菜 出海州海中，性大寒，无毒。下热风气，疗小儿骨蒸劳热。丈夫不可久食，发痼疾，损经络血气，令人脚冷痹，损腰肾，少颜色。服丹石人食之下石力也。又能解面热。

石花菜 大寒，无毒。去上焦浮热，发下部虚寒。

果 部

桃、杏、枇杷、梅子、松子、木瓜、山楂、胡椒、川椒、食茱萸，以上俱见前卷。

茶 茗

茶茗苦消痰热渴，爽神头目自能清，消积止泻利小便，更疗腰痛卒心疼。

早采为茶，晚采为茗。微寒，无毒。入手足厥阴经。主祛痰热烦渴，清头目，悦神醒神，令人少睡，下气消食，止泻及赤白痢，利大小便；兼治气壅腰疼，转动不得，心痛不可忍，并浓煎热服，冷则聚痰。《液》云：阴证汤内用此，祛格拒之寒，与治伏阳大意相似。诸烂疮及汤火疮，细嚼敷之，或为末，香油调搽。瘰疬已破者，用细茶、蜈蚣等分，炙令香熟，为末，先煎甘草汤洗，后以此末敷之。目热、赤涩痛，嚼烂贴目两角，其痛即止。久食损人，去人脂令人瘦。《茶序》云：释滞消壅，一日之利暂佳；瘠气侵精，终身之累斯大。又解炙炒毒甚妙。

大 枣

大枣甘温和胃脾，肠澼癖气故能医，润心肺令神液足，助十二经百药宜，生枣甘辛动湿热，令人胀泄瘦人肌。

无毒。降也，阳也。养脾平胃，安

中，补中益气。治四肢重及肠澼下痢，肠胃间癖气，一切心腹邪气，更疗心悬大惊烦闷。壮神润肺，止嗽，补津液，补气。珍云：味甘，补经不足以缓阴血，血缓则脉生，故能助十二经脉，补五脏，通九窍，和百药，杀乌头毒，不但心、肺、脾三经剂也。惟心下痞，中满呕吐，有齿病者忌之。又不宜合生葱食，多食动风，脾反受病，属土而有火故也。入药用红枣，蒸去皮核。生枣动湿热，多食令人气满胀，多寒热注泄，羸瘦者勿食。叶温，覆麻黄能令出汗，散服使人瘦，久即呕吐，捣烂揩热痱疮，煎汤浴小儿壮热。三年陈核中仁，燔之味苦，主腹痛，邪气，恶气，疰忤，小儿患秋痢。与虫枣食之良。

胡桃

胡桃甘温滋肺肾，润肌黑发解腰病，
通经活血治扑伤，多食动风痰火盛。

出羌胡。生时外有青皮，形如桃也。无毒。滋肺止嗽，润肌。治酒齄鼻赤，和橘核研酒服之。补肾，治腰痛，黑发，通经络，活血脉，疗压打损伤，捣烂和酒顿服便瘥。多食动风，利小便，能脱人眉，生痰伤肺，助右肾相火。丹溪云：属土而有火，性热也。单方：治瘰疬，取肉烧存性，和松脂研敷。汤泡去肉上薄皮，研去油用。夏至后不堪食。

荔枝肉

荔枝肉散无形滞，治背劳闷消瘤赘，
止心烦躁更清头，健力生津通神智，
核可烧灰调酒餐，专主心疼并疝气。

结实时枝柔而蒂牢，不可摘取，以刀利取其枝，故名。又云其实离本枝，一日而色变，二日而香变，三日而味变，离枝之名本此。味甘，平，无毒。属阳。主散无形质之滞气，故治背膊劳闷，瘿赘赤肿者亦用之。更止心躁烦渴头重，

健气生津，通神益智，和悦颜色。多食亦能发虚热热疮，亦以其属阳而近火故也，饮蜜浆一杯即解。核，慢火烧存性，为末，温酒调服，治心痛及小肠疝气。

龙眼

龙眼味甘平无毒，归脾宁心益神智，
五脏虚邪从此安，除蛊杀虫核止涕。

形如龙之眼也。味甘。归脾而能益智宁心，去五脏邪气、厌食，除蛊毒，去三虫，久服聪明通神。核烧烟熏鼻，治流涕不止。

栗

栗味咸温厚胃肠，耐肌益气火煨良，
生干补肾坚腰脚，嚼署能除箭刺疮，
栗楔专医筋骨痛，钩栗令人体健康。

栗，立也。本草云：人有脚弱，啖栗数升，遂能行立。此补肾之义也。无毒。主益气厚肠胃，令人耐饥。凡食栗，于灰火中煨令汗出食之。下气补益，热则壅气，生则发气。若袋盛悬风干食之，补肾气，治腰脚无力，破冷痃癖。又生嚼署恶刺，出箭头及断筋骨碎，瘀血肿痛，瘰疬肿毒，小儿疳疮，熊虎爪伤，马汗毒疮，皆效。孙真人云：味咸，肾病宜食，惟小儿不可多食。生者难化，熟者滞气，隔食生虫，往往致病。又患风水气人不宜食者，味咸故也。壳，煮汁饮之，止反胃，消渴，泻血，疗火丹毒肿。栗楔，凡栗一球三颗，其中心一枚，乃楔也。治肾虚腰脚无力，筋骨风痛。钩栗，味甘，平。主不饥，厚肠胃，令人肥健。苦槠，味苦涩。止泄痢口渴，破恶血，食之不饥，令健行。其木皮、叶煮汁，与产妇饮之止血。

橄榄

橄榄甘温微涩酸，消酒食疗毒鱼肝，
开胃止泻又止渴，核仁研烂敷唇干。

无毒。醉饱者宜之。能开胃下气，消酒止渴止泻，解诸毒，疗鳜鲌鱼毒。人误食其肝迷闷者，煮汁饮之。鱼硬者，嚼盐榄含津咽之，立下。昔有舟人用榄木作浆，鱼逐之则死，是以知榄能解诸鱼毒也。蜜藏之味佳，多食能致上壅。核中仁，研敷唇吻燥痛。

葡萄

葡萄味甘平渗下，利便通淋水气化，更治筋骨湿痹疼，酿酒调中味不亚，根止呕哕达小肠，能安胎气冲心蟀。

无毒。丹溪云：属土而有水木火，东南人食之多病烦热眼暗，西北人禀气厚，服之健力耐寒，盖性能下走渗道也。故经云：通小便，治淋涩，逐肠间水气，主筋骨间湿痹。兼治痘疹不出，研和酒饮之。酒，甘温，收其子汁酿之自成。除湿调中，利小便，多饮亦动痰火。魏文帝云：醉酒宿醒掩露而食，甘而不饮，酸而不酢，冷而不寒，味长汁多，除烦解渴，他方之果，宁有配乎？根，主呕哕及胎气上冲，煮浓汁饮之。俗呼其苗为土木通。逐水利小肠尤佳。又一种山葡萄，亦堪为酒，性亦大同。

覆盆子

覆盆子甘性微热，阴痿肾虚精气竭，补肝明目治肺虚，妇人宜子须频啜。

《衍义》云：益肾脏，服之小便当复溺盆。无毒。主男子肾虚精竭，阴痿能令坚长；治肝经风虚，明目去翳；治肺气虚寒少力。取汁入蜜作煎点眼，妇人食之有子，久服轻身发不白，悦颜色，和脏腑。入药水洗去皮蒂，酒蒸日干。苗，名蓬蘽，味酸、咸，平。功力同子。疗中风身热大惊，又烂弦血风，冷泪浸淫，青盲目暗，或有虫等症。取苗日干为末，薄绵裹之，以男乳汁浸如人行七八里久，用注目中，仰卧，不过三四日，

视物如少年，忌酒面。

芡实

芡实甘平主益精，足腰膝痛不能行，治痹补中除暴疾，强志还令耳目明。

能补人之精欠少，谓之水硫黄。形似鸡头，故又名鸡头实。无毒。东垣云：芡实益精治白浊，兼补真元。内虚脊腰膝痛，外湿痿痹，补中气开胃进食，除暴疾，强志意，令耳目聪明，久服轻身耐老。但单服多服，亦难消化，生食动风冷气。蒸熟去壳，舂粉益人。根软可作蔬食。

莲子

莲子无毒甘平味，涩精养神补中气，止渴止痢治腰疼，遇食须先去苦薏。

鲜者绿房紫的，相连而成实也。止泄精白浊，安心养神，补中益气，醒脾内滞，止渴止痢，治腰疼。一切五脏不足，伤中内绝，补十二经气血，除百病。生食微动气，蒸食之良，令人欢心。食与入药，俱宜去心，免成霍乱。但《局方》亦有用水浸裂，生取其心，以治心热及血疾作渴，产后作渴，暑热霍乱者。盖有是病，服是药也。莲花蕊，暖，无毒。镇心，固精，益气，驻颜，催产。忌地黄、蒜。石莲子，即鲜莲，经秋就蓬中干而皮黑沉水者。味苦，寒。取其肉于砂盆中，干，擦去浮上赤色，留青心为末，少入龙脑为汤点服，宁心志，清神。单用炒为末，止痢治腰痛，止哕逆。树生一种皮黑坚而肉多油者不用。方书言：石莲子者，皆老家莲子也。

藕

藕能解热除烦渴，更消酒食开胃胸，蜜蒸实下补五脏，节冷捣汁止吐红，安胎用蒂催胎叶，逐瘀生新根叶同。

藕，甘，平，无毒。生食解胸中热毒，消瘀血，止烦渴，主霍乱后虚闷不

食。产后血闷作渴亦用此冷物者，藕不同生冷，破血故也。蒸熟消食止泄，开胃宽中，实下焦，补五脏。与蜜同食，令人腹脏肥，不生诸虫，常食悦神。又解蟹毒。藕节，冷。捣汁饮之，治伤寒时气烦躁、大渴、大热，主吐血、衄血不止，产后血闷上冲腹痛，合生地温酒或童便服之，捣烂罨金疮、折伤、热伤，散血止痛，生肌。节少同藕捣亦好。荷叶蒂，又名荷鼻。味苦，平，无毒。主安胎，去恶血，留好血，止血痢，煮汁服。荷叶及房，主吐血、咯血，焙末，米饮下。产后胞衣不下，血胀腹痛，酒煮服之。内伤脾胃，阳气不升，口干，心肺躁闷，易老用以为丸。兼杀野菌毒，洗漆疮。大抵根叶功用主血多效，乃因宋室庖人削藕皮误落血中，遂散不凝，自后医方常用，逐瘀生新之妙剂也。

菱 角

菱角性冷味甘美，重则损阳令阴痿，轻者伤脏胀腹中，姜酒热投方可止。

无毒。体实者服之，解热清心，安五脏，又压丹石毒。体薄者服之，多则损气，令人阴痿，轻则腹中胀满，脏冷作泄，可暖酒和姜饮一两盏即消。煮熟食之虽不冷，亦不益脾。

梨 果

梨果食多脾气伤，金疮乳妇不宜尝，宽胸止咳消烦渴，若吐风痰可作浆。

味甘，酸，平，无毒。丹溪云：梨者，利也，流利下行之谓也。酒病烦渴者宜，多食动脾，令人中寒下利，产妇、金疮并血虚者戒之。除心肺客热，烦热，胸中痞结，咳嗽气喘，止渴，捣汁作浆服之，吐风痰，治中风失音不语，及伤寒发热惊狂，利大小便，孕妇临月食之易产。叶，主霍乱，吐利不止，煮汁饮之。亦治小儿寒疝腹痛，汗出。树皮，

治疮癣疥癞甚效。

石 榴

石榴实壳能收痢，更治筋挛脚痛风，花主止血及伤损，根皮可去腹中虫。

安石，国名，张骞使安石国得其种。丹溪云：榴者，留也。性滞恋膈成痰，病人须戒之。多食伤肺损齿，少食亦能润咽止渴。有甘酸二种，甘者可食，酸者壳可入药。实壳，酸，无毒。主涩肠，止赤白痢，收目泪，治漏精及粪前见血。又治筋骨风，腰脚不遂，行步挛急疼痛，阴干微炒用之。花，百叶者，主心热吐血及衄血等，阴干为末，吹鼻中立止。金疮、刀斧伤破流血，取半升入石灰一升，为末敷之，少时血断便瘥。东行根皮，疗蛔虫、寸白虫，治女子血脉不通、赤白带下，炙干浓煎服之。凡使根壳，先浆水浸一宿，微炒，陈久者良。

红 柿

红柿无毒味甘寒，解酒止渴除胃热，与蟹同食肠中疼，蒸治小儿秋痢泄，蒂止咳逆声连连，皮甘益脾和米屑。

柿，朱果也，故有牛心红珠之称。日干者名白柿，火干者名乌柿，其白柿皮上凝厚者谓之柿霜。红柿，解酒毒，止口渴，除胃热。与蟹同食令腹痛大泻。蒸热与小儿食，治秋痢。柿蒂，涩。主呃逆呕哕，单煮服之。一云，凡使，须极小柿蒂，故谓之丁香柿蒂。柿实皮，甘。补脾厚胃涩肠，和米粉蒸糕，与小儿食之妙。

柿 干

柿干性平润肺心，化痰止咳又止血，耳聋鼻塞气可通，健胃厚肠止痢泄，火干稍缓性亦同，服药欲吐者堪啮。

日干者性平，疗肺痿心热，化痰止咳，止吐血，润喉声。丹溪云：属金而有土，为阴，有收之义。止血治嗽可为

助也。耳聋鼻塞者，干柿三枚和粳米、豆豉煮粥食之，即通其气。又健脾厚胃，消瘀涩中，治肠澼不足，止泻止痢，杀腹中虫，多食去面皯，及金疮火疮生肌止痛。单方：干柿二斤，用蜜半斤，酥一斤煎之，每日食三五枚，疗男妇脾虚肚薄，食不消化。又产后咳逆气乱，水煮热呷之。火干者性暖，功用大同。服药口苦欲吐者，食少许立止。一种柿色青，性冷甚于柿。味甘，无毒。主压石药发热，利水解酒热，去胃热，止渴润心肺，除腹脏冷热。久食寒中，不入药用，惟油堪作漆。

橙 皮

橙皮味辛甘且芳，能消恶气满胃肠，
醒酒化食祛风气，瓤主恶心去汁良。

橙大于橘而香，皮厚而皱，气平无毒。散肠胃恶气，醒酒消食，去胃中浮风气，疗瘿气，杀鱼虫毒发，虚热瘰疬。瓤，味酸，多食伤肝气。又洗去酸汁细切，和盐蜜煎成膏食之，治恶心，胃中浮风。

橘 肉

橘肉甘者能润肺，酸者聚痰不足贵，
诸柑醒酒渴最佳，脏虚寒人莫贪味。

橘肉甘者，润肺止渴，开胃宽胸，畏冷者或煨或蒸食之。柑有密陀柑、木柑、黄柑、乳柑、石柑、沙柑、朱橘、乳橘、山橘、金橘之类，大同小异。味皆甘酸而寒。解热止渴，润燥生津，多食恋膈生痰，滞肺伤脾，冷中作泄，病者忌之。

樱 桃

樱桃甘温百果先，益脾悦志颜色鲜，
止痢涩精扶阳气，多食发热吐风涎。

以其形肖桃，故曰樱桃。三四月初间最先百果而熟，得正阳之气。无毒。主调中益气，悦神美志，令人好颜色，

止水谷痢、泄精，回阳气。丹溪云：属火而有土。性大热而发湿，多食发虚热吐痰。旧有热病、嗽喘及暗风人忌之。叶捣敷蛇毒；绞汁服，防蛇毒内攻。东行根，杀寸白、蛔虫。

杨梅干

杨梅干酸温微毒，善止酒呕消宿食，
化痰和脏涤胃肠，刀斧伤时无痕迹。

生者酸甚，聚痰发热，损齿及筋。干作屑，临饮酒时服方寸匕，止吐酒，消宿食，化痰，和五脏，荡涤肠胃烦愦恶气；烧灰服能断下痢。根皮煎汤，洗恶疮疥癣，忌生葱。鲁班方：治一切刀斧伤损疮不合者，用盐杨梅不拘数，连核杵如泥，捏成饼子，收竹筒中，遇损破即填补之。止血生肌，无瘢痕，绝神。

李 子

李子苦甘治肝病，骨间劳热须臾净，
核仁消瘀通小肠，根皮止痢奔豚定。

无毒。肝病宜食。去骨节间劳热，除痼热，调中。久食令人虚热，临水食发痰疟。又不可与白蜜、雀肉同食。核仁，苦，平，无毒。主僵仆跻，瘀血骨痛内伤，利小肠，下水气，除肿满及女子小腹胀满。入药泡去皮尖。根白皮，大寒。主消渴，止心烦逆气，奔豚脚气，热毒烦躁，女子卒赤白下，男子赤白痢。去粗皮，炙黄色，水煮服之。花，平。主小儿壮热瘤疾，惊痫，作汤浴之。

榛 子

榛子味甘无毒平，益人气力健人行，
若令多食难饥饿，厚胃宽肠四体轻。

榛，盛也：一云，从秦，生于秦地也。主益气力，宽肠胃，调中开胃，令人不饥健行，军行食之以当粮。

梗 实

梗实甘平进饮食，能通荣卫助筋力，
五痔三虫是主方，啖多引火伤肺极。

医学入门

卷之二

榏，文木也。《尔雅翼》云：有美实而材光文彩如柏，斐然成章也。无毒。主消谷，令人能食，行荣卫，助筋骨，明目轻身。五痔人常如果食之，愈。东坡诗云：驱除三彭虫，已我心腹疾。治寸白虫，日食七颗，七日满，其虫皆化为水。兼治蛊毒鬼疰。丹溪云：属土与金而有火，多啖引火入肺，大肠受伤作泄。

银杏 俗名白果。味甘，寒，有毒。清肺胃浊气，化痰定喘止咳，多食昏神杀人。

柰子 味苦，寒，无毒。补中焦诸不足，和脾益心，治饱食多肺壅气胀，病人忌多食。

林檎 树似柰，实比柰差圆。六七月熟。亦有甘酸二种，甘者早熟而味肥美，酸者差晚，须熟烂乃堪啖。气温，无毒。主消渴，下气，消痰，止痢，泄精，霍乱肚痛。多食发热，涩气，好睡，发冷痰，生疮疖，脉闭不行。

茨菰 叶似箭镞，根黄似芋而小，煮熟可啖，本草名乌芋。味苦、甘，微寒，无毒。主消渴，胸痹，胃热，温中益气，消黄疸风毒，开胃下食，明耳目。不可多食。

荸荠 苗似龙须，草青色，根黑如指大，皮厚有毛，味甘，可生啖。下石淋，服丹石人相宜，以其能解毒也。若作粉食之，厚肠胃，令人不饥。但此二物，皆非美味，多食发百病，生疮疖，小儿食之脐下痛，孕妇食之动胎。得生姜良。

兽 部

猪 肉

猪肉寒中味甘咸，昏神闭血引风痰，四蹄五脏并肠胆，补虚治病还相兼，卵主五癫乳主痫，膏胰润肺补漏岩。

猪，水畜也。其味甘美而咸，其气微寒。先入肾，其性暴悍，故食之多者昏神气，闭血脉，弱筋，引风痰动火，令人暴肥，少子。脏疾、心气、疟病、金疮人忌之。养生家不与牛肉、荞麦同食。四足甘寒，补中气，滑肌肤，去寒热，下乳汁，煮汁洗一切疮疳伤挞。悬蹄，即后小爪，性平。主五痔伏热在肠，肠痈内蚀。心，热。主惊邪忧恚血虚，多食反耗心气，忌与吴萸同食。肝，温。主冷泄赤白，脏虚，脚气水肿，肝热目赤。女子阴中痒痛，炙热纳之，当有虫出。以五味和食则补肝气。脾，主脾胃虚热，和陈皮、人参、姜、葱、陈米煮羹，去陈皮等食之。肺，微寒。补肺。与白花菜同食令发霍乱。肾，即腰子。性冷。和肾气，利膀胱，补虚劳，消积滞。单食久食，令人少子。冬月食之损真气。肚，微温。补虚羸骨蒸痨热，血滞气弱，大补中气，止渴止痢并小儿疳疮，杀痨虫。孕妇九个月宜食之。肠脏，补下焦虚竭，去大小肠风热，止小便数，口渴。胆，苦寒。主伤寒热渴，润燥通便，入心通脉，内伤骨蒸劳极，小儿疳蛔热疮。其胆中黄，主金疮血痢。卵，甘温，无毒。主五癃邪气，挛缩奔豚，惊痫癫狂，鬼疰。阴干，勿令败。乳汁，主小儿惊痫天吊，大人猪鸡痫病。乳头治同。肪膏，润肺，利血脉，治皮肤风热，杀虫及诸痫疳恶疮，治五疸，下胞衣，蒸食或浸酒服之。漏疮、鼠瘘及头发不生并外敷或煎膏药贴之，吹奶恶寒壮热，冷水浸贴，热则又易。蜈蚣、蚁子入耳，炙令香，安耳孔自出。腊月亥日收之不坏。忌乌梅。解斑蝥、芫青毒。胰膏，肺痿咳嗽脓血，和枣肉浸酒服之。亦主冷痢疳癖，多服损阳。舌，健脾，令人能食。齿，主小儿惊痫，烧灰服，兼治蛇咬，脑髓，主风眩脑鸣，涂冻疮手足皲裂。血，主奔豚气，风头眩，淋沥及海外瘴气。又蛇入口并七孔中，割母猪尾血滴口中，即出。骨，烧灰为末，水下方寸匕，解诸果毒。耳中垢，主蛇伤。猪肤，即皮上垢腻。甘，寒，无毒。治伤寒客热、下痢，咽痛，胸满心烦。屎，主天行热病寒热，黄疸，湿痹，蛊毒。取东行牝猪者，水浸一宿，去渣服之。又烧灰敷诸疮并小儿白秃。以上俱用牡猪者佳。

野猪肉

野猪肉胜似家猪，久痔肠风人可咀，
黄止诸血疮与痫，脂饮产妇乳有余。

形如家猪，但腰脚长毛褐。雄者肉甘美，无毒。青蹄者勿食，肉色赤者补五脏，长肌肤。久痔肠风下血，炙食不过十顿。癫痫病水煮服之，不动风气，所以胜家猪也。黄在胆中，味辛、甘、平。无毒。主金疮止血，鬼疰癫痫，及小儿疳气客忤天吊，阴干，研水服之。脂，除风肿毒疮疥癣。浸酒服之，令妇人多乳，连进十日，可供三四孩儿，本来无乳者亦有。外肾和皮烧灰存性，米饮下，治崩中带下，肠风下血，血痢。豪猪肉，甘美多膏，不可多食，发风气。利大肠，令人虚羸。肚，详猬皮条下。貒猪肉，甘美，作羹食之，下水肿，治久痢大效。瘦人食之，长肌肉肥白。其脂治传尸，鬼气，肺痿。江猪肉，平，酸。补气，食多令人体重。汁，健脾脚，令人能食。

牛肉

牛肉甘平益胃脾，消肿止渴泄尤宜，
更健筋骨轻腰脚，髓温骨髓补中衰，
肚叶和中肝明目，胆治惊风痰热儿。

孟诜云：牛者，稼穑之资，不多屠杀。自死者，血脉已绝，骨髓已竭，不

堪服食。黄牛发药毒动病，不如水牛，盖黄牛温而水牛冷故也，当食黄牛为妙，疟疾后亦忌之。养生者忌与黍米、韭薤同食。十二月食之伤神。肉，无毒。安中益气，养脾胃。消水肿，除湿气，止消渴并吐泄。补虚弱，强筋骨，壮腰脚。髓，甘，无毒。填骨髓，补中益气，续绝伤，止泄泻，消渴，以酒服之；止吐衄，崩带，肠风泻血，水泻，烧灰用；又和地黄汁、白蜜等分作煎服，治痨瘦。肚，甘，平。和中益脾胃。百叶肚，主热气，水气，丹毒，解酒劳并痢。肝，甘，凉。明目，平肝气。北人牛瘦多蛇，从鼻灌之则为独肝，有大毒，食之痢血至死。胆，苦，大寒。可和丸药，除心腹邪热烦渴，口舌焦燥，益目睛，利大小肠，治小儿惊风，痰热疳湿。心，主虚忘。肾，补肾精。大抵五脏主人五脏也。悬蹄，主妇人崩中漏下赤白，无子。阴茎功同。脑髓，主消渴，风眩。齿，主小儿牛痫。口中涎，主反翻，终身不噎。耳中垢，封蛇肿，鼻痔疮。屎，寒。主霍乱，消渴，黄疸，水肿，鼓胀，癥瘕，脚气，小便不通，微火煎，加糖服之。汤火灼头疮，白秃，五色丹毒及鼠瘘恶疮已有脓血者，以热屎敷之，或烧灰鸡子白调敷。又涂门户辟恶气，置席下止小儿夜啼。尿，主水肿腹胀脚满，利小便，渐渐以铜器取新者服二三升愈。牛黄，牛角䚡另见前卷。正胃散，用牛喉末，陈米饮调服，治膈食。

羊肉

羊肉味甘性大热，补脏虚寒形羸劣，
安心止汗又止惊，益肾壮阳坚骨节，
骨治寒中头退热，血止诸血及晕血。

羊有三四种，以北地青色者入药，有一种无角白羊亦堪食。北地驱至南方，筋力劳损，亦不益人。南方羊受湿吃毒

草,故不及。羖羊肉,无毒。治五劳七伤,脏气虚寒,形体羸劣,补中益气,安心止汗止惊,益肾气,壮阳道,坚筋骨,健腰膝,妇人产后虚羸,脾胃冷气,字乳余疾及头脑风眩,小儿惊痫。惟素有痰火者食之,骨蒸杀人,时疾、疟疾、疮痍初起皆忌。孕妇亦不可多食,皆以其热也。若虚人痈疽溃后则宜,古人以之比黄芪。养生者忌与酒同食。六月食之伤神。心,主忧恚膈气,有孔者杀人。肝,冷。主肝风虚热目赤及天行后呕逆不食。若合猪肝、梅子、小豆同食伤人心。肺,主咳嗽,止渴,三月至五月其中有虫如马尾,不可食。肾,主补精壮阳阴痿,治耳聋、盗汗、脚膝无力。肚,补胃,治虚羸、盗汗、溺数及水气在胁,不食、烦热,和白术作汤食之。胆,平。主青盲、赤瘴,白膜、风泪。骨,热。主虚劳寒中羸瘦。嫩脊骨,治肾冷腰痛,转动不得,捣碎煮烂和蒜蓝或酒空心食之。胫骨,热。治牙齿疏豁疼痛,火煅为末,入飞盐二钱和匀,每早擦牙齿上,以水漱去。齿,主小儿羊痫寒热。头,凉。治骨蒸脑热,头眩,明目,止小儿惊痫。血,主女人产后中风,血闷血晕欲绝,或下血不止,饮一升即愈。卒惊悸,九窍出血,取新血热饮即止。治硫黄毒发气闷,饮一合,效。脂,治游风并黑野,又能柔银软铜。髓,甘、温,无毒。主男妇阴气不足,利血脉,益经气,以酒服之。皮,补虚劳,去一切风,治脚中虚风,去毛作臛食之。屎,燔之,主小儿泄痢肠鸣,惊痫,兼理聤耳,生发毛,及箭镞、木刺入肉,猪脂和涂自出;煮汤服,治大小便不通;烧烟熏鼻,主中恶心腹刺痛;熏疮疗诸疮痔瘘等。角,治见前卷。羚羊肉,肥软益人,兼主冷劳,山岚疟痢,妇人赤白带下,但

此羊多啖石香薷,故肠脏热人不宜多食。山羊肉,味甘于家羊,食之健人筋力,其皮可为靴履。

马 肉

马肉有毒味苦冷,除热壮筋马痫惺,胫骨降火代芩连,茎益精气阴强猛,驴肉甘凉疗风狂,尿治反胃吐不省。

《易》曰:乾为马。言行健也。入药用白者为胜,得金之正色也。马肉,主消热下气,壮筋骨,强腰脊,强志轻身;又马痫动发无时,筋脉不收,周痹,肌肉不仁,用肉煮粥或五味和食之。凡食,须清水搦洗三五次以去毒,煮得烂熟方可食,食后以清酒杀之。忌与苍耳、生姜同食。有疮疥人勿食,马病疥及马自死者不可食。五月食之伤神。胫骨,甘、寒。可代黄芩、黄连,以治痰火之疾。中气不足者用之。火煅过细研用。阴茎,味咸,甘、平,无毒。主男子阴痿不起,益精气,有子。凡使,须当春游牝时力势正强者生取得,阴干百日锉用。心,主喜忘,患痢人忌食。肝,有毒,食之杀人。肺,主寒热,茎痿。悬蹄,白者主白崩,赤者主赤崩。眼,主惊痫。齿,主小儿惊痫,水摩服。头骨,主多睡,作枕枕之。尾,主小儿马毒客忤,取尾于儿面前烧之,令儿吸烟气而愈。屎,微温。主吐、下血,鼻衄及妇人崩中,金疮止血,男子易病,产后百病,绞汁和酒服之。又杖疮打损,患疔肿中风疼痛者,炒熨五十遍,极效。多年恶疮痛及剥马被骨刺中毒欲死者敷之,或烧灰敷之,效。马咬、马汗毒亦效。尿,微寒。主消渴,破癥瘕积聚,男子伏梁积疝,妇人瘕疾,铜器承饮之。头疮白秃,恶刺疮,乳肿,取尿热渍洗之。驴肉,无毒。黑者最良。主疗风狂,解心烦,治忧愁不乐,安心气,多食动风,

脂肥尤甚。尿，咸，平，小毒。主反胃，吐食不止。每二合早晚温饮之，效。兼破癥癖，下水毒，治牙齿痛。屎，熬之熨风肿瘘疮，绞汁服，主心腹卒痛，诸疰忤。脂，治久疟久聋，癫狂不语、不识人，和酒服之。恶疮疥癣风肿，研烂敷之。眼中息肉，和石盐点两眦头，一月即效。皮和毛煎膏，治一切风毒，骨节疼痛，取其发散皮肤之外也。仍须乌者，取其水色以制风热之义也。凡腹中物食之，皆令筋急。骡肉，辛，温，小毒。性顽劣，食之不益人。孕妇忌食。

牛 乳

牛乳甘寒补血虚，清热止渴润肌肤，
羊乳性温补肾气，更润心肺咬蜘蛛，
酥酪醍醐俱乳作，马驴乳同治热躯。

《千金方》云：乳酪酥煿常食之，令人有筋力胆干，肌体润泽。多食亦令人膨胀泄利，脏寒冷气人禁服。牛乳，无毒。补虚羸，解热毒，养心肺，止烦渴，润皮肤。煎荜茇服，治气痢。凡服乳，必煮一二沸，停冷服之，热食即壅，不欲顿服，欲得渐消。与酸物、生鱼相反，令人腹中结癥。凡用牛乳、屎、尿，黑牛胜黄牛。羊乳，甘，无毒。补肾虚，益精气，濡润心肺，止消渴，利大肠；兼治卒心痛及男妇中风，小儿惊痫，口疮舌肿；又蜘蛛咬，腹大如孕，遍身生丝，生饮之即愈。蜒蚰入耳，取灌耳中即化成水。马驴乳，性治大同。酥，味甘，微寒。白肥，补五脏，除肺痿心热吐血。酪，味甘、酸，寒，无毒。主热毒，止渴，除胸中虚热，膈痛。身面上热疮，丹疹，和盐煮热摩之。余与牛、羊乳治同。醍醐，作酪时上一重凝者为酪，其面上如油者为醍醐，熬之即出，不可多得。性滑，以物盛之皆透，惟鸡子壳及葫芦盛之不出。味甘，平，无毒。

治一切肺病咳嗽，脓血不止，及风湿痹气，皮肤瘙痒，通润骨髓，止惊悸，明目，补虚，其功优于酥也。乳腐，微寒。润五脏，利大小便，益十二经脉，微动气。小儿赤白痢，细切醋浆水煮二十余沸食之，效。以上四种，乃牛乳、羊乳、马乳，或各或合为之。四种之中，牛乳为上，羊次之，马又次之，而驴乳性冷，不堪入品矣。

狗 肉

狗肉咸温最补阳，阴虚孕妇岂宜尝，
茎治男痿并女带，血医横产及癫狂，
乳点青盲经十载，头骨壮阳敷诸疮。

狗，叩也，叩声吠以守也。肉咸、酸，有毒。壮阳道，补下元，益气血，暖脾胃，厚肠脏。食近腰连肾者佳。黄色牡狗为上，黑白次之。血极香美，去血食之不益人。狂犬及自死者不可食。阴虚人食之发热难治，孕妇食之令儿无声，又不可与大蒜同食，九月食之伤神。

古云：山药凉而能补，犬肉暖而不补。阴茎，咸，平，无毒。六月上伏日取，阴干百日用。治劳伤阴痿不起，令强大有子。除女人带下十二病。白狗血，咸，温，无毒。主临产横生，血上抢心，若孕时服之，令生子不出。又治癫疾发作及鬼击腹痛，失血。取热血饮之并涂身上，卒得妒疮，常对在两脚，涂之立愈。乳汁，主十年青盲。取白犬生子目未开时乳汁，注目中，狗仔眼开即愈。头骨，平。补虚壮阳，治头风眩。主崩中带下，血痢，烧灰酒下；金疮止血生肌，诸疮瘘妒乳痈肿，烧灰敷之；附骨疽及鱼眼疮烧烟熏之。余骨主补虚，止小儿客忤惊痫，令妇人有子，黄色者佳，火煅研用。脑髓，主头风痹，下部工䘌疮，鼻中息肉。胆，苦，平，小毒。主明目，鼻齆，鼻中息肉。去肠中脓水。又治扑损刀箭疮，热酒调服，瘀血尽下，涂诸恶疮痂疡有效，又胆中黄，谓之狗宝。治肺经风毒痰火，痈疽恶疮。犬夜吠月发狂者多有之，然必自采乃得其真。入药用干豆腐挖一窍，入黄于中间合定，水煮半日，细研用。心，主忧恚。肝，主脚气冲心。肾，主肾冷。齿，主癫痫，痘疹。四脚蹄，煮饮之下乳汁。山狗，形如家狗，脚微短，好食鲜果，肉味甘美，皮可为裘，在处有之，蜀中出者名天狗。

象肉

象肉味淡不堪餐，皮可煎膏贴疮癥，
牙调溺祛瘰痫，屑善生肌出刺钻，
胸前横骨能浮水，胆用涂疮目疾安。

象，相也，大也，言其形也。肉味淡，不堪啖。多食令人体重。身有十二种肉，以配十二辰属，皆有分段，惟鼻是其本肉。象孕五岁始产，六十岁骨方完足。皮，煎膏药，去腐生新，易于敛口。牙，治小便不通，生煎服之；小便多，烧灰服之。骨蒸、瘰风、痫热，炙令略黄，锉末用之。生为屑，主诸疮痔瘘，生肌填口最速。又诸铁及杂物刺入肉，刮屑和白梅水研敷之，立出。若刺及诸骨鲠在喉中者，水调服之。凡使，旧牙梳尤佳。胸前小横骨烧灰酒下，令人能浮水出没。胆不附肝，随四时在四腿诸肉中，春前左，夏前右，秋后左，冬后右。主明目，治疳。以清水和涂疮肿上，瘥。含口中治口臭。眼睛，主目疾，和乳汁点之。

虎肉

虎肉酸平祛邪疟，壮气又能止呕恶，
豹肉大同健骨筋，脂善生发涂脑角。

虎肉，无毒。治疟疾，益气力，止呕吐恶心。食之入山辟邪魅，虎见益畏。药箭射处，有毒。热食损齿，小儿齿未

生不宜食。正月食之伤神。其胫骨等见前卷。但虎、鹿、兔，寿俱千岁，五百岁毛俱变白。熊五百岁能化为狐狸，猕猴八百岁化为猿，猿五百岁变为玃，玃一千岁变为蟾蜍，狼寿八百岁，三百岁善变人形。豹肉，酸，平，无毒。主安五脏，补绝伤，轻身益气，壮筋骨，强志气。久服耐寒暑，令人猛健。正月食之伤神。寝其皮，可以祛瘟疫，辟鬼魅神邪。脂，合生发药，朝涂暮生。头骨，烧灰淋汁浴头，去风屑。齿骨极坚，刀不能砍，火不能烧，有诈为佛骨以诳俗。

熊掌

熊掌食之风寒当，膏肉治痹急筋强，
胆苦明目涂疮痔，小儿惊风积痫良，
杀虫消疳止久痢，古人夜读作丸尝。

熊，雄也。猛啖多力，能拔大木，故书曰：以有熊罴之士，以力言也，熊掌是八珍之数，须用酒、醋、水同煮乃可熟。此物能举木引气不食，饥则自舐其掌，故美在其掌。久食之，可御风寒诸疾。膏与肉，味甘，微寒，无毒。主风痹筋骨不仁，补虚损，杀瘰虫，去头疡白秃，面上奸疱，久食强志轻身。凡腹中有积聚、瘤疾者，食之终身不愈。十月食之伤神。雷公云：每脂一斤，入生椒十四粒，同炼去革膜，收瓶中任用。若与猪脂燃灯，烟入目中即失明。但熊恶盐，食之即死。胆，苦，寒。点眼去翳开盲，涂恶疮痔瘘最良。治小儿风热惊痫，杀疳虫，疗黄疸，止久痢。古人教子夜读，粉苦参、熊胆为丸，与之吞一二枚以资勤苦者，盖夜读久则血不归肝而火冲头目，朝旦面黄，用此降火和肝则血脉流通，津液畅润，痰火疮疥之病，从何而生？服苦之意与此相同。又云：其胆春在首，夏在腹，秋在左足，冬在右足。然亦多伪，欲试之，取粟颗

许滴水中，一道若线不散者真。入药另研。罴大于熊，貔似虎，猫小于虎而浅毛，三兽俱阳物，功用同熊虎。

鹿 肉

鹿肉补虚又疗风，血止诸血治肺痈，
阴痿腰疼俱可服，髓坚筋骨治伤中，
麋肉补气脂逐痹，虚劳血病羡角茸。

鹿肉，甘，温，无毒。益中气，调血脉，补虚羸。生肉，贴中风口偏，左患贴右，右患贴左，正即除之。蹄肉，主诸风脚膝疼痛。头肉，主消渴夜梦。九月后、正月前食之则宜，五月食之伤神。凡饵药之人不可多食，能解药力。血，主肺痿，肺痈，吐血，衄血及崩中带下，止饥渴，充气血，起阴痿，止腰痛生刺，和酒服之。髓，甘，温。主男妇伤中绝脉，筋骨急痛，咳逆，以酒和服。又同地黄煎膏填骨髓，蜜煮食壮阳，令人有子。脑髓，堪入面脂。脂，主痈肿死肌，四肢不随，治头风，通腠理。肾，平。补肾壮阳及肾气虚损耳聋，作酒及煮粥食之。筋，主劳损续绝。骨，甘，热。补虚劳，安胎下气，浸酒疗风虚。齿，主留血气，鼠瘘，心腹痛。角茸、胶，见前卷。大抵鹿之一身，皆能益人，野族第一品也。或脯、或煮、或蒸，俱宜和酒食之。麋肉，甘，温。补中益气，健腰脚，不可合雉虾生菜、梅李果实同食。脂，辛，温。通腠理，柔皮肤，疗痈肿，恶疮，死肌，风寒湿痹，头风肿痛。如面生疱疮，涂之即瘥。骨，除虚劳最良。煮骨汁酿酒饮之，令人肥白美颜色。角，甘，温，无毒。补一切血病，止血益气，添精壮阳，治风痹腰脚不仁。亦可煎胶。茸，服之功同鹿茸。先辈云：鹿茸补阴，麋茸补阳。一云鹿胜麋，一云麋胜鹿。要知麋性与鹿性一同，尽皆甘温补阳之物。有谓虎骨麋肉

近阴则痿者，全非。

獐 肉

獐肉益人治心粗，骨止泄精酿酒哺，
脐下有香仍补损，麂肉甘平痔可除。

道家以獐鹿肉为白脯，不是腥腻故也。味甘，温，无毒。补人。心粗者食之减性，胆小者食之愈怯。八月至十一月食之甚美，余月食之多则动气。骨，咸平。主泄精益精，酿酒有补下之功。髓，益气悦颜。脐下有香，治一切虚损。麂肉，无毒。主五痔病，以姜醋食之大效。多食发痼疾，疮疥，堕胎。头骨，烧灰饮下，治鬼疰飞尸。皮可作履。

兔 肉

兔肉甘平不益人，脑髓皮毛救产屯，
头止头眩肝明目，屎治痔疾血来频。

兔，吐也，言生子从口中吐出。肉，多食损元气，弱阳事，令人萎黄。若合白鸡肉食，面发黄；合獭肉食，病遁尸；合姜、橘食，令心痛霍乱。孕妇忌食，二月食之伤神，兔死眼合者杀人。《衍义》云：兔有白毛者，全得金气也，入药尤效。余兔至秋深时则可食，金气全也。才至春夏，其肉味变。脑髓，滑产。涂冻疮，手足皲裂。头骨，平，无毒。主头眩痛，癫疾，和皮毛烧灰为丸，酒下，主难产催生并产后胎衣不下，瘀血冲心，胀痛欲死者，极效。产后阴下脱，单烧头末敷之。痈疽恶疮，取头细锉，甑内蒸熟，涂帛上贴之。骨，主热中消渴，小便不禁。肝，主明目退翳，和决明子末为丸，每晚白汤送下。屎，主痔疮疼痛，下血不止，慢火炒黄为末，每三钱入乳香末五分酒下。小儿月蚀烂疮，取屎纳蛤蟆腹中，烧灰敷之。

狸 肉

狸肉甘温味最佳，骨医痔瘘效堪夸，
诸疰刺皮攻心腹，头骨治噎及风邪，
家狸甘酸主瘰疬，能消鼠瘘满颈遮。

狸，理也。脊间有黑理一道。其类甚多，有九节狸、玉面狸、风狸、香狸。肉，甘，无毒。食品佳者也。或作羹食，或炙末酒下，治与骨同。骨，主痔瘘，鼠瘘，炙为末，和麝香、雄黄为丸服，甚效。又治风疰、尸疰、鬼疰毒气在皮中淫跃如针刺者，心腹痛走无常处，及恶疮游风，食野鸟中毒，俱烧灰服，头骨尤良。单炒为末，治噎病不通饮食。烧灰酒下，治一切风。又头、蹄、骨等分，酥炙为末，空心粥饮下一钱，治瘰疬肿硬疼痛，久不愈者，效。阴茎，主女人月水不通，男子阴癞，烧灰，东流水送下。屎，主寒热鬼疟发无期度者，烧灰用之，极效。家狸、即猫也，肉微寒，主痨瘵骨热痰多，又治鼠瘘肿核疼痛，已有疮出脓血者，煮作羹，空心食之。蝎螫人痛不止，以屎涂之。

狐 肉

狐肉补虚治健忘，更消冷积及恶疮，
心肝生服治妖魅，茎主绝产阴中痒。

狐，性疑，疑则不可以合，故从孤。肉，甘，温，有毒。主补虚劳，精神恍惚，健忘，语言无度，兼消五脏积冷，治恶疮疥蛊毒，作羹食之。心、肝，生服治狐魅，肝烧灰治风。五脏及肠，主小儿惊痫。阴茎，主女子绝产，阴痒，小儿阴癞卵肿。胆，主卒暴亡，温水微研，灌入喉中即活，腊月收雄者佳。屎，烧之辟恶去瘟病，治一切恶瘘中冷息肉，为末，新汲水下一钱，正月取在木石上尖头硬者佳。头尾灰治牛疫，以水饮之。

獭 肉

獭肉甘寒疗时疫，逐水通肠宜少食，
肝治咳嗽传尸痨，屎主鱼脐疮浸蚀。

獭，濑也，好生滩濑。又獭祭鱼，知报本，非无赖者。肉及五脏，主时疫瘟病及牛马疫，皆煮汁停冷灌之，消水肿胀满，利大小肠、女人经络不通、血脉不行，亦治男子，多食损阳。肝，甘，温，有毒。主虚劳骨蒸，上气咳嗽，传尸痨极，肠风下血，并鬼疰蛊毒，鱼鲠，并烧灰服之。诸畜肝皆叶数定，惟此肝一月一叶，十二月十二叶，其间又有退叶，用之须见形乃可，不然多伪。肾，主益男子。胆，主眼翳黑花不明。骨，治呕哕不止。爪，主鱼骨鲠，取爬项下，或煮汁饮之，即下。皮毛，作服领不着尘垢，孕妇带之易产，作褥及袜主水饮病，亦可煮汁服之，屎，主鱼脐疮，研烂敷之。

骆驼 生西北界，人家畜养者，峰蹄最精，入药不及野者。其脂在两峰肉间，性温，无毒。治风下气，壮筋，润皮肤，可柔金。又主一切风疾顽痹，皮肤瘙痒，死肌，筋皮挛缩，踠损筋骨，火炙摩之，取热气入肉。和米粉作煎饼食，疗痔。又恶疮毒肿漏烂，并和药敷之。屎为末，嗜鼻中，治鼻衄。

豺肉 酸。食之无益，瘦人脂肉，损人精神。皮热有毒，主湿痹脚气，炙热缠病上即瘥。疳痢，腹中诸疮，烧灰酒下。

狼肉 辛，可食。老狼颔下有悬肉，行善顾，疾则不能，鸣则诸孔皆涕。其喉结日干为末，入半钱于饭内食之，治噎病甚效。屎，烧烟直上，故烽火用之，烧灰敷瘰疬；其屎中骨烧灰服黍许，止小儿夜啼。腔下筋，如织络小囊，大如鸭卵。人有犯盗者，熏之脚挛，因之护贼也。狈，前足短，先知食所在，以示狼，狼负以行，匪狼不能动，肉可食。

猕猴肉 酸，平，无毒。主诸风劳。酿酒弥佳。为脯，主久疟。头骨，烧灰酒下，主瘴疟、鬼疟不定；作汤辟惊邪、鬼魅寒热。手，主小儿惊痫口噤。屎，主蜘蛛咬。皮，主马疫气，人家养者并不主病，为其食息杂，违其本真也。

诸血 诸兽之血，主补血不足及血枯皮皱，面无颜色，并生饮之，又解诸药毒、菌毒。止渴除烦热，食筋令人多力。

六畜毛蹄甲 谓牛、马、猪、羊、狗、鸡也。味咸，平，有毒。主鬼疰，蛊毒，寒热惊痫，癫痉。更宜于各品类中参之。

败鼓皮 平。以黄牛皮者为佳。主蛊毒。用穿败者烧灰酒下，病人即呼蛊主姓名，仍往令其呼，取蛊便瘥。

禽 部

丹雄鸡

丹雄鸡甘温无毒，女子崩中赤白沃，
止血补虚更温中，冠血滴口自缢复。

丹，言色也；雄，壮也，阳气壮也。鸡，稽也。稽候日将至巽位，感动其气而鸣，故巽为鸡、为风。肉，主女子崩中漏下、赤白沃，止血，补虚，温中，久伤乏疮。冠血，主自缢死，心下温者，刺血滴口中，男雌女雄即活。百虫入耳，滴之即出。小儿卒惊似有痛处而不知疾状，临儿口上滴少许，瘥。兼疗乳难，白癜风，诸疮，浸淫疮，马咬人疮，毒肿疼痛，蜈蚣咬，并取涂之。

乌雄鸡

乌雄鸡甘温补中，空心食之气血充，
止心腹痛除麻痹，安胎续骨排疮脓，
肝能强阴胆明目，肠胵涩尿与肠风。

微温，无毒。主补虚弱，取一只治如食法，以五味炙烂食之，生即反损。又止心腹痛，除风湿痹麻，安胎，治折伤，攻痛疽。肝及左翅毛，主强阴。胆，疗目不明，肌疮。肠，主遗溺，小便不禁。胵胵里黄皮，微寒，无毒。主泄利，小便遗溺，除热止烦，止泄精、尿血，

肠风泻痢，妇人崩中带下，小儿疟疾，鹅口不乳，并宜烧灰用之。头，主杀鬼。心，主五邪。肪，主耳聋。翮羽，主下闭血。血，主中恶腹痛，蹉折骨痛，乳难，痿痹及马咬疮。剥马被刺，热血浸之。屎白，微寒。主消渴，破石淋，消鼓胀风痹。又齿痛，烧末绵裹安痛处咬之。蜈蚣咬，醋和敷之。子死腹中，浓煎煮粥食之。产后小便不禁及妒乳，痈肿，烧灰酒下，抑论诸鸡补虚赢之最要，故食治方中多用之。有风人及患骨热人不宜食。小儿未断乳，食之生蛔虫。又不可合犬肝、肾、芥菜同食。合兔肉食成泄痢，合水鸡食作遁尸。六指玄鸡白头及自死足爪不伸者不可食。抱鸡肉及蜈蚣伤者，食之杀人，发疽。凡用鸡胆、心、肝、肠、肪、胵胵、粪等，以乌雄鸡为良，卵以黄雌，头以丹雄，翮以乌雄鸡为良。大抵丹者入心，白者入肺，黑者入肾，黄者入脾，总皆归于肝也。丹溪云：属土而有金与木、火，性补。故助湿中之火，病邪得之则剧，然非但鸡而已，鱼肉之类皆助病者也。

乌雌鸡

乌雌鸡要骨亦乌，下乳治痹攻痈疽，
安心定志益胃气，破瘀生新最补虚。

骨、毛俱黑者为上。治乳难乳痈，风寒湿痹，攻痈疽排脓，安心定志，除邪辟恶气，益胃气，壮颜色，破腹中宿血，生新血，补产后虚赢。

白雄鸡

白雄鸡甘酸微温，调中下气疗狂言，
止渴利便消丹毒，雌者味同补下元，
止渴涩肠止漏血，男劳女产入饔飧。

白毛乌骨者佳。主调中下气，安五脏，疗狂邪伤中，消渴，利小便，消丹毒。白雌鸡，补五脏劳伤，润肺益肾，止消渴、肠澼、泄利及小便不禁，妇人

崩中下血，赤白漏下，产后虚损等证。

黄雌鸡

黄雌鸡甘酸助阳，止泄止精暖小肠，
更消水澼并水肿，肋骨又治儿瘦黄。

性平，无毒。补精，助阳气，补益
五脏，续绝伤，止肠澼、泄利，止泄精、
小便不禁。又和赤豆同煮烂并汁食之，
主腹中水澼水肿。其肋骨主小儿羸瘦、
食不生肌。

鸡 子

鸡子甘平除烦热，淡煮却痰益气血，
蜡煎治痢酒治风，白疗目赤火烧裂，
壳能出汗磨翳睛，衣止久嗽敷疮疖。

生绞入药，除烦热及孕妇天行热疾
狂走。豁开淡煮，大能却痰润声，养胃，
益心血，止惊。和蜡炒，止久泄痢痢。
和黑豆入酒服，治痫痉、贼风、麻痹。
黄，熬油和粉敷头疮。卵白，微寒。疗
目赤、火烧疮，除心下伏热，止烦满，
咳逆，小儿下泄，妇人产难，胞衣不出。
醋渍一宿，疗黄疸。多食动心气，和葱
食气短，和鳖食损人。又不可合獭肉、
蒜、李同食。卵壳，细研磨障翳。又伤
寒劳复，炒黄为末，热汤下，汗出即愈，
卵中白皮，名凤凰衣。主久嗽结气，得
麻黄，紫菀和服之，立已。小儿头身诸
疮，烧灰猪脂调敷。

白鹅肉

白鹅肉冷全无毒，解热止渴煮汤服，
膏润肌肤灌耳聋，毛烧灰治噎气促，
苍鹅有毒发疮脓，水毒射工效更速。

鹅，自鸣声也。有苍白二种。白鹅
肉，解五脏热，止渴，煮汁饮之。多食
令人霍乱，发痼疾，惟丹石人相宜。膏，
微寒。润肌肤，疗手足皲裂。卒耳聋，
以膏灌之。毛，烧灰，主噎及小儿惊痫
极者。苍鹅肉，冷，发疮脓。毛，主水
毒、射工，又饮其血及涂身。屎，可敷

蛇虫咬毒。陈藏器云：白鹅不食虫，主
渴为胜；苍鹅食虫，主射工为胜，卵，
温。补中益气，补五脏。食多伤胃滞气，
发痼疾。

白 鸭

白鸭肉寒补劳虚，和脏利水热风祛，
屎消蓄热并瘀痢，卵冷能令背闷拘，
野鸭补中消食毒，专治小疮遍体躯。

鸭，鸭自呼名也。或曰可押，故谓
之鸭。有家、野二种。家鸭肉，味甘，
无毒。补虚，和脏腑，利水道，疗风虚
寒热，消热毒，止惊痫，解丹毒，止痢
血。屎，主散蓄热、热毒、瘀痢，解结
缚，杀石药、金银、铁毒，为末，水调
服之。热毒、疮肿并蚯蚓咬，和鸡卵白
敷之。卵，微寒，治心腹胸膈热，多食
发冷气，令背膊闷。小儿食脚软，惟盐
淹者稍可。血，主解诸毒，野葛毒，刺
项中热血饮之。头，主水肿，通利小便，
煮服之。凡鸭，白毛乌骨者为上；黄雌
鸭最补；绿头、青头鸭佳；黑鸭滑中，
发冷痢、脚气。凡鸭，老者佳，嫩者有
毒。肉与卵同鳖食害人。野鸭，名鹜。
性凉，无毒。肉，主补中益气，补虚助
力，和胃气，大益病人。消食，利水道，
热毒，去风气及恶疮疖肿，杀脏腹一切
虫。又身上诸小热疮，多年不可者，多
食即瘥。九月后、立春前食之绝胜家鸭。
虽寒，不动气。但不可与木耳、胡桃、
豆豉同食。肪，甘。主风虚寒热水肿。
一种小者名刀鸭，味最重。食之更补虚。
又一种名油鸭，其味更佳。

雁 肪

雁肪无毒味甘平，拘急风挛气不盈，
血滞偏枯须久服，肉性相同食不轻。

雁，阳鸟也。从佳，在厂下，宿于
水匡也。从人何也？取执挚奠挚为意也。
肪，厚脂也。主风挛拘急，偏枯麻痹，

血气不通利。取四两炼烊滤过，每日空心暖酒调服一匙，久服益气力，壮筋骨，长须发，聪耳轻身耐老，杀诸药石毒。又和黄豆作丸，补劳瘦，肥白人。六七月食之伤神。《衍义》云：人不轻易食者，谓其知阴阳之升降，分长少之行序，热则即北，寒则即南，以就中和之气。所以为礼币者，取其信也。其毛自落者，小儿带之疗惊痫。

雉肉

雉肉微寒却补中，止泄止渴最有功，
更除痰壅气上喘，疥疮五痔食之凶。

俗名野鸡。无毒。主补中，益气力，止泄痢、小便多，治消渴及痰气上喘。除蚁瘘。《衍义》云：虽野味之贵，食之损多益少。秋冬食之有补，余月有小毒，食之发诸疮疥，五痔，痼疾。又不可与胡桃、木耳、蕈菌、荞麦面、葱豉同食，发头风心痛，久食令人瘦。

鹧鸪

鹧鸪甘温微有毒，能补五脏更明心，
专救瘟瘴欲死者，酒煮服之自酌斟。

鹧，摭也；鸪，苦也，谓啼声摭苦也。肉补五脏，益心力，解岭南野葛、生金、蛇、菌等毒及瘟瘴蛊气。病久欲死者，合毛熬酒渍之，或生捣取汁取之，最良。食之忌笋，自死者不可食。脂泽手不裂。

斑鸠

斑鸠明目助阴阳，久虚瘦人食最良，
青者仍能补五脏，排脓消瘀治诸疮。

《衍义》云：有有斑无斑，灰色、大小之数种，其用则一也。斑鸠，味甘，平，无毒。主明目，益气，助阳阳，久病虚损人食之最补。青鸠，主安五脏，助气，补虚损，排脓血并一切痈疽、恶疮、蚁瘘。以五味腌炙食之，极甘美。一种黄褐候鸠功同。鸠屎丸：野鸽粪炒

微焦一两，麝香、白术各一分，赤芍、青木香各五钱，柴胡三分，玄胡索一两，为末，温酒调服一钱，治带下，候脓尽即止，后服他药补血脏。

白鸽

白鸽味咸气亦平，益气调精解药毒，
疮疥食之立消除，白癜风痒炒酒服。

肉暖，无毒。益气调精，解一切药毒，止消渴，食之益人。若服药人食之，减药力，无效。又治恶疮、疥癣、风瘙、白癜风、癫痢疡，炒酒服之，即愈。屎，主头极痒不痛生疮，醋调成膏，煮二三沸，敷之。白秃，先以醋、米泔洗净，为末，敷之。马患疥，取屎炒黄为末，和草饲之，亦可外敷。

雀肉

雀肉大温益元阳，卵起阴痿大且强，
脑主耳聋血眼暗，决痈治瞖白丁香。

即小麻雀也。肉，甘，无毒。壮阳道，益气益精，令人有子，暖腰膝，缩小便，治崩带。十月以后、正月以前宜食，取其阴阳未泄之义也。今人取肉以蛇床子熬膏，和合众药丸服，补下有效。肉不可合李子酱同食，孕妇尤忌。卵，酸，温，无毒。主下气，男子阴痿不起，强之令热，多精有子。雀性利阴阳，故卵亦然。和天雄为丸，服之令茎大不衰，入药取第一番者佳。脑髓，主耳聋，涂冻疮。头血，主雀盲，鸡蒙眼是也。白丁香，即雄雀屎，两头尖者是。主诸痈疽已成脓不得破者，涂之立溃。目热痛及胬肉、白膜、赤脉贯瞳，用男首生乳和如薄泥，点之即消。又女子带下，溺不利，蜜丸服。除疝瘕、久痼冷病、烂弦癣、诸块伏梁，又急黄欲死及喉闭口噤，细研，水下半钱。妇人吹奶，酒下一钱。齿痛有虫，绵裹塞孔中。凡使，细研，甘草汤浸一宿，焙干用。腊月

者佳。

乌鸦

乌鸦无毒味咸平，专祛劳嗽骨热蒸，
腊月罐中煅末服，更医儿痫治目睛。

主劳瘦骨蒸咳嗽，腊月取翅羽嘴足
全者，瓦罐固济火煅为末，米饮下。兼
治小儿惊痫鬼魅。目睛汁，注目中治目
暗。头骨，烧灰，敷土蜂瘘。慈鸦，似
乌而小，多群飞作鸦鸦声者是。北土极
多，不作膻臭，即今之寒鸦。主补虚劳
瘦弱，止上气咳嗽及骨蒸发热，和五味
炙食之良。其大鸦肉涩，只能治病，不
宜常食。又广东一种白鸦，补阳气，令
人有子，治痨瘵尤佳。

喜鹊

喜鹊甘寒主石淋，烧灰取汁热能清，
多年巢疗癫狂魅，蛊毒烧之呼祟名。

以翼左覆右是雄，右覆左是雌。又
烧毛作屑内水中，沉者是雄，浮者是雌。
入药只取雄者。肉，甘，无毒。主消渴，
下石淋，消结热，烧灰淋汁饮之石即下。
又主风秘，四肢烦热，胸膈痰结。妇人
不可食。巢多年者，主癫狂，鬼魅及蛊
毒等，烧之仍呼祟物名号，亦可敷瘘疮。

鸲鹆

鸲鹆肉甘平无毒，老嗽吃噎取蒸服，
痔瘘下血尤其灵，乳汁和睛可点目。

《格物论》云：鸲鹆，慧鸟也。端
午日取子去舌端，能效人言。句若谷声
有应也。主老嗽吃噎下气，取一个蒸食
或煮作羹食，或炙为末，蜜丸服之。痔
瘘下血，五味炙食之。俱以腊月腊日得
者有效。目睛和乳汁研点眼，能见云外
之物。

孔雀肉 咸，凉，微毒。解药毒、
蛊毒。血，治毒药，生饮良。屎，主女
子带下，小便不利，敷恶疮。尾，入眼
令昏翳。

鸬鹚肉 甘，平，无毒。食之治惊
邪，养之辟短狐。古云鸬鹚寻邪而逐害
是也。

鸳鸯肉 咸，平，小毒，主诸瘘疥
癣，酒浸炙食或炙热敷疮上，冷则易。
食之令患大风。又夫妇不和，作羹私与
食之。

白鹇肉 可食。色白而背有细黑文，
亦堪畜养，或疑即白雉也。

锦鸡肉 食之令人聪明文采，形状
略似雄雉，毛羽皆作圆斑点，尾倍长，
嗉有肉绶，晴则舒于外，人谓之吐锦。

天鹅肉 甘，平，无毒。性冷，腌
食佳。绒毛疗刀杖疮立愈。

白鹤肉 咸，平，无毒。益气力。
血，益血虚，补劳乏，去风，补肢，劳
弱者宜食之。肫中砂石子摩服，治蛊毒
邪气。

鹭鸶肉 咸，平，无毒。主虚羸，
益脾补气，炙食之。

鹳鹤肉 似鹤，但头无丹，项无乌耳。
骨，甘，寒，无毒。主鬼疰，蛊毒，心
腹痛，炙黄为末，空心酒下。脚骨及嘴、
主喉痹，飞尸，蛇咬，及小儿闪癖，大
腹痞满，并煮汁服之。

鹰肉 食之主邪魅、狐魅。嘴、爪、
头，烧灰服，主五痔。屎白，平，小毒，
主中恶、小儿乳癖，和僵蚕、衣鱼之属
为膏，灭伤挞瘢痕。眼睛和乳汁研点眼，
三日见碧霄中物，忌烟。

鸥肉 甘，无毒。主躁渴狂邪，五
味淹炙食之。

鸬鹚 头，微寒。主鱼骨鲠及噎，
烧灰服之效。屎，主面靥，酒齄及汤火
疮痕疔疮，和猪脂调敷。小儿疳蛔，炙
猪肝蘸末食之，奇效。其屎多在山石上，
色紫如花，就石上刮取白者用之。市者
多伪。

鹌鹑　味甘，平。补五脏，益中续气，实筋骨，耐寒温，消结热。小豆和生姜煮食之，止泄痢。酥煎令人下焦肥，和猪肉食生黑子，和菌子食发痔。小儿患疳及下痢五色，日日食之有效。春月不可食。

竹鸡　味甘，平，无毒。主野鸡病，杀虫，煮炙食之。

山鹧　味甘，温。食之解诸果毒。

燕采　味辛，平，有毒。主鬼疰，蛊毒，破五癃，利小便。入药当用胡燕者佳。窠中土，主卒得浸淫疮有汁水，和涂之。又与屎等分以作汤浴小儿，治惊痫。肉，出痔虫。卵，主水肿。

鹖嘲　咸，平，无毒。助气，益脾胃，去头风目眩。煮、炙食之。

翠鸟　咸，平，无毒。主鲠及鱼骨入肉痛甚者，烧令黑末，顿服，或煮汁饮之亦佳。

啄木　此鸟有大有小。有褐者是雌，斑者是雄。又有黑者，头上有红毛，大如鹊，嘴如锥，长数寸，常穿木食蠹，故名。性平。无毒。主痔漏有头，脓水不止，取一只烧灰，酒下二钱。牙齿疳蠹，蛀牙疼痛，烧为末，纳牙孔中，不过三次，或取舌尖绵裹于痛处咬之，俱以端午日得者佳。

练鹊　味甘，平，无毒。主益气，治诸风疾。冬间取，去毛炒香，用绢袋盛，以清酒浸一月，每日温饮之。

百舌鸟　主虫咬，心胃痛，炙食之。亦主小儿久不语。

布谷鸟　食之令夫妻相爱。以爪并头五月五日收带之各一，男左女右。

蠥鸟　肉寒，不堪食。人家养之，最厌火灾。

杜鹃　按《本草》云：初鸣先闻者，主离别。学其声，令人吐血，鸣至口中出血始止，故有呕血事也。抑论禽兽肉皆补阳气，然禽本乎天，又为阳中之阳，阴虚者慎之。

虫鱼部

龟、鳖、墨鱼、鲮鲤，以上俱见前卷。

鲤鱼

鲤鱼止渴消浮肿，腹有癥瘕食不宜，骨主女人崩赤白，青盲白翳胆尤奇。

鲤，理也。三十六鳞，文理明也。肉，甘平，无毒。止渴，消水肿、黄疸、脚气，主咳嗽上气喘促。安胎。治怀孕身肿，煮为汤食之。破冷气，痃癖气块，横关伏梁，作鲙和蒜齑食之。腹有宿瘕及天行病后俱不可食之，食之再发即死。久服天门冬人不可食。凡溪涧砂石中者有毒，多在脑内，不得食头。凡修理可去脊上两筋，黑血有毒及目傍有骨如乙字，食之令人鲠。肉忌葵菜，卵忌猪肝，鲊忌豆叶，同食害人。《衍义》云：鲤鱼至阴之物，阴极则阳复。所以《素问》曰：鱼热中，食多发风热。《日华》云：风家食鱼，贻祸无穷。骨，主女子带下赤白。阴蚀。胆，苦，久服强悍益志气；点眼，治目热赤痛，青盲白翳；滴耳中，疗聋；涂小儿热肿、咽喉痹肿，和灶心土涂之立瘥。蜀漆为使。脂，主诸痫及小儿痫疾惊忤，食之良。脑髓，治暴聋，煮粥食之。血，主小儿丹毒疮肿，涂之即瘥。眼睛，主刺在肉中，中风，水肿痛者，烧灰纳疮中，汗出即愈，诸鱼目并好。齿，主石淋，烧灰酒下。肠，主瘘及小儿肌疮，取肠切作五段，火炙香，洗净封之，冷即又易，觉痒虫出即愈。鳞，主产后血滞腹痛，烧灰酒下，兼治气血，杂诸药用之。皮，主瘾疹。

273

蠡鱼

蠡鱼无毒味甘寒,下水消浮湿痹安,
五痔炙肠安谷道,胆攻喉痹效如丹。

蠡,礼也。头戴七星而夜礼,北斗也。《衍义》云:即今之黑鲤鱼也。道家为其头有星为地厌,世有知之者,往往不敢食。主湿痹,面目浮肿,二便壅塞。又肠痔下血疼痛者,作鲙和蒜齑食之。脚气、风气亦宜。丹溪治癞用此,以代花蛇,是亦去风。古方有单用安胎者。多食亦发痼疾。肠,主五痔,以五味炙令香,绵裹纳谷道中,一食顷虫当出。诸鱼胆苦,惟此鱼胆,味甘可食为异也。腊月收,阴干为末,遇急喉痹取少许点患处,药至即瘥,甚者水调灌之。

鲫鱼

鲫鱼调胃味甘温,下血肠风酿白矾,
久痢赤白堪为鲙,恶疮烧末酱涂痕。

丹溪云,诸鱼皆属火,惟鲫鱼属土,故能入阳明而有调胃实肠之功。若得之多者,未尝不起火也。又云,鱼在水中,无一息之停,故能动火,戒之!合莼菜作羹,主胃弱不下食。调中下气,补虚益五脏。酿白矾烧灰,治肠风下血。作鲙,主肠澼,水谷不调及赤白久痢。脚气、痔瘘,诸恶疮,烧灰和酱汁涂之,或取猪脂煎用。又主肠痈。开其腹,纳少盐烧之,治齿痛。和蒜食之有少热,和姜酱食之有少冷;夏月热痢食之多益,冬月中则不治也。若与砂糖、蒜、芥、猪肝、雉肉同食成疳虫。头,烧灰服之,主咳嗽及敷小儿蜡疮、面疮、头疮、口疮、重舌、目翳。又孕妇伤寒,烧灰酒下,取汗即瘥。胆,主小儿脑疳,鼻痒,毛发作穗,面黄羸瘦,取汁滴鼻中,连三五日甚效。子,主调中益肝气。单方:治男妇劳证,发热咳嗽,汤药不愈者,取活鲫一个,去鳞、肠,洗净,入蓖麻子,如病人年几数于腹内,以湿纸六重包,火中煨熟,晚上食之。十日内食三尾见效。

青鱼

青鱼肉甘平无毒,主脚湿痹益心力,
胆内石灰涂恶疮,吹喉又用点眼目。

俗名乌流鱼。主湿痹脚气,软弱烦闷,益心力。和韭白煮食或作鲊食之,与服石人相反。忌蒜、葵,服术人不可食。胆,主恶疮,和石灰涂之。喉痹肿痛,调白矾末阴干,以少许吹之。眼目昏暗,取汁点之。鱼骨鲠,以少许含咽即愈。腊月者佳。头中枕,蒸令气通,日干,可代琥珀,醋摩服,治水气、血气、心腹痛。

白鱼

白鱼甘平助胃脾,调气助血令人肥,
补肝明目去水气,有疮食之即出皮。

疑此即鲢鱼也。无毒。主开胃助脾,消食下气,调五脏气,助血脉,令人肥健,补肝明目,去水气,以五味蒸食之良。新鲜者佳,经宿令腹冷生病,或淹或糟皆可。惟患疮疖人食之甚发脓,又炙疮不发,作鲙食之即发。

鳗鲡鱼

鳗鲡鱼甘平小毒,痨热骨蒸病可复,
更医腰背脚痹风,痔瘘带下诸不足。

鳗,漫也;鲡,利也,漫滑而利也。有五色文者功胜。主痨瘵骨蒸,传尸注气,和五味煮粥食之。治腰背间湿风痹常如水洗及湿脚气,五种痔瘘,肠风下血,妇人带下百病食之良。《日华》云:此鱼虽有毒,而能补五脏虚损,劳伤不足,暖腰膝,兴阳,令人肥健,亦美味也。又能杀诸虫,压诸草石药毒。治诸疮瘘疬疡,皮肤一切风瘙,恶疮疥癣,痔及妇人阴疮虫痒皆效。又下部虫及毡中、竹木中蛀虫、蚊虫,并可烧烟熏之。

取其骨置箱中，断白鱼咬衣。单方：治颈项及面上白驳浸淫，有似癣但无疮可治者，取鱼生剖日干，先于白处微微擦动，取少许火上微炙，似油出，以指擦之，五七次即愈。

鳝 鱼

鳝鱼甘温益气血，头骨烧灰止痢渴，
去冷除痞宿食消，产后淋沥即能遏。

俗名黄鳝。无毒。主疗虚损，补中益气血，去十二经风邪湿痹，除腹中冷气肠鸣，妇人产前百病，产后淋沥，诸虚羸瘦，血气不调宜食。多食动风气，令人霍乱，时行病起食之再发。头骨，止痢，治消渴，去冷气，除痞消食，端午日取烧灰用之。血，主癣及瘘，断取涂之。皮，主妇人乳硬结痛，烧灰酒下二钱。鳅鱼，甘，温，无毒。补中止泄。但鳅、鳝俱不可同白犬血食之。

善 鸣

善鸣长股水中蛙，补损祛痨杀疰邪，
一种风蛤为美馔，正宜产妇益虚家。

似蛤蟆，但背青、腹细、嘴决、后脚长，善鸣，即今人所食者。味甘，寒，无毒。祛劣劣，解热毒劳热，杀尸疰痨虫。治小儿赤毒热疮，脐伤腹疼，胃气虚乏，取以五味腌炙，酒食之良。风蛤，似蛙而色黑，味至美，补虚损，宜产妇。

田 螺

田螺无毒性寒过，专治双眸赤热多，
肉敷热疮反胃壳，汁能醒酒渴同科。

主目热赤痛，取黄连末纳其中，良久汁出，用以注目。肉，冷。解热毒，治酒疸，利小水，消疮肿。多食发寒湿气、痼疾。碎其肉敷热疮。烂白壳，烧为灰，主反胃胃冷，去卒心痛，止失精，消痰，敷下疳，火煅用之。生浸取汁饮之，止消渴，利大小便，除腹中结热，脚气上冲，手脚浮肿，解酒过多，喉舌

生疮，压丹石热。不可常食。又螺狮、海螺用同。

蟹

蟹主胸中邪热结，爪能堕胎破瘀血，
壳黄化漆更续筋，消食涂疮同脚节。

足节屈曲，行则旁横，每至夏末秋初则解壳，故曰螃蟹。味咸，寒，有毒。主胸中邪热，解结散血，养筋益气，理经脉，利关节，去五脏中烦闷，消食，乃食品中之佳味，最宜人。须是八月一日蟹吃稻芒后方可食，霜后更佳，以前食之有毒，十二月食之伤神。体有风疾人并孕妇不可食。独螯独目，四足六足，两目相向者，皆有大毒，不可食。误中者，惟藕蒜汁、冬瓜汁，紫苏、黑豆豉汁可解之。爪，主堕胞胎，破宿血，止产后血闷腹痛，酒及醋汤煎服。壳中黄及脚中髓，熬为末，纳金疮中，能续断绝筋骨，其黄能化漆为水，故敷漆疮及久疽疮疥。其延骨焙干，和白芨等分为末，乳汁调涂小儿头缝不合。其螯和犬血烧烟，可以集鼠于庭。大抵蟹类甚多，壳阔多黄者名川，其螯最锐，食之行风气；扁而大者名蝤蛑，解热气及小儿痞气；其最小者名蟛蜞，食之令人吐利；一螯大一螯小者名拥剑，可供食。余蟹有毒，皆不可食。

石 首 鱼

石首鱼甘下石淋，干之炙食鲞为名，
消瓜成水宽膨胀，益气开胃莼作羹。

生东海。味甘，无毒。脑中有二石如棋子。主下石淋，烧灰饮之。候干名鲞鱼，炙食之，主消瓜成水及卒腹胀，宿食不消，暴下痢，中恶不解，生食。和莼菜作羹，开胃益气。

淡 菜

淡菜甘温能补阳，虚劳吐血变堪尝，
消食除癥止久痢，妇人崩带产余良。

生南海。似珠母,一头尖,中衔少毛。海之菜皆咸,惟此味淡,无毒。形虽不典而甚益人,主益阳事,补五脏虚损,吐血,理腰脚气,润毛发,消食,除腹中冷,破痃癖癥瘕,治产后血结冷痛,崩中带下,漏下,男子久痢,并宜以五味煮食之。多食令头闷目暗,可微利即止。

海粉

海粉无毒气寒咸,能治热燥湿顽痰,更疗肺胀多咳喘,海石痰火病相兼。

出闽、广。海粉、海石同种。石,其根也。近有造海粉法,终不如生成为美。海粉,治肺燥,郁胀咳喘。热痰能降,湿痰能燥,块痰能软,顽痰能消,取其咸以软坚也。止入丸药,水洗晒干,另研。又有造成者,汤、丸俱宜。八月取紫口蛤蜊,火煅为末,取黄瓜蒌皮、子共捣和为饼,阴干,次年听用。海石,味淡,气平。治痰燥在咽不出,痰块、血块、食块、痰火、痛风、心痛、疝痛、泄泻、咳血、遗精、白浊、带下。入药火煅或醋煮,研用。

蛤蜊

蛤蜊性冷元无毒,主癖解醒开胃肠,消渴妇人生血块,壳烧研敷火汤伤。

蜊,利也,言其肉滑利也。主老癖能为寒热者,煮食之。解酒毒,开胃止消渴,治妇人血块。此物性冷,乃与丹石相反,服丹石人食之,令小腹结痛。壳,主汤火伤,取烧灰为末,油调涂之,神效。

蚌蛤 冷,无毒。明目,除湿,止消渴,除烦解热,压丹石药毒,补妇人虚劳下血,并痔瘘,血崩,带下。以黄连末纳之,取汁点赤眼昏暗,良。又能治疳止痢并呕逆。痈肿,醋调敷。烂壳,煅粉饮下,治反胃痰饮。

蚶 生海中。壳如瓦屋,故又名瓦垄子。性温,无毒。补中益气,治心腹冷气,腰脊冷风,利五脏,益血色,消食健胃,令人能食。每食了,以干饭压之,不尔令人口干。壳,烧红,醋淬三次,后埋令烂,醋膏丸,治一切血气痰积、癥瘕冷气。

蚬 小于蛤,黑色,生水泥中,候风雨能以壳为翅飞者。肉,冷,无毒。去暴热,明目,利小便,下热气、脚气、湿毒,开胃,解酒毒,目黄。多食发嗽并冷气,消肾。又煮汁饮,治时气,压丹石药,下乳汁。生浸取汁服,止消渴,洗疔疮。陈烂壳,温。烧灰饮下,主反胃吐食,除心胸痰水,咳嗽不止,止痢及失精,治阴疮。

马刀 在处有之。长三四寸,阔五六分,头小、锐,形如斩马刀,多在沙泥中,即蚌之类也。味辛,微寒,有毒。破石淋,主漏下赤白寒热,杀禽兽贼鼠,除五脏间热,肌中鼠鼷,止烦满,补中,去厥痹,利机关。用之当炼得水,烂人肠肉,可为鲊,然发风痰。丹溪云:马刀与蚌蛤、蚶、蚬、螺蛳大同小异,属金而有水、木、土。《衍义》言其冷而不言湿,多食发疾,以其湿中有火,久则气上升不降,因生疾多热,则生风矣,何冷之有?今蛤粉皆此类为之。

虾 平,小毒。食之不益人。主五痔,引风动�发疥疮。小儿食之,令脚屈不能行,有风病、嗽病者忌食。小儿赤白游肿,生捣汁涂之。生水田沟渠中,小者有小毒。海虾长一尺,作鲊毒人至死。有无须及煮色白者,不可食。

水母 俗名海蜇。味咸,无毒。主生气,妇人劳损血滞,小儿风疾丹毒。

河豚 味甘,温,大毒。主补虚,去二气,理脚气,去痔疾,杀虫。其味极美，肝尤毒，然修治不如法，食之杀人，橄榄、芦根、粪汁解之。厚生者不食亦好。

海豚鱼 生大海。候风潮即出，形如豚，味咸，无毒。主飞尸蛊毒、瘴疟，作脯食之，一如水牛肉味，小儿耳皮中肪膏摩恶疮、疥癣、痔瘘、犬马病疥杀虫。

鳜鱼 甘，平，无毒。补虚劳，益脾胃，治肠风下血，去腹内恶血、小虫，益气力，令人肥健。胆，腊月阴干，治一切骨鲠或竹木签刺喉中不下，取少许酒煎呷之，得吐，骨随涎出；未吐，再服。在脏腑日久黄瘦者亦宜。

时鱼 平，补虚劳，稍发疳痼。

鲟鱼 生江中。背如龙，长一二丈。甘，平，无毒。主益气补虚，令人肥健。煮汁饮之，止血淋。鼻上肉作脯，补虚下气。然味虽甘美，而发诸药毒及一切疮疥，动风气。与干笋同食，发瘫痪风，服丹石人食之，令少气；小儿食之，结癥痕及嗽；大人久食；令卒患心痛、腰痛。子，如小豆，食之肥美，杀腹内小虫。鲊，世人虽重，亦不益人。

鳇鱼 甘，平，无毒。味极肥美，楚人尤重之。多食生热疾。鲊，肥美奇绝，亦不益人。

鲈鱼 平。补五脏，益肝肾，和肠胃，益筋骨，治水气，补中安胎，多食宜人，不甚发病，宜然张翰思之也。作鲙尤良。又曝干甚香美，不可与乳酥同食。

鲇鱼 味甘，无毒。主水肿，利小便，为臛美而且补，稍益胃气。合牛肝食，令患风发痼疾。又不可与野鸡、野猪同食，赤目赤须无腮者杀人。

鮠鱼 似鲇。甘，平，无毒。不腥，美且益人，补中益气，下膀胱水，开胃。

作鲙白如雪。隋朝吴都进鲍鱼干，鲙取快，日干，瓶盛，临食以布裹水浸良久，漉出如初鲙无异。此二鱼寒而有毒，非嘉物也。

鳙鱼 池塘所蓄，头大身细者。甘，平，益人。

银条鱼 甘，平，无毒。宽中健胃，合生姜作羹良。

少阳鱼 味甘，咸，平。治男子白浊膏淋，玉茎涩痛。

比目鱼 平。补虚，益气力，多食稍动气。

黄鱼 背黄头尖，下江呼为颊鱼是也。味甘，平，小毒。醒酒，不益人，发风动气，发疮疥。病人忌食。和荞麦同食失音。

鲂鱼 俗名扁鱼。味甘，无毒。调胃气，利五脏，和芥子酱食之，助肺气，去胃家风，消谷食。作鲙食，助脾气，令人能食。患疳痢者不得食。作羹臛食宜人，其功同鲫鱼。

鲚鱼 味甘，辛。食之不益人，助火动痰发疮疥。

鲖鱼 平。补五脏，益筋骨，和脾胃，多食宜人，作鲊尤佳。曝干甚香美，不毒，亦不发病。

鲸鱼 生南海。味美无毒。鳔可作胶，一名江鳔。主竹木刺入肉经久不出者，取白敷四畔，肉烂刺出。破伤风疮，月蚀疮，阴疮，瘘疮，并烧灰用之。又呕血炙黄为末，用甘蔗节捣自然汁，调下二钱。

蛏 甘，温，无毒。补虚及产后虚损，主冷痢，邪热烦闷。疫后忌食。

鱼鲙 乃诸鱼所作之脍。味甘，温补。去冷气湿痹，除喉中气结，心下酸水，腹中伏梁，冷痃结癖疝气，补腰脚，起阳道。以菰菜为羹，谓之金羹玉鲙。

开胃口，利大小肠，以蔓菁煮去腥，凡物脑能消毒，所以食鲶必鱼头美也。近夜食不消，马鞭草汁能消之；饮水令成虫病；起食之，令胃弱；同乳酪食令霍乱。又云不可同蒜食。昔一妇患吞酸，食鱼鲶遂愈。盖以辛辣有劫病之功也。凡鲶，若鱼本佳者鲶亦佳。

鱼鲊 乃诸鱼所作之鲊，不益脾胃，皆发疮疥。鲤鱼鲊忌青豆、赤豆；青鱼鲊忌胡荽、羊肉。鲊中有虾者不可食。

上五品药性，疮毒食治皆古人设也。愚推古庵意于各类增通用杂用，以备神农三百六十五种之数，更采《大观本草》、东垣《珠囊》、丹溪《日用》、熊宗立《药赋》、《图经》、《捷径》、《小学集要》、《集韵》等书，纂歌集注，仅一千品止。有兼用之法，节斋编之备矣。大概风兼寒证，则兼用姜、桂；风兼湿证，则兼用苍术；风兼燥证，则兼用地黄；风兼虚证，则兼用参、术、芎、归；风兼热证，则兼用芩、连、栀、柏。余皆以此例推，古庵亦略言之矣。但各类所载杂用药品，人多不识，方多少用，以其为神农所创，故不敢遗。且俟四方多识者探访用之，犹胜于今之新药也。盖圣人取药，上应天气，下应地味，中应人脏。《衍义》云：草木皆木也，金铅皆金也，粪土皆土也，灰火皆火也，水池皆水也，尽皆妙合乎阴阳造化之理。非若后之气味无凭，试验相传而已。噫！人知用药之为难，而不知识药之真伪为尤难；人知《素问》之难读，而不知本草之尤难读，有所受而历年多者，方可以言知药之性，知药之性则知病机矣，故曰本草为医之祖。

附：食治方

详安老书及《食医心境》、《食疗本草》、《养生杂纂》等书。

风

苍耳子粥 治目暗不明及诸风鼻流清涕，兼治下血痔疮等症。用苍耳子五钱取汁，和早米三合煮粥食。又可作羹及煎之代茶。

葱粥 治伤风及妊娠动胎，产后血晕。用糯米煮粥，临熟入葱数茎，再略煮食之。

乌头粥 治风寒湿痹，麻木不仁，手足四肢不遂，重痛不举等症，宜预服防之。用生川乌末四钱，白米半碗，慢火熬作稀粥，入生姜汁一匙，白蜜三匙，搅匀，空心温服。如中湿，更入薏苡末二钱。盖风客肝则淫脾，故疾在四末，宜谷气引风温之药径入脾经。

牛蒡馎饦方 治中风，口目𥆧动，烦闷不安。用牛蒡根一升，去皮为末，和白米四合煮熟，入葱、豉、椒、盐和匀，空心常食，效。

乌鸡臛 治中风，烦热，言语涩闷，或手足发热。用乌鸡肉半斤，葱白一握，煮作臛，入麻油、盐、豉、姜、椒，再煮令熟，空心渐食，善能补益。

黄牛脑子酒 治远年近日偏正头风。用牛脑髓一个，薄切，白芷、川芎末各三钱，同入瓷器内加酒煮熟，乘热服之，尽量一醉，睡后酒腥，其疾如失。

鹅酒 治头风痛。用飞鹅一只，去毛翼肠杂，以防风半斤装入腹内，缝合，以黄泥固济，炭火煅去烟存性，取出为末，每二三钱热酒下，汗出即愈。

菖蒲酒 治风痹骨立萎黄，医所不治者宜服。经百日颜色丰足，耳目聪明，延年益寿，久服通神。用菖蒲绞汁五斗，糯米五斗炊熟，细曲五斤拌匀，入瓷密盖三七日后，取酒温服。

菊花酒 壮筋骨，补髓，延年益寿。

用菊花、生地、枸杞根各五升，以水一石煮取汁五斗，糯米五斗炊熟，入细曲末拌匀，入瓮内密封，候熟澄清温服之。

大豆酒 治卒中风，口噤，身体反张，不语。用大豆二升，炒声净，即投下酒，煮一二沸，去渣热服，覆卧汗瘥。口噤，抉开灌之。

槐花酒 治百种疮毒，初觉头脑面背及身上下有疮，虽有大势，服此即退。用槐花四两炒香，入酒二碗，煎一二沸，去渣，尽服即消，未效，再进一服。

薜荔酒 取大木上薜荔二百叶，细研，入酒一升许，拌和搅汁，煎一二沸，随宜饮尽。未解，再服三服不妨。虽气弱人且去疮毒为急。

史国公浸酒方、仙酒方、五积酒 俱见七卷。

寒

干姜粥 治一切寒冷，气郁心痛，腹胁胀满。用白米四合，入干姜、良姜各一两，煮熟食之。

茱萸粥 治冷气心痛不止，腹胁胀满，坐卧不得。用吴萸末二分，和米煮粥食之。

川椒茶 细茶入川椒少许同煎，或生姜、吴萸随便入些，亦可辟寒。

肉桂酒 治感寒身体疼痛。用辣桂末二钱，温酒调服。腹痛泄泻，俗以生姜、茱萸擂酒俱好。如打扑伤坠，瘀血疼痛用桂枝。

暑

绿豆粥 豆粥入米同煮，食之最解暑暍。

面粥 治痢，色白不渴者为寒。用面炒过，煮米粥调下方寸匕，兼止泻百行，医所不救者。

蒜酒 粗人好用。如清高贵客，宜黄连、绿豆浸酒饮之。养生者夏不宜饮。

桂浆 夏月饮之解烦渴，益气消痰，上燥下寒者乃宜。桂末一两，白蜜一升，先以水二斗，煎取一斗，待冷入新瓷瓶内，后下二物，搅令极匀，先用油单线一重覆上，再加纸七重以绳封之，每日去纸一重，七日开之药成。气香味美，格韵绝高。

湿

薏苡仁粥 和米煮粥食之，去湿极效，功胜诸药。

麻子粥 治水气肿满，身体疼痛，不能饮食。用麻子一升取汁，下米四合，鲤鱼肉七两，煮粥，入盐、豉、葱、椒和匀，空心食之。或用鲤鱼脑髓二两，粳米三合，和盐、豉煮粥食，兼治耳聋。

郁李仁粥 治水肿，腹胀喘急，二便不通，体重疼痛，转动不安。用郁李仁二两研汁，和薏苡仁五合煮粥食之。脚气亦宜。

苍术酒 除万病，润皮肤，久服延年益寿。用苍术三十斤洗净捣碎，以东流水三石渍二十日，去渣，以汁浸曲如家酝酒法，酒熟任意饮之。忌桃，李。

桑白皮饮 治水肿、腹胀喘急。用桑皮四两捣汁，和青粱米四合研烂煮饮，空心渐食。

赤小豆方 治水气胀闷，手足浮肿，气急烦满。用赤小豆三升，樟柳枝一升，同煮烂，空心取豆食之，汤即饮汁，勿食别物，效。

鲤鱼臛 治水肿满闷，气急不能食，皮肤欲裂，四肢常疼，不可屈伸。用鲤鱼十两、葱白一握、麻子一升，取汁煮作臛，入盐、豉、姜、椒调和，空心渐食。

鲤鱼汤 治妊娠五六月，胎水肿大异常，高过心胸。当归、白芍各一钱半，茯苓、白术各二钱，用鲤鱼一个，水煮清汁一盏半，入生姜七片，陈皮少许，同煎至一盏，空心服，未愈再服。

水牛肉方 治水气，四肢肿闷沉重，喘息不安，用牛肉蒸烂，以盐、豉、姜、醋拌匀，空心任意食之。治虚肿虚胀，用水牛皮二斤去皮，橘皮一两，同煮烂，以姜、醋、五味拌食。治心腹胀满，四肢烦疼无力，用鲤鱼二斤，陈皮二两煮令烂，入青盐少许拌和，空心食之。

燥

生地黄粥 治妊娠下血漏胎。用糯米二合煮粥，临熟入生地汁一合，调匀，空心食之。

苏麻粥 治产后血晕，汗多便秘。用苏子、麻子仁二味捣烂，水滤取汁，煮粥食之。

臂肉粥 用粳米煮粥，以臂肉切碎，入盐少许及香油、川椒、茴香调和食之，以此养肾则水有所司。

天门冬酒 用天门冬浸汁拌曲，如常酿酒。或为末和曲，或用生地、枸杞、火麻子俱可，或酿或浸饮之。

四汁膏 清痰降火，下气止血。用雪梨、甘蔗、泥藕、萝卜、薄荷各等份，捣碎滤汁，入铜锅内慢火熬膏饮之。

青豆饮 治消渴热中，饮水无度，常若不足。用青豆煮烂，饥则食豆，渴即饮汁，或煮粥食。

消渴方 用出子萝卜薄切，晒为末，每二钱猪肉汤澄清调下，食后日三服而瘥。

火与热门参用

地黄粥 生地不拘多少，捣自然汁浸粳米渗透，晒极干，再浸再晒三次，每用瓷器煎汤一升令沸，入前米一合熬成稀粥，食远食之，日久心火自降，肝血清凉，专治睡觉目赤肿，良久则无。盖人卧则血归于肝，因血热到肝，故睡起而目赤。良久无事者，血复散于四肢

也。宜食此粥以凉肝血。

薄荷茶 治火动咳嗽、便闭及妇人经水不调。细茶、薄荷各四两，用水七碗煎至二碗，去渣，入蜂蜜四两，候冷入童便二茶盅，露一宿，每空心温服一盅，童子痨加姜汁少许。

黄连酒 有火证及发热，绝不宜饮酒。盖酒性大热，因而发热，多致不治。或因喜庆欲饮，用黄连、枸杞各五钱，绿豆一钱，浸酒饮之，或以酿酒尤妙。

黄柏酒 有相火而好饮者宜。如生疮，用黄柏、猪胰各四两，生浸饮之，润脏滑肌。

绿豆酒 治阴虚痰火诸疾。用绿豆、山药各二两，黄柏、牛膝、玄参、沙参、白芍、山栀、天门冬、黄芩、天花粉、蜂蜜各一两，当归一两二钱，麦门冬一两半，甘草三钱，以好酒浸服之。

内伤脾胃

人参粥 治翻胃吐酸。用人参末、姜汁各五钱，粟米一合，煮粥空心食之。

麦门冬粥 治翻胃。用麦门冬浸汁，和米煮粥食之，妊娠亦宜。

粟米粥 治脾胃虚弱，呕吐不食，渐加羸瘦。用粟米、白曲等份，煮粥空心食之，极和养胃气。

理脾糕 百合、莲肉、山药、薏苡仁、芡实、白蒺藜，各末一升，粳米粉一斗二升，糯米粉三升，用砂糖一斤调匀蒸糕，晒干常食。

参苓造化糕 人参、白茯苓各四两，白术，莲肉、山药、芡实各三两，为末，粳米粉一斗，用砂糖调匀，如法蒸糕食之。

苏蜜煎 治噎病吐逆，饮食不通。用紫苏二两，白蜜、姜汁各五合，和匀微火煎沸，每半匙空心细细服之。

姜橘汤 治胸满塞闷，饮食不下。

生姜二两，陈皮一两，空心水煎服。

脾泻饭匙丸 盒饭锅焦三两，莲肉、山药各炒香二两，为末，用前锅焦末煮糊，为丸梧子大，每服百丸。湿热甚，青皮汤下。脾虚，白术汤下。空心食远服。

太和羹 最补脾胃，久服益精神，悦颜色。山药、芡实、莲肉、茯苓各二两，早米、糯米各半升，俱炒为末，茶、汤、酒任调服，或入砂糖蒸糕食尤妙。

莲肉膏 治病后胃弱不能饮食，用莲肉、粳米各炒四两，茯苓二两，为末，砂糖调膏，每五六匙，白滚汤下。

豆麦粉 治饮食不住口，仍易饥饿。用绿豆、糯米、小麦各一升炒熟为末，每一杯滚汤调服。

糯米糊 治泄泻。少进饮食，大有滋补。精冷者服之有孕。用糯米一升，水浸一宿。慢火炒干，入山药一两为末，每半盅加砂糖二匙，胡椒末少许浸，晨极滚汤调服。

雌鸡馄饨 治脾胃虚弱，少食萎黄，益脏腑，悦颜色。用黄鸡肉五两，白面七两，葱白二合，如法切作馄饨，入酱、盐、椒、豉，调和煮熟，空心食之。

赤石馎饦 治脾胃冷气，痢下不止。用赤石脂五两、白面七两煮作羹，临熟加葱、酱、盐、豉调匀，空心食之。

白米饮 治咽食入口，即气壅塞涩不下。用白米研杵头糠尘一两，煮热饮调匀，空心食之。

醉乡宝屑 健脾进食，饮酒不醉。用干葛、白豆蔻、砂仁、丁香各五钱，甘草、百药煎各一分，木瓜四两，炒盐一两，为末，不能饮酒者，温酒调服一钱即能饮。

助元散 白术三两，白茯苓、陈皮各一两，莲肉一两半，麦芽五钱，为末，入白糖二钱，瓷器收贮，常安火边。空心或食远滚白汤调服三钱，上补元气脾胃，令人能食，年老之人，最宜常服。

助胃膏 治小儿吐泻，大和脾胃，进饮食。人参、白术、茯苓、甘草各二钱半，白豆七个，肉豆蔻二个，木香一钱，山药五钱，砂仁二十个，为末，蜜丸皂子大，每一丸空心米汤下。

米汤 治泄泻。用粱米、糯米、黍米各二合，黄蜡一钱，空心炊服。一方只用早米半升，以东壁土一两，吴萸三钱，同炒香熟，去土、萸，取米煎汤服之。

气 郁同

杏仁粥 治上气喘嗽。用杏仁去皮尖二两，研烂，或加猪肺，和粳米三合煮粥食之。

桃仁粥 治上气咳嗽及冷心气痛，和米煮粥食之。

萝卜子粥 治气喘用子三合，和糯米煮粥食之。

紫苏子粥 治脚气毒闷，身体不任，行履不便，下一切痰气及冷心气痛，明目，利小便。用苏子捣汁，和粳米煮粥食之。

麻子仁粥 治脚气痹弱，烦闷吐逆，不下食。用麻子一斤取汁，和粳米四合煮粥，空心食之。

荜茇粥 治冷气。荜茇末二合，胡椒一分，和米四合煮粥，空心食之。

猪腰粥 治脚气烦痹缓弱，行履不能。用猪腰一对，粳米四合，葱白半握和煮粥，临熟入椒、盐、姜、豉，空心食之。

猪肪汤 治上气喘嗽，身体壮热，口干渴燥，用猪肪膏一斤，切碎入沸汤中煮，临熟入盐、豉调和食之。

猪胰酒 治上气喘急，坐卧不安，

用猪胰三具细切，青州枣三十枚，以好酒三升浸，春夏一二日，秋冬三五日，密封，以布绞汁，空心温酒，任性渐服。

玄胰散 治膜外气及气块，用猪胰切片炙热，蘸玄胡索末食之。

平鲫丸 治隔气不食。用大鲫鱼一个，去肠留膟，以大蒜去皮切片，填鱼腹内，湿纸包，黄泥固济，慢火煨熟，去鳞骨，入平胃散末，杵丸梧子大，每三十丸空心米饮送下。

翻鸡汤 治转食，用翻翅鸡一只，煮熟去骨，入人参、当归、盐末各五钱，再煮取食，或为丸服亦好。

血

阿胶粥 止血，补虚，厚肠胃，兼治胎动不安。用糯米煮粥，临熟入阿胶末一两，和匀食之。

桑耳粥 治五痔下血，常烦热羸瘦。用桑耳二两，取汁和糯米三合煮粥，空心食之。

萝卜菜 治酒疾下血，旬日不止，用萝卜二十枚，留叶寸余及根，入罐内水炆极烂，以姜、盐、醋淹，空心食之，立止。

槐茶 治热风下血，明目，益气，除邪，止齿疼，利脏腑，顺气。采嫩槐叶蒸熟晒干，每日煎如茶食。

柏茶 采侧柏叶晒干，煎汤代茶，止血滋阴。

醒醐酒 治鼻衄。萝卜自然汁入好酒一半和匀，温过热服。

猪胰片 治肺损嗽血、咯血。用煮熟猪胰切片，蘸薏苡末，微空心食之。盖薏苡能补肺，猪胰引入经络耳。如肺痈用米饮调服或水煎服。

猪肝脯 治气虚下痢，瘦乏无力，常服明目，温中除冷气，用猪肝一具切片，入醋一升，煮至醋干，空心食之

甚妙。

韭汁 治赤痢。用连白韭菜一大把捣汁，和酒一盏温饮之，又治心痛，散气行血故也。

马齿苋方 治下痢赤白，水谷不度，腹痛。用马齿苋菜煮熟，入盐、豉或姜、醋，拌匀食之。

鸡子煎 治久泻、久痢及小儿疳泻不止，用黄蜡一钱熔化，入鸡子一枚，打破于内，拌和炒熟，空心常食。

鸭子煎 治胎前产后痢下赤白，用生姜汁一碗，虚者二碗，入鸭子一枚，打破于内，煎至八分，又入蒲黄三钱，空心调服。

痰

茯苓粥 粳米煮粥半熟，入茯苓末，和匀煮熟，空心食之。

茯苓面 茯苓、麻子各去皮和匀，九蒸九晒，入蜜少许食之，能断酒肉及盐、酪、酱菜，可治久痔。

谢傅饭后丸 细茶一两，薄荷五钱，儿茶二钱半，为末，蜜丸饭后含化，或加百药煎尤妙，善能消痰降火。

桂花饼 桂花一两，儿茶五钱，诃子七个，甘草五分，为末，桂花水调为丸饼，每嚼一丸，滚水下，清痰降火，止嗽生津。

蒸梨法 治咳嗽，胸膈痞结，用雪梨去心，纳蜜蒸熟或煨熟，停温食之，热食反令咳甚。肺寒者，去心纳椒五七粒，以面裹煨熟，停冷去椒食之。又捣汁，和地黄，蜜煎膏含咽，皆治嗽喘。伤梨者，作羊肉汤饼，饱食之即安。

煨梨法 用雪梨一枚去心，入白蜡末一钱，以湿绵纸九重包裹，火内煨熟食之，润膈下气。

苏子酒 主消痰下气，调中补虚，益五脏，肥肌肤，润心肺，用紫苏子微

炒，捣碎，以绢袋盛，纳清酒中浸三日，少少饮之。

麻仁汤　治癫风。用麻仁四盏，以水六盏，猛火煮至一盏，去渣，空心温服。或发或不发，或多口语，勿怪之。但以人为摩手足须定，凡进二三剂即愈。

牛车肉　治失心癫狂。用紫河车洗净煮烂，用熟牛肚切碎和一处，随便食之最妙。

热忌酒

栀子粥　治热眼赤痛。用米三合煮粥，临熟入栀子仁末一钱，调匀食之。

甘蔗粥　主虚热口燥晒干，鼻涕稠黏，止咳嗽，润心肺。用甘蔗捣汁一升，和米三合煮粥，空心食之。

麻子粥　治小便涩痛、烦热。方见前。

冬瓜羹　治消渴烦热，心神狂乱，燥闷不安，用冬瓜半斤，豉二合，葱白半握，和米粉煮羹，入盐味，空心食。

栀子茶、黄连茶、瓜蒌瓢茶　俱可煎汤代茶服之。

小麦汤　治五淋不止，身体壮热，小便满闷。用小麦一升，通草二两，水煎渐渐饮之，须臾当瘥。

甘豆汤　治诸热烦渴，大小便涩及风热入肾腰痛。用黑豆二合，甘草二钱，生姜七片，水煎服。

藕蜜膏　治小便长涩，痛闷之极。用藕汁、白蜜各五合，生地汁一升，和匀，微火煎成膏，每半匙空心渐渐含化，食后又服。忌煎炙。

阴虚忌多饮酒

枸杞粥　采叶如常煮粥，量用盐味，空心食之。

芡实粥　《液》云：鸡头实和米作粥，空心食之，可以益精强志，聪明耳目。用粳米一合，入芡实三合，或莲肉、

山药俱可煮粥。盖晨起食粥，推陈致新，利膈养胃，生津液，令人一日清爽，所补不小。

猪肝羹　治肝脏虚弱，远视无力。用猪肝一具，细切，葱白一握，以豉汁煮羹，临熟打破鸡子投入食之。

鳗鲡臛　能补虚劳、杀虫，治肛门肿痛，痔久不愈。用鳗鲡细切煮作臛，入盐、豉、姜、椒，空心渐食，多食令人作泄。

菟丝子酒　不拘多少，淘净酒浸，九蒸九晒，为末，紧急只用酒炒为末，贮瓷器中，每日空心温酒调服一钱。专治气血未定，时失调护，以致诸虚。服此大进饮食，且耐劳能令肥健。如觉气壅，少服麻仁丸润之。此黄山谷方也。

固本酒　见七卷。

阳虚

羊肉羹　治下焦虚冷，小便频数。用羊肉四两，羊肺一具，细切，入盐、豉煮作羹，空心食之。

桂花酒　酿成玉色，香味超然，非世间之物也。

戊戌酒　冬至后用黄犬一头，煮至极烂，去渣取汁，和曲造酒，随病入药，有大补益。

胡桃粥　治阳虚腰痛及石淋五痔，取胡桃肉，和米煮粥食之。

诸虚通用

参归腰子　治心气虚损、自汗。用猪腰一枚，细切，入人参五钱，当归四两，同煮熟食之，以汁送下。或用山药捣丸如梧子大，每三十丸空心温酒下，多服丸佳。

煨肾丸　治肾虚腰痛。用猪腰子一枚，薄批五七片，以椒、盐淹去腥水，掺杜仲末三钱在内，包以薄荷，外加湿纸，置火内煨熟，酒下。如脾虚加白术，

精虚加枸杞子。

猪肾酒 治肾虚腰痛。用童便二盏，好酒一盏，以新瓷瓶贮之。取全猪腰子一对在内，黄泥密封，日晚时以慢火养熟，至中夜止，待五更初以火温之，发瓶饮酒食腰子，病笃者只一月效。平日瘦怯者亦可服此。盖以血养血，绝胜金石草木之药也。

猪肾羹 治阴痿羸瘦。用猪肾和枸杞叶、五味煮羹食之。

腰子汤 治产后蓐劳，虚羸喘促，寒热如疟，肢痛面黄。用猪腰子一枚，香薷、葱白、芍药各一两，水煎温服。

猪肚方 治虚羸乏气，用人参五钱，干姜、胡椒各二钱，葱白七茎，糯米三合，为末，入猪肚内紧扎，勿令泄气，以水煮令烂熟，空心食之，次暖好酒一二盏，饮之效。

益气牛乳方 老人最宜。补血脉，安心神，长肌肉，令人身体康强，面目光悦，志意不衰。故为人子者，常须供之以为常食。或为乳饼，或作乳腐等，恒使恣意充足为度，此物胜肉远矣。

山药酒 补虚损，益颜色，又治下焦虚冷，小便频数，瘦损无力。用酥一匙于铫中熔化，入山药末熬令香，方入酒一盏搅匀，空心服之。

生栗方 治脚气及肾虚气损，脚膝无力。用生栗蒸熟风干，每日空心常多食十枚，极治脚气不测。

水芝丸 能补五脏诸虚，用莲肉一斤去皮心，入猪肚内紧扎，煮至极烂，捣丸梧子大，每三四十丸，空心酒下。

糯米糕 治小便数。用纯糯米糕一掌大，临卧炙令软熟啖之，温酒或热汤下，待食消化即睡。

服硫鸡 温中壮阳。男用雌，女用雄。鸡饿一日，以溶化硫黄拌饭喂七日宰之，以米粉掺蒸。每鸡一只，分作五早晨吃。

胡桃酒 善治虚损腰疼，用胡桃肉、杜仲、小茴如法浸酒服之。

服椒法 择净蜀椒二斤，去闭目者不用，以盐掺椒上，将滚汤泡过椒五寸许，以瓷器慢火煮干，止留椒汁半盏，将椒倾在地下纸上，覆以新盆，封以黄土经宿，置盆内将干，入甘菊花末六两拌匀，更以前汁洒之，然后晒干服之。初服之月早晚各十五粒，次月早晚各二十粒，第三月又增十粒，至一百粒乃止。每用盐酒、盐汤任下。服至半年后，觉胸膈间如有物碍，即每月退十粒，退至十五粒止，俟其无碍。一如前服。终始行之，令椒气早晚蒸熏，如一日不服，则前功俱废矣。饮食蔬果并无所忌，凡四十岁过方可服，至老颜容不衰，此其验也。又法，用川椒一斤，玄参半斤，为末，蜜丸梧子大，每三十丸，食后临卧盐汤下。

八仙茶 粳米、黄粟米、赤小豆、绿豆、黄豆五味炒香熟各一斤，细茶一斤，芝麻五合，小茴二合，花椒、干姜、白盐炒各一两，共为末，外用麦面炒黄熟，与前药等份拌匀，随意加入胡桃肉、枣、松子、瓜仁、白糖之类，瓷罐收贮。每用二三匙，白汤点服。此方乃韩飞霞所著，甚有意味。盖茶冷不益人，然高贤雅士，文人酒客，未有不喜其爽神，去垢腻而乐饮之者。今兼炒米以养胃气，椒、姜不致中寒。用者不必全方，但摘二三味可也。惟盐须斟酌入茶，古云：慎勿将盐去点茶，分明引贼入人家。

上食治方。或曰：万病皆从口入，如何食治反安平耶？盖饮养阳气，食养阴气，饮食无过，则入于口，达于脾胃，入于鼻，藏于心肺，气味相承，阴阳和调，神乃自生。盖精顺五气以为灵，若食气相恶则伤其精神；受五味以成礼，若食味不调则伤其形，阴胜则阳病，阳胜则阴病，常怪人于饮食鲜有得中，其所以然者，起于一点贪心，或贪其补益，或贪其治病，卒致强食脾劳，强饮胃胀，脾伤胃滞而病反加剧，则又大失乎古人立治之本旨。凡冬朝空腹，夏夜饱食，食杂有犯，皆令人疾，卫生者慎之。

卷之三

外 感

温 暑

河间刘先生温暑纂要

诸风掉眩乃肝木，

掉，摇也；眩，昏乱旋运也。由风木旺甚生火，风火属阳，阳主乎动，两动相搏为之旋转。

痛痒疮疡心火属；

人近火气者，微热则痒，热甚则痛，肘近则灼而为疮，皆火之用也。痒者美疾也，故火旺于夏而万物蕃美。或云：痛为实，痒为虚。非谓虚为寒也，正谓热之微甚也。痒得爬而解者，爬令皮肤辛辣而属金化，辛能散故也。疮疡属热而出浓水，犹肉果热极，则腐溃而为水，反兼水之化也。

湿肿满本脾土经，

地之体也，土湿过极，则痞塞肿满。物湿亦然，故长夏属土，则庶物隆盛也。

气膹郁痿肺金伏；

膹。谓膹满也；郁，谓奔迫也；痿，谓手足痿弱无力以运动也。大抵肺主气，病则其气膹满奔迫，不能上升。至于手足痿弱，不能运动，由肺金本燥，燥之为病，血衰不能荣养百骸，故指得血而能摄，足得血而能步，秋金旺则雾气蒙郁，而草木萎落，病之象也。萎，犹痿也。

寒之收引肾水乡，

收敛引急，寒之用也，故冬寒则拘缩矣。

五运主病枢要目。

诸暴强直，支痛里急，筋缩腘戾，本足肝胆二经厥阴风木之气。

暴，卒也；强直，坚劲也；支痛，支持也。谓坚固支持，筋缩不柔而痛也。腘，缩也；戾，乖戾也。谓筋缩里急乖戾失常而病也。然燥金劲切，木病反兼金化，由亢则害，承乃制也。况风能胜湿而为燥也，风病势甚而成筋缓者，燥之甚也，故甚者皆兼于燥也。

诸病喘呕及吐酸，暴注下迫转筋难；小便浑浊血溢泄，瘤气结核疡疹斑；痈疽吐下霍乱证，膹郁肿胀鼻塞干；衄衊淋秘身发热，恶寒战栗惊惑间；笑悲谵妄衄衊污，腹胀鼓之有声和；少阴君火手二经，真心小肠气之过。

喘，火气甚则气盛而息粗也。呕，胃膈热甚火炎之象也。吐酸，木味为酸，如饮食热则易于酸矣。暴注、卒泻，火性速故也。下迫，里急后重也，火燥能令下焦急迫也。转筋，热燥于筋而自转也。小便浑浊，寒则水清，热则水浊。溢，血出于上窍；泄，血出于下窍。瘤气、赤瘤、丹瘭，热气胜也；结核，热气郁结。疡，有头小疮也；疹，浮小瘾疹也。痈，浅而大；疽，深而恶。吐下霍乱，热甚气则传化失常，或下水谷不及变化。膹，胸膈愤闷，或引背痛也。郁，热极则腠理郁结，而气道不通也。

肿胀，阳热大甚，则肿满膜胀。鼻塞，寒主收敛，故阳气不通。衄，鼻出清涕。衄，鼻出血。淋，热客膀胱。秘，大便涩滞，热能耗液故也。发热恶寒，邪在表也。战栗，火热过极，反兼水化。恐则伤肾，水衰故也。惊，心卒动而不宁。惑，昏惑而志不一。笑，火盛喜发。悲，火盛凌金，金不受制故发悲。谵，多言也，心热神乱，则言妄出。妄，狂妄也，心热神昏，则目有所见。蔑污，鼻出紫黑血。腹胀鼓，热甚则气盛胀满如鼓。

痉与强直积饮滞，霍乱中满诸隔痞；体重吐下肿痿，肉如泥之按不起；太阴湿土二足经，脾与从中胃之气。

痉，痉也。强直，谓强项也。太阳经中湿。令人项强，有刚柔之分。积饮，留饮也。痞，否也，谓气不升降也。隔，阻滞也，肠胃湿甚则传化失常。中满，湿则令人中焦满也。吐下霍乱，谓肠胃湿饮相兼故也。体重，清阳为天，浊阴为地，湿土为病，体重宜也。胕肿，湿胜于下也。肉如泥，按之不起，湿胜于身也。

诸热瞀瘛筋惕惕，悸动搐搦疭极；暴喑冒昧躁扰狂，骂詈惊骇气上逆；胕肿疼酸嚏呕疮，喉痹耳鸣聋欲闭；呕涌溢食下不能，目昧不明瞤瘈瞀；或禁栗之如丧神，暴病暴死暴注利；少阳相火手二经，心胞络与三焦气。

瞀，神昏而气浊也。瘛，热令肌肉跳动。暴喑，卒哑也，火盛克金，不能发声。冒昧，昏愦也。躁扰，热盛于外，手足不宁也。狂，谓乖越礼法而失常也，或登高弃衣，热极故也。骂詈，言之恶也，心火热极，则发恶言也。惊骇，君火化同，气逆冲上，火气炎也。胕肿，热胜于内也。疼酸，火盛制金，不能平木。嚏，鼻中因痒而喷作声，人以纸捻

扰鼻而嚏作，扰动属火，鼻属肺金故也。喉痹，热客上焦。耳鸣，热冲听户。聋，水衰火盛，气道闭塞。呕涌不下，热盛火炎之象。目昧，热极则昏。瞤瘈肉跳也。禁，冷也。栗，战栗也。如丧神守，火极而似水化也。暴病死，火性速也。

诸涩枯涸闭，干劲揭皴起，阳明之燥金，肺与大肠气。

涩，遍身涩不滑泽也；枯，不荣生也；涸，不通流也；干，不滋润也；劲，不柔和也；皴揭，皮肤开裂。皆血液病耳。

上下水液出清冷，癥瘕癫疝坚痞病；腹满急痛利白清，食已不饥吐利腥；屈伸不便与厥逆，厥逆禁固太阳经；肾与膀胱为寒水，阴阳标本六气里。

上下水出清冷，寒则水自澄清。癥，气聚之积，或聚或散无有常处也。瘕，血结之块，盖由女子月水沉滞，久而成瘕也，亦有热者，当以标本明之。癫疝，足厥阴受寒，则阴肿也。坚痞腹满急痛，如水寒则冰硬如地。下利清白，水寒则清净明白。食已不饥，胃寒则不能消谷。吐利腥秽，水甚不能制火，肺金自盛，故水腥也。屈伸不便，厥逆禁固，谓手足蜷挛而冷。

一十八剂

轻、调、缓、淡、清、暑、湿、解、和、平、火、夺、寒并补、甘、温、涩与荣，随证选用，真有古人不传之妙。乃补仲景之遗亡也，非不遵桂枝、麻黄之谓也。一说清平之世，同水化也，虽辛热之药，不生他证。扰攘之世，同火化也，若用辛热之药，则发黄、出斑、变坏之病作矣。盖人内火既动，外火又侵，所以辛热发汗不如辛温，辛温又不如辛凉药也。

轻剂防风通圣散　合益元散，名双解

散。在表当汗者，俱宜连进数服，必愈。不解者，病已传变。

清剂凉膈散　汗吐下后，无异证者用。下早遂成结胸虚痞，或合天水、小柴胡。

解剂小柴胡汤　半表半里者用，或合凉膈。

缓剂大柴胡汤　里微热者用，或合解毒汤。

寒剂大承气汤　里大热者用。表里大热合大柴胡汤。里热甚表热渐微者，合解毒汤。

调剂调胃承气汤　里热无胀满者用。

吐剂瓜蒂散　胸满喘呕，阳脉紧甚者用。

甘剂天水益元散　伤寒余热，以此调之。

火剂黄连解毒汤

暑剂白虎汤　中暑自汗者用，半表半里者用，或加苍术。发汗热不解，脉尚浮者，用解之。或里热内盛，阳厥极，皆因失下而成此证，但进凉膈、天水，合而为一，调合阴阳，洗涤脏腑，则其他证自不生矣。

淡剂五苓散　中暑白虎解后多服，或合天水。

湿剂三花神佑丸

夺剂三黄丸

补剂防风当归饮

平剂四君子汤

荣剂四物汤

涩剂胃风汤

温剂理中汤

和剂平胃散

结胸大、小陷胸汤、丸

发斑凉膈散　加当归。胸紧加枳壳、桔梗。

心烦不眠栀豉汤

发黄茵陈汤　调五苓散。

烦渴凉膈散　合去桂五苓散、益元散。

痉承气汤　合解毒，谵语发狂者并用。以上一十八剂，二十四方，四十四味药品，调治温暑初证、杂证、余证及杂病痰火、湿热。曲尽其妙，男妇俱同。

伤　寒

伤寒序

欲识伤寒之义者，先正伤寒之名。《百问》云，冬曰伤寒，春曰温病，夏曰热病，通而言之为伤寒者何哉？盖邪之所凑，其气必虚。冬月阳气不密，以致寒邪触犯，其即发而为病者，名曰伤寒；其不即发，至春感温气而发者，名曰温病；至夏感热气而发者，名曰热病。温热虽发于春夏，而其受病之因，隔冬寒毒藏于肌骨，而自里发之，故通而言之为伤寒也。仲景伤寒立论，万世典也；河间温暑补方，三时用耳；至于传经直中，分别阴阳杂证，乃丹溪之独见，伤寒大义如此。然西北风高，伤寒者多；东南地燠，内伤者多，是以东垣又作《内外伤论》以辨之。伤寒之书，至此可谓全且备矣。奈何今之医者，或读伤寒一二，而不理会杂病内伤，或窃内伤杂病一二，而不理会伤寒！主伤寒者，专一发散；主内伤者，专一温补，内外莫辨，杀人惯矣。陶节庵曰：医者不可一日不读伤寒，以活心源。愚谓读伤寒而不读三子之书，亦不足以活心源。噫！三世四家之书，缺一不可。

万历丙子初夏序

仲景张先生伤寒纂要

详《伤寒论》、《百问百证歌》、《活人书》、《活人大全》及今陶氏《六书》、王氏《家宝》与各名家，惟陆氏伤寒未睹其书。

尝闻病皆起于伤寒，治莫精于仲景。一百一十三方，如水有源；不过汗吐下渗和解温补，总方以变化以也。三百九十七法，如衣有领。不过阴阳表里虚实而已。惜乎！全书亡而后益支离，记性拙而聊从简省，姑以六经而言之。

六经正病

太阳则头疼身热脊强，

此太阳正病也。以后凡言太阳证，即头疼身热脊强也。凡言表证者，亦即太阳证也，各经仿此。阳从下起，三阳之长曰太阳。脉尺寸俱浮，浮紧伤寒，浮缓伤风。太阳受病，当一二日发。以其脉上连风府，故头项背腰脊强。头者，诸阳之会，气病则麻，血病则痛。身热者，寒客皮毛，郁闭其阳，而后发热，阳虽人身正气，郁则为邪、为热。热虽甚不死，盖伤寒始于寒而终成于热也。惟不发热而但恶寒者，邪发于阴也。或热多寒少、或不大便而泉清频数、或热结膀胱溺涩、或汗多溺难、或汗后不解、或汗漏不止、或过经不解、或蓄血发黄、或喘、或呕，皆太阳所主。

阳明则目痛鼻干不眠。

阳为明，夹于二阳之中，阳气盛极，故曰阳明。脉尺寸俱长。长而微洪经病，长而沉数腑病。太阳脉静则不传，如脉数急欲吐者，此寒邪变热，传于阳明，当二三日发。以其经中客邪，故目痛鼻干。身热者，阳明主肌肉，邪甚则身前皆热。不眠者，烦盛津干，胃气不和也。太阳未罢者，发热恶寒。太阳已罢者，不恶寒而反恶热，烦渴作呕，津干便硬，或即狂言，谓之正阳明。少阳阳明，胁满不大便而呕。或瘀血发黄，或下血谵语，或胸烦懊侬，皆此经所主。然亦有里寒下痢，或寒气结积而为癥瘕者，不可不知。

少阳耳聋胁痛，寒热呕而口为之苦；

少，初也。阳气初嫩，亚于阳明，故曰少阳。脉尺寸俱弦，弦而滑数者，阳极发厥；弦而和者，病欲散。少阳受病，当三四日发。以其脉循胁络于耳，故风热上壅不利，则耳聋胁痛、寒热往来、不食、呕而口苦干、目眩。若不呕吐而能食者，为三阴不受邪也。若身无大热燥闷者，阳去入阴无疑矣。似疟，妇人血结，皆此经所主。

太阴腹满自利，尺寸沉而津不到咽。

阴从天降，首曰太阴。在阳为表，在阴为里，邪在表则见阳脉，邪在里则见阴脉，故尺寸俱沉，沉实有力当下，沉细无力当温。太阴受病，当四五日发。以其脉布胃中，络于咽溢，故腹满或痛，而嗌喉下干燥。或大便不通，小便如常；或自利，手足温而渴者，为传经腑热。或自利不渴，手足冷者，为直中阴证。或因内伤饮食，冷气入脾，必腹痛胸膈不快。然太阴乃三阳之终，三阴之始，阳经表证未尽宜汗，半表里胸满多痰宜吐，传经里热宜下，直中阴经宜温。调脾胜邪，正在此关。

少阴舌干口燥，

次于太阴，故曰少阴。脉尺寸俱沉，沉实有力当下，沉微无力当温。少阴受病，当五六日发。以其脉起于足心，贯肾络于肺系，故舌干口燥而渴。或自利清水，心痛腹胀；或大便闭硬，不欲厚衣者，皆热入里之深也。苦厥逆畏寒，欲吐不吐，腹痛自利，小便白色，或干呕，亡阳咽痛，脉微欲寐者，乃阴毒入脏之深也。或下痢体痛，咳呕者，水气也。或饭食入口则吐，脉弦迟，厥逆，心下实者，不可下也，宜吐之。或脉沉发热者，汗之。盖有初得病直攻少阴，不先自太阳传次而入也。

厥阴烦满囊拳。

厥阴者，阴尽则变而厥逆生。盖传经至此已尽，无复可传，再传则逆于手经矣。脉尺寸俱沉，沉实有力当下，沉迟无力当温，浮缓者病自愈。厥阴受病，当六七日发。以其脉循阴器，络于肝，故唇青舌卷。或烦满者，胸中气满急也；或囊拳者，阴囊缩也；在女子则阴户急痛引小腹，此传经厥阴，风热毒深于内也。肝木移热克脾，脾受贼邪，五脏六腑皆困，荣卫不通，耳聋囊缩而厥，水浆不入，不知人则死，速下以救，五死一生。或下痢谵语者，内有燥屎也，仍宜下之；或呕而发热者和之；或发热恶寒如疟，囊不缩，脉微浮微缓，胃之脉，脾气既全，不受贼邪，荣卫将复，水升火降，寒热作而大汗解矣；或下痢腹胀，身疼者，当先救表，而后温里；若下痢清谷，大汗出而厥，四肢疼，小腹拘急；或干呕吐沫，或气冲心痛，发热消渴吐蛔，皆厥阴寒证也，宜温之。以上正文六言，乃万病之祖，非得之《内经》，不能六言包括无遗如此。凡言六经所见之证，即此三阳三阴经证也，杂病亦然。

经络难拘日数，

经曰：一日足太阳膀胱之经，二日足阳明胃之经，三日足少阳胆之经，四日足太阴脾之经，五日足少阴肾之经，六日足厥阴肝之经。又云：伤寒不加异气，不传经者，七日足太阳病衰，手太阳受之，头痛少愈；八日足阳明病衰，手阳明受之，身热少歇；九日足少阳病衰，手少阳受之，耳聋微闻；十日足太阴病衰，手太阴受之，腹减如故，则思饮食；十一日足少阴病衰，手少阴受之，渴止，舌干已而嚏；十二日足厥阴病衰，手厥阴受之，囊纵少腹微下，大气乃止。病再传六经，有自安者。《活人》云：一二日，可发表而散；三四日，宜和解而痊；五六日不解，便实方可议下，此皆论其常耳。《解惑论》云：病人有虚实，邪气有迟速，岂可拘于日数？日虽多，尚有表证而脉浮数，犹当发汗；日虽少，已有里证而脉沉细，即当下之，但随证虚实与脉而汗、下之。陶节庵云：但见太阳证，即用麻、桂汗太阳；见少阴证，即用四逆温少阴；见阳明证，即用承气下阳明；见真寒证，直入阴经，即救真寒，此最活法。有循次传者，天运主气者，初气厥阴风木、二气少阳相火、三气少阴君火、四气太阴湿土、五气阳明燥金、六气太阳寒水。人生顺受其气，病则逆其气而传变，自下而上，自外而内。究其所以然者，阳主动而位外，阴主静而位内，人身膀胱气血之会，自头背至足，无所不主，故风寒每先犯之；其次，胃气流行无息，自鼻腹至足，皆其所主，故太阳行督而交任，必及于阳明也；又其次，少阳清气，主行荣卫胁肋身侧，皆其所主，故胃邪必移于胆部。此三阳皆身之外而动者，故为表。至于太阴，人身五脏，脾为死阴，至静不动，其所消食者，全赖胃气升降，故自少阳胁肋下肚腹，宜乎先入太阴也；其次，肾主受米谷之精而至静，惟子时浊气一动而已，故自中腹移至脐腹，必及于肾也；又其次，肝惟主散血藏血，而极其凝静者，故入里之深至于小腹，而下行已极，乃复上行于手经。此天然之序，不可乱者如此。若夫太阳自传于本者，作渴溺涩，因误渗也；太阳并传阳明者，当用麻黄，而反用葛根以引之也；太阳越经传少阳者，当用麻黄，而反用柴胡以引之也；太阳传少阴者，当用桂、麻，而反下以陷之也；太阳传太阴者，当用桂枝，而反下以入之也。此医之误而乱其传之序也。又有太阳即传厥阴，头顶痛甚，二经脉络相接，同督脉而上行也。有太阳伤风以致阴血自燥，热蓄膀胱，逆传小肠与心，谓之冤热。有风寒自背入者，直中太阳、少阳；自面入者，直中阳明；有首尾只在太阳经而不传诸经者；有间传一二经者；有不传而罢者，有不罢再传者；有不自阳经，直中阴经者，此邪无定体，不可拘于日数也。《活人》云：六气之邪，乘虚之经得之。

标本须明后先。

标者，梢末；本者，根本。以主言之，各经络为标，各腑脏为本，如太阳经为标，膀胱为本。余仿此。以客邪言之，先受病为本，次受病为标。标为相传，治其急者，请详言之。太阳膀胱为本，故头疼脊强，小肠为标，与心为表里，故发热，冬月麻黄、桂枝，余月九味羌活汤。阳明大肠为标，与肺为表里，故微恶寒发热为经病，葛根解肌汤；渴而有汗不解者，白虎汤；胃为本，目痛鼻干，潮汗闭涩，满渴狂谵为腑病，调胃承气汤。少阳三焦相火为本，游行一身，故微热；胆为标，耳聋、胁痛、寒热、呕而口苦，缘三焦无形，胆无出入之路，故从中治，标本俱小柴胡汤。太阴肺为标，咽干身目黄；脾为本，腹满痛，谓之腑热，咽干、腹满、手中温者，桂枝加大黄汤，或大柴胡汤；身目黄者，茵陈汤；胸满者，瓜蒂散；如自利不渴，或呕吐者，属脏病，理中汤、丸。少阴心为本，故舌干口燥，或绕脐硬痛，或心下硬痛，或下痢纯清水，或谵语便闭，小承气汤；肾为标，面寒如刀刮，唇青不渴，吐痢，胸腹绞痛，四肢厥逆，指

甲黑，蜷卧，身如被杖，古姜附汤。厥阴心包络为标，故舌卷、厥逆、冷过肘膝、吐沫呕逆、不渴、小腹绞痛者，为寒，三味参萸汤、四顺汤；肝为本，主男子囊缩，女子阴挺乳缩，或手足乍冷乍温，大便实，消渴烦满者，属热，大承气汤；似疟不呕、二便自调者，必自愈；不愈脉迟，有汗者，小建中汤；脉涩无汗者，桂麻各半汤。其囊，乳缩证，寒证亦有之。此万法之祖也，学者于此而一悟焉，则病机到手矣！自非仲景《玉函》内秘，其孰能与于斯乎！此后汗、吐、下、温、和解诸方，不甚详载，止言宜汗、宜吐、宜下、宜和，悟之。

寒伤荣而风伤卫，太阳为之首尔；

荣行脉中，在血脉，其病深；卫行脉外，在皮肤，其病浅。荣血阴也，阴主闭藏，故寒喜伤荣而无汗；卫气阳也，阳主开泄，故风喜伤卫而有汗。然岂独太阳为荣卫之会而有风寒之别乎？阳明善饥为伤风，不食为伤寒。少阳耳聋胸满而烦为伤风，口苦咽干目眩为伤寒。三阴伤风，但四肢烦疼耳。太阳为之先者，伤寒因肾水亏损，至春木无生意，故发为温病；至夏绝生化之原，发为热病。所以太阳。少阴二经，受病最多最先。

经可解可腑可下，阳明为之主焉。

表多里少为在经，宜清肌解表：里多表少为在腑，宜和肌通里。盖阳明标虽主肌，而其本则胃也。然岂独阳明为十二经之长而有经腑之异乎？仲景曰：三阳受病，未入于腑，可汗而已；三阴受病，已入于腑，可下而已。则三阴有在经者，仍宜微汗之。盖荣卫属太阳，主皮毛；胃腑属阳明，主皮肤之下，肌肉之上及肠胃也；胸胁属少阳，主血荣百节，流行三部；脏属三阴，主筋骨

并两足。故太阳为阳证之表，胃为阳证之里。若但以脏腑而分表里，则腑为表，脏为里。若合荣卫脏腑而分表里，则表者荣卫之所行，里者胃腑之所主，而脏则又深于里。但病入胃，则亦不更传，不可不知。

少阳原从乎中治，禁汗禁下；

少阳居太阳阳明之中，半表半里，禁汗，恐犯太阳；禁下，恐犯阳明；禁渗，恐生发之气陷入阴中，只宜和之以小柴胡汤。犯三禁，则变不可胜。他如：太阳经禁下与渗，犯之则动血，热入里，而难解；阳明经禁汗与渗，犯之则竭津，血蓄下而如狂，益津液者，连须葱白汤是也。又下症中治见合病。

三阴利用乎变法，有中有传。

三阴最不可执，有宜下者，有宜温者。自三阳气分传入三阴，谓之传经阴证。传，非传入脾肾肝也，乃入三阴血分，胃与大小肠之腑也，故仲景谓已入于腑可下者是也。若不自阳经传来，直中三阴之经，初起厥逆腹痛，自利不渴，太阴自受寒也；上症加之呕吐，少阴自受寒也；又加之小便清利，厥阴自受寒也。热药温之，犹恐或迟，阴阳一差，生死立判。虽然传经直中，先贤发之尽矣，然岂无传变者乎？假如传经之际，轻生者或被生冷，或犯房欲，或粗工猛施汗下，真气衰弱，阳证变为阴证，如俗所谓阳证归阴，仍宜直中寒证法治。故《内经》止言传变而不言直中者，盖言变则包直中。今《局方》言传阴、传阳则不是，当言传阳变阴。庶乎传经为里热，直中与变为里寒，临证参脉，直中三阳、传经三阳，病在于表，脉浮长弦；传经三阴，病在于里，脉沉数实；直中三阴，病在于经，脉沉微缓，此表里虚实大分，非专以阳为热，阴为寒也。

谓伤足而不伤手则可，以寒为足之所司；

手之六经，主于春夏，足太阳、少阳，正司冬令，触冒之者，则二经受病。其次则少阳、厥阴继冬而司春令，至春分后，方行温令，故风寒亦能伤之。足阳明与冬本无与，然寄旺四季，寒热温凉之气皆能伤之。况表邪传里，必归脾胃，而为燥粪，用汤药下之，而胃和矣。

谓传足而不传手不可，盖热为手之所冤。

人身之气，每日周行三百六十五骨节，以应周天三百六十五度。血亦随气运行腠理，以为一身动静云为之主。所以一脉愆和，百脉皆病。况风寒中人，先入荣卫，昼夜循环，无所不至，岂间断于手经哉！七日不愈而再传者，乃足经移热传于手经，如冤家之相撼也，虽然手冤亦推本言耳。上古止分三阴三阳，而不分手足，其意甚深。况手足三阳，同手走头至足，手足三阴，同足走胸腹与手，岂有经络同，而受病又有不同者哉！即如喘咳发热，分明手太阴、太阳病也；狂言谵语，分明手少阴病也；胸满干呕耳聋，分明手厥阴、少阳病也，认真五脏六腑，俱有表里二证。盖人之情欲，天之淫邪，自然不齐，故病多标本兼见。假令脉弦、面青、目痛、筋急、善怒、心下满者，兼肝有风也；脉洪、面赤、口干、善笑、身热者，兼心有热也；脉缓、面黄、身重、肢疼、嗜卧者，兼脾有湿也；脉涩、面白带忧、喘嗽、下血者，兼肺有燥也；脉微、面黑、善恐、耳闭、气逆而泄，兼肾有寒也。凡邪出于外则为腑、为表，入于内则为脏、为里。不拘何脏何腑，表证必同归于太阳，里证必同归于阳明。噫！法无定用，病有定体，知此则百病机关，一悟可了，又何疑于手经之不受病耶！

上一段论六经正病。

表里阴阳汗吐下温解五法

表可汗而里可下，

表证属太阳。凡见头疼、发热、恶寒、清便自调、腰项脊强、脉浮紧者，即是表证，不拘日数多少，便宜解表，不宜下渗。有汗为表虚，宜解肌；无汗为表实，宜发汗。但发汗亦有轻重不同，古谓春夏宜汗者，借天时而喻阳邪在外也。其实春月阳气尚微，秋月阳气欲敛，俱不可大汗。夏月天气热，玄府开，不必大汗。冬月阳气伏藏，感冒轻者，尤不宜汗。惟伤寒重者，时令严栗，皮毛坚致，非大汗无由得散，不得已而从权也。至于阴证，但厥无汗者，妄汗动经则死，或有表邪，辛热微汗以散之可也。里证始焉脉浮而大，今则沉而数；始焉惺而静，今则躁而动；始焉头疼发热恶寒，今则不恶寒反恶热，烦躁倍加，胸连脐腹满痛，腋下掌心自汗濈濈，以致胃干粪燥，大便不通，小便赤涩，口渴，发狂，谵语，掀衣揭被，扬手掷足，六脉有力，即是传经热证。又谓阳盛误汗即死。或有初病即见此证者，不拘日数多少，便宜通利，失下则血气不通而发厥矣。抑又有说焉，纯乎表而里无一毫病者，当解表时勿攻里；纯乎里而表无一毫病者，当攻里时勿解表；如表里俱见，或表多里少，表急里缓，则先治其表而后攻其里；或里多表少，里急表缓，则先攻其里而后救其表也。又表虚里实，则药宜辛凉；里虚表实，则药宜辛热，皆以里为主，内气正而后可以治表。虽莫急于内，表亦不可缓也，表里虚实，而医之大分明矣。

表里半者，宜吐与和；

凡病，或渴或不渴，或胸中烦不烦，或呕不呕，或腹胁痛不痛，或咳，或心下悸，或小便不利，或有为之证，少阳所主也。邪在表则多寒；邪在里则多热；邪在半表里，则寒热往来。邪在表，则心腹不满；邪在里，则心腹胀满；邪在半表里，则胸胁满。邪在表，则呻吟不安；邪在里，则狂言乱语；邪在半表里，则欲言不言。邪在表，则小便清而易；邪在里，则小便浊而难；邪在半表里，或利或不利。邪在表，则不烦不渴不呕；邪在里，则烦满而渴。故或烦或呕者，邪在表方传里也。若见耳聋、胁痛、寒热、呕而口苦、胸胁紧满，脉见弦数者，即是半表半里。脉大，胸满多痰者，或挟宿食，可吐。《百问》云：气浮上部，填塞心胸，头痛多涎，此吐证也。《内经》云：其高者，因而越之。脉虽大无顽痰者，不可吐，只当和解。古谓春宜吐者，顺阳气发生于上也；秋冬宜下者，顺阳气收敛于内也。此亦道其常耳，有病皆当从权。

阳可寒而阴可热，

概言之，三阳经病即阳证，手之三阳从头走足，故头疼身热云云；三阴经病即阴证，足之三阴从足走腹，故腹痛自利云云。然阴阳俱有表里二证，阳证表里同归于热而已，阴证表郁似阳，入里则有传经、直中之殊。大抵阳证之表，发热恶寒，清便自调，面光声亮，鼻息往来如常，手足温。阳证之里，唇焦舌燥，爪甲红活，身轻易于转侧，烦渴，掀衣，扬手掷足，大便或闭或硬，小便或赤或涩，脉浮洪数，宜汗、吐、下、和四法以治之。阴证之表，无热恶寒，面惨声短，鼻息往来气冷，手足厥逆。阴证之里，唇紫舌卷，爪甲青黑，身重难于转侧，不渴，引衣，卧多蜷足，大便泄痢，小便清白，脉细沉微，每与阳证相反。盖阳证自下而上，故初起有头疼，阴证则无头疼也。阳证自外传入，故郁而为热，阴证则无身热而反厥冷也。阳证摇手掷足，阴证则卧多蜷足。阳证内热而渴，阴证则不渴。阳证二便闭，阴证二便清且利也。惟有腹痛与呕，阴阳二证俱有，然阴脉沉微。凡言阳证，多得之风寒暑湿，邪生于太阳也；凡言阴证，多得之饮食起居喜怒，邪生于少阴也。故云伤寒挟内伤者，十居八九，此阴阳正病也。

阴阳极者，从治非讹。

阳邪不深，不能至于厥逆；阴邪不甚，不能至于烦躁。此水极似火，火极似水，谓之反化，亢极则害之义也。阳证潮汗秘赤，满渴狂谵，甚则斑血喘急，然热极忽然伏于内，故身寒四肢厥逆，状若阴证。但身虽冷而不欲近衣，神虽昏而气色光润，脉必沉滑而有力，此阳极似阴也，宜大柴胡汤下之，或白虎汤、竹叶石膏汤。阴证厥冷吐利，不渴静蜷，甚则咽痛郑声，然寒极忽然火浮于外，发躁扰乱，状若阳证。然身虽烦躁而引衣目盖，口虽燥渴而饮水不下，脉必沉细无力，此阴极似阳也，宜通脉四逆汤。从治者，反攻也，热药冷饮，冷药热饮，或热药为君而佐以凉药，或冷药为君而佐以热剂，亦非判然如庸医之差讹也。借有热病服热药而愈者，必先服寒药过多；寒病服寒药而愈者，必先服热药过多故耳。若夫以寒治热，以热治寒，此为逆治。逆治者，正治也。正治之法，人孰不知之乎！

表里俱无，不可犯上犯下；

伤寒，头痛寒热，表也。口失滋味，腹中不和，或闭或泄，里也。若四五日后，以至过经十三日，既无表证，又无里证，身微热者，虚热耳，小柴胡汤和

之。不可汗、吐以犯上焦清气，不可大下以犯下焦胃气。身热，目中不了了，睛不和，大便硬者，乃可大柴胡，小承气下之。设或已下而脉数，消谷善饥，六七日不大便者，瘀血症也。

表里俱有，察其孰少孰多。

表里俱见，必分多少治之。脉浮而大为表，烦渴尿赤为里，五苓散主之。头疼身热便闭为里，小便清利为表，桂枝汤主之。心满不食便闭为里，恶寒头汗为表，小柴胡汤主之。太阳病因下早而协热下利，心痞硬者，谓之表里不解，桂枝人参汤。太阳病因下早而腹痛有积者，谓之太阳太阴，又谓之里传表，桂枝加芍药汤，甚者加大黄。太阳病下早利不止，脉促，喘而汗出，表未解也，葛根芩连汤。脉弦胸满者，栀豉汤吐之。通治表多里少者，白虎汤或合小柴胡汤。里多表少者，五苓散或合小柴胡汤。表里俱急者，防风通圣散、大柴胡汤。

当汗而下，则为瘀血懊憹痞气结胸之患；

太阳证，脉浮紧者，宜汗。而汗之不解者，再与汗之。若失其汗，则寒邪传经，当看传过何经，变出何病。若应汗而反下渗，表邪乘虚内陷，则热蓄于里，变为瘀血、懊憹、痞气、结胸等证。

当下而汗，则为悸惕亡阳谵语厥竭之病。

里证具而脉沉实者，宜下。若下后热不退，脉未和者，犹当量虚实再下。若失下则邪无从出，又或应下而反汗之，则津液内竭，变为动悸等症。

不可汗，诸虚咽疮淋血坏证，动气与风温风湿脉迟；

可汗者，脉证全在表也，然太早太过，则津液竭而变生焉。有不可汗者，诸虚损咽干口燥，咽痛疮疡，淋沥，经

水适至，诸失血，吐沫咳嗽坏证，脐中上下左右动气，风温、风湿、湿温、脉迟微涩者，或厥而脉紧者，俱宜和解，不宜汗。若强发之，病微者难瘥，剧者言乱目眩而死。

不可下，诸虚咽肿呕厥结胸，动气与脉浮脉虚带表。

可下者，脉证全在里也，然太早太过，则水谷脱而变生焉。有不可下者，诸虚，咽肿，呕吐厥逆，结胸不转矢气，脐中左右上下动气，脉浮细虚微涩，带表恶寒等症。下之则危，随宜以温热药救之。

阴虚挟火而脉数，不可灸之者消；

阴阳二毒，及少阴证吐痢，及口和背恶寒脉微涩，属阳虚者，宜灸。阴虚挟火脉微数者，不宜灸。盖外火能助内火，火炎则下体必重痹，骨焦肉消，或因此遗精潮咳见红，皆火气之所使也。《活人》云：凡灸后，烧针后，证与火邪发狂者同，小柴胡加龙骨牡蛎治之。

膈寒肢冷而脉微，不可吐之者夭。

膈上寒饮干呕，少阴病也；四肢冷，胃亏也；脉微，下虚也。误吐内烦，损伤元气，遂致不救者有之。若应吐而反温之，则毒气郁结于胃，而为发狂等症。

急下以救水，存液之机甚微；

伤寒，热气入脏，流于少阴之经，咽路焦，口燥渴，肾水干也；热病，热不已，目睛不和，亦肾水干也，皆急下以救肾水。阳明发热汗多，或已汗不解，腹满痛，及狂谵不大便者，皆急下以存胃液。伤寒脉弦而迟，弦为寒，迟为脏；脉大而紧，大为阳，紧为寒，俱谓之阳中伏阴，急下以分阴阳。又下利三部脉平，心下硬者，内实也；下利脉迟而滑，或浮大按之反涩，恶食者，皆胃有宿食也。但宿食忌巴霜，只宜大黄荡涤。

急温以和阳，止呕之功非小。

脉沉厥冷，膈上寒饮干呕，或时头痛，皆寒气上攻也，急温之，三味参萸汤。内寒已极，厥逆吐利，不渴静蜷，阳和之气欲绝，六脉若有若无，急温之，四逆汤。凡言急者，病势已笃，将有变革，非若他病可以缓也。他如太阳汗出不止，汗后恶风，汗后烦躁，心悸身痛，皆宜急用附子加于桂枝，芍药之类三阳脉迟腹痛，建中汤当先施也。但一服，中病即止，伤寒之药皆然。

过经不解汗下从轻，

伤寒六日，传经一遍，七日当解，再传至于十三日以上不愈，谓之过经。汗下失宜，以致邪气留连不已，神昏谵语，胸满潮渴，随其表里证见而调之，或从轻再汗再下。如脉乱发躁，尺寸陷者危。如脉缓安睡，邪未净者，正未复耳，参胡芍药汤调之。有大便下利而脉和者，知医以丸药下与，停留余热。凡过经气虚，或加异气，宜与坏证参看。

尺迟暂补何忌。

凡尺寸迟弱，血少也。不问风寒初证杂证，俱忌汗吐下，宜先以小建中汤，或黄芪建中汤救脉。如素实者，小柴胡汤亦好，俟脉不迟，方可施治。

发表攻里温里之方，扶阳助阴抑阴之义。

此阴阳，指表里言。病者为虚，不病者为实。表病里和，则邪出于外而为阳虚阴盛，故发表不远热，而用辛甘之剂，所以扶阳也。里病表和，则邪入于内而为阴虚阳盛，故攻里不远寒，而用酸苦之药，所以扶阴也。若阴经自受寒邪，则为脏病投阴，阳气将脱，急宜辛热回阳抑阴。故曰：桂枝下咽，阳盛则毙；承气入胃，阴盛乃亡。实实虚虚，损不足而益有余，医杀之耳。此汗、下之枢机。

法以得中为贵，不及愈于太过；

法，谓汗、吐、下、温、解五法，各有不同。汗有大汗发表，微汗解肌，以别轻重。下有急下、少与、微和、渗利，以分清浊。温有兼补者。吐有宣涌、探引，或只宽利而不敢吐者。和解则一而已。或曰伤寒无补法，热气得补复盛，更复下之，是重困也，惟虚烦里寒阴证，不在此例。得中者，五法洞中恳剧；太过者，粗工猛进；不及者，中工从缓从轻。凡伤寒汗下药，一服中病即止，不必尽剂，与杂病不同。伤寒不过汗吐下三证，若用之得当，有何传变，全在医者精明审处之耳。

证有似是而非，不识宁可不治。

伤寒题目未定之时，不知有无风湿、劳役、痰食等项相兼，似是而非，最宜详辨，故不知者，宁可不治。班固有言曰：有病不治得中医。倘一药之误，悔将噬脐。噫！古以医药救夭札，今以医药治其生，治生可也，而误人于死，岂不与谋劫者同哉！慎之！慎之！

上一段论表里阴阳汗吐下温解法。

正 伤 寒

伤寒恶寒，无汗而手足微冷；

霜降后，春分前，人有冲斥道途，履霜踢冰，冒犯寒气，即发为病，名曰伤寒。必先恶寒，头痛甚，鼻无涕，其声前轻后重，口中和。虽不食亦不恶食，手足不热。病深重者，必身痛发热，冬月，麻黄汤；轻浅者，陶氏麻黄汤；虚者，人参顺气散；三时，羌活冲和汤、小柴胡汤；通用，麻黄杏仁饮。此专辨无汗为伤寒，盖风、暑、湿皆有汗，惟寒泣血无汗。至于初证、传变、杂证，俱详后段。

伤风恶风，自汗而手足微烦。

伤风初证，惟头疼、口和、不恶食与伤寒同。缘寒乃阴邪，风乃阳邪，所以伤寒郁而后能发热，伤风即能发热；伤寒手足微厥，伤风手足背皆热；伤寒鼻无涕，伤风鼻流涕，其声如自瓮中出；伤寒面惨身痛，伤风面光身重；伤寒无汗恶寒不恶风，伤风有汗恶风不恶寒，甚者自汗出不止，洒洒恶风，复啬啬恶寒。冬月，桂枝汤；自汗小便数者，芍药甘草汤；自汗小便利脚蜷急者，桂枝汤加参、附；轻者，柴胡桂枝汤；自汗渴而小便难者，邪渐传里，五苓散；自汗不渴者，邪在表，茯苓桂甘汤；三时，防风冲和汤、柴胡桂枝汤，或败毒散去茯苓；鼻塞，通关散；通用，柴胡半夏汤。古立六经伤风方，见后桂枝汤下。但三阴药皆辛热，似非伤寒家法，仲景治伤寒、伤风表证，分有汗、无汗，里证同于和解、通利，更无分别，今详桂附八物。恐亦风邪直伤阴分，其人素虚，或房室后伤风则可，若概作表药，误人多矣。盖伤风发表，辛热不如辛温，辛温不如辛凉也。或疑六淫，仲景独详于风寒而略于暑湿，且不及燥火，何也？盖暑火同气，燥湿同源，风寒传变六经，暑湿性偏，着人五脏，壮者气行则已，怯者乃着为病故耳。前所谓啬啬，不足也；洒洒，洒淅也，皆恶风之貌。

治表里急，治里表急，阴同于阳为两感；

两感者，半入于阳，半入于阴，阴阳两感，脏腑俱病。一日太阳与少阴俱病，头疼，为太阳邪盛于表；口干而渴，为少阴邪盛于里。二日阳明与太阴俱病，身热谵语，为阳明邪盛于表；不欲食腹满，为太阴邪盛于里。三日少阳与厥阴俱病，耳聋为少阳邪盛于表；囊缩而厥，为厥阴邪盛于里也。五脏六腑俱病，欲治表而里急，欲治里而表急，必死之证。但禀气实而感邪浅者，或挟异气、风温、风湿之类，犹可救疗，所以仲景有治有先后，发表攻里之说。法当审其表里缓急虚实何如？如表里俱急者，大羌活汤主之。如阳证阳经先受病，身体痛而不下利者，为表急，先以葛根、麻黄发表，后以调胃承气攻里。如阴证阴经先受病，身体痛而下利不止者，为里急，先用四逆救里，后以桂枝救表。阴阳未分者，陶氏冲和汤探之。古法，一日太阳少阴，五苓散主之，头痛加羌活、防风；口渴加黄柏、知母。二日阳明太阴，大柴胡汤。三日少阳厥阴，危甚，大承气汤加川芎、柴胡救之。《活人》不分阴阳，专用四逆、桂枝，先辈皆以为谬。大抵两感，脉从阳可治，从阴难治。

伤风见寒，伤寒见风，脉不合证而相反。

先伤寒而后伤风者，证伤寒也，而见伤风之脉；先伤风而后伤寒者，证伤风也，而见伤寒之脉。此乃荣卫俱实，故无汗而烦躁，大青龙汤。不烦躁者，桂麻各半汤。通用，大羌活汤、九味羌活汤加人参、大枣，或神术散、香苏散。

三阳合病，自利而汗下，审在经入腑；

或一阳先病，一阳随病，或二阳同病，或三阳同病，不传者谓之合病。自利者，下痢溏泄。三阳合病，寒邪甚而里气不和也。气行下则利，气逆上则呕。太阳合阳明自利，恶寒者，升麻葛根汤；恶热者，白虎汤。太阳合少阳自利者，黄芩汤；呕者，并加半夏、生姜。阳明合少阳自利最重，小柴胡合升麻葛根汤。有宜下者，本太阳病，因汗下渗亡津液，胃腑燥实，转属阳明，谓之太阳阳明，脾约丸润之。本少阳病，因汗渗，热入胃腑，大便燥者，大柴胡微下之。本阳明经病，热盛传入胃腑，谓之正阳阳明，乃本经自病也，宜调胃承气汤从中治之。盖太阳少气，少阳少血，惟阳明居二阳之中，气血俱多，所以从中治阳明，而不敢犯太阳、少阳也。又三阳合病，面垢，腹胀满，身重难转侧，谵语遗溺，口燥不仁，大便难者，白虎加参汤主之，不可汗下，亦中治法也。有宜汗者，表证头疼、恶寒未除，为太阳尚未过经，尤宜发汗。如太阳阳明，喘而胸满者，麻黄汤。太阳少阳，麻黄汤合小柴胡汤。通用，九味羌活汤加石膏、知母、枳壳。盖在经则汗，过经宜下也。

三阳并病，可汗而攻通，必传胃归根。

并者，催并逼迫之意。始初二阳合病，后一阳气盛，一阳气衰，并归一经独重，初证亦不解罢。阳明并太阳者，太阳证未解，阳明证又至，麻黄汤合升麻葛根汤。如太阳证重，加太阳经药；阳明证重，加阳明经药，后仿此。少阳并太阳者，太阳证未解，少阳证又至，麻黄汤合小柴胡汤。头痛项强，眩冒如结胸状者亦宜。通用，九味羌活汤。少阳并阳明者，为木克土，难治，小柴胡汤合升麻葛根汤、柴胡升麻汤救之。是并病，在表者皆可汗。若太阳证罢，乃入胃腑者，谓之传经，非并也，宜量体攻下。旧云：三阴无合、并二病。然三阴亦有自相合并者，但非两感，必无阴经与阳经合并之理。

但闻疫疠能传染，

疫，疾如有鬼疠相似，故曰疫疠，又曰时气。春应暖而反清，夏应热而反凉，秋应凉而反大热，冬应寒而反大温，非其时而有其气。凡感之者，即发头疼身痛寒热，一方长幼病皆相似。治与伤寒微异者，春清责肝，升麻葛根汤；夏热责心，二香散、调中汤；秋湿责肺，白虎加苍汤、茵陈五苓散；冬寒责肾，葳蕤汤、甘桔汤；土旺四季，随经取之。治与伤寒同者，表证，败毒散；半表里，小柴胡汤；里证，大柴胡汤；挟内伤者，宜补、宜散、宜降，人中黄丸是也。经曰：疫气不拘于诊，更当于运气求之。凡人疫家，用麻油服之，或纸捻蘸麻油并雄黄、朱砂末，探入耳鼻内，最能避秽毒之气，遍满乡村，善用如意丹亦妙。

岂知正气亦多愆。

经曰：春气温和，夏气暑热，秋气清凉，冬气冷冽。以伤寒为毒者，以其最成杀厉之气也。其有伤于四气，留在何经而发何病？大概春伤于风，夏必飧泄；夏伤于暑，秋必疟痢；秋伤于湿，冬必咳嗽；冬伤于寒，春必痎疟。痎者，二日一发；疟者，一日一发。秋伤于湿不即发者，及冬风寒相搏，痰涎生而为咳嗽。冬伤于寒不即发者，及春温气相搏，变为温病。是四时正气，亦能愆和如此。皆因发动之时，逆推致病之源，非受伤之时，预拟今日之病，故有久而消散不成病者，岂可执一论哉！但稍觉气淫于内，心腹不快者，不换金正气散加减，以正胃气。

春变为温，夏变为热。

温病者，春分后有太阳病，发热、咳嗽、身痛、口渴、不恶寒、其脉弦数不紧，右手反盛于左手，盖怫热在内故也，或散在诸经，各取其经而治之。热病即与温病同，但发在夏至后，脉洪数，热渴更甚耳。虽因冬时受寒，伏于肌骨，然人身随天气化，春分则寒变为温，夏至则寒变为热。所以，伤寒恶寒而不渴，温热不恶寒而渴。不恶寒则病非外来，渴则自内达表，热郁腠理，不得外泄，

乃复还里，终是里多表少。间有恶寒者，乃冒非时暴寒，或温暑将发，又受暴寒，非冬证之甚也。法当治里热为主，而解肌次之，亦有专治里而表自解者。误下犹可，误汗则变为呕、哕、狂、斑而死。盖温热在经而不在表，安可例用伤寒汗法！惟兼暴寒者，乃可表里双解，亦不敢用冬月辛温之药。春温表证，天温，升麻葛根汤；天寒，柴胡桂枝汤。太阳合少阳，败毒散合小柴胡；太阳合阳明，败毒散合升麻葛根；阳明合少阳，升麻葛根汤合小柴胡汤。半表里，小柴胡。里证，大柴胡。重者，一时表里俱发，防风通圣散。表里俱热，大便自利者，柴苓汤加山栀、木通。虚烦，竹叶石膏汤。变杂证，悉同伤寒。夏热表证，太阳，九味羌活汤；汗后烦渴，脉洪大，背恶寒者，白虎加参汤、益元散。里证，大柴胡。重者，一时表里盛发，双解散。热病脉细无力，足冷，已得汗而躁盛者，此阴脉之极也，必死。详温暑门。

晚发疑为秋病，质诸高明；

先辈云：清明至夏至前，太阳病者，谓之晚发，比之温病稍轻。盖以感之轻者发之早，感之重者发之迟。从立秋至霜降，有患太阳证者，亦名温病，治法同温热，但加燥剂于解肌药中，里证一同伤寒。但既以三月至夏至为晚发，春分前又为正伤寒，不知春温在于何月，更考三月至夏至前，名为春温，则晚发当属于秋矣。立秋前后病者，因湿热而发；处暑后病者，因燥热而发，庶乎四时六气，备而不混，而治之各随其时耳。大概表证，九味羌活汤、栀子升麻汤；里证，大柴胡汤加生地，或导滞通幽汤。变杂证者，随宜施治。

冬温总是时行，加乎调燮。

冬有非时之暖，名曰冬温。与春秋

暴寒、暴温总谓之时行气，与伤寒相似，但脉不浮耳。治法大同春温。表证，葳蕤汤、九味羌活汤，入里加大黄，重者双解散，轻者加减调中汤。

静而得之为中暑，动而得之为中暍。

暑、暍皆自汗烦渴，脉虚，面垢昏倦。静而热伤心脾为中暑，与夏热病相似，但热病脉洪紧，中暑脉细数而沉。动而热伤太阳为中暍，脉浮似夏伤风。但汗出恶风，身热而不渴者，伤风也。汗出恶寒身热而渴者，中暍也。加之身痛且重者，必夏月伤冷，或澡浴水行皮中所致。中暍心腹疼痛，霍乱吐泻转筋，甚则发厥昏闷，香薷散；痰逆恶心恶寒者，橘皮竹茹汤；汗多渴而不恶寒者，竹叶石膏汤；暑湿相搏，身痛心痛烦渴恶心尿赤者，五苓散；湿盛胸满者，瓜蒂散吐之；若小便已，洒然毛耸，口开前版齿燥黑，肢厥，小劳身即热者，表里俱病也，白虎加参汤；有湿者，白虎加苍汤和之。切忌汗下针灸，汗则恶寒，下则内虚变淋，灸则助火发热。中暑发热烦躁口渴者，小柴胡汤加香薷；泻利口渴者，香薷散合四苓散；元气素弱，脉虚身倦者，清暑益气汤；昏愦不苏者，葱饼熨脐。

暴寒寒疫，与伏藏已变之寒，自是情逆；

春分至秋分，暴寒曰寒疫，非冬月伤寒比也。三月四月，或有暴寒，阳气尚弱，为寒所折，病热犹轻。五月六月，阳气已盛，为寒所折，病热则重。七月八月，阳气已衰，为寒所折，病热亦微。伤之者，其病与温暑相似。而治则殊者，盖温暑伏寒自内而发，寒疫自外而入，宜调中汤为主，随时气候寒热轻重而以辛凉、辛温之药加减。盖折者，折抑阳气，郁而为热也。感之轻而阳气不为所折，未至发热者，当于感冒药中求之。

暴温温疫，与过经不除之温，皆难汗发。

春三四月间，暴热伤之者，亦名温病。伤寒汗下过经不解者，亦名温病。但当随各经见证治之，皆不宜汗下。暴温，栀子升麻汤、九味羌活汤。过经，和解散、参胡芍药汤。

风温喘渴多睡，四肢不收若瘫；

太阳病，发汗则身凉。如发汗身犹灼热者，乃风温也。当春温气大行，又感风邪所致。惟风伤卫，四肢缓纵不收若瘫痪然；惟温伤气，气昏而鼻息不利，语言謇涩，身热自汗多眠。治在心火肝木二经，忌汗、下、针。误汗则身必灼热，甚则烦渴谵黄；下则遗溺；针则耳聋。惟清解肌表为佳，宜葳蕤汤、败毒散，或小柴胡加桂枝微汗之。渴甚者，栝楼根汤。痰喘者，金沸草散加杏仁、细辛、五味子。误汗，防己黄芪汤救之。谵语独语及直视遗尿者难治。

湿温胸满妄言，两胫逆冷如雪；

夏月先伤湿，而后伤暑，名曰湿温。湿与热搏，两胫逆冷，甚则遍身亦冷，胸满头痛，壮热自汗。若再发汗，令人呕聋，身变青色，不语，名曰重暍，必死。治在心火脾土，茯苓白术汤，湿胜溺涩便利者，五苓散、除湿汤。脏滑者，术附汤。暑胜壮热二便涩者，香薷散、六和汤。便闭渴谵，白虎加苍汤。

风湿，头汗身重而大便难；

先伤湿而后伤风，风先上受，湿先下受，风湿相搏，风在外而湿在内。大汗则其气暴而内邪不能出，故风去而湿存，湿流入里则病重。微汗则其气缓而内外之邪俱去，或湿证去而风证未去者，不久自解。寒热身痛，麻杏薏甘汤；体痛发热，小便不利，麻黄汤加苍术；肩背脊腰强痛者，羌活胜湿汤；肿痛微喘，杏仁汤；汗多，汉防己汤；虚者，身重难以转侧，桂枝汤加白术；身重昏迷，自汗失音，下痢不禁者，白通汤加白术、甘草；身痛小便不利者，甘草附子汤；身重走痛者，小续命汤去麻黄、附子；热而重痛烦渴者，败毒散去柴胡、人参，加栝楼根。小便自利及下痢不止者，死。

寒湿，头汗身痛而大便泄。

伤寒无汗，寒湿相搏而有汗，不能周身，惟在头耳。身背强者，表不利也，证与风湿相似，渗湿汤主之；带表，五积交加散；里寒，理中汤加附子；寒多浮肿，术附汤妙。

中湿，二便乖而黄熏于肌肤。

湿，即水也。东南冗下，风雨袭虚，山泽蒸气，人多中湿。湿在经，则日晡发热鼻塞；在关节，则一身尽痛；在脏腑，则清浊混而大便濡泄，小便反涩，腹或胀满；湿热搏则遍身黄如熏色，轻者面目微黄而已。误下则为喘哕，误汗则发痉而死，惟利小便为佳，五苓散、除湿汤主之。小便不利，大便反快者，甘草附子汤；二便利，不发黄者，术附汤；身痛鼻塞者，黄芪建中汤；中气坚满癖闭者，枳术汤加葶苈。发黄见后。

湿痹，三气合而痛历乎关节。

痹者，痛也。太阳病脉沉而细，关节烦疼，皮肤麻木，自汗者，防己黄芪汤；无汗者，五积交加散主之。然湿气四时有之，兼风、兼热、兼寒者，随证加减。湿病，古云三种，实亦五种。

寒湿重感成痉痓，发时可惊；

太阳病纯伤风、纯伤寒，则不发痉。惟先伤风而后又感寒，或先伤风而后又感湿，过汗俱能发痉。重发太阳汗，大发湿家汗，皆能发痉。外证寒热类伤寒，但脉沉迟弦细，摇头露眼，口噤手足搐搦，项强背反张如发痫，终日不醒为异。风性劲为刚痉，因重感寒或冷，故无汗，宜葛根汤加羌、独活、防风。湿性缓为柔痉，因先伤风，故有汗，宜桂枝汤加天花粉、葛根。其或痰塞气盛，则南星、半夏、白茯以消痰，枳实、陈皮、紫苏以顺气，痰消气顺，然后分刚、柔治之。通用，小续命汤，有热去附子，自汗去麻黄。刚痉二三日，仰面壮热，胸满如结胸状，便闭脚蜷，卧不着席者，大承气汤下之。轻者，败毒散、小柴胡汤。柔痉二三日不瘥，汗多厥冷，筋脉拘急者，附子防风汤。时发时止，危者，附术散。又有刚柔不分之痉，身热谵语似刚，微厥便滑似柔，宜小续命汤加生附子。有汗下后，乍静乍躁，偏左眼、左手足牵搐者，少阳痉也，小柴胡加防风。又血虚之人，及产后伤风过汗，破伤风证发痉，俱不可纯作风治，四物汤加防风，或八物汤去茯苓，加黄芪、羌活、防风救之。凡痉，脉如雨溅散出指外者，立死。又戴眼反折，瘛疭汗出如珠，或反张离席一掌许，小儿离席二指许者，皆死。风热、痰火、虚痉，见杂病。

寒气重感变温疟，发久则截。

伤寒汗吐下后，余热未净，重感于寒而变疟，或过经旧热未解，新感六淫之气而变疟。皆曰温疟者，俱先热后寒故也。寒多热少或单寒者，太阳邪变也，柴胡桂姜汤。热多寒少或单热，骨节烦疼者，阳明邪变也，白虎汤加桂。寒热相等或先热者，少阳邪变也，小柴胡汤。渴者，去半夏加天花粉、知母。寒热大作，战栗汗出不散者，太阳阳明合病也，桂枝石膏汤。服此后疟愈甚者，三阳合病也，恐传入阴经，急用桂枝黄芩汤。如传入阴分，以卯至午发而呕吐，大便闭者，大柴胡汤下之；从午至酉发而腹满便闭者，大承气汤下之；从酉至寅发而欲狂喜忘便黑者，桃仁承气汤微利之；不敢下者，栀子升麻汤。伤寒与杂病疟，不同在此。间有挟痰与食积，呕吐不食者，二陈汤、对金饮子。尿涩烦渴，或因瘴气不伏水土者，五苓散，俱加黄芩、柴胡。此等疟与杂病无大异，日久势发稍缓则截之。痰饮在上膈，欲吐不吐者，瓜蒂、赤小豆、雄黄等份为末，水调五分服之，以吐为度，或祛邪丸亦好。久不愈者，胜金丹、老疟丸以消之。

雾露中于下焦，名曰浑；雾露中于上焦，名曰洁。

阴脉紧者，雾露浊邪中于下焦少阴之分，故曰浑。因表虚里微，遂使邪中于阴为栗，令人足胫逆冷，便溺妄出，或腹痛下痢，宜理中汤、四逆汤，热药以散其邪。阳脉紧或带涩者，雾露清邪中于上焦太阳之分，故曰洁。令人发热头痛，项强颈挛，腰痛胫酸，宜九味羌活汤加藁本。或恶寒欲吐者，藿香正气散、五积散，仍量加藁本。阴阳脉俱紧者，上、下二焦俱中邪也，必吐痢后脉不紧，手足温则愈。若吐痢后脉迟，不食者，脾胃虚而内停水饮也；若脉阴阳俱紧，口中气出，唇口干燥，蜷卧足冷，鼻涕出，舌上苔滑，勿妄治也。又有阳病上行极而下，阴病下行极而上，上、下必干中焦，于是三焦溷乱，内外气塞，以致上为口糜、嗢噎，下为小便黄，大便血凝如猪肝。热气胜而脾胃不运，荣卫凝滞则生疮痈；虚寒甚者，脾胃独弱，下焦不约，清便下重，脐筑湫痛而死。盖脐为生气之源，筑痛，生气已绝。

水证多呕咳而头汗，惟在表也，则身热而心胸怔悸，惟在里也，则身凉而胁腹满坚；

水，阴也，寒也。或因饮食生冷，或因洗浴过度。内热者得之，即自消烁；内寒者得之，即自停蓄。伤寒表热与水气相合者，发热怔忡，干呕喘嗽，小腹满，小便不利，小青龙汤。半表里证，但头汗出，身无大热，心下满，揉之汩汩有声音，谓之水结胸，小半夏汤；甚者，大陷胸丸下之。或伤寒厥而心下悸，干呕呃逆者，茯苓桂甘汤、赤茯苓汤。里寒与水气相合者，四肢疼痛，腹痛呕泄，小便不利，玄武汤；甚则成癖胁硬者，十枣汤。表里俱见，渴欲饮水，水入即吐，名曰水逆，五苓散渗之。若病在阳宜汗，而反以水噀面闭热，肉上粟起，欲饮水而不渴者，单用文蛤为末，沸汤调服方寸匕。流入皮肤，浮肿者，牡蛎泽泻汤、五苓散、防己黄芪汤、术附汤选用。

黄证俱口渴而头汗，蓄热发者，则溺涩而大腹胀膨，蓄血发者，则溺清而小腹急结。

经曰：湿热相交，民病瘅。瘅，即黄疸，阳而无阴也。伤寒发黄虽不一，皆因内热而误用温药，或被火攻太甚，或失汗下与渗，以致阳明经中血热，而见真色于肌肤，谓之瘀热发黄。头汗作渴，小便不利，色黄而明，茵陈汤、茵陈三物汤、陶氏茵陈汤。有湿热郁而发黄者，身痛发热，色黄而晦，茵陈五苓散。有寒湿发黄者，太阳病寒湿在里，发汗过则寒去而湿在，麻黄连轺赤小豆汤；身痛鼻塞者，急用后瓜蒂嗜鼻法，内服茵陈五苓散；头痛甚者，神术散加茵陈。有中湿发黄者，一身尽痛，误汗则眼目俱黄，茵陈五苓散、栀子柏皮汤、防己黄芪汤；身体烦疼者，麻黄汤加苍术。有伤风发黄者，易饥，鼻干腹痛，潮热咳嗽，小柴胡加茵陈；如哕，加茯苓；甚者，用大柴胡加之；往来寒热者，小柴胡加山栀、茵陈。有内伤中寒发黄者，脾胃素虚，或伤冷物停滞不散，或呕逆腹满，或大便自利，理中汤加茵陈、枳实、青皮；腹胀，食不敢饱，欲作谷疸者，五苓散加茵陈。有阴证发黄者，四肢逆冷，脉沉，或阴盛发躁，四逆汤加茵陈。有结胸发黄者，心胸满硬，按之痛不可近，大陷胸汤加茵陈。有痞气发黄者，心下满硬，按之不痛，半夏泻心汤加茵陈，痞结消则黄自愈。大抵发黄与治湿相似，轻则渗利和解，重则大下，水利黄自退矣。非但寸口无脉，鼻气冷为不治，形变烟熏黑色，摇头直视，环口黧黑，柔汗发黄，脾脏气绝也。凡初发黄，先以口含水，用瓜蒂末一字搐入鼻中，吐出黄水，内服茵陈五苓散，或酒蒸黄连丸，外用生姜同茵陈捣烂，遍身擦之。诸发黄皆小便不利，惟瘀血发黄，小便自利。且瘀血与瘀热外证，俱头汗作渴，脉浮数。但热结下焦，则热耗津液而小便不利，血结下焦，则热但耗血而不耗津液，故小便自利。治详后瘀血。

上一段论正伤寒名义

曰伤寒、曰伤风、曰伤风见寒、曰伤寒见风、曰合病、曰并病、曰两感、曰中雾露、曰中暑暍、曰热病、曰晚发、曰痉痓。五种湿病：风湿、湿温、寒湿、中湿、湿痹。五种温病：春温、风温、温疫、温疟、温毒发斑。附水证、黄证，乃伤寒之大关键也，故并提之，共二十四种，湿温居半，可见湿热为病最多。

类 伤 寒

虚烦头身不痛，无汗而脉鲜紧；

虚烦者，七情六欲以致肾水虚，而心火烦躁，或杂病后余热未净而烦，或劳役气衰火旺而烦，或阴虚相火动而烦。有类伤寒初证，外亦发热，但头身不痛，

脉不紧数为异。虽阴虚亦恶寒而不甚，脉亦能数而无力。大概病后虚羸少气，烦躁欲呕者，竹叶石膏汤；轻者，小柴胡汤。痰逆恶心者，橘皮竹茹汤。阴证内寒外热，肢节痛，口不燥而虚者，阴旦汤。服凉药后，脉愈大而无力，热愈甚而燥渴者，单人参汤、或人参黄芪煎汤下五苓散。劳役气虚者，补中益气汤。阴虚者，四物汤加知母、黄柏。脾胃弱者，三白汤。惊悸痰盛者，温胆汤。心神不安者，朱砂安神丸。妇人新产夹血虚烦者，四物汤加人参、淡竹叶、麦门冬、甘草。表虚忌汗，里虚忌下，但宜平和之剂调理。《千金》云：虚烦不可太攻，热去则寒起，若用伤寒汗下重剂而治虚烦，重则津竭而死，轻则内消盗汗，变为痨瘵。伤寒有未经汗吐下而烦者，胸满膈实烦热；有已经汗吐下而烦者，胸满烦躁懊侬，见各条。

痰证头项不痛，寒热而寸多浮。

痰者，津液所化，风伤肺，湿伤脾，凝浊而生。外证头项皆和，惟寒热类伤寒耳。初起便胸膈满闷，气上冲咽，寸浮为异。有热者，参苏饮、金沸草散、柴胡半夏汤；无热者，二陈汤、温胆汤；通用，导痰汤。有痰结胸者，鹤顶丹、枳梗二陈汤；有痰上攻，非次头疼者，瓜蒂散吐之。

食积心腹满闷，

外证头疼发热恶寒，全类伤寒。惟身不痛，心腹饱闷，嗳噎呕逆，右脉弦盛为异耳。《百证》云：头疼而恶心，身不痛者，食积也；头疼而身亦痛者，伤寒也。食在上脘，胸满恶心欲吐，实者，瓜蒂散吐之；食在中脘，痞胀欲呕，有热者，二陈汤加黄连、生姜、乌梅，或陶氏平胃散。腹痛欲泻者，胃苓汤；寒者，治中汤；心腹满痛不大便者，大

柴胡汤下之。又有夹食伤寒，谓之太阴积证。表证，藿香正气散，或五积散去当归、麻黄，加人参、苏叶；有表复有里者，桂枝加大黄汤；表证已罢，但里实满者，小承气汤。凡伤寒下后，六七日不大便，烦热腹满而痛，胃中有宿食故也。若中寒夹食，即见吐痢厥逆霍乱等证，急用理中汤加枳实，或四逆汤救之。凡夹食脾胃已伤，不可轻易汗下。

脚气膝胫软柔。

脚曰气者，风寒暑湿四气蒸于足，循经入脏之深，而发则以渐，非若四气中人虽浅而骤也。外证全类伤寒，且有六经传变，一如太阳头疼身热云云，直至厥阴烦满囊拳。又有合、并二病。但初起脚膝软弱顽痹，转筋赤肿为异耳。如太阳证见外踝循京骨至小指外侧皆痛者，随四气偏胜发散，麻黄汤加防风、羌活、细辛、葛根、白术、茯苓，防己，或败毒散合槟苏散。阳明证见髀膝外廉下入中指内痛者，随四气偏胜微利，大柴胡汤加羌活、细辛、杏仁，或升麻葛根汤合槟苏散。少阳证见诸足指节痛者，宜和解，小柴胡汤去参加防风、葛根、细辛、白术、茯苓、麦门冬、干姜、小草。三阳合病，拘挛便闭者，合前三方加减而服，名左经汤。或专入足太阴经，症见股膝内廉、足大指端内侧痛或浮肿者，古桂附汤加防己、白术、茯苓。少阴经，证见足小指下连足心，廉股内痛冲胸不食，面黑溺涩，小腹不仁者，难治，八味丸救之。厥阴经。症见足大指连内廉，脐腹胀痛，脚挛干呕者，养真丹。如足三阴挛痹缓弱，上攻胸胁肩背，下注脚膝，足心热者，换腿丸。要之，风多入肝，病筋走注，脉浮无汗，小续命汤加独活。风毒肿痛，排风汤、槟榔散；筋急掣痛，乳香定痛散。湿多入脾，

病肉重着，行起忽倒或肿，除湿汤；痰多者，用此汤吞清州白丸子。暑多入心，病气喘闷烦躁，所患必热，败毒散加大黄。寒多入肾，病骨挛急掣痛，所患必冷，五积散、越婢汤加木瓜，通用千金续命汤、流气饮子、乌药顺气散。烦躁者，单竹沥饮之；便闭者，三和散、脾约丸；毒气冲心作痛者，苏子降气汤下养正丹，或吴萸煎汤，刺入姜汁救之，死在旦夕。寻常春夏，槟苏散加川楝子，热肿赤者，败毒散加木瓜、苍术；秋冬，五积散加木瓜、槟榔、牛膝、吴萸。最忌补汤淋洗，草药摊盦。其证有因于气，因于饮食及丹石者，不可不知。

瘀血昏忘如狂，胸胁小腹不快；

血乃人身河渠，贵流通而不贵凝滞。或当汗不汗，津液内渗；或不当汗而汗，津液内竭；或利小便过多，以致血热化为恶瘀；又或其人素有跌扑闪挫、善思善郁、过食煎炒，以致血热瘀滞。蓄于上焦，则衄血善忘，甚则昏迷，良久乃苏，或胸胁腹皆满痛，谵语昏愦，谓之血结胸证；蓄于中焦，则头汗作渴发黄；蓄于下焦，则如狂便黑，小腹急结，按之则痛，其脉必芤涩。外证寒热，全类伤寒。太阳证则如狂，阳明证则善忘，少阳证则寒热似疟。大概治上，犀角地黄汤；治中，桃仁承气汤；治下，抵当汤、丸。然必证重脉数，方可抵当攻之；证轻脉微，通用犀角地黄汤，加青皮、芩、连、大黄，或小柴胡汤加桃仁、生地兼栀子、茵陈。一切血证，皆此治法不易。伤寒有用承气大下不解，反便坚善食者，瘀血也。凡病日轻夜重，便是瘀血，所以打扑伤损，证亦类伤寒。

疮毒饮食如旧，掀发肿痛可求。

凡患痈疽背发疔疮，一切无名肿毒，初起寒热，全类伤寒。但伤寒不食，疮

毒饮食如常，且身有红肿焮痛处可验。不可妄施汗下，宜外科法治之。俗呼流注伤寒，流者，行也；注者，住也。血气流行，遇寒邪则凝涩，结如堆核，大者如拳，小者如李，初起寒热，全类伤寒。未溃者，宜败毒散合凉膈散加金银花；已溃者，托里散，不可作正伤寒治之。俗呼赤膈伤寒，胸膈赤肿疼痛，寒热类伤寒，非正伤寒也，宜荆防败毒散合小陷胸汤，里实者，防风通圣散。

痘疹尻足当时冷，

凡幼稚及年长之人，忽类伤寒证，如未患痘疹，尻足中指皆冷，宜从痘证初热条治之。

劳发痰火待日周。

素有痰火，略有劳动，便发寒热，全类伤寒。轻者，将息周日自愈；重者，颈腋膊胯之间遂结核肿硬，或消，下次遇劳又发，治宜八物二陈汤，加降火和解之药。

外感疏泄勿甚，

旧谓伤为中，感冒为伤。今悉分之，正恐人以伤寒重剂而治感冒轻病，变生异证。盖感寒虽亦恶寒面惨，其头疼发热，不如伤寒之甚，脉多沉迟；感风虽亦恶风鼻塞，其发热等症，亦不如伤风之甚，脉多浮数。大概未发热者，感寒，香苏散；感风，苏葛汤、古苍荆散。已发热者，九味羌活汤之类热服，肌体微润即愈。寻常体薄多疾之人，只于原服药中加生姜、陈皮，或寒用二陈汤，风用三白汤加减。详见杂病。

内伤补益兼投。

外感夹内伤者，素冒风寒未发，加之饮食劳倦触动，外证全类伤寒。但左手人迎及关脉，大于右手气口一二倍，此外感重而内伤轻也，治以九味羌活汤去苍术、生地，用白术，随六经见证加

减。如内伤脾胃，外感寒邪者，藿香正气散、人参养胃汤。如内伤饮食，外感风寒者，平胃散加黄连、枳实；便闭加桃仁、大黄。如内伤生冷，外感风寒者，五积散。内伤夹外感者，先因饮食劳役过度，身痛腰腿酸软，而其体已解，又感冒风寒，外证全类伤寒。但右手气口及关脉，大于左手人迎一二倍，此内伤重而外感轻也，治以补中益气汤，或调中益气汤，随六经见证加减。误作伤寒，大发其汗者死。内伤房室，又感风者，玉屏风散，或加桂枝、白芍；内伤房室，又感寒者，川芎汤。风寒两感者，玉屏风散合川芎汤。体薄者，通用十全大补汤，少加防风、羌活、细辛、白芷。肢冷者，加姜附。阴虚者，八物汤加陈皮、炒干姜，不可误用风寒燥药，愈亏肾水。内伤虚损，四肢无力发热，亦类伤寒，但必兼盗汗、遗精、白浊为异，内伤卫虚恶风，荣虚恶寒，亦类伤寒，但居密室则不恶也。内伤阴虚火动，恶寒非寒，恶热非热，但体清瘦，脉无力为异，内伤大渴体热，脉洪大，似阳明中热白虎证，但脉无力耳。内伤长夏困倦，似外感湿热，或发热头疼似温暑病。以上俱宜补中益气汤，或四物汤、四君子汤加减。详内外伤辨及杂病各条。解㑊出《内经》，解者，肌肉解散；㑊者，筋不束骨。其证似寒非寒，似热非热，四肢骨节解散，怠惰烦疼，饮食不美。或因伤酒，或中湿，或感冒风寒，或房事过多，或妇人经水不调，似痧病而实非痧也。治宜通其气血，疏其腠理，以内伤兼外感药调之；轻者，从俗刮痧，刺十指及委中血。痧证类伤寒，见杂病蛊瘴。

上一段论类伤寒名义。

旧以痰饮、虚烦、脚气、食积、疮毒、瘀血，劳发，痘疹八证，六类伤寒。

新增感冒、劳伤，共成十证。要之百病皆类伤寒，不可不知。

正、类伤寒如斯，传变伤寒何谓？尝闻：传阳则潮热自汗便闭溺涩腹满，口渴发狂谵语，甚则发斑呕血喘急，能升墙屋；变阴则厥冷呕吐利，不渴静蜷，甚则咽痛郑声，欲坐井地，请以初证言之。

伤寒初证

头痛三阳所主，而湿痰鼻塞胸烦；

太阳表证，头痛自巅顶连两额太阳穴者，分有汗、无汗治之，若头痛如破者，急用连须葱白汤姑止之。阳明表证，额痛连鼻目齿，葛根葱白汤、葱豉汤；阳明里证，晡热汗多头痛者，调胃承气汤；阳明证汗多烦渴，脉洪头痛者，白虎汤加白芷。少阳证，头角痛连耳，往来寒热者，小柴胡。湿家鼻塞声重头痛者，令病人先噙水一口勿咽，次将瓜蒂散一字入鼻内，嗜出黄水为度。痰涎头痛难当，胸膈烦满欲吐，寒热者，瓜蒂散吐之。凡头痛连脑痛甚，手足俱寒者不治。

巅痛厥阴所司，而脾肾从足至颈。

三阴无头疼。太阴、少阴脉至颈胸而还，惟厥阴上系与督脉会于巅顶，下颏颊连目出额，必兼干呕吐沫，却无身热，亦与阳证不同，三味参萸汤主之；轻者，小建中汤。若厥阴得浮脉，则阴病见阳易愈。若脉沉痛入泥丸，手足冷爪甲青者，谓之真头痛。有上证而连齿痛者，属少阴厥证，俱不治。然风温在少阴，湿温在太阴，而反头痛，至阴毒及太阳少阴两感，亦有头痛，不与阴证无头疼相反耶。然少阴虽有反热而无头疼，厥阴虽有头疼而无身热，且头疼终不如阳经之甚。若身热头疼两全者，则属阳证。

项强连背邪初临，

项硬而不能左右回顾，太阳初证。表实无汗，葛根汤；表虚有汗，桂枝汤加葛根。若误下邪气乘虚入里，反结胸而项强又不解，谓之结胸项强，大陷胸汤、丸，兼理中丸，或四逆汤服之。所以阴毒初病亦有项强，俱以热药治之，正阳散、附子汤是也。

项强连胁邪亦猛。

项强连胁下满者，小柴胡汤。又有风湿项强，痓病项强，见本条。

头眩有风有虚，

未经汗下而眩者，邪渐入里，表虚故也。头目俱眩者，太阳并少阳伤风也；时时目眩口苦者，少阳风邪盛也，俱小柴胡汤主之。头眩善食不恶寒者，阳明风邪也，茯苓桂甘汤。已经汗下而眩者，里虚也。汗漏不止，心悸身摇惕瞤，或发热者，玄武汤。虚烦头眩，心下痞满，腹痛气上冲咽，身战筋惕成痿者，茯苓桂术甘草汤。经曰：下虚则厥，上虚则眩。所以妇人经水适来，易病真元耗散，皆令头眩。间有痰火上冲者，轻则起方昏眩，重则卧亦旋转，危哉！

郁冒不仁不省。

郁，乃气不舒；冒，乃神不清，俗谓之昏迷也。经曰：诸虚乘寒则为厥。郁冒不仁，言寒气乘虚中人，如物蒙罩其首，恍惚不省人事，比之眩晕更重。太阳少阳病，头痛眩冒，时如结胸痞硬者，人参三白汤加川芎、天麻。吐下虚烦气冲，眩冒身摇者，茯苓桂术甘草汤。少阴证，脉沉迟，面微赤，身微热，下利清谷者，必郁冒汗出，理中、四逆汤、甘草干姜汤选用。血虚者，人参养荣汤加天麻。如不利止，头眩，时时自冒者难治。太阳病，下之不愈，因复发汗，表里俱虚，其人必冒，汗自出则表和而愈。又痰饮郁冒厥逆者，三生饮。感湿

305

头重眩晕者，芎术除眩汤。又有头重二证，太阳不能举者，宜发散；易病不能举者，宜补真元。妇人新产血虚挟寒必冒，见产后。

身恶寒，有热无热，阴阳班班；

恶寒非寒热之寒，身虽灼热，亦欲近衣，却不可过复及近火气，则寒热相搏，寒不可遏。经曰：发热恶寒者，发于太阳也，乃阳证之表恶寒，无热恶寒者，发于太阴也，乃阴证之里恶寒。在阳则脉浮数，宜发汗；在阴则脉沉细，宜温中。或下证悉具，但有一毫恶寒者，为表邪未净，须先解表，俟不恶寒，乃可攻下。时时啬啬恶之甚者属太阳；乍止乍恶之微者属少阳；阳明不恶寒反恶热。惟太阳合病在表，则亦恶寒。若少阴证，恶寒而蜷，脉沉细，无头疼，无项强，厥冷自利烦躁，脉不至者，死。

背恶寒，口和口燥，虚实井井。

风寒客于表分，当一身尽寒，今但背恶寒者何也？盖背为阳，腹为阴，又以背为五脏所系，是以背恶寒也。寒邪在里，不能消耗津液，故口中和，此属少阴，宜附子汤。热邪陷内，消耗津液，故口中干燥，全无滋味，此属阳明并三阳合病，俱宜白虎汤。中暑及暑月伤冷，阴气乘阳，亦有背恶寒者。

恶风可解，而漏汗溺涩当温；

恶风者，或当风、或用扇则怯风吹，居密室则不恶也。且三阴无恶风证，悉属阳经。无汗者，当发其汗；有汗者，当解其肌。若里证甚而恶风未罢者，尤当先解其表，而后攻其里也，桂枝汤加葛根主之。汗漏不止及溺涩，四肢拘急，难以屈伸者，宜桂枝附子汤。凡汗不止者，必恶风，烦躁不得卧，先服防术牡蛎汤，次服小建中汤。恶风项强胁满，手足温而渴者，小柴胡汤。汗吐下后恶

风大渴者，白虎加参汤。恶风壮热者，参苏饮、防风冲和汤。风湿相搏，恶风身疼，小便不利者，甘草附子汤。身重恶风者，防己黄芪汤。

发潮可通，而气逆脉虚忌冷。

似潮水之有信，一日一发谓之潮。必日晡而作者，阳明旺于未申故耳。宜诸承气汤选用，或大柴胡汤。有不可下者，脉浮或弦，呕哕呃逆，气逆上，微溏，恶寒发热，非日晡所发，是谓其热不潮，或潮于寅卯者属少阳，潮于巳午者属太阳，为邪未入胃、俱宜小柴胡和之。又日晡发热脉虚者，亦不可下，宜桂枝汤微汗之。若结胸潮热脉浮者属太阳，大陷胸汤。阳明伤风，腹满身黄者，麻黄连翘赤小豆汤。冬阳明潮热，黄芩汤。吐下后不解，如见鬼状，循衣摸床，微喘直视，脉涩者，死。

似疟作止有时，太阳阳明厥阴；

似疟非疟，作止有时，或日再发，或二三日一发，非似潮，单潮而无寒，亦非若寒热往来之无定也。太阳证二三日似疟，寒多脉浮洪者，桂枝汤，或桂枝二麻黄一汤。阳明证似疟，汗出日晡发热脉浮者，桂枝汤；脉实者，承气汤。热入血室似疟，小柴胡主之。厥阴证似疟，一日二三发，脉浮缓者，为里和，自汗而愈。凡感冒之人，忽觉毛寒股栗，筋节搜挛，百骸鼓撼，呕不欲食，其寒不可御，未几复转而发热者，皆似疟状，不必脉弦，随所见证与脉，而以小柴胡汤和解，此即温疟也。

热多寒少三证，弱脉脉迟同等。

一证脉弱者，亡阳也，不可正汗及吐下，桂枝二越婢一汤以微汗之。一证脉迟者，血少也，先以黄芪建中汤养血，俟脉不迟，乃以小柴胡汤和之。一证脉阴阳同等，微浮微缓，不呕，清便自调，

此不待药汗而自愈也；若面赤身痒，脉涩者，桂麻各半汤，必待微汗而后愈。通用，柴陈汤，热多加川芎、前胡，寒多加川芎、草果。若寒多热少，不烦躁而脉浮缓者，乃伤寒见伤风脉也，或面色不泽，两手无脉者，乃麻黄附子细辛汤证也。

往来寒热，正是半表半里之情；

经曰：阴气上入阳中则恶寒，阳气下陷阴中则发热，此阴阳相乘之病也。若大下，阴微发热；大汗，阳微恶寒，乃医之误也。大要：阳不足，则阴邪出于表而与阳争，则阴反胜而为寒；阴不足，则阳邪入于里而与阴争，则阳反胜而为热。若邪入而正气不与之争，则但热而无寒矣。阳不足则先寒，阴不足则先热；表邪多则寒多，里邪多则热多；半表半里，寒热相等，乍往乍来而间作也。若不呕，清便，脉浮者，犹当解表。口渴，尿赤，脉实者，大柴胡汤。心烦喜呕，胸胁满而不欲食者，小柴胡汤，热多者加柴胡，寒多者加桂枝。汗下后，柴胡证不除者，柴胡桂姜汤。寒热往来，胁满，小便不利，呕渴，头汗者最宜。如寒热势盛，当迟一二日，少定方可图之。所谓其盛者，可待衰而已。若寒热势定，或早移于晏，晏移于早，邪无可容之地，病将解矣。夫病机言搏者，旧有痰癖相火之类，偶然新气加之，则搏动而发，此理易明。言争者，乃彼此相搏相斗，久而后可和解之，谓不过邪正气相引，结而未遽散，非实有所争竞也。血气盛者，虽风寒之邪乘间而入，终不能动其真气而与之斗。惟血气弱者，则邪入必斗，斗则便有胜负，须正气复而后邪可退也。若邪愈胜而正气负，非药饵大扶持之，必不可救。此争与搏之义也。至于头面上病，皆百邪上攻；胸膈

间病，皆百邪上冲；肠胃间病，皆百邪下流而传入。不然则血气失升降之常，或阳当升而不升，阴当降而不降，精宜升而不升，气宜降而不降，血宜顺而不顺，火宜静而不静。识病机括，尽于此矣。

表里寒热，譬如冬至夏至之景。

陶氏以皮肤即骨髓之上，骨髓即皮肤之下，前人错误而分表里。但以冬至阳生，则地中热而外寒渐极，夏至阴生，则地中冷而外热渐极，推之则诚有表热里寒、表寒里热之理。且如病人身热似火而外欲得衣，微厥下利，脉沉而迟，分明里寒表热，所谓热在皮肤寒在骨髓也。《活人》先以阴旦汤退寒，次服小柴胡汤加桂清表。所以少阴反热一证，里寒表热，手足厥而下利清谷者，四逆汤主之。如病人身冷似冰，而外不欲近衣，口燥舌干，脉沉而滑，分明表寒里热，所谓热在骨髓寒在皮肤也。《活人》先以阳旦汤合白虎汤除热，次服桂麻各半汤和表。所以少阴传经热证，恶寒而蜷，时时自烦，不欲厚衣者，大柴胡汤下之。此仲景余议，当的从之。

翕翕发热，于表则二；蒸蒸发热，于里则一。

表热若鸟合羽所覆，有有汗发散，无汗解肌二者之分。里热若火熏蒸，自内达表，惟下之一法而已。半表里热者，表邪将罢，里未作实，轻于纯在表、纯在里之热也，宜和解之。要之，不渴小便清者为表，渴而小便黄者为里，或渴或不渴，半表里也。然三阳经又有阴阳表里之分，盖太阳以皮肤为表，以膀胱为里。热在皮肤头疼项强为表，麻黄汤、桂枝汤、九味羌活汤；热在膀胱口渴尿赤为里，五苓散。阳明以肌肉之间为表，肌肉之下为近里，以胃腑之内为全入里。

热在表则目痛不眠，葛根解肌汤；热近于里则口渴背寒，白虎加参汤；热入里则自汗狂谵，调胃承气汤。少阳以胸胁之间为半表半里，表多小柴胡汤，里多热盛者，黄芩汤。以上发热，太阳恶寒、阳明自汗、少阳多呕，皆三阳证也。太阴、厥阴不发热，惟少阴有反热二证。一脉沉发热，表郁重者，麻黄附子细辛汤；轻者，麻黄附子甘草汤。一脉不出，里寒外热者，白通汤和之。脉阴阳俱虚，热不止，及汗下后复发热，脉躁疾，下利不止者，死。

烦躁，以躁之顷渐而分阴阳；

烦，乃心中懊恼欲吐之貌；躁，则手掉足动起卧不安。心热则烦，肾热则躁。烦为轻，躁为重。先烦而渐躁者为阳证，分表里汗吐下治之；不烦而便发躁者为阴证，宜温中。或经吐下而不解烦躁者，亦宜温之。大概中关脉浮大，身热而渴者，多太阳阳明病，治以寒凉；尺寸脉沉微，厥而利者，多属少阴病，治以温热。《百问》云：惟躁有阴阳二证，太阳证烦躁宜汗，阳明证烦躁宜下，若阴证发躁，宜温之是也。故有曰：烦躁与虚烦少异，烦躁昼日不得眠，夜反安静，身无大热，阳虚也。虚烦不得眠而无间断，故为里热，宜栀豉汤吐之。丹溪又云：烦主气，躁主血。肺主皮毛，气热则烦；肾主津液，血热则躁。故用栀子以治肺，豆豉以润肾。但肺热非心火乘之乎？凡烦躁见吐利，厥逆无脉及结胸者，死。古方黄连鸡子汤、甘草干姜汤、芍药甘草汤，选用。

烦热，以膈之软满而辨虚实。

心烦作渴欲呕，身热睡卧不宁，与发热均属表热，但烦热无时休歇，非发热时发时止。凡烦热未经汗吐下，邪热传里而作，如未作膈实，心中欲吐不吐，郁闷之状者为虚，但当和解或微汗而已。经云，病人烦热，汗出则解是也。若心中骤满而烦者为实，则有吐下之异。赋云：微烦为阳之相胜，言当分表里而治之也。又云：烦极而反发厥者，乃阴所致，言热极则反与阴盛发躁一同，必以四逆、理中汤治之。宜与动悸条参看。

自汗不特伤风也，并少阴反证而有九；

曰伤风，卫虚而汗自出，必兼恶风寒也。曰风温，风伤卫而温伤气也。曰湿温，湿热蒸而汗自出也。曰中暑，热伤气也。曰霍乱，吐利而阳气大泄于外也。曰柔痉，原因伤风也。曰胃不和，言脏无他病，但时发热而汗自出，乃风邪在胃，宜微汗以散之。曰亡阳，太阳发汗过多也。曰阳明自汗，不恶风寒反恶热，而热逼汗自出也。汗甚津液内枯，不可下者，蜜导法。惟三阴本无汗，而少阴有反有汗三证，亦曰亡阳：其一，自汗咽痛，甘桔汤；其二，自汗厥冷，四逆汤；其三，自汗呕吐，甘草干姜汤。凡汗不止者，先服防术牡蛎汤，次服小建中汤。如汗出如油不流者，死。

无汗不特伤寒也，并阳明反证而有七。

曰太阳伤寒、曰太阴病、曰少阴病、曰厥阴病、曰冬阳明，曰刚痉、曰阴阳易，皆寒泣血，阴主收敛意也。但阳明病当有汗，今反无汗，其证有三：恶寒脉浮而喘者，表有邪也，宜麻黄汤、升麻葛根汤微汗之；若无汗，小便不利，心中懊恼者，必欲发黄，宜茵陈汤；小便利，吐而咳，手足厥，若头痛鼻干者，小建中汤。

亡阳少血，躁极痰癖，不得汗须巧攻；

太阳恶寒，当脉浮而紧，今反脉浮

而迟者，迟为亡阳，不能作汗，其身必痒，桂麻各半汤。凡伤寒当汗，与麻黄汤二三剂，而汗不得者死。热病脉躁盛而不得汗者，亢阳之极也，不治。阳明身热宜有汗，今反无汗，身痒如虫行皮中者，久虚故也，黄芪建中汤、术附汤。寒热厥证，忽两手或一手无脉，是为重阴，如欲雨沤热，必濈然大汗而解。其或投药无汗，而脉又不至者死。虽然血虚中干，不能作汗，痰饮证癖，又每隔汗而不能出。血虚养血，痰癖开关行气以汗之，最为活法。有服药不得汗者，当用蒸汗法。通用，陶氏再造散加减。

寒入少阳，冬病阳明，睡中汗且盗出。

盗汗者，邪方入里，尚连于表。睡则气行于里而表不致，故汗出，醒则气周于表而汗复止。胆有热也，小柴胡汤。冬阳明脉浮紧者，必有潮热盗汗，黄芩汤、柴胡桂枝汤。脉浮大，欲眠目合则汗者，小柴胡汤。

阳上蒸而头额汗，表实内枯证最多；

诸阳上循于头，里虚表实，腠理致密，则热气不得发越于周身，乃上蒸于头面，汗出既多，则五内自枯。惟里虚忌下，惟内枯忌汗。属半表里者，小柴胡汤主之。汗下后，胸满心烦，呕渴表未解者，小柴胡汤去半夏加桂枝、瓜蒌仁。虚烦者，栀豉汤微吐之。阳明热入血室，燥粪谵语者，俟其过经，权以小承气汤微利之。黄证、水证、瘀血、风湿、寒湿头汗，见各条。凡头汗小便不利，内外关格者为阳脱，及误下温家头汗而喘，或小便不利，大便自利者亦为阳脱，二者皆不治。

气旁达而手足汗，便硬软利法已毕。

津液自胃腑旁达于外，则手足自汗。有热聚胃腑逼而出之者，必有谵语燥粪，

阳明证也。大便已硬者，大柴胡汤、或大承气汤；大便不硬而软者，小柴胡汤。凡伤寒欲下而小便少，手足心并腋下不滋润者，不可攻也。有寒聚胃腑，大便初硬后溏，或水谷不分，手足濈然汗出者，不可下，少与理中汤，或猪苓汤。如寒甚不食，小便不利者，此欲作痼瘕也，宜理中兼散气之药治之。

下后热只阴弱，而邪陷于心者则痛；

大下伤血，伤血阴弱，脉涩而发热。盖阴虚则脉涩，血虚寒极则发热。古方葶苈苦酒汤，酸苦涌泄之义也。凡下后不可遽补，身热心中结痛者，栀豉汤微汗之；或医以丸药下之，致留余热未净者，栀子干姜汤。胸满未消，腹痛未止，脉尚数实者，积垢未净也，小承气汤；体薄者，黄芩汤、小柴胡汤、益元散调之。仲景云：下后热不退，因汗下失宜，如八日以上大发热者，难治。经曰：阳微恶寒，阴微发热，寒多易愈，热多难愈。

汗后热多阳虚，而邪入于里者为实。

大汗伤气，阳微发热，悸眩身瞤，脉弱，或兼恶寒，阴阳俱虚者，玄武汤主之。发汗后表证未退者，宜再汗之。若身凉半日许，而见半表里证者，宜和之。若汗后日晡如疟，脉沉实，便闭，里证已具者，大柴胡汤下之。若但热而呕逆，心痞自利者，大柴胡汤去大黄调之。虚烦者，竹叶石膏汤。凡大汗后热不退，脉静者，生；脉盛躁疾者，此名阴阳交，必死。《解惑论》云：汗后寒热交作，当看脉尚浮数洪大，犹当微表其汗。医者见已经汗后，不敢再表，邪气无由发泄，误矣！发汗后止恶寒，虚也；发汗后止发热，实也。恶寒用温药，发热用凉药，无不愈者。

虚者汗下之后，恶寒愈增；

汗后亡阳恶寒者，表虚也，芍药附子甘草汤；下后恶寒者，里虚也，四逆汤。其有表邪未尽，必兼发热者，柴胡加桂汤。又有里实，热伏于内，阳微于外，而恶寒便坚者，亦必兼热，尤宜下之。《百问》云：汗后恶寒，人必虚；下后发热，人必实是也。汗下后，厥阴证大汗出，烦躁体疼，拘急厥逆者，阴阳俱虚也，宜四逆汤以补阳，加人参、茯苓以益阴。汗下后，脉微恶寒者，小柴胡汤去芩加芍药；有头汗者，柴胡加桂汤。汗下后，尺寸俱微，阴阳表里俱虚者，小建中汤。噫！伤寒以真气为主，阳病宜下，真气弱者，下之多脱；阴病宜温，真气弱者，客热便生。非药无力，本主无力也，惟寡欲真气完者，易于用药。误下气脱，昏倦不食，不渴者，来复丹、灵砂丹暂服之。

热者吐下之后，消渴可必。

凡吐下后，邪热不客于上焦为虚烦，而乃客于中焦为消渴者，白虎加参汤。心下痞者，先解其表，后清其里。汗后渴者，少与水以和胃则愈。伤寒汗吐下后，邪气乘虚而内客，或壅塞而未尽，皆当量虚实而调治之。

咳嗽有寒热水气之多端，

咳嗽多属肺金，伤寒言太阳病者何也？肺为五脏华盖，内通膀胱，外主皮毛，而为气之主，气逆而不下则咳。风寒乘之，气冷则滞；热邪乘之，气燥则郁；水饮乘之，与气相搏。寒热水气，皆能生痰，又咳之所从始也。以风寒言之，太阳证身热呕喘者，麻黄杏仁饮；咳喘者，三拗汤。少阳证寒热胸满，或挟泻者，小柴胡去参、枣加五味子、干姜。少阴证厥逆，腹痛下利者，四逆汤加五味子、干姜。少阴咳而呕渴，心烦不得眠，下利者，猪苓汤。春冬伤风寒，夏秋伤湿冷，鼻塞喉鸣，气不得下而咳者，橘皮竹茹汤。以热咳言之，金沸草散、柴胡半夏汤、泻白散。或咳脓血者，小柴胡加黄芩、黑豆。咳嗽身热，脐腹满痛者，大柴胡汤下之。中满而呕者，大半夏汤。解利以后，胃寒不食者，理中汤、六君子汤，俱加五味子、细辛。痰气盛者，大橘皮汤。素有痰火者，当于芩连二陈汤中消息。又水咳有三证：青龙汤治太阳之表水有寒，十枣汤治太阳之里水有癖，玄武汤治阴证之里水有寒。凡咳而小便利者，忌汗。久而入脏成痨，膏之上、肓之下者，不治。

体痛有阴阳血风之纤悉。

风寒入肌，血脉凝滞，所以身痛。太阳身痛，拘急而已，脉浮紧，便清，宜分有汗、无汗治之。少阳身痛，必胁硬呕渴，小柴加瓜汤和之。汗后身痛不休，脉沉迟者，桂枝加参汤。又有痛无常处，按之不可得，短气脉涩者，宜再汗之。太阳病七八日，脉细恶寒，阴阳俱虚者，不可发汗吐下，宜小柴胡汤，误汗令人耳聋。素有热者，黄芪建中汤；素无热者，芍药附甘汤。厥阴、少阴身痛，下利烦满，脉沉紧者，先温以四逆汤、玄武汤，后发以桂枝汤。血虚劳倦身痛者，补中益气汤、黄芪建中汤。风邪在阳明，不荣于表，一身重痛者，葛根汤。阴毒身痛如杖、瘀血身痛发黄、中湿痛难转侧、风湿一身尽痛，见各条。疮家误汗身痛，必发痉，葛根汤或桂枝汤以救之。

渴有汗多自利，水入即吐名逆证；

热在表则不渴，热入里则热耗津液而作渴，或汗吐下过多，耗夺津液而渴。然有渴必有烦者，肾主水，热深则水竭而渴，肝木挟心火以生烦，故厥阴六七日，饮水多而小便少者，谓之消渴。渴欲饮水为欲愈者，传经已尽也。脉浮而渴属太阳；有汗而渴属阳明；自利而渴属少阴；至于厥阴，则热之极矣。太阳病汗后，脉洪者，白虎汤；无汗而渴者，小柴加瓜汤。阳明病汗少溺涩者，五苓散；汗多而渴者，竹叶石膏汤。少阴病下利咳呕，心烦不眠者，猪苓汤；下利饮水有热者，白头翁汤；小便清白虚寒者，甘草干姜汤。厥阴消渴不食，食则吐蛔者，乌梅丸。汗吐下津枯者，白虎加参汤。阳毒消渴倍常者，陷胸丸、黑奴丸。中暑者，酒蒸黄连丸。凡饮水安睡者，实热也；饮水少顷即吐者，火邪假渴耳。凡渴不可恣饮，须少与之以润胃气，恐变水结。一种水逆证，渴欲饮水，水入即吐者，五苓散。又发汗动右气，肺伤亦饮水即吐者亦宜。若先呕后渴者为欲解，当少与之水；先渴后呕者为水停，赤茯苓汤。有风温、发黄、渴证，见各条。

漱因经热里寒，水入不咽多血疾。

经热则口燥烦而欲水漱，里寒则水入而不敢咽。阳明证漱水不咽，身热或微恶寒，热在经而不在里，必逼血上行为衄血，黄芩汤。瘀血证漱水不咽，外无寒热，喜忘如狂，犀角地黄汤。少阴证脉沉厥冷烦躁，或干呕无脉，好漱水不咽者，四逆汤、白通汤主之。蛔厥证烦躁吐蛔，好水浸舌而不欲咽者，理中汤加乌梅。

上一段论伤寒初证，未有不自头疼项强身痛，发热恶寒，有汗无汗，或咳嗽，或渴而始者，故提之于此，过七日不愈，皆杂证也。

伤寒杂证

怫郁因汗失宜，便坚为实哕为虚；

面者，阳明所主。阴盛者，面赤而暗；阳盛者，面赤而光。表证汗出未彻，以致邪热怫抑郁结，故头面红赤，甚则蒸于肌肤，汗出未透身痒者，桂麻各半汤；恶寒热者，葛根汤；汗太过发黄者，茵陈汤；惊惕者，火邪汤；大便硬者，里已实也，大柴胡汤。下后哕者，胃虚也，桂枝参苓汤。

戴阳浮火所冲，阴证下痢厥逆热微阳热甚。

《百问》云：病人身微热，面赤，脉反沉而迟者，阴证也。身微热者，里寒也；面戴阳者，面虽赤而不红活，乃下虚也。医者不察脉，以虚阳上膈热躁，误为实热下之，又用凉药，则气消而成大病矣。仲景理中、四逆，陶氏益元汤主之。若阳证面赤，脉洪大，腹满潮热，大便不通者，大柴、承气主之。

目盲鼻鸣而呕蛔者，热搏之重；

《难经》曰：脱阴目盲。言精血脱而不上荣于目，故目盲不了了，或无所见也。伤寒发烦目盲，甚者必衄。盖肝血为热气所搏，妄行于上而为衄，得衄则热随血散而解，与麻黄汤，或麻黄升麻汤、九味羌活汤。盖伤寒衄为积热在表，用麻黄、羌活者，非治衄也，以解太阳经之邪耳。此与太阳病其人适失血及下利宜桂枝汤法同。但衄家最忌发汗，邪轻者，犀角地黄汤。又目近鼻为内眦，属太阳；近眉尾，属少阳；当面，属阳明。赤脉从上下者，太阳病；从下上者，阳明病；从外走内者，少阳病。热则目赤，风则目眩，寒则目疼。又狐惑目不能闭，阴证眼睛痛，阴阳易病眼中生花。鼻者，呼吸清气之路，上窍于肺，下通膀胱。风寒壅则鼻鸣而必干呕，太阳病，桂枝汤；太阳阳明合病，鼻干肌热者，葛根汤。

又手冒心而聋耳者，阳脱之凶。

《难经》曰：脱阳者见鬼。无阳气

而见幽阴之鬼。伤寒汗过亡阳，其人必又手自冒心胸而聋耳者，何也？盖耳属肾，阳气盛则上通而聪，阳气虚则下脱而聋。仲景云：少阴受病，胸胁满而耳聋者是也。宜芍药附甘汤、黄芪建中汤救之。心悸欲得按者，桂枝甘草汤。撮空神昏者，陶氏升阳散火汤。若初证手少阳风病厥而聋者，耳中辉辉霍霍，小柴胡汤，最忌吐下以致惊狂。手太阳热厥聋耳者，耳中塞满，加之热壅，出血出脓，则成停耳。湿温厥阴耳聋见前。又有风邪入肾，耳中卒痛，外证寒热，不急治则发强如痓，俗名黄耳伤寒，不可作正伤寒治之，内服小续命汤、败毒散，外用虎耳草捣汁滴入耳中。上证头汗如珠不流者，阳脱即死。

四肢胃末，由热而温而冷逆，知是传经之厥；

伤寒邪在三阳，则四肢热；半表半里及太阴，则邪渐入内，则四肢温；传至少阴、厥阴，则邪入深而陷伏于内，则四肢厥冷。然先由热而后厥者，传经热厥也。轻则四逆散、白虎汤、竹叶石膏汤；重则大柴、承气下之。若邪乍结胸中，心烦不食而厥者，瓜蒂散吐之。《百问》云：热厥与冷厥不同。热厥者，微厥却发热；若冷厥则不发热，四肢逆冷，脉沉细，大小便滑泄，恶寒，指甲青色。又有失下，血不通，四肢便厥，医者不识，疑是阴厥，复进四逆汤之类，祸如反掌。大抵热厥，脉沉伏而滑，头上有汗，手掌温，指梢亦温，便宜下。此仲景之妙旨也。

一舌心苗，由白而黄而燥黑，失其本体之红。

舌为心苗，肾主津液，无病则舌红而润。偶见红星点者，将欲发黄。如丹田邪热，则心苗枯槁，生苔如白苔然。

是以邪在表则无苔，邪初传里则苔白而滑。胃寒客热懊憹者，栀豉汤吐之。阳明证，胁硬，不大便而呕，舌苔白者，亦不可攻，小柴胡和之。如恶寒欲呕痰者，小柴胡加干姜。白苔滑而下利者，为脏结不治。热渐入深，则苔白而涩；热深入胃，则苔黄或肥光，或尖白根黄者，表多里少也。俱白虎加参汤主之。手足腋下汗出，谵语便闭，苔紫带黑，或生芒刺，虫碎燥裂者，承气汤下之。但舌黑亦有数种，有四边红而中灰黑成路者，失下也；有黑圈者，过经未解也；有黑尖者，虚烦也；有舌见黄而中有黑至尖或黑乱点者，热毒深也；有弦红心黑，或白苔中见黑点者，表未解也；有根黑尖黄，脉滑者可下，脉浮者可汗；有尖黑而有乱纹，脉滑实者急下之，脉数无力者，必发渴而死。凡舌黑不论多少，俱系危证。惟冷而滑如淡黑然者，乃无根虚火，可以化痰降火药治之。阴证苔白，腹痛自利者，理中汤。中湿湿痹，舌上如苔，非真苔也，丹田有热，胃中有寒，五苓散。

无寒热而唇焦者，多因血瘀；

不发寒热，胸满唇焦，漱水不入咽者，必衄血也。小腹满，小便利，大便黑者，血瘀于下也。

无色泽而唇青者，必是寒中。

阴证胸膈满，面色及唇皆无色泽，手足冷者，理中汤。若唇青有疮，则为狐惑。

口干口燥口涎岂无异？

口干者，邪热聚胃，消耗津液故也。有汗后口干者，五苓散加知母、黄柏；有阳明口干热甚口噤，背微恶寒者，白虎加参汤；少阳证口干者，小柴胡汤；瘀血证口干，漱水不欲咽者，桃仁承气汤。口燥亦因脾胃有热，津液涸少。阳明口燥咽干，背恶寒烦渴者，白虎加参汤；少阳口苦咽干，小柴胡汤、双解散；少阴口燥舌干者，承气汤；口燥咽干，默默不欲言者，宜以狐惑治之。凡口干燥忌汗，汗之重亡津液。口涎有阳明热盛者则涎热，少阴寒证则涎冷。

气逆气喘气短大相同。

气逆者，气自腹中时时上冲也。太阳无汗、阳明胸满者，汗之。太阳下之早，表邪乘虚传里，里本虚者受邪不逆，里本实者不肯受邪，则气逆上冲，邪仍在表，当复汗之。厥阴客热气上冲心，此热在里而气上也，下之。胸满实者，吐之。汗下后气逆眩晕者，茯苓桂术甘草汤。有病后虚羸少气，欲吐气逆者；有动气发汗气逆者。气喘惟有太阳、阳明二证。太阳证无汗而喘，宜汗；阳明证汗多而喘，宜下。太阳阳明合病，胸满而喘，恶寒者，亦只宜汗而不宜下也。故曰微喘缘表之未解，喘满不恶寒者，当下而痊。又有汗后停水喘者，有汗下后喘者，有阴证喘息甚急者，返阴丹；脉伏者，加味生脉散；如脉伏汗出发润者，肺绝不治，气短者，呼吸不相接续，似喘而不摇肩，似呻吟而无痛也。经曰：微虚相搏则为短气。短气不足以息者，实；少气不足以息者，危。有结胸者，有停水怔忡者，有风湿相搏者，有素弱及下后脉微气虚甚者。大抵心腹胀满者，为实，为邪在里；心腹濡满者，为虚，为邪在表。气喘、气逆亦然。

湿呕、干呕，宜察肾肝病证。

湿呕，有物有声，食已则呕；干呕，空呕无物。总属阳明气血俱病，故呕比吐为重也。热呕，口苦烦渴，脉数，手心身热；寒呕，头痛胸满，厥冷吐沫，脉迟，吐哕噫呃皆然。湿呕，表邪传里，里气上逆，故半表里证多呕也。三阳发

热者，俱小柴胡加生姜主之。胸满日晡潮甚加芒硝；呕不止便闭者，大柴胡汤；呕多虽有阳明证，胃薄不可下者，甘桔汤；烦渴者，先呕后渴为欲愈，猪苓汤；先渴后呕为停水，赤茯苓汤；饮水即呕者，五苓散；虚烦渴者，竹叶石膏汤加姜汁，或栀豉汤；上热下寒呕者，黄连汤；胃寒下利，厥冷不渴者，理中汤去术加姜汁，或正气汤加姜汁。少阴三证，膈上寒饮，呕吐涎沫，或吐利而渴者，四逆汤加生姜；脉沉，或咳或悸，挟水气者，玄武汤去附子加姜汁；手足寒，心中温温欲吐不吐，愦愦无奈何者，生姜汁半夏汤。经汗下虚者，干姜芩连人参汤。汗后水药及谷食不下者危，小半夏汤救之。又有温毒呕者，心闷发斑；水证呕者，先呕怔忡；呕脓血者，腥臊气逆上冲，呕尽自愈。干呕，胃热与谷气相并上熏，心下痞塞，故呕则无所出，食则不能纳，黄连解毒汤。有太阳无汗干呕者，风邪上壅也，桂枝汤。有太阳阳明合病，不下利而但呕或干呕者，里实气逆，上而不下也，葛根汤。胃寒津枯干呕渴者，理中汤。少阴三证，干呕下利，脉微者，白通汤；里寒外热，脉微欲绝者，通脉四逆汤；利不止，烦躁厥逆无脉者，白通加猪胆汁汤。厥阴头痛干呕吐痰，或自利厥冷烦躁者，三味参萸汤。胸中似喘不喘，似呕不呕，似哕不哕，愦愦无奈何者，生姜汁半夏汤，大、小橘皮汤。

吐腥、吐酸，总因胃腑热寒。

吐，有物无声，食入即吐。丹溪以属太阳血病，然胃实主之。吐利腥臊者为寒，酸臭者为热，治与呕哕一同。凡呕吐，脚软痛者，脚气也。呕吐脉弱，小便自利，身微热而厥者，虚极难治。

哕噫皆因水寒相搏，

哕即干呕，声更重且长耳；噎乃胸间气塞不通。胃脉浮则为噎，滑则为哕。皆因胃气本虚，汗下太过，或复饮冷，水寒相搏，胃虚气逆而上，理中汤加肉桂、丁香以散寒下气，茯苓、半夏以消水。哕不止者，橘皮干姜汤、橘皮竹茹汤。间有热邪壅郁，上下之气不得通者，俱小柴胡加生姜和之。热甚便难者，小承气下之；便软者，诸泻心汤选用。温病发渴饮冷作哕者，升麻葛根汤加茅根。凡呕、哕，必用半夏散结气也，用竹茹涩胃解烦也，用生姜散逆气也。呕、哕、呃皆因气逆，故姜为呕家圣药，热者乌梅丸代之。

呃逆亦有阴阳两端。

旧以为咳嗽之咳，俗又以为口吃之吃。虞花溪考韵书，饾与呃通，乃气逆上之名。又有以呃逆为哕者，哕出声然后吸，呃逆入声，逆尽然后呼，出入呼吸不同。兼呕、哕者，本于胃，呃逆本于肺。谷入于胃，胃气上注于肺，故寒气加新谷，气相忤逆而复于胃，故噫噫有声。所以丹溪力辨乃相火自脐下直上冲胸，交于厥阴，水火相搏而作声也。阳证，发热口苦胸满脉弦数，小柴胡汤加竹茹。小便闭加茯苓、或猪苓汤；大便闭者，调胃承气汤。少阴证失下，腹满便闭，或纯下清水，呃逆者，小承气汤。阳明身热口渴，胸满烦躁，脉洪数，呃逆者，火冲肺也，甘草泻心汤。阴证，便软胃寒，或因吐下虚极，恶寒脉细者，橘皮干姜汤。内寒厥冷者、羌活附子汤、丁香柿蒂散，调苏合香丸。胃寒饮水相搏者，小青龙汤去麻黄加附子。手足厥冷者，小橘皮汤。胸满虚烦者，大橘皮汤。凡呃逆，药中俱宜陈皮、竹茹、姜汁。此证有欲作正汗，阴阳升降而然者，即愈。又有食积而致者、小便闭涩及痰

水上冲者，腹满不得小便及脉见沉微散者死。以上呕、哕、呃逆大同，水气表里俱有此五证。

衄血热迫于鼻，动经则为厥竭不治；

经络中热盛逼血，从鼻出者，为衄，多属太阳，名曰阳血。点滴不成流者，表犹未解，当用辛凉之药解表，九味羌活汤加赤芍，或升麻葛根汤加黄芩，或麻黄升麻汤、双解散；渴者，五苓散；烦者，竹叶石膏汤，以散经中之邪。仲景云：伤寒脉浮紧，不发汗因致衄者，麻黄汤主之是也。如无表证，衄血成流，及因汗而得衄，或下又见血者，不治自愈。不止者，犀角地黄汤、陶氏生地芩连汤、黄芩汤、茅花汤，外用冷水浸纸贴太阳穴，纸热又换，或用百草霜、胎发烧灰吹入鼻中。九窍出血亦效。凡衄不宜即止，恐余血入胃，着于上焦为血结胸证。直中少阴证，热行于里，先热后厥无汗，亦阴证似阳也，医不能识，强发其汗，必动其经，外则筋惕肉瞤，内则伏热逼血从耳目而出，或从口鼻而出，名曰阴血，是为下厥上竭，不治。但厥为下厥，血出于上为上竭。轻者黄芩汤加生地之类，或当归四逆汤、黑锡丹救之。动经与鼻衄，微有不同如此。

吐血热积于中，并牙乃是肾胃相残。

汗乃心液，热则变红而逆出上窍，阳邪失汗，以致热毒入脏，化为瘀血，从口吐出，多属阳明。凡见目红骨热，神昏狂谵，胸腹急满，皆血证也。热浅者，犀角地黄汤加黄芩、山栀、茅根、藕节，或小柴胡汤、黄连柏皮汤。热深者，桃仁承气汤，三黄汤，抵当汤、丸。阳毒者，升麻汤；作渴者，五苓散，恐水入复吐故也，或竹叶石膏汤，皆加川芎调血，炒山栀降火，危哉！又有阴证吐血，脉迟腹痛，厥逆呕吐紫黑色者难

治，姑以理中汤、甘桔汤加生姜汁半夏汤救之。又牙床属胃，牙齿属肾，如阳明传入少阴，二经相并，血出于牙缝如吐者，人多不觉其为牙血，以凉水漱血则止，少顷又来者是，外用绿袍散，内服解毒汤合犀角地黄汤，或生地芩连汤下之。轻者，清胃降火而已。

漏汗惊狂痓痹，总是火邪逆；

火邪者，或不当汗而用火取汗，或汗不得而用火劫夺，以致火气熏蒸，精神昏愦，肢体不宁，体虚者，漏汗不止，真阳脱亡。凡汗不得者，谓之亡阳；汗多不止者，亦谓之亡阳，如心痞胸烦，面青肤润者难治；色黄，手足温者可治。因太阳证者，桂枝汤加附子；或汗下后，见吐逆者亦宜。因少阴证者，四逆汤；或便清干呕者，甘草干姜汤；咽痛者，猪肤、甘桔汤。如少阴呃逆谵语，被火，小便难者，必滋其津液，竹叶石膏汤去半夏加生地。或时倏然而起，惕然而惊，起卧不安若狂者，救逆汤。烦躁遗精者，桂甘龙骨牡蛎汤。体实者，虽不至亡阳，然内火外火相并，热发于外则身必发黄，热搏于内则小便必难，惊狂谵语，烦躁不已，或一身尽痛，甚则手掉足动，循衣摸床者死。如小便利者可治。通用，柴胡龙骨牡蛎汤、火邪汤。或下清血、或因燥唾血者，犀角地黄汤。发黄疸者，茵陈汤。若太阳证，宜汗而反用火灸者，其邪无从而出，病当腰下重痹，麻杏薏甘汤散之。

谵语郑声虚实，全凭水道看。

谵者，妄也。或闭目言平生常事，或开目言人所未见事，或独语，或睡中呢喃，或呻吟不已，甚则狂言恶骂，俱谓之谵语。皆因胃热乘心，故脉来洪数，二便多闭，外见阳证。有阳明汗多谵语，少阴自利谵语者，内有燥屎也，调胃承气汤下之。半表里默默不欲语，及已得汗而身和亡阳谵语者，柴胡桂枝汤调之。已下胸烦身重不可转侧谵语者，柴胡龙骨牡蛎汤。错语、独语、呻吟者，解毒汤、单泻心汤，或白虎汤和之。又有汗多谵语者，风也，俟过经乃可下。瘥后谵语者，邪留心胞也，知母麻黄汤。如气逆下利，厥冷而脉又沉细者死；身热脉大，声清气朗，目光面润者生。瘀血、亡阳、合病、湿温、热入血室、火邪谵语，见各条。郑者，重也。言语重复不已，声音模糊；有如郑卫不正之音，皆因汗下后及风温发汗过多，以致表虚里竭，精气夺而神昏舌短，故脉息沉微，二便多利，外见阴证，白通汤救之，或单人参汤亦可。故曰谵语实则可下，虚不可为。实者，胃实有燥屎也；虚者，胃虚肠自利也，全凭水道断之。

咽痛有热无热，肾伏暴寒下必利；

太阴络咽，少阴络喉，热邪乘之，乃生咽痛。若汗下过多，虚而生热，亦能咽痛。有少阴身热腹痛，脉沉咽痛或不食呕吐者，黄连龙骨汤。少阴客热咽痛者，单甘草汤。寒热相搏及亡阳咽痛者，猪肤汤、甘桔汤。二便难者，甘桔汤加玄参、枳壳，顺导黑臭之物，续以甘草、生姜煎汤频与之，以解其毒，或陶氏芩连消毒饮。阳毒发斑，吐血咽痛者，玄参升麻汤。阳厥宜下反发汗，则口疮赤烂，内服升麻六物汤，外用蜜渍黄柏汁含之。咽喉闭塞者，乌扇汤。声音不出者，鸡壳苦酒汤。有少阴咽痛，无热下利，四肢厥冷者，甘桔汤；厥冷吐利，脉沉者，猪肤汤；厥冷下利不止者，四顺汤、丸，或通脉四逆汤加桔梗，不可汗下；有汗者，藁本末扑之。又有肾伤寒一证，乃非时暴寒伏于肾经，初起头痛腰痛咽痛，次即下利，脉微弱者，先用半桂汤，次用四逆汤主之。伤寒六七日，大下后，脉迟不至，咽痛吐脓血，厥冷利不止者死，麻黄升麻汤救之。

脏结有痞无痞，脐痛引阴生必难。

脏结与结胸相似，皆下后邪气入里。与阳相结，结在胸者为结胸；与阴相结，结在脏者为脏结。惟其阴结，故脏结无阳证，不往来寒热，或但寒而不热，其人反静，饮食如常，时时下利，舌上白苔，胁肋脐腹引入阴筋俱痛者，丹田有热，胸中有寒，所以难治。又病人胁下素有痞气，再加伤寒邪气与宿积相合，使真脏之气闭结而不通，亦名脏结。不问有痞无痞，慎不可下。邪未全成，热犹在表，止宜小柴胡加生姜以和表，灸关元穴以回阳而解阴气之结，危哉！

结胸下早而紧痛，大小寒热宜细辨；

伤寒太阳证，下之早而表邪乘虚客于上焦少阳之分，名曰结胸。当心紧痛而烦，水浆不入，但能仰而不能俯，其表邪又不散，故项强如柔痉状。有大结胸者，不按而痛，胸连脐腹痛硬，手不可近，不大便，日晡热潮，大陷胸汤、丸。有小结胸者，按之方痛，只心下硬，小陷胸汤。有寒实结胸者，身不热，口不渴，但心中胀硬而痛，枳实理中丸、五积散，甚者三物白散。有热实结胸者，心下满硬，懊憹烦躁而渴，柴陷汤，甚者大陷胸汤。有水结胸，血结胸，阴毒阳毒结胸，见各条。结胸，脉浮大者，不可下，下之即死。结胸证具而烦躁者，死。结胸见阴脉、阴证及喘急呃逆者，亦死。若未经下而胸满者，乃半表里吐证，不可误作结胸。

痞气下早而虚满，硬濡哕利更易安。

伤寒半表证，下早而邪入于中焦太阴之分，而成痞气，按之濡而不痛，比之结胸更轻。有胸满而硬，呕吐下利者，

里实有水也，大柴胡汤。心痞引胁下痛，干呕者，十枣汤。汗出恶寒者，附子泻心汤。有胸满而濡，胁肋胀满者，虚邪气聚耳，小柴胡汤加干姜、牡蛎各一钱。胃虚气逆者，半夏泻心汤。有心痞哕噫者，胃不和也，汗出，胁有水声雷鸣者，生姜泻心汤。心痞哕噫不止者，旋复代赭石汤。有下利者，里虚也，谷不化腹鸣者，甘草泻心汤。或已数下，表邪入里干于肠胃，遂成下利而心下痞硬者，谓之表里不解，桂枝人参汤。下利不止者，赤石脂禹余粮汤。又结胸、痞气，关脉皆沉，如关浮恶热心痞者，乃肝热，非痞也，三黄泻心汤。心痞而口渴溺涩，服泻心汤不效者，乃停水，非热痞也，五苓散。凡痞气服诸泻心汤，而热不除者，亦须大陷胸汤、丸下之。但结胸与痞虽宜下，如脉浮恶寒有表者，须柴胡桂枝汤，或柴陷汤解表，必表证悉罢，关尺沉滑紧实者，方可下之。下后病犹不退者，乃下虚气逆上攻，枳实理中丸和其胃气。初起未成痞结之际，虚者亦宜枳实理中丸，实者枳梗汤、槟榔汤疏气，然后随证用药。胃冷厥逆者，俱宜理中四逆和胃，待日久邪不退而后议下。是结胸、痞气始末用药俱同，但中间用药略有轻重之殊耳，不识前辈分阴阳二证谓何。陶氏又以伤风为阳，伤寒为阴；王氏又以痞气乃阴证有表者，皆于理未协。要之皆传经阳证，但下后胃寒而用药有宜温者，若邪盛胃实，方可寒凉下之，二证皆然。且考《伤寒论》正文云：太阳少阳并病而反下之，成结胸，心下痞硬。入里则为痞气，初未尝分阴阳也。设有阴证误下，不死而结胸、痞气者，亦当以阴毒结胸法治，安敢又用三黄泻心等剂耶！以此论之，谓阴阳二证俱有结胸痞气则可，谓阳证为结胸，

阴证为痞气则不可，又用寒凉药治阴证，尤不可，知者裁之。又心下妨闷，不满不硬者，谓之支结。表未解者，柴胡桂枝汤。胸胁满而微结者，小柴胡加干姜、牡蛎各一钱。表里俱不解者，桂枝人参汤。

客热懊恼时发躁，

懊恼，心中不自如也，比躁更甚。表证误下，阳气内陷，心下固硬者，则为结胸。胃气空虚，客热在膈，短气烦躁，微疼，则为懊恼。将成结胸者，宜大、小陷胸汤。但懊恼，烦不得眠，饥不能食，头汗出而不结胸者，栀豉汤。腹胀，坐卧不安者，栀子厚朴汤。渴者，白虎汤。阳明证下后懊恼者，内有燥粪，犹宜承气汤下之。懊恼小便难者，必发黄，茵陈汤。

内虚动悸必生烦。

悸，动也。心膈间客邪乘之，筑筑然触动。如人将捕，即怔忡意也。有水停心下，头眩身摇，厥而悸者，渗其水而悸厥自定。有神气素虚，心中空耗不能自持者。有汗下后内虚而悸者，比之素虚者尤甚，须先定其气，而后治其悸。大约先烦后悸者为虚，小建中汤、玄武汤、脉代者，炙甘草汤入酒少许；汗后冒眩者，桂枝甘草汤。先悸后烦者为热，小柴胡汤；喜呕，谵语，大便难看，小柴胡汤加大黄、或加芒硝少许；谵语，小便不利者，柴胡龙骨牡蛎汤；小便赤者，五苓散。

胸满多带表肌证，

胸满者，未经下而胸膈气寒满闷，非心下痞气，亦非结胸也。盖外邪自皮毛传入胸中，少阳所属，半表里证也，柴梗汤主之。谵语身痛者，柴胡龙骨牡蛎汤。有痰气逆上抢心者，栀豉汤，或加甘草、生姜。误下脉促者，桂枝汤去

芍药。喘者，麻杏甘石汤。胃虚者，半夏泻心汤。满硬便闭属脏者，方可议下。寻常胸膈不利，多挟痰气食积者，柴陈汤、枳梗汤调之。

胁满半居表里间。

胁满，非腹中满也，乃胁肋下胀满，半表半里之间，多耳聋干呕，寒热往来，默默不欲食，少阳所主，小柴胡汤和之。如太阳未罢，项强者，小柴胡加干葛。阳明便闭舌苔者，柴梗汤。挟痰热者，柴梗半夏汤。有水证及脏结胁满者，见各条。

腹胀里有邪，阳闭潮而阴利厥；腹胀里未净，吐下实而汗后虚。

伤寒外邪，自表分皮肤肌肉，而入于胸膈胁肋，为半表里，直至传入胃腑，乃为入里。是腹胀虽属太阴，而里证尚浅，未全入腑，犹宜和之。惟腹满硬不减，咽干口燥，便闭者，乃阳邪入里，方可下之。若腹满濡时减，吐利厥冷者，乃里寒阴证，速宜温之。又汗后满者，外已解而里亦不实，乃脾胃津液不足，气涩不通，壅而为满，宜厚朴半夏甘参汤以温散之。吐下后满者，表邪未净，乘虚入里，以致上下气不通和，宜大柴胡汤加厚朴量下之，或栀子厚朴汤量吐之。合病胀者，身重痛，口顽麻，白虎汤加减。通用，柴梗汤、柴梗半夏汤。凡胀满，忌用白术闭气。如腹胀，喘而不尿；脉涩者死。

腹痛热闭冷利，皆邪入里相搏；

寒热邪气入里，与正气相搏则腹痛。阳证不可按揉，大便闭者为热。表证误下，表里俱病者，桂枝加芍药汤，甚者加大黄。半表里证者，小柴胡汤去芩加白芍。表里俱热者，大柴胡汤。绕脐腹痛满实，手不可近而便闭者，内有燥屎也，大承气汤。经曰：痛随利减是也。

热厥泄泻者，四逆散。上热下寒欲吐者，黄连汤。虚烦者，栀豉汤加厚朴、枳实。阴证可按与揉，痛无休息，肠鸣而大便利者为冷。太阴理中汤、黄芪建中汤；少阴四逆汤、玄武汤；厥阴正阳散、当归四逆汤。太阴连小腹痛甚，自利不止者难治。又大腹属太阴，脐腹属少阴，脐下属厥阴，多有挟食积与痰火者。

脐满热瘀冷结，有物非气为辜。

心胸与大腹满者，皆外邪传入。惟小腹胀满者，非血瘀，便是溺涩。血结膀胱者，小便自利；热结膀胱者，小便自涩。又有冷结膀胱，小便亦涩，但手足厥而胸不满为异。宜外灸关元穴，内服玄武汤。

妄施三法动积气，奔豚上冲尤甚；

其人先有五积在脐中，或脐上下左右，复因伤寒邪气冲动，新邪与旧积相搏而痛。或医人不识病者原有痞积，妄施汗吐下，发动其积气，筑筑然跳动，名曰动气。动右肺气，则咽干鼻燥衄渴，饮即吐水；动左肝气，则筋惕肉瞤，身热欲蜷；动上心气，则掌热作渴，气上冲心；动下肾气，则心烦骨痛，食则呕吐，或下利清谷。大概虚者，通用理中汤去白术加肉桂。头眩惕瞤，汗多者，防术牡蛎汤、小建中汤；腹满身微热，欲蜷者，甘草干姜汤；心烦骨痛，吐食者，大橘皮汤。热者，通用柴胡桂枝汤。烦渴者，竹叶石膏汤；衄血烦渴者，五苓散；心痞下利清谷者，甘草泻心汤；气上冲心者，李根汤。五积惟脐下奔豚冲心最甚，多因汗下心虚而肾气乘虚上冲，有若江豚拜浪然，桂枝汤加桂一倍。若不上冲者，不可妄与。脐下动甚，头眩身振者，茯苓桂甘大枣汤，吐后去枣加白术。盖白术闭气，止可暂用，惟桂泻奔豚，苓伐肾邪，奔豚妙药也。

邪犯三焦成霍乱，吐利不发则粗。

三焦，水谷道路。邪在上焦，吐而不利；邪在下焦，利而不吐；邪在中焦，上吐下利。病因饮食不节，清浊相干，阴阳乖隔。轻者止曰吐利，重者，挥霍扰乱，乃曰霍乱。外证必发热恶寒，头疼身痛，本伤寒病也，因邪入脾胃，故发为吐利。然中焦为寒热之半，邪偏高居阳分者，则多热而渴，五苓散分利之；邪偏下居阴分者，则多寒不渴，理中汤分利之。风寒湿胜者，藿香正气散、除湿汤、五积散。穿合暑胜大渴者，二香黄连散、益元散、柴苓汤选用。伤食甚者，平胃散、治中汤主之。转筋者，气不和也，俱加木瓜，或单用鸡屎白，略炒为末，温汤化下方寸匕。凡霍乱多责于热，故夏秋为盛，或热伏于内，手足如冰，六脉沉伏，食即呃逆，此火气上奔而然，不可误为阴证。必吐利，小便亦自利而大汗出，下利清谷，寒热，四肢拘急厥逆，脉微欲绝，乃为阴证，四逆汤或加吴萸、生姜救之。少阴吐利，烦躁欲死者，三味参萸汤。吐利止，自汗厥逆不渴，脉微欲绝者，通脉四逆汤加猪胆汁；吐利止，身痛不休者，桂枝加参汤；吐利止，发热者，随证微汗之；吐利止，亡津而渴者，竹叶石膏汤、白虎加参汤。吐利不止者，灵砂丹，木香、干姜煎汤下。凡霍乱不可遽与米饮粥饭等食以助邪气，必所伤物尽，然后淡食少少养之。伤寒心痞，发热吐利者，大柴胡证也，不可误为霍乱。干霍乱者，气痞于中，欲吐不得吐，欲泄不得泄，所伤之物壅闭正气，关格阴阳，烦躁喘胀者必死，急以盐汤一盏入童便、姜汁顿服，探吐令透，未吐再服。外用盐炒吴萸熨脐下。即以理中汤加陈皮调之，或藿香正气散加官桂倍枳壳、茯苓、木瓜，吞苏合香丸。如发热头腹痛者，桂枝加大黄汤。

大便闭本里热，而带表属阴未可攻下；

论云：阳结能食，不大便者，即里热证，言阳气固结于肠胃。盖病邪在表则大便如常，邪传入肠胃之里，谓之正阳明病。潮汗闭涩，满渴狂谵，尺脉实者，诸承气汤选用。如脉浮带呕，舌上白苔者，知邪未全入腑，犹属半里，所谓呕家虽有阳明证，不可攻，舌上白苔未可攻者是也，宜与小柴胡汤，和其荣卫，通其津液，得微汗而自解。然有数日不大便而烦闷甚者，虽尚有些表证，亦当与大柴胡汤，或小承气汤微润之。又阳明证汗多，小便利而大便硬，或发汗利小便多而大便硬者，皆津液内竭，宜蜜导之。大便硬小便数者，乃为脾约，宜麻子仁丸。大便坚小便少者，未可攻，津液未充，候其小便自如，乃可攻也。当问病人一日小便几行，若如常，当知气已下行，大便不久自出。要知古人审用转药，若欲行大承气汤，当先一日用小承气汤，候其腹中转矢气。转气者，腹中响而放屁，知其有燥粪，臭者有宿食，宜攻之。若不转矢气者，必先硬后溏，勿攻之。《金匮》云：六七日无所苦，不可攻。下之早，热气乘虚入胃，重者必死。又便闭屡下不通者，须吐以提之。阴结脉沉迟，不渴不食，身重如石且冷，大便硬而艰难，非燥粪也，乃阴寒固结于胃，血气凝滞而闭塞也，宜四物汤、附子汤，或金液丹、古半硫丸、五积散。如久不大便而脉反微涩者，里虚甚也，急以黄芪建中汤救之。又有食滞脾及血燥而不大便者，当于杂病伤食及燥门求之。

小便闭本下热，而亡津属阴难以渗疏。

伤寒邪在表则小便利，入里下焦有热，引饮过多，小腹胀硬，小便闭者，脉浮，五苓散；脉沉，猪苓汤。大便乍难乍易而小便不利者，内有燥屎，大承气汤。若阳明汗多，或发汗，胃中津干不利者，切忌疏渗，待其津液还而自通可也。汗下后，发热项强，头顶心痛，无汗，小便不利者，三白姜枣汤。半表证，小柴胡汤去芩加茯苓。谵语身重者，柴胡龙骨牡蛎汤。少阴脉沉，小便不利者，玄武汤，或四逆汤加茯苓。少阴腹满痛，便脓血，小便不利者，桃花散。又阴毒下利，小便不利，囊缩小腹痛欲死者，急与返阴丹暖药服之。若用寒凉之药，阴气伏蓄小腹有至死者。或见小便不利，以炒盐熨脐下，阴气不散，被热物熨之，冷气冲心，亦有致死者。凡小便闭而厥逆，头汗出者，阳脱关格，不治。水证、黄证、风温小便不利，见前。

水难阴虚，而阳邪凑袭；

小便难者，出不快也。经曰：阳入阴分，则膀胱热而小便难。惟阴分虚而阳热乘之，不可强利，必小便黄赤者，乃可万全，木通汤利之。如太阳汗不止者，桂枝汤加附子。阳明伤风，嗜卧身黄者，小柴胡汤加茯苓。

水利偏前，而后便干枯。

伤寒内热则小便闭，今反利者，膀胱主津液，而偏渗于前，宜乎后便干枯。有瘀血证，小腹硬满，其人如狂者，抵当汤。有少阴证，厥逆脉沉者，四逆汤，或玄武汤去茯苓。有阳明证，自汗小便利而大便虽硬者，不可攻，宜蜜导法，或猪胆汁灌之。有停水心悸者，茯苓桂甘汤。

膀胱移热，小便虽浊而不痛；

里和则小便清，里热则小便浊。膀胱移热于小肠则尿血，与赤浊相似，导赤散，或玄胡索散、朴硝二味等分水煎服，或加川芎渗利之剂尤妙。此亦瘀血中之一证也。

肾虚协热，小便虽数而无余。

惟虚则小便频数，惟热则小便涩滞而不快。有宜温者，太阳自汗小便数者，虽有表证。不可桂枝重亡津液。误服厥者，阳不足也，甘草干姜汤；心烦脚蜷者，血不足也，芍药甘草汤。有宜下者，谵语自汗小便数者，调胃承气汤少与之。汗吐下后，小便数大便硬者，大柴胡汤。阳明汗多，小便数大便硬者，胃强脾约，乃约束津液不行，宜脾约丸。余沥遗溺，见后危证。

协热自利而渴曰肠垢肠间津汁垢腻，热甚纯下清泉；协寒自利不渴曰鸭溏清白如鸭屎状，湿毒有如豆汁。

阳证自利，溏泄身热，脐下亦热，作渴尿赤，后重泄下黄赤，故曰肠垢。阴证自利，太阴手足温，少阴、厥阴手足厥冷，脐下亦冷，不渴，利下清白，故曰鸭溏。热因表邪入里，挟风则所下必暴；寒乃直中阴经。大法热宜和解，或攻泄，或利小便；寒宜温中，或固下焦，俱不宜发汗，令胃气虚而胀满作。但自利旧分阳证、阴证，又分协热、协寒，而治法相同。然阳证自利，亦必里气虚而表热乘之，乃能自利，虽太阳初证下利亦然，与表邪传里协热下利无异。至于阴即协寒，其证尤显。所以云阳证下利误温，则发黄、斑出而死。此等支离去处，每为详辨，庶不惑人。大概里气协热，下利黄赤者，黄芩汤最妙。带表口渴下利者，柴苓汤。少阴热证，渴而下利者，白虎汤。少阴热证，咳而呕渴，心烦不得眠而下利者，猪苓汤。热

甚口燥心痛，下利纯清水者，大承气汤。潮热谵语脉滑，有宿食者，大柴胡汤，或陶氏黄龙汤。下利脉和者，内实；下利脉滑，或浮大按之反涩，不欲食者，有宿食，并宜下之。又太阳初伤风，下利不恶寒，头痛干呕，心痞腹痛者，桂枝汤加芫花，或十枣汤。胃不和，肠鸣下利者，生姜泻心汤。小便涩大便利者，赤石脂丸。下利频而溺如常者自止，橘皮竹茹汤调之。合病自利及心痞下利，见各条。里气协寒，下利清白，太阴不渴者，理中汤、四逆汤。寒毒入胃者，四逆汤加韭白。少阴自利，虚渴脉微者，白通汤。厥逆无脉者，白通加猪胆汁汤、通脉四逆汤。少阴下利，咽痛者，甘桔汤。厥阴下利，先厥而后发热者，下利必自止，若再厥者，必复利也，小建中汤、当归四逆汤。利不止者，赤石脂禹余粮汤。又下利身痛者，先以四逆汤救里，利止但身痛者，急服桂枝汤救表。凡下利、谵语、直视及厥躁不得眠、汗不止、无脉及自利不禁、身热脉实者皆死。湿毒下利脓血，腹满肠内刮痛，如鱼脑烂桃，或如黑豆汁者，除湿汤、猪苓汤、地榆散。湿挟热者，败毒散、黄芩汤、白头翁汤。如无湿但热毒，日晡壮热，腹痛便下脓血稠黏者，黄连阿胶汤。湿挟风者，胃风汤加木香；湿挟寒者，不换金正气散加干姜、木香。又阳证便脓血者，亦名协热肠垢，当清其肠，犀角地黄汤。阳明热入血室下血者，小柴胡汤加生地、枳壳、山栀。少阴下利脓血者，亦谓之协寒鸭溏，当固下焦，桃花散、赤石脂丸。

壮而热，止其利，断下之生也不长；

少壮人，实热下利，不宜止涩，止之则加热闷而死，名曰壮热断下。

厥而利，反能食，除中之死也可立。

邪在表则能食，邪在里则不能食，表里之间者，欲食而不能食，今伤寒厥深下利，脉迟，当不能食而反能食者，名曰除中。中之胃气既除，岂可再复！

风漏手足挛搐，阳亏四肢拘急。

四肢诸阳之本，腰背太阳之络。因发汗腠理空疏，盖覆不周，将息未久，以致风邪复入筋骨之间，挛搐有妨行持，牛蒡根汤主之。如脚挛啮齿者，风热也，承气汤下之。拘急者，手足不能自如，屈伸不便，蜷卧恶风之貌，发汗亡阳而有此证。汗多小便难者，桂枝汤加附子。吐下后，厥逆拘急者，四逆汤；心烦足挛属血虚者，芍药甘草汤。阴阳易病，亦有手足搐搦如风状者，古瓜竹汤。

太阳腰痛顶连尻，阳明不可回顾少阳如针刺；

太阳证分有汗、无汗。伤寒，人参顺气散；伤风，败毒散，或通气防风汤。粗人，刺委中血甚妙。太阳合阳明，葛根汤；少阳，柴胡桂枝汤。与头痛参看。

少阴腰痛背及脊，太阴遗溺腰下如横木甚则遗溺厥阴张弓。

厥阴风热，故腰强急如弓。三阴通用五积散加杜仲、附子，或加于黄芪建中汤、当归四逆汤中，尚当与杂病腰痛参看。

阳气虚而筋惕肉瞤。

阳气者，精则养神，柔则养筋。汗下后，津液耗竭，阳气大虚，肉筋失养，故惕然而跳，瞤然而动，久则成痿。治宜温经养荣益胃，玄武汤是也。羸甚去芍药，热者却附子，或陶氏温经益元汤亦好。汗下后，头眩身摇者，茯苓桂术甘草汤。心下痞满者，暂与枳梗汤加茯苓。汗下后，表里俱虚及素虚之人，微发其汗，肤瞤肉战，喘促汗出如油者，死。动气在左，发汗有此证者亦危。

风热极而瘛短疭长。

俗云搐也。瘛则筋脉急而缩短，疭则筋脉缓而弛长，急缓之间，筋脉牵引伸缩不定，状如风痫可畏。多因汗下脾土受伤，木旺风热炽盛，故手足动摇搐搦。必平木降火，以柴胡、山栀涤热，防风、羌活祛风，兼佐和血化痰之药治之，与痉大同，如圣饼子、引风汤、陶氏如圣饮选用。结胸失下有此证者，大承气汤。风温被火瘛疭，葳蕤汤、火邪汤。经曰：太阳终者，戴眼反折瘛疭，汗出不流者死。

邪气胜则心寒而栗也，属阴；正气胜则身振而战也，属阳。

战者，身振而动；栗者，心战而惕。邪气外与正争，正气胜则战；邪气内与正争，邪气胜则栗。战则病欲愈，栗则病欲甚。战属阳，故一战摇之间而真阳鼓动，大汗以解，不必药也。栗属阴，阴无胜阳之理，故恐惧不战而承乎阳，于是阳反为阴所制，心寒足蜷，鼓颔厥冷，便溺妄出，不知人事，纯乎阴而阳败，遂成寒证。宜理中、四逆，甚则养正丹，并灸关元穴。若复躁极而不得卧者，不治。若原系传经热证，口燥咬牙，虽厥冷有时温和，脉大而数，表证栗者，羌活冲和汤；里证栗者，大柴胡汤。

蛔厥却缘多饥，虫攻咽及攻胃；

蚘即蛔也。谓之厥者，病属厥阴，又手足厥逆义也。其人素有食蛔，或因病过饥，虫逆上咽膈而出。妄发其汗，以致胃冷，长虫上攻咽膈，胃气困乏，虽饥不能食，食即吐蛔者，虫闻食臭气而出也。外证乍静乍烦者，虫或上或止也。又或下利脏寒，则蛔亦上入于膈。然上焦热而中下焦寒，故虽烦热消渴便硬，不可遽投凉药，当先以乌梅丸、理中汤安蛔，然后随证调之。或烦热不退者，小柴胡汤。或热甚昏瞆，腹胀便闭，或蛔不得安，从大便而出者，大柴胡汤。

狐惑盖缘失汗，虫食脏及食肛。

此亦虫证也，如狐听冰，犹豫不决之义。初起状如伤寒，或因伤寒变成。其候四肢沉重，欲食恶闻食气，欲眠目不能闭，舌白齿晦，面目色变无常。虫食下部为狐，下唇有疮，其咽干；虫食其喉为惑，上唇有疮，其声哑。杀人甚急，皆因汗下失宜，邪热入腹，以致饮食少而肠胃虚，虚甚则三虫举而食人五脏。食上部者，三黄泻心汤主之；食下部者，单苦参煎汤淹洗之；食肛门外者，用生艾汁调雄黄末，烧烟熏之，通用黄连犀角汤。治䘌，桃仁汤、金液丹、雄黄锐散。又湿䘌虫证，与狐惑证同，但专食其脏为异耳。

阴阳发斑总是火，谁知温毒时毒？

伤寒阳证发斑，谓之阳毒；春温发斑，谓之温毒；夏热发斑，谓之热毒；时行与暴温发斑，谓之时毒。名虽不同，同归于热。或因当汗不汗，及已汗而热气不散，表虚里实而发者；或因当下不下，热蓄于胃而发者；或因下早热邪乘虚入胃，伤血不散而发者；或因误服温药，胃热焦烂而发者。然皆心火入肺，故见红点于皮毛之间。轻如疹子蚊迹，只在手足，先红后黄；重如锦纹，发在胸腹，先红后赤，切忌发汗，重令开泄；甚则皮肤斑烂，阳毒具而红润稀疏，起发五六日即愈。若阴脉见而黑斑稠密成片，身凉，六七日死。先红后黯，如果实者亦死。阳毒舌焦鼻煤，发斑者，阳毒升麻汤、白虎加参汤；热甚者，三黄石膏汤、三黄泻心汤、陶氏消斑青黛饮选用。有斑疮如豌豆者，黄连一物汤，水煎浓汁服，或青黛一物汤。热病发斑与阳毒同。温毒因冬暖感温气，至春风

气相搏，发为瘾疹多痒，初起升麻葛根汤加玄参，或败毒散加紫草、赤芍。日久发渴，腹满便硬者，调胃承气汤加黄连、赤芍、生地、牡丹皮。已经汗下而毒不解者，黑膏主之。热病发斑，时行发斑，身如火色者。大青四物汤、猪胆鸡子汤。发斑杂证，咽痛，玄参升麻汤，或紫雪咽之；呃逆下利者，黄连橘皮汤；心烦呕吐者，葛根橘皮汤；血热内结者，小柴胡汤、犀角地黄汤；斑盛破烂者，芒硝、猪胆汁法。凡汗下不解，足冷耳聋，烦闷咳呕，便是发斑之候，宜化斑消斑之药以防之。诸斑药皆通用，惟温毒挟风稍殊耳。阴证亦有发斑者，乃相火乘肺，故但出于胸背，手足稀少，脉沉，身无大热为异，宜理中汤，或加附子、玄参。

血溺如狂有是证，争似发狂凶狂。

有阴盛发躁，欲坐井地如狂者，有火邪惊惕不安如狂者，然血溺如狂有三证与阳毒如狂相似，故举言之。如狂属瘀血者，脉沉实，多漱水不咽，有无表证，但血蓄下焦，小便自利如狂者；有无表里证，脉数善饥，不大便如狂者；有太阳初证，热结下焦如狂者，血自下者即愈。如外未解者，桂枝汤、陶氏桂苓饮。外已解，但小腹急结者，桃仁承气汤；挟血传心脾者，当归活血汤。有太阴身黄溺涩如狂者，五苓散。此皆如狂，但睡中忽欲起行，错言妄语，犹知谏阻，尚可制御，非若发狂势凶莫能御上。发狂者，热毒在胃，并入于心，遂使神昏不定，言动急速，妄辨妄笑，甚则登高而歌，弃衣而走，逾垣上屋，不饥不卧。皆因汗下失宜，阳气亢极，阴气暴虚，非大吐下不止。伤寒四五日，身热烦躁，不得汗发狂者，表里俱热，三黄石膏汤、双解散。伤寒六七日，壮

热胸满便闭，脉实数发狂者，大承气汤加黄连。阳毒暴盛发狂，多干呕，面赤，发斑咽痛，下利黄赤，壮热而不得汗者，葶苈苦酒汤。咽痛吐脓血者，阳毒升麻汤。潮热甚者，栀子仁汤。潮热大便闭者，升麻葛根汤加大黄，或三黄汤。发斑不可下者，龙胆草一味，水煎服。狂走者，瓜蒂散吐痰。时行热毒发狂者，黑奴丸。通用水渍法、火劫法、王氏玄明粉。凡发狂见阳证阳脉者顺，见阴证阴脉及舌卷囊缩者即死。

多眠阴盛，而昼寝不厌；

伤寒邪传阴则多眠，昏昏闭目者，阴主阖也；默默不欲言者，阴主静也。有太阳证外已解而神将复者，设若胸满胁痛鼻干，得汗者，小柴胡汤；脉浮，羌活冲和汤；冬月，麻黄汤。有阳明热伏于里而嗜卧者，小柴胡汤。少阴脉沉细，自利欲吐而渴多眠者，四逆汤加人参、茯苓以益阴回阳。或热病得汗后，脉沉细，身冷，初觉安静，渐次昏沉，喜卧不省，亦急与四逆汤，令四肢温，不尔，有熟睡而死者。合病目合则汗出，风温常不了了，狐惑精神恍惚，治见各条。惟汗下后酣睡者，为正气已复，不必药也。

不眠阳盛，而夜卧不遑。

或终夜烦扰，或昼夜惺惺不眠。未经汗下而不眠，属阳明初证者，葛根解肌汤；在里属心神不清者，大承气汤。已经汗下不眠，津液干，热盛阴虚，胃不和也。太阳发汗过多，躁不得眠，欲饮水者即愈。若脉浮而渴，小便难者，五苓散。汗吐下后，懊憹不眠者，栀豉汤。昼夜不眠者，酸枣仁汤。错语干呕不眠者，解毒汤。谵语，小便淋涩，烦躁少睡者，白虎汤加山栀。挟瘀血者，犀角地黄汤。少阴下利而渴，或因下后

不得眠者，猪苓汤。少阴二三日，心烦不眠者，黄连鸡子汤。下后阳虚，脉沉无表证，夜静昼烦不得眠者，宜古姜附汤，或四逆汤加茯苓。汗多者，小建中汤。伤寒瘥后不眠者，阴气未复也，栀子乌梅汤，或温胆汤加竹茹；虚者，十味温胆汤。精神恍惚者，朱雀丸，古法不眠者，单熟酸枣散；多眠者，单生酸枣散亦好。

常病常法易知，变病变法难详。

上一段论伤寒杂证，从面至足及眠，逐一详审，以便问证云。

传阳变阴

阴证微甚，分于便闭便通；

三阴经血分自受寒，谓之阴证，有微甚不同。微者，寒邪自背俞渐入少阴，故表郁亦能发热，但终不如阳证热甚，亦或头疼，但肢厥脉沉为异。古法麻黄附子细辛汤、麻黄附子甘草汤、附子细辛汤，近用辛黄三白汤。微而腹痛，手足清冷，便闭者，桂枝加芍药汤、甘草干姜汤、理中丸。有表复有里者，人参三白汤，或附子细辛汤加大黄。甚者，不自表分渐入，或上从鼻入，或下从足入，卒中阴经。初起无头疼身热，但恶寒厥冷，或胸腹满痛，呕利，间有热者，虚阳之气外浮耳。太阴腹痛自利，附子理中汤；痛甚，理中合小建中汤；溺涩，理中合五苓散。少阴口和背恶寒，身痛虚渴，或发热脉沉下利者，名夹阴伤寒，附子汤。少阴下利清谷，或咽痛脉微者，四逆汤；利不止脉欲绝者，白通汤；无脉者，白通加猪胆汁汤。厥阴下利小腹痛，或消渴吐蛔者，当归四逆汤。凡阴证唇青舌黑，或白苔，或卷强者，用生姜频擦唇口，擦后黑转为红乃吉。

阴证常变，察其有力无力。

厥冷吐利，不渴静蜷，此阴证之常

也。若发热面赤，烦躁饮冷，脉大，掀衣去被，此阴证之变也。若认作阳证，投凉必死。须察脉有力、无力，如重按无力，或全无者，便是伏阴，急与五积散，通解表里之寒，甚加姜、附。如果有力，乃阳证似阴也，不可不辨。阴证无脉者，姜酒半盏服之，或吞四顺丸。又病人有痛处。当知痛甚者脉必伏。如无痛证用此法，脉不来者死。如原无正脉，须覆手取之，乃阴阳错乱也，宜和合阴阳。

阴厥不热便厥，而下利凄清；

阴厥者，未厥前无头疼，无身热，吐利不渴蜷静等证。乃阴邪独胜而然。手足尽冷，乃厥阴所主，阴阳之气不相接逆而然，非比传经四逆之渐冷也。太阴厥，手足指头微冷者，理中汤；少阴厥，胫寒足冷，甚则手至臂、足至膝者，四逆汤、通脉四逆汤；厥阴厥，一身尽冷者，当归四逆汤。厥逆烦躁者不治。《百问》云：冷厥初得病，四肢逆冷，脉沉细，卧多挛足，或恶寒指甲青色，或自引衣覆身，或下利清谷，或清便自调，小便数，外证惺惺，此冷厥也，四逆汤、三味参萸汤选用。凡病热多厥少者易愈，厥多热少者难已。又有血厥，四物汤；气厥，四君子汤；暑厥，白虎汤；水厥，心下怔忡，茯苓桂甘汤；尸厥即中恶，冒犯不正之气而然，木香匀气散合平胃散，或追魂汤。蛔证见前。

阳厥微厥便热，而下利黄赤。

阳厥者，未厥前有头疼，有身热，潮汗闭涩，满渴狂谵证具。阳邪深入，陷伏于内，而后发厥，微厥半日间，却又发热，热气下行，则腹痛下利后重，稠黏黄赤，必见脓血。若不便血，热气上行，则必喉痹。又热厥传经七日不退者，其后必便脓血。若阴厥腹痛，下利

清白不渴，以辨之尤的。详前热厥。

晕厥挟痰与伏火，

晕者，昏晕。伤寒乃热结胸满，痰盛口闭，不省人事，先用绢帕裹指，牙龈上频频擦之，候牙宽，却用大承气下之。

脏厥发躁无休息。

发热七八日，脉微，肤冷而躁，或吐或泻，无时暂安者，此乃厥阴真脏气尽，故曰脏厥。仲景无治法，四逆汤冷饮救之。又少阴厥而吐利发躁者，亦不治，三味参萸汤救之。

阴毒冷汗甲青而六脉沉细，身痛若硬；

三阴病深，必变为阴毒。有初证遽然而成者，有误服寒药，或吐下后变而成者，盖以房劳损肾，生冷伤脾，内已伏阴，外又感寒致之，内外皆阴，阳气暴绝故耳，外证比常阴证，厥冷吐利，不渴静蜷，甚则咽痛郑声，加以头痛头汗，眼睛内痛，不欲见光，面唇指甲青黑，手背冷汗，心下结硬，脐腹筑痛，身如鞭扑，外肾冰冷。或便脓血，诊其脉，附骨取之则有，按之则无，宜甘草汤、正阳散，或玄武汤加人参选用，阳气复而大汗解矣。阳气乍复，或生烦躁者，返阴丹、复阳丹、金液丹，不可凉药，并加生姜，良姜要药也。外借火气，但不可太近。叔和诗云：阴毒伤寒身体重，背强眼痛不堪任；小腹痛急口青黑，毒气冲心转不禁；四肢厥冷惟思吐，下利咽疼脉细沉；若能速灸脐轮下，六日看过见喜深。葱熨法见结胸。以手足和为吉，如手足指冷，甲下肉黑者死。

阳毒无汗眼红而遍身斑纹，胸紧若石。

三阳病深，必变为阳毒。有初病遽然而成者，有经吐下变而成者，多因酒

面金石僭燥，肠胃极热所致。又或证属阳明，误投温药，助热为邪，内外皆阳，阴气暴绝故耳。外证比常阳证，潮汗闭涩，满渴狂谵，甚则发斑喘急，加以吐血咽肿，两眼如火，六脉洪大促数，宜黑奴丸、白虎汤、三黄汤、生地芩连汤、阳毒升麻汤。咽痛及赤斑者，青黛一物，每用二钱，井水调服，或活龙散尤妙，阴气复而大汗解矣。外用冷水蘸纸搭胸，热又易之。诗云：阳毒健乱四肢烦，面赤生花生点斑；狂言妄语如神鬼，下利黄赤病不安；汗出遍身应大瘥，鱼口开张命欲翻；有药不辜但与服，能过七日渐能安。又阴阳二毒伏逆，变为结胸，有自利者，有大便闭用药而不得利者，宜结胸条灸脐法以利之。阳毒内服活龙散，阴毒内服破结丹。庶几阴毒得泄则阳气复，阳毒得泄则阴气复，阴阳升降，荣卫流汗，自然大汗而解矣。若心下已结，延至五日间，断不可活。

阳盛拒阴，大热证也，脉数而身反尽寒；

阴盛拒阳，大虚证也，身热而脉不鼓击。

此言阴阳隔绝，必死之证，不特极与毒而已。病人身寒厥冷，其脉滑数，按之鼓击于指下者，非真寒也，此名阳盛拒阴，宜三黄巨胜汤。身热脉数，按之不击，或身冷而欲坐井中，欲漱水而不入口者，非真热也，此名阴盛拒阳，宜霹雳散。

取证而不取脉，可汗可下；

脉浮可下，以热入腑而不大便。借使大便不难，其敢下之乎？脉沉可汗，以热在表故也，故用温药微汗。借使身不发热，其敢汗之乎？

凭脉而不凭证，似阳似阴。

常法：清高贵客，脉证两凭；劳苦粗人，多凭外证。又有信一二分证者，又有信一二分脉者，须要临时参酌。伤寒阳证似阴，阴证似阳，全凭脉断。

太阳证，里虚而脉沉，补中宜发；

太阳证，发热头疼，脉宜浮而反沉者，里虚气衰也。急宜救里，使正气内强，逼邪自出，四逆汤中用姜、附补中兼发散也。假如里不寒则脉必浮，乃麻黄常证耳。

少阴证，表郁而反热，发中宜补。

少阴证，当脉沉，无头疼，无发热，今反发热者，寒邪在表，郁闭为热耳。然终无大热，或下利手足冷为异耳。用麻黄以发表间之热，熟附以温少阴之经，加细辛为汗剂之重者，去细辛加甘草为汗剂之轻者。若使寒邪入里，则外必无热，是四逆证也。噫！太阳、少阴脉沉发热同，而受病与药别也，微哉！他如少阴心烦不得眠，或咽疮声不出，或咳而呕渴，或口燥咽干，腹胀不大便，数证皆热也，岂可概以温药治之耶？

脉伏而必有邪汗当攻，尚非真气之脱亡；

一手无脉，谓之单伏；两手无脉，谓之双伏。杂病得之则危。伤寒表证脉伏，因寒邪郁闭其脉，冬月麻黄汤，三时羌活冲和汤以汗之，不可误为阳得阴脉。如里证脉伏，因热邪陷结而不流通，宜和解，俟病稍减而脉至，乃敢审证轻重下之。

脉无而将欲正汗勿攻，譬如久旱之甘雨。

伤寒病六七日来，别无刑克证，忽昏昧不省，脉静或无，此欲作正汗，如久旱将雨之吉兆。喘促无脉者，加味生脉散；中暑脉无者，白虎加参汤；阴躁无脉者，回阳返本汤；下利脉不至者，白通加猪胆汁汤。或因汗下太过无脉者，亦必有正汗，急用四逆汤温之；脉结者，炙甘草汤；热厥烦渴无脉者，解毒汤合小柴胡调之；寒厥郁闭，其脉两手俱无，亦是好汗相逼，汗出自愈，麻黄附子细辛汤，或麻黄附子甘草汤加人参、五味子，以回阳助汗。诸证服药，仍前无汗脉不至者皆死；汗出脉续出则愈。

或先温而后一汗兮身轻，

厥阴下利，腹满身疼，先温里以四逆汤，后发表以桂枝汤。

或先解而后一攻兮便愈。

太阳证如狂者，表邪未解，热结膀胱，精采与人不相当，谵语烦躁，先以桂枝汤解其外，后以桃仁承气攻其里。小便不利者，五苓散渗之。

有表证而反不可汗者焉，必其表之将入于里；

表证悉具，本可汗也。而发渴脉浮，表将入里，未可汗也。误汗者，玄武汤救之。

有里证而反不可攻者焉，必其里之未全于腑。

里证悉具，本可下也。若恶寒脉不实，里犹带表，未可下也。误下者，理中汤、丸救之。

利半表而温半里，

半表里极难识，有言身前后者，有言身上下者，有言太阳阳明之间者。小柴胡解少阳之半表里也，身后为太阳，身前为阳明，少阳居中，或从前，或从后，寒热莫定，此以身之前后而言也。五苓散分利膀胱之半表里也，膀胱寒水近阳明燥金，水多则寒，燥多则热，故亦往来寒热也，此以太阳阳明之间而言也。理中汤治吐泻不定，上下之半表里也，以身之上中下而言。

汗三阴而下三阳。

此皆变法也。三阴不当发汗，常也。

然太阴脉浮桂枝汤；厥阴脉浮弦为欲愈，桂麻各半汤以助其势耳；少阴反发热脉沉，麻黄附子细辛汤汗之；微热无厥逆诸里证者，麻黄附子甘草汤微汗之，是三阴未入于脏者，皆可汗之。太阳忌下，常也。有曾汗吐下而小便数大便闭者，太阳阳明，宜大承气；少阳阳明，小承气；正阳阳明，调胃承气，是三阳已入于脏者，皆可下之。胃与大、小肠为三阳，脏乃藏物之脏也。

颠倒六经，非真见不敢；

脉络贯通故也。《百症》云：均一头痛身热也，内实不大便者宜下，外实小便清者宜汗。尽皆不拘常法如此，非真见能如是乎！

反复汗下，有神手何妨。

以表里邪未净也。

上一段论传阳变阴之极，变病变法，推究融会以尽其妙。

瘥危死证及妇人伤寒

战汗已占病可解，

战者，邪正相争也。有战而汗解者，太阳也，脉必浮紧而芤，浮为在表，芤为正气虚，故与邪战而后解也。也有不战而汗解者，阳明也，脉必浮数不芤，浮为表，不芤为正气不虚，故不战而汗解也。有不战不汗而解者，少阳也，虽有寒热表邪，寸关尺大小、浮沉、迟数同等而无偏胜，不日阴阳和平而自解矣。又柴胡证，误以药下，而柴胡证仍在，不为逆，更与小柴胡服之，必蒸蒸汗出而解。日中得病者，夜半解；夜半得病者，日中解。凡身寒鼓颔战栗，急与姜米汤，热饮以助其阳。老人虚弱发战而汗不行，随即昏闷者不治。又渴甚饮过者，黑奴证也，亦汗出而解。

发痒谁识疾将移；

发痒乃阳气初回之象，非风、非血

燥也。

瘥后昏沉非怪魅，

瘥后半月十日，昏沉少神，错语妄言，或无寒热，或寒热似疟，或朝夕潮烦，皆由汗出未彻，毒流心包络间，知母麻黄汤主之。无表邪者，陶氏导赤各半汤极妙。大病后喜唾痰者，理中汤。胃热虚烦而呕者，竹叶石膏汤加姜汁。从腰以下有水肿者，牡蛎泽泻汤。手足挛搐者，牛蒡根汤。遗精者，桂枝龙骨牡蛎汤加鹿茸一钱，或十味温胆汤。瘥后不食，参苓白术散、枳术丸。瘥后狂言，益元散加辰砂。瘥后失神及干呕，柴胡百合汤。瘥后血迷，当归活血汤。瘥后腰痛，独活寄生汤。瘥后声沉，补中益气汤。瘥后体瘦肌热，或咳嗽者，用柴胡二钱，甘草五分，水煎服。瘥后阴虚盗汗，补阴丸。瘥后疟疾等证，俱照常治法，轻者损谷节欲，慎动自愈。

遗毒不散发疮痍。

凡伤寒三日后，脉数而热不罢者，此为热气有余，必发疮痍。或汗出不彻，项后耳旁连颊腮有结核硬肿者，谓之发颐。或下之不尽，热气流于大肠或肛门，并小腹肿痛，谓之脏毒。或瘥后项下颈边生风堆数枚，不红不痛如瘰疬之状，或瘥后发疹者，俱宜清热凉血，消毒去风，外科法治之。

劳复、食复、饮酒复者热甚，

复者，其病如初也。伤寒新瘥，津夜未复，血气尚虚；或梳洗太早，言动思为太过，则成劳复。盖劳则生热，热气乘虚还入经络，未免再复。治宜清热解劳，小柴胡汤、麦门冬汤和之。热气浮者，栀豉枳实汤、鼠屎豉汤。表证多者，柴胡桂枝汤汗之；里证多者，大柴胡汤下之。伤寒新瘥，胃气尚弱，若恣饮食，不能克化，浊秽脏腑，依前发热，

若用调和脾胃药，胃热转增。大凡伤寒无和胃之理，治须清热消食。轻者胸中微满谓之遗热，损谷自愈；重者胸高喘满腹胀，必须吐下，栀豉枳黄汤主之。烦热甚者，竹叶石膏汤。胸痞者，生姜泻心汤。饮酒复者，其热尤甚。盖酒性至热，必烦躁干呕，舌苔，妄语不寐者，解毒汤，或龙胆草一味，水煎服，汗出自解。凡复证，先病七日出汗而解，今复举亦必七日而解；先病十四日出汗而解，今复举亦必十四日而解；虽三四次复举，亦必三四次战汗而解。但劳复证久不愈，恐成痨瘵。

阴易、阳易，阴阳交者命危。

男子新瘥，妇人与之交而反得病，曰阳易；妇人新瘥，男子与之交而反得病，曰阴易。言阴阳感动，其毒着人如换易也。其病状身热，热冲胸，头重不能举，眼内生花，乃所易之毒上冲也。四肢拘急，小腹腰胯皆痛，阴肿，手足挛卷，阴气已极，卵缩入腹，痛引阴中，吐舌数寸，而脉离经者，即死。纵不死，百节解散，经脉缓弱，气血骨髓空竭，恍惚，呼吸气力转少，不能着床，起居仰人，牵引岁月。仲景有烧裈散、赤衣散、猳鼠粪汤，可救其失。囊缩腹引阴痛欲绝者，单青竹皮水煎服之。阴火上冲，面赤如烘热，心胸烦闷者，八物汤、竹皮逍遥散。四肢拘急不伸者，当归白术汤，或单干姜四两水煎温服。汗出手足自伸，挟痰恶寒呕逆者，橘皮竹茹汤。有不因易而自病复者，名曰女劳复证，治亦相同，但多憎寒发热，用猳鼠屎、竹皮、烧裈之类。虚弱者，兼用人参逍遥散。小腹急痛厥冷者，当归四逆汤加吴萸、附子。论云：余劳尚可，女劳即死。阴阳交者，凡发汗后，脉躁疾不为汗衰，狂言不能食，谓之阴阳交。言交

合阴阳之气为邪所伤，不可分别，此死证也。

一病百合，经络将何以识？

病后未甚平复，失于调理，余证在阳，医反下之以攻阴；余证在阴，医反汗之以攻阳。以此百脉一宗，各不得解，无复经络传次，似寒又无寒，似热又无热，欲食不能食，欲卧不能卧，欲行不能行，有时又或强健，但能睡卧不能行，口作苦味，药入即吐，有如邪祟，治以百合为主，以其能和百脉也。分汗吐下后加减，及陶氏柴胡百合汤。渴者，栝蒌牡蛎汤。又百合洗法，洗后淡食将养，勿用盐豉。头痛者，六十日愈；不痛者，四十日愈；头眩者，二十日愈。

遍身不仁，针火顽然无知。

不仁者，顽麻不知痛痒。汗下气血俱虚。不能周流一身，或为寒袭，经络凝滞。经曰：少阴脉不至，肾气微，精血少，寒气上奔，血结心下，阳气退下，热归阴股，与阴相动，令身不仁，是为尸厥。甘草干姜汤，桂枝汤加芍药、干姜，补中益气汤，骆龙升麻汤，桂麻各半汤选用。此不仁，与前郁冒不仁同。

四般坏证犯何逆，

伤寒病邪未退，或重感寒，变为温疟；或重感风，变为风温；或再感湿热，变为温毒；或重感疫气，变为温疫。又太阳病三日，已汗吐下及温针不解者，此为坏病。言正气已虚而邪气留滞，及过经不解，瘥后虚羸少气，皆名坏证。疾候变易不常，必视其犯何逆以治之。表证多者，知母麻黄汤；半表者，小柴胡汤、温胆汤；余热不解者，参胡芍药汤；大渴者，黑奴丸；虚烦者，竹叶石膏汤；诸药不效者，鳖甲散。

五脏死候巧莫施。

水浆不入，汗如油，形体不仁，喘不休，命绝也。汗出发润，肺先绝也；形如烟熏，直视摇头，心绝也；唇吻反青，肝绝也；环口黧黑，柔汗发黄，脾绝也；溲便遗失，狂言直视，肾绝也。阳气前绝，阴气后竭，其人死，身色必青；阴气前绝，阳气后竭，其人死，身色必赤。

循衣摸床，泉清知热在胃；

伤寒，循衣摸床，两手撮空，直视，常向壁卧，头不安枕，脉涩，循衣缝者死，脉弦者生。诸败证皆然。此证发热谵语，大承气汤下之。如发黄溺利者，津液未竭，犹可救疗；若溺涩者难治。

摇头直视，风痉非绝于心。

阳脉不和，则头为之摇。有心绝者，摇头直视，形如烟熏即死。有痉病，风盛则摇者，小续命汤加减。有里痛而摇者，言者为虚，不言者为实。如圣饼子、芎术汤、芎辛汤、二陈汤选用。脏腑精华，皆注于目。直视者，反目倒窜，眼睛上腾，死证也。惟无表里证，目中不了了，睛不和者，乃内热神昏，非直视也。又衄血发汗则直视，血虚发汗亦直视，脉弦者可救；若脉涩，狂言谵语，喘满直视必死。

口张目陷不复，肢冷脐硬难禁。

肾气下脱遗尿，

小便自遗，恶证也。阳邪神昏，自遗而犹知者，清热可愈。合病遗尿，白虎汤；里热，承气汤；瘀血，桃仁承气汤。阴邪气脱，自遗若不知者，温补救其万一。余热气虚有火者，补中益气汤加知母、黄柏、五味子、麦门冬；下虚者，四逆汤加益智仁；囊缩者，三味参萸汤加附子，大剂急救之。狂言直视，冷汗遗尿者，肾绝即死，风温直视遗尿亦死。

心窍有毒失音。

肺主声，被火伤而喑哑。有少阴病咽喉生疮而不能言者，鸡壳苦酒汤。厥阴囊缩不能言者，小承气汤。有狐惑证声嘎不能言者，有痉病不能言者，有风温下利不语者，有中暑失音，有瘀血迷心失音者，各宜分治，须调导二便，以通心窍为先，通用通关散吹鼻。

智圆行方，窃唐进士之正学；好生起死，慕秦越人之慈心。

唐时医道大衰，孙思邈因医而贬为技流，朱子惜之。故《小学》引其言曰：智欲圆而行欲方，胆欲大而心欲小。此真医学之秘诀也。世有善记诵古今医藉，而治人无效者，非失之方而不圆通，便失之心粗而胆小耳。果欲遂吾好生之心，以济疲癃残疾，如扁鹊有起死之功，当先理孙真人之学问云。

妇人伤寒，与男无异。

经来经断，名曰热入血室；

仲景伤寒，不分男女。但妇人以血为主，血室即冲脉血海也。如伤寒发热，经水适来，昼则明了，夜则谵语，如见鬼状，经行尽则热随血散，不治自愈。如经尽热退身凉，胸满如结胸，或谵语者，乃邪气结于胸胁，按之痛者，亦谓之血结胸，宜海蛤散、桂枝红花汤。妇人伤寒，寒热似疟，经水适断者，亦名热入血室。其血必结而不行，小柴胡汤，或黄龙汤加牡丹皮、桃仁。妇人此证最多，切忌汗下。若见喜忘如狂，腹满泉清，当以瘀血法治之，又不可拘于不下也。然男女均有此血海，在男子血室，得热则必妄行，多为下血谵语头汗，见阳明证为异耳。男子由阳明而伤，妇人随经而入。

产前产后，谓之法无犯胃。

产前安胎，产后补血为主。古法无犯胃气及上二焦。犯胃气者，谓攻下也；犯上焦者，谓发汗也；犯中焦者，谓取吐也。不可发汗吐下，但当和解。胎前，凡药必加白术、黄芩安胎为主。寻常外感，小柴胡去半夏加白术，合四物汤，或合四君子汤，最能保胎除热。如伤寒太阳证见，九味羌活汤合四物汤；阳明证见，升麻葛根汤；少阳证见，小柴胡汤；太阴证见，平胃散加白术、枳实，热者大柴胡汤加厚朴、当归；少阴证见，人参三白汤加当归，热者凉膈散；厥阴证见，理中汤，热者六一顺气汤。以上俱合四物汤服之。其余变证，照依古法。表证具者，芎苏散、古芩术汤、前胡七物汤、黄龙汤；伤暑者，柴胡石膏汤；呕逆不食、胎动者，麦门冬汤；呕吐不食、心烦者，芦根汤；发热烦闷者，生葛根一味，水煎服；发斑者，栀子大青汤、升麻六物汤；发狂者，秦艽散。时气大热，恐胎坠者，用伏龙肝末，水调涂脐下，干则再涂，病瘥乃止。如胎已死者，葱豉汤、葱白一物汤。产后伤寒发热，宜四物汤倍芎、归加软柴胡、炒干姜、人参佐之。如恶露未去者，柴胡破瘀汤。凡药必加四物汤为主，乃养血之源也。六经见证，同胎前用药。外感四气咳嗽，恶阻，旋覆花汤。面赤发喘，竹叶防风汤。更参妇人门。

浮沉升降顺天时，

天地阴阳之气，鼓击而生春夏秋冬。冬至一阳上升，夏至一阴下降。二至则气同，二分则气异。阴阳相错，而人病由生。《此事难知》云：春不服白虎，为泻金也；秋不服柴胡，为泻木也。以此推之，春甘夏辛秋酸冬苦，四季宜咸。

南北东西随水土。

东南山谷，地气湿热，病多自汗；西北高燥，地气寒凉，病多无汗；中原土郁，病多膨胀，饮食居处，各各不同。

故麻黄、桂枝，自西北二方居人四时服之，无不应验；自江淮间，惟冬及春可行之。

潜心之下，真有易道存焉；

六经名义，有八卦之理。《此事难知》以六十四卦配合日用，至于朝大黄、暮附子，朝附子、暮大黄，变易之义也。麻黄、桂枝、瓜蒂等方，卦象辞例也。泥象执方，不知易也。

反掌之间，似乎兵法寓矣。

东垣曰：用药如用兵，机无轻发。《此事难知》云：治法如孙子用兵，若在山谷则塞渊泉，在水陆则把渡口，在平川广野当青野千里。塞渊泉者，刺俞穴；把渡口者，夺病发时前；青野千里者，如肌瘦羸，宜广服大药以养正。又曰：补益者，守也；汗吐下者，攻也；调和者，广略而决胜也。

由丹溪而入长沙，秋江澄彻；

涉河间而步东垣，春山红紫。

仲景伤寒，专为霜降至春分即病者设。河间补温暑一法，丹溪分别时令直中，东垣力辨内伤外感。四公前后发明，经旨透彻，真如春山千红万紫，无所不备，惟识之则存乎人耳。议者谓阴证乃杂病，叔和增入论中，又谓温暑亦无阴证，皆道其常而不知其变耳。

噫！学未究乎张、刘、朱、李，且勿议乎叔和无己。勉之！勉之！医囊无底。

上一段论痉证、危证、死证及妇人伤寒。

伤寒用药赋

太阳无汗寒伤荣，腊月麻黄汤为最；太阳有汗风伤卫，腊月桂枝汤可先。易老冲和汤即九味羌活汤治风寒而发于三季，陶氏冲和汤分阴阳以救乎双传。

此方以两感必死，但阳先受病多者，以此汤探之，中病即愈。如不愈者，看表里阴阳多少用药。是以用九味羌活汤去苍术加柴胡、干葛，石膏、黑豆，皆三阳经药也。

阳明之本宜解肌，审葛根白虎于寒热；

伤风有汗表虚者，桂枝汤。伤寒无汗表实者，葛根汤。不恶寒反恶热，二便不闭者，白虎汤。

阳明之标须承气，详痞满燥实于便坚。

痞满燥实俱全者，大承气汤。有痞满而无燥实者，小承气汤。有燥实而无痞满者，调胃承气汤。

大柴胡汤行阳明带表之秘，小柴胡汤擅少阳和解之权。有痰妨胸满，瓜蒂散栀豉汤缓缓饮；无头疼身热，附子干姜熟煎。

古姜附汤：干姜一两，生附一枚，水三盏，煎至一盏，去渣顿服。治直中阴经真寒证，如厥逆脉不至，加甘草一倍。

理中汤小建中汤治太阴直中脏寒之不足，桂黄桂苓祛太阴传经腑热之不平。

桂枝加大黄汤：桂枝三钱，芍药四钱，甘草二钱半，大黄二钱，姜五片，枣二枚，水煎温服。治太阴传经热证，腹满而痛，咽干而渴，手足温，脉沉有力。本方陶氏加枳壳、柴胡，临服入槟榔水三匙。如腹满不恶寒而喘，去甘草加大腹皮。**桂枝加芍药汤**：桂枝三钱，芍药四钱，甘草一钱，姜四片，枣一枚，水煎温服。治太阴腹满痛甚，或太阳病下之转属太阴自利者。亦宜陶氏桂苓饮、五苓散。

少阴热证小承气汤，反之四逆倍甘草，拒阳可愈四逆汤；厥阴热证大承气汤，反之四逆用当归，似疟自痓当归四逆汤。此虽六经之正治，实具百病之真筌。

表里阴阳通治，

凡言表证，分有汗无汗，俱于前正方内随经选用；凡言里证，分传经直中，俱于前正方内选用，凡言阴证，俱于前温中热药内选用；凡言阳证，俱于前随里寒药内选用。是数方可以代百方，虽曰仲景方法，犹有遗失之恨。据愚见，于此推类而通于杂病，则方法亦无以加矣。

汗吐下温兼全。

凡言宜汗，即前正方中，或发表，或解肌之剂选用；凡言宜吐，即前正方中，或探吐，或涌宣之剂选用；凡言宜下，即前正方中，润下涌泄之剂选用；凡言宜温，即前正方中，脏寒亡阳之剂选用。是数法者可以兼百法，贵乎用之当耳。误用麻黄，令人亡阳，汗出不止，将病人头发水浸，外用糯米粉并龙骨、牡蛎末扑之。误用硝、黄，令人不禁，用理中汤加炒糯米、乌梅、壁土止之。误用姜、附，令人失血发斑，用萝卜汁，或子捣汁，或泥浆汁，再入黄连、甘草、犀角，可解其毒。不然身有红处，乃血欲从各窍出也。

抑又闻：风寒总曰汗病，麻桂不可乱尝。

不论伤风、伤寒，皆以得汗则散，但有大汗、解肌之不可乱耳。

无汗服桂枝而呕吐，失血下利者变用；

伤寒无汗，或酒客误服桂枝汤而呕吐者，必吐脓血，为肺痿证。又有其病当汗，而适值失血及下利者，不可与麻黄汤，宜小剂桂枝汤频频饮之，体润自然和解。

有汗服麻黄而烦躁，寒热似疟者相当。

伤风服桂枝汤不解，寒热似疟，日再发者，乃邪客荣卫，宜桂枝二麻黄一汤。若非此证，误用麻黄者，必烦躁衄血。衄血与上肺痿二证，照依杂证，以清血凉血之剂，略加和表之药，如犀角地黄汤、黄芩汤加柴胡是也。

伤寒轻者，麻黄杏仁饮；

麻黄、桔梗、前胡、黄芩、陈皮、半夏各一钱，杏仁、细辛各八分，防风七分，甘草四分，姜三片水煎温服。治太阳发热恶寒，头痛无汗，脉浮紧而咳嗽。如夏月去麻黄加苏叶，自汗去麻黄加桂枝、芍药，表热换柴胡，口渴加天花粉，胸满加枳壳，喘急加瓜蒌仁。

伤风轻者，柴胡半夏汤。

柴胡、半夏各一钱半，黄芩、白术、陈皮、麦门冬各一钱，甘草五分，姜三片，枣二枚，水煎温服。治伤风发热恶寒，头痛无汗而咳嗽，或协热自利。兼治一切痰证，状似伤寒，如小便不利加茯苓，冬月无汗加麻黄，三时无汗加苏叶，冬月有汗加桂枝，三时有汗加防风，咽痛加桔梗，喘嗽去白术加杏仁、桑白皮，酒热加黄连，食积加山楂、神曲，痰伏胁下作痛加白芥子，痰盛喉中如牵锯加竹沥、姜汁，痰稠如胶加金沸草、前胡，胸膈痞闷加枳壳。

大羌活汤主治阴阳两感，

防风、羌活、独活、防己、黄芩、黄连、苍术、白术、甘草、细辛各三分，知母、川芎、地黄各一钱，水煎热服，未解再服三四剂，病愈则止。治发热恶寒无汗，或自汗头痛项强，或伤寒见风脉，伤风见寒脉，兼解利两感伤寒。此方治阴阳已分，阳证多者宜服。陶氏冲和汤为阴阳未分者设。

大青龙汤善解风寒两伤。

麻黄三钱，桂枝二钱，杏仁一钱半，

石膏四钱，甘草一钱，姜三片，枣二枚，水煎温服。方意以寒宜甘发，麻杏石甘枣之甘，以散荣中之寒；风宜辛散，桂枝生姜之辛，以散卫中之风；辛甘相合，乃能发散荣卫风寒。风伤则卫实，寒伤则荣实，荣卫俱实，太阳证具，无汗而烦躁者宜服。若脉微有汗，荣卫俱虚者，误服则厥逆筋惕肉𥆧而亡。

合病呕而不利，葛根加以半夏；

葛根加半夏汤：葛根三钱，麻黄二钱，桂枝一钱，半夏、芍药各一钱，甘草八分，姜三片，枣二枚，水煎服。治太阳阳明合病，里气逆上，但呕而不下利者，与葛根汤以散其邪，加半夏以下逆气。

合病利而不呕，黄芩加以半姜。

黄芩半夏生姜汤：黄芩三钱，芍药、生姜各二钱，半夏一钱，甘草五分，姜五片，枣二枚，水煎温服。治太阳少阳合病，自利而呕，或肠垢协热自利，非汗下所宜，故用此和解，以下胃之逆气。

太阳并病阳明兮，麻葛硝黄看罢未；

太阳证未罢，无汗者，葛根汤，有汗者，去麻黄；太阳证已罢，阳明证见者，调胃承气汤。

太阳并病少阳者，麻桂柴胡要酌量。

无汗者，小柴胡合麻黄汤；有汗者，柴胡桂枝汤；三时与轻者，小柴胡汤为主，仍以羌活、防风代麻桂可也。

春夏秋冬疫疠，升麻人黄如意；

升麻葛根汤，方意以四气不和，郁毒为疫，故用升麻、葛根、甘草以解百毒，芍药以和中，用消疫毒更妙于败毒散。**人中黄丸：**大黄、黄连、黄芩、人参、桔梗、苍术、防风、滑石、香附、人中黄各等分为末，神曲糊丸梧子大，每七十丸。气虚，四君子汤下；血虚，四物汤下；痰多，二陈汤下；热者，加

童便。如无人中黄，用粪缸岸代之，或朱砂、雄黄为衣亦好。**如意丹：**川乌八钱，槟榔、人参、柴胡、吴茱萸、川椒、白姜、白茯苓、黄连、紫菀、厚朴、肉桂、当归、桔梗、皂角、石菖蒲各五钱，巴豆二钱半，择吉日于不闻鸡犬处，静室诚心修合，各取净末，炼蜜为丸梧子大，朱砂为衣，每三丸，或五丸、七丸。专治温疫及一切鬼祟，伏尸，传痨，癫狂失心，山岚瘴气，枣汤或白汤下。风疫及宿患大风，身体顽麻，不知痛痒，眼泪不下，睡卧不安，面如虫行，日久须眉痒脱，唇烂齿焦；偏头痛、紫癜、疮癣、左瘫右痪、鹤膝风疼一切风疾，荆芥煎汤下。寒疫及小肠气痛，小茴煎汤，或吴萸煎汤下。暑疫及五淋，灯芯煎汤下。热甚，大黄煎汤下。燥疫，生地或麻子仁煎汤下，或冷水下。湿疫及水肿，车前子或木通煎汤下。十种水气，甘遂、大戟煎汤下。瘿蛊，甘遂煎汤下。膀胱疝气肿疼，萝卜煎汤下。五般痔，白矾汤下。五痫，乳香汤下。肾脏积，咬齿唾涎，腰疼，盐汤下。五疟，桃枝煎汤下。失心中邪，柳枝桃枝汤下。阴阳二毒，伤风咳嗽，薄荷煎汤下。五疳八痢，肠风脏毒，陈米煎汤下。诸般咳嗽，姜汤下。小儿十二惊风，薄荷煎汤下。丹瘤、痈疽、瘰疬、疮痍、涎喘、消渴、大小肠闭，或泄或利，酒毒便红、喉痹、重腮、误吞铜铁、金石、药毒、不服水土，温汤下。痢疾红甚，黄连煎汤下。妇人血海久冷，带下赤白，难为生育，及诸般血气，艾汤下。此方通治山乡素不服药之人，存乎善用耳。

风寒暑湿邪愆，藿香正气预防。

不换金正气散：厚朴、陈皮、藿香、半夏、苍术各一钱，甘草五分，姜三片，枣二枚，水煎温服。治四时感冒伤寒，

时气温疫，山岚瘴气，但觉四肢拘急，心腹满闷，饮食不化，或有吐利恶寒等证，却未发热者，宜此先正胃气以预防之。兼治霍乱吐泻，下痢赤白，不服水土等证。如感冒，更加头疼发热胸满者，藿香正气散。如前证更加身痛者，人参败毒散、九味羌活汤。**藿香正气散：**藿香、紫苏、白芷、大腹皮、茯苓各六分，厚朴、白术、陈皮、桔梗、半夏曲各四分，甘草二分，姜枣煎服。治内伤脾胃，外感寒邪，寒热拘急，头痛呕逆，胸中满闷，与夫伤食、伤冷、伤湿、中暑、霍乱、山岚瘴气、不服水土、寒热如疟，并宜增损用之，非正伤寒之药。若病在太阳，头疼发热，骨节痛者，此方绝无相干，误服反虚正气，逆其经络。凡气虚及夹阴伤寒，俱不可用。

春温通圣双解，

防风通圣散：防风、川芎、当归、赤芍、大黄、麻黄、薄荷、连翘、芒硝各二分半，石膏、黄芩、桔梗各五分，滑石一钱半，甘草一钱；荆芥、白术、山栀各一分半，姜三片，水煎温服。治春夏温热，状如伤寒，表里俱见者。兼治内科一切风寒燥热，及饮酒中风，或便闭，或飧泄，或风热上壅不言等证。杂科耳、目、口、鼻、唇、舌、咽、喉风热、风痰等证。外科痈、疽、疮、疖、发斑、打扑跌伤等证。小儿惊痫积热，诸风潮搐，痘出不快等证。妇人诸疾，合四物汤一料。凡属风热之疾，无所不治。如自利去硝黄，自汗去麻黄，名通圣散。**双解散，**即防风通圣散合益元散等分，姜葱豆豉煎服。欲吐则探吐，欲下则下，欲汗则汗，故名双解散。治风寒暑湿，饥饱劳役，内外诸邪所伤，以致气血怫郁，变成积热，发为汗病，往来寒热，痈痉惊悸等证，小儿疮疹尤妙。

如自利去硝黄，自汗去麻黄。

夏热益元单方。

益元散，又名六一散。取天一生水，地六成之义也。滑石六两，甘草一两，为末，每三钱入蜜少许，沸汤调服，热者冷水调服，孕妇惯半产者忌服。如伤寒身热不解加苍术末三钱，葱豉汤调，连进数服，汗出为度。又汗吐下后，余热以此解之甚妙。虚烦不卧加辰砂少许。身热、霍乱呕吐、转筋者，先挖地坑，倾新水一桶在内，搅匀澄清，谓之地浆水，另用井水一碗，入油一匙，浮于水面，将此药撒在油花上，其药自沉碗底，去清水，用前地浆水调服，名油坠散。一切风热上壅，咽喉不利，加青黛、薄荷少许，蜜丸噙化。一切寒证泻痢，呕吐反胃，加干姜五钱，名温六丸；中寒甚者，再加硫黄少许，用生姜汁浸炊饼丸，又能伐肝邪，一切暑证作渴，新汲水下；感田禾烧气作渴，用带泥稻秆煎汤下。一切湿热肠癖泄泻，其滑石用牡丹皮煮过，加红曲五钱，名清六丸，用陈米饭丸，每五七十丸，白汤下。如产后腹痛自利，用补脾补血药下，或加五灵脂一两，能行血止痢，泻甚加肉豆蔻少许。一切痰热，吐逆反胃，惊痫癫狂，热毒疟痢，腹痛，加黄丹少许，姜汁蒸饼为丸服。如温暑轻者，通用九味羌活汤加减，入里加大黄。

栀子升麻汤合秋令之晚发，

生地甘寒三钱，山栀苦寒、升麻甘苦寒、柴胡苦寒各一钱，石膏甘寒二钱，姜三片，水煎温服。治晚发伤寒。太阳证具，不可大汗，宜此清肌解热。兼治温热及虚烦不止。自汗加桂枝，无汗加苏叶、干葛，虚烦加知母、麦门冬，渴加天花粉，咳嗽加杏仁。此方润燥，深合愚意，以秋为晚发。经曰：燥淫于内，治以苦温，佐以甘辛。正此方之谓也。他如**张子和六神通解散**，用苍术、石膏、滑石、黄芩、麻黄、甘草，姜葱煎服，虽以三月为晚发，亦不甚宜。或疑冬伤于寒，春必病温，晚发乃温病之迟者。夏伤于暑，秋必病疟，岂可以秋病为晚发耶？殊不知疟有一日一发，或热多寒少者其邪浅，夏伤于暑而然也；有三日一发，或寒多热少者其邪深，结成疟母，非隔冬寒邪郁伏，后再感暑而后发动，若本夏所感之邪，安能遂成痞块耶？所以秋病多于四时者此也，推之痢、疸亦然。

白芍生地敛冬月之愆阳。

加减调中汤：白芍一钱半，茯苓、白术各八分，麦门冬四分，生地五分，陈皮三分，桔梗、乌梅、甘草各二分，水煎温服。治冬温及春月暴暖，烦躁眠食不安，或掀脱欲作伤风状者。如体盛加黄芩，有痰加贝母。

中暑中暍白虎或加参术；

白虎加参汤：石膏五钱，知母、人参各二钱，甘草五分，粳米一大撮，水煎温服。虚烦不止，加麦门冬尤妙。治动中暍伤气，身热，脉洪或迟，烦渴口燥，小便已洒然毛耸，口开前板齿燥黑。兼治发斑，故又名化斑汤。**白虎加苍汤**：石膏四钱，知母三钱，苍术二钱，甘草五分，粳米一大撮，水煎温服。自汗不止，加桂枝尤妙。治静中暑伤湿，恶寒脉沉，汗出身热，妄言，名湿温。兼治疫疠及秋感热。

暴寒暴温，调中汤或去大黄。

葛根、黄芩、芍药、藁本、白术、桔梗、茯苓、甘草各五分，水煎温服。治夏秋暴寒疫疠折于盛热，热结于四肢，则壮热头疼及肚腹不和等证。如暴温肌热烦渴，加麦门冬。如暴寒伤胃，表里邪盛，或便闭，或协热下利血水，脉数，及年久脏毒下血不止者，俱加大黄七钱下之，移时再服，得利壮热自止。

风温汗渴，葳蕤兼以栝楼；

葳蕤汤：葳蕤二钱半，石膏三钱，葛根二钱，羌活、白薇、杏仁、青木香、川芎、甘草各一钱，麻黄一钱二分，水煎温服。治风温喘急，头痛身热多睡，语言謇涩，自汗，四肢不收，甚者如痫，内烦躁扰。冬温、春温亦宜。如汗后身犹热，加黄芩、知母、赤芍；汗多去麻黄，加桂枝、防风；气弱加人参；有痰、目睛不了者，加南星；渴甚加天花粉；肝火热加龙胆草。**栝楼根汤**：石膏三钱，栝楼根、葛根各二钱，人参、防风各一钱，甘草五分，水煎温服。治风温渴甚，身热汗出。

湿温汗多，茯苓和以桂术。

茯苓白术汤：茯苓、干姜各一钱，白术一钱半，桂枝七分，甘草五分，水煎温服。方意以湿温寒热，头目疼痛，胸满妄言，多汗，两胫逆冷者，皆因暑浴冷，坐石眠地，为湿气所伤，复感暑搏而为病。是以药品尽皆治湿，而非治暑也。所以名家亦有未详此意而不敢用，故以白虎汤加苍术、官桂，其意更明。然二方亦皆难用，轻者但以二香等汤去暑，除湿等汤去湿。

风湿肿痛，胜湿表以麻杏四般；

羌活胜湿汤：羌活、独活各一钱，藁本、防风、甘草各五分，蔓荆子、川芎各二分，水煎温服。治脊痛项强，腰似折，项似拔，此足太阳经气不通行；肩背痛不可回顾，此手太阳经气郁不行。如身重腰沉沉然者，乃经中有湿热也，加附子、黄柏、苍术。

麻杏薏甘汤：麻黄、薏苡仁各二钱，杏仁、甘草各一钱，水煎服取微汗。治肢体酸疼，不能转侧，额上微汗；不欲去衣或身微肿，大便难，小便利，热至日晡加剧，脉浮虚而涩。甚者加川乌为引，有汗加白术，轻者只用九味羌活汤，诸湿有表者俱宜。

杏仁汤：桂枝二钱，天门冬、麻黄、芍药、杏仁各一钱，姜五片，水煎温服。治风湿身痛，恶风微肿。

寒湿肿痛，渗湿汤表以交加五积。

五积交加散，即五积散合人参败毒散。治寒湿身体重痛，腰脚酸疼。如寒胜者，只用生料五积散，甚者加附子；夏月去干姜、肉桂加黄连；如天时暄热，或春分后虽无汗，亦去麻黄换紫苏叶；如肚腹胀满不快或便闭，去参加山楂、神曲、枳实；如潮热或肌热加柴胡、干葛。

中湿术附甘附，诸湿便溺皆调；

小便自利，轻者除湿汤，**重者术附汤：**白术三钱，附子二钱，甘草一钱，姜三片，枣二枚，水煎温服。治中湿一身尽痛，发热身黄，多烦，脉浮而缓。小便不利，大便反快，轻者五苓散，重者**甘草附子汤：**甘草、附子、白术各二钱，桂枝四钱，水煎温服，得微汗即解。方意以风湿相搏，骨节烦疼掣痛，不得屈伸，近之则痛剧；或风胜则卫虚，汗出短气，恶风不欲去衣，湿胜则小便不利，或身微肿，是以用桂枝、甘草之辛甘而散风邪以固卫，附子、白术之辛甘而解湿气以利经。如汗出身肿加防风，动气溺不利加茯苓。

湿痹防己汉己，诸湿汗孔皆塞。

防己黄芪汤：防己、黄芪各二钱，白术一钱半，甘草七分，姜、枣煎服。治诸风、诸湿，脉浮身重自汗及误汗汗出不止。如胸膈不和加芍药，气上冲加桂枝，有寒加细辛，风多走注加麻黄、

薏苡、乌头，热多赤肿加黄芩，寒多掣痛加官桂、姜、附，湿多重着加茯苓、苍术、干姜，中气坚满，癃闭加陈皮、紫苏、枳壳，甚者加葶苈。汉防己汤：防己二钱半，黄芪一钱半，白术二钱，甘草一钱，姜煎服。即防己黄芪汤，但汗多者，用此等分。

附防附术，痉柔而厥者宜；

附子防风汤：白术、茯苓、干姜、附子、防风、川芎、桂心、柴胡、甘草各七分，五味子九粒，姜三片，煎服。治伤寒柔痉，闭目合面，手足厥逆，筋脉拘急，汗出不止。如汗不出者去防风，姜、桂止用三分，加麻黄五分。**附术散：**附子、白术各一钱，独活五分，川芎三分，桂心二分，枣二枚，水煎温服。治伤寒柔痉，手足逆冷，筋脉拘急，汗出不止，时发时止。不食下利者难治。如轻者，刚、柔通用九味羌活汤加减。

桂石桂苓，疟热而重者速。

桂枝石膏汤：桂枝一钱，石膏、知母各三钱，黄芩二钱，水煎温服。治太阳阳明合病，间日作疟，热多寒少。桂枝黄芩汤：知母、人参、黄芩、半夏各八分，柴胡一钱，石膏二钱，桂枝五分，甘草四分，姜煎温服。治太阳阳明少阳合病，疟疾寒热极甚。二方以桂枝汤料治太阳，白虎治阳明，柴胡治少阳，意甚明显。挟痰合二陈汤，食积合平胃散，溺涩合五苓散，便闭合大柴胡，无汗加干葛、苍术，有汗加黄芪、白术，夜发加桃仁、白芍，日久加常山、槟榔吐之。治疟之法尽矣。

水乘表而发咳，青龙小剂；

小青龙汤：桂枝、麻黄、芍药、干姜各二钱，细辛一钱，半夏一钱半，五味子、甘草各五分，水煎温服。治伤寒表不解，因心下有水饮，与寒相搏，气

逆干呕，发热而咳，或喘，或噎，或渴，或大便利，或小便不利，胁痛腹满等证。盖寒邪在表，宜桂、麻、甘草辛甘以散之；水停心下而不行则肾燥，宜姜、半、细辛之辛行水气而润肾；咳逆而喘，肺气逆也，宜芍药、五味之酸以收肺气。经曰：肾苦燥，急食辛以润之；肺欲辛，急食酸以收之。此方发汗所以散邪水，收敛所以固真水。水气内渍，传变不一，故有或为之证，宜随证加减以解化之。如微利，去麻黄加芫花以下水；渴者，去半夏加瓜蒌仁以生津；噎者，去麻黄加附子以温散水寒；小便不利，小腹满，去麻黄加茯苓所以行下焦蓄水；喘者，去麻黄加杏仁以下气。凡服此渴者，里气温水欲散也，宜再服之。或疑小青龙与小柴胡证，皆呕而发热，表里之病，大概仿佛，何二方寒热不同？盖伤寒热未盛而饮水停蓄，非青龙姜桂不能解散；伤寒邪热传半表里，非小柴柴芩无以清解，此二方证治同而用药殊也。

水入阴而下利，玄武神方。

玄武汤：白术一钱，白茯、白芍、附子各三钱，姜五片，水煎温服。治伤寒四五日，腹痛，小便不利，大便自利，四肢重痛，或发热，或溺利，或呕，或咳，兼治汗后仍热，心悸头眩，及阴证身痛脉沉，汗过筋惕肉瞤。此由渴后饮水，停留中脘所至。方意以肾主水，肾病则不能制水，是以用姜、附、芍药之辛酸以温肾散湿；茯苓、白术之甘平以益脾逐水。经曰，寒淫所胜，治以辛热；湿淫所胜，佐以酸平是也。如小便利则去茯苓；大便利，去芍药，加干姜以散寒；咳，加五味子以散逆气；水寒相搏而咳，加细辛、干姜以散之；呕者，去附子，恐补气也，倍生姜以散逆气。

茵陈大黄调五苓，头汗出而欲疸；

茵陈汤：茵陈蒿一两，大黄五钱，山栀十枚，水二盏，慢火熬至一盏，温服，以利为度。甚者再服，当下如烂鱼脓血恶物，小便下如金色皂角等汁。或见热证，但头汗出，将欲发黄者，用此一剂，分作四服，入五苓散三钱调下，治黄之法，无逾于此。方意以阳明里热已极，烦渴引饮，以致湿与热搏，如得遍身汗出，则湿热发越于外而不能发黄也。今但头出汗，剂颈而还，二便不利，渴且不止，则瘀热郁内，腹作胀满而黄疸必矣。是以用茵陈、山栀之苦寒以除胃燥，大黄之苦寒以下胃热。一切疫疠、疸、疟杂病发黄等证，及伤寒因火逼取汗不出。反致邪热怫郁于内，上攻头面红赤，蒸于肌肤发黄并宜。**茵陈五苓散**：茵陈一两，五苓散五钱为末，每二钱米饮下或煎亦可。治同上。**陶氏茵陈汤**：大黄、茵陈、山栀、厚朴、枳实、黄芩、甘草，姜一片，灯芯一握，水煎热服。治同上。如大便利，去大黄、厚朴，加大腹皮，以小便清利为度。

茵陈栀子皆三物，大便利而发黄。

茵陈三物汤：茵陈三钱，山栀、黄连各二钱，水煎温服。治同上。**栀子柏皮汤**：山栀四枚，黄柏四钱，甘草二钱半，水煎服。治湿家发黄，及伤寒发黄。但大便不利者，茵陈汤；二便不利者，茵陈汤调五苓散；大便利小便不利者，茵陈五苓散、茵陈三物汤、栀子柏皮汤。正所谓小热之气，凉以和之；大热之气，寒以取之。

虚烦竹叶石膏，既济三白称奇；

竹叶石膏汤：石膏五钱，人参二钱，麦门冬一钱半，半夏一钱，甘草七分，淡竹叶十四片，粳米一大撮，水煎，入姜汁二匙调服。治伤寒解后，余热未净，津液不足，虚羸少气，气逆欲吐；及阳明汗多而渴，衄而渴欲饮水，水入即吐；并瘥后下后，虚烦汗多等证。经曰：辛甘发散而除热。竹叶、石膏、甘草之甘辛以发散除热，甘缓脾而益气；门冬、参、米之甘以补不足；辛者，散也，半夏之辛以散逆气。如气弱大渴，倍人参；汗多，加黄芪；阴虚夜烦，加知、柏、生地、芍药；呕吐，去石膏加陈皮、茯苓；痰加贝母；泄加白术、泽泻。又本方去参、石、半夏，名麦门冬汤，治劳复发热。既济汤，即竹叶石膏汤去石膏，加附子二钱，治虚烦上盛下虚，烦躁自利，手足冷。**三白汤：**白芍、白术、白茯苓各一钱，甘草五分，水煎温服。治虚烦或泄、或渴，实调理内伤外感之奇方也。

脚气槟榔越婢，续命千金难赎。

槟榔散：橘叶、杉木各一握，童便、酒各半盏，煎数沸去渣，入槟榔末二钱，调服。治脚气风肿痛。**越婢汤：**石膏三钱，白术三两，附子一钱半，麻黄二钱，甘草一钱二分，姜枣煎服。治风痹脚弱。方意以脾为卑脏，主行津液，是汤所以名婢者，以其能发越脾气，通行津液也。

千金续命汤：防风、芍药、白术各一钱，川芎、防己、桂枝、麻黄、羌活各八分，苍术一钱半，甘草五分，姜三片，枣二枚，灯芯二十茎水煎，入姜汁二匙，调服。治脚气外证全类伤寒，但初起脚膝屈弱软痛，加之呕吐喘急，宜此救之。如暑中三阳，所患必热，脉洪数者去桂、麻，加芩、连、柴胡、黄柏；寒中三阴，所患必冷，脉迟涩者加附子。起于湿者，则行起忽倒，足胫或肿，膝或枯细，加木瓜、槟榔、牛膝；起于风者，则脉浮弦，无汗加独活，气虚加人参，便闭去麻黄、白术，加大黄。

导痰医痰，陶氏加以芩连参术梗瓜蒌；

陶氏导痰汤：茯苓、南星、枳实各八分，半夏一钱，陈皮、黄芩、白术、黄连、瓜蒌仁各五分，桔梗四分，人参三分，甘草二分，姜三片，枣二枚，水煎，临服入竹沥、姜汁调下。年力壮盛者，先吐去痰，次服此药。治内伤七情，痰迷心窍，神不守舍，神出舍空则痰生，以致憎寒壮热，头痛昏迷，上气喘急，口出涎沫等证。如鬼祟痰证类伤寒者亦宜。**鹤顶丹：**白矾一两，心红五钱，或黄丹亦好，为末，每次一匙入瓷器内溶化，乘热捻丸龙眼核大，薄荷煎汤化下。治结胸胸膈满痛及痰证发热，或咽喉如拽锯者。

平胃消食，陶氏加以果连枳术姜楂曲。

陶氏平胃散：苍术一钱，厚朴、陈皮、白术各七分，甘草、干姜、山楂、神曲各二分，草果三分，黄连、枳实各四分，姜三片，水煎，临服入木香磨汁调下。治食积类伤寒，如腹痛加桃仁；痛甚，大便实热，去楂、曲、果、姜，加大黄下之；如心中兀兀欲吐不吐无奈者，用滚盐汤调皂荚末五分探吐。

瘀血在上，犀角地黄汤加减；

犀角、牡丹皮各一钱，白芍二钱半，生地三钱，一方有当归一钱半，水煎温服。治伤寒汗下不解，郁于经络，或为吐衄不尽余血停瘀，以致脉微发黄便黑，烦躁发狂，漱水不咽等证。如表热加柴胡、黄芩；鼻衄加山栀；内热甚加黄连；腹胀或痛，瘀血未下，加桃仁、红花、大黄；小腹急痛加青皮。本方陶氏加甘草、桔梗、陈皮、红花、当归、姜三片煎，临服入藕节捣汁三匙调下。治同上。

瘀血在里，桃仁承气抵当。

桃仁承气汤：大黄四钱，桃仁三钱，桂枝、芒硝各二钱，甘草一钱，水煎温服，血尽为度，未尽再服。方意以太阳经也，膀胱府也，太阳经热不解，则入府而结于膀胱，令人如狂，热逼血自下者愈。若热搏血蓄下焦，令人小腹急结，便黑溺涩，脉沉有力，为一切瘀血结胸谵语漱水等证，宜此汤攻尽黑物则愈。若外证未解，当先解其外，而后攻其里。经曰：从外之内而盛于内者，先调其外，而后调其内，此之谓也。故用桃仁之甘，缓小腹急结；桂枝之辛，散下焦蓄血；硝、黄之寒，折膀胱之热。本方陶氏加芍药、柴胡、青皮、当归、枳实，姜三片煎，临熟入苏木汁三匙调服。治同上。

抵当汤：虻虫、水蛭、桃仁各十枚，大黄三钱，病甚人壮者五钱。水煎温服，未下再服。方意以太阳经病六七日，邪当传里为热结胸证，今表证仍在，脉沉而热不结胸，反结于下焦，令人如狂，小腹硬满。小便不利者，乃热蓄津液不通也；小便利者，乃热不蓄津液而蓄血也。盖咸走血，苦胜血，故用虻、蛭之咸苦以除蓄血；甘缓结，苦泄热，故用桃、黄之甘苦以下结热。亦治一切瘀血结胸谵语漱水等证。**抵当丸**：水蛭、桃仁各七个，虻虫八个，大黄一两，为末，蜜调分作四丸。每一丸用水煎化，温服，未下再服。治蓄血在下，无身热，便黑，喜忘如狂等证。但小腹满而溺利者，宜此丸缓以下之。

感寒香苏五积散，养胃大温；

香苏散：香附、紫苏各二钱，陈皮一钱，甘草五分，姜葱煎服取汗。治四时感寒，头疼发热恶寒。如头痛甚加川芎、白芷；无汗加麻黄。**人参养胃汤**：苍术一钱，陈皮、厚朴、半夏各七分半，茯苓、藿香各五分，甘草二分，乌梅一个，人参、草果各四分，姜三片，枣二枚，煎热服取汗，有汗温服。治外感风寒，内伤生冷，憎寒壮热，头目昏疼，肢体拘急，不问风寒二证及夹食停痰皆效。兼治饮食伤脾，或外感风寒湿气，发为疟疟及山岚瘴疫尤妙。如虚寒加附子、肉桂。

冒风参苏十神，败毒更速。

参苏饮：人参、紫苏、前胡、半夏、干葛、茯苓、木香各七分半，陈皮、桔梗、枳壳各五分，姜三片，枣二枚，水煎服。治外感风邪，头疼发热，咳嗽声重，涕唾稠黏；内因七情，痰塞壅胸，潮热等证。如肺热去参加白术、黄芩；肺燥去橘、半加瓜蒌、杏仁。本方去木香加川芎、紫苏，名十味芎苏散。治四时感寒，头疼寒热。**十神汤**：紫苏、香附、陈皮、甘草、干葛、赤芍、升麻、白芷、川芎、麻黄各五分，姜葱煎热服。治风寒两感及时行温疫，头疼寒热无汗等证。此方去芎、芷、麻黄，名苏葛汤，内干葛专解阳明瘟疫风邪。若太阳伤寒发热用之，是引贼入阳明，多发斑疹，今世概用，误哉！**人参败毒散**：羌活、独活、柴胡、前胡、枳壳、桔梗、川芎、赤茯、人参各三分，甘草一分半，姜三片，煎温服，或加薄荷少许。治伤寒发热，头疼睛痛，项强，肢体烦疼；伤风咳嗽，鼻塞声重及时行瘟疫、瘴气、风湿、风痰、眩晕、呕哕等证。如三阳经脚气赤肿加大黄、苍术，皮肤疹痒加蝉蜕，如心经蕴热，口干舌燥加黄芩。

二陈四物痰火消，

二陈汤合四物汤。气虚加参、术，火盛加芩、连、麦门冬。

补中益气劳伤服。

加味补中益气汤：外感见太阳证，加羌活、藁本、桂枝；阳明证，加葛根、升麻；少阳证，加黄芩、半夏，倍柴胡；

太阴证，加枳实、厚朴；少阴证，加生甘草、桔梗；厥阴证，加川芎；变证发斑，加葛根、玄参，倍升麻。**陶氏补中益气汤**：人参、黄芪、当归、生地、川芎、柴胡、陈皮、甘草、细辛、羌活、防风、白术，姜三片，枣二枚，葱二茎，水煎温服。治劳力内伤气血，外感风寒头疼，身热恶寒，微渴自汗，身腿酸软无力。如元气不足者，加升麻少许以升之；喘嗽加杏仁；汗不止，去细辛加芍药；胸中烦热，加山栀、竹茹；干呕加姜汁炒半夏；胸中饱闷，去生地、甘草、芪、术，加枳壳、桔梗；痰盛，去防风、细辛，加瓜蒌、贝母；腹痛去芪、术，加芍药、干姜；因血郁内伤有痛处，或大便黑，去羌、防、芪、术、细辛，加桃仁、红花，甚者加大黄，下尽瘀血自愈，愈后去大黄调理。日久下证具者，亦量加酒制大黄。体厚者，大柴胡下之。丹溪治一人，旧有下疳疮，忽头疼发热恶寒，以小柴胡汤加龙胆草、胡黄连，热服而安。又一人，因忍饥霜中涉水，患恶寒吐血，以小建中汤去芍药加陈皮、半夏，煎服而安。二方可为内伤挟外感者式。

葱豉麻葛，头痛甚于捶钻；

连须葱白汤：生姜一两，葱十四茎，共捣破，水煎服。治太阳已汗、未汗，头痛如钻破。或合麻黄汤尤妙。**葱豉汤**：葱白七茎，豆豉一合，麻黄三钱，葛根一钱半，姜五片，煎服。如行五里许再进一服，良久吃葱豉粥取汗。治太阳阳明头疼无汗。如太阳发热恶寒、无汗刚痉，加芍药三钱，名麻黄葛根汤。葛根葱白汤；葛根、芍药、知母各一钱半，川芎、生姜各三钱，葱三茎，煎服。治阳明头目痛，鼻干无汗。

桂枝柴葛，项强难于回顾。

太阳无汗项强，葛根汤；有汗，桂枝汤加葛根。少阳，小柴胡汤。

头眩身振，茯苓桂甘桂术和阳；

茯苓桂甘汤：茯苓三钱，桂枝二钱，甘草一钱，姜三片，水煎温服。治阳明证但头眩，不恶寒，能食而咳。兼治水气在半表，乘于心胸，怔忡悸惕，干呕自汗不渴。方意以茯苓、甘草之甘，益津而和卫；桂枝、生姜之辛，助阳而解表。**茯苓桂甘大枣汤**：茯苓六钱半，甘草二钱二分，桂枝四分，大枣五枚，先取水六七碗，置大盆内，以杓扬之，上有水珠数千颗相逐，取用之，名甘澜水。用二盏先煎茯苓减半，入诸药煎至八分，温服。治汗后脐下悸动，欲作奔豚者。**茯苓桂术甘草汤**：茯苓四钱，桂枝三钱，白术二钱，甘草一钱，水煎温服。治汗吐下后，里虚气逆上冲，心腹痞满或痛，起则头眩，脉沉紧，为在里则不宜汗，汗则外动经络，损伤阳气，阳虚则不能主持诸脉，身体振摇，筋脉惕瞤，久则成痿，宜此汤以和经益阳。故阳气不足者，补之以甘，茯、术、甘草之甘以生津液而益阳也；里气逆者，散之以辛，桂枝之辛以行阳而散逆气也。

郁冒神昏，人参三白三生醒胃。

人参三白汤：人参、白术、白芍、白茯各一钱半，柴胡三钱，川芎一钱，天麻五分，水煎温服。治太阳病误下、误汗，表里俱虚，以致郁冒，冒家得汗自愈，若不得汗而不解者，宜此主之。如下虚脉微弱者，合三生饮以温肾固其本也。经曰：滋苗者，必固其根；伐下者，必枯其上是也。

背恶寒而三阳虎汤，少阴附汤；

伤寒六七日，身无大热，口燥渴，心烦，背恶寒者，此属阳明，**宜白虎加参汤**。伤寒二三日，口中和，背恶寒者，此属少阴，宜**附子汤**。附子、人参各二钱，茯苓、芍药各三钱，白术四钱，水煎温服。兼治少阴身痛肢冷，骨节烦疼。方意以附子之辛以散寒，参、术、茯苓之甘以补阳，芍药之酸以补阴。所以然者，偏阴偏阳则为病，火欲实水当平之，不欲偏胜也。

身恶寒而阳经柴桂，阴经芪桂。

阳经，**柴胡桂枝汤**：柴胡一钱，桂枝、黄芩、人参、芍药、半夏各一钱，甘草五分，姜三片，枣二枚，水煎服。治少阳病头额痛，项强，胁痛胸满，发热恶寒，乍往乍来，及自汗亡阳，谵语作渴；兼治风温汗后身热及动气等证。或小柴胡汤、桂枝汤、麻黄汤选用。阴经直中者，黄芪建中汤、四逆汤、小建中汤选用。

恶风漏汗，术附加入桂枝；

桂枝附子汤：桂枝、附子各三钱，芍药二钱，甘草一钱，姜五片，枣二枚，水煎温服。治太阳病发汗，遂漏汗不止，恶风，溺难，四肢拘急，难以屈伸；兼治伤寒八九日，风湿相搏，身体烦疼不能转侧，不呕不渴，脉浮虚涩。方意以过汗则阳虚不固，汗出多则津液亡而小便难，四肢诸阳之本，液脱者，骨属屈伸不利。是以用桂枝、甘草辛甘以温经；附子辛热，姜枣辛甘通津液以和表也。如里寒去芍药，小便利去桂枝加白术。

发潮欲疸，麻翘兼以赤豆。

麻黄连翘赤小豆汤：连翘即连翘根、麻黄各二钱，生梓白皮三钱，赤小豆半合，甘草一钱，杏仁七个，姜三片，枣二枚，潦水煎温服，或加山栀、茵陈、黄柏尤妙。治阳明身热发黄。方意以麻、杏、甘草、姜、枣之甘辛，微发其汗而散表分之寒湿；连翘、梓皮之苦寒，以除内热；赤豆之甘平，以散在表之湿热；

煎用潦水者，取其味薄而不助湿也。如天气暄热或有汗，去麻黄加柴胡，内热盛加黄芩、黄连，大便实加枳壳、大黄，口渴加天花粉。

似疟面赤身痒，桂二麻一各半；

桂枝二麻黄一汤：桂枝、芍药各二钱，麻黄一钱二分，甘草一钱，杏仁八分，姜五片，枣三枚，水煎温服。治太阳病服桂枝汤后，似疟热多寒少者，乃邪客荣卫也，脉必洪大，用此发汗必解。

桂麻各半汤：麻黄一钱半，桂枝、芍药、杏仁各一钱，甘草七分，姜三片，枣二枚，煎服。治伤寒六七日，发热恶寒，舌不短，囊不缩，脉浮缓，便清，为不传阴经欲愈，此厥阴似疟也。如不愈者宜此。又太阳病日久，似疟寒热，或热多寒少，其人不呕，大小便调，里和欲愈。若里虚脉微，表虚恶寒，表里俱虚，面色青白，今面反赤色者，表未解也，其身必痒，宜此汤微发其汗，以除表邪。

似疟热多寒少，桂二越一合凑。

桂枝二越婢一汤：桂枝、麻黄、芍药各一钱，石膏二钱，甘草三分，姜三片，枣二枚，水煎温服。治脉弱亡阳，热多寒少。

柴桂柴姜，往来寒热极验；

柴胡加桂汤：柴胡三钱，黄芩、桂枝各二钱，半夏一钱，甘草四分，姜三片，枣二枚，水煎温服。治半表里证，盗汗，身热不欲去衣；及不满不硬，但心下妨闷，谓之支结。《百证》云：若有头疼恶寒者，小柴加桂值千金。**柴胡桂姜汤**：柴胡三钱，桂枝、牡蛎各一钱半，天花粉、黄芩各二钱，干姜一钱，甘草八分，水煎温服。方意以伤寒五六日，已经汗下则邪当解，今胸满微结，心烦，寒热往来，邪在半表半里；凡小便不利而渴者必呕，今便利渴而不呕者，里无热也；伤寒汗出则和，今但头汗出而他处无者，津液不足而阳虚也。是以用柴、芩之苦以解传表之邪，桂、甘之辛甘以散在表之邪，牡蛎之咸以消胸胁之满，炮姜之辛以收阳虚之汗，天花粉之苦以生津液。

阴旦阳旦，表里寒热堪夸。

阴旦汤：黄芩，干姜各三钱，芍药、甘草各二钱，桂枝四钱，枣二枚，水煎温服。治阴证身大热欲近衣，肢节痛，口不燥而虚烦者，此为内寒外热也。**阳旦汤：**桂枝、芍药各三钱，黄芩二钱，甘草一钱，姜三片，枣二枚，水煎温服。治里热表寒，如夏至后，更加知母、石膏或升麻，不然恐有发黄斑出之变。

反发热，麻附甘辛有趣；

麻黄附子甘草汤，麻黄附子细辛汤。

真里寒，白通汤葱附无差。

葱白四茎，生附子一枚，干姜一两，水煎温服。治少阴客寒，不能制水，脉微自利不止。方意以葱白之辛通阳气，姜附之辛散阴寒。经云：肾苦燥，急食辛以润之是也。

烦躁厥逆自利，或无汗而不眠兮，黄连鸡子汤搅匀；

黄连一钱半，黄芩、阿胶、芍药各一钱，水二盏，煎至一盏，去渣乘热入阿胶令溶化，少温入鸡子半枚，搅匀温服。《脉经》曰：风伤阳，寒伤阴，少阴受病，得之二三日以上，寒极变热，为阳入阴也。脉沉，无大热，心中烦躁不卧，厥逆自利不得汗。方意以阳有余以苦除之，芩、连之苦以除热；阴不足以甘补之，鸡子、阿胶之甘以补血；酸收也，泻也，芍药之酸收阴气而泻邪热。所谓宜泻必以苦，宜补必以甘，此方兼之。

烦躁厥逆欲吐，或溲难而脚蜷兮，

干姜甘芍简易。

甘草干姜汤：甘草四钱，干姜二钱，水煎服。**芍药甘草汤：**白芍、甘草各三钱，水煎温服。方意以伤寒脉浮自汗，小便数而微恶寒者，阳气不足也；心烦足蜷者，阴气不足也。阴阳俱虚，若误用桂枝发表，则便厥咽干，烦躁吐逆。是以先宜甘草干姜，辛甘发散以复阳气；而厥愈足温心烦者，更作芍药、甘草，酸甘相合以补阴血，其脚胫自伸。

诸汗不止者，防术牡蛎汤，外用米粉扑干；

防术牡蛎汤：防风、白术、牡蛎各等分为末，每一钱，米饮或酒下，日三服。汗止服小建中汤。治烦躁恶风，不得卧，汗出不止及火邪汗多烦躁者尤妙。

扑汗法：白术、藁本、川芎、白芷各二钱半为末，入米粉一两半，和匀以绢袋盛贮，周身扑之。治汗出多不得止。

取汗不得者，陶氏再造散，外用麸糠铺地。

陶氏再造散：人参、黄芪、桂枝、甘草、附子、细辛、羌活、防风、川芎、煨生姜，夏月加黄芩、石膏、枣二枚煎，再加炒芍药一撮，煎三沸，温服。治亡阳证。阳虚不能作汗，误用重汤，火劫取汗者，死。**蒸汗法：**先须烧地令热，以水洒之，取蚕砂、柏叶、桃叶、糠麸，皆铺烧地上，令侧掌许，然后铺席，令病人当卧其上，以被覆之，移时汗出周身至足心，用藁本末扑之，上床而睡。此法取汗虽易，《百问》载范云用之，后二年卒死。

夜睡盗汗，小柴去半滋阴乎；

伤寒盗汗责表热，杂病责阴虚。古法柴胡加桂汤主之，王氏以小柴去半夏，加当归、生地、芍药、麦门冬、知母、黄柏、酸枣仁亦好。

冬病阳明，黄芩等芍蜜导耳。

盗汗本居少阳半表里病。冬月阳明证，潮热发作有时，脉但浮者，为有风宜有汗，而天寒无汗，夜睡必有盗汗，**黄芩汤**主之：黄芩三钱，芍药二钱，甘草五分，枣二枚，煎服。有呕者，去枣加生姜、半夏以下逆气。此方本治太阳少阳合病自利，兼治一切失血。经曰：虚而不实者，以苦坚之，以酸收之。是用芩、芍之苦酸，以坚敛肠胃之气；弱而不足者，以甘补之，甘草、大枣之甘，以补固肠胃之弱。**蜜导法**：用白蜜半盏，于铜杓内微火熬令滴水不散，入皂角末二钱，搅匀捻成小枣大，长寸，两头锐，蘸香油推入谷道中，大便即急而去。如不通，再易一条，外以布掩肛门，须忍住蜜，待粪至，方放开布。治阳明自汗溺利，不可攻。

小柴加栝汤，汗后呕而渴烦；

即小柴胡汤去半夏，倍人参，加栝楼根。

大柴去黄，汗后呕而自利。

大柴胡汤去大黄。

下后热，葶苈苦酒汤清肌；

生艾一合，无生艾，以干艾水浸捣汁，葶苈五钱，苦酒五合，煎至三合，分三次服。治大下后伤阴血，脉涩，发热不休。兼治发狂烦躁，面赤咽痛。

下后寒，芍药附子补髓。

芍药附子甘草汤：三味各三钱，水煎温服。方意以伤寒汗下后则解，今反恶寒者，下过伤荣也；或撮空耳聋者，汗过亡阳也。是以用芍药之酸，敛津液而益荣；附子辛热，固阳气而补胃；甘草调和辛酸，以安正气。

风热咳嗽，金沸草散能除；

旋覆花四分，荆芥八分，麻黄、前胡各六分，甘草、赤芍、半夏各二分，

姜三片，枣一枚，水煎。用细绢滤过，免毛射肺，咳嗽不已。治肺受风寒，颈项强急，肢体烦疼，寒热往来，头目昏痛，咳嗽声重，涕唾稠黏，胸膈痞闷喘满，及时行寒疫，壮热恶风。又治一切风热，及风痰壅盛，痰涎不利等证。如诸风及大腑风秘，左胁刺痛加枳壳；风热脏腑烦躁，气壅腹痛，大便闭加硝、黄、薄荷；妊妇伤寒，头痛壮热心烦加参、术、黄芩、石膏；热嗽加葶苈、兜铃、薄荷、桑白皮、乌梅；喉中焦燥加朴硝。牙疼熟煎灌漱。

汗后身痛，桂枝加参汤作主。

桂枝、芍药各三钱，人参二钱，甘草一钱，姜三片，枣二枚，水煎温服。治汗后及霍乱后，身痛脉沉。

黑奴丸，渴比常而倍加；

黄芩、釜底煤、芒硝、灶突墨、梁上尘、小麦奴、麻黄、大黄各等分为末，蜜丸弹子大。每一丸，新汲水化服，须臾发寒汗出而瘥，未汗再服，须见微利。如不大渴，不可轻用。治阳毒发斑，烦躁大渴倍常，脉洪大数实。

猪苓汤，渴后呕而不止。

怫郁汗下胃虚，桂枝参苓；

桂枝参苓汤：桂枝、芍药各三钱，人参、茯苓各二钱，甘草一钱，姜、枣煎温服。治汗吐下后，胃虚而哕，怫郁面赤。

戴阳阴火躁闷，益元附草。

陶氏益元汤：甘草二钱，附子、炮干姜、人参各一钱，五味子二十粒，麦门冬、黄连、知母各七分，艾三分，葱三茎，姜一片，枣二枚，水煎，临熟入童便三匙，顿冷服。治无头疼，有身热，躁闷面赤，饮水不得入口，乃气弱无根虚火泛上，名曰戴阳证，是以用附子之咸补肾，姜、葱之辛润肾，甘草、参、

麦甘以缓之，五味酸以收之，连、艾、知母苦以发之。经曰：火淫于内，治以咸冷，佐以苦辛，以甘缓之，以酸收之，以苦发之、降之是也。

麻黄升麻汤，目盲鼻衄收功；

麻黄、升麻、芍药、黄芩、石膏、茯苓、甘草各等分，姜煎热服微汗。治伤寒太阳不解，血随气壅，鼻衄，俗谓红汗。一方加桂枝、归尾、天门冬、知母、葳蕤、白术、干姜。治伤寒六七日，邪传厥阴，大下后，寸脉沉迟，尺脉不至，咽喉不利，唾吐脓血，手足厥逆，泄不止者难治。方意以大热之气，寒以取之；甚热之气，汗以发。是用麻黄、升麻之甘以发浮热，当归、桂、姜之辛以散寒，知母、黄芩之苦以凉心去热，茯苓、白术之甘以缓脾生津；芍药之酸以收逆气，葳蕤、门冬、石膏、甘草之甘以润肺除热。

升阳散火，叉手冒心是宝。

陶氏升阳散火汤：人参、当归、柴胡、芍药、黄芩、甘草、白术、麦门冬、陈皮、茯神各等分，姜三片，枣一枚，入熟金同煎服。治撮空证。乃肝热乘肺，元气虚弱不能主持，以致谵语神昏，不省人事。溺利者可治，不利者死。如有痰加姜汁、半夏，便燥谵渴加大黄，泄漏加升麻、炒白术。

柴芍枳甘，何忧热厥似阴；

四逆散：甘草、枳实、柴胡、芍药各一钱为末，每二钱，米饮下。方意以邪渐入深，则手足渐冷，是以用枳实之苦，佐甘草以泻里热；芍药之酸，以收阴气；柴胡之苦，以发表热。经曰：热淫于内，以酸收之，以苦发之是也。如咳者，肺寒气逆，下痢者，肺与大肠为表里，加五味子以收逆气，干姜以散肺寒；悸者，气虚而不能通行，心下筑筑

然悸动，加桂枝以导阳气；小便不利，加茯苓以淡渗之；里虚腹痛，加附子以补虚；泄利后重，下焦气滞也，加韭白以滞气滞。凡肾病体有热者，皆可服之。

青布生姜，可洗舌苔裂槁。

擦舌法：凡苔白而滑者，用生姜蘸蜜擦之；苔黄赤燥涩者，用真青布裹指蘸冷水频频擦之。热轻者，其苔易脱；重者，擦而难脱，必大下，津液还而苔退。若下后，依然唇口燥极，身发大热，苔结不减或黑者，死。

口燥内亡津液，挟火滋阴养荣；

滋阴养荣汤：当归二钱，人参、生地各一钱半，麦门冬、芍药、知母、黄柏各一钱，五味子十四粒，甘草四分，水煎温服。治汗下过多，内亡津液，或病后水亏火炎，口燥咽干。

气喘腹有濡满，属阴化痰生脉。

汗下后气虚痰壅者，二陈汤加姜汁、竹沥，凡喘多痰皆宜。气虚者，**加味生脉散**：五味子三钱，人参、麦门冬、杏仁、陈皮各二钱，姜五片，枣二枚，水煎温服。治手足厥逆，脉伏喘促者危，姑以此救之。气虚甚者，**单人参汤**：人参五钱，甚者一两，水一盏半，煎至半盏服之。喘定者生，不定者死。治元气素虚，伤寒汗下后，气短气喘，目反脉微，精神困怠。如血虚加当归，脉不至加麦门冬、五味子，手足厥逆加干姜，冷甚加附子，兼泻加白术。

汗后喘微者，桂杏麻石要叮咛；

桂枝加朴杏汤：治太阳病汗下后微喘者，此表未解也，宜桂枝汤以散风邪，加厚朴一钱半，杏仁一钱以降气。**麻杏石甘汤**：麻黄三钱，杏仁一钱半，甘草一钱，石膏五钱，水煎温服。治汗下后，汗出而喘，身无大热者。方意以汗出而喘，有大热者，里热甚也；无大热者，

表邪甚也，宜此汤以散其邪。或疑汗下后同剂者，盖汗下虽不同，而邪在表则一也。凡汗吐下后，治法相同，经所谓若汗若吐若下者是矣。

下后喘逆者，葛根芩连汤宜选择。

葛根芩连汤： 葛根三钱，黄芩、黄连各二钱，甘草一钱，姜三片，枣二枚，水煎温服。治太阳桂枝证，误下自利不止，脉促，喘而汗出。方意以误下则肠胃虚而为热所乘，遂协热自利不止，脉促者为阳盛，知表未解也。若脉微，邪在里也。凡病自汗出而喘者，乃邪气外甚所致；因喘而汗出者，乃里热气逆所致。故用葛根、甘草之甘以散表邪，芩、连之苦以除里热。

汗下虚哕，姜芩连参橘皮竹茹最灵；

干姜芩连人参汤： 干姜、黄芩、黄连、人参各三钱，水煎温服。治伤寒食入即吐，谓之寒格。及曾经汗下，关迟，胃虚冷呕吐。方意以参、姜之甘辛以补正气，芩、连之苦以通寒邪内格。**橘皮竹茹汤：** 人参三钱，陈皮五钱，甘草一钱，竹茹一团，姜五片，水煎温服。治四时伤风寒冷湿，鼻塞喉鸣，上气不得下而咳嗽。

阴证呃逆，羌活丁茴橘皮干姜任责。

羌活附子汤： 羌活一钱，炮附子半枚，茴香、丁香、干姜各一钱半，水煎入盐一撮，热服。治阴证内寒，厥而呕逆。**橘皮干姜汤：** 陈皮二钱，通草、干姜各一钱，人参一钱半，水煎服。治伤寒初病，但恶寒不发热，口中和，脉微细而呃逆者，此寒邪客中焦而气不得伸也。或加半夏、生姜、丁香、柿蒂尤妙。

大橘小橘，呕吐烦冷分尝；

大橘皮汤： 陈皮、甘草各二钱，人参五钱，姜七片，水煎服。治呕哕胸满，虚烦不安。**小橘皮汤：** 陈皮五钱，生姜一两，水煎温服。治呕哕、手足厥冷。

大半小半，呃噎痰饮不食。

大半夏汤： 半夏、茯苓、生姜各二钱半，临卧水煎服。治伤寒痰证及恶心眩晕。如痰热加甘草，胃不和加陈皮。**小半夏汤：** 半夏五钱，生姜一两，水煎温服。治呃逆，谷气入口即吐，及发汗后水药不下。

水不入而捣姜汁，更煎半夏以宽胸；

生姜汁半夏汤： 半夏五钱，水一盏半，煎至半盏，入生姜汁半盏和匀，稍温缓缓服之。凡呕吐药忌顿服。治胸中似喘不喘，似呕不呕，似哕不哕，愦愦无奈何者。

渴后呕而忌柴胡，须赤茯苓以快膈。

赤茯苓汤： 赤茯苓五钱，陈皮、人参各二钱，白术、川芎、半夏各一钱，水煎，入姜汁一匙调服。治饮水过多，水停心下，痞满，头痛头汗，为水结胸；或先渴后呕；或厥阴消渴气上冲；或汗下后，身体振摇，筋惕肉瞤。

衄血生地芩连，或茅花汤而单煎；

陶氏生地芩连汤： 生地、黄芩、黄连、山栀、川芎、芍药、柴胡、桔梗、甘草、犀角，枣一枚，水煎，临熟入茅根，或藕节捣汁，磨京墨调服。治鼻衄成流，一切去血过多，谵语失神，撮空闭目，不知人事。**生地芩连汤：** 生地、川芎、当归各七分，赤芍、山栀、黄芩、黄连各三分，防风二分，水煎，徐徐呷之。脉实者加大黄下之。治妇人血风证，因崩大脱血，或前后去血；及男子去血过多，因而涸燥，其热未除，循衣摸床，撮空闭目，不省人事，扬手掷足，错语失神，脉浮弦而虚，内有燥热之极，气粗鼻干，上下通燥，危证。凡气分燥闭者，用大承气汤；血分燥闭者，宜此汤以降血中之火。**茅花汤：** 单茅花一大把，无花用根，洗净捣碎，水煎浓汁服之。或加藕节同煎尤妙，治衄血不止。

吐血黄连柏皮，或绿袍散以外塞。

黄连柏皮汤：黄连、黄柏、黄芩各二钱，水煎，临熟入阿胶一钱半，煮烊温服。治热毒吐血。**绿袍散**：黄柏、薄荷、芒硝、青黛各等分为末，入冰片少许，掩上牙床即止。治齿缝出血。

救火逆惊狂身痛，柴胡龙蛎铅丹；

救逆汤：桂枝、蜀漆各三钱，甘草二钱，牡蛎四钱，龙骨二钱半，姜五片，枣三枚，水二盏，先煎蜀漆十余沸，入诸药煎至八分服。方意以汗出亡阳，则心虚神浮惊狂，与桂枝汤以解未尽之表邪；芍药益阴，非亡阳所宜，故去之；火邪错逆，加蜀漆之辛以散之；神气脱亡，加龙、蛎之涩以收神固阳。本草云：涩可去脱是也。**桂甘龙骨牡蛎汤**：桂枝一钱半，甘草、牡蛎、龙骨各一钱，水煎服，治一切火逆及误下里虚，又加温针，致生烦躁惊狂遗精等证。是用桂、甘之辛甘，以散经中之火邪；龙、蛎之涩，以收浮越之正气。**柴胡龙骨牡蛎汤**：柴胡三钱，黄芩、人参、龙骨、牡蛎、茯苓、桂枝、铅丹、半夏各一钱半，姜五片，枣二枚，水二盏，煎至一盏，入大黄二钱，再煎二三沸，温服。方意以伤寒八九日，邪气将复传阳经，误下虚其里而热不解，以致胸满烦惊，谵语，小便不利，皆心胃热而津液不行故也。又一身重痛不可转侧者，阳气内行而不营于表也。宜小柴胡以除胸满，加龙、蛎、铅丹以敛神气，茯苓以行津液利便，大黄以除胃热，桂枝以行阳气，而解身重错杂之邪。

止谵语错乱呻吟，栀子芩连黄柏。

黄连解毒汤：黄连、黄芩、黄柏、山栀各二钱半，水煎温服。治伤寒汗后，或因饮酒复剧，苦闷干呕，口燥呻吟，错语烦躁，不得睡卧。兼治胃热吐血，一切热毒、脏毒等证。

咽痛猪肤甘桔，而半桂可起伏寒；

猪肤汤：猪肤一两，水一盏，煎至五分，入白蜜一合，白粉半合，熬香熟和匀相得服之。治阳经传入少阴，客热下利，咽痛胸满。及脉阴阳俱紧，主无汗，而有汗曰亡阳，法当咽痛，此属少阴。方意以猪水畜，其气入肾，是以猪肤能解少阴客热，加白蜜以润燥除烦，白粉以益气断利。**单甘草汤**：甘草一两，水一盏半，煎至一盏，日进三服。治阳邪传少阴，客热咽痛。如寒热相搏咽痛，加桔梗五钱，名甘桔汤。方意以甘草甘平以除热，桔梗辛温以散寒，甘、桔相合以调寒热，而和少阴之气也。**半桂汤**：半夏、桂枝、甘草各二钱，姜五片，水一盏半，煎至七分，徐徐咽之。治少阴客寒下利，脉微弱而咽痛。是以用半夏、桂枝辛以散寒，甘草之甘以缓正气。

喉塞龙骨乌扇，而鸡壳能开音哑。

黄连龙骨汤：黄连三钱，龙骨一钱七分，黄芩、芍药各二钱，水煎温服。治少阴腹痛，脉沉细，有热而咽痛。乌扇汤：射干、猪脂各四两，同煎去渣，取半鸡子黄大，绵裹内喉中，徐徐咽下。凡咽中闭塞不可下者，宜用。**鸡壳苦酒汤**：半夏十四枚，用鸡子留白去黄，以苦酒同入鸡壳内，置刀环中，安火上煮三沸，去渣，少少含咽，作三次服。治热伤于络，则经络干燥，使咽中生疮，不能言语，声不出者。是以用半夏之辛以发声音，鸡子之甘以缓咽痛。苦酒之酸以敛咽疮。

升麻六物汤，误汗咽痛及口牙；

升麻、山栀各一钱半，大青、杏仁、黄芩、玄参各一钱，葱三茎，水煎。治阳厥应下反汗，必咽痛口疮牙肿。

芩连消毒饮，时行咽肿并头额。

黄芩、黄连、柴胡、甘草、桔梗、川芎、荆芥、防风、羌活、枳壳、连翘、射干、白芷，姜三片，煎入牛蒡子一撮，再煎一沸，入竹沥、姜汁调服。治天行大头病，发热恶寒，头项咽喉肿痛，脉洪，取作痰火治。凡服宜先加大黄，利去一二次，后去大黄，加人参、当归调理。

结胸热而有渴，大小陷胸十枣汤；

大陷胸汤：大黄三钱半，病重壮人五钱，用水一盏，煎至七分，入芒硝二钱，再煎一二沸，去渣，入甘遂末一分，和匀温服。若腹中不动，再进一服。治伤寒表未解，医反之下，膈内拒痛，手不可近，短气心烦懊侬，心下硬，大便闭，舌燥而渴，热实脉沉而紧。兼治身无大热，有水结在胸胁间者。方意以大黄苦以荡涤，芒硝咸以软坚，甘遂通水，可以直遂其气而透胸膈之结也。但此药太峻，不可轻用，如不得已，即用大陷胸丸。**大陷胸丸**：大黄三钱，杏仁、葶苈各一钱，芒硝二钱半，甘遂一分，人弱者半分，为末，蜜丸弹子大。每一丸，用水一盏，煎至六分温服。至一宿未动，再进一丸，以利为度。治热实结胸，项强如柔痉状，用此下之则和。方意以硝、黄咸苦以下热，葶、杏苦甘以泻满，甘遂取其直达，白蜜取其润利，皆以下泻满实物也。**小陷胸汤**：黄连三钱，半夏一钱，瓜蒌仁二钱，姜三片，水煎温服，利黄涎沫即安。一方加枳壳、桔梗、黄芩。治结胸病正在心，按之则痛，其脉浮滑。方意以半夏之辛以散结气，黄连之苦以泻满实，瓜蒌之苦以宽中润下。

十枣汤：芫花、甘遂、大戟各等分为末，用大枣十枚，水一盏，煎至半盏，去枣调末五分，怯弱者减半服，服后大便利下水，以粥补之。治太阳伤风，下利呕逆，漐漐汗出，发作有时，头痛，心下痞硬满，引胁下疼，干呕短气，不恶寒，及里水身凉者宜服。方意以下利呕逆为里受邪，可下；汗出不恶寒，发作有时，为表已解，可攻；头痛胁疼，心痞，干呕短气，邪热内蓄而有伏饮，是里未和也。是以用芫花之辛以散饮，戟、甘之苦以泻水，大枣之甘益土而胜水。

结胸寒而不烦，枳实理中三物白。

枳实理中丸：人参、白术、茯苓各一两，甘草、干姜各七钱半，枳实六钱，黄芩二钱半，蜜丸弹子大。每一丸，沸汤化下。治太阴病误下，寒实结胸，及伤寒诸吐利后，胸痞欲绝，高起而痛，手不可近。如渴加天花粉，汗利不止加牡蛎。**三物白散**：贝母、桔梗各三钱。巴豆一钱，为末，每五分，弱者减半，白汤调服。病在膈上必吐，膈下必利，若不吐利，进热粥半盏助之；若吐利过，进冷粥半盏止之。治寒实结胸无热证。

三黄附子泻心，下痞硬虚凝；

三黄泻心汤：大黄三钱，黄芩、黄连各一钱半，用麻沸汤一盏浸之，以物盖定，候一饭久，稍冷去渣，顿温服。沸汤渍药者，取其气薄而泄虚热也。治心下痞硬，内实热盛而不大便，关脉浮者可服，恶寒勿服。附子泻心汤：用附子半枚，水一盏，煎至半盏，去渣，次入三黄泻心汤内和匀，分二次温服。治心下痞硬，恶寒汗出。

半甘生姜泻心，下痞软气逆。

半夏泻心汤：半夏二钱五分，甘草三钱，黄芩、干姜、人参各二钱，黄连一钱，姜三片，枣二枚，水煎温服。治心下痞满，软而不痛。**甘草泻心汤**：即半夏泻心汤，再加甘草一钱，人参一钱半。治伤寒伤风，医反下之，下利日数十行，谷不化，腹中鸣，心下痞硬，干呕心烦，若再下之，痞气益甚，此虚气上逆也。**生姜泻心汤**：生姜、半夏各二钱，人参、干姜各一钱半，黄连、甘草各一钱，黄芩五分，枣二枚，水煎温服。治汗出解后，胃中不和，心下痞，噫气食臭，或胁下有水气，腹中雷鸣泄泻。以上泻心汤，皆三黄泻心汤为主，大黄、芩、连之苦寒以泻心下之痞。然痞为虚热，有恶寒汗出者，阳气外散也，加附子以固阳；胃为阳气之根，汗出亡津，胃虚气逆，痞而干噫食臭，不能消谷，或挟水雷鸣下利者，土弱不能胜水也，加生姜以益胃之阳气；下利不止，谷不化，干呕，痞益甚者，胃虚气上逆也，加甘草以补胃之阴气。

痞而滑利禹余粮。

赤石脂禹余粮汤：二味各二钱，水煎温服。治心下痞硬，服泻心汤利不止，及伤寒下利不止，服理中汤益甚者。此乃下焦不约，故水谷不分。是以用石脂之涩以收敛之，禹余之重以镇固之。本草云：涩可去脱，重可去怯是也。若服此不止，当利小便。兼治汗家重发汗，心神恍惚，小便已，阴中疼。

痞而干噫代赭石。

旋覆代赭石汤：旋覆花三钱，人参、半夏、甘草各二钱，代赭石一钱，姜五片，枣二枚，水煎温服。治汗吐下后，心下痞硬，胃弱虚气上逆，干噫或吐。方意以旋复之咸而软痞硬，代赭之重而镇虚逆，生姜、半夏之辛以散痞气，参、草、大枣之甘以补胃弱。

柴陷桂参，痞结疏表且和中；

柴陷汤：即小柴胡汤合小陷胸汤。治结胸痞气初起有表，及水结、痰结、热结等证。**桂枝人参汤**：人参、白术、

干姜各一钱，甘草、桂枝各二钱，水煎温服。治太阳证未罢数下之，遂成协热下利，而心下痞硬，表里不解者。方意以表邪未解，而里气又虚，故加桂枝于理中汤内也。

槟榔枳梗，痞结调气先开膈。

槟榔汤：槟榔、枳壳各等分，黄连少许，水煎温服。治结胸痞气未成，宜先服此调气。**枳梗汤**：枳壳、桔梗、甘草各等分，水煎温服。治结胸痞气，及胸满不利，烦闷欲死，不论寒热通用。如有痰合二陈汤，名枳梗二陈汤。表热或寒热往来加柴胡、黄芩，内热加黄连，痰喘加瓜蒌仁，口燥去半夏加天花粉。

结胸危甚，艾灸填以巴连；

灸结胸法：用巴豆十粒研烂，入黄连末一钱，又研匀捻作饼子，纳脐中，艾炷如手指大灸之，轻者一炷，重者不过再灸，俟腹中微热，取下恶物立效。灸毕以温水拍手洗净，不然生疮。治结胸证危甚，手不可按，二便闭涩，或连日不通，但口中微气，或呕吐不止，诸药无效。

痞结盒熨，姜葱裹以绢帛。

盒结胸法：用初出壳黄毛鸡子一只，生姜四两，共捣烂炒微温，摊在胸中结实之处如盘大，外以箬叶绢帛缚之。候半日许，觉腹中热燥解去，更用热手揉之，不拘早晚，必当先用。**熨结胸法**：用葱白十茎，生姜一两，共捣碎作饼，炙热贴脐中，以熨斗贮火于饼上熨之，半时许，待热气入内，觉响即住。复用枳实理中加附子，或五积散之类服之。治阴证冷结，手足厥逆，并熨阴毒，以汗出为度，置三五饼易之。**盒痞气法**：萝卜子二合，生姜二两，葱白七茎，橘叶一握，白面半合，共捣匀，炒略温，盒痞满之处，外用箬叶绢帛缚之。候半

日许，胸中烦热，即解去拭净，复以热手揉之，不拘寒热虚实迟早并用。**熨痞气法**：用橘叶一大握、麦麸半升，同炒热以皮纸衬绢包之，乘热熨痞满之处，冷则再炒，熨至病人觉快方止。凡痞气初起，便宜用之。

　　栀朴治懊憹烦胀，厚朴宜生；

　　栀子厚朴汤：山栀一钱半，厚朴三钱，枳实二钱，水煎温服，得吐即止。治伤寒下后，心烦腹满，坐卧不安。方意以山栀之苦以吐虚烦，枳、朴之苦以泄腹满。无腹满者，栀豉汤妙。

　　桂甘除动悸脉代，甘草用炙。

　　桂枝甘草汤：桂枝三钱三分，甘草二钱二分，水煎温服。治过汗心悸欲按，甚则身振振欲擗地。如脉代结者，宜炙甘草汤。

　　胸满虚而有呕，栀豉甘草生姜；

　　栀豉甘草汤：山栀四枚，豆豉五钱，甘草二钱，水煎温服。治胸满少气。热伤气也，故加甘草于栀豉汤中以补气。

　　栀豉生姜汤：栀子四枚，豆豉五钱，生姜一两，水煎温服。治胸满作呕。热搏而气逆也，故加生姜于栀豉汤中以散逆气。

　　胁满热而有痰，柴梗青皮杏核。

　　柴梗汤：即小柴胡汤去人参，合枳梗汤。治胸胁痞满或痛。柴梗半夏汤：柴胡二钱，黄芩、半夏、枳壳、桔梗、瓜蒌仁各一钱，青皮、杏仁各八分，甘草四分，水煎温服。治发热咳嗽，胸满两胁锉痛者，此邪热挟痰攻注也。如口燥渴去半夏，痰在胁下加白芥子或竹沥、姜汁亦妙。**柴陈汤**：即小柴胡汤合二陈汤。治痰气胸胁不利及痰疟等证。

　　腹痛下寒，黄连干姜性捷；

　　黄连汤：黄连二钱，干姜、桂枝各一钱，人参一钱半，半夏一钱二分，甘草五分，姜三片，枣二枚，水煎温服。治胸中有热，胃中有邪气，腹痛欲呕吐者，上热下寒也。方意以阳不得降而胸热欲呕，阴不得升而下寒腹痛。是以用黄连之苦以降阳，姜、桂、半夏之辛以升阴，参、草、大枣之甘以益胃。

　　腹胀汗后，厚朴半夏功殊。

　　厚朴半夏甘参汤：厚朴三钱，半夏二钱，人参一钱，甘草五分，姜三片，水煎温服。治汗后腹胀满而痛。方意以厚朴之苦泻腹满，参、草之甘益脾胃，半夏、生姜之辛散滞气。**桔梗半夏汤**：陈皮，三味各等分，姜煎温服。治阴阳气不和而腹胀胸满。

　　动气冲心，八味李根汤妙；

　　当归、芍药、茯苓、黄芩各二钱，桂枝三钱，甘草、半夏各一钱，甘李根白皮一两，水煎温服。治动气在上，发汗则气上冲心不得息。

　　霍乱多暑，二香黄连散除。

　　藿香、厚朴、半夏、茯苓、陈皮、扁豆、香薷各一钱，黄连、泽泻各八分，甘草三分，水煎入姜汁一匙，温服，呕多者倍入尤妙。治伏暑霍乱暴作，烦乱躁闷，或肚腹疼痛，冷汗自出，尺脉沉，手足冷，不宜热药。

　　大便燥而丸麻子，

　　麻子仁丸，又名**脾约丸**：大黄、枳壳、厚朴、芍药各五钱，杏仁二钱，麻仁三钱，为末，蜜丸绿豆大，每三十丸，温汤下，未利再服，得快方止。治小便数，大便难，名为脾约，宜此通肠润燥。方意以麻子、杏仁之甘以缓脾而润燥；津液不足，以酸收之，芍药之酸以敛液；肠燥胃强，以苦泄之，枳、朴、大黄之苦，下燥结而泄胃强也。兼治年老怯弱之人，血燥风秘，津液少，大便坚及脚气，大便燥。

小便涩而铢滑瞿。

万全木通散：木通、滑石、赤茯、车前叶各一两，瞿麦五钱，为末。每四钱，水一盏煎至半盏，温服。治阴虚为阳所凑，膀胱中有积热也，故小便难而黄。

白通调冷利，无脉烦躁加猪胆；

白通加猪胆汁汤：附子一枚，干姜三钱，葱白三茎，水煎去渣，入童便二盏，猪胆汁一枚，调服。治少阴厥冷，下利干呕，脉不至而烦躁。服此汤，脉暴出者死，微出者生。方意以肾主水，客寒犯肾，不能制水，故厥逆下利。是用葱白之辛，以通肾之阳气；姜附之辛，以散阴寒；加童便、胆汁者，《内经》所谓调寒热之逆，冷热并行。不然热物冷服，下咽之后，冷体既消，热性便发，则病性不违而气亦从，可以去拒格之寒也。

白头疏热利，纯下清水索黄龙。

白头翁汤：白头翁、黄柏、秦皮、黄连各一钱，水煎温服。治协热下利，后重而渴。方意以肾欲坚，急食苦以坚之，利则下焦虚，是以纯苦之剂坚之。

陶氏黄龙汤：大黄二钱，芒硝一钱半，枳实、厚朴各一钱，甘草、人参、当归各五分，年老气血虚者去芒硝，姜三片，枣二枚，桔梗三分，水煎一沸，热服。治热邪传里，胃中燥粪结实，心下硬痛，纯下清水。多是日逐自饮药水下利，非外寒也，宜急下之。身有热者宜用此汤，身无热者六一顺气汤。

桃花散石脂丸，邪入经而脓脓为陈积结块；

桃花散：赤石脂五钱，半生半炒，干姜二钱，糯米一合，水煎去渣，入生石脂末一半，调服。治少阴下利脓血，腹痛，小便不利，下利不上，脉沉，血

寒凝滞，下必紫黑成块，或杂脓血。方意以石脂涩肠胃，干姜散寒，糯米补气，下焦里寒不约者宜。**赤石脂丸**：赤石脂、干姜各一两，黄连、当归各二两，为末，蜜丸梧子大，每三十丸，米饮下。治小便涩，大便利。

阿胶汤地榆散，毒入脏而血血为新积流长。

黄连阿胶汤：山栀、黄柏四味各二钱，水煎温服。治伤寒热毒攻胃，流入大肠，所下必红赤成流。如腹痛加芍药，血虚加芎、归，血不止加地榆，夹脓有食积加山楂、神曲。地榆散：地榆、犀角、黄连、茜根、黄芩各五钱，山栀二钱半，为末，每五钱，入韭白五寸，水煎温服。治伤寒热毒不解，晚即壮热，腹痛腰疼，下利脓血。

手足搐搦，通末牛蒡；

牛蒡根汤：牛蒡根一两，南星、麻黄、牛膝各六钱，入酒一盏，同于石器内捣细，另抉黄土地坑，以炭火烧令过赤，去火扫净，投药于坑内，再用炭火烧令黑色，取出为末。每一钱，温酒调服。治发汗失宜，风邪乘虚逆入经络，故手足挛搐，筋脉拘急。

四肢拘急，易用栝楼。

古瓜竹汤：栝楼根五钱，竹茹二钱半，水煎温服。一方加韭根五钱，干姜二钱半，临熟入鼠粪末一字调服。治热上冲胸烦闷，手足搐搦如风状，及瘥后劳复，阴阳易病，卵肿疼痛，手足不能动者。

温经益元，惕眴自愈；

陶氏温经益元汤：熟地、人参、白术、黄芪、甘草、芍药、当归、生地、白茯、陈皮、肉桂、附子，姜三片，枣一枚，糯米一撮，水煎温服。治汗后大虚，头眩，振振欲擗地，并筋惕肉眴，

及发汗太多，卫虚亡阳，汗出不止，或下后利不止，身疼等证。如饱闷去地黄加枳壳，瘦人去芍药，有热去附子，泄利去归、地加炒白术、升麻、陈壁土，呕加姜汁制半夏，渴加天花粉，汗后恶风寒属表虚，去桂、附，生地加桂枝、饴糖。

引风如圣，瘾疹可瘳。

引风汤： 大黄、干姜、龙骨各四两，桂枝三两，甘草、牡蛎各二两，凝水石、滑石、赤石脂、白石脂、紫石英、石膏各六两，为粗末，以苇布盛之，每取三指撮，水煎三沸服。治风温妄以火熏发黄，甚则状如惊痫，时发瘾疹。**如圣饼子：** 防风、天麻、半夏各五钱，南星、干姜、川乌各一两，川芎、甘草各二两。一方有细辛三钱为末，蒸饼，丸芡实大，捻作饼子日干，每五饼，同荆芥三五穗细咀，茶酒任下。如伤寒得汗，尚余头痛者，姜葱煎汤下。兼治男妇气厥，上盛下虚，痰饮及风寒伏留阳经，偏正头疼，痛连脑巅，吐逆恶心，目眩耳聋。常服清头目，消风痰，暖胃气。**陶氏如圣饮：** 羌活、防风、川芎、白芷、柴胡、芍药、甘草、当归、乌药、半夏、黄芩、姜二片，水煎，临熟入竹沥、姜汁调服、兼治痉证。如柔痉加白术、桂枝，刚痉加麻黄、苍术，口噤咬牙，大便实者，加大黄利之。

安蛔理中去甘草，乌梅丸子频入口；

安蛔理中汤： 人参、白术、干姜、茯苓各一钱半，乌梅三个，水煎温服。治蛔厥。如大便闭加大黄入蜜以利之，口渴加栝楼根。**乌梅丸：** 乌梅十个，干姜一钱，黄连一钱半，细辛、附子、桂枝、人参、黄柏各六分，当归、川椒各四分，为末，用醋半盏浸乌梅，蒸烂去核，和诸药，捣丸梧子大。每十丸，米

饮下，日三服，病甚者多服，取效为度，忌生冷滑物。治脏寒蛔厥，得食即呕，乍静乍烦，兼止久利。方意以乌梅之酸而敛肺气，人参之甘以缓脾气，当归、椒、细、桂枝之辛以润内寒，姜、附之辛热以胜内寒，连、柏之苦以安蛔。凡虫证忌用甘草，盖虫闻甘则起，闻酸则止，闻苦则定，闻辣则头伏而下。

治蜃桃仁与犀角，雄黄锐散纳肛头。

治蜃桃仁汤： 桃仁、槐子、艾叶各二钱半，枣七枚，水一盏，煎至半盏，滤清温服。治狐惑，唇上生疮，声哑。**黄连犀角汤：** 黄连一钱半，犀角二钱，乌梅三个，木香一分，煎服同上。治狐惑，咽干唇焦，口燥热盛。**雄黄锐散：** 雄黄、青葙子、苦参、黄连各二钱半，桃仁一钱，为末，生艾捣汁，和如小指尖大，绵裹纳下部肛门内。治狐惑证，虫食上下者并宜。

消斑青黛紫雪，猪胆鸡子仍敛肌；

陶氏消斑青黛饮： 黄连、甘草、石膏、知母、柴胡、玄参、生地、山栀、犀角、青黛、人参，大便实者，去参加大黄，姜一片，枣二枚，水煎，临熟入苦酒一匙调服。治热毒发斑等证。**紫雪：** 升麻六钱，黄金十两，寒水石、石膏各四两八钱，犀角、羚羊角各一两，玄参一两六钱，沉香、木香、丁香各五钱，甘草八钱，水五盏，先煮黄金至三盏，入诸药再煎至一盏，去渣，入芒硝三两二钱，慢火煎，以柳木搅不停手，候欲凝，入瓷盆中，更下朱砂、麝香末各三分，急搅令匀，候冷凝结成雪。每一钱，细细咽之。治发斑咽痛，及暑中三阳，脚气烦躁。**猪胆鸡子汤：** 猪胆汁二合，鸡子一枚，苦酒三合和匀，壮人煎三沸尽服，赢人煎六七沸缓服，汗出即愈。治伤寒五六日，斑出。

赤斑黑膏黄连，葛根橘皮兼止呕。

黑膏：生地二两六钱半，淡豆豉一两六钱半，猪脂十两，和匀，露一宿煎之，令三分减一，滤去渣，入雄黄末五分，麝香末一分，搅匀分作三服，白汤化下。毒从皮肤中出则愈，未效再服，忌芜荑。治温毒发斑呕逆。**黄连橘皮汤**：黄连二钱，麻黄、葛根各一钱半，橘皮、杏仁、枳实、厚朴各一钱，甘草七分，水煎温服。治温毒发斑，皮肤瘾疹，及唇口下部生疮，呃逆闷乱，下利呕吐清汁。如病势沉重，昼夜呻吟不安，或咽痛者去麻黄加玄参、升麻。**葛根橘皮汤**：葛根、橘皮、杏仁、知母、麻黄、黄芩、甘草，水煎温服。治温毒发斑心烦。

大青四物汤，治斑火红；

大青一两，阿胶二钱，甘草一钱，香豉一合，水煎温服。治壮热烦躁，大渴，脉洪盛，遍身斑出如火色。

芒硝三钱，涂斑烂臭。

芒硝猪胆汁法：芒硝三钱为末，猪胆汁调涂疮上，候干即痂落无瘢，仍研末掺之。此病溺涩有血，及疮黑靥不出脓者死。

如狂活血当归，桂苓饮子也相应；

陶氏当归活血汤：当归、赤芍、甘草、红花、桂心、干姜、枳壳、生地黄、人参、柴胡、桃仁，姜一片煎，入酒三匙调服。服三帖后，去桃、姜、红花，加白术、茯苓，治无头疼，无恶寒，但身热发渴，溺利便黑，口出无伦。不可误为热证，乃瘀血内传心脾二经，使人昏迷沉重如见祟，证名挟血。**陶氏桂苓饮**：猪苓、泽泻、桂枝、甘草、白术、黄柏、知母、山栀、藕叶，姜三片煎，再加滑石末一钱，煎三沸服，取微汗为效。治初得病无热，狂言烦躁不安，精采不与人相当，误为发狂，下者死。殊

不知热结膀胱，名曰如狂证，血自下者愈，不愈者宜此。古方用桂枝汤。

发狂三黄石膏，栀子玄明皆不又。

三黄石膏汤：黄芩、黄连、黄柏、山栀各二钱，麻黄一钱半，自汗者去之，石膏五钱，香豉三钱，水煎温服，得汗即瘥，未效再服。治伤寒身热，烦躁不得汗，脉洪大，四五日便发狂者，表里俱热也。**栀子仁汤**：山栀、赤芍、大青、知母各一钱，升麻、黄芩、石膏、杏仁各二钱，柴胡一钱半，甘草五分，香豉百粒，姜三片，水煎分二服。治发斑烦躁，面赤咽痛，潮热，百节疼痛。**王氏玄明粉**：玄明粉二钱，寒水石、黄连各一钱半，珍珠、辰砂各一钱，为末，鸡子清一枚，白蜜一匙，新汲水调服。治发狂神效。**水渍法**：用青布五六尺叠折，以新汲水浸之，稍挼干，搭于病人胸上，须臾蒸热，再浸再搭，良久狂定，方可诊脉下药。治大热狂叫奔走，不能制伏。**火劫法**：用炭火一盆，置病人之前，将醋一碗，急沃火内，使烟气冲入鼻孔内，须臾自定，或用凉水喷面亦可。

栀子乌梅汤，瘥后不睡即安；

栀子、黄芩、甘草各一钱，柴胡二钱，乌梅一个，姜三片，淡竹叶十四片，豆豉一钱半，水煎温服。治伤寒瘥后不眠者，此热气与阳并，阴气未复故也。

酸枣仁汤，昼夜不眠堪救。

酸枣仁、人参各一钱半，石膏二钱半，茯苓、知母、甘草各一钱，桂心五分，姜三片，临卧水煎温服。治汗吐下后，昼夜不眠。

阴证轻者，三白辛黄以疏表；

辛黄三白汤：人参、白术、白芍各一钱，白茯、当归五分，细辛、麻黄各二分，姜三片，枣一枚，水煎温服。治阴证伤寒在表，如脉沉发热口和加附子。

五脏见证加药同麻黄汤，见后。

阴证重者，四顺通脉以济危。

四顺汤丸：人参、白术、干姜各二钱，甘草三钱，水煎或蜜丸服。治身无热，脉沉苦烦，默默不欲见光，腹痛下利。或无脉可诊，未辨阴阳，姑与服之。若是阳厥，便当见出热证；若是阴厥，则无有热矣。**通脉四逆汤：**附子五钱，干姜二钱半，甘草二钱，葱白三茎，面赤者七茎，水煎温服。治少阴证下利清谷，微热厥逆，反不恶寒，面赤，脉微欲绝，或咽疼干呕，腹痛，自利不止。如腹痛去葱加芍药以利气，呕加姜汁以散之，利止脉不出加人参以补血，咽痛加桔梗以散结。**茯苓四逆汤：**茯苓、干姜、甘草各一钱，附子、人参各三钱，水煎温服。治发汗复下后不解，脉沉微而细，烦躁者，阴阳俱虚也。方意以四逆汤以复阳，加人参、茯苓以益阴。

阳毒升麻玄参，狂斑顿愈；

阳毒升麻汤：升麻、射干、人参各一钱，黄芩二钱，犀角一钱半，甘草七分，水煎温服取汗。治阳毒发斑，头项背痛，躁闷不安，狂走妄骂，下利咽喉肿痛，口吐脓血。**玄参升麻汤：**甘草三味各三钱，水煎温服。治发斑烦躁谵语，咽喉闭塞肿痛。

阴毒正阳甘草，厥痛立移。

正阳散：附子一两，良姜、甘草五钱，皂荚一挺，麝香二分，为末，每二钱，水煎入蜜热服。治阴毒额汗头痛，面青舌黑，口张出气，烦渴，心下硬满，肢厥身冷，多睡。**阴毒甘草汤：**甘草、升麻、当归、桂枝各一钱，雄黄、川椒各一钱半，鳖甲三钱，水煎温服，良久再服，毒当从汗出，未汗再服。治阴毒畏寒，身体重痛，腹疼背强，咽痛呕逆，恍惚失惊，气短神昏，爪甲青黑，手足冷汗，头面烘热等证。

破结泻毒，活龙散用蜜调下；

破结丹：辰砂、青礞石、葶苈、肉豆蔻、木香、官桂、牵牛、黑附子、巴豆各五钱，轻粉半分，麝香五分，金箔五片，为末，用米醋半盏，入辰砂、附子、牵牛三味，熬成膏，次入余药，和丸皂子大，轻粉为衣，每二丸，蜜汤下。治阴阳伏逆，变为结胸，五六日大便结，攻之不可，达之不及，以此主之。**活龙散：**活地龙四条，洗净研烂，入姜汁少许，蜜一匙，薄荷汁少许，新汲水调和，徐徐灌尽，渐次凉快。若热炽者加片脑少许，未效再服，自然汗出而解。治阳毒累经药下不通，结胸硬痛，或稍通而复再结，喘促热燥狂乱。

返阴止躁，复阳丹宜酒投之。

返阴丹：硫黄五两，硝石、太阴玄精石各二两，干姜、附子、桂心各五钱，为末，用铁铫先铺玄精，次铺硝石各一半，中间铺硫黄末，又将硝石、玄精余末盖上，以小盏合着，用炭三斤，烧令得所，勿令烟出，急取瓦盆合着地上，四面灰盖，勿令烟出，候冷，取出入余药，同为末，糊丸梧子大，每三十丸，艾汤顿下，汗出为度，治阳毒心烦头痛，肢冷面青，腹胀脉伏，及气虚阳脱无脉，不省人事，伤寒阴厥。**复阳丹：**荜澄茄、木香、干蝎、附子、硫黄、吴萸各五钱，干姜一钱，为末，酒糊丸梧子大，每三十丸，姜汤下，复以热酒投之取汗。治伤寒面青肢冷，心腹胀，脉沉细。

阳盛拒阴，陶氏三黄巨胜汤可劫；

即前三黄石膏汤去麻黄、豆豉，加芒硝、大黄、姜一片、枣二枚，水煎，临熟入泥浆清水二匙调服。治阳毒发斑，狂乱妄言，大渴叫喊，目赤脉数，大便燥实，上气喘急，舌卷囊缩，难治，姑以此汤劫之。

阴躁回阳，百问霹雳散尤奇。

陶氏回阳返本汤：熟附子、干姜、甘草、人参、麦门冬、五味子、腊茶、陈皮。如面戴阳者，加葱白七茎，黄连少许，清泥浆二盏煎，临熟入蜜五匙，顿冷服之，取汗为效。治阴盛格阳，阴极发躁，微渴面赤，欲坐井地，脉无力欲绝。《百问》方：硫黄五钱，艾汤调服，即时安卧，良久睡起，汗出而愈。治伤寒身冷脉微，手足厥而躁。**又方**：附子五钱，生姜三钱，糯米一撮，水一大盏，煎至六分，温服取汗，切不可与冷水饮之，如发渴，并渣服之甚效。治阴毒伤寒，烦躁渴闷。**霹雳散**：附子一枚，炮过取出，用冷灰焙半时，切半枚，入真腊茶一钱，水一盏，煎六分，去渣入熟蜜半匙，调匀顿冷服之，须臾躁止得睡，汗出乃瘥。治阴盛格阳，身冷反躁，欲投井中，肢体沉重，唇青面黑，渴欲水复吐，大便自利黑水，六脉沉细而疾或无。

瘥后水肿，牡蛎泽泻汤以利便；

牡蛎、泽泻、栝楼根、蜀漆、葶苈、商陆、海藻各等为分末，每方寸匕，白汤调服，小便得利即止。治大病瘥后，从腰以下水肿。方意以牡蛎、泽泻、海藻之咸以泻水气，漆、葶、瓜、商之辛酸苦以导湿肿。

瘥后神昏，陶氏导赤各半汤以醒迷。

黄芩、黄连、甘草、犀角、麦门冬、滑石、山栀、茯神、知母、人参、姜枣煎，加灯芯一握，煎沸热服。治伤寒后，心下不硬，腹中不满，二便如常，身无寒热，渐变神昏不语，或睡中独语，目赤唇焦，舌干不饮水，稀粥与之则咽，不与则不思，形如醉人，乃热传手少阴火也，心火上逼肺，所以神昏，名越经证。

易病烧裈赤衣与鼠粪，虚弱乎当归白术；

烧裈散：取近阴处裈裆一块，方圆四五寸，男用女裈，女用男裈，烧存性，温水调服方寸匕，日三服。一方加手足指爪二十片烧灰，男女互用，米饮下，小便即利，阴头微肿则愈。赤衣散：取室女月经布近阴处者，烧灰白汤调下，或入汤药调服尤妙，男女俱宜。**猳鼠粪汤**：韭白一把，雄鼠粪十四枚，水煎温服微汗，未汗再服。治男子阴易，小腹连腰胯急痛。**当归白术汤**：当归、附子各二钱，生姜一钱，白术、桂枝、甘草、人参、黄芪、芍药各五分，水三盏，煎至一盏，温服，食顷再进一服，微汗便瘥。治男妇病未平复，因犯房事，则小腹急痛连腰胯，四肢不能举任，身无热者。

复证栀豉枳黄与鼠屎，逍遥乎人参竹皮。

栀豉枳实汤：山栀、枳实各一钱，香豉五钱，水煎服微汗。治劳复发热。方意以热聚于上，以苦吐之；热散于表，以苦发之。经曰：火淫所胜，苦以发之是也。**栀豉枳黄汤**：山栀、枳壳、柴胡各一钱，香豉五钱，大黄三钱人壮积坚者五钱，水煎温服。治食复发热。如内热加黄芩，腹胀加厚朴，伤肉加山楂，伤面饭加神曲。**鼠屎豉汤**：鼠粪七枚，枳壳一枚，山栀七个，豆豉三十粒，葱白二十茎，水煎温服。治劳复发热。**人参逍遥散**：人参、当归各二钱，柴胡一钱半，白术、白芍、白茯各一钱，水煎温服。治女劳复虚弱者。如心烦口干，加麦门冬、五味子；阴虚火动精泄，加知母、黄柏、牡蛎；心下痞满，加黄连、枳实；不眠，加竹茹煎服。**竹皮逍遥散**：

青竹皮卵缩腹痛者倍之、人参、知母、黄连、甘草、滑石、生地、韭白、柴胡、犀角、姜三片、枣二枚煎，临服入烧裈裆末一钱半，调服微汗，未汗再服，得小便利，阴头肿即愈。治劳复及易病。

百合分汗吐下，陶氏柴胡兼用；

汗后，**百合知母汤**：百合七枚，知母一两，先以水洗百合，渍一宿去白沫，另以水二盏，煎至一盏去渣，又以知母水二盏，煎至一盏去渣，二汁和匀，再煎至一盏半，分二次温服。吐后，**百合鸡子汤**：百合七枚，制法如前，煎汁一盏，入鸡子黄一枚，搅匀温服。下后，**百合滑赭汤**：百合七枚，制煎法如前，另用泉水二盏，煎滑石三两，代赭石一两至一盏，方入百合汁内，再煎至一盏，温服。不经汗吐下者，**百合地黄汤**：百合七枚，制煎法如前，更用生地二两，捣汁一盏，和百合汁，再煎至一盏，温服，大便当下如漆，中病即止。变成渴者，**百合洗法**：百合一升，以水十盏，渍一宿，通身洗之，洗已淡食将息，弗与盐豉。渴而不瘥者，**栝楼牡蛎散**：栝楼根、牡蛎各等分为末，每二钱，白汤调，日三服。变成发热不休者，百合滑石散：百合炙一两，滑石三两，为末，每三钱，白汤下。**陶氏柴胡百合汤**：柴胡、人参、黄芩、甘草、知母、百合、生地、陈皮、姜三片、枣一枚，入醋炙鳖甲，煎温服。治瘥后昏沉发热，渴而错语失神，及百合劳复等证。如渴加天花粉，胸烦加山栀，头疼加羌活、川芎，呕吐加姜汁制半夏，胸中饱闷加枳梗，食复加枳实、黄连，大便实加大黄，虚烦加竹茹、竹叶，瘥后干呕错语，失神呻吟，睡卧不安，加黄连、犀角，咳喘加杏仁、百合、麻黄，惊惕为血少，加当归、茯神、远志，虚汗加黄芪，脾倦

加白术，腹中雷鸣加煨生姜，劳复时热不除，加葶苈、乌梅、生艾汁。

不仁因汗过多，骆龙升麻汤独宜。

升麻、秦艽、连翘、芍药、防风、薏苡仁、枳壳各一钱，木香五分，姜五片，水煎温服。治伤寒肌肉顽麻不仁，不痛不痒。

坏证表以知母麻黄，而参胡芍药清肌热；

知母麻黄汤：知母三钱，麻黄、甘草、芍药、黄芩各一钱，桂枝五分，水煎温服，微汗即愈。治汗吐下温针不解，及小柴证罢而热尚在者，亦为坏证，大率以表证多者宜用。**参胡芍药汤**：人参、柴胡、芍药、黄芩、知母、麦门冬各一钱，生地一钱半，枳壳八分，甘草三分，姜三片，水煎温服。治伤寒十四日外，余热未除，脉息未缓，大便不快，小便黄赤，或渴或烦，不能安睡，不思饮食，此邪气未净，正气未复，当量其虚实以调之。如胸满腹胀便硬，去参加厚朴，倍枳壳，小便频数加茯苓、泽泻，呕加竹茹，血弱加当归，虚烦加竹叶、粳米，二便自利，胸腹不饱，形羸，脉弱，去枳壳，倍人参，不睡加炒酸枣仁、茯神，宿粪未净，腹满或疼，便硬不通，量加大黄。

坏证久则鳖甲犀角，而参胡温胆止痰涎。

鳖甲散：鳖甲、犀角、前胡、生地、黄芩各一钱，枳壳八分，乌梅二个，水煎温服。治坏证，诸药不效。**温胆汤**：半夏、枳实各一钱，陈皮一钱，茯苓五分半，甘草四分，竹茹一团，姜七片，枣一枚，水煎热服。治伤寒瘥后，一切虚烦不眠，气脉不和，心胆虚怯，及食复劳役，病证如初。如头眩身摇加白术，咽痛加桔梗，百般加减由人。**参胡温胆**

汤：陈皮、半夏、茯苓、枳实、人参各一钱，竹茹、香附、麦门冬、柴胡、桔梗各八分，甘草三分，姜三片，枣二枚，水煎温服。治心胆虚怯，触事易惊，梦寝不安，气郁生痰，变生诸证，或短气悸乏，或复自汗，四肢浮肿，饮食无味，烦躁不安。

妇人，热入血室，桂红海蛤堪调和；

桂枝红花汤：桂枝、赤芍、甘草各一钱半，红花一钱，姜四片，枣二枚，水煎温服，汗出而解。治伤寒发热恶寒，四肢拘急，口燥舌干，经脉凝滞不得往来。**海蛤散**：蛤粉、滑石、甘草各二两，芒硝一两，为末，每二钱，鸡子清调下。治伤寒血结胸，痛不可近。服此小肠利而膻中血自散矣。

寒犯产家，黄龙增损可通用。

黄龙汤：柴胡、黄芩、人参各二钱，甘草一钱，水煎服。治胎前产后及经水适来适断，伤风、伤寒表证，半表里证，及汗后、瘥后、劳复，余热气虚，合四君子汤；血虚，合古芎归汤；表邪将欲传里，几至动胎者，加阿胶，倍芩术。

产前表以前胡芎苏，入里柴壳罩胎儿；

前胡七物汤：前胡、黄芩、山栀、知母各一钱，石膏、大青各二钱，竹茹一弹丸，葱白煎服。治孕妇伤寒，头疼壮热，肢节烦疼。**芎苏散**：川芎、陈皮、芍药、白术各八分，苏叶六分，干葛五分，黄芩、前胡、麦门冬各一钱，甘草三分，姜葱煎服。治孕妇伤寒，寒热头疼，身痛项背强，加减由人。如伤风咳嗽寒热，痰喘不卧，以参苏饮去参加芩、术、瓜蒌、杏仁最妙。**柴胡枳壳汤**：柴胡一钱半，枳壳、黄芩、山栀、知母、麦门冬、干葛各一钱，大青、生地、石膏各二钱，升麻八分，甘草四分，水煎

温服。治孕妇伤寒，邪传于里，口渴烦热，腹满便闭谵语，或发斑，昼夜不安。大便闭甚，量加大黄。**柴胡石膏汤**：柴胡二钱，石膏四钱，甘草一钱，姜煎服。治孕妇伤暑，恶寒头痛，壮热躁闷，四肢烦疼，背项拘急，口干舌燥。如气虚加人参。**秦艽散**：秦艽、柴胡、石膏、前胡、赤茯苓、甘草、犀角、升麻、干葛、黄芩各等分，竹茹减半，姜煎，入姜汁调服。治孕妇时气，五六日不得汗，口渴狂言呕逆。**芦根汤**：芦根二钱，麦门冬一钱半，人参、干葛、知母各一钱，竹茹一弹丸，葱白煎服。治孕妇热病，头疼壮热，呕吐食不下，心烦。**栀子大青汤**：栀子、大青、黄芩各一钱半，升麻一钱，杏仁八分，葱白煎服。治孕妇伤寒，发斑变黑或尿血。**苏木汤**：苏木、赤芍、陈皮、黄芩、黄连各一钱，甘草四分，水煎服取汗。治孕妇伤寒，或中时行疫疠，浙浙作寒栗而悸。**罩胎散**：嫩卷荷叶一两，焙蛤粉五钱，为末，每二钱蜜水调服。治孕妇伤寒，大热闷乱，燥渴或发痘疹，恐伤胎脏。

产后表以柴胡防归，近里旋竹破瘀壅。

柴胡防归汤：柴胡、人参各一钱，当归三钱，川芎一钱半，半夏、陈皮、防风各八分，甘草五分，姜、枣煎服。治产后发热，不因难产伤力及亡血过多，恶寒未尽，无子蒸乳四证，果系外感风寒表证，脉实，挟食积瘀血，量体加减。**旋覆花汤**：旋覆花、赤芍、前胡、半夏、茯苓、麻黄、杏仁各一钱，五味子十四粒，甘草五分，姜煎服。治产后伤风寒暑，咳喘痰盛，坐卧不安。**竹叶防风汤**：淡竹叶二十四片，防风、人参、桂枝、桔梗、前胡、陈皮、茯苓各一钱，姜、枣煎服。治产后伤风，发热头疼，面赤

医学入门

卷之三

355

气喘。**柴胡破瘀汤**：柴胡、黄芩、半夏、甘草、赤芍、当归、生地各等分，五灵脂、桃仁各减半，姜煎服。治蓄血证，及热入血室。如大便闭加大黄一片，然非瘀血证，不可轻用。

汗下暂尔从权，

孕妇伤寒，虽冬月忌用麻、桂、硝、黄。表急芎、苏、葱自疏散，厚朴、枳实消导。万不得已，暂用汗下，即宜古苓术汤加阿胶、人参安之，《百问》云：妇人大病药有序，产前安胎产后补；然后用药疗伤寒，病稍退时药即去。又云：气口紧盛下为宜，人迎紧盛汗乃是；左手关脉若浮紧，当救血室和荣卫；只宜发汗不宜下，汗则液通病去矣。但伤寒药皆不必尽剂，与杂病不同。

和补与男相共，

妇人伤寒，传经、直中及诸类证、杂证与男子相同，但胎前阴证，只宜理中汤加芎、归暂服，不可用乌、附犯胎。其余和解之剂，量病多服，以平为期。

抑论：辛甘需枣，气分假之以发散；

桂枝、姜、附、甘草之类，能复阳气。凡伤寒发散药，多用枣煎者，以其能和药也，惟中满呕吐者不宜。

酸苦忌姜，血分赖之以涌泄。

芍药、苦酒、葶苈、青黛、苦参之类，能补阴血，敛津益荣，故不用姜。

山栀无豉吐不宣，麻黄无葱汗不发，大黄非枳实不通，附子无姜不热。竹沥非姜汁何以行经？蜜导非皂角何以通结？利药不嫌生，尤便于清肌；补汤须用熟，最宜于养血。主乎病者先煎，病在下者早啜。详见二卷本草。吁！与其方多而效少，莫若方少而意深。疾各有因，通于彼者塞于此；

即如伤寒初证，其人素有食积痰火，及素虚素实，或酒后房室后，或恼怒后，各各不同，如此岂可执一试效之方，而均治彼此之疾乎？

药不可执，宜于古者泥于今。

古人治病之方虽存，而受病之因岂能知其悉乎？况古今风气不同，人情亦异。即如男女之欲，古人二三十岁而后动，今才十四五而真元已漏矣。若谓无古今之异，则是三代之礼至今可尽行矣。其不可改者，表里虚实之法，寒热温凉之性耳。许氏谓读仲景书，须守仲景法；得仲景心，不泥仲景方者是也。陶氏所立三十六方，似于伤寒加一疣赘，然古法已湮，亦正欠此一番活动，故备载之。

证自我识，方自我立。草木鸟兽资乎生，

固有读医书而不知医者，未有不读医书而知医者。

神明变化存乎心。

四大家之书，既理会又能通于儒，而后可以神明变化，故曰不知《易》者不可以言医。

汗吐下渗和解温补总方

阳　证

大　汗

寒气入人肌肤，久则侵骨，头痛如劈，身热如火，浮热甚者，俱宜午时前发汗，午后阴分不宜。故曰：汗不太早，汗不厌早，紧急不拘晨夜。以衣被覆首裹足，向火服药，缓缓得汗，令手足漐遍为佳。如难汗，将渣再服；或汗后不解，又可再汗；若急汗如水淋沥，则病邪不除而真阳脱亡。丸、散亦可发汗，不如汤药为验。

麻黄汤　治太阳证，头疼发热恶寒，脊强身痛无汗，脉浮紧而喘。又治太阳八九日不解，以此发汗，必衄乃解，及不得汗发衄。又治太阳阳明合病，喘而胸满，腹不满，邪在表分不可下者。又治阳明脉浮，无汗而喘。凡脉起浮，无余证者，皆宜服之。

麻黄三钱　桂枝二钱　杏仁十粒　甘草六分

姜三片，葱二茎，水煎热服取汗。凡发汗药，一服中病即止，不必尽剂。如感寒深重，服汤不得汗，宜再服之。半日连进二三剂而汗不出者，死。方意以寒伤荣，则荣盛而卫虚，荣脉中寒邪盛，则血脉滞而头项背腰强痛，是用桂、杏之辛甘以散之；卫虚则恶寒无汗，气逆而喘，宜麻黄、甘草之甘以大发之，充其卫分之阳。或疑无汗用桂枝者，盖荣行脉中，并卫气而犯之。经曰：寒淫于内，治以甘热，佐以苦辛。又曰：辛甘发散为阳。凡寒淫者皆此例也。

陶氏麻黄汤　即前方加升麻、川芎、白芷、防风、羌活、藁本、姜、葱、豆豉，煎热服。治法同上。如本经寒热头痛，无汗而喘，去升麻加葛根；本经寒热身痛，去杏仁加苍术、芍药；本经寒热身痒，面赤不得小汗者，去杏、芷、升麻加柴胡、芍药；本经寒热头痛，胸中饱闷，加枳壳、桔梗。凡陶氏方原无等分，以意酌量可也。《活人大全》云：太阳证，脉浮无汗，当以急汗，麻黄汤主之。肝之表见证者，加防风、羌活；心之表见证者，加黄芩、石膏；脾之表见证者，加防己、白术；肺之表见证者，加桂枝、生姜；肾之表见证者，加熟附子、生姜。

追魂汤　治卒厥暴死及客忤鬼击飞尸，奄忽气绝，口噤。麻黄三钱，杏仁二十五粒，甘草二钱，水煎，抈口灌服。若更不下，分病人发，左右提搦肩引之，药下渐苏。一方有桂枝二钱。服后身和汗出则愈。若入脏，唇青身冷即死。

三拗汤　治感冒风邪寒冷，鼻塞声重，语音不出，咳嗽多痰，胸满短气喘急。麻黄、杏仁、甘草各一钱，姜三片，水煎温服，得汗为度。如胸紧加枳实，有痰加半夏，头痛加石膏、细茶。

五拗汤　即前方加荆芥、桔梗等分。如咽痛甚者，临服入芒硝少许。一方去荆芥、桔梗，用枳实、半夏。

麻黄附子细辛汤　麻黄、细辛各二钱，熟附半枚，寒甚者一枚，姜五片，枣二枚，水煎温服，取汗至足乃愈。如呕吐去细辛，倍生姜。方意以伤寒无热恶寒者，阴经病也。今少阴病始得之，当无热而反发热，但头不痛为异耳，乃邪在表也；脉虽沉以始得邪气未深，尤当温剂发汗以散之。是用附子、细辛之辛以温少阴之经，麻黄之甘以散少阴之寒。经曰：寒淫于内，治以甘热，佐以苦辛，以辛润之是也。凡房欲后伤寒者，多患此证。《活人大全》云：少阴证脉沉欲寐，始得之发热，肢厥无汗，为表病里和，当以此汤缓以汗之。随各脏见证加药，同麻黄汤。若少阴外显前证，内见二便闭涩，或泻赤水，谓之有表复有里，宜本方去麻黄，名附子细辛汤。随各脏见证，加药同麻黄汤，但更加大黄以微利之。

麻黄附子甘草汤　治少阴病得之二三日，发热脉沉细，邪犹在表，无吐利厥逆诸里证，宜此汤微汗以缓散之。即前方去细辛，加甘草二钱，煎服。凡方以麻黄为主者，皆自麻黄汤而变之也。

解　肌

微汗也。风伤卫，卫强则荣弱，故以补荣。不可大汗伤血，须半空心时，密室加衣静坐，宜热服药，得粘汗即止。

桂枝汤　治太阳伤风，卫实荣虚，自汗头痛，鼻鸣项强干呕，啬啬恶寒，洒洒恶风，翕翕发热，或热多寒少，面

色光而不惨，烦躁身痛，手足不冷，脉浮缓，寸大尺弱者宜。如无汗溺数，手足冷，不恶寒者忌用。夏月误服麻、桂，必发黄、发斑、狂闷而死。

桂枝三钱　白芍三钱　甘草一钱

姜三片，枣二枚，水煎热服微汗。方意以风伤卫，则卫盛而荣虚，卫脉外风邪盛，则发热自汗，气逆鼻鸣干呕，宜桂、姜之辛以散之；荣虚宜恶寒而又恶风者，因自汗腠理疏也，宜芍药之酸以敛之；卫盛荣虚则争为寒热，故用甘、枣之甘以和之。经曰：风淫所胜，平以辛凉，佐以苦甘，以辛散之，以酸收之，以甘缓之是也。或问《伤寒论》云：阳虚阴盛，汗之则愈，下之则死。又云：桂枝下咽，阳盛则毙。桂枝包麻黄而言，然则桂枝亦发汗药乎？盖表阳虚而后风邪得以乘之，客于荣卫之中，荣卫亦属皮毛表分也，非发散何由得愈？且桂枝虽能止汗，亦能和血而令汗自出也。对肉桂而言，实为发汗；对麻黄而言，则为止汗。要之麻、桂皆表药也，一则大汗，一则解肌，但有汗不得用麻黄，无汗不得用桂枝，实仲景格言也。

陶氏桂枝汤　即前方加防风、川芎、羌活、藁本、姜、枣煎，临熟入饴糖二匙，温服。治法同前。如汗多加白术，汗不止加黄芪，喘加柴胡、杏仁，胸中饱闷加枳、梗。《活人大全》云：太阳表证外见，复有里证便闭溺涩，腹痛或泻赤水，谓之有表复有里，桂枝汤主之。随各脏见证，加药同麻黄汤，但更加大黄以微利之。

附：六经伤风方

太阳，桂枝汤；少阳，柴胡桂枝汤；太阴，桂枝加芍药汤。

杏子汤　治足阳明伤风，恶食，口苦咽干，腹满微喘，发热恶寒，自汗嗜卧，身重溺难，潮热而哕，脉浮弦数。桂枝、芍药：甘草、细辛、干姜、大黄各六分，杏仁、半夏、五味子各七分，茯苓八分，水煎温服。

九味桂附汤　治足少阴伤风，胸满心烦，咽痛自汗，腰连胫骨酸痛，呕吐涎沫，头痛，脉沉而弦。桂枝、芍药、甘草、干姜、生附、茯苓、桃仁各五分，水煎温服。如咽痛，加桔梗二分半。

八物散　治足厥阴伤风，恶风而倦，自汗，小腹急痛，寒热如疟，骨节烦疼，脉尺寸俱微而迟。桂枝、当归、川芎、柴胡、防风各三分，芍药一钱半，甘草、茯苓各五分，姜五片，枣二枚，水煎温服。方论见伤风条下。

葛根汤　治太阳阳明，无汗恶风，发热恶寒，头痛项背腰强，目痛鼻干，不眠，肢体拘急，骨节烦疼，胸胁满闷。不问一切伤寒、温病、时行寒疫等证，兼治刚、柔二痉。

葛根三钱　麻黄二钱　芍药一钱半
桂枝一钱　甘草八分

姜三片，枣二枚，水煎温服取汗。本草云：轻可去实。故加麻、葛二味之轻于桂枝汤中，以去表实，甚有意味。麻黄治太阳，葛根治阳明，所谓治阳明而不可弃太阳是也。

葛根解肌汤　即葛根汤加黄芩二钱，治同上，兼治春疫发热而渴，不恶寒。

陶氏解肌汤　即葛根解肌汤去麻、桂，加柴胡、羌活、白芷、桔梗、石膏、升麻，姜煎服。治阳明病将传少阳等证。如无汗恶寒甚者，去芩加麻黄，夏秋换苏叶。

升麻葛根汤　治四时伤寒，时行疫疠表证，或已汗吐下，表证未解，热深毒甚，发为斑疹，春温尤妙。兼治小儿疮疹欲发未发，及解伤酒膈热，口疮咽痛。葛根一钱半，升麻、芍药、甘草各一钱，水煎温服，以病去身清凉为度。如表热加柴胡；内热加黄芩；有吐血、衄血，或斑紫赤，加生地、牡丹皮；热甚加山栀、黄连，或加连翘、天花粉尤妙；大便硬加枳壳、大黄以利之；头痛加川芎；身痛加羌活；胸膈痞闷加枳、梗；咳嗽加杏仁；有痰加半夏；发斑加玄参；如老人去芍药，加柴胡、茯苓、人参。

柴胡升麻汤 治时行瘟疫，壮热恶风，头痛体痛，鼻塞咽干，痰盛咳嗽，涕唾稠黏。葛根、芍药、柴胡、前胡、荆芥、石膏各一钱，桑白皮、黄芩各六分，升麻五分，姜二片，豆豉十粒，水煎温服。凡方以桂枝、芍药为主者，皆自桂枝汤而变之也。

九味羌活汤 不问伤风，伤寒，寒热，头项脊腰四肢强痛，并四时感冒、疫疠、晚发等证，杂病亦可通治。此方不犯三阳经禁，解利神方。

羌活一钱半，治太阳肢节痛为君，大无不通，小无不入，如关节痛甚及无汗者倍。防风一钱半，治少阳一身尽痛，随佐使而引之，如有汗者倍防风减羌活。苍术一钱二分，雄壮上行，大能除湿，使邪气不传太阴，如有汗者换白术。川芎一钱三分，治厥阴头痛在脑。白芷一钱二分，治阳明头痛在额。细辛三分，治少阴苦头痛或连齿。黄芩一钱二分，治太阴肺热在胸。生地一钱二分，治少阴心热，有热者可用，无热者去之。甘草五分，能缓里和中。述各药主治，使用者详之。生姜三片，大枣二枚，葱白二茎，水煎热服取汗，如无汗用热粥以助之。此方发春夏秋三时表证，代桂枝、麻黄、青龙、各半四方。盖三时暄热，伤寒则不敢用冬月麻黄而发表，故

代以羌活、苍术。伤风则不敢用冬月桂枝而实表，故代以防风、白术。芎、芷、辛发表以代杏仁，地黄救血以代芍药，加黄芩以顺天时也。加减法：太阳证加羌活、藁本；阳明证加升麻、葛根、白芷；少阳证加柴胡、黄芩、半夏；太阴证加苍术、厚朴、枳实；少阴证加桔梗、知母、黄柏；厥阴证加川芎、柴胡；如夏月加石膏、知母；服此汤后不作汗加苏叶；恶风自汗加桂枝；夏月去桂加芍药；汗后不解加大黄；呕逆加姜汁；有痰去地黄加半夏；肌热加柴胡、葛根；喘而恶寒身热加杏仁、生地；虚烦加知母、麦门冬、竹茹；胸中饱闷加枳壳、桔梗；中风行经加附子；便闭加大黄；中风兼五痹等证，各随十二经，内外上下，寒热温凉，四时六气加减补泻用之，炼蜜为丸尤妙。

羌活冲和汤 治伤寒无汗，脉浮紧。羌活、苍术各一钱半，防风、黄芩、川芎、白芷、生地、甘草各一钱，细辛五分，水煎热服取汗。如渴加知母、石膏；湿土司天，倍苍术，久雨亦加。

防风冲和汤 治伤风有汗，脉浮缓。防风、白术、生地各一钱半，羌活、黄芩、白芷、甘草各一钱，川芎五分，水煎温服。汗未止加黄芪、芍药；仍未止用柴胡桂枝汤。

川芎汤 治犯房室感寒，头痛，发热恶寒，无汗，脉浮紧。川芎、白术、羌活各等分，水煎热服。

吐

凡胸中痰实热郁；或寒结胸中，郁而痛不能食，欲使人按之，而反有涎唾；或下利，寸口脉滑；或宿食在上；或客气胸中，脉结，心下烦满而不能食者，并宜吐之。一服中病即止，不可过也。凡吐时先以布系腰腹，于无风处空心或

半空心时，得天气清朗为妙。如风痰急病及伤食者不拘，以吐为度，如不吐，含砂糖一块下药，涎出不损人，此皆自吐之法，不用手探，但药但汤皆可吐，虽杂病但宜升提其气便吐。通用防风、山栀、川芎、桔梗芦、人参芦、茶芽、生姜、韭汁之类，加入二陈汤中吐之妙。

瓜蒂散 治寒邪不在表，亦不在里，而在胸中半表之分。故证如桂枝，但头不疼，项不强，寸脉微浮或大，胸中痞硬，痰涎壅盛，气上冲咽不得息，或懊忱烦躁不得眠。不经汗下，谓之实烦，宜用。如诸亡血及诸虚家，不可用。

瓜蒂 赤小豆各五分

为末，用豆豉煎汤调服，或以盐汤一二碗顿服。服后宜卧片时，欲吐且忍之，良久用指探之随吐，得快乃止。如不吐，饮热汤一碗以助药力。如服药过多者，饮水解之。未吐，次日又服之。

栀豉汤 治太阴病在胸膈，脉大多痰；及汗吐下后，虚烦发躁不得眠；甚则反复颠倒，心中懊忱；及身热不去，心中结痛，或按之软者。又治阳明证下后，外有热，手足温，不结胸，心中懊忱，饥不能食，但头汗等证。

山栀四枚 豆豉六钱

水煎服，得吐即止。经曰：酸苦涌泄为阴。其高者越之，胸中痞硬，越以瓜、豉之苦；在上者涌之，痰涎壅盛，涌以赤豆之酸。但瓜蒂性猛，不如栀豉汤更妙，栀豉之苦寒更入酸齑水少许，以吐胸中之邪。如表热加柴胡；痞满加黄连；伤食加山楂、神曲；便闭加大黄。但病人微溏者，不可服，里虚而寒在下也。经云：先泄而后生他病者，治其本，必且调之，后乃治其他。治痰火于此而悟焉，其神乎！凡方以栀子为主者，皆自栀豉汤而变之也。

下

凡下积聚、癫狂，须五鼓或平旦空心服药。伤寒潮热，不纳饮食者，巳时以后尤好。故曰：下无太晚，下不厌晚。杂病皆同。如不可通，用蜜导法。凡下药，用汤胜丸，水净万物故也。一服中病即止，不必尽剂，通三五次后，以稀粥止之。

大承气汤 治阳明病，脉实身重，汗出不恶寒，谵语烦躁，五六日不大便，脐腹胀满硬痛，烦渴而喘，手足心并腋下漐漐汗出，少阴口燥咽干。晡热胃热当消谷引饮，今反不能食者，内必有燥屎，若能食者，但便硬耳。又脉滑而数者有宿食。凡病大热大实大满者宜。

大黄 厚朴 芒硝 枳实各二钱半

水一盏，先煎枳、朴，减三分，下大黄煎二三沸，去渣，下芒硝煎一二沸，温服。得利即止，未利再服。其大黄须用酒煨，若生用峻下，则必为邪热于至高之分，是以愈后多患头目等疾。《活人大全》云：里证脉沉宜急下者，大承气汤主之。肝之里见证者，加柴胡、黄芩；心之里见证者，加黄连、麦门冬；脾之里见证者，加白芍、生地；肺之里见证者，加黄芩、石膏；肾之里见证者，加知母、黄柏。

小承气汤 治里证已见三四，脐腹胀满而不甚坚硬，或胸满潮热不恶寒，狂言而喘。视其病之小热小实小满者，宜大黄五钱，厚朴、枳实各二钱，煎服同前，得利即止。《活人大全》云：里证脉浮宜缓下者，小承气汤主之。肝之里见证者，加柴胡、连翘；心之里见证者，加赤茯、木通；脾之里见证者，加葛根、炒山栀；肺之里见证者，加连翘、黄芩；肾之里见证者，加滑石、黄柏。

调胃承气汤 治伤寒二三日不解，

蒸蒸热而不满，腹如仰瓦，腹中转矢气，必有燥屎。及太阳邪热入于阳明里之里，故不恶寒反恶热，大便硬，小便赤，谵语而呕，日晡潮热，狂斑烦乱，脉来洪实者，宜大黄四钱，芒硝三钱，甘草一钱，煎服同前。如发狂走骂者，阴不足也，宜加当归。经曰：微者逆之，顺者从之是也。方意承者，须也。本草云：通可去滞，泻可去壅。塞而不利，闭而不通，可以荡涤，使正气得以顺畅，是以承气名之。经曰：燥淫所胜，以苦下之；热淫所胜，治以咸寒。又曰：燥淫于内，治以苦温。是以三承气汤，宜分三焦受病而用之。若三焦伤者，痞满燥实坚俱全，是以大承气汤用大黄、枳实之苦，泄满实以涤热；厚朴之苦温，消痞下气；芒硝之咸寒，润燥软坚。上焦伤者，有痞满实而无燥坚，是以小承气汤用枳、朴除痞满，大黄泄实热。不用芒硝，因不甚燥，恐伤下焦血分真阴，谓下伐其根也。中焦伤者，无痞满而有燥实坚，是以调胃承气汤，用甘草和中，芒硝润燥，大黄泄实。不用枳、朴，恐伤上焦虚无之气。

三一承气汤 治伤寒、杂病、内外所伤，一切风热、风痰、湿热、燥热入里之深，大小便闭，或产难死胎不下，小儿斑疹黑陷等证。即大承气汤加甘草五钱，生姜三片。又能治肝经玉茎中痛。故曰肝苦急，急食甘以缓之，故加甘草以调其中，河间得之于仲景也。

陶氏六一顺气汤 治伤寒热邪传里，大便结实，口燥咽干，怕热谵语，揭衣狂妄，扬手掷足，斑黄阳厥，潮热自汗，胸腹满硬，绕脐疼痛等证。是以代大、小、调胃、三一承气，大柴胡、大陷胸等汤之神方也。大黄、枳实、厚朴、芒硝、柴胡、黄芩、芍药、甘草，煎法如

前，临熟入铁淬水三匙，调服立效。取铁性沉重，最能坠热开结故也。凡大柴胡汤。脾约丸。生地芩连汤之类，皆自承气而变之也。

渗

伤寒表证忌渗，惟热近里，未可通利者宜。

猪苓汤 治阳明病，上焦热脉浮发热，中焦热渴欲饮水，下焦热小便不利，三焦俱热，宜使热邪从小便出。兼治少阴挟热下利，咳而呕渴，心烦不得眠，先呕后渴，头痛身痛，胃燥及秋疫发黄等证。惟溺多而渴者不可服。

猪苓　茯苓　阿胶　滑石　泽泻各一钱

水煎去渣，临熟入阿胶煎烊乃服。方意以茯苓之甘以行小便，泽泻之咸以泻伏水，滑石、阿胶之滑以利水道。

五苓散 治太阳病，初无热，但狂言烦躁不安，精采与人不相当，及汗后胃中干燥不得眠，尿赤微烦作渴。惟上焦微烦；邪犹在表；唯渴则入里，热未成实；不能消水，停蓄不散。或伤寒下早，心下痞满不痛；或太阳少阳同病；及中暍，霍乱烦躁，中湿关节疼痛，湿痹小便不便，大便反快等证。

猪苓　茯苓　白术　泽泻各一钱半
肉桂五分

为末，每二钱，白汤调服。生津液，和表里。如无热烦躁狂言者，服后以指探吐。方意以伤寒发热而烦，六七日不解，脉浮者，邪在表也。或汗后亡津，胃干烦躁不眠，不能食，但渴欲水者邪在里也。然上焦虚躁或饮水不散而反吐出，为水逆证。或饮水虽多而小便不利者，皆里热未实，不能化水故耳。是以用白术、茯苓、猪苓之甘，润虚躁而利津液；泽泻之咸，以泻伏水；肉桂之辛

甘，以和肌表。经曰：甘甚反淡，甘缓而淡渗。淡味渗泄为阳，咸味涌泄为阴，辛甘发散为阳，是也。加减法：阳证，去桂热服，令汗出即愈；阴证加附子；温热病加甘草；瘀热发黄加茵陈；头目痛加川芎、葱白；咳嗽加五味子；热吐加半夏；热泻合小柴胡汤加黄连；狂言乱语加辰砂；小便闭加瞿麦、滑石；大便难加黄芩；劳复加桔梗；水气加葶苈；发虚热加参、芪、麦门冬，以分阴阳；腹痛加木香；气块加三棱、莪术；鼻衄加茅花；尿血加山栀；身痛加苍术；烦躁去桂加人参；心烦不眠加阿胶。

陶氏五苓散 即五苓散用桂枝，加甘草、滑石、山栀、灯芯，临熟入盐一字调服。如中湿身目黄加茵陈；水结胸加灯芯、木通。凡导赤、八正散之类，皆自此二方而变化之也。

和　解

和其内热，解其外邪，伤寒方之王道也。

小柴胡汤 又名三禁汤，禁发汗利大小便者宜此。本治少阳半表里证，头痛项强，耳前后肿或聋，筋脉拘急，身疼胁痛，寒热往来，或呕，或渴，或咳，或悸，胸膈痞满，烦闷硬痛，或汗下前后不解。及瘟疫两感，太阳阳明初证，不敢汗吐与下，过经不解，热入血室等证。杂病蒸热，肌体羸瘦，为用最多。但其间有五证尤为的当，伤寒五六日，胸满，心烦喜呕，身热心中咳逆，不欲食，或呕，或不呕者，一可服，若因渴欲饮水者，不可服；寒热往来而心悸者，二可服；胁下满硬而痛，耳聋胸痞，小便不利，或渴或不渴者，三可服；发潮热者，四可服；瘥后发热者，五可服。要知无热证者，不可服，为药性颇寒耳。

柴胡三钱　黄芩二钱　人参一钱　半

夏一钱　甘草四分

姜三片，枣二枚，水煎去渣，澄清温服，则能入胆，此方内有柴胡、半夏，能利能汗，以解半表里之邪。然本气分药也，而血病每用之者，以柴、芩专能调血故也。况伤寒日稍久不解者，热必伤血，故表恶寒发热而里未实者，加桂以温血；表热汗里又燥渴粪硬者，加大黄以清血。胸中烦而不呕，去半夏、人参加瓜蒌仁；渴者去半夏加人参、栝楼根；腹痛去芩加芍药；胁下痞闷去枣加牡蛎、枳实；胁痛加青皮；未经下而心中饱闷加枳、梗；心悸，小便不利去芩加茯苓；不渴，外有微热，去参加桂；咳嗽去参、枣，加五味子、炮干姜；呕加姜汁、竹茹；虚烦加竹叶、粳米；鼻衄加生地、茅花；痰盛或喘加桑白皮、乌梅；热盛错语不眠，加山栀、黄连、黄柏；少阳阳明合病，口燥目疼，加芍药、干葛；坏证加鳖甲；过经不解，晡热已而微利，加芒硝；自汗恶热，谵语烦渴，去半夏合白虎汤；自汗恶风腹痛，或寒多热少脉弱，去芩合桂枝汤；血虚发夜热，合四物汤，去芎加麦门冬；舌干口燥，去半夏加天花粉或贝母；齿燥无津液加石膏；脉弦虚无力，先因房劳梦遗感寒，或病后血气未固，以致咳嗽吐痰，昼轻夜重，发热不止，合四物汤去芎，加麦门冬、知母、黄柏；脉弦虚无力，或浮散，发热烦躁，口渴不饮水，此为虚热，去半夏、黄芩，合生脉散；热入血室，小腹痛，昼明夜昏妄见，或寒热不定似疟，合四物汤加牡丹皮；男子热入血室加生地；妇人热入血室加当归、红花。

陶氏小柴胡汤 即小柴胡汤加陈皮、芍药、川芎，临熟入生艾汁三匙调服。治法、加减亦同。

和解散　寻常感冒，用此等分。柴胡二钱，黄芩、人参、半夏、甘草各一钱，姜三片，枣二枚，水煎服。如呕逆倍生姜加陈皮，头痛加羌活、防风，寒热间作加桂枝，中暑发热头痛加黄连，春温时行加生地、升麻，温疟加常山、槟榔。

火邪汤　即小柴胡汤加黑豆一撮煎服。治火邪诸证。

大柴胡汤　专治少阳病，或因发汗、利小便转属阳明，此为少阳阳明。盖少阳变证阳明，故以小柴变为大柴。兼治里证内热，目不了了，睛不和，口渴烦躁黄斑，狂妄谵语，大便坚闭，小便赤涩，绕脐刺痛，脉洪数沉实，身热不恶寒反恶热。及老人素虚，或过经不解热未除，或下后仍发潮热，或腹中余垢欠净，胸中胀满而潮者最稳。若身体疼痛，是表未解，不可服之。柴胡三钱，黄芩、芍药、枳壳各一钱，半夏一钱半，大黄三钱壮实者倍之，怯弱者减之，姜三片，枣二枚，水煎，临熟入大黄煎二三沸，温服取通快则止，未利再服。经曰：热淫于内，以苦发之。柴、芩之苦以发传经之热。里不足者，以甘缓之，参、草之甘以缓中和之气。邪半入里，则里气逆而呕，半夏之辛以散之；邪半在表，则荣卫争为寒热，姜、枣之辛甘以和之。此小柴胡治半表里证也。经曰：酸苦涌泄为阴，是以大柴胡汤用枳、芍之酸，大黄之苦，以泄上满除中热；去参、草之甘者，恐补中也；仍用柴、芩、半夏、姜、枣者，邪未全入于里也。加减法：昏乱谵语加黄连、山栀；痞满加枳、梗、厚朴；舌苔黄赤，口燥渴饮水，加瓜蒌仁；夏月热病，烦躁，脉洪大，加知母、麦门冬、石膏；发斑加生地、牡丹皮、玄参；发黄加茵陈、黄柏；鼻衄加犀角；

大便不通加芒硝。

白虎汤　白虎西方之神，应秋而归于肺，故夏近秋令，中暑烦渴妙药。主治伤寒汗后，脉洪大而渴，中外俱热，未全入里，宜此和解。或吐下后，邪未除，热结在里，心胸烦，渴甚欲饮水，自汗，不恶寒反恶热，大便不闭。及三阳合病，头痛面垢，谵语遗尿，身重难以转侧。一切时气瘟疫，杂病胃热咳嗽、发斑，及小儿疮疱瘾疹伏热等证。

知母二钱　石膏五钱，热甚七钱　甘草六钱　粳米小半合

水煎温服。方意以脉浮为在表，兼滑为在里。表有热，里有寒，宜知母、石膏之苦甘，以解内外之邪热；热则伤气，宜粳米、甘草之甘缓以益气。经曰：热淫所胜，佐以苦甘是也。或问：白虎性寒，热病里虚，误服多成结胸，夏月阴盛体薄忌之。《百问》云：太阳病汗后，脉洪大者宜。此云里寒者，伤寒邪未入腑言寒，已入腑言热，非寒冷之寒，与瓜蒂散客寒上焦例同。如虚烦甚加麦门冬；里热大渴烦躁，表热微恶寒脉浮，并加人参；尺寸俱长而疾，自汗大出，身表如冰，乃阳明传少阴，宜加桂枝；虚烦谵语，小便淋涩，起卧不安，加山栀。

陶氏白虎汤　即白虎汤加人参、麦门冬、五味子、山栀、姜、枣、竹叶，煎服。治法同上。如心烦加竹茹；大渴心烦背恶寒，去山栀加天花粉。凡黄芩汤、解毒汤、麦门冬汤，一切平和清解之剂，皆自此三方而变化之也。

抑论无汗烦躁而脉浮紧者，可服青龙；无汗喜渴而脉单浮者，勿投白虎；阳明自汗引饮，则五苓散未可轻进；太阳自汗溺数，则桂枝汤不可妄与，其故何哉？盖人身以气液为主，在外则为正

汗，以养皮毛而不燥；在内则为津液，以和胃口而不渴；在下则为小便而不涩，是以三者恒宜相固而不相伤也。小便数则津下脱矣，岂宜桂枝重发其汗？阳明汗多津外泄矣，岂宜五苓复内渗其小便？白虎之名义甚可畏者，性甚寒凉。无汗脉浮，表未全解，犹宜柴胡解肌之药，岂可纯以里寒药治之耶？无汗而不烦躁者麻黄汤，有汗而烦躁者桂枝汤，惟无汗而烦躁者，而后可青龙汤。以加石膏性缓，对麻黄而言，故有是善名。也。噫！用之当者，朝大黄，暮附子，不为悖也；用之不当，小柴虽稍平和，亦贻害也。用药者，可不知古人立方之意乎！

阴　证
温　补

温其中，补其虚，素体虚里寒，及汗吐下后，暴虚寒者用之，中病即止。

理中汤　治太阴腹痛，自利不渴，脉沉无力，手足或温或冷，及蛔厥、霍乱等证。

人参　白术　干姜各二钱　甘草一钱半

水煎温服。如作丸，以前三味俱用五钱，甘草三钱，为末，蜜丸弹子大，每一丸白汤化下。大便涩者用丸，利者用汤。方意以干姜之辛，温胃散寒；参、术、甘草之甘，缓脾气调中。经曰：脾欲缓，急食甘以缓之。又曰：寒淫于内，平以辛热是也。如寒甚腹痛拘急，四肢逆冷，加附子；脐下动气欲作奔豚，去术加肉桂；吐多去术，加生姜；下多还用术；悸者加茯苓；渴者加白术；腹痛里虚倍人参；寒者倍干姜；胃虚则气壅腹满，去术加附子；呕吐不止减甘草加姜汁；吐蛔去甘草加乌梅；呃逆加丁香、柿蒂；呃逆加木香；霍乱转筋加石膏；寒湿发黄加茵陈；肺弱泄不止，溺不利，

倍参、术，合五苓散；内虚腹痛合小建中汤。

陶氏理中汤　即前方加肉桂、陈皮、茯苓、姜、枣煎，临服入炒陈壁土一匙，以助胃气，治法同上。如厥阴消渴，气上冲心，饥不欲食，食即吐蛔，腹痛便实，加大黄、蜜少许利之。腹濡满时减者去甘草，呕吐加半夏、姜汁；蜷卧沉重利不止，及利后身体痛加附子；自利腹痛加木香磨姜汁。

治中汤　治太阴伤寒，手足温，自利不渴，咽干腹满，痞闷时痛，脉沉细。及食积头痛，发热恶寒，身体不痛等证。即理中汤加青皮、陈皮等分，水煎服。

小建中汤　治伤寒阳脉涩，阴脉弦，法当腹中急痛，有汗；及少阴恶寒，手足蜷而温。凡伤寒初起及过经，当汗吐下，尺脉迟者，宜先服此。又治伤寒二三日，心悸而烦，及诸汗不止等证。

白芍五钱　肉桂三钱　甘草二钱　饴糖半盏

姜五片，枣四枚，水煎去渣，入饴糖烊化温服。如便溏或呕者去饴糖。经曰：建中者，建脾也。脾欲缓，急食甘以缓之，饴枣、甘草之甘以缓中；辛润散也，荣卫不足，润而散之。桂枝、生姜之辛以行荣卫；酸收泄也，正气虚弱，收而行之，芍药之酸以收正气。悸者，气虚也；烦者，血虚也。以气血内虚，与小建中汤先建其里。

玄武汤　见赋。三白汤、人参三白汤、辛黄三白汤，凡方中以三白为主者，皆自此方而变化之也。

四逆汤　治直中阴证，初病无头疼，无身热，无渴，怕寒振栗蜷卧，沉重欲寐，脉来沉迟无力或无；及太阴腹痛，自利不渴，手足厥冷，指甲唇青，呕吐涎沫；或少阴下利清谷，或咳，或悸，

里寒外热，脉微欲绝，发躁身反不恶寒，面赤腹痛、或干呕咽痛，或呕吐呃逆，或利止脉不出者，此为阴甚于内，格阳于外，不相通也。急宜此汤散阴通阳。又伤寒表证误下，自利不止，或表证未除而下利不止，急宜此汤救里。凡三阴脉迟身痛并用，阴毒要药也。

干姜五钱　附子生二钱半　甘草一两

水煎温服。方意以甘草、姜、附相合，辛甘大热之剂，散阴复阳。经曰：寒淫于内，治以甘热。又曰：寒淫所胜，平以辛热是也。如利止脉不出，加人参；无脉加猪胆汁；面赤加连须葱白；腹痛加芍药；阴毒心硬肢冷，加麝香、皂荚少许。

陶氏四逆汤　即四逆汤加人参、白术、茯苓、陈皮、半夏、肉桂、五味子，姜煎，临熟入麝三厘调服，中病手足温和即止。治法同上。如呕吐涎沫，或小腹痛，加盐炒吴萸；呕吐不止加姜汁，泻不止加升麻、黄芪；咽痛加桔梗。

当归四逆汤　治厥阴病气弱，手足厥逆，小腹疼痛，或呕哕，或囊缩，血虚则脉细欲绝，亦阴毒要药也。当归、芍药各二钱，肉桂一钱半，细辛、通草、甘草各一钱，姜五片，枣二枚。水煎温服。经曰：脉者，血之府也。诸血皆属于心。通脉者，必先补心益血。苦先入心，当归之苦以助心血；心苦缓，急食甘以缓之，通草、甘、枣之甘以缓阴血。如素有寒气加吴萸，倍生姜；寒甚加附子；脉不至加人参。

三味参萸汤　治厥阴病，干呕吐涎，头痛甚极；及少阴吐利，手足逆冷，烦躁欲死；阳明食谷欲呕，得汤反剧，属上焦寒等证尤妙。吴萸三钱，人参二钱，生姜四钱，枣二枚，水煎温服。经曰：寒淫于内，治以甘热，佐以苦辛。吴萸、

生姜之辛以温胃，人参、大枣之甘以暖脾。如阴逆厥冷，唇青面黑，舌卷卵缩，加附子、细辛。

十全大补汤、十四味建中汤，一切峻补之剂，皆自理中、建中、四逆等汤而变化之也。

炙甘草汤　治伤寒脉代结，心动悸。

甘草三钱　人参二钱二分　生地　桂枝　麻仁　麦门冬各二钱半　阿胶二钱

姜三片，枣二枚，酒七分，水一盏三分，煎，至三分服。方意以脉代结者，血气虚弱不能相续；心动悸者，真气虚也。是用参、草、大枣之甘以补不足；桂、姜之辛以益正气。本草云：补可去弱是也。麻仁、阿胶、生地、门冬之甘以润经益血，复脉通心。经曰：津耗散则为枯。五脏痿，当荣卫涸，温剂所以润之也。单甘草汤、滋阴降火汤、补阴丸、生脉散、补中益气汤，一切滋补之剂，皆自此方而变化之也。

内　伤　饥饱劳役　饮食积聚

东垣李先生内伤纂要

内外伤辨

人身以胃气为主，凡言阳气、元气、谷气、荣气，清气、卫气、春升之气，皆胃气之别名耳。脾胃一伤，中气不足，谷气不能上行以滋养心肺，乃下流而乘肝肾痿厥气逆之渐也，肾受脾湿，闭塞其下，致肾间阴火上冲心肺。心肺者，天之气，是无形之气受病，故饮食劳役失节，为内伤不足之证。肝肾者，地之气，是有形之质受病，故风寒邪侵筋骨风伤肝筋，寒伤肾骨，为外伤有余之证。

经曰：天之邪气感则害人五脏，水

谷寒热感则害人六腑。又曰：犯贼风虚邪者阳受之，饮食不节起居不时者阴受之。阳受之则入六腑，阴受之则入五脏，两说似反而实不反也。盖内外之伤，脏腑皆尝受之，但随其所从所发之处而为病耳。经曰：东风入肝，西风入肺，南心北肾，西南则舍于脾。观此则天之邪气，固伤五脏矣。然虚邪中人，从皮肤而入络脉而经而输，伏冲之脉以至于肠胃。又曰：东北风伤人，内舍于大肠，西北舍于小肠，东南舍于胃。则天之邪气，又岂不伤六腑乎？经曰：饮食自倍，肠胃乃伤。则水谷寒热，固伤六腑矣。又曰：形寒饮冷伤肺，饮食劳倦伤脾。亦未尝不伤五脏也。至于地湿，亦未必专害皮肉筋脉，而不能害脏腑。邪气水谷，亦未必专害脏腑，而不能害皮肉筋脉也。但以邪气无形，脏主藏精气，故以类相从而多伤脏。水谷有形，腑主传化物，故因其所由而多伤腑。湿气浸润，其性缓慢，故从下而上，从浅而深，而多伤于皮肉筋脉耳，孰谓湿气全无及于脏腑之理哉！观此则知伤寒、温暑、内伤、杂病，阴阳虚实之理一而已矣。仲景、东垣、丹溪、河间，又岂有优劣哉！

有余者泻，不足者补，补泻一差，生死立判。其所以疑而似者，为百病皆起于恶寒、恶风、发热、头疼等证。杂病，亦有六经所见之证，外科亦然，所以世俗混而无别。其最易辨者，伤寒恶寒，猛火不除；内伤恶寒，元气下流，心肺无所禀受，皮肤间无阳以护，但见风寒便恶，非常常有之无间断也。稍就温暖即止。伤风恶风，不耐一切风寒；内伤恶风，偏恶些小贼风。避居密室，则不恶矣。外伤恶热，无有休歇，日晡转剧，直待汗下方退；内伤发热，亦似伤寒及中暍之证，但烦躁时止时作，或自袒裸亦便清凉。凡体弱食少

过劳，及常斋胃薄之人，因劳役得疾，皆与阳明中暍相似，误服白虎必死。但中暍日晡热甚，或作谵语；内伤日晡病减，为阳明气旺故耳。外伤筋骨疼痛，不自支持便着床枕；内伤倦怠，有似伤寒及中湿之证，但四肢不收，无力嗜卧而已。间有脾为热乘，则骨消筋缓，亦非得病即显是证。

内伤寒热，间作而不齐；

或因口吸风寒之气，郁其阴火，使咽膈不通，其吸入之气欲入也，为膈上冲脉之火所拒，使阴气不得入，其胸中之气，为外风寒所遏而不得伸，令人口开眼瞪，极则声发于内，气不能上下，塞于咽中而气欲绝。又或因哕、因呕、因吐而燥热发，必有所因，方有此证。其表虚恶风寒之证复见矣，表虚之弱为阴火所乘，燥发须臾而过；其表虚无阳不任风寒复见矣，是表虚无阳常常有之，其燥热则间而有之，此二者不齐，燥作寒已，寒作燥已，非如外伤之寒热齐作，无有间断也。

外伤寒热，齐作而不间。内伤头痛，时止时作；外伤头痛。非发散直传入里方罢，然岂特初证似太阳可辨哉！内伤则元气不足，神思昏怠，语言倦懒，先重而后轻；外伤则邪气有余，神思猛壮，语言强健，先轻而后重。内伤则手心热而手背不热；外伤则手背热而手心不热。内伤邪在血脉中有余则不渴，间有渴者，心火克肺，乃伤之重者也。外伤邪气传里则大渴。内伤证显在口，虽食亦不知味，多唾涎沫，鼻息不调或有清涕；外伤证显在鼻，伤寒鼻塞，伤风流涕，虽不能食而亦知味。内伤气口脉大，外伤人迎浮紧。

外感风寒，则人迎脉缓或紧，而大于气口一倍或两三倍。内伤饮食，则气口脉大于人迎一倍，伤之重者，过在少

阴则两倍，太阴则三倍，此内伤饮食之脉。若劳役过甚，心脉变见于气口，是心火刑肺，其肝木挟心火之势，亦来薄肺，故气口脉急大而数，时一代而涩也。涩者，肺之本脉；代者，元气不相接，脾胃不及之脉；洪大而数者，心脉刑肺也；急者，肝木挟心火而反克肺金也。若不甚劳役，唯右关脉数而独大于五脉，数中显缓，时一代也。如饮食不节，寒暑失所，则先右关胃脉损弱，甚则隐而不见，唯内显脾脉之大数微缓，时一代也。宿食不消，则独右关脉沉而滑。

若显内证多者，则是内伤重而外感轻，宜以补养为先。若显外证多者，则是外感重而内伤轻，宜以发散为急，此医之大关键也。奈何业者，不学妄行，凡病莫分内外，专以发散为先，实实虚虚，可胜叹哉！

内伤辨 新纂

内伤劳倦饮食之证，固与风寒暑湿之病不同矣，然劳倦伤与饮食伤，又岂无可辨者哉！以劳倦言之，经云：阴虚生内热。又云：有所劳倦，形气衰少，谷气不盛，上焦不行，下脘不通，胃气热熏胸中，故内热，此内伤之原也。然人身阴阳，有以表里言者，有以上下之分言者，有以升降呼吸之气言者。此所谓阴虚之阴，盖劳过则气化为火，水谷之味因而少入，是故阳愈盛，阴愈衰也。盖指身中之阴气，与水谷之味耳。夫劳倦饮食损伤气分，既有阴气阳气之分，则思虑色欲损伤血分，又岂无有阴血阳血之异乎？以此见，血阴气阳者，分阴分阳之义也；气血各自有阴阳者，阴阳互为其根之理也。大法阳气虚者，宜桂、附、兼参、附峻补；阴气虚者，参、术、甘草缓而益之；阴分血虚者，生地、玄参、龟版、知母、黄柏补之；阳分血虚者，茯苓、参、归、远志之类补之。论至于此，东垣、丹溪之功大矣哉！或以下焦阴分为言，或以肾水真阴为言，皆非也。夫有所劳倦者，过动属火也；形气衰少者，壮火食气也；谷气不盛者，劳伤元气则少食而气衰也；上焦不行者，清阳不升也；下脘不通者，浊阴不降也。夫胃受水谷，惟阳升阴降，而后变化出入以滋荣一身，今胃不善纳而气衰少，则清无升浊无降矣。故曰上焦不行，下脘不通。然非谓绝不行不通也，但比之平人则谓之不行不通耳。上不行下不通则郁矣，郁则少火皆成壮火，而胃居上焦下脘两者之间，故胃气热，热则上炎，故熏胸中而为内热也。内伤始病热中，末传寒中，阴盛生寒中，多因调治差误，或妄下之所致。遇寒则四肢厥冷，心胃绞痛，冷汗自出，乃胃之脾胃虚也，宜辛热温药理中下二焦。劳则气耗气短，喘且汗出，内外皆越，故气耗矣。气耗则火旺，火旺则乘其脾土，脾主四肢，烦热无力，懒于语言，动作喘乏，表热或表虚恶寒，心烦不眠。劳役初病，少食，小便赤黄，大便或闭或结或虚坐，只见些少白脓，时有下气，或泄白或黄如糜，苦心下痞塞，或加胃脘当心而痛如刀割之状，有时上支两胁痛，必脐下相火上行，使阳明经气逆胸中，甚则高喘，但病每互出不并作，与外感异耳。宜安心静养，心之意即真土，意虑不宁，则脾劳矣。以甘寒泻其热火，以酸味收其散气，以甘温补其中。经言，劳者温之，损者益之，是也。平人脉大为劳脉，极虚亦为劳。夫劳之为病，其脉浮大，手足烦热，春夏剧秋冬瘥。脉大者，热邪也；极虚者，气损也；春夏剧者，时助邪也；秋冬瘥者，时胜邪也。以建中补中治之，亦温之之意也。经曰：温能除大热，是也。虽然，劳倦亦有二焉，劳力纯乎伤气而无汗者，补中益气之旨也。夫脾胃虚者，因饮食劳倦，心火亢甚而乘其土位，其次肺气受邪。须用黄芪最多，人参、甘草次之。脾胃一虚，肺气先绝，故用黄芪以益皮毛而闭腠理，不令自汗上喘气短；损其元气，人参以补之：心火乘脾，炙甘草之甘温以泻火热而补脾胃中元气。若脾胃急痛，腹中急缩者，宜多用之。经曰：急者缓之。白术苦甘温，除胃中热，利腰脐间血。胃中清气在下，升麻、柴胡以引之，引黄芪、甘草甘温之气味上升，能补卫气之散解而实其表也，又缓带脉之缩急，二味苦平，味之薄者，阴中之阳，引清气上升也。气乱于胸中，为清浊相干，用陈皮以理之，又能助阳气之升，以散滞气，助诸甘辛为用也。脾胃气虚，不能升浮，为阴伤其生发之气，荣血大亏，营气不荣，阴火炽盛，是血中伏火日渐煎熬，气血日减。心主血，血减则心无所养，致使心乱而烦，病名曰悗。悗者，心惑而烦闷不安也。故加辛甘微温之剂生阳气，阳旺则能生阴血，更以当归和之。伤之重者，一日连进二服，得阴阳和而汗自出，病可已矣，然非发散之谓也。劳心兼伤乎血，而有汗者，黄芪建中之义。心力俱劳，气血俱伤者，双和散之所由名也。凡诸益气汤、保元汤之类，皆自补中、建中而推之也。凡归脾汤、养心汤，及节斋新立二方之类，皆自双和而推之也。又房劳伤肾，证与劳倦相似；均一内伤发热证也，劳倦因阳气之下陷，宜补其气以升提之；房劳因阳火之上升，宜滋其阴以降下之。一升一降，迥然不同矣详发热。七情动气，脉与饮食无二，盖饮食七情，俱能闭塞三焦，熏蒸肺胃，清道肺为气主，由是而失其宣化之常，所以气口独紧且盛，其证呕泄痞满腹痛，亦太相似。但伤食恶食，七情虽作饱亦不恶食，临时消息问察。俱不可不细辨之。兹述其略，尚当于各类融会而贯通之可也。以饮食伤者言之，经云：因而大饮则气逆，因而饱食，筋脉横解，则肠澼为痔。盖饮者，无形之气，伤之则宜发汗，利小便，使上下分消其湿，解醒汤、五苓散之类是也。酒之气味俱阳，若以大热大寒之药下之，是无形之气受伤，而反下有形阴血，致损真水，阳毒太旺，愈增阴火冲上，元气消亡，七神何依？虽不即死，而虚损之病成矣。所以酒疸不许下，下之久久成黑疸，盖以此也。食者，有形之物，伤之则宜损其谷，其次莫若消导，丁香烂饭丸、枳术丸之类主之；稍重则攻化，三棱消积丸、木香见晛丸之类主之；尤重者，则或吐或下，瓜蒂散、备急丸之类主之，此大法也。条分缕析，其间有大饥伤饱而无停滞者，或饮食不调之后加之劳力，或劳力过度之后继以不调，皆谓之不足，而当补益者也。有自己喜食，或与人斗食而停滞者，此为有余，而当消导者也。又有伤生冷硬物者，有伤辛辣热物者，或热物多而寒物少，或寒物多而热物少，或先食热物而后食冷物，以致前食热物亦不消化，所伤之不同如此，安可以执一乎？况人之气禀盛衰，每每相反，有物滞气伤，必补益消导兼行者；有物暂滞而气不甚伤，宜消导独行不须补益者；有既停滞而复自化，不须消导，但当补益，或亦不须补益者。洁古、东垣枳术丸之类，虽曰消导，固有补益之意存乎其间。方以白术甘苦温，甘温补脾之元气，苦味除胃中之湿热，利腰脐间血，故先补脾胃之弱，过于枳实克化之药一倍。枳实味苦寒，泄心下之痞闷，消化胃中所伤，此药下胃，其所伤不能即去须待一、两时辰许则消化，是先补其虚，而后化其所伤，则不峻利矣。荷叶中空象震，震者，动也，人感之生。足少阳甲胆者，风也，生化万物之根蒂也。《内经》云：立端于始，序则不愆，人之饮食入胃，营气上行，即少阳甲胆之气也。其手少阳三焦经之司，胃气、谷气、元气，甲胆上升之气一也。荷叶空青而象风木，食药感此气之化，胃气何由不上升乎？更以烧饭和药，与白术协力滋养，令胃厚再不至内伤。若伤热用丁香、巴豆热药，伤冷用大黄、牵牛寒药，不但遗留药毒，重泻元气，又且饮食伤中焦，而反泻上焦清气，暗损人寿，不得终其天年，但人不自觉耳。其他如木香分气丸、导气枳实丸、大枳壳丸之类，虽无补益，然施之于物暂滞，气不甚伤者，岂不可哉！但不宜视为通行之药尔。且所滞之物，非枳术丸之力所能去者，亦安可泥于消导而弗之变乎？故备急丸、瓜蒂散等之推逐者，亦未尝委之而弗用也。故善用兵者，攻亦当，守亦当；不善者，则宜攻而守，宜守而攻，其败也，非兵之罪，用兵者之罪耳。观乎此，则知消导补益推逐之理矣。吁！均一内伤也，劳倦不足一而已矣。饮食有有余不足之分焉，误用补益，则甘温助湿生痰，变生呕泻胀满危证；误用推逐，重伤元气，脱下而死。利害匪轻如此，故妄缀之为内伤辨。

脾胃虚实传变论

经曰：胃、大肠、小肠、三焦、膀胱五者，天气之所生也，其气象天，故泻而不藏。九窍者，五脏之所主，然必得胃气乃能通利，胃气一虚，口目耳鼻俱为之病。其身热头痛，耳鸣目眩，沉重，为热所伤元气故也。阳气最恶烦劳，顺之则固。惟脾胃和，则谷气上升，为春夏令行而人寿；脾胃不和，则谷气下流，为收藏令行而人夭。凡十一脏，皆取决于胆，胆气升则余脏从之，胆气不升，则飧泄肠澼。天食人以五气，地食人以五味，味藏于胃，以养五气，气或乖错，形何以存，故诸病从脾胃而生明矣。姑以胜衰者言之，胃中元气盛，则能食不伤，过时不饥。脾胃俱旺，则能食而肥；脾胃俱虚，则不能食而瘦；或少食而肥，虽肥而四肢不举，盖脾实而邪气盛也。又有善食而瘦者，胃伏火邪于气分则能食，脾虚则肌肉削。故面热者，胃病也，胃病则脾无所禀受，故亦从而病焉。脾病则下流乘肾土克水，令人骨髓空虚乏力，足不能履地，是阴气重叠，阴盛阳虚，汗之则愈，下之则死。然非正发汗也，用辛甘之药滋胃，当升当浮，使生长之气旺以助阳耳。夫胃病

其脉缓，脾病其脉迟，若火乘土位，其脉洪缓。更有身热心中不快之证，此阳气衰弱，当从升降浮沉补泻法中用药详后用药法象。

盖治病不达升降浮沉之理，虽愈亦幸耳。昔有病脾胃久衰，视听半失，淫雨阴寒，逾月不止，泄利体重肢节痛，大便泄下，小便闭，若用淡渗之剂，病虽即已，降之又降，是益其阴而重竭其阳，精神愈短。故必用升阳药，以羌活、独活、柴胡、升麻各一钱，防风、甘草各五分，水煎稍热服，阳气升腾而疾去矣。又有脾胃虚损，目疾时作，身面目睛俱黄，小便或黄或白，大便不调，食少气短怠惰，医以泻肝散下数行，而前疾愈甚，适当暑雨，素有黄证，所以增剧也，因立清神益气汤治之。茯苓、升麻各二分，泽泻、苍术、防风各三分，生姜四分，此数药能走经除湿热而不守，故不泻本脏肺与胃脾本中气之虚弱；青皮一分，生甘草、白芍、白术各二分，人参五分，此数药能守本而不走经，不走经者，不滋经络中之邪，守者能补脏之元气；黄柏一分，麦门冬、人参各二分，五味子三分，此药去时令浮热湿热。水煎，空心热服而愈。举此二者，以为证佐。

如脉缓，病怠惰嗜卧，四肢不收，或大便泄泻，此湿胜也，以平胃散。若脉弦，气弱自汗，四肢发热，泄泻，毛枯发落，从黄芪建中汤。

苟脉缓而建中，脉弦而用平胃，则误矣。

脉虚血弱，摘四物汤一二味；脉弱气短，摘四君子汤一二味；或小便赤黄，从五苓散去桂，摘一二味，俱以本证中加之。如妨闷此非腹胀，乃散而不收，可加芍药收之，中焦用芍药，则脾中升

阳，使肝胆之邪不敢犯。如腹中窄狭及缩急者去之，及诸涩酸药，亦不可用。腹痛者加甘草、白芍。稼穑作甘，甘者己也；曲直作酸，酸者甲也；甲己化土，此仲景之妙也。五苓散治渴而小便不利，无恶寒者不可用桂。不渴而小便自利，妄见妄闻，乃瘀血证，用炒黄柏、知母。心脏热而窍不利者，导赤散。或虚坐而大便不得者，皆血虚也，血虚则里急，或血气虚弱而目睛痛者，皆加当归身，调理脾胃。于此五药中加减，无不应验，然终不能使人完复。

内伤以脾胃虚败为甚，酒色次之。凡虚损，脾胃盛者易复，脾胃弱者，只可半愈，故农樵终岁劳苦而不成伤，能纳能化，脾胃盛耳。

后或有因而再至者，亦由督任冲三脉阴火为邪，胃气虚弱之所致也。法须依证加减，如执方疗病，非《素问》之旨也。经云：至而不至，是为不及，所胜妄行，所生受病，所不胜乘之也。至而不至者，谓从后来者为虚邪，心与小肠乘脾胃也，脉见浮大而弦，病或四肢烦躁，口苦舌干咽干。盖心主火，小肠主热，火热乘土，湿热相合，故烦躁闷乱；四肢，脾胃之末也，火乘之故发热；饮食劳役所伤，以致脾胃虚弱，乃血所生病，主口中津液不行，故口干咽干也。

心之神，乃真气之别名。今七神离形而脉中惟有火矣。善治斯疾，惟使心无凝滞。人或逢喜事，或天气暄和，或食滋味，或眼前见可爱事，则慧然无病矣，盖胃中元气得舒伸故也。

忌用五苓散亡津液，宜补其母于心与小肠中，以补脾胃之根蒂。甘温白术为主，苦寒黄连为使，酸味芍药为之臣佐。以其心苦缓，急食酸以收之此治心火不能生土，是为不及；火旺则肺金受邪，金虚

则以酸补之；以甘温、甘寒苓、连、知、柏、生地之类之剂于脾胃中泻心火之亢盛，是治其本也。

火盛乘脾，亦为不及。心火者，阴火也，起于下焦，其丝系于心。心不主令，相火代之。相火，下焦包络之火，元气之贼也。火与元气不两立，一胜则一负。如脉见洪大，而烦渴气喘，是火大旺而气大衰也。阴火说自东垣，乃发《素问》之未发者也。

所胜妄行者，言心火旺能令母实。母者，肝木也，木旺则挟火而妄行，故脾胃先受之，或身体沉重，走注胁痛。盖湿热相搏，风热郁不得伸，附着于有形也；或多怒者，风热下陷于地中也；或目病内障，肝主血，开窍于目也；或妄见妄闻起妄心，夜梦亡人，或寒热往来，或四肢满闭，或淋溲便难转筋，皆肝木火盛而为邪也；或生痿，或生痹，或生厥，或中风，或生恶疮，或作肾痿，或上热下寒，皆风热不得升长，而水火过于有形中也。

宜柴胡为君，防风、赤芍、甘草、桂枝为臣，猪苓、泽泻、茯苓、苍术、知母、黄柏、滑石、石膏、羌活、独活、川芎、细辛、蔓荆子为使，升麻为使。经云：惟有阳明、厥阴不从标本从乎中。中乃不定之辞，非中外之中也。盖厥阴为十二经之领袖，主生化阴阳；足阳明为十二经之海，主经营气血，诸经皆禀之。言阳明、厥阴与何经相并而为病，酌中以用药。所以言此者，发明脾胃之病，不可一例而推，欲人知百病皆由脾胃而生也，厘毫之失，灾病立生。假如时在长夏，于长夏之令中立方，谓正当主气衰而客气旺之时也，后之处方者，当从此法加时令药。如长夏则补脾胃泻阴火，升阳汤是也。大抵此法此药，欲

令阳气升浮耳，大禁渗泄滋阴之味，亦有从权而用黄柏、知母，为督任冲三脉盛也。

所生受病者，由土弱不能生金，反受火水之邪，而清肃之气伤。或胸满少气，短气气上，精神少而倦惰，惨惨常不乐，皆阳气不足而阴有余也，或咳嗽寒热者，湿热乘其内也。

脾不克化，郁而为痰，变生咳喘眩晕等证。治宜人参为君，白术、芍药为佐，橘皮、青皮以破滞气，桑白皮、甘草、木香、槟榔、五味子为佐，桂枝、桔梗为引用。

所不胜乘之者，水乘木之妄行，而反来侮土，故肾入心为汗，入肝为泣，入脾为涎，入肺为痰为嗽为涕为嚏，为水出鼻，自入则为溺多，为恶寒也。

治宜干姜为君，白术、附子、肉桂为臣、茯苓、猪苓、泽泻为佐使。

一说下元土盛克水，致督任冲三脉盛，火旺煎熬，令水沸腾而乘脾肺，故痰唾出于口也；下行为阴汗，为外肾冷，为足不任地，为腰脊背胛脚下隐痛；或水附木势而上为眼涩、为眵、为冷泪，此皆肺金之虚，而寡于畏也。夫脾胃不足，皆为血病，故九窍不通。诸阳气根于阴血，阴受火邪则阴盛，阴盛则上乘阳分，而阳道不行，无生发升腾之气也。夫阳气走空窍者也，阴气附形质者也，如阴气附于土，阳气升于天，则各安其分也。今所立方中，有辛甘温药者，非独用也；复有甘苦大寒之剂，亦非独用也。以火酒二制为之使，引苦甘寒药至顶，而复入于肾肝之下，此所谓升降浮沉之道，自偶而奇，奇而至偶者也。

阳分奇，阴分偶，泻阴火以诸风药，升发阳气以滋肝胆之用，是令阳气生，上出于阴分；末用辛甘温药，按其升药，

使不发散于阳分，而令走于九窍也。升降浮沉说：天以阳生阴长，地以阳杀阴藏。天气旺于寅，寅者，引也。立春少阳之气，始于泉下，引阴升而在天，草木甲坼；立夏少阴火炽，草木盛茂，此谓天以阳生阴长，经言岁半以前，天气主之，在乎升浮也。地气旺于申，立秋太阴之气始得大伸，自天而下降彻地，则品物咸殒；立冬少阴之气伏于泉下，冰水地坼，此所谓地以阳杀阴藏，经言岁半以后，地气主之，在乎降沉也。春温、夏暑、秋凉、冬冷，正气之序，升已而降，降已而升，如环无端，运化万物，故曰履端于始序则不愆。人之呼吸升降，放象天地，饮食入胃，气先归脾肺，上行春夏之令，以滋养周身，乃清气为天者也；升已而下输膀胱，行秋冬之令，为传化糟粕，乃浊阴为地者也。损伤脾胃，真气下溜，或下泄而久不能升，是有秋冬而无春夏，百病皆起。又有久升而不降者，亦病焉。于此求之，则履端之义明矣。

经云：食入于胃，散精于肝，淫气于筋。食入于胃，浊气归心，淫精于脉；脉气流经，经气归于肺，肺朝百脉，输精于皮毛；毛脉合精，行气于腑。且饮食入胃，先行阳道，而阳气升浮也。浮者，阳气散满皮毛；升者，克塞头顶，则九窍通利也。若饮食不节，损其胃气，不能克化，散于肝，归于心，溢于肺，食入则昏冒欲卧，得卧则食在一边，气暂得舒，是知升发之气不行者此也。经云：饮入于胃，游溢精气，上输于脾；脾气散精，上归于肺。病人饮入胃，遽觉至脐下便欲小便。由精气不输于脾，不归于肺，则心火上攻，使口燥咽干，是阴气太盛，其理甚易知也。况脾胃病则当脐有动气，按之牢，若痛，有是者

乃脾胃虚，无是则非也，亦可作辨明矣。

内伤饥饱劳倦总方

补　益

补中益气汤　治形神劳役，饮食失节，虚损身热而烦，脉大而虚，颈痛或恶寒而渴，自汗无力，气高而喘。兼治妇人室女经候不调。血脱益气之大法也。

黄芪一钱，劳役甚者加五分　人参久嗽肺有火者去之　甘草各一钱，三味除肌热燥热圣药，当归和血　白术助脾　陈皮导气，又能同诸甘药益元气，独用泻脾　柴胡引少阳清气左升，大除劳热　升麻引胃气右升，而复其本位。同柴胡，须用酒各炒三遍。如咳嗽及有汗者，用蜜炒敛而降之。五件各五分，虚甚升、柴只用一分，汗多者全去之。参、芪、术有用至一两一服者，甘草有用二三钱一服者，水煎，已未午初时温服。伤之重者连进二服，如得微汗即愈。忌多言劳役，静养一二时辰久方进美膳以助之。常服去升、柴，加黄柏三分以滋肾水，红花二分入心养血，多用破血。

加味黄芪汤　又名保元汤。治阳虚背恶寒。即前方去升、柴、陈、归，加肉桂，甚者加附子。

升阳顺气汤　治春月口淡无味，夏月虽热犹寒，饥饱失常，以致腹胁满闷短气，喜怒不节，以致忧思气结，恐惧气下等证。即补中益气汤去白术，加黄柏、草豆蔻、神曲、半夏。

黄芪人参汤　治夏天气热，精神不足，两脚痿软，烦热呕哕，自汗头痛痰嗽，心胁腹痛，胸中闭塞，小便频数，大便难而闭结，皆热伤肺之所致也，宜常服之。即补中益气汤去柴胡，加苍术、神曲、五味子，黄柏。

清暑益气汤　治长夏湿热蒸人，四肢困倦，精神少，懒于动作，胸满气促，支节痛，或气高而喘，身热而烦，心下膨闷，小便黄而数，大便溏而频，或痢，或渴，不思饮食，自汗体重等证。即补中益气汤去柴胡，用黄芪一钱止汗除热；人参五分，当归、甘草各三分，补中益气；苍术一钱，白术、泽泻各五分，渗利除湿；升麻一钱，干葛二分，善解肌热；又以风胜湿也，湿胜则食不消而作痞满，故炒神曲五分，青皮二分，陈皮五分以消食快气；肾恶燥，故以黄柏三分，借甘味泻热补水；虚者滋其化源，以五味子九粒，麦门冬三分，救暑伤肺金。中暍，忌汗下温针。

升阳补胃汤　治长夏湿热，阳明、少阳下血。即补中益气汤去陈皮，加桂、芍、羌、防、干葛、独活、生地、牡丹皮。

升阳益胃汤　治秋燥令行，湿热少退，体重节痛，口干舌干，饮食无味，大便不调，小便频数，食不消。兼见肺病洒淅恶寒，惨惨不乐，面色恶而不和，乃阳气不伸故也。黄芪二钱，人参、甘草各一钱，白术三分，陈皮四分，柴胡三分，加羌活、独活、防风各五分，以秋旺故用辛温泻之；白茯、泽泻各三分，渴者勿用；半夏一钱，黄连一分，白芍五分，姜、枣煎服。后如小便罢而病加剧，去茯苓、泽泻。何故秋旺反用参、术、芍药之类补之？脾胃虚则肺俱受邪，故因时而补易为力也。若喜食不可饱食，恐胃再伤，忌不可啖食以损药力，宜安静少后形体，使胃与药得转运升发，胃气稍强，少食果物以助之。经云：五谷为养，五果为助者也。

神圣复气汤　治气乘冬足太阳寒气、足少阴肾水，子能令母实，手太阴肺实，反来侮土，火木受邪。腰背胸膈闭塞，疼痛善嚏，口中涎，目中泣，鼻流浊涕不止或息肉不闻香臭，咳嗽痰沫，上热如火，下寒如冰，头作阵痛，目中流火，视物晾晾，耳鸣耳韵，头并口臭；或恶风寒，喜日阳，夜卧不安，常觉痰塞咽膈不通，口失味，两胁缩急而痛，牙齿动摇不能嚼物，阴汗，前阴冷，行步欲侧，起居艰难，掌中寒，风痹麻木，小便数而昼多夜频，欠气短喘作渴，少气不足以息，遗矢无度，妇人白带，阴户中痛，牵心而痛，面如赭色，食少大便不调，烦心霍乱逆气，里急而腹皮色白，后出余气复不能努；或肠鸣，膝下筋急，肩胛大痛，此皆寒水木复火土之仇也。干姜炮三分，半夏六分，柴胡一钱，藁本八分，防风、人参、郁李仁各五分，升麻七分，附子二分，当归六分，羌活一钱，甘草八分，白葵花五朵去心，水五钟，煎至二钟；入黄芪、草豆蔻各一钱，陈皮五分，再煎至一钟；入黄连、黄柏酒洗、枳壳、生地各三分。以上四味，先一日水浸，又以细辛二分，川芎、蔓荆子各三分，先一日用水半钟，分作二处浸此三味，并黄柏等，煎正药作一钟，不去渣，入此浸药，再煎至一大钟，去渣空心稍热服。又治咬颊、咬舌、咬唇、舌强等证。宜食肉汁不宜食肉，不助经络中火邪也。大抵肾与膀胱经中有寒，元气不足者，皆宜服之，神效。于月生月满时，隔三五日一服，如急病不拘时分。

沉香温胃丸 治中焦气弱，脾胃受寒，饮食不美，气不调和，脏腑积冷，心腹疼痛，大便滑泄，腹中雷鸣，霍乱吐泻，手足厥冷，大便利无度。又治下焦阳虚，脐腹冷痛，一切寒中，及疗伤寒阴湿，形气沉困，自汗等证。沉香、甘草、良姜、当归、吴萸、人参、木香、茯苓、白术、芍药各五钱，附子、巴戟、干姜、茴香各一两，官桂七钱，丁香二钱，为末，醋糊丸梧子大。每五十丸，空心热米饮下，忌一切生冷物。

参术调中汤 泻热补气，止嗽定喘，和脾胃，进饮食。即补中益气汤去当归、升、柴，用黄芪四分，人参、甘草各三分，陈皮二分，加白术、桑白皮各五分泻肺定喘，五味子二十粒收耗散之气以止嗽，地骨皮二分善解肌热，茯苓三分以降肺火，麦门冬二分以降肺气，青皮一分散胸中滞气。

调中益气汤 治脉弦洪缓而沉，按之中得一涩，其证四肢满闷，肢节烦疼，难以屈伸，身体沉重，烦心不安，忽肥忽瘦，四肢懒倦，口失滋味，大小便清利而数，或上饮下便，或大便涩滞不行，一日二日一见，夏月飧泄米谷不化，或便后见血见白脓，胸满短气，咽膈不通，安卧嗜睡无力，不思饮食。即补中益气汤去术、归，用黄芪一钱，人参、甘草各五分，升麻、柴胡、橘皮各二分，加苍术四分，木香一分，水煎热服。

节斋补气方 人遇劳倦，辛苦用力过多，即服一二服，免生内伤发热之病。黄芪钱半，人参、白术、陈皮、麦门冬各一钱，茯神八分，甘草七分，五味子二十粒，姜、枣煎服。劳倦甚，加附子四五分。

节斋补血方 人遇劳心思虑，伤损精神，心虚气短，惊悸烦热，宜服人参一钱二分，五味子十五粒，当归、麦门冬、白芍、茯神、酸枣仁、生地各一钱，山栀、甘草、陈皮各五分，川芎四分，空心姜、枣煎服。

双和散 治心力俱劳，气血俱伤，或房室之后劳役，或劳役之后犯房，大病后虚劳气乏等证。黄芪、川芎、当归、熟地各一钱，官桂、甘草各七分半，白芍二钱半，姜、枣煎服，以此调治，但阴虚火动者，宜善加减。又黄芪、当归二味，亦名补血汤，善治内伤发热。人参养荣汤、黄芪建中汤、八物汤、平胃散、五苓散，皆调理间用之剂也。

朱砂安神丸 治劳神过度，以致心神烦乱怔忡，兀兀欲吐，气乱而热似懊憹状，或服升补药后气浮心乱，以此镇固之则愈。方见六卷。

升 散外热

升阳散火汤 治男妇四肢发热，肌热，筋痹热，骨髓中热如燎，扪之烙手。夫四肢属脾，脾者土也，热伏地中。此病多因血虚而得，或胃虚过食冷物，抑遏阳气于脾土。火郁则发之，此药乃胃、胆、脾、肺、膀胱经药也。升麻、葛根、独活、羌活、白芍、人参各五分，防风二分半，柴胡八分，炙甘草三分，生甘草三分，水煎服。

升阳汤 治一日大便三四次，溏而不多，有时泄泻，腹中鸣，小便黄。柴胡、益智仁、当归、陈皮各三分，升麻六分，甘草二钱，黄芪三钱，红花少许，水煎热服。

火郁汤 治手足心发热。升麻、葛根、柴胡、白芍各钱半，防风、甘草各一钱，葱白煎服。

泻阴火升阳汤 治肌热烦热，面赤少食，喘咳痰盛，右关脉缓弱或弦或浮数。羌活、甘草、黄芪、苍术各一钱，升麻八分，柴胡钱半，人参、黄芪各七分，黄连酒炒、石膏各五分，深秋勿用，水煎服。按此发脾胃火邪之剂，又心、胆、肝、肺、膀胱药也。泻阴火，升发阳气，荣养气血者也。

分 消内湿

升阳除湿汤 治脾胃虚弱，不思饮食，肠鸣腹痛，泄泻无度，小便黄，四肢困弱。升麻、柴胡、防风、神曲、泽泻、猪苓各五分，苍术一钱，陈皮、甘

草、麦芽各三分，姜、枣煎服。如胃寒肠鸣加益智仁、半夏，非肠鸣不得用。

升阳除湿防风汤 治大便闭塞。或里急后重，数至圊而不能便，或有白脓或血，慎勿利之，利之则反郁结而不通，以此举其阳，则阴气自降矣。如脾湿下流肝肾而成泄痢者，宜此补之升之举之，不可疏下。若脉实腹胀，闭塞不通，从权以苦多甘少之药泄之，苍术四两，防风二钱，白术、白茯、白芍各一钱，用水二钟半，先煎苍术至二钟，入诸药，再煎至一钟，空心热服。

妇 人

升阳燥湿汤 治白带下，阴户痛，控心急痛，身黄皮缓，身重如山，阴中如水。防风、良姜、干姜、郁李仁、甘草各一钱，柴胡一钱三分、陈皮、黄芩各五分，白葵花七朵，分作二帖，水煎服。

升阳调经汤 治饮食劳倦，暴崩不止，或下水浆，怠惰嗜卧，四肢困倦，及夏月带下脱漏等证。独活五分，蔓荆子七分，当归、防风、甘草、升麻、藁本各一钱，柴胡、羌活、苍术、黄芪各钱半，空心水煎服，以饭压之。

升阳举经汤 治经水不止。如右尺按之空虚，是气血俱脱，大寒之证。虽轻手其脉数疾，举之弦紧或涩，此是阳脱阴火亦亡。或见热证于口鼻眼，或渴，此皆阴燥阳欲先去也，此方切补命门之下脱也。肉桂盛夏勿用，白芍、红花各五分，细辛六分，人参、熟地、川芎各一钱，独活、黑附子、甘草各钱半，羌活、藁本、防风各二钱，白术、当归、黄芪、柴胡各三钱，桃仁十枚，分作四帖，空心水煎服。

益胃升阳汤 治妇人经候不调，或血脱，或脉弱食少，水泄日二三行。即

补中益气汤加神曲钱半，黄芩五分，腹痛加芍药。此方气血之药，血脱益气之要法也。

升阳和中汤 治闭目浑身麻木，昼减夜甚，觉而开目则麻渐退，乃阳衰阴旺，非有风邪。法当补肺泻阴火与湿，通行经脉，调和阴阳，此药主之。生甘草去肾热闭，黄柏、白茯、泽泻俱除湿导火，升麻行阳助经，柴胡各一分半，橘皮、当归、白术各二分，白芍、人参各三分，佛耳草、炙甘草各四分，黄芪五分，食远水煎热服。

小 儿

保元汤 治慢惊风。令脾土实而木不敢犯，又为疹痘始终必用之药也。黄芪钱半，人参一钱，甘草五分，水煎服。加减见小儿。

外 科

补中益气汤 乃痈疽托里排脓，扶脾胃之圣药也。加减由人。

内伤，耳鸣目黄，颊颔肿，颈肩臑肘臂外后廉痛，面赤，脉洪大者，以羌活一钱，防风、藁本各七分，甘草五分通其经血；加黄芩、黄连各三分，消其肿；人参五分，黄芪七分，益元气而泻火邪，另作一服与之。嗌痛颔肿，脉洪大，面赤，加黄芩。内伤发斑者，因胃气虚甚，是火游行于外，亦痰热所致。火则补而降之，热则微汗以散之，切不可下，恐生危证。

上补中益气一方，六经见证详伤寒，百病相兼见杂病，春夏秋冬无不可通，男女内外无所不治。升而浮之，羌、独、葛、防不为发散；降而沉之，木香、槟榔、猪、泽、知、柏不为疏渗；热之，干姜、肉桂，甚则附子；寒之，芩、连、滑石，甚则大黄。学者于此而一悟焉，则处方用药，非惟善于加减变化，而无凝滞乱之弊，亦且关键可观，而有洞中恳恻之妙。然后谓之依东垣用药，亦即谓之效仲景处方，益能依东垣，则仲景在其中矣，能效仲景，则东垣亦在其中矣，二公方药，俱自《汤液》而来，理意同而品味多寡，病不同耳。且清暑益气，仲景法也，肠与东垣相似，尤为证验。以后杂病方中，有言百般加减由人，即此类是也。其余如头痛加芎、芷，活套则不甚录，即头痛太阳川芎，阳明白芷，岂可概加芎、芷哉！诸益气皆自补中而变，或以补中益气为主，而加散邪之药；或以辛凉解散之药为君，而以参、术等药为臣，皆因时令主客，互为胜衰，内外感伤各有轻重，而加减出入之也。其实，通治饮食劳役，或无力动作，懒于言语；或饭后反倦；或当春口淡；或遇夏恶寒者，值秋热令稍退，肺病洒淅，惨惨不乐；或饥常如饱；或便后见些脓血，无非脾湿下流，以致内热变生诸病。但初病热中则可用之，若末传寒中，则不可用也，盖甘酸适足以益其病耳。如黄芪、人参、甘草、芍药、五味子之类是也，以此见，诸升益之剂难用，尤甚于桂枝、麻黄汤也。饮食伤成积聚者，消导推逐，尤宜慎重。

内伤饮食积滞方 见杂病伤食积聚。
补中益气汤加减，见杂病药赋。

卷 之 四

丹溪朱先生杂病纂要

详《格致余论》、《局方发挥》、《丹溪心法》、《纂要》、《日用》、《医案》及今《附余》，并各名家方书，如《巢氏病源》《好生书》《儒医纂要》，惜乎，未之见也！

杂病提纲

外 感

风

中风卒倒分真似，

风为百病长，善行数变，为卒中昏倒，为窜视喎僻，为搐搦反张，或为寒中，或为热中，或为疬风。入阳经则狂，入阴经则颠，入皮肤则痒，入筋则挛急，入骨节则疼痛，入肉分与卫气相搏则不仁，与荣气相搏则半身不遂，入经瘫痪，入络肤顽，入腑即不识人，入脏即舌强吐沫，挟热则痿缓，挟寒则拘挛，挟湿则肿满。有真中者，有兼中、似中者。阳病身热，阴病身凉，乌、附行经，不可概用。

口眼喎斜语话难；

风邪初入反缓，正气反急，牵引口眼喎僻，或左或右。急掐人中，拔顶发，灸耳垂珠，粟米大艾三五壮。外用南星、草乌各一两，白及一钱，僵蚕七枚为末，姜汁调涂喎处，正即洗去。内用正舌药，白附子、僵蚕、全蝎等分为末，酒调服

二钱。不语有数端，有风中心脾者，资寿解语汤；有风中经者，小续命汤去桂、附加菖蒲；有痰塞心窍者，导痰汤加菖蒲、人参、竹茹，或芩、连；有舌本强硬，语言不正者，用蝎梢二钱半，茯苓一两，薄荷二两，为末，酒调服二钱，或擦牙尤妙。又有风热壅者，有血虚、气虚者，有肾虚及老人忽言不出者，十全大补汤去桂，加菖蒲、远志。

痰塞喉中声噫噫，

同上卒倒歪斜，不语名风喑，身软有汗者生，汗不出身直者死。痰由水化制火，闭塞心窍不语。热者，凉膈散加黄连，或牛黄清心丸；虚者，星香散、三生饮、导痰汤、小省风汤。

半身或只一肢不遂此名偏枯，言不变，智不乱，病在肤腠之间，温卧取汗。四肢瘫；

此名风痱，智乱不能言者，难治。其证身体无痛，缓则四肢不举，急则一身皆仰，或左瘫右痪，或一臂不随，时复转移一臂。驱风化痰，调气养血为主，换骨丹、黑虎丹、神仙飞步丹。有脾实者，膏粱之疾，非肝肾虚痿，搜风顺气丸；有脾虚者，十全大补汤、独活寄生汤、万宝回春汤。

又有五痹类风状见后，四证风喑、风痱、偏枯、痹风全无莫浪猜。

中暑、中寒、中湿、痰厥、气厥、食厥、热厥、虚晕等证，皆卒倒不语，但风必有歪斜搐搦之证为异，虽内伤兼中亦然。但四证见一便作风治，惟有轻重缓急之分。轻者发过如故，或口舌无

恙、手足颤拽者，大省风汤加人参、没药等分，水煎热服，得汗即愈。或四肢无恙，口㖞语涩者，古防风汤，入麝一厘调服；或自醒能言能食，惟身体不遂者，地仙丹。

西北风高真中宜分治，东南地湿兼中似中审实虚；主火河间主气东垣或主湿丹溪，内伤兼中似中尽相须。

三子所主虽殊而实同也，况湿则中气不运而生痰，痰因火动而生风，又兼二子之见也。

气衰贼邪容易袭，

血壮盛，腠理致密，邪不能入。惟中年气血始衰，腠理空疏，加以七情劳役饮食，内伤元气，门巷贼风，乘虚袭入脏腑血脉，故有兼中者，东垣所谓非外邪径伤，乃本气病也。有醉后当风，头面多汗善渴者，名曰漏风，宜黄芪六一汤，加参、术、牡蛎、干葛。有房劳中风，下体多汗，曰内风，十全大补汤加附子、防风。如入风府，曰脑风；入系头，曰目风；在腠理，为泄风，与漏风同，但身尽疼耳；久则为肠风；食后曰胃风，又名夹食中风，久则为下血。有伤食变为暴厥，亦类中风，但停食则胸中满闷，须探吐及理脾胃。有酒湿病，亦类中风，当分消以泻湿毒。有内伤热证似中风者，有杂病虚证似中风者，均不可以风治。

火动气中无涎污。

中气脉沉身凉无痰涎为异耳。如思虑肉脱，忧愁肢废，悲哀筋挛，过喜皮槁，盛怒腰瘁，即河间所谓将息失宜，五志过极，则心火暴甚，肾水难制，热气拂郁昏倒，筋骨不用，久则瘫痪，忌服风药，宜藿香正气散合星香散。虚者，八味顺气散；实者，四七汤。

真中中腑着四肢，

手足拘挛，或中身前、身后、身侧，可治。脉浮有表，面见五色，恶寒，宜小续命汤，或排风汤，风从汗散，通因通用是也。如脉浮不语者，用防风、黄芪煎水一担，置床下，熏入鼻中，良久能言进药。

中脏闭塞九窍多昏危；

中脏之络者，口眼俱闭，可治。如入脏深者，心绝口开，肝绝眼闭，脾绝手散，肺绝痰如拽锯、鼾睡，肾绝遗尿，或大吐大泻，下血吐血者皆死。宜三化汤、搜风顺气丸、麻子仁丸。凡攻里，忌脑、麝、牛黄引风入骨，芫花、甘遂损伤气血。如汗多尿少者，忌渗利，荣竭无以制火，烦热愈甚，候热退汗止，小便自利。

中血脉络也则㖞口眼，

或近于腑，外亦有六经形证，则从小续命汤加减微汗。或近于脏，内亦有便溺阻隔，则从三化汤加减微利。

又有中经亦要知。内无便溺阻隔外无六经形证从中治不可汗下，

盖风本于热，热胜则风动，宜养血以胜燥，大秦艽汤分经加减，或天麻丸、羌活愈风汤。如欲微汗，愈风汤加麻黄；欲微利，愈风汤加大黄。中腑虽宜汗，汗多则亡阳；中脏虽宜下，下多则亡阴。若脏腑兼见者，或先汗而后利，或表里兼攻者，防风通圣散。

口不能言肢不持；

手足不能运动，乃血弱不能营筋与舌也。

左为死血留滞经络与少血，

四物汤少加防风、羌活主之。瘀血，加桃仁、红花。

痰与气虚身右居。

血虚则痰火流注于左而为瘫，气虚则痰火流注于右而为痪，急治则愈，久

则痰火郁结难治。痛者为实，先以二陈、省风之类治痰，后以防风通圣散、泻青丸之类泻火；不痛为虚，血虚者，四物汤俱姜汁炒过，加竹沥、姜汁。肥人湿痰，少加附子行经；瘦人火动，加黄柏；气虚者，四君子汤；虚甚，遗尿声鼾睡者，浓煎参、芪，加附子、姜汁；劳伤者，补中益气汤加竹沥，兼治右痪。痰盛者，二陈汤加姜汁、竹沥；能食者，换荆沥。此丹溪杂病通法也。

通治南北开关化涎沫，

开关散，吹鼻有嚏可治，无嚏者死。牙关紧急，入药不得者，用南星五分，龙脑一字，端午日午时合，每用一字至五分，擦牙热自开。痰甚者，宜量虚实吐之。虚者，稀涎散微微吐出冷涎。实者，用瓜蒂炒黄末五分或一钱，入全蝎末半分，吹入鼻中立吐；如不吐，用酸齑汁调下；如再不吐，用热齑汁投之，此药不可轻用。吐后，宜服降火利气、安神定志之药。吐法见伤寒，但中风大吐涎出，久则手足骨节皆枯，不能转动滑利，以药压下，再归骨节可也，小儿惊搐亦然。

顺气活血风自祛。

风证，皆痰为患，故治以开关化痰为先，急则祛风，缓则顺气，久则活血。如真气渐复，痰饮渐消，或尚有风邪未退，羌活愈风汤调之。实者，川芎茶调散；虚者，万宝回春汤，未可全以风治也。抑论旧以西北风高，真中宜分脏腑经络调治；东南地湿，兼中、似中宜分气血虚实、痰火多少调治。然真中、兼中，南北互有，且治脏腑者，可不分气血之虚实乎？治气血者，又可不分脏腑经络之邪多少乎？大抵外感重而内伤轻者，先须分表里法，祛风为主，次用气血痰法调治；内伤重而外感轻者，先用调补气血痰法为主，次分脏腑经络祛风，此活法也。

若觉肤顽肌蠕动，

凡觉手足麻木，肌肉蠕动，如有虫行，心抑愦乱，宜乌药顺气散。如眉棱骨痛者，风之兆也，宜古防风汤加芩、连。

预防之法亦堪推。

御风丹、五参散、史国公浸酒方、单豨莶丸。

冒风恶风多属肺，

肺主皮毛，通膀胱，最易感冒。新咳嗽恶风，鼻塞声重喷嚏是也，柴胡半夏汤、参苏饮，寒月麻黄杏仁饮。重者，头疼身痛，寒热，咽干音哑，柴胡桂枝汤、防风冲和汤。头痛甚者，川茶芎调散；痰多者，金沸草散；挟热，人参败毒散、升麻葛根汤；挟寒，十神汤；挟寒湿，消风百解散；挟湿，神术散；挟暑，香葛汤；时行，柴胡升麻汤。

挟内慎勿专攻外；

服食过厚，素有痰火，时常鼻塞流涕，声重咳嗽，略被外感则甚者，防风通圣散，或大黄、黄芩等分为丸，白水下。素虚者，只用防风、羌活、川芎，随宜加入补药、痰药中。伤食，加白术、陈皮、青皮、山楂、麦芽；挟形寒饮冷，加姜、桂；挟房劳，加参、术、归、地；挟劳役伤气者，补中益气汤加羌活、防风；风虚甚者，羌活丸、加味乌荆丸。

重则传变轻不传，

风重传里，一同伤寒治法。

久甚能为气血害。

风能燥血散气，故古用桂附、八物等汤。久不愈者，只宜三白汤加减敛之，切忌疏泄，虽初起，非寒月无汗，麻黄禁用。

寒

中寒无汗肢僵仆，

伤寒循经渐入，中寒不问冬夏，或当风取凉，或坐地受冷，肃杀之气自皮肤卒于脏腑。昏倒，四肢拘挛强直厥冷，与中风相似；牙紧，四肢不动为异耳。急用葱饼熨脐，并灸气海，手足温暖则生。如极冷唇青，厥逆无脉，舌卷囊缩者，须臾即死。

急分三阴暖下元；

仓卒难分经络，急煎姜附理中救之。次审中脘疼痛，中太阴者，理中汤；脉沉足冷，中少阴者，四逆汤加吴萸，或脐腹疼痛，五积散加吴萸；小腹疼痛，中厥阴者，当归四逆汤加吴萸或五味子。如阴盛烦躁，热药冷饮，或加些凉药为引，温中散冷，补暖下元，阳气复而寒自消矣。切忌吐下。方兼补血者，寒泣血故也。

感冒寻常和表里，

西北苦寒，中伤者多；东南温和，中伤者少。寻常感冒，表证见者，九味羌活汤、芎芷香苏散；寒入肠胃者，霍乱转筋，洞泄下利，干呕吐逆，霍香正气散或五积散；挟食停痰者，人参养胃汤；夏秋暴寒，折热于里者，调中汤微下之。凡带漏、遗精、痎疟、疝瘕、脚气、腰膝冷、虚劳、阴痿、诸痛，皆寒所为也。挟风，眩晕不仁；挟湿，四肢肿痛。

内伤补益加辛温。

内伤劳役，感寒困倦，补中益气汤加姜、附。如内伤生冷，感寒腹痛，脉脱，附子理中汤；如内伤房室，感寒厥冷，四逆汤；脉脱，三建汤、炼脐法。

暑

暑热汗渴审实虚，

暑病，身热自汗，口渴面垢而已，余证皆后传变。或兼内伤，必先问其人素虚胃弱，或大病大劳后，纵暑中伤者，宜清暑益气；素强盛壮实，无虚损病者，宜祛暑和中。

阴阳经络最难拘；

静居高堂大厦，得病似热证，属心脾经者，名中暑阴证；动作田野道途，得病似伤风证，属膀胱经者，名中暍阳证，其实一也。但自袭暑气而言，曰中暑；自被日逼而言，曰中暍。然暑初入，自口鼻牙颊达手心主胞络，以火从火，故古法暑还取冷水灌溉勿咽。入肝则眩晕顽麻，入脾则昏睡不觉，入肺则喘咳痿躄，入肾则消渴，非专心主而无传入也。

中骤伤缓冒浅伏深分轻重，

中暑归心，神昏卒倒。伤暑肉分，周身烦躁，或如针刺，或有赤肿。盖天气浮于地表，故人气亦浮于肌表也。冒暑入肠胃，腹痛恶心呕泻。伏暑即冒暑久而藏伏三焦、肠胃之间，热伤气而不伤形，旬月莫觉，变出寒热不定，霍乱吐泻，膨胀中满，疟痢烦渴，腹痛下血等症。但暑病多无身痛，间有痛者，或为澡浴，水湿相搏耳。

暑风暑厥又何如？

即暑暍证，但以手足搐搦为风，手足逆冷为厥，厥与伤寒热厥义同，黄连香薷散。暑风乃劳役内动五脏之火，与外火交炽，则金衰木旺生风，香茹散加羌活，或六和汤合消风散。素有痰饮，因暑触动，痰热生风者，六和汤合星香散。若道途卒倒汤药不便，恐气脱难治，急扶阴凉处，不可卧湿冷地，掬道上热土，放脐上，拨开作窍，令人尿于其中，待求生姜或蒜嚼烂，以热汤或童便送下，外用布蘸热汤熨气海立醒，后尤不可饮冷水，以大剂滋补药服之。如心神恍惚，用五苓散，灯心同煎，入朱砂末调服，有汗加黄芪。因酒引暑入腹尿血者，去桂加黄连。或神昏惊悸妄言，用益元散，量加朱砂，新汲水调服二钱，降胃火、治烦热、利湿止渴之要药。

痰火绞脉俱可吐

暑毒痰火，窒塞胸中，量体虚实吐之，火郁发之之义也。如痰喘气急痞塞，入药不得者，急煎六和汤，调麝二厘服。绞肠痧，腹痛不可忍，或连心痛辗转在地，手足亦有冷者，乃肠绞缩在腹，须臾能死，急用热汤调盐一两，灌入即安。或再用陈艾、陈樟木、陈壁土各等分，水煎，连服三四服。刺血法见急救。

祛暑和中利湿消导其杂证自除

夏月人多饮水食冷，故宜利湿兼以消导，汗多者忌渗。祛暑，香薷散、黄连解毒汤、清肺生脉散、白虎汤加参、柴；寒热不定，小柴胡汤；和中，大、小调中汤、薷苓汤、枇杷叶散、胃苓汤、桂苓甘露饮、六和汤。

寒郁甚者须反治

伏阴在内之时，避暑贪凉，外又袭阴冷之气，郁遏周身阳气，宜辛温解散，薷藿汤之类。若外既受寒，内复伤冷，加干姜、砂仁、神曲。若外触暑气，内伤冷食，以致外热内寒，宜清暑益气汤。若外不受寒，止是内伤生冷，腹痛呕泻，宜理中汤加麦芽、砂仁，或大顺散，或二气丹，冷水下丹丸。皆治因暑伤冷，非温散治暑之谓也。误服发黄、发斑、蓄血、闷乱而死。

内伤滋补免清瘟

内伤劳役，或素气血虚弱病暑者，一以滋补为主，慎用大热大凉之剂。暑重尿赤者，清暑益气汤；暑轻力倦者，补中益气汤或为丸；中暍，暂加香薷、扁豆；阴虚者，滋阴降火汤、肾气丸。

三伏炎蒸尤可畏

大热伤气，养生家谓此时纵酒恣色，令人内肾腐烂，至秋方凝，甚则化水而死。

预防不独羡香薷

时常御暑，体实者，香薷散、益元散，虚者忌用。盖脾虚者，不必因暑劳役，及乘凉致病，每遇春末夏初，头疼脚软，食少体热，名注夏病，宜补中益气汤去升、柴加黄柏、芍药五味子、麦门冬；有痰，加半夏、姜汁，实三伏却暑之圣药也。如气衰精神不足，烦渴懒食者，生脉散、诱行丸。通用谢传万病无忧散。

湿

湿气觉来分内外

风寒暴暑，伤人便觉；湿气熏袭，人多不觉。有自外入者，长夏郁热，山泽蒸气，冒雨行湿，汗透沾衣，多腰脚肿痛。有自内得者，生冷酒面滞脾，生湿郁热，多肚腹肿胀。西北人多内湿，东南人多外湿。

内外又分上下中

湿在上宜微汗，在中、下宜利二便或升提。

初入身沉重多困倦

或肢节痛，或一身尽痛，甚则湿聚为痰，昏不知人，为直视，为郑声。

上熏喘咳茯苓汤目如蒙

首位高气清，湿熏则如有物以蒙之也，单苍术膏妙。

着脾浮黄肿胀满或脐下硬，退黄丸大便泄，

术附汤、三白汤、渗湿汤。

着肾脚腰小便浓。

湿，下先受之，故腰脚挛痛，独活寄生汤、当归拈痛汤、肾着汤、青娥丸。

治外微汗通经络，

微汗，防己黄芪汤，或羌活胜湿汤；无汗者，五苓散加苍术；通经络，神仙飞步丹、乳香黑虎丹。

治内渗小便利大便为妙工。

渗剂，五苓散。黄，加茵陈一倍；身痛，加羌活一倍。湿盛膨胀者，又当以车前、木通、葶苈利水行气为君，而以参、术、茯苓为佐；或以二术为君，而以利水药为佐。湿郁肢胀，或遍身浮肿者，皆自内而出也，量虚实利之，不敢利者，退黄丸妙。

四气相兼兼中兼感湿热甚，

除湿汤。兼风，合桂枝汤，或古防风汤、败毒散；兼寒，合五积散，或古姜附汤；兼暑，合五苓散。大抵百病兼风，则必恶风、有汗、眩晕；兼寒则必恶寒无汗或挛痛；兼暑则必面垢烦渴；兼湿则必肿满沉倦。四气互相兼并，唯寒湿、湿热为病，湿热尤多。以尿赤有渴为湿热，多黑瘦膏粱之人；以便清不渴为寒湿，多肥白淡食之人。昔有专用五积治寒湿，防风通圣散治湿热，宜哉！

清热燥湿兼补中。

此治湿热法也。凡内伤劳役、七情、饮食，以治脾亏火动，肺金受伤，则木旺侵脾，令饮食不化，郁为痰积，甚则腹胀浮肿。实者下之；虚者补脾利湿消导，兼以清热，清燥汤是也。湿胜筋痿，热胜筋缩者，尤宜。

通用内外湿热燥脾并升散，

燥脾枳术丸、大安丸、单苍术丸、升阳除湿汤。通用二陈汤，或平胃散加桑白皮为主。湿在上焦，加羌活、苍术微汗；有热，加黄芩。中焦湿，加猪苓、泽泻渗利；热，加黄连。下焦湿，加升麻、防风升提；热，加防己、黄柏、龙胆草。肥人多湿，加苍术、滑石；瘦人多热，加芩、芍。沉困，加参、术，又四制苍柏丸，三精丸。

实者大便方可攻。

元气实而湿热甚者，导水丸或除湿丹、舟车丸。

燥

燥有内外属阳。

明外因时值阳明燥令，久晴不雨，黄埃蔽空，令人狂惑，皮肤干枯屑起。内因七情火燥，或大便不利亡津，或金石燥血，或房劳竭精，或饥饱劳逸损胃，或炙煿酒酱厚味，皆能偏助火邪，消烁血液。

总来金被火相刑；

六气，风、热、火属阳，寒、燥、湿属阴。但燥虽属秋阴，而反同风热火化。盖火盛则金被热伤，木无以制而生风，风胜湿，热耗津。入肝则筋脉劲强、紧急口噤，发为风痫，或手足瘫痪偏枯，或十指反而莫能搔痒，或为雀目内障；入心则昏冒僵仆，语言謇涩；入脾则膈满不食，或善饥而瘦，或伤积变为水肿腹胀；入肺则毛焦干疥、脐郁咳嗽；入肾则津液竭而烦渴，及骨蒸秘结。总皆肺金所主，阳明与肺为表里也。

皴劲渴秘虽风热，表里俱宜润卫荣。

表病皮肤皴揭，四物汤去川芎，合生脉散加知、柏、天花粉，或单天门冬膏。如筋挛不能运动者，大秦艽汤。里病消渴，活血润燥，生津饮。燥结，因肝木自旺，或肺风入大肠者，曰风燥，搜风顺气丸。因脏腑积热，或久病郁热者，曰热燥，四顺清凉饮、当归龙荟丸。因脾胃伏火，便闭不食者，曰血燥，四物汤加大黄、桃仁，或为丸服；大便偏秘者，导滞通幽汤；小便偏秘者，导气除燥汤。阴虚火燥者，曰虚燥，单黄柏丸、补阴丸、肾气丸。劳役气虚燥者，补中益气汤。通用四物汤去芎为君，天、麦门冬为臣，瓜蒌为佐，升麻、红花、甘草为使。风，加秦艽或牛膝；热，加黄芩；血，倍生地；渴，加天花粉、五味子；闭结，加大黄、郁李仁、麻仁；气虚，量加参、芪；阴虚，加知、柏。大抵宜甘寒润剂，忌辛香动火及一切发汗之药。经曰：燥者润之，养血之谓也。盖燥则血涩，而气液为之凝滞；润则血旺，而气液为之宣通，由内神茂而后外色泽矣。然积液固能生气，积气亦能生液。常用气虚者琼玉膏，津虚者单五味子膏，血虚者地黄膏。凡病遇天燥，亦宜量加此等润剂。

火

火因内外分虚实。

外因邪郁经络，积热脏腑，此为有余之火；内因饮食情欲，气盛似火，此为有余中不足；阴虚火动，乃不足之火。大要以脉弦数无力为虚火，实大有力为实火。

性暴无常主病多；

火病死人甚暴，变化无常，一动便伤元气，偏胜移害他经。《内经》病机十九条而属火者五，刘河间推广五运为病，属肝者，诸风之火；属脾胃者，诸湿痰火；属心肺者，诸热实火；属肾者，诸虚之火；散于各经，浮游之火；入气分，无根之火；入血分，消阴伏火。故曰诸病寻痰火，痰火生异证。

实火渴闭热无间，

实火内外皆热，口渴，日夜潮热，大、小便闭。

虚热有间口无何；

虚火潮热有间，口燥不渴。

泻实补虚升且降，

实火，因外感邪郁在表者，九味羌活汤；半表里，小柴胡汤；入里，大承气汤；燥渴，白虎汤；因金石炙煿者，黄连解毒汤、防风当归饮、三黄丸、大金花丸；狂者，黑奴丸。虚火气虚火盛，

因劳倦伤胃，无力身热，宜保元汤，补中益气汤加芍药、黄柏，或四君子汤渗之。如大病及吐泻后，身热如焚，命门脉脱，为阳衰之病，宜以辛热温养其火，则热自退，附子理中汤、霹雳散主之。血虚火动，因伤色欲，午后发热，宜四物汤、滋阴降火汤、加味逍遥散、肾气丸、人中白散；若肾水受伤，生地、玄参煎膏主之；相火旺甚，气从脐下起者，正气汤、坎离丸；如气从涌泉穴起入腹者，虚极难治，四物汤加白马胫骨，降阴火以代芩、连，或人中黄亦好。外用附子末，津调涂足心。亦有湿热郁者，饮食郁火，因内伤生冷及饮食不化，抑遏阳气于脾土，四肢热如燎，以升散之剂发之，升阳散火汤、火郁汤、泻阴火升阳汤。七情五志火起，宜随各经调之。大怒火起于肝，则手掉目眩，清肝汤加龙胆草，古茱连丸；醉饱火起于胃，则痞塞肿满，泻黄散、戊己丸、单石膏丸；悲哀火起于肺，则气上贲郁，泻白散加黄芩、葶苈，单黄芩丸，单苦参丸；房劳火动于肾，则骨蒸潮热，大补阴丸、滋肾丸、单黄柏丸；心火，轻则烦热痛痒，单泻心汤，重则自焚面青，发躁，脉绝暴死，故曰五志之火，动极不治。总论虚火可补，实火可泻；轻者可降，重者从其性而升之。君火正治，可以湿伏，可以水灭，可以直折；相火反治，不可以水湿折，惟从其性而伏之。即如实火发狂，宜三黄、硝黄正治；虚火发狂，先与姜汤，然后补阴，其火自降。凡火盛不可猛用凉药，必酒炒过，或兼温散甘缓。又有可发汗者，风寒生冷郁也。

君相民皆静且和。

五行惟火有二，心为君火，一身之主；肾为相火，游行于身，常寄肝胆胞

络三焦之间。又膀胱为民火，亦属于肾，此皆天赋不可无者。若五志之火，则由于人，是以内伤火多，外感火少，噫！火不妄动，动由于心。静之一字，其心中之水乎！

内 伤

调理脾胃

调理脾胃湿与热，

脾性湿，主乎血，阴也；胃火化，主乎气，阳也。太湿则气滞，太干则血燥，湿热调停则能食能化，而气血生旺。苟或寒湿伤脾，则停饮难化，或不思食；燥热伤胃，则停食不消，或善食而瘦。由是脾胃不和，交相为病，胃变为寒，脾变为热。大概以脉浮缓而迟，或带紧为寒湿；脉浮缓而实，或细而数为燥热。又肥人多湿，瘦人多热，更参以饮食厚薄可也。

且按心口疼不疼，

劳伤，手按心口不痛；食伤，手按心口刺痛。

食伤初寒久则热，劳倦初热久寒生。

劳倦伤，初起热中，宜甘温补中；久变寒中，宜辛热温中。饮食伤，初起寒湿，宜辛燥消导；久为湿热，宜辛甘苦寒润之。

热病胸多火痰眩晕吐足痿或大便闭，湿病肿胀泻难停；消补清热与燥湿，

劳伤元气不足，宜补益；食伤邪气有余，宜消导；劳役饮食俱伤，补益消导兼行。其中或兼清热，或兼燥湿痰。补剂，补中益气汤主之。消导停食，枳梗二陈汤加山楂、麦芽、枳术丸。停饮，胃苓汤加半夏，化痰丸。清热，小调中汤、橘皮竹茹汤、凝神散、三黄枳术丸、保和丸。燥湿，二陈汤、六君子汤、理中汤、生胃丹、单苍术膏。

乘胜虚实脉堪凭。

脾胃为五脏主，风寒暑湿燥五气偏胜，亦能损伤。假令脉弦，风邪所胜，胃风汤、黄芪建中汤、三白汤；脉洪，热邪所乘，泻黄散、清胃散、调胃承气汤；脉涩，燥邪所乘，八珍汤、钱氏白术散；脉沉细，寒邪所乘，益黄散、人参养胃汤丸、附子理中汤丸、补真丸；脉缓濡无力，或时隐伏，正气虚而损也，四君子汤、参苓白术散，脉缓太过，湿邪自甚也，平胃散。

气

诸气皆因火作孽，

七气，喜、怒、忧、思、悲、恐、惊。又曰九气者，挟外感寒热而言也。人身阴阳正气，呼吸升降，流行荣卫，生养脏腑。惟七情火炎伤肺，闭塞清道，以致上焦不纳，中焦不运，下焦不渗，气浊火盛，熏蒸津液成痰，痰郁成积，初起宜四七汤、七气汤，辛温消散；稍久，宜二陈汤，加芩、连、山栀，或当归龙荟丸、木香槟榔丸，辛凉以折之。最忌辛香助火耗气之剂，虽木香亦好上升，必佐以知母、黄柏。丹溪云：上升之气，自肝而出，中挟相火，其热为甚，自觉其冷，非真冷也。

间伤生冷与寒热；

挟伤饮食生冷，呕逆积痛者，治中汤，加木香，或蟠葱散、丁香脾积丸。或七情后过饱，大实痛者，煮黄丸；因七情过饥，胃脘痛者，四君子汤，加木香。挟寒则腠理密而气敛于中，五积散；入里，四逆汤。挟风，分心气饮。挟风寒犯脑，羌活附子汤。挟寒湿，五苓散。五苓能升降诸气，通利三焦，非特分利而已。凡此热剂，明知口伤冷物，身受寒气而后敢用，亦变法也。高阳生专谓冷生气者，泥矣。挟暑热，则腠理开而汗泄于外，黄连香薷散加蓼根，或清暑

益气汤，加木香。

喜乐恐惧惊吓劳动散真元，

喜动心，气散不敛，过则健忘，归脾汤；恐伤肾，精怯不升，过则下焦胀满，三和散、补中益气汤；惊伤胆，神乱不定，过则怔忡失志，妙香散、十味温胆汤。此三者皆令真元耗散，多见不足之证。又劳则喘息汗出，亦令气散，尤宜补益。

怒恼忧愁悲哀思虑逸静滞结。

怒伤肝，气上逆，过则呕逆，枳梗二陈汤、绀珠正气天香汤，热者柴陈汤。忧伤肺，其气聚，过则喘促，苏子降气汤、分气紫苏饮；噎膈者，暂用五膈宽中散。悲伤心胞及肺系，其气急，过则为狂者，枳壳煮散、升阳顺气汤。思伤脾，其气结，过则痞满，退热清气汤、温胆汤、木香化滞汤、木香枳术丸。此四者皆冷邪气郁结，多见有余之证。又逸则气滞，亦令气结，轻者行动即愈，重者橘皮一物汤。

结为积聚散虚中，

气结为五积、六聚、癥瘕、疝气、大实痛等疾，暂用盐煎散、阿魏撞气丸、木香分气丸、大黄备急丸。气散则中虚，倦怠无力，短气不足以息，宜调中益气汤、人参养荣汤；自汗喘急者，养正丹。俗云：气无补法。不思气虚不运，邪着为病，不补气何由行？且如喘嗽气鸣，以枳、梗、姜、橘、苏、桂调其气，以星、半、细辛豁其痰，而终不下降者，气之所藏无以收也，必佐以补骨脂补肾，则气始归元。经曰：结者行之，散者益之是也。

走注眩晕吞酸噎；

素无积者，浊气入荣卫，则攻刺肩背四肢。有积者，浊气滞胸腹肠胃胁肋，着于一处则眩晕呕吐，吞酸噎膈，痞癖

泄泻，心腹绞痛，流气饮子主之，或木香匀气散、栀姜饮、古黄连丸、栀萸丸、清膈苍莎丸选用。

胸膈痞肿二便难，

胸膈痞塞，枳梗汤。胸痹气塞，枳橘汤。浮肿，木香流气饮。大便难，三和散、四磨汤、秘传降气汤。燥者，麻子仁丸。热者，小承气汤。如壮盛人，气闭胸满，百药不效者，五香连翘汤。小便闭者，五苓散。

兼血兼痰宜审别。

血凝则气亦滞，四物汤加香附、侧柏叶。挟瘀血，加桃仁、红花，或复元通气散。痰壅则气逆，顺气导痰汤、苏子降气汤，甚者，稀涎散，微微吐之。

治分痰积少与多，降火清心尤妙诀。

不问内伤外感，久皆郁热滞为痰积，况七情之火，无日不起，五味之偏，无日不积，此丹溪、河间力主为火也。虽然七情总发于一心，七气总隶于一气，气，阳也，动则为火，故以降火、化痰、消积分治，量其所禀厚薄而加减之。大概气虚，四君子汤；气实，古乌附汤为主。火多，合黄连解毒汤，加知母、枳壳；痰多，合二陈汤；积多，合平胃散；痛，加玄胡索、青皮、莪术；寒，加官桂、吴萸；便闭，加木香、槟榔；男子血虚及妇人胎产气疾，合四物汤。

血

诸血先须分各经，逆则上行顺下行；

血乃水谷之精变成，生化于脾，生息于心，藏于肝，布于肺，施于肾，脉络脏腑、耳目手足，资为运用。然阴道易亏，一有感伤，调理失宜，以致阳盛阴虚，错经妄行。火载则上升，挟湿则下行。是以上溢清道，从鼻而出为衄；留滞浊道，从胃脘而出为咳唾；渗入肠间，从下部而出为血痢；结于肠胃，则

成积而为血瘕。分经言之，呕吐，胃也；咳，唾、衄，肺也；痰带血，脾也；咯血，系肾也；溺血，小肠、膀胱也；下血，大肠也；牙宣，胃或肾虚炎也。又血从汗孔出者，谓之肌衄；从舌出者，谓之舌衄，心与肝也；从委中穴出者，谓之腘血，肾与膀胱也。大概逆行难治，顺行易治。

外证有潮夜反重，

无潮者轻，有潮者重，潮盛脉大者死。然瘀血亦能作潮，日轻夜重者，血属阴也。如九窍出血，身热不卧者，即死。

量人虚实气须清。

血随气行，气行则行，气止则止，气温则滑，气寒则凝，故凉血必先清气，知血出某经，即用某经清气之药，气凉则血自归队。若有瘀血凝滞，又当先去瘀而后调气，则其血立止。或元气本虚，又因生冷劳役，损胃失血者，却宜温补，敛而降之，切忌清凉，反致停瘀胸膈不散，量之。

外感积瘀宜凉血散火之剂

外感四气邪传经络，误汗、误下，以致邪逼经血妄行。风证，色青多鼻衄者，金沸草散去麻黄，加桔梗、枇杷叶、桑白皮，或参苏饮加黄芩。寒证，色黯鼻衄点滴者，九味羌活汤、麻黄升麻汤。暑热逼血，色红，甚则黑者，茅花煎汤，调五苓散；暑毒攻心呕血者，枇杷叶散去丁香，加黄连。湿证，色如烟尘，多下血者，胃风汤、当归和血散。时毒，身热吐脓者，阳毒升麻汤。积热，因饮酒炙煿，蓄热三焦者，黄连解毒汤、黄连枳壳二味汤、龙脑鸡苏丸、四生丸、大金花丸、槐角丸。瘀血，因打扑损伤，瘀聚胸膈者，犀角地黄汤、桃仁承气汤。

内伤滋阴温补火自平；

内伤七情，暴喜动心，不能主血；暴怒伤肝，不能藏血；积忧伤肺，过思伤脾，失志伤肾，皆能动血。治宜开痰行气，二陈汤加酒红花、升麻、归身、黄连。虚者，加参、术及附子一片；热者，加山栀、牡丹皮、茜草、生地、木香；气急者，加瓜蒌仁、桔梗；劳心无汗者，茯苓补心汤，有汗者，归脾汤；素郁者，清肝解郁汤；气壅者，苏子降气汤。如失血后被七情，四物汤加木香、槟榔；阴虚者，去木、槟，加玄参、黄柏、枳壳。内伤饮食生冷、滞胃清道、气浊血乱者，理中汤加干葛、川芎。治衄能分阴阳，定血脉。冷晕倒者，加桂、附。伤酒吐血者，四君子汤加干葛、川芎、山栀。内伤劳役，气虚火盛者，单人参汤，或四君子汤加蒲黄、人乳、藕节。伤力吐血者，猪肝蘸白及末食，或花蕊石散。内伤气散，汗出污衣，甚如血虾染者，黄芪建中汤、妙香散，或男胎发烧灰饮之。腘血，十全大补汤。内伤思虑色欲，血衰火燥者，滋阴降火汤、加味逍遥散、节斋四物汤、肾气丸。

吁嗟男女血为疢，

人知百病生于气，而不知血为百病之胎也。凡寒热、蜷挛、痹痛、瘾疹、瘙痒、好忘、好狂、惊惕、迷闷、痞块、疼痛、癃闭、遗溺等证，及妇人经闭、崩中、带下，皆血病也，通用四物汤。凉血，心，加黄连；小肠，山栀仁、木通；肺，加芩；大肠，实芩；肝，加条芩；胆，加黄连；肾、膀胱，加黄柏；脾，加生地；胃，加大黄；三焦，地骨皮；心胞络，牡丹皮。清气，心与胞络，加麦门冬；肺，加枳壳；肝，加青皮、柴胡；脾，加白芍，胃，加石膏、干葛；大肠、三焦，加连翘；小肠，赤茯苓；膀胱，滑石、琥珀。瘀血，加红花、桃仁、韭汁、童便以行之。血来暴者，加薄荷、玄参以散之。血不止者，加蒲黄、京墨、茅根。久不止者，加升麻引血归经。血止后，加炒黑干姜，引血还元。血虚，加龟板；血燥，加人乳。

保全脾胃可长生。

血病每以胃药收功，胃气一复，其血自止。他如呕吐后发热，及伤寒汗下后发热，但用调和胃气，自然热退，可见脾胃能统气血。

痰

痰分新久内外邪，

痰乃津血所成，随气升降，气血调和，则流行不聚，内外感伤，则壅逆为患。新而轻者，形色青白稀薄，气味亦淡；久而重者，黄浊稠黏凝结，咯之难出，渐成恶味，酸辣腥臊咸苦。但痰证初起，头痛发热；类外感表证，久则潮咳夜重，类内伤阴火。又痰饮流注，肢节疼痛，类风证，但痰证胸满食减，肌色如故，脉滑不匀不定为异耳。

游溢诸经主病赊。

人知气血为病，而不知痰病尤多。生于脾，多四肢倦怠，或腹痛肿胀泄泻，名曰湿痰。若挟食积瘀血，遂成窠囊痞块，又名食痰。留于胃脘，多呕吐吞酸嘈杂，上冲头面烘热，名曰火痰。若因饮酒，干呕嗳，臂胁痛，又名酒痰。升于肺，多毛焦面白如枯骨，咽干口燥，咳嗽喘促，名曰燥痰，久为老痰、郁痰。又七情痰滞咽膈，多胸胁痞满，名曰气痰。迷于心，多怔忡颠狂，梦寐奇怪，名曰热痰。动于肝，多眩晕头风，眼目瞤动昏涩，耳轮瘙痒，胁肋胀痛，左瘫右痪，麻木蜷跛奇症，名曰风痰。聚于肾，多足膝酸软，腰背强痛，肢节冷痹骨痛，名曰寒痰，又名虚痰。凡浑身习习如虫行，或身中结核不红不肿，或颈项结核似疬非疬，或走马喉痹，或胸腹间如有二气交纽，噎塞烦闷，或背中常有一点如冰冷痛，或心下冰冷时痛，或四肢肿硬似痛非痛，或骨节刺痛无常处，或吐冷涎绿水黑汁，或大小便脓，或关格不通，以至痨瘵荏苒，妇人经闭，小儿惊搐，皆须先去败痰，然后调理。他如斗家胸骨扑伤，刺痛不已，散血之剂罔功，续以自己小便饮之，须臾吐痰，其痛立止。百病兼痰如此。

风青寒黑湿色白，

风痰外感贼邪，或肾枯木动，或内风郁热，色青而光。风虚，三生饮、古龙虎丹；风热，小省风汤、搜风化痰丸、四神丹、竹沥膏。寒痰因形寒饮冷，色深青黑如灰，善唾或喘。轻者，五积散、藿香正气散；重者，温中化痰丸、古半硫丸。湿痰，或外感湿滞，或停饮不散。色白喘急者，千缗汤；心痛者，单半夏丸，或神术丸；湿热色黄者，中和丸、清膈苍莎丸；在里者，青礞石丸。

热黄甚则带红紫；

热痰因厚味积热，或外感误温所致。色黄，甚则带血或紫，清气化痰丸煎服，大金花丸、滚痰丸。

火郁稠黏气如絮，

火痰因饮食衣褥过厚，火蒸津液成痰稠浊，二陈汤加芩、连、山栀，或抑上丸、润下丸。郁痰即火痰郁于心肺之久者，凝滞胸膈，稠黏难咯，忌南星、半夏燥药，宜开郁降火，清金润肺，缓以治之，节斋化痰丸、谢传清金丸、单贝母丸、霞天膏。气痰，七情郁成，咯之不出，咽之不下，形如破絮，或如梅核，四七汤。久者，换苏子，加黄芩、山栀、海石、三仙丸、千金指迷丸。

食痞酒癖胁痛加。

食痰因饮食不化，结成痞块，橘半

枳术丸。痰壅喘急者，瓜蒌实丸，山楂、麦芽煎汤下。阴虚者，黄白丸。伤水，心中坚大如杯者，名气分，枳术丸料煎服。痰癖硬如杯，时有水声者，神保丸。酒痰，小调中汤，香附瓜蒌青黛丸。

痰饮有五因只一，汗吐下温用莫差；

痰伏胞络，自肺窍嗽出；涎伏脾元，自口角流出；饮生胃府，从食脘吐出。五饮六证，留饮、伏饮合为一也，皆因饮水及茶酒停蓄不散，再加外邪生冷，七情相搏成痰，即酒痰。久而湿胜者，与伤寒水证大同，脉多弦滑或伏，眼下皮如灰黑。痰饮，水停肠胃，腹响辘辘有声，令人暴肥暴瘦。悬饮，水流在胁，咳唾则痛，悬悬思水。溢饮，水流四肢，身体重痛。支饮，水停膈上，呃逆倚息短气。留饮，水停心下，背冷如手掌大，或短气而渴，四肢历节疼痛，胁痛引缺盆，咳嗽转甚。伏饮，水停膈满，呕吐喘咳，发热恶寒，腰背痛，泪出，或身惕眴。仲景治诸饮，在皮里膜外表分者，大、小青龙汤汗之；在胸膈者，瓜蒂散吐之；在四肢经络胁肋者，五苓散分利之；在肠胃里分者，十枣汤下之，此皆治标之霸道也。从轻汗以参苏饮，吐以二陈汤加防风、桔梗探之，分利五饮汤，下剂开结枳术丸，中间间以小半夏汤、古葶枣散、枳术丸、温中化痰丸、清气化痰丸、半夏温肺汤，随虚实加减，不必太泥。

常法顺气与分导，

古法顺气为先，分导次之。然气升属火，因气动者，曰痰气，顺气导痰汤；因火动者，曰痰火，清热导痰汤；因湿动者，曰湿痰，导痰汤主之。通用二陈汤，能使大便润而小便长，尤为分导要药。风，加南星、皂角、白附子、竹沥；寒，倍半夏，加姜、附、姜汁；火，加石膏、青黛；湿，加苍术、白术；燥，加瓜蒌、杏仁；老郁痰，加海石、芒硝、瓜蒌；食积，加山楂、神曲、麦芽；停水，加槟榔；痰在胁下，加白芥子以行之；痰在四肢，加竹沥；痰在经络，用此探吐；痰在皮里膜外，加白芥子、竹沥、姜汁，气实用荆沥。

坠下温中润肺家。

痰原于肾，动于脾，客于肺。水升火降，脾胃调和，痰从何生！阳虚肾寒不能收摄邪水，冷痰溢上，或昏晕夜喘上气者，八味丸、三昧安肾丸、黑锡丹以镇坠之。如痰壅发厥者，苏子降气汤、三生饮、古硫汞丹。脾虚不能运化者，宜补中燥湿，六君子汤，加竹沥、姜汁。劳役伤脾，失升降者，补中益气汤，加半夏、竹沥、姜汁。气血亏乏，痰客中焦，闭塞清道者，仍宜温中燥脾，二陈汤。气虚，合四君子汤，血虚，合四物汤。阴虚肾火炎上肺燥者，二陈汤合四物汤，去川芎、半夏，加贝母、麦门冬、瓜蒌仁、桔梗润而降之，或肾气丸、三一肾气丸。语云：痰无补法。且老痰凝滞胶固，非暂用温药引导，必有拒格之患；风寒痰气内郁，不用温散，亦何以开结滞！此皆难拘于无补也。凡痰喘声高，脉散，汗出如油，身冰冷者，死。

郁

与气类参看：寒郁，如心脾腹痛；火郁，如胁痛、跌扑、痈疽、疮疖；湿郁，如腰脚疝痛，分见各类。

六郁仍分痰火积，

郁者，病结不散也。六郁：气、血、痰、食、湿、热。然气郁则生湿，湿郁则成热，热郁则成痰，痰郁则血不行，血郁则食不消而成癥痞，六者皆相因为病。以致当升降不得升降，当变化不得变化，故法以顺气为先，降火化痰消积分多少治，与诸气大同。凡病，当先寻六郁与痰火，有则急治于此，无则依杂证治。

久则升散三焦通；

郁本病久不解，因服药杂乱而成，又有郁久而生病者，俱宜升提。如郁在中焦，以苍术、川芎开提其气以升之；如食在气上，提其气则食亦自消；痰郁火邪在下，二便不利者，二陈汤，加升麻、柴胡、川芎、防风以升发之；热郁，升阳散火汤；火郁，火郁汤主之，当看发在何经，加各经火药。又五郁治法，见卷之七。

气痰满胸血能食，

丹溪治病，气用四君子汤，血用四物汤，痰用二陈汤，时以六郁汤料参之，此杂病治法总要也。气郁胸满胁痛，脉沉涩，加木香、槟榔、乌药、苍术、川芎，倍香附、砂仁。痰郁胸满，动则喘急，起卧急惰，寸脉沉滑，加南星、香附、瓜蒌仁、海石。血郁四肢无力，能食，小便淋，大便红，脉沉芤涩，加桃仁、韭汁、牡丹皮。

食胀湿痛热目蒙；

二陈汤为主。食郁嗳酸恶食，黄疸鼓胀痞块，气口紧盛，加山楂、神曲、麦芽；伤冷食胃脘痛，加草豆蔻、干姜。湿郁周身关节走痛，首如物蒙，足重亦然，遇阴寒便发，脉沉濡，加白术，倍苍术。热郁目蒙，口干舌燥，小便淋浊，脉沉数，加黄连，倍山栀、连翘。六郁不言风寒者，风寒郁则为热故也。但诸郁挟风，加防风、苦参；挟寒加吴茱、香附、紫苏。

脱营愚者眠食废，

先顺后逆，虽不中邪，病从内生，令人饮食无味，神倦肌瘦，名曰脱营。内服交感丹，外用香盐散，临卧擦牙。

有郁结在脾，半年不食，或午后发热，酉戌时退，或烦闷作渴加呕，或困卧如痴向里，坐亦喜向暗处，妇人经水极少，男子小便点滴，皆忧思气结。治宜温胆汤，或二陈汤加参、术、红花。痰火甚者，以痰药吐之、下之，后用越鞠丸调理。

有志养阴神自充。

平人上纳下化，水谷滋沛身中，阴气自生。如失名利之士，有志恢图，过于劳倦，形气衰少，谷气不盛，上焦不行，下脘不通而胃热，热熏胸中则内热。宜养阴降火，三白汤，加陈皮、苍术、川芎、山栀、香附、枳壳、甘草，煎熟入姜汁少许，热服以散其郁；加当归、黄柏、沙参，或玄参以养其阴；痰，加贝母；夏，加麦门冬；冬，加补骨脂。盖当归随参补血，白芍随二术除郁。因食冷物，郁遏阳气于脾土中，多因血虚而得之，故用炒黑山栀解五脏结，益少阴血。若不早治，复恣酒色，痨瘵之由也。

积　热

积热三焦审实虚，口干烦渴大便窒；

实热，因日服金石炙煿，夜卧热炕，或火烘衣被，久则蕴积热毒。在上焦则咽干口燥而臭，舌糜唇疮；在中焦则胸满干呕作渴；在脏腑则大小便闭。法当清心解毒，上热，凉膈散；中热，调胃承气汤；下热，八正散；三焦俱热，三黄汤、大金花丸。虚热，因消烁肾水，相火炎上，口燥烦渴，精神短少，心悸自汗，懒于动作，夜卧睡语。法当降火滋水，三补丸主之，或只清之、润之而已。

实分气血清各经，

气分实热，白虎汤，或败毒散加荆芥、青皮、白术；血分实热，四顺清凉饮；气血俱实热，洗心散、甘露饮、泽泻汤。心热，单泻心汤；肝热，泻青丸；脾热，泻黄散；肺热，泻白散；肾热，滋肾丸；小肠热，导赤散；胃热，泻胃汤；大肠热，泻白汤；膀胱热，加味石膏汤。然诸热皆属于心，热甚则能伤阴，宜朱砂安神丸，以清镇之。

虚炎升降与滋益；

气分虚热，清心莲子饮，甚者龙脑鸡苏丸，久者，宜升阳以散之，小柴胡汤合四君子汤、升阳益胃汤、补中益气汤。或疑补中益气何以治热？孰不知热因热用，温能除热之理。盖大热在上，大寒必伏于内，温能退寒以助地气。地气者，在人乃胃之生气，使真气旺而邪热自退。血分虚热，四物汤加芩、连、山栀，或为丸服。久则滋阴以降之，秦艽扶羸汤，或古归芪汤、滋阴降火汤。蒸热者，加味逍遥散、坎离丸。气血俱虚热，升阳滋阴兼用，十全大补汤、人参养荣汤，俱加知母、黄柏。然虚主热久必脾胃不和，三白汤、参苓白术散调之。

风痰湿热常相兼，变证多端难执一。

风热、风甚生热者，兼治风热；或热甚生风者，治其热而风自消。凡头目肿痛，眩晕眼昏，目赤耳聋，鼻塞，口燥舌干，牙宣牙肿，斑疹之类，皆风热炎上之所为也。初起上攻者，川芎茶调散、至宝丹、四神丹、上清丸；久而下注血衰者，肾气丸加知母、黄柏，或当归龙荟丸、四生散。痰热者，因痰生热，或因热生痰。凡咽痛喉闭，膈噎胸痞，癫狂惊悸，怔忡健忘之类，皆痰火滞中之所为也，小调中汤、大调中汤。湿热者，因湿生热，或因热生湿。凡泄泻下痢，水肿鼓胀，黄疸，遗精白浊，疝痛腰痛，脚气之类，皆湿热下流之所为也，

治见各条。丹溪治湿热，上焦黄芩，虚者天、麦门冬代之；中焦黄连，虚者白术、茯苓、葛根代之；下焦龙胆草、防己、黄柏，虚者，肥人苍术、南星、滑石，瘦人牛膝、槟榔、桃仁、红花。经曰：治病必求其本。此风热、痰热、湿热，乃百病之根本也。

诸　虚

诸虚专要辨阴阳，

血阴而气阳也。有暴虚而无伤损者易复，有虚而亏损者亦可补益，惟久虚而伤坏者，必保养仅可半愈。大概虚脉多弦，弦濡大而无力者，为气虚；脉沉微无力，为气虚甚；脉弦而微，为血虚；脉涩而微，为血虚甚；或寸微尺大而紧者，血虚有火。多汗又形肥而面浮白者，阳虚；形瘦而面苍黑者，阴虚。

食少神昏精不藏；腰背胸胁筋骨痛，潮汗痰嗽是其常；

此虚证也。但见一二便是。

外因新损容易复，

外因感寒，久则损阳，自上而下，一损于肺，则皮聚毛落；二损于心，则血脉虚少，不荣脏腑，妇人月水不通；三损于胃，则饮食不为肌肤，治宜辛甘，若淡过于胃，则不可治矣。感热久则损阴，自下而上，一损于肾，则骨痿，不能起于床者，死；二损于肝，则筋缓不能自收持；三损于脾，则饮食不能消克，治宜酸苦，若咸过于脾，则不可治矣。又不内外因，惊而夺精，汗出于心，则损脉；疾走恐惧，汗出于肝，则损筋；摇体劳苦，汗出于脾，则损肉；饮食饱甚，汗出于胃，则损肠；持重远行，汗出于肾，则损骨，治宜酸苦，若辛散于心，则不可治矣。抑论心肺损而色惫汗多者，为阳虚；肝肾损而形萎汗多者，为阴虚。经云：损其肺者，益其气；损

其心者，补其荣血；损其脾者，调其饮食，适其寒温；损其肝者，缓其中；损其肾者，益其精。是以古方，肺损证见，四君子汤；心损证见，四物汤；心肺俱损者，八物汤；心肺及脾胃俱损者，十全大补汤；肝肾俱损者，牛膝丸。杂证新虚梦遗者，桂枝汤加龙骨、牡蛎；四肢烦热酸疼，心悸腹痛者，小建中汤；汗多力少，筋骨拘急者，黄芪建中汤；汗多脉暴结者，炙甘草汤；暴损气虚，有汗潮热者，补中益气汤，气虚无汗潮热者，人参清肌散；暴损血虚，有汗潮热者，人参养荣汤；血虚无汗潮热者，茯苓补心汤；暴脱血者，益胃升阳汤；潮汗痰嗽者，黄芪益损汤加半夏；大病后，食减盗汗者，参苓白术散加黄芪、当归。

劳欲久虚成内伤。

内因五劳、六极、七伤，积虚成损，积损成伤，经年不愈者，谓之久虚。五劳应五脏，六极即六欲应六腑。盖心劳曲运神机，则血脉虚而面无色，惊悸梦遗盗汗，极则心痛咽肿。肝劳尽力谋虑，则筋骨拘挛，极则头目昏眩。脾劳意外过思，则胀满少食，极则吐泻肉削，四肢倦怠，关节肩背强痛。肺劳预事而忧，则气乏，心腹冷，胸背痛，极则毛焦津枯，咳嗽哄热。肾劳矜持志节，则腰骨痛，遗精白浊，极则面垢脊痛，此五劳应乎五极者也。若原因腑虚，以致脏虚，脏腑俱虚，视听已衰，行步不正，名曰精极，令人精浊茎弱核小，故又曰六极，极即伤也。七伤者，惟原劳极之由，久视伤血，久卧伤气，久坐伤肉，久立伤骨，久行伤肝，房劳思虑伤心肾则阴血虚，劳役饥饱伤胃腑则阳气虚，此伤证之至要也。阴虚，四物汤、二宜丸、肾气丸。火动外潮者，四物汤加知母、黄

柏，或滋阴降火汤丸、加味逍遥散、补阴丸；火燥甚者，大补阴丸、单天门冬膏。阳虚，四君子汤、保元汤。火衰中寒身冷者，鹿茸大补汤、苁蓉散、加减内固丸、三仙丹、温肾丸、腽肭补天丸、斑龙丸。阴阳俱虚，八物汤、固真饮子或丸、人参养荣汤，或十全大补汤加苁蓉、附子、半夏、麦门冬，或八味丸。有火者，二至丸、异类有情丸。心虚，人参固本丸、梦授天王补心丹、朱子读书丸；肝虚，天麻丸、鹿茸四斤丸；脾虚，参苓白术散、橘皮煎丸、苍术膏、白术膏、参苓造化糕、太和膏；肺虚，单人参膏、单五味子膏；肾虚，小菟丝子丸、玄菟固本丸、三味安肾丸、太极丸。

调和心肾养脾胃，

不论阴阳损伤，皆因水火不济，火降则血脉和畅，水升则精神充满。或心肾俱虚，或心脾俱虚，或心肝俱虚，或肺肾俱虚，或五脏俱虚，但以调和心肾为主，兼补脾胃，则饮食进，而精神气血自生。调和心肾，虚中有热者，古庵心肾丸；虚中有寒者，究源心肾丸；不受峻补者，归茸丸、瑞莲丸、冷补丸；兼补脾胃，二神交济丹、还少丹、天真丸、返本丸。

挟热与气细酌量；

虚者，下虚也。热者，上热也。又言虚实者，正气虚邪气实也。心劳邪热，则口舌生疮，语涩肌瘦；肝劳邪热，则胁痛关格不通；脾劳邪热，则气急肌痹多汗；肺劳邪热，则气喘面肿，口燥咽干；肾劳邪热，则尿赤阴疮，耳鸣溺闭。三白汤主之。心热，加黄连、木通、麦门冬、生地；肝热，加黄芩、防风、当归、龙胆草、赤芍；脾热，加山栀、石斛、升麻；肺热，加知母、桑白皮、秦

芜、葶苈；肾热，加玄参、赤茯、车前子、生地。更参积热门虚火治法。挟气者，交感丹。古庵云：心肾主血，心恶热而肾恶燥，则清热润燥之药，是补心肾而泻肺脾也。肺脾主气，肺恶寒而脾恶湿，则温寒燥湿之药，是补肺脾而泻心肾也。《局方》概用辛香燥剂，以能健脾进食。然阴血消而心肾损，以致虚极火炎，面红发喘，痰多，身热如火，跗肿溏泄，脉紧不食者，死。噫！凡虚皆阴血、阴气虚也，若真阳虚，亦不可治。

从来养性延年药，只是中和效更长。

经曰：形不足者，温之以气。温存以养，使气自充，非温药峻补之谓也。精不足者，补之以味。乃天地自然之味，非膏粱之谓也。今人，无病贪补而致病者有之；有病贪补而不依证用药，反增痰火者有之，非惟不足却痰延年，亦非养心、养性之道。且少年欲火正炽，尤宜戒补；中年以后，必资药饵扶持者，亦须量体，宁从缓治，不可责效目前，反致奇疾。大概肾虚者，琼玉膏、还元秋石丸、延年益寿不老丹；耳目衰者，还元丹、四圣不老丹、松柏实丸；肾虚无火者，何首乌丸、却老乌须健阳丹；肾虚有火者，八仙添寿丹；羸瘦者，大造丸、紫河车丹；血疾者，女贞丹、柏叶煎、柏脂丸、秤金丹；风疾胃火者，松脂丸、松梅丸；风疾无火者，仙人饭；痰火溺涩者，茯苓煎；气弱者，单人参膏；血燥者，单天门冬膏、地黄膏；脾虚者，白术膏；脾肾俱虚者，加味苍术膏。此皆养性延年之药，亦必因病选用。

沉寒痼冷

沉痼大补气血暖胃脾，

人身真阳耗散，脾胃虚弱，加以食啖生冷，嗜欲过度，以致脏腑停寒不散，谓之沉寒；积冷不解，谓之痼冷，宜十全大补汤、鹿茸大补汤，加姜、桂、雄、附以滋气血，补暖下元。若原只因生冷伤脾者，四柱散、附子理中汤、补真丸，专补脾胃可也。又有阴虚内热，因伤冷药，及将息失宜，变成寒中，全以养脾为主，只宜理中丸、二神交济丹去白芍，或四物汤去芍药合理中汤。

男精女带吐泻奇；

或暴下，或久泻，或吐泻俱发，宜古半附汤、附子理中汤、沉香荜澄茄丸。遗精，金锁正元丹、究源心肾丸、硫苓丸。崩带，见妇人门。

脑寒肢冷心腹痛，

脑髓寒者，三五七散；四肢冷者，古姜附汤、古桂附汤；气虚冷汗出者，古参附汤、古芪附汤；血虚冷者，古茸附汤；遍身冷、昏晕者，三建汤、顺元散；心腹绞痛甚者，椒附丸、复阳丹；挟外感者，正气补虚汤。

刚剂慢投恐肾衰；

金液丹、黑锡丹、养气丹、返阴丹，尽皆金石慢剂。阴脏性缓，渐服回阳即止，猛进常服，恐水枯火燥，元阳脱矣。阳脏性急者，禁服。

取阴取阳无过治，王冰此语亦吾师。

古以三建汤，治心经之元阳虚者，责其无火也；大补阴丸，治肾经之真阴虚者，责其无水也。盖人之所藉以生者，阴阳之气耳。不善调摄，偏热偏寒，病未至甚，治之不难，若夫积热，始而凉和，次而寒取，寒取不愈，则因热而从之，从之不愈，则技穷矣，由是苦寒频岁而弗停。沉寒始而温和，次而热取，热取不愈，则因寒而从之，从之不愈，则技穷矣，由是辛热比年而弗止。殊不知，以寒治热，而热不衰者，由于真水之不足也；以热治寒，而寒不衰者，由于真火之不足也。不知水火不足，泛以寒热药治，非惟脏腑习熟，药反见化于其病，而有者弗去，无者复至矣。故取之阴，所以益肾水之不足，而制心火之有余也；取之阳，所以益心火之不足，以胜肾水之有余也。火之原者，阳气之根；水之主者，阴气之根。非谓火为心，而原为肝，水为肾，而主为肺也。此太仆达至理之妙也。又积热用苦寒药，必姜汁酒制；沉寒用热药，如附子必用童便蜜制。盖寒因热用，热因寒用，恐相违逆故也。

上杂病提纲。杂病者，或兼外感风、寒、暑、湿、燥、火之气，或挟内伤宿食、气、血、痰、郁、虚、实之情。外感骤则为四中，内伤久则为沉痼，所以提之于前，以见其为百病大纲。其余证，皆由此变出。医能知此门户，又能知从头至足问证之法。第一辨其为内伤耶，为外感耶？外感，手背热，而口能知味；内伤，手心热，而口不知味。外感，伤风恶风，面光有汗；伤寒恶寒，面惨无汗；伤暑恶热，烦渴面垢；伤湿恶湿，重着面黄。内伤，劳役伤气，则恶劳而心口不痛；饮食伤脾，则恶食而心胃刺痛。若夫色欲伤肾，则愈好色而骨蒸，口多嗜味，阴虚火动故也，七情，思虑伤心与脾，则益善思而恍惚不寐；忧怒伤肺与肝，则愈动气而痞满眩呕，口仍失味，诸气怫郁故也。一切血证，日轻夜重；一切痰证，食少，肌色如故；一切火证，性急潮盛；一切水证，胁硬心下悸忡。至于辨证虚实，俱以似伤寒阳证者，为热且积也；似伤寒阴证者，为虚且寒也。又辨其内外有无，相兼多寡，或不内不外，而为本经自病，男子必审房劳，女人先问经孕，与所处顺逆，及曾服某药，然后证之以脉，万无一失。

噫！机括熟而门类显者，惟不脉而药，可以广及，然亦难乎其人之妙悟也。病家一时紧急，寻医辨证，且将此提纲理会，亦不致差门户。以后分类、有言外因风、寒、暑、湿，内因七情、瘀血、痰火、食积，而不详言其证者，正以括之于此也。以意会之，医门斯可入矣。

杂病分类

外 感

风 类

头 眩

头眩欲倒辨瘦肥，

或云眩晕，或云眩冒。眩，言其黑；晕，言其转；冒，言其昏，一也。虚者，内外之邪，乘虚入表而上攻；实者，内外之邪，郁痰上结而下虚。大概肥白人多湿痰滞于上，火起于下，痰因火而上冲，所谓无痰不作眩者是也，治宜以痰为主，兼补气降火；瘦人多肾水亏少，相火上炎而眩晕，所谓风胜则地动，火得风则焰旋是也，治宜滋阴降火，化痰抑肝。此以肥瘦为主，亦丹溪常法也，后仿此。

眼花昏暗屋旋飞；

经曰：徇蒙招尤。徇蒙者，如以物蒙其首；招尤者，招摇不定。如立舟车之上，起则欲倒，眼昏耳聋，屋如旋转，甚则卒倒，不省人事，乃肝所主也。又曰：诸脉皆系于目。脏腑筋骨气之精，而与脉并为系，上属于脑，后出于项中，故邪中于项，因逢其身之虚，其入深，则随眼系入于脑，则脑转，脑转则引目系急而眩矣。

虚弱老年阳陷越，

内伤劳役，气虚不能上升，或汗多亡阳，宜补中益气汤。色欲伤肾，气逆不能归元，四君子汤加天麻、防风，或十全大补汤、肾气丸加鹿茸。血虚，因产后、金疮及吐衄亡血，孤阳浮越，古芎归汤加炒干姜，瘀血滞胸加童便。老年每早起眩晕，须臾自定，有风痰虚火者，果系阳虚，顺元散，吞黑锡丹以镇坠之。《玉机》谓丹药金石助火，香窜散气，多致飞越之亢，岂能镇其不归之气耶？

火痰晕甚气痛眉；

火动其痰，眩甚者，二陈汤加芩、连、苍术、羌活。火盛壮实，属阳明者，单大黄酒炒为末，茶清下，或古荆黄汤加防风等分；属太阳少阳者，酒芩、白芷等分为末，茶清下。虚火，半夏白术天麻汤。七情，脏气不平，涎迷心窍，眩晕、眉棱骨痛、眼不可开者，七气汤、玉液汤、补虚饮。

风则项强寒拘痛，

外因风，脉浮、有汗、项强、热者，川芎茶调散，或参苏饮加南星、黄芩；热甚者，川芎石膏散；虚者，山茱萸散，或四物汤加秦艽、羌活，通用单白芷丸。又大风头眩，手足麻痹，胃脘发痛，乃风寒湿三痹合至，必有停饮在上，宜量吐之。寒，脉紧无汗，四肢拘急，筋挛，头掣痛，五积散；喜热手按者，附子理中汤、三五七散。

暑烦渴兮湿重垂；

暑，脉虚，烦渴，十味香薷散，或二陈汤加黄连、山栀、川芎。湿，脉细，头重吐逆，芎术汤、芎术除眩汤，或肾着汤加川芎。风湿，玉壶丸。

外邪和解清痰火，内虚本固标自移。

凡肝脉溢大必眩，宜预防之，外感解肌化痰，不可妄施汗下；内因量施补益。昔丹溪治妇人带下头眩，专治带而眩自安。盖头眩、头痛、咳嗽，病之标

也。经曰：治病必求其本。通用二陈汤。七情，加丁香、砂仁、白术；风痰，加天麻、白附子、荆芥、防风；寒痰，加干姜、良姜；热痰，合解毒汤；湿痰，合芎辛汤；停水心悸，合五苓散；酒食伤，加干生姜。胸中宿痰，眼涩、手麻痹、发脱、健忘者，用本方探吐，吐后宜服清上辛凉之药调之。气虚，倍参、芪；血虚，倍芎、归；痰盛，加竹沥、姜汁，火盛，加童便。如眩晕、气上冲胸、战摇者，只宜茯苓桂术甘草汤加减。凡眩晕，言乱汗多下利，时时自冒者，虚极不治。

头 痛

厥头痛将内外分，

真头痛，引脑巅泥丸尽痛，手足冷至节者，死。厥者，逆也。邪气逆上阳经而作痛，甚则发厥，须分内外二因治之。

外感寒热表家论；

外感头痛，必有寒热，宜分轻重解表。风证，芎芷香苏散、消风散。风热，川芎石膏散；风寒，三五七散；风寒入脑，连齿痛者，芎辛汤，或羌活黑附汤，去附、柏，加桂枝；脑风，项背怯寒，脑户极冷者，用麻黄、细辛、全蝎、藿香各五分，为末，荆芥煎酒，或茶下。寒证，连须葱白汤、葛根葱白汤。暑证，香薷散，加茵陈、葱白，或大半夏汤，姜汁为丸服。湿证，芎术汤。湿热，心烦，痛起耳中，古防风汤，加酒芩、苍术、苍耳子、细辛，为末，茶清入姜汁少许调服；热多者，酒芩为末，茶清下。通用二陈汤，加芎、芷为主。太阳恶风寒，脉浮紧，加羌活、麻黄、川芎；阳明自汗，发热恶寒，脉浮缓长，加升麻、葛根、白芷，渴者，宜合白虎汤，加吴黄、白芷；少阳寒热往来，脉弦，加柴

胡、黄芩；如三阳胸膈宿痰，痛久不止，令人丧明，宜合川芎茶调散探吐；太阴体重腹痛，脉沉，必有痰，加苍术、南星；少阴寒厥，脉沉细，加附子、细辛；厥阴吐沫，厥冷，脉浮缓，加吴萸。头顶项背俱痛者，宜合羌吴汤。肥人，加二术；瘦人，加酒芩。风热，加蔓荆子、川芎、酒芩。若头痛，加细辛，巅顶痛，加藁本、升麻、防风。

内虚气滞太阳痛，

内伤气虚，相火上冲，耳鸣九窍不利，两太阳穴痛，宜补中益气汤倍川芎，加知母、蔓荆子，或四君子汤。大病后及诸虚痛者，四柱散加茶一撮。

血虚鱼尾上生嚏；

古芎归汤，或四物汤加酒芩、羌活、柴胡、蔓荆子。气血两虚者，调中益气汤加川芎、细辛。挟火者，安神汤。

肾虚巅痛七情呕，

肾厥，下虚上盛，巅顶痛不可忍，脉举之则弦，按之则坚，宜玉真丸。七情气厥，心腹胀满，呕吐酸水，宜古芎乌散、胡芦巴散；挟痰，如圣饼子；头与心换痛者，古藁苍汤。

痰火食积皆同因。

痰厥，头旋眼黑，言乱恶心，眼闭肢冷，宜半夏白术天麻汤，导痰汤加芎、辛，三生丸。痰火，痛甚如破，二陈汤加芩、连，或清空膏、清上泻火汤。如壮实人，只宜酒炒大黄为末，茶清下。痰饮滞痛者，神芎丸。有伏痰者，瓜蒂散吐之。积聚痛者，大黄备急丸。凡头痛数日不食，百药不效者，二气丹；无热者，黑锡丹；常服点头散，断根。寻常头目不清，似痛非痛，参苏饮主之；风热者，彻清膏，芩、连煎汤调下；沐浴后者，单白芷丸。

头　风附眉棱骨痛

头风项强分偏正，

素有痰者，或栉沐取凉，及醉饱仰卧，贼风入脑、入项、入耳、入鼻，自颈项以上，耳、目、口、鼻、眉棱之间，有一处不若吾体，皆其渐也。有头皮浮顽，不自觉者，有口舌不知味者，或耳聋，或目痛，或眉棱上下掣痛，或鼻中闻香极香、闻臭极臭，或只呵欠，而作眩冒之状；甚则项强硬，身体拘急，宜川芎茶调散，或祛风通气散主之，此正头风也。偏左痛者，多血虚，或有火，或风热；偏右痛者，多气虚，或郁滞，或痰，或风湿。要知正痛，常兼左右病邪。凡头痛，久则为风也。

兼湿兼热阴暖定；

风湿肿痛连肩背，或遇阴雨则甚者，羌活胜湿汤。风热头痛重大，遇热则发，消风散倍荆、防；热甚，二陈汤加荆、防、薄荷；便闭，更加大黄微利之；热微，二陈汤加酒芩、防风、芎、芷。

湿痰痛密多右边，

湿痰，发则痛密无间，二陈汤加南星、苍术、川芎及细辛少许。

血虚晚重为左病。

血虚者，朝轻夕重，古芎归汤，或四物汤加荆、防、白芷、薄荷。若气虚者，朝重晚轻，多属右边，宜补中益气汤加芎、辛。阳虚甚者，单白芷丸，用参、附煎汤下。

久甚火郁裹重绵，

头风发时，闷痛必欲绵帕裹包者，热郁也，宜凉血泻火为主，佐以辛温散表从治，二陈汤加酒炒黄芩，及荆芥、薄荷、川芎、石膏、细辛，或消风百解散，防风通圣散。有三阳热郁，头痛不敢见光，喜置冰于顶者，宜辛凉，汗、吐、下三法并行乃愈。又有偏痛年久，便燥、目赤、眩晕者，乃肺乘肝，气郁血壅而然，宜大承气汤下之。外用大黄、芒硝为末，井底泥调涂两太阳穴上，乃愈。

不妨外感相兼并；

素患头风，因外感而发者，恶寒、头面多汗，宜分偏正，专治头风，而外感自散。如头风发方愈，而后外感自汗者，加味乌荆丸。因七情发，多吐逆、寒热者，参苏饮主之；无寒热者，二陈汤加乌药、川芎。

眉棱眶痛或羞明，无非痰与风热甚。

风痰眉心痛者，二陈汤吞青州白丸子。眉棱骨痛，连目不可开、昼静夜剧、身重者，导痰汤。湿痰眉眶骨痛、体重者，芎辛汤合导痰汤，加川乌、白术。寒湿，芎辛汤，加川乌、附子、姜、桂、南星。风热眉棱骨痛甚者，古防风汤加酒黄芩；风虚，加川乌、草乌、细辛，或金枣丹。血虚挟风，羞明、眉眶痛甚者，生熟地黄丸，或四物汤，加羌、防；气虚挟风，安神汤。通用谢传点眼丹、嚏鼻药。

面风

面肿虚食热不食，

面肿乃食后冒风所致。能食者，风虚，面麻木，牙关急搐，升麻胃风汤；不食者，风热，面唇黑，心悬如饥，防风通圣散。内伤气促者，升麻顺气汤。

颊腮同此分虚实；

面肿搭颊搭腮，仍以能食为风虚，不食为风热。搭颊连齿肿、出血者，胃火也，清胃散。搭腮因膏粱积热者，升麻、黄连、连翘、牛蒡子、白芷等分，水煎。连耳上，加羌活；耳下，加柴胡。内虚食少者，补中益气汤。耳后微肿者，肾虚也，肾气丸料水煎服详外科痄腮。

阳盛面热阳衰寒，

手足阳明经气盛，则身以前皆热，风热上冲，则面独热，先以调胃承气汤，加黄连、犀角，下两三行；次以升麻葛根汤，加黄连、川芎、荆芥、薄荷调之。如阳明气不足，则身以前皆寒，寒湿上逆，则面反不能耐寒，先以附子理中汤数服；次以升麻葛根汤去芍，加参、芪、附子、益智、草蔻、白芷、葱白。面浮者，补胃汤；连骨痛者，干姜散。

生疮总是胃家疾。

凡风客皮肤，痰渍脏腑，则面䵟黯。脾肺风湿搏热，生疮红紫或肿者，俱宜金沸草散倍黄芩，或升麻胃风汤加减。面上细疮，常出黄水，或目生疮，用桃花阴干为末，熟水调服。外用杏花煎汤洗之。如生五色疮，只用盐汤绵浸搭疮上，日五六易。如生粉刺，捣菟丝子汁涂之，内服桦皮散。面皮里痛者，用何首乌为末，姜汁调敷，以帛盖定，炙热鞋底熨之。

眼

眼病须先分表里，

外因：风中脑户，湿渍头上，热逼冷灌睛中，或久处烟火，或食后向火，或醉后失枕，血滞痰壅，或冒砂尘，或掸刺扑损，汤泡火烧，皆伤目之标。内因：五辛炙煿、酒面、湿热、痰火、房室损精，劳役伤气；泣、涕、刺头伤血，暴喜、暴怒、暴惊，极目远视，夜书细字，镂刻博奕伤神，皆伤目之本。初起在腑为表，当除风散热；久则入脏为里，当养血安神。然内因初即入里，外因久亦带表，悟之！

五轮八廓亦此理；

表证多属三阳部分，里证多属三阴部分，要知以肝为主，表里虚实，不过五行生克之理。八廓不必深泥，旧设七十二证，今纂注于内，更不重复便览。

五轮白肺乌珠肝，

白属肺，气之精，曰气轮。气证，

七情气滞则血凝，红膜薄如伞纸，日久变成白膜者，难治。热证，白睛润湿，浮而赤肿筋多重者，生红花翳，痛涩有泪，年深睛变碧色，满目如凝脂，赤路横真如丝，宜四物汤去芎，换土当归，加甘草。虚证，白睛枯槁，气沉而浊。

乌珠属肝，筋之精，曰风轮。风证，睛闪两睑不归中，如辘轳转关，难治。热证，赤晕浮浆重者，乌珠忽然如针刺痛，双目紧急，或突出豆许如蟹睛者，忌点。或生翳，似旋螺尖突起；或周围生翳如锯齿，如枣花，四五枚相合，赤色刺痛；或生翳四边皆白，中间一点黄心；或生翳如玉色，浮满不痛者，忌针割；或生青色翳，两眦涩痛；或翳如冰色坚实，旁观逼透瞳仁。虚证，轻者枯黄绕睛，重者乌珠上一点圆翳，日中见之差小，阴处见之差大；或一点黑翳如小豆，疼痛泪出者，忌点。又肝虚雀目，晓明晚暗，乃所禀血虚有火也，年深则盲。黄风雀目者，木衰土盛，终当变黄胀而死，宜平胃散以平土气，四物汤以补肝虚。经年瞳子色如金者，不治。不治症：生翳上横如剑脊，下面微微甚薄，不赤不痛；或浮翳如水光白色，环绕瞳仁，初生自小眦头至乌珠上，不痛痒，无血色相潮；或翳如凝脂，边厚边薄，形如缺月，色光无瑕；或生翳经年，如银钉钉入乌珠；或因他病生翳，初甚微，后遍睛俱白。

心与小肠内外眦；

内眦属心，外眦属小肠，血之精，曰血轮。热症，轻者赤脉缠眦，重者赤脉渐渐侵睛，或眦头结聚生疮，流出脓汁涎水，黏睛上下，乃风热留睑中，宜白薇丸。气证，胬肉攀睛，或先赤烂多年，肝热所冲；或用力作劳，有伤肝气而成，或痛、或痒，两眦胬出；心气不宁，忧思不已，遂乃攀睛，或起筋膜，宜大黄、黄芩、防风、薄荷等分，入蜜煎服，或定心丸。

上下两胞胃与脾，

肉之精，曰肉轮。又上胞睑内锐眦，系足太阳起脉。风证，轻者胞弦紧急，重者上下睑似朱涂而生疮，久则生翳，乃风热也；或眼皮有如胶凝，肿似桃李，时出热泪，乃风毒也，宜点花草膏。又烂弦风，痒甚，双手背揉，日久两睑赤烂黏滞，经年不安，宜三棱针刺目眶外，以泻湿热，内服消风散，桑白皮煎汤调服。又倒睫拳毛，泪出涓涓，翳膜渐生，乍愈乍发，经年不安，眼皮渐急，如针刺痛，瞳仁不安，乃脾受风热，当去内热退火邪，令眼皮缓，则毛出翳退。外用手法翻内睑向外，以三棱针横刺，用左手爪迎其针锋出血，再用木鳖子捣烂，绵包成条，左患塞右，右患塞左鼻中，其毛自分。先宜泻肝散，后服五退散。又上下睑俱翻出，或一睑翻出在外，乃脾风热也。热证，轻者睑红赤硬，睛疼泪出羞明；重者两睑上下初生如粟，渐大如米，或赤或白，不甚疼痛坚硬，乃肝壅瘀血也，宜加味荆黄汤。又睑内生如鸡冠、蚬肉，或青或黑，阻碍睛痛，乃脾风热也，须翻出看之，用观音草每日轻轻微微，渐渐刮去毫厘，血出，用金匙挑洗风毒药水，按而止之，刮后不时将药水点入，则不复肿。

肾水一点黑瞳子；

骨之精，曰水轮。虚证，瞳仁散大，视物不真。火盛则瞳仁焦黄；虚冷则瞳仁青绿，少劳则痛。热证，瞳仁内涌，轻者如不患眼人，但微有头旋生花，或劳力转加昏蒙，或头旋相牵，瞳仁连鼻膈皆痛，时起红白或黑花，吐逆。肝热则先左，肺热则先右，肝肺热则左右齐发。重则生翳瞳仁，上如凝脂色，涩痛无泪；或滑翳如水银珠子，微含黄色，遮绕瞳仁；或散翳形如鱼鳞点；或睑下起粟子而烂，瞳仁痛甚，又白翳旋绕，瞳仁点点如白花鳞起，皆肝肺相传风热也。又黑水上横深瑕盘青色，沉沉深入，痛甚，乃肾脏风热也。或血灌瞳仁，无翳，其痛如刺，乃肝血无归，宜通血丸。又瞳仁被物撞打，惊痛昏暗，眼眶停留瘀血，宜贴地黄膏，次服决明散。如撞刺生翳，经久复被物撞，转加昏暗者，难治，经效散救之。又飞丝砂尘入眼，瞳仁不安，单瞿麦为末，鹅涎调敷，或新笔蘸京墨点之。又汤泡火烧肿痛者，不可用冷药即点，待一日后，以五行汤温洗，及地黄膏敷之。风证，则瞳仁青，或瞳仁连眦头皆痒，不能收睑，乃胆受风热，宜防风一字散。不治证：瞳仁干缺，痛涩无泪；或白藏在黑水下，向日细视方见；或两眼相传疼痛，早轻夜重；或内障，五色相间，头痛无泪，日中如坐暗室；或雷头风，热毒气冲入睛中，牵引瞳仁，或微或大不见。

八廓寄位始有名，

乾为天廓，位两边白睛中间，属肺与大肠；坎为水廓，位瞳子，属肾；艮为山廓，位神光，属胆；震为雷廓，位白睛上截向小眦，属小肠；巽为风廓，位乌珠瞳仁外，属肝；离为火廓，位大、小眦，属心与命门；坤为地廓，位上下睑，属脾胃；兑为泽廓，位白睛下截向大眦，属膀胱。

妇人小儿大同耳。

妇人活血为主，有孕忌用麝点。小儿眼患，多是胎毒及食毒，内服败毒散，外洗解毒汤，切忌披镰针灸。小儿初生胎风，双目红而眶边赤烂，至三四岁不愈，宜消风散，桑白皮煎汤下。又小儿通睛，欲观东边则见西畔，若振掉头脑，则睛方转，此肝受惊风，宜牛黄丸。又小儿眼泡患斑疮，热气冲透睛中，疼痛泪出，翳如银片，肿涩难开，宜柴胡散、神医散。又小儿睑中初生如麻仁，目渐如豆，悬垂睑内，乃风热攻脾，宜五退散加减。又小儿疳眼，初起涩痒，久生疮翳肿痛，乃肝风所冲，或痢后虚热上攻者，俱忌点，宜还睛散。痘疮眼，详疹痘。小儿不治证：胎中受风，五脏不和，呕吐黄汁，两眼青盲不明；及初生视物近看，转睛不快，至四五岁，瞳仁结白，昏蒙不见。

暴赤肿痛涩且痒，

或饮食积热；或天行赤目，长幼相似；或伤寒后余热，以致血热痰壅，则目暴赤肿。痛为热，痒为风，涩为毒，不可概用凉药，因成内障；亦不可误用温药助热，致令昏涩眵泪，胬肉攀睛等状，是成外障，决明散主之。又有睡觉目赤肿，良久无事者，血复散于四肢也。宜地黄粥。又或读书、针刺过度而痛者，名曰肝劳，但须闭目调护。又中恶祟，卒痛如针刺，或如火灸，及太阳穴痛，早轻夜重，宜决明散。

翳膜眵昏总是表；

暴赤后，热流肺经，轻则朦胧而已，稍重则生云膜。如黄膜从下生，而上冲黑睛，痛涩难开，乃脾受风食毒，可治；如赤膜从上生，下遮覆黑睛，名垂帘膜，乃客热上冲也，难治。又重则生翳障，状如珍珠、碎米，红色自下而上者易治；状如梅花叶，白绿自上而下者难治。治法宜先去翳，而后清热，若先去热，则翳难去。眵泪热而交流两睑赤者，属肝热之甚，或冲风泪出，由热甚而水化制之也。又肺受风寒，遇风冷则流泪尤甚者，白僵蚕散；风泪不止，食后吞当归龙荟丸数粒。目昏者，热郁也。甚则平白日无所见，故伤寒病热极，则目盲而不识人。目微昏者，至近则转，难辨物，或如隔帘视，或视如蝇翅，或见黑花，皆目之玄府闭密，而致荣卫精神不能升降故也。若患风疹者，必多眼暗，攻其风则暗自去。抑论脾家受毒，则眼白亦肿；神劳，则眼睛亦痛；心热，则血灌瞳仁；伤风，则泪亦出；虚烦，则眼亦昏；劳力，则眦亦赤；生痰，乃风热侵肺；黄，乃酒伤于脾，最宜活变。

里虚昏昧最羞明，

上虚，属肝虚，必头晕目眩耳聋；下虚，属肾虚，必眼花睛痛耳鸣。昏花者，伤气；昏暗者，伤血。热证亦有羞明怕日，但内虚全不敢近阳光。

内障黑花瞳散杳。

内障昏蒙，外无翳膜，因脑脂下凝，乌珠转白，或如金色，或绿豆色，或如云烟，或见五色，治比外障更难。如脑脂凝结瞳仁反背者，不治。黑花者，肾虚也；五色花，为肾虚客热；青花，胆虚；红花，火盛。散杳者，瞳仁散大，视物杳冥。

近视阴虚远视阳，

能近视不能远视者，看一成二，属肝肾虚，宜肾气丸、地芝丸，或加降火之剂。能远视不能近视者，属心虚，宜定心丸。

泪冷睛疼多缥缈；

有肝虚客热，迎风冷泪者，归葵汤、古木贼散。睛疼有火者，滋肾丸；无火者，杞苓丸。

外因风热湿挟痰，

外因，风则胞白，两眼拘急，牵引㖞斜，痒而青泪。肝风毒，菊花散；肾风毒，白蒺藜散、明目流气饮、拨云散、白僵蚕散、防风一字散、犀角饮选用。

热则珠突胞硬，肿红刺痛，洗肝散、洗心散、还睛散、通肝散、泻肝散、决明散、羚羊角散、蔓荆散、加味荆黄散、泻青丸、凉胆丸、坠翳丸选用。湿则食减身倦，地气冒明，如云雾掩日，或忽然不见，或略见不明，宜盐术散、单苍术膏。湿热甚者，神芎丸。暴寒则目瞒不明，皆热所为也，人参败毒散。疼者，升麻葛根汤。历考眼科，无寒而有虚，岂寒泣血而不上攻耶？挟痰者，则痛甚，宜小省风汤、南星丸。

内伤气血精神少。

内伤七情，气壅朦胧，胞肿而软，酸涩微赤，木香流气饮，加川芎、蒺藜。风与气搏，痒涩浑多泪者，羌活石膏散。因过思劳神，大志丸、育神夜光丸；因惊恐者，定心丸；因怒者，当归龙荟丸。内伤饮食劳倦，损陷胃气，火盛血脉沸腾，益气聪明汤、磁砂丸、还睛丸。气弱甚者，单人参膏、补中益气汤。如脾胃热兼有宿食者，秦艽、大黄为末，砂糖调服利之。脾胃湿伤，内外障者，椒目丸、盐术散。伤热酒，胃气污浊，血死目盲者，苏木煎汤调人参末；连鼻与手掌紫黑者，四物汤，加桃仁、红花、苏木煎汤调人参末服。内伤色欲，肾气虚者，补肾丸；肾精虚者，益阴肾气丸；肝血虚者，养肝丸、生熟地黄丸；肝肾虚者，驻景丸。抑论五脏六腑精华，皆禀于脾，注于目，故理脾胃则气上升，而神清也。又肝之系，虽总于目，而照彻光彩，实肾精、心神所主，故补精气安神者，乃治眼之本也。

风热兼虚亦有之，

热久复为风冷所乘，则眼中不赤，而弦赤且烂。若风与热并，则内外浮赤而痒甚。大概表病，肥人多风热，防风、黄芩泻火为君，黄连、当归养血为臣，柴胡、升麻、白芷消肿止痛为使。白睛红者，加白豆蔻少许。瘦人血虚，宜四物龙胆汤，或加羌活、蔓荆、荆芥、玄参、山栀仁、菊花为佐。里证，肥人多风虚者，防风一字散、四生散、补肝散、还睛丸。瘦人血虚挟风者，通血丸、明目地黄丸、滋阴地黄丸、熟地黄丸。通用羊肝丸。久甚者，退翳丸、活命羊肝丸。

古人只消一火字了；

眼不过虚实而已。白轮变赤，火乘肺也；肉轮赤肿，火乘脾也；黑珠五色花翳，肾虚火也；神光青睛被翳，肝虚火也；赤脉瘀血贯目涩痛，心火自甚也。故童子水在上，则视明了；老人火在上，则视昏眊。实火气有余，宜前风热药中，加枳壳、杏仁以破气；虚火血不足，宜前养阴药中，加知母、黄柏以降火。黑睛有翳者，倍之。盖散有余之火，在于破气；降不足之火，在于养阴。

阳衰火少却宜温，

或劳欲过度，或凉药过多，以致浑身手足麻木，九窍不利，两目紧急，青白坠见大眦，视物无力者，宜补阳汤、黄芪汤，或加黄柏，或菊睛丸。经曰：壮水之源，以镇阳光，滋阴是也；壮火之主，以消阴翳，养阳是也。今人不分阴阳，专以龙脑辛香石药搽点，而不知辛散损明，悲夫！

外治点洗要手巧。

凡暴赤肿，血壅气凝者，一时连点三五次亦可，如气血稍虚者，宜服药以塞其源，药水洗之。生有云膜，方可用点，若无翳膜，纵久，但可洗之，却忌过用凉药冷洗，冰血开化为水。至于针刀火烙，古人忌用，惟太阳经热，生偷针痣，可刺去血。如烂翳用茜草根烧灰，灯心草蘸点之，须臾大痛，以百节草刮

去。他如金针拨转瞳仁等法，另是一家传授。

耳

耳聋虚热分新旧，

新聋多热，少阳、阳明火多故也，宜散风热、开痰郁之剂；旧聋多虚，肾常不足故也，宜滋补兼通窍之剂。脉症以肾为主，迟濡为虚，浮动为火，浮大为风，沉涩为气，数实为热。

两胃怒左相火右；

厚味动胃火，则左右俱聋；愤怒动胆火，则左耳聋；色欲动相火，则右耳聋。三者，愤怒为多。

痰火风湿气闭可通，

痰火，因膏粱胃热上升，两耳蝉鸣。热郁甚，则气闭渐聋，眼中流火，宜二陈汤加黄柏、木通、萹蓄、瞿麦。因酒者，通圣散加南星、枳壳、大黄，或滚痰丸。风聋，因风邪入耳，必内作痒，或兼头痛。风热或因郁者，防风通圣散，先将大黄酒煨，又酒炒三遍，后入诸药俱用酒炒煎服。风壅连头目不清者，清神散。风虚者，排风汤、桂香饮、芎芷散。湿聋，因雨水浸渍，必内肿痛，凉膈散加羌活、防风，俱用酒炒，或五苓散加陈皮、枳壳、紫苏、生姜。湿痰，神芎丸。湿热挟气，木香槟榔丸。气聋，因脏气厥逆，上壅入耳，痞塞不能，必兼眩晕。实人因怒者，当归龙荟丸；虚人因思者，妙香散。忧滞者，流气饮子加菖蒲；上盛下虚者，秘传降气汤加菖蒲。

虚劳精气脱难救。

虚聋，因久泻，或大病后，风邪乘虚入耳，与气相搏，嘈嘈而鸣，或时眼见黑花。阴虚者，四物汤加知、柏、菖蒲、远志，或肾气丸加磁石、故纸、菟丝子、黄柏。阳虚者，八味丸、益肾散、

磁石汤。劳聋,昏昏聩聩,瘦瘁乏力。因劳力脱气者,补中益气汤加菖蒲;有火者,加知、柏、茯苓;因房劳脱精者,人参养荣汤加知、柏,或补骨脂丸。如久聋,肾虚气虚,绝不闻者,难治。

耳鸣乃是聋之渐,

惟气闭多不鸣便聋。风热鸣者,解毒汤加生地、知母,或通圣散;痰火鸣甚,当归龙荟丸;挟湿,神芎丸,或青木香丸;肾虚微鸣,滋肾丸。气虚,四君子汤下;血虚,四物汤下;阴虚,虎潜丸。

聤脓疼皆风热凑;

聤耳,原有油液,风热搏击结核,鸣欲聋者,外用生猪脂、地龙、锅煤等分,姜汁和丸枣核大,绵裹入耳,令润挑去;重者,内服柴胡聪耳汤。脓耳,风热上壅,流脓,外用枯矾五分、陈皮、胭脂俱烧灰各二分,麝五厘,为末,吹耳;重者,内服犀角饮子。耳疼如虫走者,风盛;干痛者,风热或属虚火;有血水者,风湿。外用蛇蜕烧存性为末吹入,或枯矾末亦可。疼甚,用吴萸、乌头尖、大黄捣烂,盦足掌心。重者,内服东垣鼠黏子汤。

大要调气与开关窍,

肾,水窍,耳而能闻声者,水生于金也。肺主气,一身之气贯于耳,故能听声。凡治诸聋,必先调气开郁,间用磁石羊肾丸开窍。盖聋皆痰火郁结,非磁石镇坠,乌、桂、椒、辛、菖蒲辛散流通,则老痰郁火何由而开?然亦劫剂也,愈后以通圣散和之可也。

外治暴聋亦可透。

暴聋,用甘遂为丸塞耳,内服单甘草汤;稍久,用松香五钱溶化,入巴豆二十粒,葱汁捣丸,绵裹塞耳,左聋塞右,右聋塞左,双聋次第塞之。冻耳,

用榄核烧灰,油调搽;如烂,贝母末干掺。百虫入耳,用清油灌入,口吸气,久自出。如蜒蚰入耳,用信花、雄黄各一钱为末,先用一字点耳中,次用猫尿灌之,取猫尿以生姜擦牙自出。又方用琴弦一段,将弦头略软二分,蘸驴胶,入耳粘出。凡卧不宜厚被覆塞耳气,久则不通,故养生者,常摩耳廓,以防聋也。

鼻

鼻塞须知问久新,

鼻窍于肺,而能知香臭者,心也。人身水升火降,荣卫调和,则鼻司呼吸,往来不息而已。苟或寒伤皮毛,则鼻塞不利;火郁清道,则香臭不知。新者,偶感风寒,鼻寒声重,流涕喷嚏,宜以风寒治之,九味羌活汤、参苏饮、消风百解散。久则,略感风寒,鼻塞等证便发,乃肺伏火邪,郁甚则喜热恶寒,故略感冒,而内火便发,宜清金降火,兼通气之剂,凉膈散加荆芥、白芷,或川芎石膏散。又有不必外感,四时鼻塞干燥,不闻香臭,宜清金降火消痰之药,清气化痰丸、上清丸。古方,鼻塞甚者,御寒汤、澄茄丸;不知香臭者,通气汤;内有硬物者,单南星饮、贴囟荜茇饼,外用石菖蒲皂角等分为末,绵包塞鼻,仰卧片时;虚寒者,通草丸。

久成齆衄渊流津;

鼻乃清气出入之道,清气者,胃中生发之气也。鼻塞久则气壅不转,热郁于脑,清浊混乱,为齆、为衄、为渊。齆者,鼻流清涕,热微,二陈汤加芎、归、细辛、白芷、防风、羌活、桔梗等分,姜煎,入薄荷少许。久不止者,芎藭散去薄荷,加荆芥、黄芩、神曲、南星、半夏等分,食后煎服,外用细辛膏。渊者,鼻流浊涕,热盛,金沸草散倍黄

芩，入凤凰壳一枚，烧存性调服。肺风，消风散加发灰。肺火流涕，咳吐脓血，桔梗汤、人参平肺散。胆移热于脑，流涕浊臭，防风通圣散加薄荷、黄连，或芷荑散，外用苍耳根、茎、苗子烧灰，醋调涂鼻内。有流臭黄水者，甚则脑亦作痛，俗名脑砂。有虫食脑中，用丝瓜藤近根五尺，烧存性为末，酒调服；虚者，川乌散，外用白牛尾毛、橙叶等分为末，吹鼻中；倘有血出，加山栀亦不妨。衄者，鼻流清血，鼻渊久则必衄，防风散主之，详后衄血。

伤酒鼻齄伤热痛，

鼻齄，准头红也，甚则紫黑。因饮酒血热入肺，复被风寒郁久，则血凝浊而色赤，或不饮者，乃肺风血热。俱宜四物二陈汤去半夏，加红花、黄芩，水煎入酒少许，调五灵脂末服，气虚加黄芪。常宜服单山栀丸，或黄连阿胶丸，间用升麻和气饮，吞泻青丸以除病根。外用黄连末、天吊藤烧灰，桐油调敷，或硫粉散。鼻痛，因风邪入鼻，与正气相搏，鼻道不通故痛，藿香正气散、祛风通气散。有痰水冲肺者，鼻膈隐痛，二陈汤加黄芩、山栀、桔梗、麦门冬。

鼻疮鼻痔热同因；

轻为鼻疮，重为鼻痔，皆肺热也。鼻中生疮者，枇杷叶煎汤候冷，调消风散，食后服，忌煎、炒、姜、蒜热物。外用辛夷为末，入脑、麝少许，绵裹塞鼻。鼻痔，肺气热极，日久凝浊，结成瘜肉如枣，滞塞鼻瓮。甚者，又名鼻齄，宜防风通圣散，加三棱、海藻末调服。外用辛夷为君，细辛、杏仁少许为末，和羊髓、猪脂熬膏候冷，入雄黄、白矾、轻粉、麝香少许为丸，绵裹塞鼻，数日即脱。甚者加硇砂少许，或瓜矾散亦妙。又食积热痰生痔者，单苍耳丸，内服外

敷，最消食积；或用白矾二钱，细辛一钱，白芷五分，为末塞鼻。

疏风降火真要法，

风寒外感者，温以散之。风热有自内郁者，或外感久则郁而为热，或内因饮食、衣服过暖，肝热生风，亦鼻塞流涕，宜降火清金。

久宜养血补肾真。

凡鼻涕衄、渊衄，久甚不愈者，非心血亏，则肾水少，养血则血生，而火自降；补肾则水升，而金自清，虽鼻疮、痔久亦宜。又鼻塞久不愈者，必内伤肺胃，清气不能上升，非外感也，宜补中益气汤以和之，此皆治本之论。

口舌唇

口病有热亦有虚，

心主舌，脾主唇、口，然心脾二气恒相通也。

心劳味厚病根株；

心贵安静，七情烦忧过度，则心火炎盛，加之饮食厚味积热，而口生疮或臭。劳心者，犀角琥珀膏。心劳味厚者，气出腥臭，唾涕稠黏，口干舌燥，泻白散，加桔梗、知母、麦门冬、黄芩、五味子。痰热，浅者薄荷煎，深者五福化毒丹。

热极偏胜口糜烂，

热甚，一脏偏胜，则口味失常。心热，口苦生疮，凉膈散、黄连阿胶丸；肝热，口酸而苦，小柴胡汤加龙胆草、青皮、甘草；甚者，当归龙荟丸。谋虑不决，胆虚口苦，人参、远志、茯神、甘草为君，柴胡、龙胆草为使，甚者肾气丸；脾热，口甘或臭，泻黄散、四顺清凉饮、甘露饮、三黄丸；肺热口辛，甘桔汤、泻白散；肾热口咸，滋肾丸。然肝移于胆则口亦苦，木乘脾则口亦酸，胃热或淡或甘，肾化火则苦而甘。要之，

热胜则苦，寒胜则咸，宿食则酸，烦躁则涩，虚则淡，疽则甘，劳郁伤肺则口臭。口糜，膀胱移热小肠，溺涩虚热，口疮糜烂者，柴胡、地骨皮等分，水煎服。甚者，加硝、黄；心胃壅热，水谷不化者，导赤散合四苓散；如热盛并大便不通，脐痛喘急，口疮溃烂者，泻白汤；血热者，鸡苏丸。

中虚炎上亦难哺；

口疮久不愈，服凉药反甚者，乃虚炎上攻，中焦不足，理中汤，甚者加附子；下虚甚者，秘传降气汤，吞黑锡丹二十丸；阴虚者，四物汤，加知、柏，或补阴丸；年久不愈者，黑参丸。

外治仍分疮赤白，

口中疮赤者心热，用枯矾末掺之，或噙良久，水漱又噙。口中疮白者，肺热，用黄柏、荜茇等分为末，醋调搽，水漱。口疮赤白者，心肺俱热，用玄胡索一钱，黄柏、黄连各五分，青黛、陀僧各二钱为末，频掺之，或单文蛤末亦好；夏月，西瓜水徐徐饮之。虚炎口疮者，甘草、干姜和匀，细嚼噙之。上热下寒者，黄连、干姜等分，噙且服之。口牙痁疮，用山栀去仁，填白矾，入柳叶，火中煅为末，吹入口中。口吻生疮自烂者，槟榔烧灰，入轻粉少许，干掺。小儿口疮不食，以狐惑治之必死，用白矾煎汤浸脚，半日顿宽，更以黄柏、僵蚕为末敷之。口疮疼痛，用巴豆半枚，生研和米饭一豆大，杵和贴印堂对眉间，约半刻许，觉红就去，不可泡起，小儿减半用之。

秽气含香暂可除。

虚火郁热，蕴于胸中，乃作口臭，因与前同，外用川芎、白芷等分，蜜丸含化，或香附子亦可。

舌病内外因可详，

心之本脉，系于舌根；脾之络，系于舌两旁；肝脉循阴器，络于舌本；肾于津液，出于舌端。分布五脏，心实主之，故曰：诸经皆会于口。

外因强短内肿长；

外感风寒传经者，则舌苔自白而黄而黑者，死；卒中者，则舌强而短，舌卷不言者，死。大概风用小续命汤，寒用理中汤，热用甘桔汤加防风、枳壳、黄芩。风寒湿舌强者，用白矾、肉桂末等分安舌下，或四卷正舌药。内因七情气郁，肿满不得息者，金沸草散；久不愈者，黑参丸，外用古霜盐散；因怒者，单锈铁粉涂之。舌肿满口，气不得吐者，名木舌，用陈茶、陈白梅，入巴豆七枚，同捣成膏，薄荷水调刷口中，得下咽片时，即下一二行，以粥补住。如生疮连腮颊肿者，玄参升麻汤。舌肿满口不能声，饮食不通者，名重舌，用蒲黄频刷舌上自退。如不能咽药，即以黄连浓煎，时时呷之，以泻心火。舌肿如猪胞者，以针刺舌下两旁大脉，血出即消，切勿刺中脉，令血不止，误刺以火烧铜筋烙之，血再不止者，死。或醋调锅煤，敷舌上下，脱去再敷，须臾自消，不食者，亦死。舌肿，舌下有虫如蛞蝓、卧蚕，头小白有尾，可烧铁烙烙舌头上即消。舌长过寸者，单冰片末敷之。

肾虚火色淡黑一二点，宜以生姜蜜水洗红后，用补肾兼痰火药肺痰胀，肝蚘痰热，舌强壅肿，或短，甘露饮。肝热舌出血如泉，单槐花末掺之心脾裂作疮。

心热生疮破裂，单黄连煎汤服；脾热舌苔干涩如雪，薄荷蜜、冰蘗丸；心脾热者，升麻葛根汤加薄荷、黄芩、桔梗。

唇属脾家病几般，风瞤动寒掀缩热裂干；

血虚无色气疮肿，茧唇不食疗应难。

茧唇紧小，不能开合，饮食不得，不急治则死，外用青皮烧灰，猪脂调搽，仍将青皮灰末，每一钱，酒调服之。又方，用乱发、蜂房、六畜毛烧灰，猪脂调搽，或橄榄烧灰，或黄柏散。内治，实者，泻黄散；虚者，菊睛丸；肿者，薏苡仁汤。

牙齿

牙齿属肾胃大肠，

牙齿骨属，肾之标也，精完则齿坚，肾衰则齿豁，虚热则齿动。足阳明胃络脉入齿上缝，止而不动地，喜寒饮而恶热饮。手阳明大肠络脉入齿下缝，动而不休，喜热饮而恶寒饮。

肾虚滋阴肠胃凉。

多因饮食、色欲过度，以致湿热上攻，口涌酸水，则牙床下清，而为肿、为痛，或出血，或生虫，动摇黑烂脱落。大抵齿龈宣露动摇者，肾元虚也，宜滋阴补肾，八味丸、三味安肾丸、虎潜丸；恶寒热而口臭秽者，肠胃热也，宜凉药泻火祛风，清胃散。

开口便知风与热，

风牙因肠胃原有风邪，更袭外风入齿作痛，故开口吸风则痛甚，独活散、消风散。风热因外风与内热相搏，齿龈肿痛，加之脓汁臭者，犀角升麻汤，或用石膏一两，火煅酒淬，防风、荆芥、细辛、白芷各五分，为末，随时水煎一二服，甚效。风冷入于齿龈，不肿不蛀，日渐动摇者，温风散。热牙因肠胃积热，开口臭秽难近者，败毒散加荆、防、升麻、石膏，或调胃承气汤蜜丸服；如肠胃素积湿热，偶被风寒冷饮郁于齿间作痛者，当归龙胆散。虚热攻冲，龈肉肿痛，口舌生疮，宜柴胡、地骨皮等分，薄荷减半，水煎热漱冷吐，或服之亦好。

历年齿痛黑烂脱落，必口吸凉稍止者，乃粱湿热之火也，调胃承气汤加黄连下之，或用升麻、白芷、防风、荆芥、薄荷、桔梗、甘草等分，水煎服。

客寒犯脑痛难当。

寒气犯脑，及风邪凑袭，脑项筋痛，动摇肉脱者，白芷汤、羌活黑附汤。

挟咳毒痰钻掣血，

痰热毒气，攻注齿痛者，外证咳唾，二陈汤加细辛、枳壳、姜、枣、乌梅，仍以姜黄、荜茇等分，煎汤候温，以舌浸内，涎自流出。瘀血因风热上攻头面，搏血令齿间血瘀不消，钻刺掣痛，甘露饮加升麻，或犀角地黄汤。

龈有黑点被虫伤。

凡饮食不能洁齿，臭腐之气淹渍日久，兼之风热上攻，齿龈有孔生虫，蚀一齿尽，又度其余，至如疳䘌，皆其种类，必杀虫而后痛止，神功丸取牙虫。

牙宣之因只有二，

牙缝流血，风热者，消风散加芒硝，内服外擦；肾虚炎者，四物汤加升麻，或牡丹皮、知母、黄柏；阴虚气郁者，四物汤加香附、侧柏叶、牛膝，外敷绿袍散，或香盐散常擦。变骨蚀风，出血骨露者，玉池散。疳䘌出血多者，用生竹茹二两，醋煮含之。

走马疳参小儿方溺白散。

外治必兼辛温药，

牙痛本因湿热，标被风冷所郁，故内服辛凉以治其本，外宜辛温以治其标，通用擦牙方、谢传失笑散、肾虚胃热方、风虫牙疼方、延平方、劫痛方、乌须固齿方、消齿壅法、取牙不犯手方。

擦牙选须擦牙床。

凡遇日月蚀未平时，勿进饮食，误食多患齿疾。养生家晨兴叩齿，永无齿疾。以上五岳并咽喉，谓之杂科。

403

痛 风

痛风历节分怯勇,

形怯瘦者,多内因血虚有火;形肥勇者,多外因风湿生痰。以其循历遍身,曰历节风。甚如虎咬,曰白虎风。痛必夜甚者,血行于阴也。

痛多兼肿或不肿。

痛多痰火,肿多风湿。然痰火虽内因六欲七情,或病后亡津,血热已自沸腾,亦必略感外邪,而后发动,骨节痛极,久则手足蜷挛;风湿虽外因涉冷从湿,当风取凉,然亦必血热而后凝滞污浊,所以作痛,甚则身体块瘰。痰火、风湿全者,古龙虎丹主之。

详分上下与周身,

伤寒周身节痛,乃风寒侵入肌骨。杂病周身痛者,乃风痰壅滞,二陈汤加南星、羌活、苍术、白芷、酒芩、竹沥、姜汁,或挟瘀血者,再加桃仁、红花;湿痰瘀血,周身两胁走痛者,控涎丹加桃仁泥为丸,或小胃丹下之。如半身不遂,及左右手足蜷挛者,乌头汤微汗之。虚者,地仙丹详中风门。上体痛者,宜祛风热豁痰,二陈汤主之。痰热客太阳,颈项强,动则微痛者,加酒芩、羌活、红花。湿痰钻注肢节痛者,加二术、威灵仙、干姜、黄柏、羌活、白芍;结阳肢肿者,倍加黄芩。湿痰横行,手臂痛,加南星、苍术、酒芩、香附、威灵仙;臂重难举者,加二术、羌活、桂枝、威灵仙、黄芩;臂软难举者,加南星、枳实、木香、姜黄。如臂痛不能举,或连指掌肿痛者,舒经汤。肩忽痛者,小柴胡汤去半夏,加防风、当归、生地、大黄、黄连、滑石。肩背痛,因食积者,单龟板为丸,姜汤下。肩腿痛者,用龟板一两,侧柏叶、香附各五钱,白芥子、凌霄花各一钱半,为末,酒糊丸,四物

汤加甘草、陈皮煎汤下。背心常一片冰冷者,导痰汤合苏子降气汤。下体痛者,宜流湿行气,四物汤主之。阴虚臀尖痛者,膀胱有火,加知母、黄柏及桂少许;有痰合二陈汤加泽泻、前胡,木香为引;痛甚,加乳香、没药;热者,合大承气汤下之。两腿痛者,加牛膝、陈皮,吞加味三妙丸;两腿痛甚,素虚性急,或痢后血流经络作痛者,加桃仁、牛膝、陈皮、甘草、姜汁,煎熟调潜行散。如两腿间,忽一二点痛入骨不可忍者,用芫花根为末,醋调敷痛处,以帕紧扎,产后有此疾者亦宜。两足痛者,当归拈痛汤。凡痛风丸散佐使,在上,加羌活、威灵仙;在下,加牛膝、防己、木通、黄柏;在手臂,加桂枝,引至痛处。如遍身痛者,则问所起处加之。

风毒髓痛共一种。

痛风,百节酸疼无定处,久则变成风毒,痛入骨髓,不移其处,虎骨散、麝香丸。如赤肿灼热者,败毒散;肢节肿痛,挟湿热者,麻黄赤芍汤主之。

湿痛如脱风汗黄,

外因湿证,肿满身痛如脱者,除湿汤;寒湿者,附子六物汤、捉虎丸;湿热者,五苓散加苍术、防风、羌活、白芷、黄柏、竹沥、姜汁;走注者,四妙散;肢节肿、脉滑者,加南星、木香、槟榔、苍术、黄柏、防己。湿气背伛偻,足拳成废者,用甘遂一钱为末,入猪腰内煨食之,上吐下泻。风证黄汗出,面微红,掣痛热者,防风通圣散,或小续命汤去附子,加羌活、黄芩;虚者,乌药顺气散、独活寄生汤。上体,金枣丹;下体,换腿丸。风中肩背,太阳气郁不可回顾,或肺气郁热,小便数而欠伸,宜通气防风汤、羌活胜湿汤。风湿相搏痛者,甜瓜子丸、神仙飞步丹、龙虎丹、

活络丹、乳香黑虎丹、活血应痛丸。风湿毒生疮，单苍耳加羌活、防风十分之二为末，蜜丸梧子大，每百丸酒下，或单豨莶丸一斤，加四物汤料各五钱，防风、羌活各三钱，川乌一钱半，为末蜜丸，空心茶、酒任下。风寒湿热成痹，臂髆腰脚骨热肿痛，行步艰难者，二妙苍柏散等分，加虎胫骨减半，为末，水调服。

暑热烦疼寒掣骨髓。

暑湿相搏，面赤尿赤者，五苓散合败毒散，加当归、赤芍，或复元通圣散。结阳肢肿，热毒流注，大便闭者，犀角汤。寒证肢节掣痛，小筋急痹者，五积散合顺元散，加麝一厘。鹤膝痛者，五积散加松节、杉节；骨髓痛者，虎骨散。

七情刺痛食停痰，

内因七情，肢节胸胁刺痛，初必眩晕自汗，二陈汤加香附、枳壳、木香。如腰背气动发痛者，枳甘散、流气饮子，俱加葱白煎服，后卧少时。如思虑伤心，痛从背起至胸胁者，用人参四分，木通二分，煎汤，吞当归龙荟丸。饮食积痛风，初必胸满呕吐，二陈汤加乌药、枳壳，或单苍耳丸。因食厚味，积痰脾胃，髆枢左右发痛一点，延及膝骭肿大，恶寒夜剧者，潜行散为主，加甘草梢、苍术、犀角、川芎、陈皮、牛膝、木通、白芍，入姜汁煎服，病稍减，去犀角，加牛膝、龟板、归身尾，冬月加桂，夏加黄芩。又有遍身游走，痒痛状如虫啮，遇痒而进饮食，则虫亦餍饫其间，庶不致频频啮也，宜麝香丸。留饮四肢历节，气短脉沉，久则令人骨节蹉跌，恐为癫痛，宜导痰汤加减。痰饮者，古半硝丸。气短倦怠者，六君子汤加南星。酒湿痛者，用黄柏、威灵仙各五分，苍术二钱，陈皮、芍药各一钱，甘草三分，羌活二

分，水煎服。

血气虚劳不荣养关节腠理。

血虚，四物汤加龟板、秦艽；有火者，调潜行散；有瘀血者，加大黄、桃仁、红花微利之；性急发热者，加酒芩、黄柏；肢节肿痛，脉涩者，加桃仁；历年不愈者，倍加木通。出汗或发红丹即愈，若不愈者，痛风丸、二妙苍柏散、三妙丸。气虚，历节痛如捶锻者，四君子汤加桂、附、白芍。血气俱虚，挟痰火者，八物汤加羌活、防风、黄柏、龟板。劳伤者，趁痛散、血风丸、劫劳散；阴虚者，虎潜丸、补阴丸。

治外流湿与疏风，

痛风，因外风热、风湿得者，初起与伤寒相似，宜分表里治之。表证，九味羌活汤。气虚表实，骨节痛者，六一散加香附、黄芩，水煎或姜汁糊丸服。里证，五积交加散加大黄。痰湿热者，导水丸。病愈后，大便闭稍虚者，麻子仁丸。骤痛不可忍者，用枫寄生焙干浸酒，常服微醉。通用史国公浸酒方，万应膏。

调内活血和气尔。

属内因者，宜消瘀血，养新血，兼理痰火，则血自活，气自和，痛无不止。又不愈者，间用升降之剂，或专养血补脾。如久病及亡血、产后病此者，俱不宜纯用风药燥血。

痹　风附麻木

五痹皮脉肌筋骨，

痹者，气闭塞不通流也，或痛痒，或麻痹，或手足缓弱，与痿相类。但痿属内因，血虚火盛，肺焦而成；痹属风寒湿三气侵入而成，然外邪非气血虚则不入，此所以痹久亦能成痿。又痹为中风之一，但纯乎中风则阳受之，痹兼风寒湿三气，则阴受之，所以为病更重。

观宋明医钱仲阳，自患周痹偏废，不能全愈可见。

上多风湿下寒湿。

经言：春为筋痹，夏为脉痹，仲夏为肌肉痹，秋为皮痹，冬为骨痹。言皮、脉、肌、筋、骨，各以时而受风寒湿之邪也。大概风湿多侵乎上，肩背麻木，手腕硬痛；寒湿多侵乎下，脚腿木重；若上下俱得，身如板挟，脚如石坠。须分风寒湿多少治之。风多，痛走不定；寒多，掣痛周身拘急，手足冷痹，与痛风无异；湿多，浮肿，重着一处不移。风多，乌药顺气散、三痹汤、越婢汤、单豨莶丸。寒多，五积散，加天麻、附子，或蠲痹汤。寒湿，五积交加散。湿多，川芎茯苓汤、当归拈痛汤、防己黄芪汤、羌活胜湿汤、续断丸。又冷痹，身寒不热，腰脚沉冷，即寒痹之甚者，三痹汤合三五七散，或舒经汤、附子理中汤。又热痹，或湿生热，或风寒郁热，身上发鼠走，唇口反纵，肌肉变色，宜明升麻汤。风寒湿热痹，二炒苍柏散等分，加虎胫骨、防风减半，水煎服。

皮顽脉涩证多烦，肌肉不仁筋骨屈。

风寒湿三邪交侵，在皮则顽不自觉，遇寒则急，遇热则纵，应乎肺，其证气喘烦满；在脉则血滞，六脉涩而紧，面无色，应乎心，其证心烦上气，嗌干善噫；在肌肉则四肢不仁，应乎脾，其证怠惰呕吐；在筋则屈而不伸，应乎肝，其证夜卧多惊，溺涩，小腹痛。在骨则重不能举，尻以代踵，脊以代头，应乎肾，其证心腹胀满。初入皮肤血脉，邪轻易治；留连筋骨，久而不痛不仁者难治；久久不愈，五痹复感三邪，入五脏，卧不起床，泻多食少，亦如中风入脏者死。

祛邪后分气血痰，

初起强硬作痛者，宜疏风豁痰；沉重者，宜流湿行气。久病，须分气血虚实，痰瘀多少治之。气虚痹者，关节不充，一身如从水中出，阳虚阴盛也，四君子汤加肉桂、生附，或川附丸。血虚痹者，皮肤不仁，济生防风汤，或黄芪建中汤去饴加桂枝。挟瘀血者，四物汤加桃仁、红花、竹沥、姜汁。挟痰者，手足痹麻，多睡眩晕，济生茯苓汤，或二陈汤加竹沥、姜汁。肾脂枯涸不行，髓少筋弱，冻栗挛急者，十全大补汤、地仙丹。通用五痹汤，擦痹法。

补早反令经络郁。

初病骤用参、芪、归、地，则气血滞而邪郁经络不散。虚者，乌头粥、行湿流气散主之。

麻属气虚木痰瘀，

此概言之耳。有因虚而风寒湿三气乘之，麻木并作者；有气血俱虚，但麻而不木者。盖麻犹痹也，虽不知痛痒，尚觉气微流行，在手多兼风湿，在足多兼寒湿。木则非惟不知痛痒，气亦不觉流行，常木为瘀血碍气，间木为湿痰。总皆经络凝滞，血脉不贯，谓之不仁，或兼虚火，则肌肉瞤动，不可误作风治。周身掣痛麻木者，谓之周痹，乃肝气不行也，宜先汗后补，黄芪汤。开目麻木暂退，闭目甚者，升阳和中汤。皮肤麻木者，补气汤。手足麻，气虚者，补中益气汤去当归、陈皮，加五味子、白芍、生甘草。虚甚挟风者，补中益气汤正料，加乌药、附子、羌活、防风、天麻。十指麻木，胃有湿痰死血者，二陈汤加二术、红花、桃仁，少加附子以行经。左手脚腿偏麻疼痛，右口角并眼牵引侧视者，表有风也，宜天麻黄芪汤。两腿麻木者，导气汤。两脚麻木如火热者，三妙丸。

治同痹风戒酒醋。

凡味酸伤筋则缓，味咸伤骨则痿，令人发热，变为痛痹、麻木等证。慎疾者，须戒鱼腥、面酱、酒醋。肉属阳助火，但可量吃，若厚味过多，下必遗溺，上必痞闷，先用二陈汤加芍药、黄连降火，然后用本证药。

斑　疹　附赤、白游风

斑疹属火有二因，

斑属三焦无根之火，疹属心火，其上侵于肺则一也。外因初起，头疼身大热。口知味者，忌大汗下，宜解肌微汗，有自吐泻者即愈。内因头或微疼，但手心热，脾胃虚者，宜大补以降其火；体壮者，宜清肺以化其痰。

斑势掀发如锦纹；

有色痕而无头粒，重者红如锦绣成片，多发在胸腹。伤寒误温、误下，心火所主。杂病全是风热挟痰，手少阳相火自里发外，治宜安里药多，发表药少。外感者，败毒散加紫草，或升麻葛根汤加玄参。咽痛者，玄参升麻汤。狂言或见血者，阳毒升麻汤。渴者，化斑汤。便闭者，防风通圣散微利之；便不甚闭，去硝、黄；身疼，加苍术、羌活；痰嗽加半夏。热甚者，黑奴丸。斑烂者，黑膏。内伤发斑。轻如蚊迹、疹子者，多在手足，初起无头疼身热，乃胃虚火游于外，宜调中益气汤、黄芪建中汤。内伤痰热，上攻头面者，升麻葛根汤，加玄参、贝母、黄芩、生地、麦门冬。内伤挟外感者，调中疏邪汤、参苏饮。

疹隐皮痒无肿痛，

疹有头粒，或如粟米，或如蚊虫咬迹微红，或随出随没，或没而又出。红沥隐隐皮肤表分，欲出不出，但作搔痒，全无肿痛，名曰瘾疹，当春发，在伤寒最重，即温毒也，升麻葛根汤加牛蒡子、

荆芥、防风，或鼠黏汤。

出如粟米赤白分。

赤疹，因天热燥气乘之，稍凉则消，川芎茶调散、人参羌活散、胡麻散。里热者，解毒汤。白疹，因天寒冷气折之，稍暖则消，惺惺散。里虚者，理中汤。似赤似白，微黄隐于肌肉之间，四肢重者，此风热挟湿也。多因浴后感风，与汗出解衣而得，宜消风散；寒，加官桂；暑，加黄芩、柴胡；湿，加苍术、茯苓。如肢体不仁者，黄连橘皮汤。遍身疹多，痛极者，古苦皂丸。又有斑疹并出者，不可概用风药，恐变痰嗽渴呕疮疹。面生紫赤瘾疹、雀子斑、汗斑，皆此类之缓者。

五色血毒风火炽，

疹色赤者，又名丹疹，或遍五色，因血盛热毒蓄于命门，被风毒逐动相火，则发满遍身，甚则肌烂。寒月，升麻葛根汤；暑月，人参羌活散。热，加黄芩、玄参；冷，加黄芪、白芷详小儿门。外治土朱散，浮萍汤。

黑而入腹最伤人；

凡斑疹赤色身暖，自胸腹散四肢者，吉；黑色身凉，自四肢入腹者，死。旧分瘾疹、丹疹各类，今合一，以其因治同也。

赤白游风属肝火，

面皮、颈项、身体皮肉变色，赤者，谓之赤癜；白者，谓之白癜。乃肝风搏于皮肤，血气不和所生。赤属血，血热者，九味羌活汤加金银花、连翘，或四物汤加柴胡、山栀、牡丹皮。虚者，逍遥散加山栀，或肾气丸。白属气，热者，败毒散，或小柴胡汤加防风、连翘。虚者，补中益气汤加羌活、防风。如果系风毒者，胡麻散、单苍耳丸、单浮萍丸。此疾久者，只宜滋养气血，则火自息，

风自定，痒自止。若用祛风辛苦之剂，则肝血愈燥，风火愈炽，元气愈虚，变为难治。

虚痒不止血难匀。

身上虚痒，血不荣于腠理故也，宜四物汤加黄芩，入紫浮萍末调服，或单凌霄花为末，酒调服。遍身及头上，风屑痒者，单苦参丸，或薄荷、蝉蜕等分，为末，酒调服。以上斑瘰、丹疹、癜、癣，大同小异，诸方通用。

寒类

咳嗽

咳嗽须分痰与声，痰声俱有肺脾经；

咳因气动为声，嗽乃血化为痰，肺气动则咳，脾湿动则嗽，脾肺俱动，则咳嗽俱作。然以肺为主，故多言咳，则包嗽在其中。

实者痰稠声且重，虚者声利痰亦清。

咳必先审肺脉虚实，实者，浮大有力，若沉而滑，则痰气盛也；虚者，弦大无力，若沉细带数，则火郁极也。

外因四气随时令，

风乘肺，咳则鼻塞声重，口干喉痒，语未竟而咳，参苏饮加桑白皮、杏仁，或柴胡半夏汤，后用诸咳丸。如久咳、夜咳、冬咳，风入肺窍者，宜熏之。寒乘肺，咳则胸紧声哑，二陈汤加麻黄、杏仁，或苏沉九宝饮、华盖散、单生姜丸。有寒热者，小柴胡汤。又有一种，遇寒则咳者，谓之寒暄，乃寒包热也，解表则除，枳梗汤加麻黄、防风、杏仁、陈皮、紫苏、木通、黄芩。如风寒郁热夜咳者，三拗汤加知母、黄芩。暑乘肺，咳则口燥声嘶吐沫，六一散加辰砂，见血者，枇杷叶散。湿乘肺，咳则身重，骨节烦疼洒淅，五苓散、不换金正气散。大概春气上升，润肺抑肝；夏火上炎，清金降火；秋湿热甚，清热泻湿；冬风寒重，解表行痰。

内伤火郁劳食情；

火咳，声多痰少。五更咳多者，食积湿热，火流肺中，泻白散加知母，或古二母散；上半午咳多者，胃有实火，单石膏丸加知母、贝母，便闭喘渴痰稠者，凉膈散、败毒散、古芩半丸；下半午咳多者，阴虚，四物汤合二陈汤，加知母、黄柏、麦门冬，顺而下之。如阴虚火燥，寒热盗汗，遗精见血者，四物汤加竹沥，或滋阴降火汤、加味二母丸。黄昏咳多者，火浮于肺，润肺丸以敛之，不可纯用凉药。通用二陈汤去半夏，加贝母、瓜蒌、青黛、山栀、黄芩、桑白皮。郁咳，即火咳久者。干咳无痰，乃肾水焦枯，邪火独炎于肺，泻白散加苦梗为君以开之。久者，诃黎丸；虚者，肾气丸；不得志者，霞天膏；如肺燥，皮枯疮痒，便闭者，活血润燥生津饮。劳咳，五劳虚咳也。疲极伤肝，咳而左胁疼引小腹者，二陈汤，加芎、归、芍药、青皮、柴胡、龙胆草、黄芩、竹茹，或黄芪建中汤；劳神伤心，咳而咽干咯血者，劫劳散、梦授天王补心丹；劳倦伤脾，咳而气短无力者，调中益气汤、补中益气汤；叫呼伤肺，咳而呕吐白沫，口燥声嘶者，润肺丸、人参清肺饮；房劳伤肾，咳而腰背痛、寒热者，二陈芎归汤。又有一种传证痨咳，即干咳，痨咳久者，宜蛤蚧、天灵盖、雄黄、朱砂之类，须于痨瘵条参之。食咳，因食积生痰，痰气冲胸，腹满者，二陈汤加厚朴、山楂、麦芽；伤生冷，以致肺胃不清、嗳酸吐泻、恶风寒者，五积散、理中汤、异攻散；伤煎炒热物者，葶苈散，或三补丸加知母、贝母；伤酒食积者，香附瓜蒌青黛丸。七情，脏气不平则咳，久不已则入六腑。怒伤肝咳，两胁下满，入胆则呕吐苦汁；喜伤心咳，心痛咽肿，入小肠则咳与气俱失，思伤脾咳，右胁引肩背痛，甚则不可以动，入胃则呕吐痰沫长虫；忧伤肺咳，喘息唾血，入大肠则遗粪；恐伤肾咳，唾涎，腰背引痛，入膀胱则遗尿，入三焦则腹满不欲食。始则关于肺，终则聚于胃故也。宜二陈汤加瓜蒌仁、萝卜子，加味泻白散、参苏饮、四七汤、苏子降气汤、团参饮子、古橘甘散、古橘姜丸、加减三奇汤选用。

痰咳胸满水咳悸，

痰咳，痰出咳止，胸膈多满。经曰：秋伤于湿，冬必咳嗽。湿在心，谓之热痰；湿在肝，谓之风痰；湿在肺，谓之气痰；湿在肾，谓之寒痰。惟湿痰入胃，上干于肺，则必作咳，宜千缗汤、坠痰丸、半瓜丸选用。痰郁肺经，咳则涎多，或结胸者，二陈汤加枳、梗、瓜蒌、黄芩、贝母，甚者鹤顶丹。痰积流入肺脘，久咳不得睡者，兜铃丸。痰因火动者，二陈汤加芩、连，或清气化痰丸。痰因宿食者，化痰丸。痰因酒湿者，蜂姜丸。全因酒者，瓜连丸。如痰甚，能食便闭者，小承气汤下之；不能食便闭者，厚朴汤，或滚痰丸疏导之。水咳，因饮茶水停蓄为涎上涌，身热胸满，怔悸者，小青龙汤；身寒胁硬者，玄武汤；结胸者，小半夏汤；大便闭者，十枣汤；小便涩者，五苓散详伤寒水证。

瘀血碍气胀且腥；

瘀血咳，则喉间常有腥气。轻者，泻白散加生地、山栀、牡丹皮、麦门冬、桔梗；重者，桃仁、大黄。姜汁为丸服。或因打损劳力伤肺，遇风寒则咳，或见血紫黑色者，四物汤去芎，加大黄、苏木为末，酒调服，利去心肺间瘀血即止，后服人参养荣汤调理。肺胀满，即痰与瘀血碍气，所以动则喘急，或左或右，

眠一边不得者是，四物汤加桃仁、诃子、青皮、竹沥、姜汁。若虚胀喘者，单人参膏、古百花膏。有水停蓄胀者，饮水则逆转不入，三白汤加泽泻、桔梗、五倍子。若因火伤极，无水以升而胀者，必干咳无痰，诃黎丸含化，以诃子有收敛降火之功，危哉！

治分新久求其本，

新咳，有痰者，外感随时解散；无痰者，便是火热，只宜清之。久咳，有痰者，燥脾化痰；无痰者，清金降火。盖外感久则郁热，内伤久则火炎，俱宜开郁润燥。其又有七情气逆者，则以枳壳、香附顺气为先；停水宿食者，则以南星、槟榔分导为要。气血虚者，补之、敛之。苟不治本，而浪用兜铃、粟壳涩剂，反致缠绵。况肺为娇脏，易寒易热，虽人参平药，惟气虚最宜，若肺热有火，及风邪初盛者，俱宜沙参或玄参代之，故咳不拘于寒也。

久甚还将脾肾宁。

久咳曾经利下及劳倦饥饱，以致肺胃寒而饮食少进者，只理脾而咳自止。然肾为气脏，咳嗽动引百骸，自觉气从脐下逆奔而上者，乃肾虚气不归元，宜所服药中加补骨脂、五味子，或三味安肾丸。阳虚者，肾气丸；阳虚者，黑锡丹以镇之。凡咳至肺胀及咽疮失音者，必死。

霍乱

霍乱暑湿干三种，

一种暑霍乱，即湿霍乱，但此疾夏秋惟甚，纵寒月亦多由伏暑，故名。一种湿霍乱，有声有物。一种干霍乱，有声无物。治见三卷。

病本中焦湿热壅；

标因外感四气，或日间感热、夜间受冷，或内素郁热，外又感寒，一时阴

阳错乱；然病本因饮食失节，或酥酪酒浆生冷，以致湿热内甚，中焦脾土失运，当升不升，当降不降，是以上吐下泻，脉多伏绝。又有挟七情郁气，痰涎聚膈，痞塞不通者，外见痰喘眩晕，亦必由伤饮食为之根也。

心腹卒痛或热寒，

先心痛者，则先吐；先腹痛者，则先泻；心腹俱痛者，则吐泻俱作。轻则吐泻而已。凡吐泻时，切不可与谷食，虽米汤，一呷咽立死，必待吐泻尽，过半日饥甚，方可渐食稀粥。偏阳分，则多热而渴；偏阴分，则多寒而不渴。

痰喘烦渴却可恐；

痰喘、二陈汤、加味半硫丸。虚烦不眠，既济汤。烦渴，九君子汤、桂苓甘露饮。大渴大躁大汗遗尿者死，回生散、养正丹救之。

转筋舌卷囊缩危，

阳明胃与大肠，以养宗筋。暴吐暴泻，津液骤亡，小筋失其所养，故轻者两脚转筋而已，重者遍体转筋，手足厥冷，若欲绝者，仓卒之际，宜以盐填脐中，灼艾不计壮数，虽已死，而胸中有暖气者，立苏，急用茱萸散加小茴、甘草、苏叶煎服，再研生蒜涂脚掌心，虽昏危入腹者，亦效。如血热转筋不已者，四物汤加黄芩、红花，或苍术、南星。水药不入者，古椒豆散。转筋不住，男子以手挽其阴，女子以手牵乳近两边。如舌卷囊缩转筋入腹者，死。

分利升降消食冗。

霍乱乃湿热兼风木为害，治宜散风寒，利湿降火，故四时通用藿香正气散，为散风寒湿之要药。寒月厥冷，脉沉不渴者，五积散、理中汤、古姜附汤；暑月烦渴者，黄连香薷散冷服，俱宜合五苓散，以分消上下，或更合益元散降火

尤妙，此皆分利法也。又当引清气上升，使浊气自然下降。吐泻未彻者，宜用二陈汤加芎、芷、苍术、防风，探吐以提其气。如吐涌不止，宜所服药中加木瓜、槟榔，以降其气。又有可下者，但不可纯用凉药。挟七情者，七气汤、古参萸汤。伤饮食者，红丸子、保和丸，俱姜汤送下。通用四君子汤，有汗，加桂枝；无汗，加麻黄；吐利转筋，腹痛体重，脉沉细，加白芍、良姜；四肢拘急，脉沉迟，属少阴，加姜、附、厚朴；吐利转筋，胁痛脉弦者，木克土也，平胃散加木瓜，或小建中汤加柴胡、木瓜；四肢厥冷，脉微缓，属厥阴者，小建中汤，加当归、附子。

心脾痛

厥心痛先问久新，

真心痛，因内外邪犯心君，一日即死。厥心痛，因内外邪犯心之胞络，或他脏邪犯心之支脉，谓之厥者，诸痛皆少阴、厥阴气逆上冲，又痛极则发厥也。新者，身既受寒，口又伤冷，郁遏元阳，宜草豆蔻丸、鸡舌香散温散之，或神保丸温利之。稍久寒郁为热，或因七情者，始终是火，此古方多以苦寒泻火为主，辛热行气为向导也。

痛甚发厥有二因；

寒厥，外因风寒客背之血脉，背俞与心引痛，暴发手足厥逆，冷汗甲青，似伤寒阴厥，古姜附汤、三味玄胡散；热痛，内因酒食积热，痰郁发厥，手足虽冷而身热，甚则烦躁吐逆额汗，古玄金散、三味川楝散、莎芎散，甚者，大承气汤下之，后服枳术丸。

七情怔悸虫不定，

九种：悸痛、虫痛、来去痛、痃痛、饮痛、食痛、风痛、冷痛、热痛。悸痛，内因七情，轻则怔忡惊悸，似痛非痛，

妙香散、四七汤、小草丸，热者连附六一汤；重则两目赤黄，手足青至食，即真痛，不治。虫痛，湿热生虫攻心，痛发难当，痛定能食，饥则临沐，灵槟散、乌梅丸、化虫丸选用。

痰火来去痓昏神。

来去痛，肺郁痰火，劳心则发热者，栀姜饮、蜡矾丸；痰积，白螺壳丸；痰火，坠痰丸。痓痛，卒感恶忤尸痓，素虚者，肾经阴气上攻，神昏卒倒，苏合香丸；痛引痛伛偻者，沉香降气汤，或五苓散倍桂，韭汁为丸，小茴煎汤下；素实者，肾火上攻，小承气汤；痨瘵尸痓者，紫河车丹。

胃脘脾痛伤饮食，腹胀便闭呕频频；

胃脘当心而痛，脾脏连心而痛，《局方》云：即心痛。盖厥痛亦少，脾胃痛多。且七情四气归脾，虫痛，攻脾入胃；痰瘀，脾胃所主；但心痛，因伤思虑；脾胃痛，因伤饮食。胃痛，善噎两胁咽膈不利；脾痛，舌强喜呕腹胀，二便不通。古方，实痛以黄连治心，山栀治胃；虚痛以参、归、小草治心，丁、砂、豆蔻治胃，亦未尝混。大概，伤水饮聚涎，心痛如刺者，温胆汤加白术；伤食生冷，遇热食暂散者，香苏散加生姜、菖蒲、半夏、枳壳，或人参养胃汤加肉桂、吴萸，或木香化滞汤、感应丸。凡心痛，数日不食无妨，痛止恣食即发。胃火，栀姜饮；胃寒，乌药沉香汤；上热下寒者，古栀附汤。脾痛，海石散、古二胡散；风冷，抽刀散、蟠葱散、烧脾散、二炒香良散；湿者，小胃丹；噎呕，五膈宽中散；腹胀，厚朴温中汤；连胁痛，复元通气散；痰滞便闭，顺气导痰汤；气聚便闭，三和散、四磨汤；小便闭，通灵散。又有心脾俱痛者，手拈散。

外感三般风冷热；连胁腰背少舒伸。

风，因肝邪乘心，痛则两胁引小腹阴股，桂枝汤加附子，便闭入蜜一匙同煎；或分心气饮加厚朴、枳壳、萝卜子、木香；或阿魏撞气丸。冷，因形寒饮冷卧凉，肾气乘心，痛则心悬若饥，腰痛，下重泄痢，五积散，便闭加大黄；或肺寒乘心，痛则短气，季肋空痛者，流气饮子、盐煎散；或脾寒乘心，痛则腹胀便难者，藿香正气散，挟湿者，除湿汤。热，因心胞络暑毒乘心，痛彻背俞，掌热，黄连香薷散加蓼草，或单黄连丸。凡诸经心痛引背，多属风冷；诸腑心痛，难以俯仰，呕泻，多属热。

气血虚劳按则止，

虚痛，按之暂止。素虚多劳，或误服攻耗心气药多者，酸枣仁汤、归脾汤；心无血辅者，四物汤去地黄加干姜；心气不足者，六君子汤加肉桂；气血俱虚者，古归术散；挟痰火食积者，二六丸。

大实胸高瘀呃噎；

实痛，素有瘀热顽痰，或因恼怒而发者，栀萸丸，木香、槟榔煎汤下，或香棱丸；大实痛，因怒后饮食，卒痛注闷，心胸高起，手不可按，便闭者，大陷胸汤，或煮黄丸下之，后服古藁苍汤，以去余邪。瘀血痛，饮汤水咽下作呃，乃素食热物，血死胃脘，桃仁承气汤；轻者，四物汤加桃仁、红花，或玄胡索丸、失笑散。妇人瘀血入心脾痛甚者，五积散加三棱、莪术。经行未尽，血冲心痛，加桃仁、红花；经行已住作痛者，七气汤加当归。产后痛者，桂心汤、木槟汤。

化痰消积气已降，

凡痛，皆痰黏胃，通用二陈汤。风寒初起，无汗，加麻黄；有汗，加桂枝；里寒，加草豆蔻；湿，加苍术、川芎；热，加山栀、锅煤、童便，或少加炒干姜反佐之；冷，加丁香、良姜；气虚，加参、术；血虚，加当归；大虚厥逆，加姜、附；肝火，加青黛、青皮、黄连；痰饮，加白螺壳、滑石、南星；食积，加砂仁、香附；瘀血，加韭汁、桔梗；虫痛，加苦楝根，或木香、槟榔；急痛，加胡椒，略用斑蝥炒过；痛不可忍，加细茶、乳香，或石碱。凡痛攻走腰背，发厥呕吐，诸药不效者，加苍术、川芎、山栀，探吐积痰碗许乃愈。

劫痛丸丹可入唇。

寒者，九痛丸、却痛散；热者，散痛丸、通灵散；有积，神保丸；瘀血，单干漆丸；通用手拈散、如意丹、神圣代针散。

腹　痛 附腹中窄狭

腹痛大小分阴阳，

大腹痛，多食积外邪；脐腹痛，多积热痰火；小腹痛，多瘀血及痰与溺涩；脐下卒大痛，人中黑者，中恶客忤，不治。阴证，满腹牵痛，自利或呕，喜按少食，绵绵不减，宜温之。阳证，腹中觉热，甚则大便闭涩，胀满怕按，时痛时止，宜下之。

寒痛绵绵热不常；

旧以虚痛喜按，实痛怕按，但寒热邪有浅深，不可太泥。经谓：寒气入经，客于卫分，则血涩急痛，按之热则止；寒气客于荣分，则气郁满痛，甚怕按；寒气客肠胃募原，血络急引皮痛，按之则气血散而痛止；寒气客侠脊背俞之脉，则深按之不能及也；寒气客关元，则气逆喘；寒气客厥阴脉络，则胁肋与小腹或阴股引痛；寒气客小肠募原之间，则血气凝聚成积；寒气客小肠不聚，则腹痛而泄；寒气客胃，则腹痛而呕；寒气客五脏，则痛死复生。治伤寒腹痛，详三卷。寻常外感冒寒证卒痛，吐利俱酸，

喜热物熨者，五积散加吴萸、木瓜、煨葱，或藿香正气散加木香少许；风证，桂枝汤加芍药，或胃风汤加木香；暑证，香薷散加生姜、陈壁土、红蓼、木瓜，或五苓散；湿证，除湿汤，或香苏散加苍术、枳壳。积热，时痛时止，痛处亦热，手不可近，便闭喜冷，宜四顺清凉饮、大承气汤、三黄丸；老人，麻子仁丸。

食积有形便后减，

食积郁结，肠胃作痛，得大便后则减者，宜平胃散加消导药，或保和丸、枳术丸、红丸子调之，或木香槟榔丸、大黄备急丸、神保丸、如意丹下之。又有食填胸满，心胃作痛者，宜大吐之。

湿痰溺涩火鸣肠。

湿痰阻滞气道，必小便不利，或二便俱不利，宜芎术散。如清痰留滞胸腹作声者，控涎丹、小胃丹。痰火痛，乃火欲升，水欲降，相击肠鸣者，二陈汤加芩、连、山栀；如怒火攻冲，痛无定处、定时者，更加香附、芍药、青皮。又有粪结肠鸣作痛，不大便者，大黄备急丸之类通之。如脏寒冷结肠鸣者，宜分三阴，以温药治之。

虫痛吐水定能食，

虫痛，肚大青筋，往来绞痛，痛定能食，发作有时，不比诸痛停聚不散，乌梅丸、化虫丸。

七情气痛痞胸膛；

七情痛，心胸痞闷，或攻注胁背。虚者，七气汤、木香匀气散、木香化滞汤；实者，三和散、分心气饮。

中虚全不思饮食，

中虚脾弱，隐隐冷痛，全不思食者，人参养胃汤加肉桂、吴萸、木香。素气虚挟痰者，六君子汤加苍术。

瘀血痛必着一方。

瘀血，痛有常外，或忧思逆郁，跌扑伤瘀，或妇人经来、产后恶瘀不尽而凝，四物汤去地黄，加桃仁、大黄、红花。又血虚郁火，燥结阳气不运而痛者，四物汤倍芍药，加炒干姜。凡痛多属血涩，通用芍药甘草汤为主，恶寒而痛属脾肾，加肉桂；恶热而痛属脾胃，加黄芩。脉缓伤水，加桂枝；脉涩伤血，加当归；脉迟伤寒，加干姜；脐下痛，加熟地。惟气分诸痛，不宜芍药酸收，宜木香、槟榔、青皮、陈皮、香附辛散之。劫痛，手拈散。

初起虚温实宜荡，

虚宜辛温消散，烧脾散、蟠葱散、丁香脾积丸。果系沉寒痼冷，小腹下痛者，酒煮当归丸。经曰：结者散之是也。实宜辛寒推荡，经曰：通因通用，痛随利减是也。方与积热痛同。

久则升消理胃房；

腹属坤，久病宜和脾胃。如脉弦急，木克土也，小建中汤加当归，取芍药味酸，于土中泻木为君；如脉沉细，水侮土也，理中汤，取干姜辛热，于土中泻水为君；如脉缓，腹痛自利，米谷不化，平胃散加肉桂、吴萸，取苍术苦辛，泻湿土为君。胃气下陷者，加升麻、柴胡、苍术以升之；有积者，加山楂、麦芽、枳实、黄连、木香以消之。上热下寒，升降失常，腹痛呕吐者，黄连汤主之。疝痛引睾丸，痢痛拘急，积聚痛有形可按，肠痈痛，脐生疮，小便如淋、脉芤，痧证痛甚，呕吐、脉沉，治见各条。

腹中窄狭性偏躁，无非痰火善为殃。

腹中自觉窄狭，神昏性躁，乃湿痰浊气攻于心脾，以致升降失常，肥人多湿痰，宜二陈汤加苍术燥湿，香附行气；瘦人多火，宜二陈汤加黄连清热，苍术流湿；心神不敛者，俱加远志、麦门冬、

酸枣仁。血气虚者，六君子汤加芎、归养血流湿，自然平复。

暑 类

疟

疟疾先要阴阳定，

阳为外感邪气，其间阳为风，暑有汗，阴为寒，湿无汗；阴为内伤正气虚，其间阳为气虚，阴为血虚。阳为升，发在春夏；阴为降，发在秋冬。阳为腑，邪浅，与荣卫并行，一日一发；阴为脏，邪深，横连募原，不能与正气并行，故间日蓄积乃发，或三四日一发，久则必有疟母。阳有日发，邪浅，荣卫昼行背与脊故也；阴为夜发，邪深，荣卫夜行胸与腹故也。又有二日连发，住一日者，及日夜各一发者，乃气血俱受病也。阳为子时至巳，阴为午时至亥，如发寅卯，而退于申末；或发末申，而退于子丑，皆谓之阴阳不分，须随证用药趱早。或移时分定阴阳，然后阳疟截住，阴疟升散。今俗以似疟误治变成温疟，为分阴阳，谬矣！殊不知疟有凌虐之状，在伤寒，久则为坏证；在内伤，久则为痨瘵，岂美疾哉？凡阳疟易治，阴疟难愈。

阳热阴寒如期应。

阳邪与荣争，而邪火发于外则为热；阴邪与卫争，而正气退于内则为寒。卫虚则先寒，荣虚则先热。表邪多则寒多，里邪多则热多，表里相半，寒热相等。诸疟惟食积挟火，寒已复热，热已复寒，谓之寒热相并。又暑疟单热，湿疟单寒，寒疟先寒后热，风疟先热后寒，余皆先寒后热。阴阳寒热明，而疟治知本矣。

寒疟太阳热阳明，

寒疟，腰背头顶俱痛，属太阳，寒多热少，汗出，难已者，柴胡加桂汤；单寒无汗者，五积散、古果附汤。热疟，目痛鼻燥，鼓颔，属阳明，热多寒少，

烦渴尿赤者，柴苓汤；暑月，黄连香薷散；热伤气分，单热而渴者，白虎加参汤，或黄芩汤加桂少许。

风疟少阳寒热并。

风疟，口苦，呕吐，恶习，胁痛，属少阳，寒热相等者，柴胡桂枝汤；风盛筋脉抽搐者，乌药顺气散加柴胡、黄芩；身疼者，败毒散；咳嗽者，参苏饮。以上三阳气分受病。发在处暑前者，俱谓之暴疟，乃伤之浅者。

少阴四正厥四旁，

少阴疟，发于子午卯酉四正之日，舌干口燥，呕吐，欲闭户牖。轻者，小柴胡汤倍半夏；重者，合四物汤。厥阴疟，发于寅申巳亥四旁之日，小腹痛引阴如淋，轻者，小建中汤；重者，四物汤加玄胡索、金铃子、附子。

太阴辰戌丑未病。

太阴疟，腹满自利，善呕，呕已乃衰。轻者，异功散；重者，理中汤。如湿偏阴分，单寒气虚作泄者，古枣附汤、附子理中汤；身重腹胀者，五苓散、术附汤；浮肿，退黄丸。以上三阴血分受病。发在处暑后者，俱谓之温疟，乃隔冬感温气，藏于肾与骨髓，至夏秋重感新邪触发，自脏而达之腑，乃伤之重者。

瘴疟山岚疫一方，

瘴疟，山溪蒸毒，令人迷困，发狂或哑，乍寒或哑，乍寒乍热，乍有乍无者，凉膈散加柴胡、槟榔；不伏水土者，人参养胃汤。疫疟，一方长幼相似，须参运气寒热用药，大概不换金正气散、五积交加散加减，如意丹最妙。

鬼疟卒感异常性。

鬼疟，因卒感尸痓客忤，寒热日作，梦寐不详，多生恐怖，言动异常，宜辟邪丹、雄朱丹，或用烧人场土为丸，塞男左女右耳中。

详分寒热汗且和，

外感寒多，非草果、厚朴不能温散；热多，非柴胡、黄芩不能清解。阳疟无汗，须加柴胡、苍术、葛根，甚加麻黄。阴疟无汗，须加柴胡、升麻、川芎；有汗，须加白术、乌梅以和之。

或吐或下须体盛。

阳疟初起，痰在上者，祛邪丸。然亦三五发后，移时乃可用之，早则延绵，稍久不敢吐者，胜金丹。三阴疟，便闭者，宜下以截之。暑疟，黄连香薷散加大黄、青皮、乌梅煎服。寒疟，二陈汤加青皮、良姜，煎吞神保丸五粒。痰热，胸满便闭者，大柴胡汤。瘀血，发狂好忘者，桃仁承气汤。虚闭，麻子仁丸。俱清晨一服，取下恶水即止。

内伤善食惟七情，

内伤疟皆不食，惟七情善食多汗，五脏之气不和，略被外邪动痰，宜四兽饮，量体虚实，加各经开郁行气之药。

劳疟微微虚损证。

劳疟，微微恶寒发热，寒中有热，热中有寒，最难调理，或半月十日，小劳复来，经久不瘥者，芎归鳖甲散主之。热多者，生犀散。有痞者，鳖甲丸。气虚汗多无力，饮食不进者，六君子汤。因劳役昏倦，少食者，补中益气汤加黄芩、半夏。血虚夜发者，小柴胡汤合四物汤，加升麻、红花、知母、黄柏，水煎露服趁早；不愈，用胜金丹截之。有痞者，阴疟丸。如阴虚火动，午后寒热，至晚微汗乃解，似疟非疟也，宜加味逍遥散加地骨皮，若误用疟药必死。气血俱虚，溺频食少，或遗精咳嗽者，人参养荣汤加地骨皮、乌梅、麦门冬；或仆厥不省者，十全大补汤加柴胡、黄芩；阳虚，去柴、芩，加附子，吞黑锡丹；有痞者，橘皮煎丸。

痰疟呕沫多昏迷，

痰疟，外感内伤郁聚成痰，热多头疼肉跳，吐食呕沫，甚则昏迷卒倒，宜柴陈汤加草果。呕吐者，二陈汤倍白豆蔻，流行三焦，呕、疟自止。气虚呕者，单人参汤，或用常山炒过；久不止者，露姜饮截之。

食疟腹胀寒热并。

食疟，因饮食蕴成痰火，寒已复热，热已复寒，寒热交并，苦饥不食，食则吐痰，胸满腹胀者，二陈汤合小柴胡汤，或平胃散，俱加枳实、白术、山楂、神曲、青皮。寒热者，清脾饮；寒多者，人参养胃汤；腹痛者，红丸了；腹胀因湿痰，或疟气归腹者，古龙虎丹，用杏仁煎汤，迎发时下。久不愈者，用辰砂、阿魏等分，糊丸皂子大，每一丸，人参煎汤下截之。

清痰敛汗补胃脾，

疟无痰不成，内伤脾胃虚寒，宜清利湿痰为主。内伤疟皆汗多，阳疟敛以参、术、黄芪；阴疟敛以归、地、知、柏、芍药。大抵有汗要止汗，以补其虚；无汗要发汗，以散其邪。稍久者，一补一发丹；久虚，补中益气汤加山楂、麦芽，扶脾自止，极忌吐截。

利水消痰疟母净。

凡疟经年不瘥，谓之老疟，必有痰水瘀血，结成痞块，藏于腹胁，作胀且痛，乃疟母也。虽内虚者，非常山、槟榔决不能除，但须制热，则不损胃，老疟丸是也；血虚者，鳖甲丸，体盛有水癖者，暂用芫花丸，仍须以补脾化痰汤药辅之。老疟饮，宜量气血虚实加减。

有时疟后痢相兼，

或疟后痢，痢后疟，或疟痢并作，俱以柴苓汤、六各汤、清脾饮加减分利。虚者，补脾和血，三白汤加黄连、木香、当归、砂仁，或四兽饮、补中益气汤。

总要祛邪与扶正。

外感汗、吐、下、解，祛邪为主；内伤敛补养正为主；内外相兼，又当参酌。抑论经曰：夏伤于暑，秋必发疟。又曰：诸疟皆生于风。《局方》主于伤食，丹溪主于痰，其实因夏伤暑，秋感风湿，遇七情饮食郁痰而后发。虽三因杂至，错乱气血，然始于暑，成于痰，故捷径以祛暑消痰为要。通用二陈汤，外感无汗，去茯苓，加柴胡梢、川芎、葛根、苍术。太阳，加羌活、防风、藁本；阳明，加葛根、升麻、白芷；少阳，加柴胡、黄芩、青皮；少阴，加芎、归、黄连、黄柏；太阴，加二术、柴胡，此三味疟家必用；厥阴，加桂枝、姜、附。渴，加知母、麦门冬；大便闭，加大黄、桃仁；小便赤，加泽泻、山栀；瘴疟，加槟榔；截疟，加常山、槟榔、贝母。内伤无汗，加柴胡、川芎；气虚，合四君子汤；血虚，合四物汤；汗多，加黄芪；食少，加山楂、麦芽；劳疟，加地骨皮、鳖甲；七情，加紫苏、香附；痰，加南星、姜汁；食积，加莪术；久疟，倍参、术；寒甚，加桂、附、草果；夜疟，加升麻、柴胡以提之；停水，倍半夏；瘀血，加桃仁、红花。吐泻，不食肿胀者，不治。

痢

痢凭色证分热寒，

身热口渴，溺涩，大便急痛色赤者，为热；身凉不渴，溺清，大便顺利色白者，为寒。但痢因于暑，热者多，寒者少。然阴阳变化，赤而淡者为寒，白而稠者亦热，必色证两参，而后寒热可辨。

总因湿火气血滞；

血因火动，湿多成泻，火伤气分则气郁，自大肠滞下为白；火伤血分则血瘀，从小肠渗下为赤；气血俱伤，则赤白相兼。其因：有外感暑湿，内伤酒面，炙煿消烁，或七情气郁，而为火之实者；有外感寒湿，内伤生冷，硬物积滞，或房欲损伤精血，而为火之虚者，皆令肠胃粘溢，久积成毒。经曰：饮食不节，起居不时者，阴受之，则入五脏，闭塞，下为飧泄、肠澼。言湿火滞于肠中，故名滞下。又云痢者，利也，法当利下耳。

表证头疼或渴呕，

初起发热恶寒，头疼身痛，带表证也。热者，九味羌活汤；寒者，不换金正气散。烦渴多暑，薷苓汤、六一散、梅蜜饮。虚者，钱氏白术散。呕吐有寒热者，属半表，柴苓汤。顽痰在膈者，芩连二陈汤加防风、桔梗芦探吐。胃火冲上者，清六丸。毒滞上攻者，平胃散加黄连、木香、槟榔。虚呕食少者，四君子汤加陈皮、厚朴、麦门冬、竹茹，或温六丸。日久阴虚者，八物汤合二陈汤加枳梗。呕吐全不食者，谓之噤口，胃火甚也，大虚大热，香连丸加莲肉各一半为末，米饮下。又人参四钱，姜炒黄连二钱，浓煎，终日细细呷之，如吐再服，但一呷下咽便开。有毒熏心肺者，败毒散加莲肉、陈米，或单莲肉留心为末，每二钱，陈皮煎汤下。外用大田螺二个，入麝少许，捣碎敷脐中，以太乙膏贴之，引热下行。间有过服利药及脾胃虚者，参苓白术散去山药，加菖蒲。

里急腹痛后重坠。

火性急速传下，或化或不化，食物瘀秽欲出，而气反滞住，所以欲便不便，腹痛窘迫，拘急大肠，重而下坠，甚则肛门作痛，宜木香、槟榔通气，大黄降火，芩、连解毒，归、芍和血，枳壳、陈皮行滞。经云：和血则便脓自愈，行气则后重自除。间有虚火者，参、术、

归、芎补之；寒凝者，干姜、肉桂温之。又素有积聚，偶因一脏之气发动，干犯肠胃成痢者，须察何脏相乘，以平治之。

热赤紫黑寒白清，

偏热纯赤见暑证，轻者，黄芩汤；重者，导滞汤；日久，黄连阿胶汤。热积紫黑色者，瘀血也，腹痛后重异常，桦仁承气汤下之；或因误温以致血瘀者，犀角地黄汤，加黄连、大黄，或加味清六丸。日久，地榆散、单苦参丸、黄连阿胶丸。要知诸痢皆血瘀，惟黑为瘀甚耳。寒痢白如鸭溏，肠鸣痛坠不甚，不换金正气散，加乌梅、陈米，或熟料五积散。肢冷便清，古姜附汤、理中汤。日久，黄连补肠汤。冷热不调，赤白各半，古姜墨丸。或乍溏乍涩，似痢非痢，古萸连丸。

湿如豆汁风青是；

湿痢，腹胀身重，下如豆汁，或赤黑混浊，危证也，当归和血散、升阳除湿防风汤、升阳益胃汤、除湿汤、猪苓汤、戊己丸；风痢，恶风鼻塞身痛，色青，或纯下清水，古苍防汤、神术散；青色带白者，风寒，五积散；带红，胃风汤。青绿杂色，属风火湿，及五色俱下者，乃脾胃食积，及四气相并而作，古萸连丸救之。以上外感痢疾，如一方长幼相似者，名曰疫痢，败毒散加陈皮，或姜茶煎以防之，更参运气调治。

七情蟹渤食积黄，

气痢，去如蟹渤，拘急独甚，流气饮子、古萸连丸、六磨汤。热者，解毒汤加知母、枳壳，或木香槟榔丸；冷者，木香匀气散、煮黄丸；小便闭者，五苓散；久不止者，气痢丸。积痢，色黄或如鱼汤浆，腹胀痛恶食者，保和丸、急痛神保丸。一切酒食积聚，或黄或赤，通玄二八丹；伤酒甚，酒蒸黄连丸；伤

水挟腹胀痛者，温六丸；体实者，导水丸。

　　虚劳滑脱多困惫；

　　虚痢，困倦，谷食难化，腹微痛，或大痛，并无努责。血虚淡红，通玄二八丹；日久，四物汤加升麻、香附、侧柏叶；房劳伤精血成毒者，肾气丸；虚痨挟痢者，香连猪肚丸。凡痢经下后，痛坠不减，虚坐努责及久不愈者，皆阴血虚也，胃风汤去桂加熟地主之。气虚色白，如鼻涕冻胶，四君子汤、理中汤，俱补中益气加木香、肉桂、厚朴、茯苓，散风邪，分水道，开胃脘。日久者，补中益气汤。虚甚，厥逆脉微者，四顺散、黑锡丹。滑痢不禁，甚则脱肛，血分，四物汤加参、术、地榆、樗白皮；气分，真人养脏汤、大断下丸、灵砂苍榆汤。

　　惟有休息最难禁；

　　休息痢，经年月不瘥，有过服凉药，以致气血虚者，八物汤加陈皮、阿胶、芩、连少许，或十全大补汤；脾胃虚者，补中益气汤、参苓白术散；肾虚者，四神丸、赤石脂丸。有误服涩药，余毒不散者，古芩术汤、神效丸、六神丸；有积者，通玄二八丹。积消毒散，脾胃已和，气血将复，然后用百中散以止之。若更涩早，则缠绵胃败难救。

　　蛊疰如肝不可治。

　　蛊疰痢，黑如鸡肝，发渴，五内切痛，乃服五石汤、丸；逼损真阴，其血自百脉经络而来，茜根丸救之，亦有宜温热药者。凡痢下如竹筒，或如屋漏水、尘腐色，气短呃逆者，不治；或纯下血，小便不通，唇红，下后身热脉弦洪者，俱不治。

　　初宜通解或分消，

　　通因通用，下也。然汗、吐亦谓之通，初病元气实者可行。若五七日，脾

胃虚者，只宜和解及分利小便，消导食积，无积不成痢也。

　　久乃升涩补脾胃；

　　稍久，以气血药中加升麻、柴胡、防风、苍术以提之；久甚，及用粟壳、肉豆蔻、龙骨、牡蛎、诃子以涩之敛之。食少者，专调脾胃，饮食进而气血自和，盖痢以胃气为本也。其间有里急甚而无表者，即宜通利；有虚而不敢痛者，或和解，或即升举；有气陷下痢如注者，即暂止涩；有滑脱痛甚者，痰火盛也，宜吐宜升，痰消火降，而大肠自敛，须凭脉证断之。

　　愈后余瘀却当防，三白汤、六神丸、枳术丸、太和羹选用。

　　恐成肿痛鹤膝类。

　　有手足肿者，有遍身历节痛者，俱余瘀留滞经络，不可纯用风药。鹤膝风，大防风汤、五积交加散；脚细者，苍龟丸详外科。

湿　类

痞　满

　　痞满先分便易难，

　　痞与否卦义同。精神气血，出入流行之纹理闭密，而为心下痞塞，按之不痛，非若胀满外有胀急之形。大要：大便易而利者，为虚；大便难而闭者，为实。

　　外感半表同伤寒；

　　外感邪气，自肌表传至胸膈，为半表里证，宜和解。或已经下，胸满而痛者，为结胸；不痛者，为痞满，同伤寒治法。

　　杂病食壅兼养血，

　　杂病食积，下之太过，或误下，则脾胃之阴顿亡，以致胸中至高之气，乘虚下陷心肺分野，其所蓄之邪，又且不散，宜理脾胃，兼以血药调之。若用气

药导利，则气愈降而痞愈甚，久则变为中满鼓胀。盖痞皆自血中来，但伤寒从外之内，宜以苦泄；杂病从内之外，宜以辛散。人徒知气之不运，而概用枳梗、槟榔，而不知养阴调血，惜哉！古方，食壅胸中窒塞者，二陈汤探吐；伤饮食胸痞者，枳术丸；食后感寒，以致饮食不化者，二陈汤加山楂、麦芽、神曲；虚寒不散，或宽或急，常喜热物者，理中汤加枳实；稍久，郁成湿热者，平补枳术丸。

痰火气郁利膈间；

痰火因厚味郁成。痰滞者，小陷胸汤，或枳梗二陈汤、导痰汤；火盛者，二陈汤，加芩、连、瓜蒌，或黄芩利膈丸，用白术、陈皮煎汤下，或古萸连丸，以泻肝补脾，清湿热开痞结；久病者，黄连消痞丸；如痰火湿热太甚者，方敢用三黄泻心汤，加减量下之。虚者，只宜分消上下，与湿同治。七情气郁成痞，不思饮食，食之不散者，木香化滞汤，或顺气导痰汤。

中虚如刺瘀碍阻，

有禀受中虚，痞滞不运，如饥如微刺者，六君子汤加香附、砂仁；有内伤劳役，浊气犯上，清气下陷，虚痞者，补中益气汤加黄连、枳实、芍药。便闭，加大黄；呕，加黄连、生姜、陈皮；冬月，加黄连、丁香。食已心下痞者，平补枳术丸。停饮中寒者，枳实理中丸。瘀血结成窠囊下，而心下痞者，用桃仁、红花、香附、大黄等分为末，酒调服利之，或犀角地黄汤。血虚挟火，遇劳则发，心下不快者，四物二陈汤加桔梗、瓜蒌降之。气血俱虚者，枳实消痞丸。

王道消补总可安。

王道消补，不轻吐下，故古方以芩、连、枳实苦泄，厚朴、生姜、半夏辛散，参、术甘苦温补，茯苓、泽泻淡渗，随病所在调之。通用二陈汤为主，肥人多湿痰，加苍术、砂仁、滑石，倍茯苓、半夏；瘦人多郁热中焦，加枳实、黄连、干葛、升麻；禀受素实，面苍骨露者，加枳壳、黄连、青皮、厚朴；素虚者，加白术、山楂、麦芽、陈皮；误下阴虚者，去茯苓、半夏，加参、术、升麻、柴胡、枳实以升胃气，更合四物汤以济阴血；饮食积痞，加枳壳、砂仁、姜汁炒黄连；食后感寒，加藿香、草豆蔻、吴萸、砂仁；气痞、痰痞，加木香、枳壳、南星；中虚，加参、术、香附、砂仁；瘀血，合四物汤，加桃仁、红花。

泄泻

五泻须知溺赤清，

五泻：濡泻即湿泻，肠垢即热泻，鸭溏即寒泻，虚泻，滑泻。大要，热者小便赤涩，烦渴腹中热，谷或不化，而色变青黄，或红赤黑，身能动作，声响亮，手足温；寒者小便清白，不渴腹中冷，完谷色亦不色，变亦白色，身懒动作，目睛不了了，饮食不下。《机要》云：暴泻非阳，久泻非阴。正如伤寒始寒而终热也。

湿泻身重注如倾；

湿泻，如水倾下，肠鸣身重，腹不疼。外湿者，胃苓汤、除湿汤，或术附汤加茯苓；内湿者，白术芍药汤、白术茯苓汤、二白丸；风湿相搏者，曲芍丸；痛甚者，治痛泻方。

协风完谷寒急痛，

风泻，恶风自汗，或带清血，即太阴飧泻，反其所食原物。由春伤风寒，夏感冷湿发动，故其泻暴，一方长幼相似，不可温涩，以致变为痢胀。要知四季脾受风湿，亦名飧泻。春，古苍防汤、苍芍汤；夏，二香散；秋，神术散；冬，不换正金气散，微汗之。稍久者，三白汤、曲芎丸；带血虚者，胃风汤。寒泻，恶寒身痛，腹胀切痛雷鸣，鸭溏清冷，完谷不化，甚则脾败肢冷，理中汤倍加茯苓、厚朴，治中汤加砂仁，或大已寒丸。又有一种脏冷泻，以热手按之则缓者，四柱散、古姜附汤。

身热烦渴暑分明。

暑泻，如水，烦渴尿赤，暴泻，实者，薷苓汤加黄连、车前子，或桂苓甘露饮；虚者，六和汤、清暑益气汤；有潮热者，柴苓汤、升麻葛根汤；日久，香连丸、黄连阿胶丸、来复丹。

内伤饮食痛且臭，

食积痛甚，泻后痛减，臭如抱坏鸡子，噫气作酸，须先消克所伤之物。伤冷食者，感应丸、平胃散加香附、砂仁、草果、山楂、麦芽；伤热食及酒者，二黄丸加神曲；伤酒晨泻者，理中加生姜、干葛，或香茸丸；热者，酒蒸黄连丸；伤面者，人参养胃汤加萝卜子；伤水饮者，五苓散、温六丸。

痞胀不顺属七情；

七情泻，腹常虚痞，欲去不去，去不通泰，藿香正气散加丁香、砂仁、良姜，或木香匀气散、七气汤、古萸连丸，调其气而泻自止矣。

痰泻多少火暴速，

痰泻，或泻不泻，或多或少，此因痰流肺中，以致大肠不固，二陈汤加白术、神曲。实者，海青丸；虚者，六君子汤。火泻，实火口渴喜冷，痛一阵，泻一阵，肛门焦痛，其来暴速，稠黏，五苓散去桂，加黄连、芍药，或黄芩汤加木通、六一散，兼呕者加姜汁。又火性急，或米谷不化者，姜汁炒黄连为丸服。虚火，气虚不能泌别水谷者，卫生汤。阴虚火动，不能凝聚者，三白汤敛

之，久者，升阴丸。

虚泻厥汗面多青。

虚泻，困倦无力，脾虚饮食所伤。有遇饮食即泻者，四君子汤加木香、砂仁、莲肉、陈糯米为末，砂糖汤调服。久者，只加升麻、白芍，或平胃蒜肚丸。有停蓄饮食，数日乃泻腹胀者，名瀼泻，枳术丸，没石子丸。烦渴或兼呕者，钱氏白术散、参苓白术散。食少肠鸣，四肢困倦者，升阳除湿汤。日止夜泻者，启脾丸。又脾泻久传肾，为肠癖，经年不愈者，调中健脾丸。又老人脾肾虚泻者，用吴茱萸盐水浸透，以猻猪脏头一截，洗去脂膜，将茱萸入内扎两头，蒸烂捣丸绿豆大，每五十丸，米饮下，暖膀胱，清水道，固大肠，进饮食。肾虚色欲所伤，泻多足冷，久则肉削，五鼓脐下绞痛，或只微响，溏泻一次者，古味萸散、二神丸、四神丸。阳虚者，三味安肾丸、金锁正元丹、养气丹；阴虚者，肾气丸。肝虚忿怒所伤，木克脾土，门户不束，厥而面青，当归厚朴汤，或熟料五积散去麻黄。汗多者，黄芪建中汤。凡泻，脉细皮寒，前后泻利，饮食不入，是谓五虚，不治。

滑泻不禁气陷脱，

泻久不止，大孔如竹筒直出无禁，气陷者，升阳补胃汤、补中益气汤加白芍；有风者，小白术汤；挟热者，诃子散、没石子丸，或古萸连丸，罂粟壳煎汤下；气欲脱者，真人养脏汤加附子，或四柱散、大断下丸、古蔻附丸、香茸丸、妇人四制香附丸。又有大肠滑泻，小便精出者，万全丸。

交肠似痢何由名；

交肠泻者，大、小便易位而出，此因气不循故道，清浊混淆所致，当分利阴阳，使气顺各安其位，胃苓汤、木香

z

匀气散、肾气丸。似痢非痢，寒热不调之证，或热积于中，而以冷物冷药冰之；或冷积于中，而以热物热药压之，故热与冷搏而成泻，或涩或溏，里急后重者，戊己丸、香连丸，或理中汤加黄连、木香。

风宜微发寒温涩，虚补积消湿渗升。

凡泻皆兼湿，初直分理中焦，渗利下焦，又则升提，必滑脱不禁，然后用药涩之。其间有风胜兼以解表，寒胜兼以温中，滑脱涩住，虚弱补益，食积消导，湿则淡渗，陷则升举，随证变用，又不拘于次序，与痢大同。且补虚不可纯用甘温，太甘则生湿；清热亦不太苦，苦则伤脾，每兼淡剂利窍为妙。抑考《难经》云：胃泄，饮食不化，色黄；脾泄；腹胀呕逆，言泻也；大肠泄，食已窘迫，色白，肠鸣切痛；小肠泄，溲而便脓血，小腹痛；大瘕泄，里急后重，数至圊而不能便，茎中痛而溺涩，言痢也。观此泻与痢，亦惟脓血与粪之异，除伤寒三阳、三阴传变自利，杂病湿热、食积之根，皆责肠胃。盖泄泻、疟、痢，同由暑月饮食所致，轻者便作泄泻，重者停为疟痢，痰冲胸胁则为疟，积滞肠胃则为痢。《局方》有分《难经》五泻者，不免失之牵强。

吞酸
吞酸吐酸皆湿热，

经云：诸呕吐酸，皆属于热。又云：少阳之胜呕酸。盖酸者，肝味，火盛制金不能平木，则肝木自甚为酸，譬之饮食热则酸。但吐酸，乃平时津液上升之气，郁为痰火，留饮不化，酿为酸水吐出；吞酸，乃湿热伏于肺胃，咯不得上，咽不得下，宿食郁遏而作，其因、治一也。惟湿多则吞而便利，热多则吐而便闭。东垣言寒者，论其标耳。

大要初起宜反折；

素有湿热，因内感风寒，则内热愈郁，酸味刺心，或即吐出，或欲吐不吐，胸中无奈，或得热汤暂解，盖风寒郁在肌表，得暖则腠理开泄，譬之伤寒表热，以麻黄热药发表而愈。不问外感风寒，内伤生冷，初起俱宜生姜汁半夏汤，或二陈汤加丁香、木香、肉桂、干姜、砂仁、姜、枣煎服，暂与开豁，此反佐之药，非正治也，中病即止。如中寒停水者，神曲丸；上膈寒者，三味参萸汤；上热下寒者，黄连一两，附子七钱，神曲糊丸，淡姜汤下。

久消食积降火痰，

久则郁热，宜以寒药调之下之，结散热去，则气自通和，所以中酸宜素食者，恐滞气也。宿食，通用二陈汤，或生料平胃散加香附、砂仁、神曲、山楂、麦芽、山栀仁、黄连，或枳术丸。宿食留饮，酸蜇心痛，牙齿亦酸者，曲术丸。专吐清水者，用苍术、茯苓、滑石、白术、陈皮，水煎服。兼嘈杂者，保和丸。痰火停食，一日半日，腐化酸水，吐出黄臭，或酸心不安，通用二陈汤加山楂、神曲、桔梗、南星、枇杷叶、黄连、竹茹，姜煎临熟入姜汁一匙调服，或九味萸连丸。挟瘀血者，四味萸连丸。兼嘈杂者，清痰丸。通用，大便闭者，透膈汤；大便自利者，用六一散七两，加吴萸一两，饭丸服。

阴虚暮剧须养血。

朝食甘养，至晡心腹刺酸吐出，此血虚火盛，宜四物汤加陈皮、黄连、黄芩、桃仁、红花、麻仁、甘草。便闭结者，更加大黄；气虚者，更合四君子汤。

黄疸
黄疸须知有湿干，

发黄，譬如盦曲，五疸，同归湿热。

盖湿热熏蒸血热，土色上行面目，延及爪甲身体俱黄，黄即疸也。干黄热胜，色黄而明，大便燥结；湿黄湿胜，色黄而晦，大便润利。又湿病与黄病相似，但湿病在表，一身尽痛，黄病在里，一身不痛。

渴多喘满治之难。

凡疸，以十八日为期，十日以外，入腹喘满渴多，面黑者死，要知疸兼杂证最多，脾胃稍实，更断厚味可治。酒色伤，恣口腹者难。

汗溺俱黄身体肿，

汗出染衣亦黄，身肿者，曰黄汗。因阳明表热多汗，带汗入水，宜桂枝苦酒汤、芪陈汤。小溺、面目、牙齿、肢体如金，曰黄疸。因暴热用冷水洗浴，热留胃中，故食已善饥，安卧懒动，宜茵陈三物汤加木通、瓜蒌仁、石膏，或单桃根煎汤服之。

头眩懊恼发赤斑。

食已头眩腹胀，曰谷疸。因胃热大饥过食，停滞胸膈，宜小柴胡汤加谷芽、枳实、山栀，或谷疸丸、红丸子。伤冷食，肢厥者，四逆汤加茵陈。心胸懊恼，欲吐不食，腹如水状，足心热，胫满面发赤斑，眼黄鼻痛，曰酒疸。因大醉当风入水，酒毒留于清道，初起令病人先含水，后以瓜蒂末一字嗜鼻，吐出黄水，次服葛术汤，探吐亦可。热者，小柴胡汤加茵陈、白术、豆豉、干葛、黄连、泽泻。便闭者，栀豉枳实汤加大黄，或酒蒸黄连丸。如酒后犯房，瘀热入心成疸者，妙香散；痰火入肺成疸，咳嗽见血，喉腥，及妇人血崩，龙脑鸡苏丸。

甚则额黑小腹满，

额上黑，微汗，手足心热，薄暮即发，膀胱小便不利，曰女劳疸。因大热犯房入水，肾虚从脾气上行，虚者，四

白汤、秦艽饮子、小菟丝子丸；热者，古矾硝散、滋肾丸。

阴经呕吐阳热寒。

诸疸，发于阴经必呕，小半夏汤；发于阳经必有寒热，小柴胡汤加山栀。

虚劳口淡脚软弱。

内虚发黄，口淡怔忡，耳鸣脚软，微寒发热，白浊。气虚，四君子汤；血虚，四物汤合四苓散加茵陈、麦门冬；气血俱虚，人参养荣汤、八味丸。如饮食、劳役失节，中寒生黄者，黄芪建中汤、理中汤；食积者，二陈汤加砂仁。

外感瘀血详伤寒。

凡时行感冒及伏暑解毒未尽，蓄热在内及宿食未消，皆能发黄。大要，时疫疟痢发黄，瘅疸丸。风症，色黄带青，小柴胡汤加茵陈；寒证，色黄带暗，理中汤加茵陈、青皮、枳实；无汗者，用麻黄三钱，酒煎温服以汗之；暑湿证，色黄带赤，五苓散加茵陈最妙。瘀血发黄，喜狂喜忘，便黑，详伤寒。

治分表里渗为妙，

治疸表证，小柴胡汤微汗之；表少里多者，茵陈五苓散渗之；半表里者，栀子柏皮汤、茵陈三物汤、一清饮子和之；里急者，茵陈汤下之，就中尤以渗利为妙。通用五苓散为主，湿多，倍茵陈；食积，加三棱、莪术、砂仁、神曲；热，加芩、连、龙胆草；小便不利，加山栀；胃弱，合平胃散，去厚朴，加茵陈、黄连、山栀、防己、枳实。

温中兼补肾与肝，

疸属脾胃，不可骤用凉药伤胃，轻则呕哕，重则喘满。又酒疸下之，则成黑疸，不渴便利者，俱宜六君子汤，加茵陈、苍术、山药以温中。甚者，小温中丸、大温中丸、退黄丸。若虚损，犹宜滋补肝肾，真阳之精一升，而邪火自

敛。若必用茵陈强利小便，枯竭肝津肾水，则疸病幸痊，而雀目肿胀又作，慎之！

水 肿

水肿上下阴阳微，

阳水，多外因涉水冒雨，或兼风寒、暑气，而见阳症；阴水，多内因饮水及茶酒过多，或饥饱、劳役、房欲，而见阴症。阳水，先肿上体，肩背手膊，手三阳经；阴水，先肿下体，腰腹胫跗，足三阴经。故男从脚下肿起，女从头上肿起者为逆，阴阳微妙如此。

湿热变化总属脾；

人身真水真火，消化万物以养生。脾病水流为湿，火炎为热，久则湿热郁滞，经络尽皆浊腐之气，津液与血亦化为水。初起目下微肿如卧蚕，及至水浮膜外，则为肤胀，流下焦则为跗肿，手按随手而起，如裹水之状，以指画之成字者，名燥水，不成字者，名湿水。有按之作水声者，乃气虚不能宣泄，久成水瘕。

下注肾经阴跗肿，

肾主水也，惟脾病则不化饮食滋真水，非惟肾精损削，而湿热下注，阴跗独肿者有之，甚则泛滥遍体无归，必土实而后足以收摄邪水，肾气归元。

上升气喘肺孤危。

金生水也，惟脾病则肺金失养，非惟肺气孤危，而失降下之，令渗道不通，且湿热浊气上升，为喘为咳，必土实而后肺金清肃，以滋化源。或曰：独无寒湿者乎？寒则土坚水清，间有亦更易治。

阳水热渴二便闭，汗下分消要得宜；

经曰：诸跗肿疼酸，皆属于火。又曰：结阳，肢肿是也。治与水证、湿证大同。大法：腰以上肿，宜汗；腰以下肿，宜下。表证喘咳，小青龙汤、越婢汤、古麻甘汤、桂枝苦酒汤；里证腹肿胁硬，十枣汤、泽泻汤、泽泻牡蛎汤、导水丸、三花神佑丸、浚川丸、布海丸。然证虽可下，又当权其轻重，若年衰久病及虚者，黄米丸；初起只宜上下分消其湿，五苓散用桂枝，合六一散，加橘皮、木香、槟榔、生姜煎服，或单山栀丸、木香、白术煎汤下。兼黄者，茵陈五苓散渗之。

阴水身凉大便利，补中行湿或升提。

经曰：阴蓄于内，水气肿满是也。治宜补脾土以复运化之常，清心火降肺金，俾肝木有制，而渗道又且开通，此补中行湿兼全，虚而有湿热者最宜。若中寒者，温补则气暖，而小便自通；气陷者，升提则阳举而阴自降，故曰：行湿非五苓、神佑之谓也。补中气，六君子汤加木香；泻者，参苓白术散、升阳除湿防风汤；呕者，赤茯苓汤；中寒者，玄武汤、实脾散；挟食积者，紧皮丸、千金养脾丸；挟湿热者，中满分消汤、丸；湿甚者，退黄丸。虚甚气陷，口无味者，六君子汤加升麻、柴胡以提之，复元丹，切忌淡渗。肾虚，腰重脚肿湿热者，加味八味丸、滋肾丸；阳虚小便不利者，古沉附汤；二便俱利者，术附汤、复元丹。

阴多久病或产后，

久病喘咳、疟痢，或误服凉药以致肿者，危证也，俱宜补脾为主。大概夹喘者，分气紫苏饮、五皮饮、葶苈丸；久痢，加味八味丸；久疟，退黄丸。产后肿，必大补气血，使水自降，八物汤加苍术、陈皮、半夏、香附。有热，加麦门冬、黄芩；气不顺，加木香、砂仁；怀胎气遏水道肿者，去半夏，加紫苏、大腹皮。饮食无阻者，虽不药，而既产自消矣。

阳兼食毒与疮痍；

食积，香平丸、枳术丸；因酒，小萝皂丸。饮毒水而肿者，名水蛊，渗雄丸；不服水土者，胃苓汤；脓疮搽药，愈后发肿，败毒散；便闭，升麻和气饮；干疮洗浴，水气入腹者，赤小豆汤；疮久倦怠，嗜卧肿者，五苓散加橘皮、木香、槟榔、滑石、甘草、枳壳大腹皮、砂仁，姜煎温服。

风肿走注皮麻木，

阳水、阴水肿外，又有风肿、气肿、血肿。惟肠覃、石瘕，乃妇人病也。风肿，即痛风肿者，肿面多风热，肿脚多风湿，关脉浮洪弦者，风热湿三气郁而为肿。因脾土不足，木火太盛，胃中纯是风气，所以清气不升，腹作䐜胀，浊气不降，大便闭涩。经曰：中满泻之于内者是也。外证，走注疼痛，面皮粗，麻木不仁，先服三和散，次服小续命汤，大便闭去附子，加槟榔、牵牛；日久者，金丹，风从汗散故也；虚弱不敢汗者，四君子汤加升麻、柴胡、苍术、防风；汗多者，防己黄芪汤。

气肿随气消长之。

七情停涩，郁为湿热，脾肺俱病，四肢瘦削，腹胁膨胀，与水气相似。但以手按之成凹不即起者，湿也；按之皮厚不成凹者，气也，六君子汤加木香、木通。喘者，木香流气饮；大便闭者，三和散、六磨汤、木香槟榔丸；小便闭者，分心气饮；呕满者，四炒枳壳丸；泻者，单香附丸；挟痰腹胀满者，加味枳术汤、控涎丹。

瘀血之肿如何识，皮间赤缕血痕儿；

四物汤加桃仁、红花，或续断饮、加味八味丸。妇人经闭败血肿者，肾气丸加红花，或红矾丸。详妇人经候。

茎囊又有阴阳候，

玉茎与阴囊，伸缩痿强，乃身中阴阳之机。有阳火玉茎肿胀，健裂不体者，柴青泻肝汤；湿热下流者，四苓散加山栀、木通、金铃子；茎囊肿通明者，木香流气饮加木通，煎吞青木香丸；暴风客热，阴挺肿胀者，龙胆泻肝汤；膀胱热甚，囊肿二便不通者，三白散、八正散；肿痛者，用小茴、全蝎、穿山甲、木香等分为末，每二钱，空心酒下。有阴寒湿肿痿弱者，五苓散加茴香，或八味丸；肾大如斗者，荔核散；上热下虚，玉茎肿痛者，清心莲子饮；阴肿大如升核者，用马鞭草捣烂涂之，或干地龙为末，鸡子清调敷，囊软者可治。妇人阴肿便秘，枳橘熨。

通治忌甘与刺皮。

凡阳水，宜辛寒散结行气，苦寒泻火燥湿；阴水，宜苦温燥脾，或辛热导气。极忌甘药助湿作满，尤忌针刺，犯之流水而死。通用二陈汤去甘草，加苍术、白术为君，佐以猪苓、泽泻、山栀消湿热；麦门冬、黄芩为使，清肺制肝。腹胀，加厚朴；泻，加肉豆蔻、诃子；喘急，加桑白皮、杏仁；气壅，加香附；食积，加山楂、麦芽；阳水便闭，加甘遂少许；阴水气弱，加人参；风肿，加羌活、防风、白芷；夏月，加香薷；寒，加姜、桂；气肿，加萝卜子、枳壳；血，加归、芍；痰，加贝母；上肿，加紫苏，下肿，加防己、木瓜；阴囊肿，加小茴、木香；外肾如石引胁痛，加巴戟。又太阳肿证，加藁本、赤小豆；少阳，加芫花、雄黄、木通；阳明，加茯苓、椒目；太阴，加甘遂、葶苈；少阴，加泽泻、连翘、巴戟；厥阴，加大戟、吴萸。此推广古法，不可妄用。盖甘遂、大戟、芫花，损气破血，巴豆损肾阴气，轻粉伤齿，毒留肠胃，土狗劫夺，消而复肿，慎之！凡先肿腹，而后散于四肢者，可治；先肿四肢，而后归于腹者，难治。若肌肉崩溃，足胫流水，唇黑耳焦，缺盆平，脐凸背平，手足掌平，肉硬，腹多青筋，大便滑泄者，不治。又面黑者，肝死；两手无纹者，心死；脐凸者，脾死；两肩凸者，肺死；下注脚肿者，肾死。

鼓 胀 与喘参看

鼓胀虚软实则坚，

鼓胀，中空外坚，有似于鼓。又曰：蛊者，若虫侵蚀之义。虚胀，阴寒为邪，吐利不食，时胀时减，按之则陷而软；实胀，阳热为邪，身热咽干，常胀内痛，按之不陷而硬。大概肥人气虚多寒湿，瘦人血虚多湿热。

都缘脾湿少运布；

脾居中，能心肺之阳，降肝肾之阴。今内伤、外感，脾阴受伤，痰饮结聚，饮食之精华，不能敷布上归于肺，下注膀胱，故浊气在下，化为血瘀，郁久为热，热化成湿，湿热相搏，遂成鼓胀。或在脏腑之外，或在荣卫之分，或在胸胁，或在皮肤，虽各脏腑见证，亦总归于脾也。

烦喘呕泻腰胁疼，胃痛癃闭小腹坠。

心胀烦心，肝胀胁痛，脾胀善呕哕，肺胀咳喘，肾胀腰痛，胃胀胃脘痛，大肠胀肠鸣飧泄，小肠胀小腹引腰痛，膀胱胀小便癃闭，三焦胀气满皮肤，胆胀口苦。

外感寒郁为里邪，

外感风寒，传至阳明里分，大实大满者，承气汤。古云：下之胀已者是也。寻常感风胀者，升麻葛根汤加苍术，或升麻胃风汤；感寒胀者，不换金正气散加槟榔、枳壳、干姜；风寒两感胀者，五积散；暑胀，二便不利者，香薷散加滑石、枳壳、黄连；二便利者，六和汤；湿胀，腰重或呕者，除湿汤；泻者，三白汤。

内伤气滞闭且利；

七情郁塞气道，升降失常，腹胀大而四肢多瘦，四七汤、七气汤、四炒枳壳丸。因怒伤肝胜脾者，痞满喘急，平肝饮子，甚者当归龙荟丸，虚者禹余粮丸；因怒伤肝乘肺传大肠者，腹鸣气走有声，二便或闭或溏，六君子汤加苏子、大腹皮、木香、草果、厚朴、枳实，便闭者，三和散、四磨汤；忧思气郁者，木香化滞汤、木香枳术丸、温胆汤、退热清气汤；恐伤肾，精气怯却不上升，而下焦胀者，补中益气汤加木香、槟榔、故纸。

食胀有热亦有寒，

因食肉果菜不化，曰食胀。初起多寒湿，自利不食者，胃苓汤加山楂、麦芽，或人参养胃汤加香附、砂仁。甚者，治中汤加丁香，或厚朴、附子二味煎服。久则湿热乘脾，大便干燥者，保和丸。伤肉者，黄连、阿魏等分，醋浸蒸饼为丸，或三补丸，用香附、山楂煎汤下；伤杂果者，古桂香丸，或盐汤探吐；膏粱厚味，大便闭者，大承气汤加桂，或厚朴汤；积热者，牵牛丸；虚者，木香槟榔丸、滋肾丸。

谷胀痞满心如醋。

因谷食不化，曰谷胀。朝阳盛能食，暮阳衰不能食者，大异香散、五膈宽中散。湿热者，古萸连丸、清膈苍莎丸，俱谷芽煎汤下，或单鸡醴散最妙。

虫积善食瘕不眠，

虫积胀，腹痛，善吃茶盐之物，千金散、雷公丸。小儿，使君子丸；大人，虚者，木香槟榔丸、灵槟散、化虫丸。积块癥瘕，心腹坚硬，咳嗽不眠者，广术溃坚汤、保安丸、红丸子。轻者。枳术丸、龟甲丸。

水胀辘辘血便瘀；

因停水饮，茶酒不散，曰水胀。肠中辘辘有声，怔忡喘息，二陈汤加桔梗、槟榔，消饮丸。酒胀，桂苓甘露饮。瘀血胀，便黑，多跌扑及产后所致，人参芎归汤、散血消肿汤。

一般中满证稍轻，

俗云倒饱。有气虚者，六君子汤加黄芪、厚朴、木香；食积，加山楂、麦芽；挟湿热，加黄连、青皮、白芍、木香。清气陷者，木香顺气汤。有血虚者，四物汤加白术、木通、厚朴；挟湿热，加芩、连。有食滞者，平胃散加山楂、麦芽，或枳术丸。凡虚胀及久病疟、痢胀者，俱依此分气血调治。

补中行湿法相共。

凡胀初起是气，久则成水，治比水肿更难。盖水肿饮食如常，鼓胀饮食不及常，病根深固，必三五年而后成。治肿惟补中行湿足矣，治胀必补中行湿，兼以消积，更断盐酱、音乐、妄想，不责速效，乃可万全。若单腹肿大，而四肢极瘦者，名蜘蛛蛊，古方虽有八物汤去地黄，倍参、术，加黄连、厚朴及四柱散，诸蛊保命丹，蛤蟆煮肚法，然此皆脾气虚极，本经自病，更无相生相制，乃真脏病也，不治。补中六君子汤去甘草，加大腹皮、厚朴为君；佐以泽泻利湿；黄芩、麦门冬制肝。朝宽暮急为血虚，去参合四物汤；朝急暮宽为气虚，倍参、术、朝暮皆急，血气俱虚，合八物汤。肥人多湿，合平胃散；瘦人多火，加香附、黄连。寒，加附子、厚朴；热，加大黄。食胀，加砂仁、神曲；痰胀，倍半夏，加槟榔、猪苓。瘀血，加桃仁、五灵脂；积聚坚硬，加三棱、莪术。大

怒，加芦荟、山栀；气胀及虫积，加木香、槟榔；气下陷，加升麻、柴胡。凡议下，须脉实人盛，按之坚者，先与补药，次略疏导，后又补之，否则徒快一时，其胀愈甚。经云：脏寒生胀。寒胀恒多，热胀恒少。通用中满分消丸、古龙虎丹、宽中健脾丸、禹余粮丸、单鸡醴散、内消散、外敷神膏。

赤白浊

赤白浊男女同皆因湿热，

脾胃湿热，中焦不清，浊气渗入膀胱为浊，如夏月天热，则万木流津。赤者，血分湿热甚，心与小肠主之，导赤散，四物二陈汤加椿白皮、青黛、滑石；白者，气分湿热微，肺与大肠主之，清心莲子饮，或五积散合四君子汤。

湿痰湿火理一同；

肥人多湿痰，二陈汤加苍术、白术。赤浊，加白芍；气虚，加参、芪；伤暑，加泽泻、麦门冬、人参；伤风，加防风；挟寒，加姜、桂，甚，加附子；有热，加知母、黄柏、山栀，或星半蛤粉丸。因七情生痰者，四七汤。瘦人多湿火，加味逍遥散，四物汤加知母、黄柏，或真珠粉丸，椿柏丸。虚挟痰火，肾气丸、补阴丸。不可纯寒药伤血，亦不可纯僭药助火。盖寒则坚凝，热则流通，俱宜清上固下。

间有虚劳下部冷，

思虑劳心虚者，妙香散、十味温胆汤、金莲丸；房欲伤肾虚者，萆薢分清饮、小菟丝子丸、肾气丸、八味丸；心肾俱虚无火者，还少丹；虚冷小腹痛不可忍者，酒煮当归丸。

久则升提敛胃官。

土燥水清，思亦伤脾，精生于谷，故久则宜升胃补脾，二陈汤加升麻、柴胡，以升胃气。素有痰火，恐升动痰火，

胸满者，再加枳壳、香附、神曲、白术。或用此吐以提之。如虚劳者，补中益气汤。脾湿不敛者，苍术难名丹、四妙固真丹、白术膏、威喜丸。久甚，古龙蛎丸、石莲散、远志丸。

腰　痛

腰痛新久总肾虚，

新痛宜疏外邪，清湿热，久则补肾，兼理气血。腰者，肾之候，一身所持以转移开辟。然诸经贯于肾，而络于腰脊，虽外感、内伤，种种不同，必肾虚而后邪能凑之，故不可纯用凉药，亦不可纯用参、芪补气。痛甚，面上忽见红点、人中黑者，死。

外感暴痛寒背拘。

伤寒必依六经证用药，详三卷。寻常感冒，暴痛不能转侧，如寒伤肾者，遇天寒发，连背拘挛，脉沉弦紧，五积散加吴萸、杜仲、桃仁。痛甚，加黑牵牛少许；肢厥者，古姜附汤；连肩背者，通气防风汤、摩腰丹，屈伸导法。

湿痛重着热烦躁，

久处卑湿，雨露侵淫，为湿所着，腰重如石，冷如冰，喜热物熨，不渴便利，饮食如故，肾着汤加附子。停水沉重，小便不利，五苓散、渗湿汤。腰重痛，单角茴散。久不已，单牛膝浸酒服，青娥丸加萆薢最妙。湿兼热者，长夏暑湿相搏，或因膏粱成湿热者亦同。实者，二炒苍柏散加柴胡、防风煎服；虚者，七味苍柏散；溺赤者，五苓散、清燥汤、健步丸。有诸药不效者，用甘遂、牵牛大泻其湿而止，乃湿热甚也。古方有以甘遂末三钱，和猪腰子煨热，空心酒下。

风牵脚膝强难舒。

风伤肾，腰痛左右无常，牵连脚膝强急，不可俯仰以顾。风热，败毒散加杜仲。二便闭者，甘豆汤加续断、天麻。

风虚，小续命汤加桃仁，或乌药顺气散加五加皮。风挟寒湿者，五积交加散，用全蝎炒过，去蝎。独活寄生汤、羌活胜湿汤、加味龙虎散，或单威仙为末，酒调服。

内伤失志腰膨胀，

失志则心血不旺，不参摄养筋脉，腰间郁郁膨胀不伸，令人虚羸面黑，不能久立远行，七气汤倍茯苓，加沉香、乳香少许；虚者，当心肾俱补，人参养荣汤加杜仲、牛膝。

忧怒腹胁痛相须。

五脏皆取气于谷，脾者，肾之仓凛也。忧思伤脾，则胃气不行，腰痛连腹胁胀满，肉瘅不仁，沉香降气汤、木香匀气散。饮食难化者，异香散。宗筋聚于阴器，肝者，肾之同系也。怒伤肝，则诸筋纵弛，腰痛连胁，聚香饮子、调肝散。七情挟外感有表者，人参顺气散、乌药顺气散、枳甘散加葱白。通用七香丸、青木香丸、立安丸。

痰连背胁积难仰，

湿痰流注经络，背胁疼痛，脉滑者，二陈汤加南星、苍术、黄柏。风，加麻黄、防风、羌活；寒，加姜、桂、附子、控涎丹。大便泄者，龟樗丸。食积，因醉饱入房，湿热乘虚入肾，以致腰痛，难以俯仰，四物二陈汤加麦芽、神曲、葛花、砂仁、杜仲、黄柏、官桂、桔梗；痛甚者，速效散。积聚者，加味龙虎散。湿热者，七味苍柏散、清燥汤。

闪锉瘀逆夜偏呼。

闪锉跌坠堕，以致血瘀腰痛，日轻夜重，宜行血顺气。实者，桃仁承气汤，或大黄、生姜等分，水浸一宿，五鼓服之。久者，补阴丸加桃仁、红花，或五积散去麻黄，加茴香、木香、槟榔。连胁痛者，复元通圣散加木香。

作劳血脉难周养，

劳力伤肾者，黄芪建中汤加当归、杜仲，或四物汤加知母、黄柏、五味子、杜仲，吞大补阴丸。热者，独活汤。劳心者，梦授天王补心丹，杜仲煎汤下。

房欲悠悠或软如。

房欲伤肾，精血不足养筋，阴虚悠悠痛不能举者，杜仲丸、补阴丸。阳虚腰软，不能运用者，九味安肾丸加杜仲、鹿茸，百倍丸；八味丸加鹿茸、木瓜、当归、续断，或煨肾丸、猪肾酒。

疝　气

疝本湿热标则寒，

醉饱劳役，房欲忿怒动火，火郁久则生湿，津液凝为痰瘀，流入肝经，肝性急速，又暴为外寒所束，是以痛甚。有专言寒者，论其标耳。大要：热者，遇热则发，二便赤涩，小腹、肛门俱热，外肾累垂，玉茎挺急；寒者，遇寒则发，二便皆利，胁腹清冷，外肾紧缩；又有冷热不调者，外肾、小腹或冷或热，二便或闭或利。

小肠膀肾总由肝；

《局方》多以为小肠气、膀胱气、肾气者，亦自其标末而言，其实主于肝也。盖肝环阴器，而上入小肠；又肝肾所属于下，与冲任督相附；肾与膀胱为脏腑，其气相通，运为外肾，系于睾丸，此三经相连相会。然肝主筋，睾丸虽名外肾，非厥阴环而引之，与玉茎无由伸缩，在女子则为篡户。经云：邪在小肠，连睾系属于肾，贯肝络肺。心系气盛，厥逆上冲肠胃熏肝，散于肓，结于脐，惟取厥阴以下之。及论三脏脉，皆以滑为疝。每云风疝者，非外风也，乃肝木阳脏气动之风；论三阳疝，发寒热，言膀胱非受病之处，必传于肝而后为疝；又明堂穴法治疝皆厥阴部分，可见疝主

肝经。小肠多气少血之经，忿怒忧思起于肝，而心气因之郁结，心与小肠为表里，膜外气聚无出，攻及膀胱。肾纳气，房劳过度，败精蓄为邪水，气滞入里，胞络真气，膀胱气胀，然皆肝所主也。所以病发，不特外肾、小腹作痛，或攻刺腰胁，或游走胸背，或抢心痛，或绕脐痛，男子遗精，女子不月，令人羸瘦少气，洒淅寒热，食少呕吐吞酸。久则遂成暴吐，甚则角弓反张，咬牙战汗，冷汗流不止者，难治。

大纲囊痛引小腹，

疝有睾丸痛者，有连小腹痛者，感冷触怒，则块物逆上囊根；心和气平，则块物自循背系归入囊中。

水筋气血狐癫寒。

水疝，囊肿如水晶，或囊痒而流黄水，阴汗自出，小腹按之作水声，得于醉酒行房，遇外邪结于囊中。筋疝，阴茎肿胀，或挺长不收，或痛痒至极，得于房劳。血疝，如黄瓜在小腹两旁，俗云便毒，得于春夏大燠，气劳于使内，血渗入浮囊，结气痛肿。气疝，上连肾俞，下及阴囊，得于号哭忿怒，气郁而胀，或劳役坐马，致核肿胀，偏有大小者，难治。狐疝，状如仰瓦，卧则入小腹，如狐之昼出穴而溺，夜入穴而不溺，亦与气疝大同。癫疝有四种，详后。寒疝，囊冷结硬如石，阴茎不举，或控睾丸而痛，得于寒湿，使内过劳，久而无子。此七疝之名，从经旨也，余旨谬妄不敢。凡疝，久则成积，盘附脐之上下左右，为痕为癥。

阴癫肿痛硬如石，

此即疝，在妇人则阴户突出。寒胜则痛，湿胜则肿，寒湿相搏，热毒又重，则肿硬如石。肠癫，即小肠气，吊外肾偏坠肿痒。卵癫，玉茎肿硬，引脐绞痛，

甚则阴缩肢冷，囊上生疮或痛。二证出水不止者，死。气癞，素有湿热，因怒激起相火，昏眩，手搐如狂，面黑，睾丸能左右相过，气疝饮、萸连栀石丸。寒冷者，五积散、蟠葱散、当归四逆汤、木香匀气散、青木香丸、茱萸内消丸、黑锡丹。水癞，外肾肿大如斗如升，不痛不痒，得于卑湿，五苓散加小茴、韭汁为丸、单竹茹汤。热者，三白散，橘核散。久者，橘核丸。

硬木不通肿偏丸。

此又言癞疝之中有木肾者，有偏坠者。木肾，坚硬顽痹不痛，乃心火不降，肾水不温，活肾丸、四制茱萸丸、四炒川楝丸，或单用雄楮树叶，不结子者是，晒干为末，酒糊丸梧子大，每五十丸，空心盐酒下。又有跌伤惊气与败血攻入者，当消瘀血。偏坠，肿有大小；偏左多瘀血怒火，或肾气虚横；偏右多湿痰食积。是知癞疝证兼七疝，治宜详审，故特抽言之。外治，摩腰膏。小儿偏坠，牡丹皮散。妇人子宫突出，有寒湿者，泽兰叶散、金液丹；有热则不固者，小柴胡汤合四物汤，加龙胆草、青皮。

治详内外宜疏利，

证虽湿热，然生于阴，起于下，四气每先伤足三阴部分，所以遇外感而发。风证，小肠阴筋走注痛甚，有汗身痛，乌头桂枝汤；有泄者，四君子汤加羌活、附子。寒证，心痛筋缩肢冷，食已则吐，古栀附汤，五积散加吴萸、小茴及食盐少许，四制茱萸丸，硫荔丸。暑证，小腹胀急溺涩，香薷散加瞿麦、木通。湿证，身重，小便不利，大便或溏，五苓散最妙。湿热入里，暴痛难当者，加减柴苓汤、加减八正散。湿盛者，导水丸、三白散，或复元通圣散加黑丑。虚者，十味苍柏散。在表有寒热者，柴胡桂枝

汤。七情疝，乍满乍减。湿热者，气疝饮、古萸连丸；寒冷者，蟠葱散、生料木香匀气散。通用五苓散。猪苓、泽泻，分阴阳以和心与小肠，白术利腰脐间湿及死血，茯苓利膀胱水，木得桂则枯，故用以伐肝木。风，换桂枝；寒，加紫苏、生姜、盐少许；暑，加白芍；湿，加白术。小肠气，加小茴；膀胱气，加金铃子、橘核；肾气，加槟榔、木通少许。

消痰瘀积补虚顽。

凡疝痛走注无形，属气；痛有常处有形，乃湿痰、食积、瘀血，下聚而成。痰疝，海石、香附二味，姜汁调服。痰饮食积者，守效丸；食积瘀血者，栀桃枳楂散、失笑散；食积挟热者，积疝丸；食积挟虚者，八味茴香丸。虚疝暴痒，四君子汤加川楝子、茴香、枳实、山楂、山栀。按之不痛者，加肉桂、姜汁；按之不定者，用桂枝、乌头、山栀为末，姜汁糊丸，姜汤下，大能劫痛；久者，三萸内消丸。凡虚疝不宜预补，经云：邪之所凑，其气必虚。留而不去，其病则实，必先泻其所蓄之热，而后补之，是以诸方多借巴豆气者，此也。虚甚，上为吐逆，下有遗精者危。要知湿热为病，俱宜泻南补北，不可妄用刚剂。久成癞瘕，腹满气积如臂者，白葱散，或理中汤加阿魏。腹痛有块盘脐旁者，聚香饮子，胡芦巴丸；腹痛有块附脐下者，金铃丸。欲作奔豚者，茯苓桂甘汤；奔豚疝痛者，大七气汤，加炒牵牛。通用二陈汤，加姜汁。积，加枳实、山楂；热，加山栀；痛，加橘核；瘀血，加玄胡索、桃仁；郁，加木香、茴香、川楝子；痛甚，加乳香、没药、荔枝核；肾大如斗，加茴香、青皮、昆布、海藻为丸服。水疝，加猪苓、泽泻以逐水；筋

疝，加黄连、白术、茯苓以降火；血疝，合四物汤以调血，不愈，清肝益荣汤，或清暑益气汤；气疝，加柴胡、青皮、香附行气；狐疝，加青皮、香附、苍术逐气流经，更以蜘蛛十四枚，桂枝五钱为末，蜜丸，米饮下；癀疝，加白术、苍术、猪苓、泽泻，煎调荔核散；寒疝，加吴萸、姜、桂温散。常用辛平破血，消痰积之剂，橘核散；辛温散气温散之剂，五炒川楝丸、四炒川楝丸、金铃丸、四味茴香散、古玄蝎散、辰砂一粒丹、神圣代针散选用。

脚气

脚气须知有湿干，

脚气，《内经》名厥，两汉名缓风。初病不觉，因他病始发，或奄然大闷。其证寒热全类伤寒，但初起则卒然脚痛，发作旬月，又作为异。湿者，筋脉驰长而软，或浮肿，或生臁疮之类，谓之湿脚气，宜利湿疏风。干即热也，干者，筋脉蜷缩挛痛，枯细不肿，谓之干脚气，宜润血清燥。

内因食积外风寒；

内因，好食乳酥醇酒，湿热下流肝肾，加之房劳，故富贵之人，亦有脚疾；外因，久坐久立湿地，或贫苦跋涉山溪瘴毒。夏月则感湿热之气，发则四肢多热；冬月则感湿冷之气，发则四肢多冷。加以当风取凉，汗出洗足，醉后入房，故成此疾。外感止于下胫肿痛，内伤或至手节周身。初起察其起处，隔蒜灸之最妙。

湿胜肿兮寒胜痛，

湿胜则肿，除湿汤加槟榔、防己；胫肿者，红花苍柏丸；肥人，加痰药。赤裂肿痛甚者，用甘遂为末，水调敷肿处，另用甘草煎汤服之立消，或败毒散加苍术、大黄，搜风顺气丸。湿兼寒则痛，五积散，不换金正气散、附子六物汤、胜骏丸。湿兼风则走注不常，乌药顺气散、地仙丹，甚者用赤芍、草乌等分，酒糊丸服以劫之；挟瘀血者，复元通圣散合消风散。湿兼热则肿痛异常，加味苍柏散、二炒苍柏散、清燥汤。食积湿痰下注者，槟榔苍柏丸。

虚火软缓痹且顽，

软痹者，乃膏粱火乘肝肾，以致血气涩，则痹厥不仁，虚则软缓无力，或麻木不举，三妙丸、搜风顺气丸。然肾主骨，虚则骨软。阳虚，附虎四斤丸；阴虚，虎潜丸、肾气丸。脚软筋痛者，大补阴丸去地黄，加白芍、知母、甘草，倍牛膝。肝主筋，虚则脚膝顽麻，养真丹。肝肾脾俱虚者，五兽三匮丹。

在下升之冲上降，

凡湿气在下，随气、血、痰药中，加防风、苍术升提；其湿冲心，则恍惚呕吐不食，脉乍大乍小者死，宜木香流气饮，或苏子降气汤吞养正丹。有火者，四物汤加黄柏以降之，再用附子末，津调涂涌泉穴，引势下行。入腹不仁，喘急欲死者，木萸散、腹胀烦躁者，松节汤；入肺喘咳，小青龙汤加槟榔；入肝头目昏眩，喘满逼促，乌药平气散；入肾腰脚肿胀，小便不利，目额皆黑，左尺绝者死，牛膝散加大黄救之；如少阴肾气入心，乃水克火也，急宜八味丸救之。有脚气寒热足肿，心烦体痛，垂死者，杉节汤。不食加砂仁、青皮、木瓜。外用桃、柳、桑、槐、楮五枝煎汤洗之。消肿住痛，须先吃酒三五杯。最忌热药蒸泡，恐逼邪入经络，故治脚以疏通气道为佳。

表汗里下任汤丸；

湿热流注三阴经络，火郁成毒肿，上干三阳，寒热呕恶，身痛且重者，左经汤主之，或香苏散加木瓜、槟榔。七情，再加五加皮、木香；痛，加赤芍、忍冬藤，妇人，加当归。三阴里证，胸满怔忡，遍体转筋，二便闭涩，或自利者，羌活导滞汤、除湿丹、导水丸、搜风顺气丸。挟痰者，三花神佑丸。挟食积者，开结导饮丸。里虚者，独活寄生汤、换腿丸。表里兼见者，左经汤加大黄。

跟痛转筋皆血热，亦有痰火及风寒。

脚跟痛，有血热者，四物汤加知母、黄柏、牛膝；有痰者，五积散加木瓜，或开结导饮丸。脚转筋，有血热者，四物汤加酒芩、红花；有筋动于足大指，上至大腿近腰结了者，此奉养厚，因风寒而作，又当加苍术、南星；感湿者，除湿丹。常用松节二两，乳香一钱，慢火焙存性为末，每一钱，木瓜煎酒调服。有踝上生一孔，约深半寸，至下半日疼异者，此湿毒注成漏也，用人中白炙出水，滴入疮口。

燥　类
消　渴
消渴先明气血分，

经曰：二阳结谓之消渴。二阳者，手阳明大肠，主津液；足阳明胃，主血，津血不足，发为消渴。又有燥结者，肺与大肠为表里也。有气分渴者，因外感传里，或服食潜燥，热耗津液，喜饮冷水，当与寒凉渗剂，以清利其热，热去则阴生，而渴自止矣；有血分渴者，因内伤劳役，精神耗散，胃气不升，或病后胃虚亡津，或余热在肺，口干作渴，喜饮热汤，当与甘温酸剂，以滋益其阴，阴生则燥除，而渴自止矣。

总是火炎不必问；

消者，烧也，如火烹烧物理者也。三消上中既平，不复传下，上轻、中重、下危，总皆肺被火邪，熏蒸日久，气血凝滞，故能食者，末传痈疽，水自溢也；不能食者，末传胀满，火自炎也，皆危。

上消引饮便如常，

热在上焦心肺，烦躁，舌赤唇红，少食引饮，小便数者，四物汤合生脉散，加天花粉、地黄汁、藕汁、乳汁，酒客，加葛汁。能食者，白虎加参汤；不食者，钱氏白术散、清心莲子饮。又膈满者，谓之膈消，门冬饮子。火留肉分，变为痈肿者，忍冬藤丸、黄芪六一汤、益元散。

中消善饥无尿粪；

热蓄中焦脾胃，消谷善饥，不甚渴，小便赤数，大便硬者，四物汤加知母、黄柏、石膏、黄芩、滑石以降火。热甚者，调胃承气汤，三黄丸。初病寒中，阴胜阳郁，后变为热中者，升麻葛根汤、泻黄散。湿积毒者，消渴痞丸。虚者，钱氏白术散。便闭者，当归润燥汤。泄泻者，白术芍药汤。上、中二消者，兰香饮子。心火乘脾者，黄连猪肚丸。肝侵气冲，肌热不食，食即吐蛔者，乌梅丸、铁粉丸。有虫耗其津液者，单苦楝汤。水停于下，变为跗肿者，五苓散，或去桂加人参尤妙。

肾消溺浊阴茎强，

热伏下热肾分，精竭引水自救，随即溺下，小便混浊如膏淋然，腿膝枯细，面黑耳焦，形瘦者，四物汤加知母、黄柏、五味子、玄参、人乳汁，善调水火；或补阴丸、肾气丸、先坎离丸、八味丸去附子，加五味子，玄菟丹、鹿菟丹、梦授天王补心丹、威喜丸、妙香散、单茧丝汤；或十全大补汤去桂，倍地黄，加知母、黄柏。上热下冷者，清心莲子饮。有五石过度之人，真气既尽，石气独留，阳道兴强，不交精泄者，谓之强中。小便或油腻，或赤黄，或泔白，或渴而且利，或渴而不利，或不渴而利，饮食滋味入腹，如汤浇雪，随小便而出，落于沟中，结如白脂，肌肤日瘦者，无治法。

保肺滋肾脾自运。

治渴，初宜养肺降心，久则滋肾养脾。盖本在肾，标在肺，肾暖则气上升而肺润，肾冷则气不升而肺焦，故肾气丸为消渴良方也。然心、肾皆通乎脾，养脾则津液自生，参苓白术散是也。三消通用单文蛤为末，水调服，回津止渴，单栝楼根丸，消渴神药。大忌半夏燥剂。抑论水包天地，人身脏腑亦津液真水所包。然有形者，凡水也，兑也，坤也；无形者，天一所生之水气也，坎也，乾也，能以无形之水，沃无形之火，是谓既济。杂病渴多虚热，实热者不少，凡渴后，忌针灸，令疮口出水而死。

燥 结

燥结两字亦有辨，

燥有风燥、热燥、火燥、气血虚燥详燥门。结有能食，脉实数者，为阳结；不能食，脉弦微者，为阴结；亦有年高气血虚结者。

燥润结通无后患；

燥属少阴津液不足，辛以润之；结属太阴有燥粪，苦以泻之。凡结后，仍服润血生津之剂，免其再结再通，愈伤元气。

湿郁胀满热有时，

湿热怫郁，心腹胀满，有虫积者，槟榔丸。凡燥结有时者，为实；无时者，为虚。有药石毒者，大小便闭，气胀如鼓者，三和散合三黄汤；饮食毒者，香连丸；胃火者，白虎汤。

津少脏寒七情惯；

津少因发汗、利小便过多及产后失血等证，血液枯者，五仁丸、肾气丸、大补阴丸，或导滞通幽汤加槟榔、条芩、陈皮；气虚者，参仁丸、补中益气汤。挟七情者，古苏沉丸。脏寒则气涩，脏冷则血枯，有痃癖冷气结滞者，古半硫丸、古姜附汤、五积散，冰冷与之。其病虽宜服阳药，若大便不通者，亦当暂与润剂，微通大便，不令闭结。七情气闭，后重窘迫者，三和散、六磨汤。如脉浮昼便难者，用陈皮、杏仁等分，蜜丸服；脉沉夜便难者，换桃仁；痰滞不通者，二陈汤加枳壳、槟榔。

宿食秘喘审热寒，

伤热物者，二黄丸；伤寒物者，丁香脾积丸。通用大黄备急丸。有脾胃伏火者，润肠丸。

流行肺气无迟慢。

肺与大肠，为表里故也，枳梗汤加紫苏，或苏子降气汤，或苏子、麻仁煮粥。又如脾约证，胃强脾弱，约束津液，不能四布，但输膀胱，故小便数，而大便难，此脾约丸之由制也。但脾属阴虚，火燔金耗，则肺失传化，尤宜滋阴养血。在西北壮实者，以脾约丸开结可也；东南气血虚者，润燥为主。通用冷热熨法、掩脐法、麻油导法。

火 类

胁 痛

胁痛本是肝家病痛引小腹，善怒，宜分左右审实虚；

左右者，阴阳之道路也，左肝阳血阴，右肺阴气阳。实者，肝气实也，痛则手足烦躁不安卧，小柴胡汤加芎、归、白芍、苍术、青皮、龙胆草，或单黄连丸；虚者，肝血虚也，痛则悠悠不止，耳目聩、善恐，如人将捕，四物汤加柴胡梢，或五积散去麻黄，加青木香、青皮。虚甚成损，胁下常一点痛不止者，名干胁痛，甚危，八物汤加木香、青皮、桂心。有火，去桂加山栀，或吴萸水炒黄连。

左为怒火与死血，

大怒气逆及谋虑不决，或外感风邪，皆令肝火动甚，胁痛难忍，古萸连丸、当归龙荟丸。轻者，小柴胡汤加黄连、牡蛎、枳壳。瘀血必归肝经，夜痛或午后发者是，小柴胡汤合四物汤，加桃仁、红花、乳、没。痛甚者，古枳芎散。便坚黑者，桃仁承气汤，或泻青丸。皮痛吐血者，热伤肝也，小柴胡汤加芎、归、生地。外用韭菜熨胁及琥珀膏贴。

右食痰饮七情居；

食积胁下如杠，梗起一条作痛，神保丸，枳实煎汤下。轻者，保和丸。痰饮流注肝经，喘咳引痛者，二陈汤加南星、苍术、川芎、柴胡、白芥子，或入青黛少许，姜汁二匙。痰甚者，控涎丹。如胸背胁痛，喘急妨闷者，瓜蒌实丸。饮水停滞胁下，如捶痛者，浓煎葱白汤，调枳壳煮散。甚者，用伤寒水证治法。七情凝滞，如有物刺痛，气促呕吐者，分气紫苏饮、流气饮子、调中顺气丸。郁气挟食，连乳痛者，推气散、盐煎散。悲哀伤者，枳壳煮散、四味枳实散、一块气丸。素有郁者，越曲丸。

两胁常兼左右证，

湿热盛则两胁痛，当归龙荟丸，诸胁痛皆效，痛不可舒伸者，用此丸二钱半，加姜黄、桃仁各五钱，蜜丸或煎服。外感胁痛寒热者，小柴胡加枳梗详伤寒。

久久成积还有余。

胁痛二三年不已者，乃痰瘀结成积块。肝积肥气，肺积息贲，发作有时，虽皆肝木有余，不可峻攻，宜枳术丸加官桂、陈皮、桔梗、甘草，蜜丸服，或复元通圣散，附胁臁方。

梦　遗

梦遗之病全属心，

交感之精，虽常有一点，白膜裹藏于肾，而元精以为此精之本者，实在乎心。日有所思，夜梦而失之矣。治宜黄连清心饮，或十味温胆汤、妙香散、定志丸。

相火一动走精金，

人身之精，贵于金宝，初因君火不宁，久则相火擅权，精元一于走而不固，甚则夜失连连，日亦滑溜不已，宜先坎离丸。有火盛，精中多有红丝，令溺于桶，澄视之便见，后生子一岁，身生红丝瘤，不救，宜补阴丸、肾气丸。

不信无梦而遗者，念头将动精先沉。

气宜降，精宜升，欲心一动，精随念去，凝滞久则茎中痒痛，常如欲小便然，或从小便而出，或不从便出而自流者，谓之遗精，比之梦遗尤甚，宜草薢分清饮，或八物汤、真珠粉丸。

日久有虚无寒水亏火益燥滋阴降火汤，脾胃湿热亦相侵；

君火失权，而相火乘脾，湿与热合，脾土全是死阴少运，饮食易于侵犯，宜樗柏丸。脾虚弱者，三灰樗柏丸、猪肚丸。如原非心肾不交，果因饮酒厚味，乃湿热内郁，中气不清，所化之精亦皆浊气，归于肾中，而水不宁静，故遗而滑也，宜补阴药中加人参、升麻、北胡，以升胃中清气，更宜节饮食以固命根也。噫！精字从米、从青、生于谷之清气也，养生者味之。

固有年高阳虚脱者，

四十以后，劳伤气血，不能固守者，养荣汤加减，吞单樗皮丸，或小菟丝子丸。如早年欲过，阳脱者，究源心肾丸、青娥丸、黑锡丹、缩泉丸、金锁正元丹。气陷者，神芎汤。

却无精满溢而淋；

有曰：年壮久不御女，精满而溢者，深为可笑。人之脏腑，惟气与血，神则主宰其中，而无形迹可见，精乃一时交感，三焦之火吸撮而成，岂先有蓄积于中耶？惟节色，气血渐盛，而精不清薄，理也。其不御女而漏者，或闻淫事，或见美色，或思想无穷，所愿不得，或曾入房太甚，宗筋弛纵，发为筋痿，而精自出者，谓之白淫。盖肾藏天一，以悭为事，至意内治，则精全而固，去思外淫，居室太甚，宜乎渗漏而不振也，单黄柏丸最妙。

服药滋阴戒酒色，清心先要断真淫。

亦有清心静坐，养精神者，但好色种子犹在，不免有时发露，或被盲人指示房中补益之说，以为可以止精不漏，然对景忘情实际，不复恋乎猥亵之事矣。故曰：学仙不断淫，蒸砂饭不成。养生者慎之！通用单五味子膏、金樱膏、水陆二仙丹、金锁思仙丹、茨实丸、秋石固真丸、固精丸、单韭子散、威喜丸、石莲散、金樱丸。

淋

五淋气血石膏劳，

淋，小便涩痛，欲去不去，不去又来，滴滴不断。气淋涩滞，余沥不尽，沉香散，或益元散加茴香、木香、槟榔。血淋涩痛，遇热则发，白薇、赤芍等分为末，酒调服二钱，或犀角地黄汤、单车前饮，四物汤加知、柏选用。色鲜者，心与小肠虚热也，导赤散，去甘草，加黄芩；色如豆汁者，肾与膀胱火也，五淋散。又有一种小便见血而不痛者，为溺血，非淋也，四物汤加山栀、滑石、牛膝，或单苦荬菜饮、单发灰散、单琥珀散。石淋溺有砂石，茎强痛甚，单牛膝膏、单鳖甲为末，酒调服。膏淋血凝如膏，用黑豆一百二十粒，甘草一寸，水煎，临熟入滑石末一钱，空心调服，或海金砂散。劳淋痛引气冲，遇功则发，痛坠及尻，透膈散；劳伤，四物汤加知、柏、滑石、琥珀；虚甚者，鹿角霜丸。热淋暴淋痛甚，八正散，或五苓散合败毒散，加味石膏汤；急痛者，六一散二钱，加木香、槟榔、小茴各一钱，为末服。冷淋必先寒栗，而后溲便涩数，窍中肿痛，生附散、二木散。淋皆属热，间有冷者。外因当风取凉，冒暑湿热郁滞，胞内痿痹，神不应用；内因七情，心肾气郁，小肠膀胱不利，或忿怒、房劳、忍溺、酒肉湿热下流膀肾，干于肝经，廷孔郁结，初则热淋、血淋，久则火烁为砂石淋，如汤罐煎久生碱。

渴不渴间差厘毫；

热在上焦气分，渴而小便不利者，肺中伏热，水不能降，宜气薄淡渗之药，清金泻火，以滋水之上源，清肺饮子；热在下焦血分，不渴而小便不利者，肾与膀胱无阴而阳气不化，水枯火升，宜气味俱阴之药，除热泻闭，以滋水之下源，滋肾丸、肾气丸。前消渴，以渴为主，而分气血，故血分亦有渴者；此以淋为主，而分气血，故血分有不渴者。但渴而多汗亡津，又未可以轻渗也。

清热利便人人晓，

治暑淋、热淋、血淋，山栀仁一味足矣。凡淋，发汗则死。

开行滋破东垣高。

治膏、砂石淋，郁金、琥珀开郁，青皮、木香行气，蒲黄、牛膝破血，黄柏、生地滋阴。东垣用药凡例，小腹痛用青皮疏肝，黄柏滋肾。盖小腹、小便，乃肝肾部位。

小肠涩胀脾经浊，

小腹胀满甚者，泻肾汤、火府丹。

凡小肠有气则胀，有血则涩，有热则痛。又土燥水浊，宜四君子汤加滑石、泽泻、麦门冬、淡竹叶。痛者，六君子汤加知、柏、石韦、琥珀。

肝家茎胁刺如刀；

肝经气滞有热者，用甘草梢五钱、青皮、黄柏、泽泻各一钱，水煎服，或三味荸荠散。茎痛引胁者，参苓琥珀汤。肠痛引腰背者，磁石汤。虚者，清肝解郁汤、清肝益荣汤。

肾亏恶证精败竭，

肾虚淋沥，茎中涩痛者，加减八味丸以补阴。小便频而黄者，四物汤加参、术、麦门冬、五味子以滋肺肾；小便短而黄者，补中益气汤加麦门冬、五味子、山药以补脾肾。热结膀胱者，五淋散以清热。脾肺气燥者，芩、栀二味以清肺。若膀胱阴虚，阳无生者，滋肾丸；膀胱阳虚，阴无以化者，肾气丸。精败竭者，童男精未盛而御女，老人阴已痿而思色，以降其精，则精不出而内败，茎中痛涩为淋者，八味丸料加车前子、牛膝煎服。若精已竭而复耗之，则大小便中牵疼，愈疼则愈欲大小便，愈便则愈疼，倍附子救之。凡此当滋化源，不可误用知、柏淡渗等剂，既泻真阳，复损真阴。

中虚总难利膀胱；

中气既弱，不能运通水道，下输膀胱者，补中益气汤。凡汗多亡津，泻久胃干，诸疮失血，俱宜滋补，不可过利小便。

痰饮阻滞转脬何足异，吐提一法免呼号。

积痰在肺，以致膀胱不通，譬之水壶，上窍闭则下窍不出，宜二陈汤探吐，或灸百会穴，皆以开上窍也。盖膀胱虽主水道，而肺金为水之化源也。脬系转戾，脐下并急而痛，小便不通，名曰转脬。有

因热逼或强忍不便，气逆脬转者，二石散加车前子、木通等分，水煎，外用炒盐熨脐，冷即易之。因气者，先用良姜、葱白、苏叶煎汤，熏洗小腹、外肾、肛门，拭干伸脚仰卧，后用葵子、赤茯苓、赤芍、白芍等分，入盐一字，煎调苏合香丸服之。忍尿疾走及忍尿饱食者，二陈汤探吐。忍尿入房者，补中益气汤提之，阴虚两尺脉绝，服诸滑利药不效者，肾气丸；阳虚者，八味丸，或附子、泽泻等分，灯心煎服，此危证也，体薄性急人多有之。妊孕转脬，见妇人。

小便不通

小便不通本实热，

经曰：膀胱不利为癃。候其鼻头色黄者，小便必难，肾主水，潴于膀胱，泄于小肠，实相通也。然肾应于心，心火盛则小肠热结，热微则小便难而仅有，热甚则小便闭而绝无，宜清热生津为主，单朴硝散、五苓散。脐下胀者，加琥珀，或单琥珀为末，蜜丸，人参、茯苓煎汤下，或捣生车前子自然汁，入蜜一匙调服。有利大便行而后小便利者，八正散加木香。热盛茎中涩痛者，导赤散加山栀、大黄，或麻子仁丸，冷热熨法。

有虚有痰有气结；

虚损久病自汗，五内枯燥，及诸疮失血过多者，人参养荣汤；有精竭不痛茎痒者，八味丸；有胃弱不能通调水道，下输膀胱及气虚者，四君子汤加黄芪、升麻；有脾枯亡血及劳伤血虚者，四物汤；气血俱虚者，八物汤。痰涎阻滞，气道不通者，导痰汤加升麻。忿怒气结，闭遏不通者，二陈汤加木香、香附、木通。俱先服一盏，后煎渣探吐，以提其气，气升则水自降矣。实热，砂糖调牵牛末一二钱，探吐。

寻常赤涩宜清心，

上热者，导赤散加黄连、灯心；下虚者，滋肾丸；上盛下虚者，清心莲子饮。

胞痹肠痹分利诀。

胞痹，即寒淋，小便痛引脐腹，上有清涕，肾着汤。热者，泻肾汤。肠痹，乃飧泄，小便闭涩，津液偏渗后便，宜分利而已。

小便不禁

小便不禁不自觉，赤者为热白者虚；

实热，乃膀胱火动，四苓散合三黄汤，加五味子、山茱萸少许；虚热，四苓散合四物汤，加山栀、升麻。虚乃肾与膀胱气虚，十全大补汤加益智仁，或缩泉丸、大菟丝子丸、二苓丸。遇夜阴盛愈多，内虚自汗者，秘元丹；内虚湿热者，肾气丸，八味丸减泽泻、附子，加五味子、杜仲、故纸，倍山茱萸；内虚寒冷者，古桂附汤、大菟丝子丸加肉桂。

心脾劳者频频少，

轻于不禁，劳心者，妙香散、桑螵蛸散；劳役伤脾者，补中益气汤。脾约证见伤寒。

不约多遗或沥余。

下虚内损，则膀胱不约，便溺自遗，或尿后余沥，皆火盛水不得宁，治宜补膀胱阴血，泻火邪为主，而佐以牡蛎、山茱萸、五味子之类，不可温药，古方补阴丸最妙。妇人产后伤胞，小儿胞冷，鸡膍胵散主之。

脱肛

脱肛全是气下陷，

《难经》曰：病之虚实，入者为实，出者为虚。肛门脱出，非虚如何？劳倦房欲过度及产育用力，久痢久泻，小儿叫呼耗气，俱有此证，宜参、芪、芎、归、升麻水煎服。血虚，加芍药、地黄；

虚寒，加炒黑干姜；虚挟热者，缩砂散。

间有热者病乃暂；

热则流通意也。气热者，用条芩六两，升麻一两，面糊丸服；血热者，四物汤加黄柏、升麻；风邪者，败毒散；暑热者，黄连阿胶丸、薄荷煎。

大补肺肾兼升提，

肺与大肠为表里，肺热则肛门闭结，肺寒则肛门脱出，必须温肺脏，补肠胃，宜补中益气汤加诃子、樗皮少许，或升阳举经汤、猬皮散、钓肠丸。挟湿热者，升阳除湿汤；有兼痢者，四物汤加槐花、黄连、升麻；有肾虚者，肾气丸、八味丸。

外治敷药洗药亦可换。

内伤类

伤　食

伤食恶食分上下，次审寒热行吐泻；胸满有物噎嗳心口腹疼，发热胃有伏火，或似疟痢皆因食不化。

停于上脘，气壅痰盛者，宜吐。如伤冷食，腹胀气逆，噫气吞酸，恶心，欲吐不吐，宜平胃散入盐少许探吐；如伤热物或酒面，发热，心口刺痛，停痰、停饮、伏火，宜二陈汤加黄连、枳实探吐；伤重填塞胸中，下部无脉，体实年壮者，方敢瓜蒂散吐之；寻常饮食过饱在膈，以手探吐为好。停宿中、下脘者，宜下以逐之。如伤冷物，腹胀满痛者，木香见晛丸、丁香脾积丸、感应丸；如伤热物，痞满者，二黄丸；日晡潮热盛者，小承气汤；寒热两伤者，大黄备急丸、除原散；体弱者，下药兼补，保和丸。凡伤食，乃中焦血病，如牵牛猛烈伤气及一切峻攻，反伤胃气。又现有吐者，二陈汤加砂仁、黄连、青皮、枳实；现有泻者，胃苓汤加山楂、麦芽，或三白汤，随时令寒暑选用。如身受寒气，口又伤冷，初得便宜辛温理中，稍久郁而为热，当兼辛凉散之。

吐下未净消导之，

红丸子、枳术丸、保和丸、大安丸、平补枳术丸、单山楂丸。

吐下已虚补益借；

四君子汤、六君子汤、补中益气汤。

酒客分消与调中，

饮酒与水过者，宜上汗下渗，分消其湿，葛花解醒汤微汗即愈；渗剂，五苓散、调中二陈汤。如久困于酒，或伤灰酒成积，腹痛，大便窘迫者，酒蒸黄连丸、香连丸。如伤酒呕逆，眩晕，头痛如破者，补中益气去白术，加半夏、白芍、苓、柏、干葛、川芎；有块者，更加莪术、木香。如善饮，每早长嗳不吐者，小调中汤最妙，一月三五次服之，亦可为丸。如醉饱行房，以致蓄血，胃口时痛者，大调中汤，或八物汤加砂仁之类。有痛饮不醉，忽糟粕出前窍，尿溺出后窍者，四物汤加海金砂、木香、槟榔、木通、桃仁，数服可安。吃茶成癖者，星才丸。

忧思郁抑药嫌霸。

忧思伤脾，不思饮食者，清六丸加香附、炒黄连、白芍，姜汁蒸饼糊丸服；全不食者，温胆汤神效；忧思兼伤食者，木香化滞汤。瘦倦气仰不食者，二炒苍柏散，加香附、白芍、陈皮、半夏、黄连、扁柏等分，白术为君，姜汁面丸服；湿痰气滞不食者，三补丸加苍术，倍香附。

积　聚

五积六聚皆属脾，

经曰：积聚、癥瘕、痞满，皆太阴湿土之气。始因外感、内伤、气郁，医误补而留之以成积。积者，阴气，五脏所主，脉沉伏，或左或右，发有根，痛有常处。肝积左胁下，曰肥气，言风气有余，而血随气不行也，令人胁痛痎疟；心积脐上，曰伏梁，言如梁之横架心下，令人烦心，乃火之郁也，忌热药与灸，又肠痈与此相似，但身股背肿，环脐而痛为痈；脾积胃脘稍右，曰痞气，言阳气为湿所蓄也，令人黄疸倦怠，饮食不为肌肤，仍忌热药；肺积右胁下，曰息贲，言喘息奔而上行也，令人咳嗽、肺痈；肾积发于小腹，或凑心下，曰奔豚，言若豚之奔冲，上下无时也，令人喘逆骨痿，最为难治。诸积勿轻吐下，徒损真气，积亦不去，奔豚尤不可吐。五积，古有五方，今增损五积丸更妙。聚者，阳气，六腑所成，脉沉结，或隐或见，发无根，痛无常处，散聚汤、七气汤、香棱丸、大阿魏丸、大安丸加参。

左右中间移不移；

气不能作块成聚，块乃痰与食积、死血有形之物而成，积聚癥瘕一也。有积聚成块，不能移动者，曰癥，言坚硬贞固也；或有或无，或上或下，或左或右者，曰瘕，言假血而成蠢动之形，且有活性。

左死血兮右气积，

治左破血为主，海石丸或当归龙荟丸料五钱，加桃仁、姜黄各一两，蜜丸。治右调气，青皮汤、木香分气丸。有积者，消积正元散、红丸子、小阿魏丸，或当归龙荟丸、保和丸，俱加鹁鸠屎。

当中痰结一团而；

中乃水谷出入之路，饮食、七情郁积成痰，石碱丸、白芥丸。凡痞块在皮里膜外，俱宜二陈汤加补气、行气药。

有余消导分新久，

积初为寒，宜辛温消导，大七气汤、乌白丸，大、小温中丸，退黄丸，阿魏撞气丸；久则为热，宜辛寒推荡，木香槟榔丸、通玄二八丹、消块丸。通用纂积丹、生漆膏。有虫者，妙应丸。外治三圣膏、三棱煎、神效阿魏散。

不足平补是上医。

阳虚有积易治，惟阴虚难以峻补。痞积又忌滞药，止宜早服滋补药中，加鳖甲、龟板、秋石丹；午服枳术丸、大安丸，或醋鳖丸善消融化为妙。若痞积滞冷贯脐，误为沉寒痼冷，投以姜附热药，初服甚与病情相宜，久则痞积益甚，真气伤而阴血烁矣。俱硫、附固不可服，如知、柏、门冬寒凉伤脾滞气，亦所不宜。古云：衰其大半而止。又云：养正积自除。皆为虚损有积而言也。平补之外，更能断厚味，节色欲，戒暴怒，正思虑，庶乎万全。

蛊 瘴

皆因饮食起居而得，故附。

中蛊害人俗不妍，

据方书蛊有数种，皆妖昧变惑之气，其怪使然。人有造作而得者，多取虫蛇之类，以瓮盛之，使其自相啖食。其间一物独存者，则以酒肉祭之，取出放毒于酒肴中以害人。毒发令人面目青黄，力乏身痛，唾吐鲜血，小便淋沥，大便脓血，唇口干燥，胸胁妨满，腹痛如虫啮，又如虫行，病人所食之物，皆变化为虫，侵蚀脏腑，蚀尽则死。死则病气流注，复染傍人。人死，则精魂反为其家，代力致富，不知有此事否？万病解毒丹、东坡雄矾丸主之；或于足小趾尖处灸三壮，即有物出。酒饭得之，随酒饭出；肉菜得之，随肉菜出。凡中蛊毒，不论年月远近，但煮鸡卵一枚，去壳，以银钗插入卵中，并入口中含一饭顷，取出视之，钗卵俱黑，即为中毒。一法：令患人唾津于水，沉则是蛊，浮则非也。又法：口含大豆，豆胀烂而皮脱者是蛊，

否则亦非也。如出外，须用预知子置衣领中，遇毒则有声。凡中蛊之人，用药已瘥，自后饮食永不得吃冷。若饮食带冷，则鬼气乘之，毒虫复生，竟不能救。

更有挑生及毒泉。

岭南多有挑生毒者，乃挑毒于鱼肉菜果酒醋之中，以害于人。其候：初觉胸腹作痛，次则渐渐搅刺，满十日，则物生能动，行上胸痛，沉下腹痛。在上膈者，用胆矾末五分，投入热茶内溶化，通口服之探吐；在下焦者，用郁金末二钱，米汤调服，泻下恶物，后以四君子汤去甘草调之。如胁下忽肿，顷刻生痛。大如碗许者，用升麻末二钱，冷热水调，连服，泻出如葱根，其肿即消。后以平胃散，兼进白粥调之。

江南溪涧中，有射工毒，或因雨潦逐水而入人家，含沙射人之影得之，寒热闷乱，头目俱痛，亦如中尸，卒不能语。又有水毒虫，一名溪温。得之病同射工，但有烂疮为射工，无疮为溪温。又有沙虱，细如疥虫，遇阴雨则行出草间，著人则入皮里，痛如针刺。是三者为病，朝轻暮重，手足冷至肘膝，二三日腹中生虫，食人下部，脐中生疮，不痛不痒。急视下部，有疮赤如截肉者，为阳毒，最急；如鲤鱼齿者，为阴毒，稍缓，要皆杀人不过二十日也。用蒜擂浓汁，煎温洗之。是水毒身体当发赤斑，否则非也。当以他病调治，消水毒饮子主之。

瘴气寒温分内外，

东南两广，山峻水恶，地湿沤热。如春秋时月，外感霜毒，寒热胸满不食，此毒从口鼻入也，宜清上热，解内毒，降气行痰，不宜发汗，平胃散加芩、连、升麻、柴胡、桔梗、枳壳、木香、木通，姜煎服。如寒月外感风寒，气闭发热头

痛，自汗如疟，南人气升，或胸满痰壅，饮食不进，与北方只伤表而里自和者不同，宜解表清热，行痰降气，二陈汤加柴胡、黄芩、苍术、羌活、川芎，水煎服，微汗即止。如内伤饮食得者，理脾却瘴汤、补中益气汤、不换金正气散、枳术丸；虚甚或挟房劳者，一粒金丹；热者，柴苓汤、承气汤、三黄汤合竹叶石膏汤，或三黄枳术丸。

不服水土与瘴同源。

平洋土坚水热，山谷土润水冷，俱以平胃散为主，随水土风气冷热加减。或变疟、痢、黄疸、疮疖，俱于各类求之，然以扶脾胃为本。凡纵酒色及食鱼肉、时新菜果、笋蕨生冷、糯饭烧酒及油炒酱煿、鸡鸭面食、过饥过饱、歇卧处有秽气、半夜失盖、早行沾露、空腹出外，皆能发瘴。仕宦商贾游外，俱宜节饮食，谨起居以防之。

气 类

气 滞

此即诸气，专抽气滞一边，详言之耳。

气滞不行辨久新，湿热痰积是其因；

苍天之气，清净不息，变为云雾，为雷雨者，山泽湿热熏蒸也。人身元气与血循环无端，彼冲击横行于脏腑之间，而为疼痛、积聚、疝癖；壅逆于胸臆之上，而为心腹刺痛等证，多因七情饮食，郁为湿热，成痰与积。初起宜辛温开郁，行气豁痰消积，久则宜辛寒降火以除根。

滞膈痞满滞下秘，

气滞上膈，为呕、咳、痞满，枳橘汤、枳梗汤、橘皮一物汤、枳实韭白汤、沉香降气汤、古乌附汤。湿热者，清膈苍莎丸；实热者，解毒汤加知母、枳壳；痰火者，瓜蒌实丸；食积者，枳术丸加木香二钱；气滞下焦，为腰痛胀坠者，

七气汤加橘核，或木香匀气散，吞青娥丸；便秘者，四磨汤、六磨汤、木香顺气丸、木香槟榔丸。

滞中刺痛或周身；

气滞于中，则心腹胁肋刺痛，伏梁痞块者，神保丸、一块气丸、木香分气丸、阿魏撞气丸、古枳巴丸；湿热，古萸连丸、萸连栀石丸。气滞于外，则周身刺痛，流气饮子主之；或手足浮肿者，三和散合五苓散，或五皮散加桂，青木香丸。

散火破气虽古法，

古法散火之法，必先破气，气降则火自降矣。但枳壳、青皮，破滞要药，多服损人真气，虚者慎之。

养血补虚同妇人。

男子虚劳失血及妇人产月后，因气者，四物汤加木香、槟榔；阴虚气滞者，去木、槟，加玄参、黄柏，或炒黑山栀一味，入姜汁煎服，开五脏结、益少阴血最妙。有妇人平时性急，适月事不行，气填胸膈，呕恶全不入食，食则吐痰；或有一块，窒胸喉而痛；或一块如卵，筑触心下疼痛；或腹中块物动作，攻刺腰背，时发烘热，四肢乏力，脚不能行，小便白浊，带下，日就瘦弱，全似虚劳，若谷食不入，却喜果子杂物者，乃有孕也。产前安胎，产后调气，俱以四物汤主之。通用二陈汤。上焦气滞，加桔梗、香附、砂仁；中焦，加厚朴、枳实、三棱、莪术；下焦，加青皮、木香、槟榔；因怒者，加山栀、香附；痞满，加黄连、枳实；痰盛，加瓜蒌；胁痛，加青皮、柴胡、芍药、龙胆草；刺痛，加枳壳；气实，加乌药、香附；气虚，加参、术、木香；喜动心火，加黄连；怒动肝火，加柴胡；思动脾火，加芍药；悲动肺火，加黄芩；恐动肾火，加黄柏。成郁不解

者，煎吞交感丹。

血类

吐血

此即诸血，特分言之耳。

吐血属胃分阴阳，阳盛身热阴盛凉；

内伤外感，及饮食房劳坠闪，五脏有伤，血聚膈间，从胃脘出者则为呕吐；从鼻出者则为衄。阳盛身热多渴，阴盛身凉不渴。然血，阴也，身凉者易愈。

阳多积热并怒火，

阳盛多因饮食辛热，伤于肺胃，呕吐出血，大蓟饮子主之。因酒者，古葛连丸、小调中汤。吐脓血者，名肺痈，桔梗汤。大怒气逆上冲暴甚者，四物汤加苏子、陈皮、沉香、童便，或茅根煎汤，磨沉香服之。若血聚满膈间则吐者，苏子降气汤加人参、阿胶。或暴吐紫黑成块者，瘀血也，虽多亦不妨，四物汤合解毒汤调之。觉胸中气塞者，桃仁承气汤下之。五志火动，热者，解郁汤；虚者，保命散。

阴为心力暴劳伤。

阴盛多因劳力伤气，吐血鲜红，心腹绞痛，自汗者，四君子汤加黄芪、柴胡、山药、百合、前胡、姜、枣煎服，或用莲心、糯米等分为末，温酒下。劳伤气虚挟寒，阴阳不相为守，血亦错行，所谓阳虚阴必走者是也。外证必有虚冷之状，法当温中，使血自归经络。如胃虚不能化食，其气逆上吐衄者，理中汤加木香；胃寒不能约血者，甘草干姜汤，或七气汤加川芎。自汗者，小建中汤、古桂附汤；下虚极而气壅喘嗽，血不归元者，黑锡丹、金液丹。劳力伤肺，唾内有血，咽喉不利者，鸡苏散；如心肺脉破，血若涌泉，口鼻俱出者，不治。劳心过度，不能统血，反上令人烦闷、倦怠者，茯苓补心汤、归脾汤。古方治

血，多以茯苓、茯神为佐者，心主血故也。思色强力入房，劳伤心肾，阴虚火动者，加减四物汤。凡血越上窍，皆是阳盛阴虚，有升无降，俱宜补阴抑阳，气降则血自归经矣。阴盛阳虚者，间有之耳。

先痰带血皆痰热，

先痰嗽后见血，多痰火积热，化痰降火为急，不可纯用血药，恐泥痰也，山栀地黄汤。痰带血者，多胃中清血，热蒸而出，重者山栀，轻者蓝实。

先血后痰虚火倡；

先见血，后痰嗽，多阴虚火动，四物汤加贝母、天花粉化痰，山栀、牡丹皮、麦门冬降火。盖吐血，火病也，虽挟痰者，亦只治火则止。

阳热凉血与行气，阴虚补涩自归藏。

凡血不可单行单止。盖血来未多，必有瘀于胸膈，必先消瘀，而后凉之止之。然血热则行，宜苦寒凉血为君，辛味行气开郁为臣，升提俾复其位为佐，酸涩止塞其源，甘温收补其后。凉血，犀角地黄汤、黄连解毒汤、陶氏生地芩连汤、回生丸。行气，枳梗汤、二陈汤、枳橘汤、古乌附汤。滋补，血虚，加减四物汤；昏晕，古芎归汤；气虚，单人参汤、扶脾生脉散、清肺生脉饮；虚甚者十全大补汤。止涩，古参柏糊狗胆丸、单京墨丸，或单用炒干姜为末，童便调服，善能止血降火。久者升提，三黄补血汤。断根，天门冬丸、大阿胶丸、女贞丹。还血归元，参苓白术散、四君子汤、肾气丸、琼玉膏。抑论血疾阴火，误用阳燥热药，则血枯瘦怯，劳瘵成矣；劳伤误用寒药，则胸满膈痛，血愈郁矣；坠堕闪挫，误行补涩，则瘀蓄于胃，心下胀满，食入即吐，名曰血逆。古法以二陈汤去茯苓、甘草，加赤芍等分救之，

此血疾难调，最宜斟酌。

呕血

呕血与吐无大异，

成盆无声者为吐，成碗有声者为呕。

怒火暴甚不可当；

怒气逆甚，血溢口鼻，当抑怒全阴，热者解郁汤，虚者保命散。

气虚发热咽喉痛，

甘桔汤加参、芪、归、地、荆芥、黄柏水煎，入童便、韭汁、姜汁、郁金少许，或单黄柏蜜炙为末，麦门冬煎汤下。

血虚热炽滋降良。

加减四物汤主之。

衄血

衄血热溢肺与胃，

肺窍于鼻，鼻通于脑，血上溢于脑，又行清道。所以从鼻而出。兼以阳明热郁上行，则口鼻俱出。大热衄血者，用萱草去根，捣汁一盏，生姜汁半盏，和匀服。

凉血行血治同吐血古人方；

初宜黄芩汤，加郁金，或茅花、冬青子止之；久宜清肺生脉饮、茜梅丸、古天地胶；有郁者，古莎芎散；因鼻流涕久成衄者，防风散，或犀角地黄汤。凡初衄不可遽止，去多恐晕，急用百草霜末三钱，水调服，仍取一捻吹鼻中；或用人中白末汤调服，更加发灰一钱，麝一字，仍用少许嗜鼻立止；或将患人头发分开，井水湿纸，顶上搭之亦好。如鼻干燥，以麻油滴入润之。如吐衄太甚不止，防其血晕，用茅根烧烟，将醋洒之，令鼻嗅气以遏其势；或蓦然以水喷面，使带惊则止。此法非特衄血，虽上吐下便、九窍出血者亦效。止后随症虚实调之。

诸般血药不能止，必然气郁血无藏。

凉血散火药不效者，古莎芎散。燥者，单天门冬膏。

嗽唾咯

嗽痰带血本脾经，

虚者，六君子汤加桑白皮、黄芩、枳壳、五味子；有火者，加减逍遥散。

有咳属肺恐难咽；

火升痰盛身热者，龙脑鸡苏丸、鸡苏散、滋阴降火汤、古百花膏、黄连阿胶丸。虚者，二陈芎归汤、八物汤，或二陈汤加嫩桂、桑白皮、杏仁、桔梗、知母、贝母、阿胶、生地、山栀，盖嫩桂枝能治上焦故也。愈后调理，玄霜膏。咳血咽疮者，不治。

血随唾出自肾来，

滋阴降火汤。

瘀血聚肺火相煽。

唾中红丝，乃是肺痿，难治。

咯出血屑疙瘩为咯血，或带红丝细如线；

有血在咽下，咯不出者，甚咯则有之者，此精血竭也，四物汤加竹沥、姜汁、童便、青黛，或圣饼子、地黄膏。蓄血在上，闭塞清道，喜忘者，犀角地黄汤。

此是肺肾真脏伤，滋阴降火非偏见。

溺血

溺血纯血全不痛，

血从精窍中来，乃心移热小肠，四物汤加山栀、芩、连；单发灰散，入麝半厘，淡苦酒汤下；单苦荬菜饮、单琥珀散。

暴热实热利之宜；

暴起热者，山栀一味水煎服。实热者，承气汤加当归下之，或小蓟饮子，后以四物汤加山栀调之。心经热者，导赤散；暑热者，益元散，升麻煎汤下，或五苓散。

虚损房劳兼日久，滋阴补肾更无疑。

久虚者，四物汤加山栀、牛膝，或单牛膝膏。房劳伤精，火动溺血者，胶艾四物汤、肾气丸、小菟丝子丸。虚甚病久者，鹿角胶丸、秋石固真丸、金樱膏。痛不可忍者，单豆豉一撮，煎汤温服，甚效。此疾日久中干，非清心静养不可救也。

便血

便血须先分内外，

自外感得者，曰肠风，随感随见，所以色鲜，多在粪前，自大肠气分来也；自内伤得者，曰脏毒，积久乃来，所以色暗，多在粪后，自小肠血分来也；又有不拘粪前后来者，气血俱病也。皆因七情六淫、饮食不节、起居不时，或坐卧湿地，或醉饱行房，或生冷停寒，或酒面积热，以致荣血失道，渗入大肠。经曰：结阴便血，一阴结一升，二阴结二升，三阴结三升。盖邪犯五脏，则三阴脉络不和而结聚，血因停留，溢则渗入大肠。阴，非阴寒之谓也。《针经》云：阳络伤则血外溢而吐衄，阴络伤则血内溢而便溺。

风清热红甚则乌；

寒暗毒浊湿不痛，此属外感，风者色青，或纯下清血。实者，人参败毒散加槐花、荆芥；虚者，不换金正气散；久虚者，胃风汤、古樗参散、苦参丸、结阴丹。热者鲜红，用黄芩、秦艽、槐角、升麻、青黛等分，水煎服，酒蒸黄连丸、香连丸、苍地丸、龟柏丸；挟风者，脏头丸；暑月，黄连香薷散；热甚则黑者，解毒汤合四物汤，加大黄；有瘀血者，桃仁承气汤。寒者色黯，平胃散合理中汤，加葛根、升麻、益智、神曲、当归、地榆、姜、枣煎服。毒者，病邪蕴久，色浊后重疼坠，四物汤加木香、槟榔，或四味香连丸。湿者直来不痛，白柏丸。湿兼热者，古连壳丸。

湿癖血箭最难除。

原因伤风犯胃飧泄，久而湿毒成癖，注于大肠，传于少阴，名曰肠癖，俗呼血箭。因其便血即出有力，如箭射之远也，又有如筛四散漏下者。初起湿热，或发当长夏者，当归和血散、凉血地黄汤加木香、槟榔；久而色紫黑者，湿毒甚也，升阳除湿和血汤、升阳补胃汤，或补中益气汤去柴、陈，加芩、连、川芎、槐角、枳壳。

内伤食积糟粕混，

内伤饮食，腹必胀满，糟粕与血同来，平胃散加槐角、枳壳、当归、乌梅、甘草，或通玄二八丹。虚者，六君子汤加芎、归、神曲，或六神丸。

劳伤气陷郁闷拘；

内伤、劳伤元气下陷者，补中益气汤；脱肛者，榆砂汤。内伤中气虚弱者，四君子汤，或单人参汤加炒干姜少许、古卷柏散、古乌荆丸、剪红丸。阳虚甚者，矾附凡在。内伤阴虚血弱者，四物汤加干姜，龟柏丸、活龟丸、肾气丸。内伤脉络下血者，古连壳丸。虚者，十全大补汤主之。内伤忧思，怔忡少寝，有汗者，归脾汤。或寒热胁痛，小腹闷坠拘急者，逍遥散、六君子汤俱加柴胡、山栀，或木香少许。以上粪前，俱加吴萸；粪后，俱加黄连，二味须用热汤同浸拌湿，再炒滚汤半日久，令药气相和方妙，各拣出若生，则偏寒偏热。

初起和血祛风湿，

当归和血散，或凉血地黄汤。实者，槐角丸、黄连阿胶丸；虚者，加味槐角丸、四物坎离丸。通用四物汤，祛风，加柏叶、防风、荆芥、秦艽、槐花、猬皮、黄芩、地榆、枳壳、甘草；久者，

441

加升麻、柴胡提之；解毒，加槐花、柏叶、荆芥、枳壳、芩、连；近血，加槟榔、枳实、槐花、条芩泻大肠火；远血，加木通、吴萸炒黄连，泻小肠火；热者，加山栀、槐花、黄连；大下小止，加血见愁少许，姜汁和服；虚者，加炒干姜；湿热，加苍术、秦艽、黄芩、芍药；挟气，加香附、枳壳，或单香附丸。又古芎归汤，调血上品，热，加茯苓、槐花；冷，加茯苓、木香。凡大小便血，俱不可纯用凉药，宜辛味为佐，兼升举及酒炒药。妇人胎前患者，古芩术汤、古芎归汤、六一散，三方合服；产后患者，补中益气汤加吴萸、黄连，或八物汤，随证选用。

久只补脾涩剂俱。

补剂，补中益气汤、参苓白术散、厚朴煎。盖精、气、血皆生于谷气，胃气一复，血自循轨。不受补者，宜涩剂，香梅丸、肠风黑散。单方，粪前，酸石榴皮为末一钱，荔枝煎汤下；粪后，艾叶为末，生姜汁下。或干柿烧灰为末，米饮下亦好。抑考肠风脏毒，血自肠脏中来；虫痔之血，肛门傍生小窍，射如血线。夫肛门即脱，腐血侵淫，化为虫蠹，蚀伤肠口，滴血淋沥，当以芜荑、艾叶、苦楝根等化虫，或烧鳗鲡骨熏之，内服黑玉丹。

痰 类

喘

喘急先分肺实虚，

呼吸急促者，谓之喘；喉中有响声者，谓之哮。虚者，气乏身凉，冷痰如冰；实者，气壮胸满，身热便硬。

其次当知有火无；

经曰：诸逆冲上，皆属火。虚火宜滋补降气，实火宜清肺泻胃。

火炎得食喘暂止，

火炎肺胃喘者，乍进乍退，得食则坠下稠痰则止；食已入胃，反助火痰，上喘反大作，宜降火清金，导痰汤加芩、连、山栀、杏仁、瓜蒌。如胃有实火，膈上稠痰者，导水丸。

痰喘喉似水鸡吹。

痰喘必有痰声。风痰，千缗汤，或合导痰汤；痰气，苏子降气汤、四磨汤；食积湿痰，古二母散、神保丸、大萝皂丸。

七情气急无声响，

惊忧气郁，惕惕闷闷，引息鼻张气喘，呼吸急促而无痰声者，四七汤、枳梗汤、分气紫苏饮、四磨汤。因补药喘者，三拗汤。

外感里逆只气粗；

外感表邪传里，里实不受则气逆上，详见伤寒。寻常感冒，风寒相干，肺胀逆而喘者，随时令祛散。风喘，金沸草散、麻黄杏仁饮；寒喘，加减三拗汤、藿香正气散加五味子、杏仁，或苏沉九宝饮；暑月，香葛汤；热证，小柴胡汤、凉膈散。

水喘怔忡或肿胀，

水喘，水气辘辘有声，怔忡者，小青龙汤、古葶枣散、白前汤。水肿、水气胀肺而喘，然喘必生胀，胀必生喘，二证相因，皆小便不利。肺主气，先喘而后胀者，宜清金降火，而行水次之；脾主湿，先胀而后喘者，宜燥脾行水，而清金次之。

以上诸喘皆有余。

阴虚火从脐下起，阴虚喘者，血虚则阳无所依附而上奔，宜四物汤倍芍药，加人参、五味子以收之；有小腹下火起冲上而喘者，宜降心火，补真阴，四物二陈汤加知、柏、枳壳、黄芩。

气短不能续吸呼。

久病气短不能接续，似喘非喘者，单人参汤、扶脾生脉散、调中益气汤。劳涉过者，杏参散；饮食热者，葶苈散；痰阻短气者，导痰汤；浊阴在上，清阳陷下，咳喘呕吐者，加味泻白散。

肾冷元气不能纳，

下元虚冷，肾气不得归元者，九味安肾丸、八味丸；甚者，黑锡丹以镇坠之。烦躁无脉，身冷神昏者，死。

抬肩撷肚胃衰乎！

胃虚极则气上逆，抬肩撷肚，生脉散加杏仁、陈皮、白术、或理中丸加胡椒救之。仲景云：发汗如油，汗出如珠不流，抬肩撷肚，喘而不休及胸前高起，脉络散张，手足厥冷，脉散及数者，皆死。但妇人喘病尤亟，产后荣竭，卫气无依，独聚于肺发喘者，死速。

未发扶正治其本，

血虚补血，气虚补气，兼以清金降火，顺气化痰。

已发辟邪痰火疏。

喘非风寒乘肺，则痰火胀肺。风寒，祛散；痰火，疏导。但火急甚者，亦不可纯苦药，宜温以劫之，用椒目五七钱为末，姜汤下。喘止后，因痰治痰，因火治火。诸喘不止者，小萝皂丸、定息饼子、含奇丸、定喘化痰散。久者，人参清肺饮倍粟壳涩之。抑考《内经》云：夜行喘出于肾，淫气病肺；有所堕恐，喘出于肝，淫气害脾；有所惊恐，喘出于肺，淫气伤心；渡水跌仆，喘出于肾，淫气损肝。又云：邪入六腑，身热喘呼不得卧。此喘之名同，而所感各异耳。

哮

即痰喘甚，而常发者。

哮促喉中痰作声，吐法必须量体行；体实者，用紫金丹二十丸，吐去其痰；虚者止服二三丸则不吐，临发时，用此劫之。丹溪方去豆豉更妙。一法：用二陈汤加苍术、黄芩，下小胃丹。体虚者，吐、下俱忌，须带表散之。

挟水挟寒须带表，

水哮者，因幼时被水，停蓄于肺为痰，宜金沸草散、小青龙汤倍防己，或古葶枣散、导水丸。有寒包热者，麻黄汤加桔梗、紫苏、半夏、黄芩。有风痰者，千缗汤，或用鸡子一枚，略敲壳损，勿令膜破，放尿缸中三日夜，取煮食之，效。凡哮须忌燥药，亦不宜纯凉，须常带表。

断根扶正金宜清。

欲断根者，必先淡滋味，然后服清肺金、扶正气之剂，如定喘汤、黄芩利膈丸是也。遇厚味发者，清金丸；久不得睡者，兜铃丸。单方：猫儿头骨烧灰，酒调服二三钱，一服即止。

恶 心

恶心欲吐不得吐，一见饮食心便恶；二陈汤加白豆蔻、香附、砂仁。

不渴胃虚与胃寒，

胃寒，理中汤加陈皮、半夏、生姜各等分。胃虚，六君子汤，加砂仁；挟火，加姜汁炒黄连少许。

烦渴胃家痰火聚。

痰盛者，大、小半夏汤；火盛者，二陈汤加姜汁炒芩、连。船晕恶心，治同。

嘈 杂

心嘈似饥又烦杂，

似饥非饥，似痛非痛，或兼暖气、痞满、恶心，渐至胃脘作痛，乃呃逆、翻胃之由也。

纵食多忧痰火合；

食郁者，枳术丸加山楂、麦芽；有热，更加芩、连。停饮者，曲术丸；胸满者，大安丸、保和丸。忧郁者，越曲丸、香连丹。湿痰气郁不喜食者，三补丸加苍术，倍香附；索食者，三圣丸。痰因火动者，治痰为先，二陈汤加姜汁炒芩、连、山栀为君，南星、半夏为佐；热多，加青黛。火动其痰者，二陈汤加姜炒芩、连、山栀；火郁，更加抚芎、苍术。痰火俱盛者，祛痰火丸。

五更嘈者思虑伤，血分稍亏宜补接。

四物汤加香附、贝母、山栀、黄连、甘草。

嗳 气

嗳转食气名嗳气，有痰有火滞于胃；

胃中郁火，膈上稠痰，饮食郁成，宜祛痰火丸、润下丸、古萸连丸。

实嗳食罢嗳方形，

气盛实嗳，食罢嗳转腐气，甚则物亦嗳转，多伤食、湿热所致。二陈汤加苍术、神曲、麦芽、姜炒黄连，或保和丸。

虚嗳浊气填胸次。

不因饮食常嗳者，虚也。盖胃有浊气，膈有湿痰，俱能发嗳，六君子汤加沉香为君，厚朴、苏子为臣，吴萸为使。久者，匀气丸，或苏合香丸；甚者，灵砂以镇坠之。

呕 吐

呕吐须知胃冷热，

大概肥白肉浮多寒湿，瘦黑骨露多燥热，更参脉证。胃冷，面青、手足厥、食入乃吐，二陈汤加姜、桂；甚，加丁、附，或丁香半夏丸。胃热，面红、手足热、食已即吐，二陈汤加姜炒芩、连、山栀；暴甚，略加槟榔、木香；胃口疼，加姜汁，或葛根竹茹汤、加味橘皮竹茹汤，或小柴胡汤加竹茹。如时常口吐清水冷涎，自下涌上者，此脾热所致也，二陈汤中白术，白芍，升麻，炒芩、连、

山栀，神曲，麦芽，干、生姜等分，或丸或煎服。

次分三焦有妙括；

眩晕不食气上攻，上焦吐者，气冲胸痛，食已暴吐而渴，治当降气和中，六君子汤加木香、藿香、桔梗、枇杷叶、或七气汤；热气冲者，古荆防汤加人参、甘草、槟榔。

胸满酸闷食作孽；

中焦吐者，食积与气。或先吐而后痛，或先痛而后吐，治当以木香、槟榔等分为末，调服行气紫沉丸。消积，寻常平胃散，二陈汤加青皮、砂仁、白豆蔻、山楂、神曲调之。

厥冷下焦停有寒，

下焦吐者，寒也。朝食暮吐，暮食朝吐，久则小便清利，大便不通，乃阴气偏结，不与阳和。治当温其寒而通其秘，复以中焦药和之，附子理中汤、木香匀气散合理中汤、四逆汤、丁胡三建汤、古丁半汤、养正丹、古半硫丸。

三阳热壅大便结。

呕家不可下者，常也。如喜冷烦渴，胸满腹痛，甚而大便闭者，大小肠、膀胱结也。热者，大柴胡汤下之；虚者，润之。

痰火不已水怔忡，

呕吐，痰火为多，二陈汤加姜炒芩、连，或小调汤主之。肝火出胃者，单黄连丸，或单人中白，姜汁化服。脾经湿痰郁滞上中二焦，时时恶心，吐出清水，或如豆汁者，胃苓汤加半夏、槟榔。水呕，心下怔忡，先渴后呕者，赤茯苓汤；先呕后渴者，猪苓汤；水入即吐者，五苓散。

腥臊熏心多瘀血；

腥气、臊气熏炙，恶心呕吐，杂以涎血，此脓血聚于经中，所谓呕家有痈

脓，不须治，脓尽自愈。四物汤倍赤茯苓、牡丹皮；虚者，八珍汤加陈皮。

客风翻翻暑渴烦，

风邪在胃，翻翻不定，或郁酸水，全不入食者，不换金正气散、麦天汤、安脾丸，不宜轻用参、术，补住邪气反甚。惟久病胁痛者，木克土也，方敢用六君子汤加青皮、芍药、柴胡、升麻、川芎、砂仁、神曲。治水热者，小柴胡汤加青黛、姜汁，蒸饼为丸服。暑吐烦渴，黄连香薷散、六一散加砂仁，或枇杷叶散、钱氏白术散。

气虚痞满虫痛切。

久病胃气虚弱，全不纳食，闻食气则呕者，四味藿叶汤，或四君子汤去茯苓，加香附、参、芪；胸痞短气者，调中益气汤；胃虚寒痰作呕者，增半汤。虫吐，时常恶心，胃口作痛，口吐清水，得食暂止，饥则甚者，胃中有蛔也，二陈汤加苦楝根、使君子、白术、乌梅，或用锡灰、槟榔等分，米饮调服亦可。凡吐菜汁者，死。此是乍然呕吐，非翻胃比也。又船晕大吐，渴饮水者，多死，惟童便饮之最妙。

呃 逆

呃逆分不足有余，

不足，因内伤脾胃及大病后胃弱，多面青，肢冷，便软；有余，因外感胃燥及大怒、太饱，多面红，肢热，便闭。有余可治，不足者危。

不足火炎阴气虚；

火乃元气之贼。人之阴气依胃气而养，胃土受伤，则木气侵之，阴火所乘，不得内守，木挟相火，直冲清道而上，乃虚之甚也。膏粱湿热者，十味小柴胡汤，吞单黄柏丸，或调益元散；胃火善食者，小半夏汤加山栀、黄芩吐之；火盛者，益元散加黄连、黄柏；自利，更

加参、术、白芍、陈皮。久病滞下及妇人产后，从脐下逆上，夜分转甚者，皆属阴虚，四物汤加知、柏、陈皮、竹茹。

劳役伤脾故有此，

贫苦大劳火动，浊升清陷者，补中益气汤，或合生脉散加黄柏、附子少许；挟房劳者，琼玉膏；肾气不归元者，九味安肾丸。

久病寒搏火为辜；

极是危证。脉数为火刑金，必死。凡伤寒吐下及杂病久，每呃逆者，皆火欲上行，为胃中寒邪所遏，故搏而有声，俱宜丁香柿蒂散、羌活附子汤、理中汤倍参。久者，三香散，或木瓜根煎汤呷之。中虚昏聩脉结者，炙甘草汤救之。

有余饱食填寒胸中失升降，

二陈汤加枳壳、砂仁。

痰郁何由得泰舒？

痰闭于上，火动于下，无别证，忽然发呃从胸中起者，芩连二陈汤，或只陈皮、半夏、姜煎服，或人参芦煎汤吐之。停痰，或因怒郁瘀热者亦宜。盖参芦泻肺，肺衰气降，而火土复位矣。七情气郁者，木香匀气散，用萝卜煎汤下，苏子降气汤。

阳证失下多潮热，

地道不通，因而呃逆。宜寒药下之，大柴胡汤。阳极脉微将脱者，宜凉膈散、解毒汤，养阴退阳，不可大小。

汗吐下后胃热未除；

小柴胡加橘皮、竹茹，或橘皮竹茹汤、单泻心汤。

有余涌吐泄平人食物太速，饮水入肺，喜笑太多，亦属有余。食呃、笑呃，以纸捻鼻嚏，或久闭气可止。水呃，小陷胸汤、小青龙汤去麻黄，清之利之而已不足补。

补有温平凉莫拘。

凡汗、吐、下、服凉药过多者，当

温补；脾胃阴火上冲者，当平补；挟热者，宜凉补。《局方》率用丁、附温暖助火，损不足而益有余，宜乎呃逆之必死也！

膈 噎

三焦枯槁成膈噎，

饮食不下，而大便不通，名膈噎。《疏》云：膈有拒格意，即隔食反胃也。《玉机》云：噎塞大便不通，通幽汤。故以膈噎为题。《局方》以噎近咽，膈近胃，而遗下焦，又妄分十膈五噎，皆非经旨。病因内伤，忧郁失志及饮食淫欲而动脾胃肝肾之火；或因杂病，误服辛香燥药，俱令血液衰耗，胃脘枯槁。其槁在上焦贲门者，食不能下，下则胃脘当心而痛，须臾吐出乃止。贲门，即胃脘上口，言水谷自此奔入于胃，而气则传之于肺也。其槁在中焦幽门者，食物可下，良久复出。幽门与中脘相近，言其位幽僻，胃中水谷自此而入小肠也。其槁在下焦阑门者，朝食暮吐，暮食朝吐。阑门脐下，拦约水谷，分入膀胱、大肠而为粪溺。是大小肠、膀胱，乃气血津液流通之道路也。

阳火上升有虚热；

经曰：三阳结谓之膈。小肠热结则血脉燥，大肠热结则不能便，膀胱热结则津液涸。三阳热结，脉必洪数有力，前后闭塞。下既不通，必反而上行，所以噎食不下，纵下复出，乃阳火上行而不下降也。实火，黄连解毒汤加童便、姜汁，或益元散入姜汁，澄白脚为小丸，时时服之，温六丸尤妙。甚者，陶氏六一承气汤、人参利膈丸。虚火冲上，食不入者，枳梗二陈汤加厚朴、白术及木香少许，或古萸连丸；渴者，钱氏白术散；大便闭者，导滞通幽汤，或参仁丸、麻子仁丸。当噎未至于膈之时，便宜服

此防之，膏肓之疾，岂可怠忽！间有身受寒气，口伤冷物，以脾胃火衰，膈上苦冷，肠鸣，脉必滑微，宜暂用丁香煮散、五膈汤、五噎汤、单附子散以劫之。若不求其本，偏认为寒，概用辛香燥药，必至烁阴不救。

为痰为积本七情，

古云：膈噎神思间病，惟内观养之。盖七情火郁，熏蒸津液，为痰为积，积久则血愈衰。《针经》曰：怒气所至，食则气逆不下；劳气所至，为膈噎、喘促；思气所至，为中痞，三焦闭塞，咽嗌不利。痰饮脉滑或伏，二陈汤、古参夏汤、化痰丸、瓜蒌实丸，或用黄连、吴萸、贝母、瓜蒌仁、牛转草，水煎；食积脉滑而短，枳术丸加黄连、陈皮、半夏，或狗米平胃丸、虎脂平胃丸，或用保和丸二钱，加姜炒黄连三钱、山楂二钱为丸，麻仁大，胭脂为衣，每六十丸，人参煎汤，入竹沥下。七情郁结，脉沉而涩，饮食喜静，胸背痛者，四七汤、温胆汤；痞满烦闷，微嗽，二便不利者，分心气饮、四磨汤，或木香、槟榔二味等分为末，白汤下；伤神不睡者，十味温胆汤、朱砂安神丸；腹胀肠鸣者，木香匀气散；有积聚者，阿魏撞气丸；恶闻食气者，五膈宽中散。

气血两虚多口沫；

沫大出者，死。气虚不能运化生痰者，脉必缓而无力，四君子汤；大便闭，加芦根、童便；气虚甚者，六君子汤加附子、大黄；酒毒，加甘庶汁；单人参汤、人参膏尤妙。血虚不能滋润生火者，脉必数而无力，四物汤加童便、竹沥、姜汁；大便闭，加桃仁、红花；有瘀血，加牡丹皮、韭汁；防生虫，加驴尿；血虚甚，加干姜；血燥，加牛、羊乳汁，不可以人乳代之，盖人乳反有七情、饮

食之毒火故也；气血俱虚者，八物汤主之。

金水二脏须扶持，

血阴主静，内外两静，则脏腑之火不起，而金水二气有养，阴血自生，津液传化合宜，何膈噎之有？肾气丸主之。

益阴养胃是总诀。

不问虚实，俱以益阴养胃为主，庶免后患。通用二陈汤加童便、竹沥、姜汁、韭汁；有热，加土炒芩、连、瓜蒌、桔梗；七情，加香附、川芎、木香、槟榔；不纳食，加麦芽、神曲；热结食反上奔，加大黄、桃仁；气虚，合四君子汤；血虚，合四物汤。杂方：烧针丸、杵糠丸、紫金锭、霞天膏、神仙夺命丹、古阿魏散，或灵砂，烧酒下。凡五十岁后，血枯粪如羊屎，及年少不淡薄饮食、断绝房室者，不治。

关　格
与呕吐、膈噎、淋证参看。

关不小便格吐逆，

经云：人迎脉大于气口四倍，名曰格；气口脉大于人迎四倍，名曰关。

上寒下热中焦窒；

关，乃阳不下，以寒在胸中，塞而不入；格，乃阴不上，以热在下焦，寒而不出。上下不通，三焦撩乱，中气不足，阴阳不能相荣，故既关且格。中虚者，补中益气汤加槟榔以升降之；中虚痰盛者，六君子汤去术，加柏子仁及麝少许；虚甚，吐利俱不得者，既济丸。

吐提其气非为痰，

关格与噎秒稍异，胃中觉气有碍，欲升不升，欲降不降，欲食不食，宜二陈汤，加木通，吐其横格之气，不必在出痰也。

或治下焦不可执。

古云：关格死在旦夕，但治下焦可愈。经云：少阳所至，为呕涌溢，食不下。言火逆上而为呕吐，非膈上所生，独为关，非格也，大承气汤下之。若但吐而不得小便者，胃苓汤。有膏粱积热，损伤北方真水者，滋肾丸主之。忌用淡渗利水之药，详前淋证。凡关格见头汗者，死。

痉
痉证虚柔实则刚，

阳极则为刚痉，多类风证，宜清热化痰祛风；阴极则为柔痉，多类厥证，宜温补化痰降火。此丹溪胃实则为刚，虚则为柔，皆危证也。余详伤寒。

口噤不醒通身强。

痉病发则身强不醒，痫病发则身软时醒。痉、痫相似，而实不同。

内外因皆挟痰火，

或外因风邪，或内因七情，皆必挟痰火而后发痉。痰壅发痉不醒，或只手足搐搦，左右动摇，宜祛风导痰汤，加竹沥、姜汁。风痰盛者，败毒散加防风、天麻、黄芩、全蝎、生姜、薄荷，或通圣散加人参、柴胡，间服寿星丸，姜汁、竹沥下。火盛则遍身战掉，犹火炎而旋转也。火能燥物，而使气液不足，宜四物二陈汤，加芩、连、知、柏、竹沥、童便，补而散之。实火则胸满，口噤咬牙，脚挛，卧不着床，大便闭者，大承气汤下之，仍忌风药。盖火为风燥之本，能治其火，则风自散，而燥自润矣。

郁闷诸虚甚则亡。

七情郁闷者，乌药顺气散、八味顺气散主之。诸虚绝无风邪，而筋脉挛急，角弓反张者，乃气血虚脱，无以主持养筋，此等尤不可纯用风药。经曰：诸痉强直，皆属于湿。湿极反兼风化制之，实非风也，虚也。故又有言曰：虚为本，痰火外邪为标。气虚者，补中益气汤加竹沥，或六君子汤加黄芪、附子、柴胡；血虚者，四物汤加防风、羌活，或大秦艽汤。痓病比痫更重，甚则因而昏死者有之。

痫

痫与癫狂相似，但痫病时发时止，邪流五脏；癫狂经久不愈，邪全归心。

痫有阴阳只是痰，

内伤最多，外感极少。盖伤饮食，积为痰火，上迷心窍；惊恐忧怒，则火盛神不守舍，舍空痰塞。丹溪云：痫因痰塞心窍，发则头旋卒倒，手足搐搦，口眼相引，胸背强直，叫吼吐涎，食顷乃醒。病先身热脉浮在表者，阳痫，属六腑，易治；病先身冷脉沉在里者，阴痫，属五脏，难治。若神脱目瞪，如愚痴者，不治。

时师何必究五三。

痫久必归于五脏：肝痫面青，摇头喜惊，作鸡鸣状；心痫面赤口张，摇头马嘶；脾痫面黄下利，吐舌羊吼；肺痫面白吐沫，腹胀牛吼；肾痫面黑直视，如尸猪叫。此五痫，病状偶类之耳，其实痰、火与惊三者而已。小儿风、惊、食三痫，见五卷。

痰挟火与惊多少，

肥人多痰，动则有声，沫出。风痰，星香散加全蝎三枚，姜煎服，或追风祛痰丸、五生丸。惊痰，紫石散、惊气丸、抱龙丸、三痫丸、引神归舍丹、寿星丸；因怒者，顺气导痰汤加菖蒲、辰砂；因忧思者，妙香散；食痰，醒脾散。瘦人火盛面赤者，防风当归饮，或小调中汤加南星，或滚痰丸、泻青丸、牛黄清心丸、龙脑、安神丸、千金龙胆汤。痰火俱盛者，猪心丸温酒下，上吐下利，去顽痰、老痰为妙。通用断痫丹、活虎丹、蝙蝠散、控涎丸、紫金锭。

调中补北泻东南。

痫本痰热挟惊，宜寒药清心、降火、化痰为主，故古法用二陈汤加瓜蒌、南星、黄连探吐，吐后必服朱砂安神丸，以降南方之火；当归龙荟丸，以平东方之木。但化痰必先顺气，顺气必先调中。顽痰胶固，非辛温热药为佐，何以开导？是以古方治惊痫，皆有温剂。又如钱仲阳治小儿痫，经吐泻及服凉药过多，身冷闭目不食，后用益黄散补中，能食；次用肾气丸补北方肾水，能语。此须从权以救痫之坏证，亦可以为成法。

癫 狂

癫狂痰火闭心堂，都缘喜怒太无常；

《素问》注云：多喜为癫，多怒为狂，喜属心，怒属肝，二经皆火有余之地。但喜则气散，毕竟谋为不遂，郁结不得志者多有之。大概痰迷心窍者，叶氏清心丸、金箔镇心丸、朱砂安神丸。心风癫者，牛黄清心丸、追风祛痰丸；虚者，加紫河车一具为糊。怒伤肝者，宁神导痰汤、泻青丸、当归龙荟丸；因惊者，抱胆丸、惊气丸。丹溪云：五志之火，郁而成痰，为癫为狂，宜以人事制之。如喜伤心者，以怒解之，以恐胜之；忧伤肺者，以喜胜之，以怒解之。

阳明热结膏粱味，

阳明发狂，见伤寒杂证，胃与大肠，实热燥火郁结于中，大便闭者，凉膈散，加大黄下之。膏粱醉饱后发狂者，止用盐汤吐痰即愈，或小调中汤；服芳草石药，热气慓悍发狂者，三黄石膏汤加黄连、甘草、青黛、板蓝根，或紫金锭。

谩议重阴与重阳。

《难经》云：重阴者癫，重阳者狂。河间以癫、狂一也，皆属痰火，重阴之说非也。但世有发狂，一番妄言妄语，而不成久癫者；又有痴迷颠倒，纵久而不发狂者。故取河间合一于前，《难经》分析于后。癫者，异常也。平日能言，癫则沉默，平日不宁，癫则呻吟，甚则僵仆直视，心常不乐，此阴虚血少，心火不宁，大调中汤主之；不时倒晕者，滋阴宁神汤；言语失伦者，定志丸；悲哭呻吟者，烧蚕蜕、故纸，酒调二钱，蓖麻仁煎汤，常服可以断根。狂者，凶狂也。轻则自高自是，好歌好舞，甚则弃衣而走，逾墙上屋，又甚则披头大叫，不避水火，且好杀人，此心火独盛，阳气有余，神不守舍，痰火壅盛而然，小调中汤、三黄丸、控涎丹、单苦参丸。狂则专于下痰降火，癫则兼乎安神养血。经年心经有损者，不治。

妄言未见如神鬼，邪祟由来痰作殃。

视、听、言、动俱妄者，谓之邪祟。甚则能言平生未见闻事及五色神鬼，此乃气血虚极，神光不足，或挟痰火壅盛，神昏不定，非真有妖邪鬼祟。大概内服伤寒温疫条人中黄丸，照依气、血、痰，汤药为使，或单人中黄亦好服，或单石菖蒲末，猪心血为丸服亦可。有妇人夜梦鬼来交者，定志丸料，如赤小豆水煎服。有妇人月水崩漏过多，血气迷心，或产后恶露上冲，而言语错乱，神志不守者，此血虚神耗也，宜宁神膏。但亦不可纯服补心敛神药。血热者，小柴胡汤加生姜、生地煎服，百余帖即安。血迷心胞，逾墙上屋，歌唱无时者，逍遥散加远志、桃仁、红花、苏木，服后病退，用平胃散，少用厚朴，倍加苍术、升麻，常服以绝病根。又男子挟瘀血者，陶氏当归活血汤。有卒中尸恶，吐利如干霍乱状，或狂谵如醉人，有起心先知其肇，或已死口噤不开者，急用伤寒门追魂汤，灌之即醒。外法，辟邪丹灌鼻法。

惊悸、怔忡、健忘

惊悸惕惕不自定，如人将捕曰怔忡。

思虑过度及因大惊、大恐，以致心虚停痰，或耳闻大声，目见异物，临危触事，便觉惊悸，甚则心跳欲厥，脉弦濡者，虚也。血虚，四物汤、茯神汤、妙香散、朱砂安神丸；气血俱虚，人参养荣汤、养心汤。时作时止者，痰也，二陈汤加白术、黄连、远志、竹沥、姜汁。怔忡因惊悸久而成，痰在下，火在上故也，温胆汤加黄连、山栀、当归、贝母；气郁者，四七汤加茯神、远志、竹沥、姜汁，或十味温胆汤、金箔镇心丸；停饮胸中漉漉有声，怏怏不安者，二陈汤加茯神、槟榔、麦门冬、沉香，或朱雀丸。

又有健忘非质钝，精神短少痰相攻。

怔忡久则健忘，三证虽有浅深，然皆心脾血少神亏，清气不足，痰火浊气上攻，引神归舍丹主之。亦有所禀阴魂不足善忘者，当大补气血及定志丸。如老年神衰者，加减固本丸。三证通用归脾汤、仁熟散、梦授天王补心丹、寿星丸、参枣丸。

咽喉附失音、骨鲠

种种咽喉总是火。

咽喉，气之呼吸，食之出入，乃人身之门户也。一十八种，虽后世强名，亦不可不知，一、左单蛾风。二、右单蛾风，形圆如小箸头大，生于咽喉关上可治，生于关下不见者难治。三、双蛾风，两个生于喉间关下，难治。四、蝉舌风，舌下再生二舌。五、牙蜞风，牙龈肿毒成疮。六、木舌风，舌肿大如煮熟猪舌，不能转动。七、舌黄风，舌上肿痛黄色。八、鱼口风，口如鱼吸水，不治。九、寒喉风，喉痹聚毒，涎唾稠实而发寒热，关上可治，关下难治。十、悬蜞蛊毒风，上腭肿，水食不下，形肿如鸡卵。十一、抢食风，因食鲤鲶恶物发泡。十二、猎颊风，腮颊结肿，牙尽处肿破。十三、缠喉风，自颐缠绕赤色，寒热。十四、松子风，口内、满喉赤如猪肝，张口吐物，则气逆关闭，饮食不能。十五、崩砂甘口风，自舌下牙龈上肿赤，口内作臡如汤热，牙龈渐烂，亦能脱齿。十六、连珠风，自舌下起，初起一个，又起一个，甚者三五、七九个连珠生起。十七、蜂子毒，或在脸腮泮烂，或在喉关、舌下作臡，色黄如蜂。十八、走注瘰疬风，颈项结核五七个，皮肤赤肿作寒热。寻常咽疮痛者，多是虚火。噫！种类虽繁，同归于火，盖少阴君火，少阳相火，二脉并络于咽喉。君火势缓，则热结而为疼为肿；相火势速，则肿甚不仁而为痹。痹甚不通，而痰塞以死矣。故曰：一阴一阳结，谓之喉痹。一阴，肝与心包；一阳，少阳三焦。四经皆有相火，火者，痰之本；痰者，火之标，故言火则痰在其中矣。言咽喉则牙舌亦包在其中矣。

火有虚实从何如？实火便闭胸必紧，

实火，因过食煎炒，蕴热积毒，烦渴，二便闭塞，风痰上壅，将发喉痹，必先三日胸膈不利，脉弦而数。治宜先祛风痰，而后解热毒，凉膈散加黄连、荆芥、石膏，或古荆防汤、防风通圣散、三黄丸含化。又风燥咽喉干枯，常如毛刺，吞咽有碍，败毒散加黄芩半夏，倍桔梗、薄荷，生姜煎服；痰盛，加石膏。凡服此药，子服午攻，午服子攻。如呕吐咯伤，因食热物及谷芒刺涩，风热并与血气相搏肿痛者，消风散加薄荷、玄参、全蝎，或射干汤、牛蒡子汤。木舌、重舌者，如圣金锭。舌根肿者，麝香朱砂丸。时行咽痛者，普济消毒饮。

虚火便利脉亦微。

虚火，因饮酒则动脾火，忿怒则动肝火，色欲则动肾火，火炎上攻，咽膈干燥，必二便如常，少阴脉微，治宜补虚降火。血虚者，四物汤，加桔梗、荆芥、知母、黄柏；气虚者，四君子汤加甘草、桔梗、玄参、升麻，甚则干姜、附子以为响导，徐徐服之。如痰盛者，二陈汤料，入青鱼胆一个，其胆先以糯米入内，阴干为末，姜汁调服。亦可探吐，或千缗汤。曾服凉药自利，或声音有坏者，秘传降气汤救之。暴感风寒，则咽喉紧缩妨碍者，紫梗半夏汤、猪肤汤；肾伤寒及阴证者，半桂汤，蜜附子，通用甘桔汤、利膈汤、冰梅丸、犀角琥珀膏，或单百草霜为末，蜜丸弹子大，每三丸新汲水化服。凡咽喉不可纯用凉药，草药取效目前，上热未除，中寒复起，毒气乘虚入腹，胸前高肿，上喘下泄，手足指甲青紫，七日以后全不入食，口如鱼口者，死。

缴吐引痰真捷法，

缴法：用青鱼胆末缴三次，红肿即散。吐法：用冬月青鱼胆，以枯矾入内，临用加百草霜炒盐少许，醋调，以鸭毛蘸药引吐痰尽。如无鱼胆，用白矾半斤，巴豆肉十枚，同枯过，去巴，用引吐痰神效。吐后用金锁匙吹之。常服甘桔汤最妙。如牙关紧者，用后开关药，或二仙散。不省人事者，一字散。

急甚神针一发之；

火郁发之，谓发汗也，咽疮忌汗。最不误人，惟砭针出血，即汗之之义也，血出多则愈。有针疮者，姜汁调熟水，时时呷之。畏针者，委曲针之。凡关上血泡最宜。关下不见者，令病人含水一口，用芦管削尖，入鼻孔刺出血妙。惟肾伤寒及帝中肿者忌针，用蛇床子于瓶中烧烟，令病人吸入喉中立愈。

毒结开关还可救，

雄黄解毒丸、龙脑破毒散、玉钥匙，或用巴豆压油纸上，取油纸捻成条子，点灯吹灭，以烟熏入鼻中，一时口鼻涎流，牙关自开。一方：用巴豆肉，以绵裹定，随左右塞于鼻中，左右俱有，左右俱塞，立透。盖方中以巴豆治走马喉痹者，以热攻热，热则流通之意也。

喉失音者即难医。

喉痹失音者，秘传降气汤去陈皮，加黄芩；风寒失音者，甘桔汤加诃子、木通，入生地汁润之，或诃子散；血虚受热，咳嗽声嘶者，用青黛、蛤粉蜜调含化，或润肺丸、蜜脂煎；寻常声音不清者，加味固本丸；内伤虚损，咽疮失音者，无治法。骨鲠用朴硝为末，对入龙脑鸡苏丸内，为丸，弹子大，噙化，不过三五丸，自然消化。鱼骨鲠，食橄榄或以核为末，顺流水调服，外用獭爪爬之自下。余详七卷急救诸方。

虚 类
发　热附恶寒
发热原无表里证，明是内伤虚损病；

外感发热，人迎紧盛，随表里见证，汗下即解。惟内伤虚热，经久不解，无表里二证，虽食积类伤寒初证，右脉气口紧盛，身节不痛为异。

劳役力倦欲昏神，

内伤劳役发热，脉虚而弱，倦怠无力，不恶寒，乃胃中真阳下陷，内生虚热，宜补中益气汤。内伤色欲，阴虚发热，便硬能食者，滋阴降火汤、加味逍遥散、清骨散。内伤思虑，神昏恍惚，眼烧者，归脾汤、茯神汤。

生冷郁遏四肢甚。

内伤生冷，郁遏阳气及脾虚伏火，只手足心热，肌肤不甚热，自汗不食者，火郁汤。

昼热口淡是阳虚，

凡饥饱劳役伤胃，阳虚口中无味，昼热夜轻者，俱宜补中益气汤，甚加附子。上盛下虚者，清心莲子饮。

夜热昼轻阴弱定；

凡房劳思恐伤肾，阴虚口中有味，夜热昼轻者，俱宜四物汤加知、柏、黄芩；甚者，加童便、龟板峻补其阴。有郁抑者，下甲丸。

阴阳两虚热无时，

阴阳两虚，昼夜发热，烦渴不止，证似白虎而无目痛、鼻干者，古归芪汤。如脏冷、荣热、脉浮者，人参地骨散。久虚积损者，八物汤、人参养荣汤；甚者，既济汤去半夏、加五味子、当归、地黄，入童便少许。或二至丸、八味丸、二神交济丹。抑论肥人及脉弦大无力者，气虚于血，宜甘温补气，气旺则能生血；若瘦人及脉弦带涩者，血虚于气，只宜苦寒为主，佐以甘温。若气血平补，依旧气旺而阴愈消矣。凡虚热，皆因精神外驰，嗜欲无厌，阴气耗散，阳无所附，遂致浮散肌表而发热，实非有热也。

骨蒸传变须防命。

骨热因气虚不能化血，血干则火自沸腾，肉如针刺，骨热烦疼，或五心俱热，或两肋如火，或子午相应，或昼微恶寒，而夜反大热。虽肾经所主，传变不常，蒸上则见喘咳痰血，唇焦舌黑，耳鸣目眩等证；蒸下则见遗精、淋浊、泄泻、腰痛、脚酸、阴物自强等证；蒸中则见腹胀、胁痛、四肢倦怠等证。古云：肝症发热，肉下骨上，寅卯尤甚，泻青丸、人中白散；心证发热，在血脉，日中则盛，单泻心汤、导赤散、朱砂安神丸；脾证发热，有肌肉，遇夜尤甚，泻黄散、三白汤；肺证发热，在皮毛，日西则甚，泻白散，甚者凉膈散；肾证发热，在骨，亥子时甚，两手足心如火，滋肾丸主之。大要：脉弦而濡者，秦艽扶羸汤、加味逍遥散；脉弦而数者，节斋四物汤。通用五蒸汤、丸，二参汤，香连猪肚丸、大胡连丸、补髓丹、大造丸。

虚烦内烦不得眠，

虚烦，头昏口燥，乃心内烦躁，无外热也，仍分气虚、血虚。或大病后津液枯竭，烦而有渴者，人参门冬汤、温胆汤；不眠者，六一散；甚，加牛黄；劳心者，妙香散；脾弱者，三白汤。详见伤寒。

挟痰挟积尤难净；

挟痰发热者，二陈汤加干葛、升麻、人参、白芍、五味子；挟湿痰发热者，清膈苍莎丸；湿热甚者，皮枯肢疼，唇燥面赤，痰嗽，饮食少味者，宜量体吐出痰涎，然后服清热化痰开郁之药，古方苍芩丸、苍栀丸、苍连丸、苍芍丸选用。积病最能发热，多夜分腹肚热甚，柴陈汤加山楂、麦芽、干葛；久者，保和丸，枳术丸，间服清骨散。阴虚发热，黄白丸。劳热食积痰者，上下甲丸。因酒发热者，宜青黛、瓜蒌仁，入姜汁，每日服数匙，最效。凡发热人，极忌饮酒。

恶寒阳虚不自任，

寻常外感，恶寒头痛，微汗即止。内伤表分卫虚恶寒者，黄芪建中汤，或调中益气汤加黄芪、桂枝；内伤阳虚自汗，全不任风寒者，四君子汤减茯苓，倍加黄芪、桂枝，或附子。如昼夜恶寒盛者，单用参、芪、桂、附，峻补其阳；如久病阳气郁陷恶寒者，升麻葛根汤去芍，加参、附、白芷、草豆蔻、苍术，葱煎服。

洒淅阴虚痰火盛。

阴虚微恶寒而发热者，二陈四物汤，加知母、黄柏、地骨皮。挟痰湿恶寒者，宜苦参、赤小豆各一钱为末，韭汁调服，探吐。吐后以川芎、南星、苍术、黄芩糊丸，白汤下。冬月去芩，加姜汁为丸调之。素病虚热，忽觉恶寒，须臾战栗，如丧神守，乃火炎痰郁，抑遏清道，不能固密腠理，四物汤加黄芪、黄连、黄柏，或合二陈汤。如火克肺，洒淅恶寒者，甘桔汤，加酒芩、山栀、麦门冬、五味子；恶寒粪燥者，四物汤加大黄下之。久病过服热药恶寒者，先探吐痰，后以通圣散加生地、当归，或四物汤去芎，倍地黄，加白术、黄柏、参、芪、甘草，通一炒熟煎服。如酒热内郁恶寒者，黄芪一两、葛根五钱煎服，大汗而愈。抑考《内经》论阴虚，因劳倦气衰，则火熏胸中而生内热。阳虚则不足卫护皮肤而外寒，阴盛则血脉不通而中寒，阳盛则腠理闭塞而外热。仲景谓：阳虚阴盛，宜汗散其阴邪；阴虚阳盛，宜下泻其阳邪。东垣谓：昼热阳气旺于阳分，夜热阳气下陷阴中。皆名热入血室。重阳者，昼夜俱热。夜寒，阴血旺于阴分；昼寒，阴气上溢阳中。重阴者，昼夜俱寒。丹溪谓：恶热非热，明是虚证，恶寒非寒，明是火证。王冰谓：热之不热，是无火也，当治其心；寒之不寒，是无水也，当治其肾。噫！寒热阴阳虚实，医家大分，幸四公发明经旨，善学者，必合而玩之始得。

汗

自汗侵侵属气虚，

汗者，元阳真液。因饮食惊恐，房劳行动出汗者，曰多汗。不问昏醒朝夕，侵侵出汗者，曰自汗，乃阳气不足卫护。发热者，补中益气汤加麻黄根、浮小麦，但升、柴俱宜蜜水炒过，以杀其升发之性，又欲其引参、芪至肌表，故不可缺也。发厥者，古芪附汤、顺元散。间有气血俱虚者，黄芪建中汤。

亦有痰湿外邪初；

痰证自汗，头眩呕逆，宜川芎、白术、陈皮、甘草水煎服。多汗身软者，湿也。心主热，脾主湿，湿热相搏，如地之湿，蒸气为云，雾为雨，各脏皆令有汗，独心与脾胃为湿热主耳，宜调卫汤、玉屏风散；火炎上蒸，胃湿作汗者，凉膈散。胃热者，二甘汤。是知自汗亦有实者，故外感初证，亦多自汗。风证，桂枝汤加附子；寒证，古桂附汤；暑证，五苓散；风湿相搏，防己黄芪汤。凡自汗久用参、芪、附子不效，宜养心血。或汗干仍热者，必外感风，宜参苏饮，病止住服。是反治也。

盗汗全是阴分弱，肾火脾湿心劳勌。

睡着出汗，醒则渐收，盖睡则胃气行于里而表虚，醒则气散于表而汗止。心火炎盛，以致肺失卫护者，当归六黄汤；阴虚火动者，四物汤加知、柏，兼气虚者，加参、芪、白术；肾火动甚者，正气汤；脾湿者，四制白术散；肝热者，用防风、龙胆草等分为末，米饮调服；心虚者，用人参、当归各二钱半，先用猪心血煮汤澄清，以汁煎药服；思虑过度，以致心孔独有汗出者，用艾汤调下茯苓末一钱，或青桑第二番叶带露采，阴干，火焙为末，米饮调服，或古芷莎散。通用黄芪六一汤加浮小麦、牡蛎、麻黄根。外用五倍子、白矾为末，津液调，封脐中，一宿即止。或用牡蛎、麦面、麻黄根、藁本、糯米、防风、白芷等分为末，周身扑之。

痿

诸痿不痛火克肺，

经曰：诸痿皆生于肺热。肺热叶焦脾弱，着足痿躄，色白毛枯，曰皮痿。五脏受之发为诸痿，悲哀失志，上发喘而下溲血，乃心热下虚也，曰脉痿，则膝胫筋脉纵缓，而不能任用于地。思色无穷，或入房太甚，口苦，白淫，乃肝热胆津渗也，曰筋痿，则筋脉干急蜷挛。居处卑湿，肉蠕动而口渴，乃脾热胃燥也，曰肉痿，则肌肉麻痹不仁。有所劳行，大热而渴，则阳气内伐，热舍于肾，水不胜火，骨髓空虚，色黑齿槁，名曰骨痿，则腰膝与脊不举。骨痿不能起于床者，死。

肺伤木旺肢体废；

肺被火伤，则木寡畏而侮土，则脾亦为之伤矣。肺伤则不能管摄一身；脾伤则不能运用四肢而痿废矣。五痿总属阳明，阳明者，宗筋之会也。阳明实，则宗筋润而机关利矣。

泻南补北是大经，

泻南，则肺金清而东方不旺，脾不伤而宗筋润矣；补北，则心火降而西方不虚，肺不焦而荣卫通矣。清燥汤、虎潜丸、肾气丸，调和金水二脏，治痿之大经也。

慎勿滚同风痹治。

痹乃风寒湿合脚气寒湿而成。缓风邪深，手足肢体缓弱而痛，是知痛则为风为实，不痛为痿为虚。

风因外感宜发散，痿属内伤补血气；

血虚者，四物汤合生脉散，加苍术、黄柏、牛膝，下补阴丸，气虚者，四君子汤加苍术、黄柏、黄芩，下鹿茸四斤丸加五味子，或五兽三匮丹。又有瘀血妨碍者，四物汤加参、术、黄柏、红花。

或兼湿热或兼痰，

有湿多者，有热多者，有湿热相半者，健步丸、四制苍柏丸。痰火起于手足之内者，二陈汤加苍术、黄柏、白术、黄芩、竹沥、姜汁。

又恐食积妨碍升降阳明滞；

减味清燥汤。如食全少者，白术膏。

五痿旺时病易安，

随各脏旺月调补则易。间有挟寒者，五积散合独活寄生汤；挟风者，大秦艽汤、何首乌丸。

天产作阳戒厚味。

助火发热故也。素不能淡薄者，搜风顺气丸。

厥与麻木条参看

厥证不独手足硌，宗筋脾胃合为尊；

《内经·气厥》篇：厥者，气逆也。凡移寒移热，或伏热深而振栗，或虚寒甚而发躁，皆谓之厥，不但手足厥冷而已。宗筋，阴器也，厥阴所主。脾胃脉皆辅近宗筋，寒厥则阴缩而四肢冷；热厥则津干不荣四肢，溺赤，而手足热。是六经之厥，皆统于肝与脾胃也。

太阳眴仆足难行，

经曰：巨阳之厥，肿首头重，足不能行，发为眴仆，而僵仆倒地。

阳明腹满癫狂发；

阳明之厥，则癫疾，欲走呼，腹满不得卧，面赤而热，妄见而妄言。

少阳耳聋胁肋痛，

少阳之厥，则暴聋颊肿而热，胁痛，胻不可以运。

太阴䐜胀作呕泄；

太阴之厥，则腹满䐜胀，后不利，不欲食，食则呕，不得卧。

少阴心痛口舌干，

少阴之厥，则口干溺赤，腹满心痛。

厥阴茎缩膝腰折。

厥阴之厥，则小腹肿痛，腹胀泾溲不利，好卧屈膝，阴缩肿胻内热。

又或咽肿咳不宁，肠痛项强衄吐血；

太阳厥逆，僵仆，呕血，善衄。少阳厥逆，机关不利。机关不利者，腰不可以行，项不可以顾。发肠痈不治，惊者死。阳明厥逆，喘咳身热，善惊，衄，呕血。手太阴厥逆，虚满而咳，善呕沫。手心主少阴厥逆，心痛引喉，身热，死不可治。手太阳厥逆，耳聋，泣出，项不可以顾，腰不可以俯仰。手阳明少阳厥逆，发喉痹，嗌肿，痉。若三阴俱逆，不得前后，使人手足寒，三日死。

外感寒泣暑相兼，

寒泣血发厥，脉沉微者，理中汤、四逆汤；暑耗气发厥，脉虚者，白虎汤，或香薷散加羌活。夏月劳役犯房，以致阳气烦扰，目盲耳闭，《内经》谓之煎厥，言热气煎逼，损肾与膀胱而成也。宜四君子汤，加远志、防风、赤芍、麦门冬、陈皮。凡外感发热者，宜解散药中加姜汁。

内伤薄厥痰火挟；

内因喜怒伤气伤志，气逆而不下行，则血积于心胸，《内经》谓之薄厥，言阴阳相搏，气血奔并而成。古法暴厥气逆身冷者，苏合香丸、八味顺气散。怒气逆甚，呕血衄衄发厥者，四物汤去地黄，加赤茯苓、人参、桔梗、陈皮、麦门冬、槟榔、姜煎服，或六郁汤。气实多怒，忽大叫发厥者，乃痰闭于上，火起于下而上冲，用香附五钱，川芎七钱，生甘草三钱，童便、姜汁煎服，又青黛、人中白、香附为丸服。稍愈，用导痰汤加黄连、香附、煎吞当归龙荟丸。因劳役饮水，被惊发厥者，六君子汤加芩、连、竹沥、姜汁。内伤痰火发厥，脉弦滑者，二陈汤加竹沥；挟寒，加生附子；挟火，加芩、连、山栀、竹沥；肥人，加人参、姜汁。凡厥症为癫、为眴仆、为妄见，或腹胀、二便不利，或呕，或心痛，皆痰火、郁气病也。

总因酒色阴阳衰，

热厥因醉饱入房，湿热郁于脾土，不能渗荣四肢，阳气独盛，故手足心热，宜补中益气汤、升阳散火汤、火郁汤。寒厥因多欲夺精，元阳大有所损，不能渗营经络，阴气独在，故手足皆寒，宜十全大补汤加附子，或当归四逆汤。寻常气虚发厥者，四君子汤。血虚发厥者，四物汤。有火，加知母、黄柏；虚寒，加附子。但厥冷多以不胜乘其所胜，如肾移寒于脾，则为寒厥；心移热于肾，则为热厥，六经皆然。抑论阳症烦渴、谵语、身热；阴症不渴、静倦、身凉，与伤寒阳厥、阴厥大同。但杂病多因酒色、七情、痰火所致，外感者少。故经曰：阳衰于上则为寒厥；阴衰于下则为热厥。阳极似阴，阴极似阳，与伤寒因虽不同，而病状变化亦相似也。

尸厥亦是下虚惫；

凡有吊死问疾，或入庙登冢，卒中外邪，与脏气相忤，气遏不行，经络脉伏，昏不知人，忽手足逆冷，头面青黑，牙关紧急，昏晕卒倒，或错言妄语，决不可作风治，先宜苏合香丸灌之，候醒，以木香匀气散，合平胃散调之。素虚者，用焰硝五钱，硫黄二钱末，作三服，用陈酒一盏，煎觉焰硝起，倾于盏内盖着，温服；如人行五里，又进一服。如无前药，用古参附汤，入姜汁，酒煎服；外灸百会穴，如绿豆大艾九壮，气海百壮，身温者生。暴死者，追魂汤灌之。蛔厥见伤寒，血厥见产后。

接补阴阳本《内经》，

阴阳气不相接则厥。热厥补阴，寒厥补阳。正经所谓：壮水之主，以镇阳光；益火之源，以消阴翳也。

吐下还为实者设。

凡卒厥未辨，先以苏合香丸灌醒，痰壅口噤者，瓜蒂散吐之，或嚏鼻亦可；热甚者，大承气汤、双解散下之。

痨瘵

痨瘵痨极曰瘵先须辨阴阳，

热痨阳病，口干、舌疮、咽痛、涕唾稠黏、手足心烦疼、小便黄赤、大便燥结；虚痨阴病，唾痰白色、胃逆口恶、饮食难化、小便多、遗精白浊、大便溏泄。又有嗽痰，仰卧不得者，必阴阳兼病也。多因十五六岁，或二十前后，血气未定之时，酒色亏损精血而成，全属阴虚。间有因外感、外疟、久嗽而成者，多属阳虚。热痨咽疮、失音者死；虚痨泄不止者死。

阴阳传变最无常。

不问阴病阳病，日久皆能传变，男子自肾传心肺肝脾，女子自心传肺肝脾肾，五脏复传六腑而死，亦有始终只传一经者，有专着心肾而不传者，大要以脉为证验。

潮汗咳或见血，或遗精泄分轻重，

轻者，六证间作；重者，六证兼作。盖火蒸于上，则为咳血，为潮热；火动于下，则为精浊，为泄泻。若先见血，上血为先，其余流传变证虽多，亦必归重于一经。假如现有精浊，又加之胫酸、腰背拘急，知其邪在肾也；现有咯血多汗，加之惊惕、口舌生疮，知其邪在心也；现有喘咳嗽血，加之皮枯、鼻塞、声沉，知其邪在肺也；现有梦遗，加之胁痛、多怒、颈核、知其邪在肝也；现有泄泻，加之腹痛痞块、饮食无味、四肢倦怠，知其邪在脾也。当随其邪之所在调之。劳热，清骨散；内热，保真汤；晡热，黄芪鳖甲汤。劳血、咯血太平丸；嗽吐咳咯，保和汤。血去多，三黄补血汤；血不止，十灰散、单花蕊石散，劳嗽干咳，人参润肺丸、保和汤、太平丸、宁肺汤。肺痿，知母茯苓汤；肺痈，桔梗汤、单白及散。劳泄，白术膏、八珍汤、肾气丸。劳汗，黄芪散。更当于各病本条参究。

初于开关起胃房。

劳者，倦也。气血劳倦不运，则凝滞疏漏，邪气得以相乘；又饮食劳倦所伤，则上焦不行，下脘不通，热熏胸中而生内热。凡颈上有核，腹中有块，或当脐冰冷，或无力言动，皆痰涎结聚，气血凝滞之所致也。故以开关起胃为先，盖关脉闭则气血干枯，胃气弱则药无由行。但阳虚不可偏用辛香丁、附之类；阴虚不可偏用苦寒知、柏之类。古方有开关散、定胃散，今亦难用，窃其意推之。阳病开关，清热利便，宜泻白散，加银柴胡、秦艽、桔梗、木通、泽泻、当归、芍药、木香，以小便多为病去。阴病开关，行痰利气，宜二陈汤，加便制香附、贝母、牡丹皮、当归、山楂、苏梗及生地、木香少许，以气清痰少为病减。阴阳俱用参苓白术散、三白汤、或二陈汤加白术、神曲、麦芽以起脾胃。如有泄者，尤宜多服、久服，俟胃气转，然后依证用药。古方以生犀散、防风当归饮，或三补丸、单黄连丸，治热痨证，然必初起体实，而后敢用之也。

久则平补火处熄，

久虚积损成痨。阳虚，劫劳散、十全大补汤、人参养荣汤、补中益气汤、单人参汤。阴虚，加味逍遥散、滋阴降火汤、节斋四物汤、补阴丸、大造丸、补天丸。虚甚者，琼玉膏、白凤膏。古云：服凉药，百无一生；饮溲溺，万无一死。惟脾胃病及气血弱者，必以滋补药中，量入童便，以代降火之药。今俗非偏用知、柏、生地滞脾，则又偏用人

参、桂、附助火；治咳辄用兜铃，紫菀、款冬、青黛，牡蛎收涩肝经。治血辄用京墨、金石，寒凉伤其气血；退潮辄用银柴胡、胡黄连消其肌肉；遗精辄用龙骨、石脂涩燥其精，皆不治其本耳。

扶正祛邪虫亦亡。

虫亦气血凝滞，痰与瘀血化成。但平补气血为主，加以乌梅、青蒿、朱砂之类，而虫自亡矣。紫河车丹、紫河车丸、青蒿膏、蛤蚧散、天灵盖散，选用。传尸之说，不必深泥。历观痨瘵，皆因酒色财气损伤心血，以致虚火妄动，医者不分阴阳用药，病家不思疾由自取，往往归咎前人积恶，甚则疑及房屋器皿、坟墓，且冤业飞尸递相传痓，古人亦云：痨瘵三十六种，惟阴德可以断之，不幸患此疾者，或入山林。或居静室，清心静坐，常梦香叩齿，专意保养，节食戒欲，庶乎病可断根。若不遵此禁忌，服药不效。

我有一言真药石，改酒色财气过迁善笃信天理回穹苍。

诸 虫

九虫皆因脏气弱，湿热熏蒸痰瘀成；

诸虫皆因饮食不节，或饥饱失宜，或过飧腥鲙炙煿，或鳖、苋同食，以致中脘气虚不运而成积，积久成热，湿热熏蒸，痰与瘀血凝结，随五行之气变化，而为诸般奇怪之形，若腐草为萤是也。九虫：一曰伏虫，长四寸许，为诸虫为长；二曰蛔虫，长尺许，贯心即杀人；三曰白虫，长一寸，母子相生，其形转大而长，亦能杀人；四、肉虫，状如烂杏；五、肺虫，其状如蚕；六、猬虫，状如蛤蟆；七、弱虫，又名膈虫，状如瓜瓣；八、赤虫，状如生肉；九、蛲虫，状如菜虫，形至细微。

心烦咳嗽多呕唾，

肉虫令人心烦满闷；肺虫令人咳嗽；獝虫令人呕吐、呃逆、喜哕，嘈杂，受吃泥炭、生米、茶、盐、姜、椒等物；弱虫令人多唾。

疮痈痔漏与肠鸣。

蛲虫居广肠，多则为痔，居则为癫。痈疽，疥，癣多虫之为害。赤虫令人肠鸣。

又有感触蠢动物，心腹刺痛药不灵。

或山润蛇虺、水蛭遗精，误饮其水，或草木果品，虫聚其毒，误食以致心腹刺痛，或引腰胁，时作时至，诸药不效，乃虫证也，雄砂丸止之。

妇人鬼胎儿血鳖，

妇人经闭，腹大仅一月间便能动作，乃至过期不产，或有腹痛，此必虫证，雄砂丸，或万应丸主之。血鳖小儿最多，大人间有，盖鳖因积瘀而成故也，追虫打鳖丸；不敢下者，钓虫黑白丸亦好。但钓后，须服调脾和胃药。

眼鼻下黑蟹爪明。

凡虫证，眼眶、鼻下青黑，面色萎黄，脸上有几条血丝，如蟹爪分明，饮食不进，肌肉不生，沉重寒热，若不早治，相生不已，贯心杀人。

传尸痨虫十八种，

传尸自上注下，病与前人相似，故又曰疰。化精血归于元阳之内，变幻种类最多，古谓第一代虫，如婴儿或如鬼，或如蛤蟆，遇丙丁日食起，醉归心俞。第二代虫，如乱发，或如守宫，或如蜈蚣，或如虾，遇庚辛日食起，醉归肺俞。第三代虫，如蛟如蚁，或如蜣螂，或如刺猬，遇庚辛日食起，醉归厥阴。第四代虫，如乱丝，或发猪肝，或如蚯蚓、如蛇，遇戊己日食起，醉归脾俞。第五代虫，如鳖、龟，或有头无足，或有足无头，或如鼠，或如精血，遇甲乙日食起，醉归肝俞。第六代虫，如马尾，有两条，一雌一雄，或如鳖，有头、足、尾，或如烂面，或长或短，遇丑亥日食起，醉归肾俞，周而复胎。凡取痨虫，依五脏方选用，必俟其大醉日方可取之。取后，随补各脏，如取脾虫后，则补脾；取肾虫后，则补肾。若病甚者，不分脏腑，只用追病用以断其根。又有轻者，只用鳗鲡鱼煮食，或紫河车丹。阳虚者，金液丹最妙。取痨虫法：先令病家，用皮纸糊一密室，不留些罅隙，择一老成人，过递以安息香水，洒其过递之人身，以雄黄、雌黄涂耳目口鼻上，安排铁钳一把，布巾一幅，用香油二斤，以锅盛顿，微煎冷沸，仍用高桶一个，以石灰在桶内，生布巾盖桶口，俟月初虫头向上，却服取虫药，五更初一服，五更三点时一服。服药后，腹中疼痛如刀斧劈，不妨，至巳时，必须下虫，或取下臭秽胶漆，或吐泻脓血、瘢块，皆于灰桶中。其虫或从汗出，紫蚕苗状，或从耳、鼻、口中出，或小便中出，异般形状不一，或青黑，或黄红。大者，急用铁钳取入油中煎，当日将油纸裹虫入瓦罐内，石灰填实，埋于深山远僻之处，免再染人。其患人衣、被、床、席，并皆弃去，医人分付药后，亦须远避。其取下虫色白者，食脏腑脂膏，可三十日服药补之；虫色黄赤者，食人血肉，可六十日服药补之；虫色紫黑者，食人精髓，病传至肾，可谓极矣，冀其万一，或为子孙除害则可，又虫头白者，亦难治，此危氏说也，丹溪谓不必深泥。

居肺咯血必损声。

痨虫须分五脏，尝居肺间，正所谓膏之上，肓之下，针之不到，药之不行，只宜早灸膏肓、四花为佳。若蚀肺系，则咯血吐痰，声嘶，思食无厌，病患至此，未易治疗。又有应声虫，每语，喉中如有物作声相应者，有人教诵本草，至雷丸则无声，乃顿服数枚而愈。狐惑、蛊疰见各条。

虚先温补后追逐，

体虚者，俱宜先用温补，扶其元气，然后用王道之药，佐以一、二杀虫之剂，如化虫丸，使君子丸、五膈下气丸之类；或追虫后，而继以温补亦可，不然，则虫去而元气亦散矣。

实则吐下量全行。

体实虫攻上膈，心腹疼痛，用樟木屑浓煎汤，服之大吐，吐虫痛减后，煎甘草汤与之和胃。如有积自吐虫者，用黑锡灰、槟榔等分为末，米饮下。下虫，用追虫丸；取积药，苦楝根汤、万应丸、万病解毒丹，量体选用。

求 嗣

求嗣之理非玄微，

山无不草木，人无不生育，妇人要经调，男子要神足。男子阳精微薄，虽遇血海虚静，流而不能直射子宫，多不成胎。皆因平时嗜欲不节，施泄太多所致，宜补精元，兼用静工存养，无令妄动，候阳精充实，依时而合，一举而成矣。女人阴血衰弱，虽投真精，不能摄入子宫，虽交而不孕，虽孕而不育，是以男女配合，必当其年。未笄之女，阴气未完；欲盛之妇，所生多女。性行和者，经调易挟；性行妒者，月水不匀，相貌恶重，刑重；颜容媚者，福薄。太肥，脂满子宫，不能受精，太瘦，子宫无血，精不能聚，俱不宜子，不可不知。

精血无病交合时。

男精女血，皆兼气血阴阳，总属肾与命门。精血充盛，别无杂病，宜交会得时，乃成胎孕，凡经尽一日至三日，新血未盛，精胜其血，男胎成矣。四日

至六日，新血渐长，血胜其精，女胎成矣。六日至十日，鲜有成者，纵成，亦皆女胎。欲求子者，全在经尽三日以里，于夜半子时，生气泻精，受胎必男，斯时男女无暴怒、毋醉饱，毋食炙煿辛热、毋用他术赞益，阴阳和平，精血调畅，交而必孕，孕而必育，育而为子且寿。娠后宜内远七情，薄五味，大冷大热之物，皆在所禁。盖子食母气以成形，食母味以养精，苟无胎动，胎痛、漏血及风寒外邪，不可轻易服药，亦不得交合触动欲火。生后摄养，一如胎前盖母食热，则乳热；母食寒，则乳寒；母食膏粱爨烈之物，则乳毒，有是数者，子受其害矣。

寡欲清心为上策，

寡欲则不妄交合，积气储精待时而动，故能有子，凡心有所动，即是欲。心主血而藏神，肾主精而藏志，心神外驰，则肾志内乱，其于交会之际，殊无静一清宁之气，所泄之物，同归腐浊而已，安能发育长养于其间哉！欲寡神完，不惟多子，抑亦多寿，故养生莫善于寡欲。

服药阴阳贵得宜。

若见命门脉微细，或绝，阳事痿弱，法当补阳；若见命门脉洪大鼓击，阳事坚举是为相火妄动，法当滋阴。若或肾脉浮大芤紧，遗精尿血，法当补阴；若带洪数，兼以泻火；若见肾脉微甚欲绝，别无相火为病，法当阴阳双补。阳脱痿弱，精冷而薄，或来慢不能直射子宫，命脉微细者，还少丹、打老儿丸。精清淡者，雀卵丸。阳痿不举，命门脉虚欲脱者，巨胜子丸。壮阳丹。肾气久旺，来慢不能直射子宫者，续嗣丹、温肾丸。精漏无火者，金锁思仙丹。阳虚有火者，大造丸、肾气丸、补阴丸、虎潜丸。四

十以后，纵有火动者，只宜小菟丝子丸、天门冬膏，忌用知、柏、芍药寒凉。阴阳两虚者，八味丸、二神交济丹。通用种子大补丸、玄牝太极丸、五子衍宗丸、十子丸、加味苍术膏、何首乌丸。女宜鼓动微阳，女金丹、螽斯丸，大、小乌鸡丸。调养经血，四制香附丸、七制香附丸、十味香附丸、墨附丸、单醋附丸、百子附归丸、琥珀调经丸、加味养荣丸、加味益母膏、滋阴百补丸、大造丸、补阴丸。依症选用，不可慕方名之美，珍药之异，而先自伤根拔本；亦不可过服热药，以遗子患。古云：父吞刚剂，子患热淋。且性燥多火，男女皆然，况造化之妙，岂可专恃药饵！必也改过迁善，惩忿窒欲，人伦日用，无所欺肆，买卖交易不致刻剥，自然德可动天，生子必贤且寿，勉之！

养　老附须发

老人无非血液衰，

两肾中间白膜之内，一点动气，大如箸头，鼓舞变化，大阉周身，熏蒸三焦，消化水谷，外御六淫，内当万虑，昼夜无停。年老精血俱耗，平日七窍反常，啼号无泪，笑如雨流，鼻不嚏而出涕，耳无声而蝉鸣，吃食口干，寐则涎溢，溲不利而自遗，便不通而或泄，昼则对人瞌睡，夜则独卧惺惺，此老人之病也。

火动风痰百病摧。

阳虚气盛，两手脉大紧数，饮食倍进，脸红神健，虽时有烦渴膈热，大便闭结，但以平和汤药消解，切不可用苦寒疏泻。火证、风证，战掉气乱，目直口噤筋急者，通圣散；痰证，二陈汤、三子养亲汤、清气化痰丸、节斋化痰丸。凡年老觉小水短少，即是病进，宜却病延寿汤；小便频数者，肾气丸去泽泻，

加茯神、益智、五味子；大便燥者，搜风顺气丸；阴虚筋骨痿弱，足膝无力者，加味补阴丸。

亦有脾虚多积滞，

若是从来无虚阳之气，一向惫乏之人；全在斟酌汤剂，当加温补调停，饘粥以为养。治宜补中益气汤、橘半枳术丸、平胃散、竹沥枳术丸。

温和丸散可扶培。

任有外邪，忌大吐汗下，宜平和药调之；任是衰老，不宜峻补。古方固真饮子、神仙训老丸、遇仙益寿丹、秤金丹、七仙丹及诸虚门养性延年之药，皆可选用。厌服药者，只宜食治，详前二卷。

须属少阳发肾水，精不上升白似灰。

胆荣在须，肾华在发，精气上升，则须润而黑。六八以后，精华不能上升，秋冬令行，金削肺枯，以致须发焦槁，如灰白色。养生者，宜预服补精血药以防之，染掠亦非上策。染须方；用大乌龟一个，饿一二日，将饭与肉骨果子，烟火之食饲之。三五日后，夜间以漆盏盛之，用薄竹片装置盏缝口通气，外放灯一盏，盏内作热，龟在内旋转不已，自然撒尿。紧急只用麻油烟熏鼻，其尿即出。先用五倍子炒醋如胶，若龟尿得一小盅，入五倍醋半盅，同入瓷器内炒一滚即止，牛角罐收贮。每月新笔略蘸，搽须表上，多用则面黑，又方；炒五倍一两，铜末四分，生食盐、生白矾、白面各二分，为末，浓茶调膏搽须上，俟须干，以手捻下。内服乌须丸：胎发、青盐各四两，共入罐内封固，火煅三炷香久，冷定取出为末。用何首乌、冬青子九蒸九晒，旱莲草、枸杞子、生地、当归、白茯苓各四两，人参一两，以水十碗，煮汁五碗，去渣熬膏，将前二味

入内搅匀，分作几小罐盛之，每空心滚水酒调下三五茶匙。因下血多，而须发易白者尤宜，秤金丹亦妙。因吐衄失血多者，琼玉膏。因房室损精易白者，还元丹、还元秋石丸、女贞丹；有火者，大造丸。因湿痰疟痢等疾变白，单苍术膏、加味苍术膏。皮肤肌骨有风痛痒者，何首乌丸。阳虚者，却老乌须健阳丹、延年益寿不老丹。有火者，八仙添寿丹。是知乌须亦必因证用药，若不顾脏腑，专务须发而妄投丸散，是剖腹而藏珠也。噫！

须发脱落非因老，内风血燥亦奇哉。

年来发落须长，常也。少壮有发落，或须亦落者，肾枯火炎，肺痿内风妄动故也，肾气丸、单天门冬膏主之。内风甚者，柏叶煎。单方：用自己发或胎发、童男女发洗净，泥固煅过为末，空心酒下一二分，兼乌须发，入补药尤妙。外用黑附子、蔓荆子、柏子仁等分为末，乌鸡脂捣匀，瓦罐封固，一月取出涂之即生。余详癫风条。

卷之五

妇人门

经　候

经病百端血滞枯，

妇人以血为主，天真气隆，壬癸水合，肾气全盛，血脉流行，常以三旬一见，以象月盈则亏，故曰月经。经行与产后一般，若其时余血一点未净，或外被风寒及湿冷暑热邪气，或内伤生冷，七情郁结，为痰为瘀，凝积于中，曰血滞。或经止后，用力太过，入房太甚，及服食燥热，以致火动，邪气盛而津血衰，曰血枯。《良方》云：经后被惊，则血气错乱妄行，逆于上，则从口鼻而出；逆于身，则水血相搏变为水肿。恚怒则气血逆于腰腿、心腹、背胁、手足之间重痛，经行则发，过期则止。怒极伤肝，则有眩晕、呕血、瘰疬、血风、疮疡等病；加之经血渗漏于其间，遂成窍穴生疮，淋沥不断。湿热相搏，遂为崩带；血结于内，变为癥瘕，凡此变证百出，不过血滞与枯而已。但血滞亦有虚热，血枯亦有虚热，故重则经闭不通，以滞、枯分言；轻则经水不调，止言虚与热而已。

滞宜破血枯补虚；

血滞经闭宜破者，原因饮食热毒，或暴怒凝瘀积痰，直须大黄、干漆之类，推陈致新，俾旧血消而新血生也。若气旺血枯，起于劳役忧思，却宜温和滋补；或兼有痰火湿热，尤宜清之凉之。每以肉桂为佐者，热则血行也，但不可纯服峻药，以亏阴道。至于耗气益血之说，虽女科要法，但血为气配，气热则热，气寒则寒，气升则升，气降则降，气行则行，气滞则滞。如果郁火气盛于血者，方可单香附丸、散，抑气散，常加木香、槟榔、枳壳以开郁行气。若气乱则调，气冷则温，气虚则补，男女一般。阳生则阴自长；气衰则血亦涸，岂可专耗其气耶！论者多泥叔和血旺气衰，不知叔和论肝肺二脉，则宜肝旺于肺，其实气血平和有孕，故继曰两脏通和。但妇人见偏性鄙，婢妾志不得伸，郁怒无时不起，故香附为女人仙药。经曰：邪气盛则实，正气夺则虚。可不悟诸！

滞因外感伤冷郁，

经行登厕，风寒入内，以致凝涩者，小温经汤。经行适来，或得寒热，就闭不通，或寒或暑，俱谓之热入血室，小柴胡汤加生地，或黄芩芍药汤加生地。经行过食生冷，或外被冷湿，以致瘀血凝结者，五积散去麻黄，加牡丹皮、红花。七情心气郁结不行者，分心气饮去羌活、半夏、桑皮、青皮，加川芎、当归、香附、莪术、玄胡索；有火者，更加黄芩，或小调经散、单香附丸。

也有盛实欠宣疏；

气血盛实，经络遏闭，或时挟痰者，单大黄膏，或马鞭草取汁熬膏为丸，或烧存性，红花、当归煎汤下。

461

枯伤劳食或作泄，

内伤饮食劳倦，损伤脾胃，气弱体倦，发热，腹痛，肠鸣，饮食减少而不生血者，补中益气汤，加川芎、生地、天花粉。有肠鸣，月水不来者，病在胃，胃虚不生血气，宜单厚朴五钱，空心水煎，或单苍术膏。水泄少食者，升阳益胃汤；无泄少食者，二陈汤加白术、黄芪、便制香附、当归、芍药、牡丹皮、麦门冬、山楂、麦芽。因饮食积者，更加莪术、枳壳。

湿痰胃热分胖瘦；

湿痰黏住血海地位经闭者，导痰汤加川芎、黄连，不可服地黄，泥膈故也。如用须姜汁炒过。胃热消渴，善食渐瘦，津液为热燥渴者，宜泻胃热，四物汤合调胃承气汤，名玉烛散，再合凉膈散，名三和散。轻者，小柴胡汤合四物汤去人参、半夏，加天花粉。素虚形瘦，口燥，善食厚味，郁为痰火，有潮者，逍遥散加黄芩；无潮者，四物汤加桃仁、红花，或加味养荣丸。大概肥人多气弱有湿痰，瘦人多血怯有火。

脱血入房胞气竭，

少年大脱血，或醉后入房，气竭肝肠，月事衰少者，乌贼丸。

或多产育过劳劬。

堕胎及多产育伤血，或误用汗下克伐之药，以致血衰气乏不行者，十全大补汤。

不通大概只如此，

虚、热、痰、气四证而已，不调亦大相同。随证调治，饮食调和，自然血气流通。更有凝滞，然后可用红花当归散、紫葳散、通经丸、导经丸之类。虚者只用当归散以通之，通后又须养血益阴，使津液流通。苟不务气血充和，而惟以毒药攻逼，是求千金于乞丐，必死而后已。以上言经水不通，以下言经水不调。

不调前后色何如？

以期言之，对期者，性和血足，易来，或只差一二日者，亦不为害；以色言之，心主血，阴从阳，故以色红为正，虽不对期，而色正者易调。

后期来少血不足，

后期三五日者为血虚，四物汤加参、芪、白术、陈皮、升麻。瘦人只是血少，四物汤倍归、地，少加桃仁、红花；肥人多痰，二陈汤加南星、苍术、滑石、芎、归、香附。来少色和者，四物汤；点滴欲闭，潮烦，脉数者，四物汤去芎、地，加泽兰叶三倍、甘草少许，十味香附丸；内寒血涩来少，或日少五六日以上者，四物汤加桃仁、红花、牡丹皮、葵花。

先期来多血有余；

先期三五日者为血热，四物汤加芩、连，肥人加痰药。先十数日者，血气俱热也，四物汤加黄芩、柴胡、香附；肥人，清海苍莎丸加黄连、白术。来多或日多五六日以上者，内热血散也，四物汤加芩、术。瘦人有火者，固经丸；肥人多痰者，清海苍莎丸。

或前或后气血乱，

或前或后，或多或少，或逾月不至，或一月再至，当归散、调经散、单丹参散。

淋沥不断邪未疏。

时行时止，淋沥不断，腹中作痛，乃寒热邪气客于胞中，留滞血海外疼也。如有积，下利不定，有所去则愈。脐下逆气上攻胸膈欲呕者，桃仁散，或用当归四钱，干漆三钱，蜜丸服。如腰脐腹痛者，牛膝散；或行或止、心痛者，失笑散。经水适来适断，往来寒热者，先服小柴胡汤加地黄，后以四物汤和之。有月事频数者，四物汤倍芍药，加黄芪；有经行不止者，四物汤加地榆、阿胶、荆芥，热者倍黄芩，或吞固经丸。

风热色紫甚则黑，淡因痰滞湿模糊；

色紫者，风也；黑者，热甚也；淡白者，虚也，或挟痰停水以混之也；如烟尘水、如屋漏水、如豆汁、或带黄混浊模糊者，湿痰也；成块作片、色不变者，气滞也，或风冷乘之也；色变紫黑者，血热也。大概紫者，四物汤加防风、白芷、荆芥；黑者，四物汤加芩、连、香附；淡白者，古芎归汤加参、芪、白芍、香附；有痰者，二陈汤加芎、归；如烟尘者，二陈汤加秦艽、防风、苍术；如豆汁者，四物汤加芩、连；成块者，四物汤加香附、玄胡索、枳壳、陈皮，随证选用。通用琥珀调经丸、百子附归丸、墨附丸。

外证潮热内腹痛，

月水循环，纤疴不作而有子。若兼潮疼，重则加之咳血、汗、呕、或泻。有潮汗则血愈消耗，有咳、呕则气往上行，泻则津偏于后，疼则积结于中。是以必先去病，而后可以滋血调经。就中潮热、疼痛，尤为妇女常病。盖血滞积入骨髓，便为骨蒸；血滞积瘀于中，与日生新血相搏，则为疼痛。血枯不能滋养百骸，则蒸热于外；血枯胞络火盛，或挟痰气、食积、寒冷外邪，则为疼痛。潮热有时，为内伤为虚；无时，为外感为实。虚者，大温经汤；热者，四物汤加柴、芩。经闭者，滋血汤；骨蒸者，大胡连丸、大乌鸡丸。五心潮者，四物汤加黄连、胡黄连。无汗者，茯苓补心汤；有汗者，逍遥散。经前潮者，血虚有滞，逍遥散加牡丹皮、桃仁、玄胡索；经后潮者，血虚有热，逍遥散去柴胡换

地骨皮，加生地、便炒黄芩，此方能加减，退热圣药。有咳加桑白皮、贝母、桔梗、知母、麦门冬；咳血加生地、山栀、牡丹皮；呕吐加陈皮、半夏、旋复花；嘈杂加姜炒黄连，或芩连二陈汤。寻常潮热者，肾气丸、大造丸，或四物汤料，加便炒黄芩各一两、四制香附丸一斤，蜜丸服。

痛滞经前虚后呼。

此言腹痛也。经事欲行，脐腹绞痛者，为血滞，四物汤料四钱，加玄胡索、苦楝、木香、槟榔各一两；痛甚者，万痛丸。经水临行时痛者为气滞，乌药汤。气滞血瘀者，大玄胡索散，或四物汤加桃仁、红花、莪术、玄胡索、香附、木香；发热，加柴、芩。经水将来，阵痛阵止者为血实，四物汤加玄胡索、木香、黄连、香附，腿腹痛者，内补当归丸。经水将行，被风冷相搏，绕脐疝痛者，乃寒气客于血室，大温经汤、桂枝桃仁汤。经水已来，时痛者，四物汤加陈皮、玄胡索、牡丹皮、甘草。经后痛者为血虚，八物汤、小乌鸡丸。历年血寒，积结胞门，呕吐涎唾，脐胁疝痛，阴冷彻引腰脊而痛者，酒煮当归丸、大温经汤。通用交加地黄丸、滋阴百补丸、七制香附丸。

水肿经前血肿后，

经水断而后肿，名曰血分。乃瘀血化水，闭塞胞门，比水肿更难治。但能调其经，则水自消，小调经散、葶归丸。先浮肿而后经水不通，名曰水分。乃脾不能制血，与水并浮，肌肉为之虚肿，红矾丸。通用肾气丸，水分君泽泻，加防己、葶苈、木通；血分君牡丹皮，加牛膝、红花。有经闭脚肿者，桑皮散。

血风身痛痹皮肤；

血风乃气血虚而袭风冷，身体历节

痛者，大艽劳散、麒麟竭丸、趁痛散、血风丸。经闭身痛溺涩，阴虚湿热甚也，四物汤加苍术、陈皮、牛膝、甘草，水煎频服，间用苍莎丸加苍耳、白芍。经先期者，苍莎丸加苍耳、白芍、龟板、金毛狗脊；经后期者，逍遥散。皮肤瘙痒者，四物汤加荆芥，或古乌荆丸；肌肉顽麻者，乌头丸。上攻头目晕倒者，单苍耳散；关项脊痛者，柴胡调经汤。头身痛，寒热咳嗽，怔悸，一切杂证，人参荆芥散。素虚者，女金丹、史国公浸酒方。胎前、产后皆同。

养胃通心真要法。

经曰：二阳之病发心脾。盖冲为血海，任主胞胎，二脉起于胞内，为经络之海，与手太阳小肠、手少阴心为表里，主上为乳汁，下为月水。月水乃经络之余，冲任气盛，则血依时而下。忧思耗伤心血，以致火炎，血不归肝，而出纳之用已竭，母令子虚，脾亦不磨而食少，食少则肺金失养，水绝生化之源而经闭不调。治者，须知心为气血之主，心气郁结者，宜调心血，通心经而血自行。脾胃为气血之运，饮食劳倦损其中气，以血少不行，或行之间断者，只宜平胃散、四君子汤之类补养脾胃，而气血自生自运，乃标本兼治，法之良者也。

室女扶阴抑寡居。

女子十四，冲任盛而月事下，必近二十，方可匹配，可见阴气之难成也。或恣食咸酸煎炒热燥，以致气血上壅不通者，红花当归散、紫葳散，单大黄膏。如逾年未嫁，或年未及而思男，思伤心血，火炎脾亏，肺烁肾枯，而血闭成痨者，十分难治，宜四物汤加黄芩、柴胡；或逍遥散加山栀、芩、连，以养血凉血降火；或肾气丸加子芩、红花，养阴柏子丸亦好。因怒逆者，四制香附丸加黄

芩、生地；因惊者，抱胆丸。经绝不通者，瓦松散。寡妇郁闷百端，或慕夫不能顿忘，或门户不能支持，或望子孙昌盛，心火无时不起，加之饮食厚味，遂成痰火。其证：恶风、体倦、乍寒乍热、面赤、心烦，或时自汗，肝脉弦长。当抑肝之阴气，柴胡抑肝汤、抑阴地黄丸、越鞠丸。如贫苦淡食者，四制香附丸主之。有每日上午神思昏愦，怕见明处，恶闻人语，至午后方可，及头昏、腹痛、惊惕，稍涉劳动，与月经来时，其证尤剧，此不得遂志之故也，宜清神养荣，四物汤加人参、茯神、陈皮、柴胡、羌活、甘草、香附。有与鬼交通者，由神不守舍，或时独笑，或泣，脉迟伏，或如雀啄，不知度数，颜色不变者，宜茯神、羌活、蔓荆子、防风、薏苡仁、黄芪、五味子、麦门冬、石菖蒲、黄芩、甘草，水煎服。

崩 漏

崩漏有虚亦有热，热则流通虚溜泄；血热则流，虚则溜。凡非时血行淋沥不已，谓之漏下；忽然暴下，若山崩然，谓之崩中。有五色以应五脏。

虚多房劳挟火邪，

经行犯房，及劳役过度，损伤冲任，气血俱虚，不能制约，经血忽然暴下，宜大补气血，大温经汤。气虚者，四物汤加参、芪；血虚者，四物汤加胶、艾、炒干姜；久不止者，百子附归丸、墨附丸。虚寒脐腹冷痛者，伏龙肝散。一切虚证，内灸散。虚火，凉血地黄汤、生地芩连汤、补阴丸。久者，当归龙骨丸、大小乌鸡丸。

热只饮食不调节。

有因膏粱厚味，以致脾湿下流于肾，

与相火合为湿热，迫经下漏，其色紫黑腐臭，宜解毒四物汤、凉血地黄汤、胶艾四物汤加黄芩，或单芩心丸。四物坎离丸、固经丸。有因饮食失节，火乘脾胃下陷，颜容似无病者，外见脾困倦、烦热不卧等证，经水不时暴至，或适来适断，只宜举养脾胃，加以镇坠心火之药，补阴泻阳自止，升阳调经汤、升阳举经汤。

或因四气苦相侵，

子宫为四气相搏，则血亦难停。大概风冷搏动者，五积散去麻黄，入醋煎服；或不换金正气散加川芎、官桂；或四物汤加荆芥。寒冷所乘，及年老久崩者，伏龙肝散加附子、鹿茸、阿胶、蒲黄，糯米糊丸服。暑月，单芩心丸，或益元散加百草霜。湿者，升阳除湿汤。

或为悲忧心痛切；

悲哀甚则胞络绝，胞络绝则阳气内动，发则心下崩，数溲血也，宜备金散、四制香附丸、乌药汤、古橘归丸。忧郁因先富后贫，先顺后逆，心事不足，郁火旺于血脉之中，宜四物汤加香附、白术各一钱，地榆、黄芪、人参各五分，升麻二分，甚者加棕榈灰，酒调服。心痛甚者，名杀血心痛。小产后血过多，心痛者亦同，用乌贼鱼墨炒为末，醋汤调服。

势急须宜止且行，

经曰：阴搏阳，谓之崩。言属热者多也。崩乃经血错乱，不循故道，淖溢妄行。遽止便有积瘀凝成窠臼，不止又恐昏晕，必先服五灵脂末一钱，其性能行能止，然后分虚热，用调和气血之药一二帖，后再服单五灵脂散，去故生新。如更不止，乌纱帽散、十灰散、古黑神散、单夏枯草膏；有火者，固经丸；虚者，女金丹。

养胃安心还旧血。

血崩止后，宜四物汤加炒干姜调之。气弱加参、芪；有郁加香附；挟火加芩、连少许，更服二宜丸。四物汤以还旧血，免致孤阳，防其再发。如脾胃气弱者，补中益气汤；心神不安者，宁神膏、滋阴宁神汤。此疾有心血不足者，有心火亢甚者，若不早治，变为白浊、白淫、血枯发热，不可治矣。

带　下

带下赤白皆湿热，脐腹痛甚湿热结；

经曰：小腹冤热，溲出白液。冤者，湿热屈抑凝滞，结于任脉，自胞上而过带脉，出于大、小肠之分，淋沥以下，故曰带下，赤属血，白属气。其证：头昏目眩，口苦舌干，咽嗌，大便或闭或溏，小便涩，皆热证也，如赤白痢浊一般，但不痛耳。间有痛者，湿热怫郁，甚则肚腹引痛。妇人服食燥热，性行乖戾，以致肝旺脾亏而生湿热，热则流通，古人有用导水丸下之，继以淡剂渗之，或苦楝丸、大玄胡索散调之。如脐腹痛者，暂以辛温开导，如大温经汤、补经固真汤、龟柏姜栀丸是也。

热多瘦妇必潮烦，

瘦人多热，脉数，外证潮烦，乃阴虚火盛也，芩柏樗皮丸。带不止者，用地骨皮一两，生地五两，酒十盏，煎至三盏，分三次服；或白芷散、单益母丸。白带兼痛风者，二陈汤加苍、柏、南星、牛膝、川芎；兼头风鼻涕者，苍柏辛芎散；兼七情者，侧柏樗皮丸。

湿胜肥黄痰作孽；

肥人多湿，身黄脾缓，阴户如水，或痛，白带，升阳燥湿汤、四物固真丹。湿痰流下，渗入膀胱，宜二陈汤加二术、升麻、柴胡，或苍柏樗皮丸。如结痰白带，淋沥不已者，先以小胃丹，半饥半饱，津液下数丸。候郁积开，服芩术芍葵丸。通用五苓散合四物汤，或单樗白皮炒为末，酒糊丸，血虚加四物汤；气虚加参、术、陈皮；火动加黄柏；滑久加龙骨、赤石脂；性躁加黄连；腹痛加干姜。

间有虚寒带臭腥，阴中冷痛何曾歇；

虚因月水淋沥不已，或崩中暴下，或产后去血过多，以致阴亏阳竭，荣气不升，经脉凝泣，卫气下陷，精气累滞于下焦，蕴积而成，白滑如涕，下流腥臭者，黄芪建中汤去桂，加当归，水煎吞苦楝丸。久不止，脐腹引阴冷痛者，东垣固真丸；虚中有火者，补经固真汤、大乌鸡丸。常用：气虚，四君子汤；血虚，四物汤。有火加黄柏，有寒加桂、附。寒始因亡血，复亡其阳，阳气虚极，带下腥臭，多悲不乐，附桂汤；腹痛阴冷者，四物汤加桂、附。常用酒煮当归丸、小乌鸡丸、螽斯丸，琥珀调经丸。

外感风邪传各经，

风邪入于胞门，或中经脉，流传脏腑。若伤肝经，青如泥色；心经，赤如红津；肺经，白形如涕；脾经，黄如烂瓜；肾经，黑如衄血。宜胃风汤，或五积散去麻黄主之。通用单地榆散。

一种白淫思虑切；

思想无穷，所愿不得，意淫于外，入房太甚，发为筋痿，久为白淫，谓白物淫如白精之状，不可误作白带，过服热药。又有日夜流津，如清米泔，或如黐胶者，谓之白崩，与白淫大同，多忧思过度所致，诚难治疗，宜平补镇心丹。因思伤脾胃者，四七汤下白丸子，或归脾汤；痞闷少食者，沉香降气汤；因劳伤肾气，心肾不交者，金锁正元丹、小菟丝子丸、威喜丸、硫苓丸。

室女胎产法相同，

室女经水初下，一时惊悸，或浴以冷水，或当风取凉，故经水止而即患带下，宜琥珀朱砂丸。孕妇带下，全是湿热，宜芩术樗皮丸。平时阴阳过多，及产后亡血下虚，风邪乘虚入于胞络，宜暖宫丸加姜、附、吴萸，或黄芪建中汤去桂，加当归，水煎吞苦楝丸。

补卫调脾循故辙。

凡崩中带下，或用升提，如升阳调经汤；或用收涩，如伏龙肝散、白芷散。然暂止而终不止者，盖卫司开阖，而为荣血之主，脾胃为血海水液之会，卫气与胃气俱虚，则血液无所约制。是以古方有用桂枝汤加附子，以固卫气者；四君子汤加草果、丁香、木香，以燥水健脾者；或用理中汤加陈皮、半夏；或单半夏丸，用芎、归煎汤下；或补中益气汤、平胃散。皆补卫厚脾，使气血自循故辙，而不专于收涩以劫夺之也。

癥瘕 与男子积聚条参看

癥瘕冷热都是瘀，或因食积或郁怒；

癥者，坚而不移；瘕者，坚而能移。七癥八瘕，经亦不详。虽有蛇、蚊、鳖、肉、发、虱、米等名，偶因食物相感，假血而成形耳，瘕比癥稍轻。其为病所以异于男子者，皆曰产后及经水行时，或饮食生冷，以致脾虚与脏气相结；或七情气郁生痰，皆必挟瘀血而后成形。要知癥瘕、疝癖、石瘕、肠覃、食癥、血癥、食瘕、血瘕，种种不一，尽皆痞块之异名耳。经云：大肠移热于小肠，小肠移热于大肠，两热相搏，则血溢而为伏瘕，月事不利。以此推之，癥瘕皆有热者，盖瘀血亦有热燥逼成，况阳气怒火蕴聚，饮食湿热拂郁结成，未可专以寒冷论也。大概虚冷者，内炙散、琥珀丸、温白丸；热者，消块丸、连萝丸，外贴三圣膏，神效阿魏散。久不愈者，猪肝丸、辰砂一粒丹、神圣代针散。瘀血，四物汤加桃仁、韭汁。甚者加蜀葵根，入玄明粉下之；或桂枝桃仁汤，外以韭菜捣饼熨痛处；或万痛丸、桃奴散。食积，三棱煎、保和丸、红丸子；虚者，白术膏、补中益气汤；热者，大承气汤加黄连、芍药、川芎、干姜、甘草，或单黄连丸，小调中汤加贝母，姜汁糊丸服。郁气，白葱散、蟠葱散、七制香附丸、当归龙荟丸。痰饮，润下丸，或二陈汤加香附、枳壳、桔梗；痰瘀食积者，白芥丸，海石丸。

　　腹痛经闭如怀胎，面黄寒热梦无数。

　　癥瘕得冷则发，腹痛支满，胸胁腰背相引，四肢疼痛，月事不调，如怀胎之状。邪气甚盛，令人恍惚，夜多异梦，寒热往来，四肢不举，阴中生疮，甚者小便淋沥，或兼带下，小腹重痛，面色黄黑，入于子脏则绝产，入于胞络则经闭，宜人参荆芥散、小温经汤、逍遥散、通经丸、古斑玄丸选用。血与气并，心腹痛连腰胁背脊，甚则搐搦，经候不调，谓之血气，玄胡索散、手拈散、失笑散、单干漆丸。数证因痰瘀气积者，与上诸方通用。

　　痃癖病治颇相同，

　　痃者，在腹内近脐，左右各有一条筋脉急痛，如臂、如指、如弦之状，名曰痃；癖者，偏僻在两肋之间，有时而痛，名曰癖。皆阴阳不和，饮食停滞，冷气相搏而成，亦得冷则发。

　　腹胀不食亦可惧；

　　红丸子、猪肝丸、小乌鸡丸、葱白散。

　　肠覃可按血自通，

　　肠覃，乃寒气客于大肠，与胃相搏。

大肠为肺传送，肺主气，气得热则行，得冷则凝，凝则清气散，而浊气结而为覃。覃延日久不已，瘜肉乃生，始如鸡卵，久如怀胎，按之坚，推之移，月事时下，或多或少，气病而血未病也，宜二陈汤加香附以开之，或香粉丸。

　　石瘕塞胞经无路。

　　女子癥瘕疝气，发则腹痛逆气上冲，乃胞中伤损，瘀血结成。久则坚硬如石，塞于子门，大如怀胎，月事不下，乃先感寒气，而后血壅不流所致。血瘕，石碙丸；气血瘕，散聚汤；疝瘕，麝香丹、古硝黄膏；石瘕，见睍丹主之，或通经丸，加红花尤妙。

　　血蛊气蛊坚如石，水蛊肿满俱难治；

　　蛊者，三虫聚而食血之象，即癥瘕之甚者。肚腹急硬如石，肿满如水，乃瘀结胞门，或产后为水与血搏，通用四香散、千金桃仁煎、内消散、蛤蟆煮肚法、抱瓮丸、黄米丸。单腹蛊胀者，大腹皮饮救之。详男科肿胀类。

　　调气破血渐消除，虚者还宜补脾胃。

　　善治癥瘕者，调其气而破其血，消其食而豁其痰，衰其大半而止，不可猛攻峻施，以伤元气。宁扶脾正气，待其自化，此开郁正元散之由名也。愈后宜大小乌鸡丸、八珍汤、交加散、交加地黄丸调之。凡攻击之药，病重病受，病轻胃气受之而伤矣。或云待块消尽而后补养，则胃气之存也几希。

胎　前

　　胎前清热与养血，

　　妇人无病，月事时下，乃能受孕。气血充实，则可保十月分娩，子母无虞。若冲任不充，偶然受孕，气血不足荣养其胎、宜预服八珍汤，补养气血以防之，免其坠堕。或原有热而后受孕，或孕后挟热及七情劳役动火，轻则胎动不安，重则遇三、五、七阳月必堕，火能消物故也，宜安胎丸常服，以消其热，热清则血循经而不妄行，所以养胎也。谚云：胎前不宜热，良有以哉！

月分依经善调燮；

各经气血多少、虚实不调，则胎孕不安，依经调之，免堕胎患，大忌男女交合。

一足厥阴二少阳，

夫人之有生也，母之血室方开，父之精潮适至，阴幕既翕，如布袋绞纽，而精血乘冲气自然旋转不息，如蜣螂之瀼粪，吞唼含受成一团圆，璇玑九日一息不停，然后阴阳大定，玄黄相包，外似缠丝玛瑙，其中自然虚成一窍，空洞虚圆，与鸡子黄中一穴相似，而团圆之外，气自凝结为胞衣，初薄渐厚，如彼米饮，豆浆面上自结一皮，中窍日生，从无入有，精血日化，从有入无，九日之后，次九又九，凡二十七日，即成一月之数，窍自然凝成一粒，如露珠然。乃太极动而生阳，天一生水，谓之胚，足厥阴脉所主也。此月经闭无潮，无痛，饮食稍异平日，不可触犯，及轻率服药。又三九二十七日，即二月数，此露珠变成赤色，如桃花瓣子。乃太极静而生阴，地二生火，谓之膊，足少阳脉所主也。此月腹中或动或不动，犹可狐疑，若吐逆思酸，名曰恶阻，有孕明矣。或偏嗜一物，乃一脏之虚，如爱酸物，乃肝脏止能养胎而虚也。二三个月间，忽心腹痛不安者，用当归三钱，阿胶、甘草各二钱，葱四茎煎服。

三四胞络三焦诀；

又三九二十七日，即三月数，百日间变成男女形影，如清鼻涕中，有白绒相似，以成人形。鼻与雌雄二器先就分明，其诸全体隐然可悉，斯谓之胎。乃太极之乾道成男，坤道成女，手厥阴脉相火所主。胎最易动，古芩术汤，或为丸频服最妙。如无恶阻等证，胎有可疑者，用验胎法：以川芎为末一钱，五更艾汤调服，服后腹中不觉动者，则为经病；如觉微动者，则为有孕。或因惊恐坠堕，胎气不和，转动不能，脐腹疼痛者，温酒调下二钱，加当归尤妙。如胎不安，及腰背痛不可忍者，古杜续丸。四月男女已分，始受水精以成血脉，形像具，六腑顺成，手少阳脉所主。多心腹膨胀，饮食难消，甚者用平胃散，换白术加香附、乌药、大腹皮。如因惊怒动胎下坠，小腹痛引腰胁，小便疼痛下血者，安胎当归汤。四五个月，忽心腹疼痛者，用大枣十四枚炒黑，盐一钱烧赤，为末，取一撮，酒调服之立愈。

五脾六胃七肺金，

五月始受火精以成阴阳之气，筋骨四肢已成，毛发始生，足太阴脉所主。六月始受金精以成筋，口目皆成，足阳明脉所主。五六月胎不安者，安胎饮、固胎饮选用。七月始受木精以成骨，皮毛已成，游其魂能动左手，手太阴脉所主。如胎气不安常处者，亦名阻病，宜旋复花散。

八手阳明成窍穴；

八月始受土金以成皮肤，形骸渐长，九窍皆成，游其魄能动右手，手阳明脉所主。如胎不安者，单砂仁略炒为末，米饮下，止痛行气甚捷，但非八九个月内不可多服。如胎肥大者，束胎丸。

九肾十膀神气完，

九月始受石精以成皮毛，百节毕备，三转其身，足少阴脉所主。十月受气足，五脏六腑齐，通纳天地气于丹田，使关节、人神皆备，足太阳脉所主。惟手少阴、太阳经无所专主者，以君主之官无为而已。此两月素难产者，达生散；素肥盛及奉养安逸太过者，枳甘散；素怯弱者，益气救生散。

半产须防三七月；

半产多在三五个月及七个月内。若前次三个月而堕，则下次必如期复然。凡半产后，须多服养气血、固胎元之药，以补其虚损。下次有胎，先于两个月半后，即服清热安胎药数帖，以防三月之堕。至四个半月后，再服八九帖，防过五月。又至六个半月后，再服五七帖，以防七月。及至九个月，可保无虞。

间有感伤并杂证，

妊孕伤寒，详见三卷，寻常感风咳嗽，头痛发热，参苏饮去半夏热服，令肌体微润而已。风热甚者，双解散去硝、黄、麻黄、石膏。感寒胸满欲呕，苦腹满痛，大便清者，大正气散去半夏，加吴萸、阿胶。感暑眩冒、烦渴、尿赤、惊惕、呕吐、脐下苦急者，香薷散合古芩术汤，或十味香薷散。感湿腹胀，身重者，平胃散；泄者三白汤加砂仁、厚朴，苍术，内热加黄芩。内伤七情，气滞不行者，紫苏饮，内伤劳役以致小腹常坠，甚则子宫坠出者，气陷也，补中益气汤；如因房劳者，八物汤加酒炒黄芪为君，防风、升麻为使。内伤饮食，胸胁满痛者，平胃散换白术，加山楂、麦芽、黄连。内伤姜、椒、热酒、腥膻、炙煿，以致胎热，令母两目失明、头痛、腮肿、项强者，消风散，或四物汤加芩、连、荆、防。内伤生冷冰血，或外又感寒，以致胎冷不转，脐腹绞痛，肠鸣泄泻者，宜从权以理中汤之剂治之，泄甚加木香、诃子、陈皮、白芍、粟米，中病即止。因感伤以致胎虚寒者，八物汤加吴萸、阿胶。《病原》谓风冷伤于子脏而堕者，此类间亦有之，非常法也。杂病与男子一同，但孕妇服药，禁忌不犯则不动胎。如子疟热多，清脾饮去半夏；寒多，人参养胃汤去半夏；久不愈者，胜金丹截之。胎痢热者，古芩术汤、黄芩汤；虚者胃风汤、香连丸。伤冷疟痢交作者，醒脾饮子。胎惊心中怔忡，睡卧不宁，热者朱砂安神丸；虚者定志丸。余可类推。

调治须知三禁法。

妇人天癸未行，属少阳；天癸已行，属厥阴；天癸已绝，属太阴。胎产之病，治厥阴经者，是祖化之源也，治无犯胃气及上二焦，为三禁，不可汗、下、利小便是也，汗则痓满，下则伤脾，利小便则亡津液。旧以四物汤为主，如伤寒各经加减法例。莫若外感时气，从四物汤合小柴胡汤；阴证四物汤合理中汤、古芩术汤，伤寒最妙。杂病四物汤、四君子汤、二陈汤加减。间有服毒药而不致胎动者，乃病邪重，胎元实也，岂可视为常法！且阴阳和而后有胎，凡胎家有病，亦不必太攻也。经曰：妇人重身，毒之有故无殒，然衰其大半而止。如阴阳调和者，不可妄服药饵。三五月前，一毫辛散、滑利禁用。七八月间，倘有秘结，乃敢滑利，又当慎其素惯堕胎，及难产而斟酌之。

胎动心腹腰作疼，甚则下血如经行；或因七情气不顺，或因外感风寒凝；

受胎不坚，或因惊恐，或因喜怒不常，或因冲任二经原挟风寒而受胎，或因登厕风冷攻入阴户，以致胎动，而母心腹作痛，甚则腰痛下血，当安胎而母自定。胎动因七情气逆，心腹胀满疼痛者，紫苏饮；因外感发热、头痛、呕逆、胸胁胀满者，安胎饮加柴胡、大腹皮；气血虚者，安胎饮倍参、术；虚热者，固胎饮。腹痛服安胎药不止者，须辨寒热虚实，寒者，理中汤加砂仁、香附；热者，黄芩汤；血虚胎痛者，四物汤，或平胃散加苏盐煎汤，吞二宜丸；气虚痛者，四君子汤加芍药、当归；气实心腹胀痛者，用香附、枳壳等分为末，空心白汤下。心痛寒者，艾叶、小茴、川楝等分，空心水煎，或草豆蔻丸；热者，二陈汤去半夏，加山栀、黄芩。心腹痛，素有冷气，腹痛冲心，如刀刺者，四物汤去地黄，加茯苓、厚朴、人参、吴萸、桔梗、枳壳、甘草，水煎服。心腹大痛，气欲绝者，古芎归汤加茯苓、厚朴等分，水煎服。单方用鲤鱼如食治，入大枣十四枚，炒盐一钱，酒少许，煮汁饮之；不饮酒者，用鲤鱼和粳米、姜葱煮粥，十日一食，善能护胎长胎。腰痛最为紧急，酸痛者，必欲产也；因七情者，紫苏饮加杜仲、续断；因闪挫者，用破故纸二钱为末，胡桃肉一个，研匀，空心酒调服；素虚痛者，青娥丸；腰痛如折，不能转侧者，用鹿角五钱，火煅酒淬，再煅再淬，以碎为度，研末酒调服。胎动下血者，胶艾芎归汤，或加砂仁、秦艽、卷柏、桑螵蛸、桑寄生、杜仲。下血腹痛难忍，或下黄汁如漆，如豆汁者，用野苎根、金银花根各五钱，水、酒各半盏煎服，下血产门痛者，用单黄连末一钱，酒调服。

或因母病或压坠，

有因母病以致胎动者，但治母病而胎自安矣。如母有宿疾而胎不旺者，长胎白术丸。有羸瘦挟痰，气血枯竭，胎终不可保者，用牛膝四分、木香、桂心、蟹爪各二分为末，空心温酒调服，下之免害其分娩，又用红酒曲五两，渍酒十盏，煎二沸去渣，分五服，隔宿四服，次早再服。其子如糜，令母肥盛无疾，

或麦芽、神曲煎服，寻常古芎归汤最妙。孕妇或从高坠下，重物所压，致动胎元，心腹痛甚，下血者，用砂仁略炒勿焦，为末，热酒、盐汤、艾汤皆可调服。觉腹中热，其胎即安，胎家无所不治，功同芩、术。如去血过多者，古芎归汤加胶、艾。

健脾养血总安宁。

通用古芩术汤，加阿胶。风邪加生姜、豆豉；寒加葱白，或干生姜少许；热加天花粉；寒热加柴胡；项强加葱白；温热腹痛加白芍；腹胀加厚朴；下血加艾叶、地榆；腰痛加杜仲；惊悸加黄连；烦渴加麦门冬、乌梅；思虑过加茯神；痰呕加旋复花、半夏曲；劳役加黄芪；气喘去白术加香附；便燥加麻子仁；素惯难产加枳壳、苏叶；素惯堕胎加杜仲；素血虚加芎、归，此安胎之圣药也。凡卒有所下，急则一日三五服，缓则五日、十日一服。常服安胎易产，所生男女又无胎毒，盖妊孕脾土运化迟滞则生湿，湿则生热，故用黄芩清热以养血，白术健脾以燥湿。安胎丸、金匮当归散、加味养荣丸，皆此方而推之也。

胎漏下血腹不痛，

心腹痛而下血者，为胎动；不痛者，为胎漏。

血多为热少为虚；

热者，下血必多。内热作渴者，四物汤加白术、芩、连、益母草，或金匮当归散、加味养荣丸。血黑成片者，三补丸加香附、白芍。血虚来少者，古胶艾汤，或合四物汤、长胎白术丸。气虚者，四君子汤加黄芩、阿胶。因劳役感寒，以致气虚下血欲坠者，芎归补中汤；或下血如月信，以致胞干，子母俱损者，用熟地、炒干姜各二钱为末，米饮调服。

惟有犯房难救止，

胎漏亦有肥盛妇人月水当来者，或因登厕，风攻阴户者，虽不服药，亦或无恙，但作胎漏，遽用涩药治之反堕。惟犯房下血者，乃真漏胎也，八物汤加胶、艾救之。

偶然尿血莫模糊。

尿血自尿门下血，胎漏自人门下血。妊娠尿血属胞热者多，四物汤加山栀、发灰，单苦荬菜饮亦炒。因暑者，益元散加升麻煎汤下；稍虚者，胶艾四物汤；久者，用龙骨一钱，蒲黄五钱为末，酒调服。

恶心阻食名恶阻，

或大吐，或时吐清水，恶闻食臭，由子宫经络络于胃口，故逢食气，引动精气冲上，必食吐尽而后精气乃安。亦有娱交合而子宫秽盛者，过百日则愈。

瘦人多热肥人痰；

二陈汤加竹茹、生姜，热加芩、连；因怒者，单黄连丸，茯苓煎汤下。

亦有无阴并气弱，

无阴则呕者，左脉必弱，头疼全不入食者，八物汤合二陈汤，加枳、梗。气弱者，四君子汤加陈皮、麦门冬，厚朴、竹茹；日久水浆不入口，吐清水者，并加丁香。恶闻食气，多卧少起者，旋复花散。

或因胎动别证兼。

三四个月病恶阻者，多因胎动不安，或兼腰腹疼痛者，保胎饮；兼疟痢，口中无味，及曾伤风冷者，醒脾饮子；兼伤食者，二陈汤加砂仁、香附，或单白术为丸，或单砂仁为末，米饮下。甚者，红丸子极效。

子烦躁闷乱心神，火盛克肺好生嗔；

妊孕心烦躁闷，谓之子烦。多受胎四五个月间，相火用事；或应天令五六

月间，君火大行，俱能乘肺，以致烦躁，胎动不安。大抵相火盛者，单知母为末，蜜丸芡实大，每三丸酒下，日月未足，欲产及虽产者亦效；君火盛者，单黄连丸；心神不安者，朱砂安神丸；烦甚恐伤胎者，罩胎散。切不可以虚烦药治。

或有停痰胸膈滞，亦令烦躁不宜人。

或有停痰积饮，滞于胸膈之间，亦令烦躁胎动不安者，用茯苓、防风、麦门冬、黄芩等分，竹叶减半，水煎，入竹沥调服。

子悬心腹胀满痛，胎气凑心相火哄；

妊孕四五个月以来，相火养胎，以致胎热气逆凑心，胸膈胀满疼痛，谓之子悬，宜紫苏饮；有郁，心腹胀满甚者，加莪术及丁香少许。不食者，古芩术汤倍白术，加芍药。

甚则闷绝欲伤人，

火盛极，一时心气闷绝而死，紫苏饮连进救之。

误药子死不能动。

此证两尺脉绝者，有误服动胎药，子死腹中，则憎寒、手指唇爪俱青，全以舌证为验，古芎归汤救之。

胎水遍身虚肿浮，

妊孕经血闭以养胎，胎中挟水湿，与血相搏，湿气流溢，故令面目肢体遍身浮肿；名曰胎水，又曰子肿，多五六个月有之。原因烦渴引饮太过，或泄泻损伤脾胃，脾虚不能制水，血化为水所致，宜五皮散，倍加白术为君；气喘小便不利者，防己散；湿热盛者，单山栀炒为末，米饮调服，或单山栀丸。

腹大异常亦堪忧；

妊孕五六个月，腹大异常，高过心胸，气逆不安，胎中蓄水所致。若不早治，必然其子手足软短，形体残疾，或生下即死，子母难保。宜鲤鱼汤，服至

肿消水散为度。仍常煮鲤鱼粥食之。

又有脚肿或出水，胞浆大盛故下流。

妊孕七八个月以来，两脚浮肿，头面不肿，乃胞浆水湿下流。微肿者易产，名曰皱脚；肿甚者，平胃散加木瓜；挟外感者，槟苏散。自脚面肿至膝腿，喘闷妨食，甚至足指间有黄水出者，谓之子气，宜天仙藤散；如脚腰肿者，肾着汤，手脚肿者，用赤小豆、桑白皮等分，水煎服，重者加商陆。

妊孕中风名子痫，只因体薄受风寒，发则口噤痰涎壅，有时昏晕胎难安。

体虚受风，而伤太阳之经络，后复遇风寒相搏，发则口噤背强，痰涎壅盛，昏晕不识人，时醒时作，谓之儿晕，又曰子痫，又曰痉，甚则角弓反张，小续命汤意。重者羚羊角汤；轻者四物汤加葛根、牡丹皮、秦艽、细辛、防风、竹沥。痰加贝母、陈皮、茯苓、甘草，或古芎活散。如中风寒犯触，身体尽疼，乍寒乍热，胎不安常，苦头眩痛，绕脐下寒，时时小便白如米泔，或青黄，寒栗，腰苦冷病，目视晾晾者，四君子汤去茯苓，加当归、厚朴、韭白、姜煎，入酒调服。不醒人事者，单荆芥散。

子淋溺涩膀胱热，

妊孕饮食积热膀胱，以致小便闭涩，又谓之子满，宜古芎归汤加木通、麦门冬、人参、甘草、灯心，临月加滑石为君。热盛者，五淋散。原因房劳内伤胞门，冲任虚者，四物汤合六君子汤，或肾气丸。

甚则大小便闭结；

脏腑积热，大小便不通者，用赤茯苓、枳壳等分，大腹皮、甘草减半，葱白煎服；或四物加黄芩、厚朴、枳壳。胞热小便不通，身重恶寒，头眩者，用冬葵子、赤茯苓等分为末，米饮调服。

转脬溺闭痛难当，

转脬者，脬系转戾，脐下急痛，小便通，多禀弱、性急、厚味者有之。妊孕脬为胎压，展在一边，脬系转戾，但升举其胎，脬转水道自通，宜四物汤合六君子汤，去茯苓，探吐以提之。无孕者亦同，不可专用滑渗之药。有素肥盛忽瘦，两尺脉绝者，阴虚也，肾气丸主之；甚者冬葵子、赤茯苓、赤芍等分水煎，入发灰少许。有热者，古芩术汤合益元散服之。一法：将妊孕倒竖起，其胎不坠，其溺自出。产后有脬转，或脬出者，捣葱白于脐上，灸之立效。如欲服药，与胎前大同。

遗尿赤白宜分别。

妊孕遗尿，古方用白薇、白芍等分为末，每三钱，酒调服。然亦有虚有热，赤者属热，古芩术汤加山茱萸、五味子少许；白者属虚，安胎饮，或鸡脬胫散。

子喑腹鸣自笑悲，

妊孕三五个月以来，忽失音不语者，胞络脉绝也。胞系于肾，肾脉贯舌，非药可疗，分娩后即自能言。腹中作钟鸣，或哭者，多年空房下鼠穴中土为末，酒下或干嚼之，即止。腹中儿啼者，黄连煎浓汁呷之，或青黛亦好。有脏躁悲伤惨戚、呕下者，大麦、甘草、枣煎服。有自哭自笑者，红枣烧存性，米饮调服。

发痘动胎命必绝；

胎前患痘，用峻药动胎，去血泄气，必死。详痘疹。

诸证湿痰风热虚，却邪保胎真口诀。

孕妇脾土不运而生湿，湿生痰，痰生热，热生风。如子肿，湿也；恶阻，痰也；子烦、子淋，热也；子痫，风也；子悬，气也；转脬，虚也。清热、渗湿、消痰、顺气、疏风、补虚，或兼杂证，祛邪保胎二法并行，子母俱安。

饮食禁忌亦须知，

鸡肉合糯米食，令子生寸白虫；食犬肉，令子无声；鲇鲤同鸡子食，令子生疳蚀疮；食兔肉，令子缺唇；食羊肝，令子多厄；食鳖肉，令子项短缩头；鸭子同桑椹食，令子倒生心寒；鲜鱼同田鸡食，令子喑哑；雀肉同豆酱食，令子生雀子斑；食螃蟹，横生；食姜芽，令子多指；食冰浆，令绝产；食雀肉饮酒，令子多淫无耻；食慈菇，消胎气；食驴马肉，过月难产；豆酱合藿菜食，堕胎；食山羊肉，令子多病；食鳅鳝无鳞鱼，难产；食诸般菌，生子惊风而夭；食雀脑，令子患雀目。勿妄服汤药，勿妄用针灸，勿过饮酒浆，勿举重登高陟险。心有大惊，子必癫痫。勿多睡卧，须时时少步，动和血脉；勿劳力过伤，使肾气不足，子必解颅，脑破不合。衣毋太温，食毋太饱，若脾胃不和荣卫虚损，子必羸瘦多病。戒之。

转女求男皆古设。

生男生女，阴阳造化玄妙。古法于胎成二月之内，以斧置孕妇床席下，悬弓矢于壁，盖弓矢斧斤，男子事也，勿令人知此意。恐不信者，令待鸡抱卵之时，以斧置窠下，尽是雄鸡。故胎教常令见王公大人，亦此意也。更佩雄黄一二两于孕妇身左，或萱花亦可。三法皆验，用其一可也。又后有月日时游胎杀，虽不可泥，然门户床灶，实不可轻易移动，求嗣者，尤宜慎之。

临 产

临产切不可慌忙，

十月气足，胎元壮健者，忽然腹痛，或只腰痛，须臾产下，何俟于催？此易生天然之妙喜，服单益母膏，免产后之患。中间有体弱性急者，腹痛或作或止，名弄痛；浆水淋沥来少，名试水。虽脐腹俱痛，发动露顶，而腰不痛者，切莫怆惶，切禁洗母动手于腹上揣摩。直待日子已到，腹痛阵密，破水以后，并腰痛，眼中如火，方可坐草；须待儿头直顺且正，逼近产门，方可用力一送。如坐草太早，用力太过，产母困倦，及至迟滞，乃用催生之药。凡难产皆孕后纵欲，及骄恣全不运动；又是生冷硬物凝滞；或矮石女子，交骨不开；或腹大甚，胎水未尽；或临产闲杂之人惊恐产妇。恐则精怯，精怯则上焦闭，闭则气还，下焦胀而不行，紫苏饮最妙。气实者，瘦胎枳甘散；气弱者，达生散。

活血安胎未破浆；

如腹痛浆水未破，只宜用古芎归汤，以活其血，或浆水已破而少痛，虽痛而不密，宜安胎饮或达生散，以固胎元。切不可轻用峻药，徒渗水道，反伤胎气而产愈难。产母亦听其眠食自如，但不可过眠过饱耳。

破浆已久犹难下，

破水多则血干涩，必用古黑神散，血虚者，古芎归汤下，名芎归黑神散；气弱者，四君子汤下，名四君黑神散；横逆侧产，每加麝一厘。此时，如舟坐砂上，须涌水而后可通。服此药后，外用葱二斤，捣烂铺于小腹上，用急水滩头沙一斗，炒热，将布袱于葱上，轻轻略揉。

滑利迅速要相当。

催生有露顶顺正，而生犹迟滞者，恐外感风冷寒暑所阻。夏月热产，则气散血沸，宜五苓散加葵子，或三退六一散；冬月冻产，则血凝滞，常令房中火暖，宜催生五积散。有水道干涩不能下，及服黑神涩药又多者，用清油、白蜜等分，猪肝煮汁调服；或六一散七钱，加

473

葵子五钱为末，每二钱热服。有产难日久水干，及触犯恶气，心烦躁闷者，兔脑丸；腰痛心烦者，用人参、乳香各二钱，辰砂五分，为末，鸡子清调姜汁化开，冷服。以上正产艰难之法，以下横逆侧碍等法。

横生露手逆露足，徐徐推上任洗娘；

横者，儿先露手。原因腹痛儿身未转，产母用力一逼，遂致横来。当令产母安然仰卧，洗母轻手徐徐推儿稍上，渐渐以中指摩其肩推上，又攀其耳而正之。服芎归黑神散，固血生血；须待儿身正直，且顺临门，服阿胶、滑石、葵子为末，温酒入蜜搅匀服之，然后方可用力送下。逆者，先露其足。因母气乏，关键不牢，用力太早，致儿逆来。当令产母安然仰卧，洗母徐徐推足入去，分毫不得惊恐。服芎归黑神散，固血活血，候儿自顺。若经久不生，却令洗母轻缓用手推足，令就一边直上，令儿头一边渐渐顺下；多服芎、归等药，直待儿身转，门路正当，然后用三退散调服，方可用力送下。

坐产露臀高攀手，

坐者，先露其臀。当高处牢系手巾一条，令产母以手攀之；服固血药，轻轻屈足良久，儿即顺生。

㗐面贴顶救盘肠；

盘肠者，小肠先出。急用热水浸软旧布，盖住其肠，不可包扎；外用醋半盏，新汲水七分碗，调停㗐产母面，每一㗐，令一缩，三㗐三缩，当收尽为度。又以如圣膏贴产母头顶中心，肠上即拭去。内兼服芎、归、参、芪大补之药，加升麻、防风以提之，未有不收者。又有久而为风吹干不能收者，用磨刀水少许，火上温过以润其肠，后用好磁石煎汤一盏服之，其肠自收。

碍产儿肩脐带绊，

碍者，因儿身翻转脐带绊住其肩，虽露正顶，而不能生。当令产母仰卧，洗母轻轻推儿近上，徐徐引手，以中指托起儿头，下其脐带，服固血药，仍须候儿身正顺，方可用力送下。

露额侧来坠腿尻。

侧者，因儿方转身，被产母用力一逼，以致儿头偏坠左腿，忽偏坠右腿，或露左额角，或露右额角，儿头偏坠一畔。多服芎归黑神散；令产母仰卧，洗母轻轻推儿近上，以手正其头，直向人门，然后用力送下。若是儿顶后骨偏坠谷道，即令儿只露额，当令洗母以绵衣炙令温暖，用手于谷道外畔轻按，推儿头上而正之；服催生药后，即令产母用力送下。此非洗母轻手巧妙不能。

伤产蓦然口翻噤，

当产误用催生峻药，伤母气血，急用安胎，过月而产。有经一年、二年至四年、五年而产者，尽皆怆惶用力太早之过，或因子欲生时，儿枕先破，败血裹住，宜盐豉一两，以青布包了，烧存性，入麝香一钱为末，用秤锤烧红，淬酒调服一盏，仓卒只以新汲水磨京墨服之，墨水裹儿身出；或芎、归、益母草，葵心皆能逐瘀以开产路。有坐草之时，蓦然目翻口噤吐沫者，霹雳丹。有矮石女子交骨不开难产者，龟壳散，或古芎归汤。通用无忧散、来苏散、兔脑丸。

胎死母舌黑非常；

外证指甲青黑、胀闷不食、口中极臭，用平胃散加朴硝五钱，水酒煎服，其胎化成血水而下。便闭脉实者，大黄备急丸，或单鹿角为末，葱豉煎汤调服；昏沉脉微者，养正丹，浓煎乳香汤下一百二十丸；血干或有寒者，四物汤下古桂香丸；气弱者，催生五积散，加麝一厘。双胎一死一活者，用蟹爪一盏，甘草二两，东流水十盏，煎至三盏，去渣，入阿胶三两，分二三次顿服，能令生者安，死者出。通用霹雳丹、夺命丸。外用如圣膏贴足心，仍服催生药及通关散吹鼻，即下。

胞衣不下因血胀，消瘀和气信古方。

皆因用力太早，产下不能更用力送出胞衣，停久被外冷所乘，则血涩胀胞而不出，腹满冲胸，喘急疼痛者危，急将脐带以少物系坠，然后截断，不然则胞上抱心而死。只要产母心安，不可轻信洗母用手，宜内服牛膝汤、催生五积散，或用真血竭为末，酒调服。甚者，夺命丹，外用如圣膏贴脚心。昏晕危甚，八味黑神散、黑龙丹。

产　后

产后必须先逐瘀，

正产体实无病，不药可也，但难产气衰，瘀血停留，非药不行。古法：一产后，古芎归汤加童便一半服之。如无童便，以淡醋磨墨一小盏，入前汤药亦好。服药后，且闭目少坐，然后上床仰卧，不得侧卧，宜立膝，不可伸足，高枕厚褥，四壁无风，时以人为从心括至脐下，如此三日。又不可太睡熟，宜频唤醒，时置醋炭，或烧干漆与旧漆器，以防血迷血晕。夏月房中不可太热，亦不可人多气盛，以致热过，则气耗散而不能送血。又不可太饱，时与白粥饮之，日渐加与。一月之内，针线劳役，当时不觉大害，月后即成褥劳，手脚及腰腿酸痛；亦不可脱衣洗浴，强起离床太早，以致外感身强，角弓反张，名曰褥风。如交合阴阳，令下部终身虚疾，将息百日以过乃可。须知产后百病，皆血虚火盛，瘀血妄行而已矣。间有内伤饮食，外感风寒，然亦必先逐瘀补虚为主。

瘀消然后堪补助；

瘀消后方可行补，如左脉弱，加补血药；右脉弱，加补气药。如不逐瘀，遽服参、芪甘炙停滞之剂，有瘀血攻心即死者。食肉太早亦然。

瘀冲眩晕腹心疼，

去血过多，眼花头眩，昏闷烦躁，或见头汗者，古芎归汤入童便，甚者加炒干姜、人参；汗多加黄芪，或八味黑神散、单五灵脂散、返魂丹。胃弱血虚发厥，仓公散、白薇汤。临产用力劳心，气虚而晕者，用人参一两，苏木五钱，水煎入童便调服。气血俱虚，痰火泛上作晕者，八物汤合二陈汤去白芍。火载血上昏晕，或挟风邪者，清魂散。被惊者，抱胆丸、朱砂安神丸。腹心疼痛，全是瘀血，八味黑神散、四味散、失笑散；有寒热者，当归须散。虚寒心痛者，桂心汤；感寒者，理中汤。七情心痛者，木槟汤。食滞寒热，心腹痛者，熟料五积散加莪术。小腹痛者，名儿枕痛，单五灵脂散，或加桃仁醋糊为丸。气虚四君子汤下；血虚四物汤下。产门脐下虚痛者，大温经汤、羊肉汤。通用女金丹、加味益母丸。

血虚火动寒热互。

产后血虚发热，气虚恶寒，气血俱虚，发热恶寒，切不可发表。阴虚血弱者，四物汤，小热加茯苓为君；热甚加炒干姜为佐；去血过多，外热内烦，短气闷乱者，人参当归散。蒸乳发热者，四物汤加参、芪、白术、天花粉；发热昼静夜剧者，四物汤去芍药，量加柴胡；气血俱虚寒热者，补虚汤。产后真不宜凉也。

内伤劳役渐虚羸，

产后劳役过度，名曰蓐劳。其证虚

赢，乍起乍卧，饮食不消，时有咳嗽，头目昏痛，发渴盗汗，寒热如疟，臂膊拘急。宜十全大补汤去芎，加续断、牛膝、鳖甲、桑寄生、桃仁为末；猪肾一对，去脂膜，姜一片，枣三枚，水二盏煎至一盏，入前末二钱，葱三寸，乌梅半个，荆芥五穗，同水煎，空心服，身痛寒热者，当归羊肉汤、腰子汤。

食滞脾家泻且吐；

凡寒热有腹痛者为瘀血，如腹痛胸满呕泻，必兼伤食。食肉太早瘀滞者，熟料五积散，痛甚加莪术，呕加砂仁，泻加姜、附、人参。泄泻不止，脐腹痛者，理中丸加肉豆蔻。挟寒腹痛肠鸣，小便清白，不渴者，四君子汤合五苓散，加肉豆蔻、炒白芍。挟热肠垢便涩，痛一阵泻一阵，口渴者，四君子汤合四苓散，加酒炒黄连及木通少许，或益元散。挟湿身重腹胀者，胃苓汤。呕吐因败血乘虚入胃胀满者，六君子汤加泽兰叶、赤芍、干生姜；腹胀胃气不和者，桔梗、半夏、陈皮等分，姜煎服；脾脉弦者，三白汤加干姜、陈皮、黄芪、滑石、甘草；饮食成积痞者，内灸散，睹皖丸。霍乱吐泻，烦渴肢冷者，理中汤加陈皮、麦门冬，姜煎；厥冷者加附子；渴者，五苓散；转筋者，木萸散。

外感寒热无时停，补中带表无过度。

产后外感，离床太早，或换衣袭风，冷入于下部，令人寒热似疟，头痛不歇。血虚者，古芎归汤加人参、紫苏、干葛；血气虚者，补虚汤加陈皮、干姜；寒热甚者，熟料五积散；热不止者，黄龙汤主之。如体盛发热恶寒及疟痢者，小柴胡汤合四君子、四物汤，加黄芪，名三分散，切不可以伤寒治法。曾误服热药过多，热证大见，久而便闭者，柴胡破瘀汤，或四物汤加大黄、芒硝，暂服即

补之。产后伤寒，详三卷。

身痛筋挛虚渴烦，

四产走动，气血升降失常，留滞关节，筋脉急引，或手足拘挛，遍身肢节走痛者，趁痛散；或余血不尽，流于遍身，腰脚关节作痛者，五积散去麻黄，加人参、香附、小茴、桃仁、木香等分，姜煎服。产后诸风痿弱，筋挛无力者，血风丸，或煎服。烦渴气虚者，生脉散；血虚者四物汤加天花粉、麦门冬；气血俱虚，作渴头眩脚弱，饮食无味者，用人参二钱，麦门冬一钱半，熟地七分，天花粉三钱，甘草五分，糯米、姜、枣煎服。虚烦者，用人参、麦门冬、小麦、茯苓各一钱，竹茹一弹丸，半夏八分，甘草五分，姜煎服。心虚惊悸者亦宜。

汗多大便偏闭固；

产后发热自汗者，古归芪汤；汗甚加白术、防风、牡蛎、麦门冬、熟地、茯苓、甘草，或黄芪建中汤。自汗兼肿满者，大调经散；自汗肢体疼痛者，当归羊肉汤。发热盗汗者，用猪腰子一枚，糯米半合，葱白二茎，煮米熟取清汁一盏，入人参、当归各一钱煎服。大便闭者，古芎归汤加防风、枳壳、甘草；闭涩者，麻子仁丸，或苏麻粥。盖产后去血多则郁冒，郁冒则多汗，多汗则大便闭，皆血虚也。郁冒，即血晕。小便不通，腹胀满者，用盐填脐中，葱白一束，切作一指厚放盐上，以艾炷灸之，热气入腹即通。热者，六一散加槟榔、枳壳、木通，麻子仁、葵子，水煎服。

不语败血湿痰迷，

产后败血停蓄，上干于心，心气闭涩，舌强不能言语者，七珍散、四味散。有临产服汤药过多，胃湿使然者，熟料五积散、六君子汤。痰热迷心不语者，导痰汤；或痰气郁滞，闭目不语者，用

生白矾末一钱，熟水调服。

乍见鬼神非邪忤

产后乍见鬼神者，由血虚劳动肝心，败血攻冲，邪淫于心，胡言乱语，非风寒、非鬼祟也，宜小调经散加龙脑少许，或妙香散加当归、地黄、黄连。瘀血迷心，妄言妄见，及心虚谵妄昏晕者，八物汤去芍药，加琥珀、柏子仁、远志、朱砂、金银煎服；甚者，黑龙丹。产后血少，怔忡，睡卧不宁者，十味温胆汤，或宁神膏、定志丸。

又有恶露常淋淋，或因脬损尤难住；

产后五淋，白茅汤；败血淋沥不断者，乌余散；淋久不止，四肢乏力沉困者，牡蛎散。有生产时，被洗母误损尿脬，以致日夜淋沥者，四君子汤加黄芪、陈皮、桃仁，用猪尿脬煮清汁煎，温服；血虚者加芎、归。

任是褥风并肿浮，

产后中风，名曰褥风。口噤牙关紧急，手足瘛疭，及血晕强直，筑心眼倒，吐泻欲死者，单荆芥散、古荆归汤；血虚劳碌太早，风邪乘虚而入者，小续命汤、羌活愈风汤。如口噤反张，涎潮多者，交加散，或大黑豆半升，炒令烟起，以酒二碗沃之，入瓷器内，每用酒半碗，入独活五钱同煎温服。产后汗多，风搏成痉者，难治。产后败血停蓄化水，循经流入，四肢浮肿者，小调经散；血气虚者，四君子加苍术，或女金丹；血虚者，补虚汤少加苍术、茯苓，使水自利，忌峻剂攻利。

一切杂证补荣卫。

产后杂病与男子一同，但常兼补、兼逐瘀则病无不愈。丹溪云：大补荣卫为主，虽有杂病，以末治之是也。假如月里痢疾，恶露未尽多瘀，凝滞肠胃，与经后血滞作痢一同，四物汤加桃仁、

黄连、木香主之；里急甚者，通玄二八丹。咳嗽多是瘀血入肺，古二母散加桃仁、杏仁、人参、茯苓水煎。其余以意会之可也。

惟有鼻衄黑如煤，

产后气血散乱，入于诸经不得还元，故口鼻黑起，乃变鼻衄，皆因产后虚热所致，胃绝肺败，犀角地黄汤救之。

发喘声高难救护；

产后气喘，由荣血暴竭，气无所主，独聚于肺喘急，孤阳绝阴，不治之证，单人参汤，或加苏木少许救之。若败血停滞胀肺喘者，用血竭、没药等分为末，酒入水调服，兼用夺命丹。

阴门肿突肠不收

产后阴肉两旁肿痛，手足不能舒伸者，用四季葱入乳香末同捣成饼，安于阴户两旁，良久即愈。因产用力过多，阴门突出者，四物汤加龙骨末少许，连进二服，外用蓖麻子捣烂贴顶，少收即去蓖麻。产后生肠不收，八物汤加防风、升麻，须用酒炒黄芪为君，外以荆芥、藿香、樗皮煎汤熏洗。

子宫脂膜休羞恶。

产后下一物，如合钵状，有二岐者，子宫也，补中益气汤去柴胡，连进二三大剂，一响而收，后以四物汤加人参调理。产后下一物如帕，约重斤余者，因临产时劳役，或肝痿所致，有粘席不得上者，乃脂膜，无妨，补中益气汤去柴胡，连进二帖即收。临产惊动，用力太过，以致育膜有伤，垂出肉线一条，约三四尺长，牵引心腹痛不可忍，以手微动之则痛苦欲绝，先服失笑散数帖，仍用生姜三斤，洗净捣烂，以清油二斤拌匀，炒令油干焦为度；却用熟绢五尺折作数层，方令稳重妇人轻轻盛起肉线，使之屈曲作一团，纳在水道口；却用绢

袋兜前油姜稍温，敷在肉线上熏之。觉姜冷，又用熨斗火熨热，常使有姜气，如姜气已过，又用新姜如此熏熨。一日一夜其肉线已缩入一半，再用前法，越两日肉线尽入，却再服失笑散、古芎归汤调理。不可使肉线断作两截，则不可治矣。

乳汁不通血气虚，气滞塞者戒郁怒；

产后气血虚弱，乳汁少者，用钟乳粉二钱，漏芦煎浓汤调服；或用猪悬蹄一只，通草五两煮汁食；或鲫鱼、木通煮汁食亦好。气滞乳少者，漏芦散；气塞乳少者，涌泉散。无子食乳要消者，用麦芽二两，炒为末，四物汤调服即止。凡乳母但觉小水短少，即是病生，便须服药调理脾胃肝肾，如不愈者，必气滞且逆也。盖妇人凡事不得专行，多忧思忿怒，忧思过则气结而血亦结；忿怒过则气逆而血亦逆，甚则乳硬胁痛烦热。要之，女病皆因气血郁结，所以古方多用香附、砂仁、木香、槟榔、青皮、枳壳者，行气故也。

怪疾乳长尺有余，先贤治法仍详具。

产后瘀血上攻，忽两乳伸长，细小如肠，直过小腹，痛不可忍，名曰乳悬，危证。用川芎、当归各一斤，水煎浓汤，不时温服；再用二斤，逐旋烧烟，安在病人面前桌子下，令病人曲身低头，将口鼻及病乳常吸烟气；未甚缩，再用一料，则瘀血消而乳头自复矣。若更不复旧，用蓖麻子捣烂贴顶上，片时收，即洗去。

附：胎杀禁忌

凡胎杀所在，不宜修整，虽邻家兴动。孕妇当避。纵不堕胎，令儿破形，色青体挛，窍塞夭殒。

胎杀所在

正月在房床，二月在窗户，三月在门堂，四月在灶，五月在身床，六月在床仓，七月在碓磨，八月在厕户，九月在门房，十月在床房，十一月在炉灶，十二月在房床。子丑日在中堂，寅卯辰酉日在灶，巳午日在门，未申日在篱下，戌亥日在房。以上禁忌，总要全不修理为高。

房中游神

癸巳、甲午、己未、丙申、丁酉日在房内北，癸卯日在房内西，甲辰、乙巳、丙午、丁未日在房内东，六戌、六巳日在房中，庚子、辛丑、壬寅日在房内南。凡游神所在，忌安床换帐、致重物于床中，必主堕胎。

生子所向方

子、午、卯、酉日，宜西南；寅、申、巳、亥日：西北；辰、戌、丑、未日东南。难产以苏叶煎汤洗脐腹、阴门。

藏胎衣方

宜生气方上。正月子方，二月丑，三寅，四卯，五辰，六巳，七午，八未，九申，十酉，十一戌，十二月亥方。如生气方有不便，依历日藏于奏书博士月德方上。忌月空三杀，太岁方上。俗多置之河中者非。

小儿门

观 形

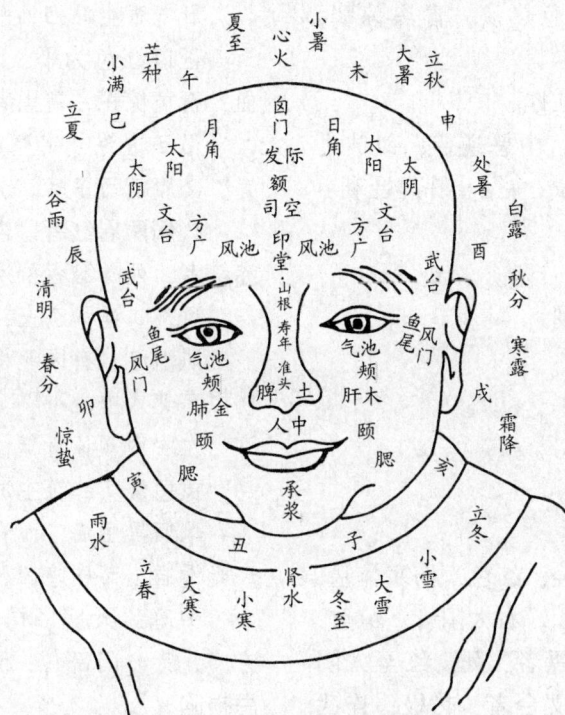

察儿气色，

肝青，心赤，脾黄，肺白，肾黑。凡病面无黄色不治。春白、夏黑、秋赤、冬黄者逆。

先分部位：左颊青龙属肝，

应春，青为有余。

右颊白虎属肺。

应秋，白为不足。

天庭额高而离阳应夏，色红心热心火，红主大热，青乃肝风。印堂青者人惊，红白者水火惊，红者痰热，印堂连准头红者，三焦积热；印堂至山根红者，心小肠热，小便赤涩；山根至鼻柱红者，心胃热，大小便涩。

地阁颏低而坎阴应夏，色白肾虚肾水。

承浆色青，食时惊，或烦躁夜啼；黄多吐逆；红者肾中气病；两颐赤者肺热。

鼻在面中，

应四季，准头红黄者，无恙。

脾应唇际。

红主渴。蛔虫咬心头者，唇必反。人中候小肠，喜深长，恶平满。黑者，泻痢死。凡五岳赤者皆热，淡白者皆虚。

陈氏五脏惊积冷热诗曰：肝惊起发际，肝积在食仓，肝冷唇青白，肝热正眉当；

心惊在印堂，心积额角荒，心冷太阳位，心热面颊装；脾惊正发际，脾积唇应黄，脾冷眉中岳，脾热穴太阳；肺惊发际赤，肺积发际当，肺冷人中见，肺热面颐傍；肾惊耳前穴，肾积眼胞相，肾冷额色紫，肾热赤食仓。

红气见而热痰壅盛，

印堂属心。红色热痰，青黑惊痰，黄青风痰。

青色露而惊风忪悸。

如煤之黑为痛，中恶逆传；似桔之黄食伤右太阴，文、武台皆青，脾虚吐利亦有热者。

白乃疳痨，

为寒，肺气不利。

紫为热炽。

变黑者死。

青遮口角难医，

惊狂。

黑掩太阳不治。

左太阳青，惊轻；红色，伤寒鼻塞，变蒸壮热：黑青乳积。右太阳青，惊重；红色，风抽眼目；黑者，死。红至太阴者，内外有热；连文台者，热极；连武台者，渐生变证。

年寿赤光平者寿，陷者夭，多生脓血；山根青黑，频见灾危。

必死。黑色，痢疾；赤黑色，吐泻困倦；黄色，霍乱：红色，夜啼；紫色，伤饮食。

朱雀贯于双瞳，火入水乡；

朦胧，热毒；黑睛黄者，伤寒危证。

青蛇绕于四白，肝乘肺部。

青为肝风，黄乃食积。

泻痢而带阳须防，咳嗽而拖蓝可忌。疼痛方殷，面青而唇口撮；惊风欲发，面赤而目窜视。火红光焰焰，外感风寒；金黄气浮浮，中藏积滞。乍黄乍白，疳

积连绵；又赤又青，风邪瘛疭。

气乏囟门成坑，

红色惊热夜啼，红肿惊风痰热。前囟虚软，母气血弱；后囟不坚，父精不实。

血衰头毛作穗。

发黄焦槁者，腑热。肉折皮枯者，死。

肝气眼生眵泪，脾冷涎流滞颐。

正口红色为平，干燥脾热，白主失血，青黄惊积，青黑者死。

面目虚浮，定腹胀而上喘；眉毛频蹙，必腹痛而多啼。

久病两眉红者，夜啼；紫色，风热；赤红者，死。皱者痢疾。

风气二池如黄土，则为不宜；

风池红，有风痰将欲发搐；气池红，伤风有热入里。

左右两颊似青黛，则为客忤。

黄色痰实，红主惊风，赤者伤寒。

风门黑主疝，而青为惊红主吐泻；方广光滑吉，而昏暗凶。

中庭、天庭、司空、印堂、额角、方广，皆命门部位，青黑惊风恶候，亦忌损陷。

手如数物兮，肝风将发；

将手抱头者死。

面若涂朱兮，心火似炙。坐卧爱暖，风寒之入；伸缩就冷，烦热之攻。肚大脚小，脾欲困而成疳；目瞪口张，势似危而必毙。噫！五体以头为尊，一面惟神可恃。

小儿诸病，但见两眼无睛光，黑睛无转运，目睫无锋芒，如鱼、猫眼状，或两眼闭，而黑睛朦昧者死；或外若昏团，而神藏于内不脱者生。黑珠满轮，睛明者少病。眼白多，睛珠或黄、或小者，禀弱多病。目证内赤者，心热；淡红者，心虚热；青者，肝热；浅淡者，

肝虚；黄者，脾热；无睛光者，肾虚，白而混者肺热。

况乎声有轻重之不同，

声轻者，气也，弱也。重浊者，痛也，风也。高喊者，热欲狂也，声急者神惊，声塞者痰，声战者寒，声噎者气不顺。喘者气促，喷嚏者伤风。惊哭声沉不响者重；声浊沉静者疳积。如生来不大啼哭，声啾唧者夭。

啼有干湿之顿异。

直声往来而无泪者是痛，连声不绝而多泪者是惊。慈煎声烦躁者难愈，躁促声音者感寒。

病之初作，必先呵欠；

肝所主也。面赤者风热，面青者惊风，面黄者脾虚；多睡者内热，心神不安者气热，声瓮者伤风。

火之大发，忽然惊叫。

乃火动气虚必死。夜半发者，多有口疮，宜即看之。

藜藿不同于膏粱，韦布自殊于绮绢。虽由外以识中，勿刻舟而求剑。

相儿寿夭歌：身软阳痿头四破，脐小脐高肉不就；发稀色脆短声啼，遍体青筋俱不寿；尻肿胺骨若不成，能踞能行能立死；脐深色老性尊持，方是人家长命子。

察 脉

小儿初生至半岁看额脉，周岁以上看虎口三关；男子五岁，女人六岁，以大指上下滚转分取三部，诊寸口三部脉。

额脉三指热感寒，

额前眉上发际下，以无名指、中指、食指三指按之，如俱热，感寒邪，鼻塞声粗。

俱冷三指吐泻脏不安；

食指若热胸中满，无名热者乳消难；上热下冷食中热，食指为上，名指为下。若食、中指热，则上热下冷。

夹惊名中指详看。

若无名、中指热，便是夹惊之候。

食指风气命三关，

男左女右，以左阳右阴故也。然阴阳男女，均有两手，亦当参验。左应心肝，右应肺脾，于此变通消息可也。故有以左手红纹似线者，发热兼惊；右手红纹似线者，脾积兼惊；三叉者，肺热、风痰、夜啼。风关无脉则无病，有脉病轻；气关病重；命关脉纹短小面色红黄，外证又轻则无妨。若直射三关青黑，外证又重者。死。

五色惟有红黄安；

五色：红，黄、紫、青、黑。由其病盛色能加变，如红黄之色，红盛作紫；红紫之色，紫盛作青；紫青之色，青盛作黑；青黑之色，至于纯黑者不治。又白色主疳，黄而不光者主脾困。

淡红寒热在表青惊积，

深青色，或大小曲者，四足惊；赤色大小曲者，水火飞禽惊；红色大小曲者，人惊；青带黄者，雷惊。或红或青，如线一直者，是母伤食所致。紫丝、青丝或黑丝，隐隐相杂，似出不出，主慢脾风。

深红疹痘是伤寒。

赤红伤寒痘疹，空红泄泻。钱氏歌：紫风红伤寒，青惊白色疳，黑时因中恶，黄即困脾端。

纹弯停食纹细腹痛，

多啼乳食不消。纹多则主气不和，纹乱者病久，纹曲者风热盛。

纹粗黑射惊风顽；

纹粗直射指甲，必主惊风恶候，纹黑如墨困重难治。

┃ 悬针青黑风关水惊，气关疳热，

命关人惊，多传慢脾风，不治。余仿此。

鱼刺又有此样刺青色风关惊气关虚劳艰。

水字风关肺咳嗽惊风或疳疾膈痰积，

乙字风气二关惊风尽属肝；

曲虫风关肝病疳积气关大肠秽，

肝风关胃气关多吐疳积总如环。

流珠红点膈热三焦霍乱，

吐泻肠鸣，自利烦躁，啼哭。

长珠寒热腹痛夹积团；

来蛇干呕脏腑滞，

左手则为肝病。

去蛇昏睡泻潺潺。

弓风里形感寒热。

头目昏重，心神惊悸，倦怠，四肢稍冷，小便赤色。

反外心神恍惚间；

夹惊夹食风痫证候，纹势弯曲入里者，病虽重而证顺，犹可用力；若纹势弓反出外，骙骙靠于指甲者，断不可回。其有三关纹如流珠、流米，三五点相连，或形于面，或形于身，危证尤甚。

气疳向里风疳向外，

斜左伤风斜右寒。

双钩三曲伤冷硬，

脉乱如虫疳蛔攒；

枪形痰热惊风搐，

双字食毒惊积难。

孩儿三岁至五岁，一指三关定其息。浮洪浮缓伤风，洪紧伤寒。人迎紧盛伤寒，气口紧盛伤食风盛数多惊急促虚惊，虚冷沉迟细实有积；脉紧如索弦是风痫，沉缓须知乳化难。腹疼紧弦牢实大便秘，沉而数者骨中寒；弦长多是膈干风弦紧者，气不和，紧数惊风四肢掣。浮洪胃口似火烧，单细疳劳洪虫啮；虚濡有气不和更兼惊神不守舍，脉芤多痢大便血。变蒸脉亦随时移，伏迟寒呕无潮热伏结为物聚；前大后小童脉顺，前小后大必气咽大小不均者鬼祟。四至洪来苦烦满，沉细腹中痛切切；滑主露湿冷所伤，弦长客忤分明说。五至夜甚浮大昼，六至夜细浮昼别；纯阳六至号平和，五至虚四至病，三至脱，七至八至病轻，九至十至剧，十一、十二至死。此是圣人传妙诀。

脉过寸口入鱼际，主遗尿、惊搐。脉浮数身温，顺；沉细肢冷，逆。夜啼脉微小，顺；洪大身冷，逆。吐乳，脉浮大身温，顺；沉细身冷，逆。疳劳，脉紧数脏实，顺；沉细脾泄，逆。虫痛，脉紧滑身温，顺；浮大唇青，逆。余病顺逆同大人。

五脏形证虚实相乘

肝风气热为外伤风，气温为内生风目直热则两眦俱紧不转。凡目直兼青者，必发惊；咬牙甚者，亦发惊手循捻，

肝主谋，故循衣领，乱捻物。风甚身强反张力大，泻青丸；心乘风火相搏则发搐，导赤散；渴、喘，泻白散。

虚则咬牙呵欠兼。

心不受热，目连札不搐，或发抽力

小，俱当补肾治肝，肾气丸。如心乘肝，实邪，壮热而搐，利惊丸、凉惊丸；肺乘肝，贼邪气盛，呵欠微搐，法当以肾气丸补肝，泻白散泻肺；脾乘肝微邪，多睡身重发搐，先以泻青丸定搐，然后随所见证调治；肾乘肝，虚邪，憎寒呵欠发搐，羌活膏。所谓乘者，犹乘车之乘。五脏相乘莫测，如肝病必先治肺补肾，然后审肝脏虚实而调之，余脏仿此。

心惊搐难言合面卧，

烦热上窜，舌强欲言不能叫哭，胸热，故欲合卧就凉，单泻心汤、导赤散、小生犀散。

虚则困卧惊悸添。

温惊丸。肺乘心，喘而壮热，泻白散；肝乘心，风热，大羌活汤下泻青丸；脾乘心，身热，泻黄散；肾乘心，恐怖恶寒，朱砂安神丸。

脾困倦身热渴不食，

实则困睡不露睛，身热渴欲饮水，或闭或泄黄赤色，泻黄散。

虚则吐泻风生痰。

虚则吐腥，泄泻白色，多睡露睛，四肢渐次生风，或有痰，钱氏白术散、异功散、理中丸。肝乘脾，风泄而呕，二陈汤加黄芩；心乘脾，壮热体重而泻，羌活黄芩苍术甘草汤主之；肺乘脾，能食不大便而呕嗽，槟榔、大黄煎汤下葶牛丸；肾乘脾，恶寒而泄，理中丸。

肺燥喘嗽鼻干手揩目，

实则喘而气盛，或渴，泻白散润之。手循眉目鼻面者，甘桔汤主之。肺只伤寒则不胸满；肺热复有风冷，胸满短气喘嗽，泻白散、大青膏主之。

虚则唇白色少气喘无厌。

气哽长出少气，先服益黄散，而后阿胶散。心乘肺，热而喘嗽，先肾气丸，次导赤散、阿胶散；肝乘肺，恶风眩冒喘嗽，人参羌活散；肾乘肺，憎寒，嗽清利，百部丸；脾乘肺，体重痰嗽泄泻，四君子汤加藿香、干葛、木香、甘草。

肾寒畏明颅自解，

肾只不足，惟痘疮：肾实则黑陷。小儿肾虚，由胎气不充，则神不足，目多白睛，畏明，颅囟自开，面㿠白色，皆难养或夭。有因病而致虚者，可补。

下窜足热火欲炎。

下窜者，骨重惟欲坠下而缩身也。足热不喜衣覆，心火下于肾部，肾气丸或正气汤。心乘肾，内热不恶寒，桂枝汤加黄芩为丸；肺乘肾，喘嗽皮涩寒，百部丸；肝乘肾，拘急气搐身寒，理中丸；脾乘肾，体重泄泻身寒，理中丸。凡本脏虚弱，皆鬼贼克害，当补本脏正气。假令肺病咳嗽，当春补肾，当夏救肺，当秋泻肺，当冬补心。泻本脏，又名寒泻。大抵五脏各至本位即气盛，不可更补；到初克位，不可更泻。又肺病重，见肝虚证易治，见肝热证难治。盖肺病久则虚冷，肝强实而反胜也。经曰：受所制而不能制，谓之真强，法当先补脾肺，而后泻肝；肺胜者当补肝泻肺。然嗽久虚羸，不可服泻白散，宜肾气丸。又肝病见秋，肝胜肺也，宜补肺泻肝，轻者病退，重者唇白如枯骨者死；肺病见春，肺胜肝也；心病见冬，心胜肾也；肾病见夏，肾胜心也；脾病见四脏，顺者易治，逆者难治。五脏病机，不离五行生克制化之理，所以有脏腑虚实乘胜之病，世俗不审此理，往往率指为外感、内伤，而用药枉死，此钱氏、洁古之功大矣哉！

死 证

眼上赤脉，下贯瞳人水火困绝；囟门肿起，兼及作坑心绝。鼻干黑燥肺绝，肚大青筋脾绝，气不荣；目多直视五脏俱绝，睇不转睛止注。指甲黑色肝绝，忽作哑声气有出无入，脉绝也；虚舌出口心绝，啮齿咬人肾绝。鱼口气急口如鱼呷水之状，是气急肺绝，啼不作声肺绝；蛔虫既出消食虫是脾胃冷热皆出来，必是死形。

飧泄手足寒难已，手足温易已。凡病困，汗出如珠不流者，死；头毛皆上逆者，死；唇口干、目皮反、口中气冷、手足四垂、其卧如缚、掌中冷者，死。

乳子调护

养子须调护，看承莫纵驰；乳多终损胃。食壅即伤脾，被厚非为益，衣单正所宜；无风频见日，寒暑顺天时。

初生三五月，宜绷缚令卧，勿竖头抱出；六个月方可与稀粥，亦不可将乳同吃；五岁方可吃荤腥。养子十法：一要背暖、二要肚暖、三要足暖、四要头凉、五要心胸凉、六要勿见异物、七脾胃常要温、八啼未定勿便饮乳、九勿服轻粉、朱砂，十少洗浴。

小儿病机

大半胎毒，小半内伤乳食，十分之一外感风寒。大率属脾与肝。多因脾胃娇嫩，乳食伤精，则生湿，湿生痰，痰生火，湿热结滞而然。且真水未旺，心火独炎，故肺金受制，肝常有余，脾肾不足。

胎毒类

初 生

初生何故便需医，

生下啼声未出，急用绵裹手指，蘸生甘草汁，夏月和黄连汁拭口，去其恶秽，稍定，更以蜜调朱砂末一字，抹入口中，镇心安神解毒。延生方：初生脐带落后，取置新瓦上，用炭火四围烧存性，若脐带有五分，入飞过辰砂二分半，为末，用生地、当归煎浓汁调匀抹儿上腭间，及乳母乳头上，一日至晚服尽为度。次日遗下秽浊之物，终身永无痘疹诸疾，十分妙法。

胎热胎寒胎瘦肥；

胎热因母食热，胎寒因母感寒，或伤生冷。胎瘦怯，面黄，白睛多，喜哭，身肌肉薄，大便色白，属肺，宜预服**长生丸**：槟榔、枳壳各一两，木香五钱，砂仁、半夏、丁香、肉豆蔻、全蝎各二十枚，为末，饭丸黍米大。每五十丸乳汁下，宽上实下，补脾化痰止泻。胎肥，生下肌肤血红，五心烦热，大便难，宜有浴体法：白矾、青黛、乌梢蛇各一钱半，天麻五分，蝎梢、朱砂各二分半，麝香一字，桃枝一握，水煎十沸，温热浴之，勿洗背，胎瘦者亦宜。

胎寒身冷多泻利，盘肠内钓痛无时。

生后身冷，口气亦冷，肠鸣泻利青黑，盘肠内钓，心腹绞痛不乳者，木香匀气散，或**白姜散**：白姜、木香、官桂、陈皮、槟榔、甘草各等分。呕加木瓜、丁香；面青肢冷，去槟榔加川芎、当归，水煎，量儿大小，以绵蘸灌之。

或不能啼或肾缩，

有生下不能啼者，必因难产冒寒所致。急以绵絮包抱怀中，未可遽断脐带，且将胞衣置灰火中煨之，仍作大油纸捻点灯，于脐带上往来遍带燎之。盖带连儿脐，得火气由脐而入，更以热醋汤浇洗脐带，须臾气回啼哭如常，方可浴洗，并断脐带。有肾缩者，乃初生受寒，用硫黄、吴萸各五钱为末，研大蒜汁，调涂腹上，仍以蛇床子烧烟微熏。

生泡遍身或无皮。

生下遍身如鱼泡、如水晶，碎则成

水流渗者，乃胎受寒湿也。用密陀僧为末掺之，仍服苏合香丸。生下遍身无皮，俱是红肉者，乃脾气不足也，用早米粉扑之，候生皮方止。

胎热悬痈落地死，

有生下即死者，急看儿口中悬痈、前腭上有泡，以手指摘破，用帛拭血令净，若血入喉即死。

谷道无孔事亦奇。

初生谷道无孔者，乃肺热闭于肛门，急用金银玉簪，看其端的处刺穿；或用火针刺，不可深，以蜜导法套住，紧急只以油纸捻套住。内服四顺清凉饮，免其再合。

二便不通因不乳，

有生后面红气急，眵泪呵欠，二便不利，或有血水，甚则手足常搐，眼常邪视，身常掣跳，宜连翘饮、五福化毒丹、梨浆饮。有不能饮乳者，用黄连、枳壳、赤茯苓等分蜜丸，乳汁下。有生下面赤眼闭，二便不通，不饮乳者，**酿乳方**：泽泻五分，生地四分，猪苓、赤茯苓、天花粉、茵陈、甘草各二分，水煎，令乳母捏去宿乳服之，良久乳儿。此酿乳法，余皆仿此。有单小便不通者，乃心气积热并于小肠，急用生地龙数条，蜜少许，研匀敷阴茎上，内用蚕蜕烧灰，入朱砂、脑麝少许为末，麦门冬、灯心煎汤调服。有不乳小便难者，用乳汁四合，葱白一寸，煎三沸灌之。

若兼腹胀难支持。

大便不通，腹胀欲绝者，令妇人以温水漱口，吸咂儿前后心并脐下，手足心共七处，吸咂三五次，以红赤为度，便即自通。

生赤如丹生黄疸，

有生下身如丹涂者，**郁金散**：郁金、桔梗、甘草、天花粉、葛根等分为末，薄荷煎汤，入蜜调服五分，后用蓝叶、浮萍、水苔同研绞汁，调朴硝、土朱涂赤处。有生下肌肉红白，二腊后遍身面目小便皆黄，大便不通，谓之血疸。因母受湿热，或衣被太暖所致，宜四物汤加天花粉等分，水煎服；兼以黄柏煎汤洗之。

鹅口口疮急拭之。

白屑满舌如鹅之口者，心脾热也。用发缠指头，蘸薄荷自然汁拭净，如不脱，用**保命散**：枯矾、朱砂各一钱，马牙硝五钱，为末，每一字，取白鹅粪擂水，调涂舌上及颔颊内。口疮者，心脏积热也，用淡醋调南星末，贴两脚心，乳母服洗心散。轻者用黄连，或细茶为末，少加甘草，蜜调敷之；甚者用黄柏、青黛、片脑为末，竹沥调敷，或前保命散去鹅粪尤妙。如满口生疮糜烂者，用黄柏、细辛、青盐为末，噙之吐涎，三日即愈。大人亦宜。有口烂不能吃乳者，用巴豆二粒，入朱砂或黄丹、土朱少许，同捣烂，剃开小儿囟门贴之；如四边起粟米泡，急用温水洗去，恐成疮，用菖蒲煎汤洗之，立效。

重舌木舌牙龈白，

重舌，心脾热盛，附舌根而重生一物如舌，短小而肿，曰重舌。着颊里及上腭，曰重腭；着齿龈，曰重齿。当刺出血，再生再刺。不尔，则胀满塞口，有妨乳食，宜**青黛散**：黄连、黄柏各一钱，青黛、牙硝、辰砂各二分，雄黄、牛黄、硼砂各一分，片脑二厘，为末。先用薄荷汁拭口，后以药末少许掺之。咽疮肿塞者亦宜。木舌，心脾热壅，肿硬不和，渐渐塞满口中，亦能害人。用黄柏为末，以竹沥调，点舌上，甚者加朴硝、白盐，二证通用：百草霜、芒硝、滑石为末，酒调敷之。又弄舌，舌络微紧，时时舒出，亦脾热也，不可冷药，当与泻黄散渐服之。面黄肌瘦，五心烦热者，胡连丸。大病后弄舌者凶。有初生舌下生膜如石榴子，连于舌根，令儿声不能发，急摘断之，微有血，以发灰掺之。有口内并牙龈生白点者，名马牙。不能食，与鹅口不同，少缓不能救。急以针挑出血，用京墨磨薄荷汁，以母油发裹手指蘸墨遍口擦之，勿得食乳，令儿睡一时，醒后与乳，再为擦之即愈。

尽皆母热遗于儿。

撮 口

撮口聚面气喘急，胎家热毒入心脾；

撮口风：面目黄赤，气喘、啼声不出，胎热流毒心脾，则舌强唇青，撮口聚面，饮乳有妨。用僵蚕二枚，略炒为末，蜜调敷唇中；或大利惊丸或**蝎梢散**：蝎梢四十九个，每个用生薄荷叶卷定，以绵扎之，砂锅内滚炒，薄荷干酥为度，再入僵蚕四十九个，脑麝少许，为末，用紫雄鸡肝二片，煎汤调服。治一切胎风及百日内撮口脐风。如胎虚冷者，加川乌；热者另用辰砂膏。有初生七日患此者，急看儿齿龈之上，有小泡如粟米状，急以青软布裹手指，蘸温水轻轻擦破，即开口便安，不用服药。

亦有脾肺虚寒者，

撮口，气不和也。肺主气，口属脾，脾虚不能荣子，故撮口气急，保命丹、益黄散主之。

口沫肢冷不可为。

口出白沫，四肢冰冷，最为恶候，一七见之必死。

噤 口

噤口不乳不能啼，胎热复为风搏之；

噤口风：眼闭，啼声清小，舌上聚肉如粟米状，吮乳不得，口吐白沫，二便皆通，由胎中受热，毒流心脾，故形见于喉舌，或生下复为风邪搏之所致，

宜泻黄散、珠银丸。有初生口噤不开，不收乳者，用金头赤足蜈蚣一条，炙焦为末，每五分以猪乳汁二合和匀，分三四次灌之；或用竹沥调牛黄末一字灌之，更以猪乳汁点口中。

此证皆因里气郁，吐痰利惊最得宜；

噤口、撮口、脐风，三者一种，同因里气郁闭，宜先用**控痰散**吐痰：蝎梢、铜青各五分，朱砂一钱，腻粉一字，麝香少许，为末，每一字，茶清调服；或甘草煎汤探吐，尤稳。却以猪胆汁点入口中即瘥。次用人参养胃汤，去苍术、半夏，加木香、苏子，与乳母服。再用辰砂膏、利惊即愈。

吹鼻喷嚏还可治，

吹鼻法：蜈蚣一条，蝎梢四个，僵蚕七个，瞿麦五分，为末。每一字吹入鼻中。喷嚏可治，仍用薄荷汤调服。

七朝见此十分危。

七朝见此证者危，百日内见此证，手足蜷者亦不治。

脐 风附胎风

脐风风冷湿气流，

脐风，因断脐后，为尿、乳、水湿、风冷入脐，流于心脾所致。

脐肿腹胀四肢柔；

其证：脐肿突，腹胀满。

或多啼搐防撮噤；

若日夜多啼，不能饮乳，甚则发搐、撮口、噤口，是为内搐不治。凡脐边青黑，爪甲黑者，俱死。古方大利惊丸主之，或用噤口条吹鼻法，有嚏可治。甚者，**金乌散**：金头蜈蚣半条，川乌尖三个生，麝香少许，为末，每半字，金银煎汤调服。或外科赛命丹、一捻金妙，如风搐稍定，多啼烦躁者，大温惊丸。

间有热者生可求；

亦有热在胸膛，伸引努气，亦令脐

肿，千金龙胆汤，小凉惊丸。洗脐肿法：用荆芥煎汤洗净，后以葱叶火上炙过，候冷，指甲刮薄贴肿处，次日便消。方服**通心饮**：木通，连翘、瞿麦、山栀、黄芩、甘草各三分，灯心、麦门冬各少许，水煎服。通心气，利小便，退潮热，分水谷，兼治旋螺服风。如春月加防风、蝉蜕；夏加茯苓、车前子；秋加牛蒡子、升麻；冬加山栀、连翘；行气加钩藤、川楝子；口疮加生地、野苎根。通用：安脐法，治脐中血水汁出，或赤肿痛。当归为末，或白石脂末，蛤蟆油，冲头发烧灰，皆可敷之，灸肚筋法：儿生七朝，患此者必自发出青筋一道，行至肚，必生两岔，待行至心，不治。知者常视其青筋初发，速照青筋头上灸三炷，或行至生两岔处，亦照两岔头上截灸六炷，青筋自消，儿必活矣。炼脐法：药方见第一卷。凡初生下时，用绵裹脐带，离肚三寸处。以线扎住，却于线外将脐带剪断，片时去线，待血流尽，看近肚处，脐有两小孔，一大孔，用鹅毛管送炼脐药一二分入大孔内，以手指轻轻揉散，艾灸脐头三炷，结作疙瘩，软帛腰裹，切不可时常揭看，待脐落去，自无风矣。又法：落胎之时，视其脐软者，不须治，如脐硬直者，定有脐风，急用银簪于脐根旁刺破一二处，入麝香末少许，艾灸三炷，极妙。

胎风痫证多呕吐，生者红色注眉头。

胎惊痫风，乃孕妇嗜欲，忿怒惊扑，或外挟风邪伤胎，子乘母气，生下即病，呕吐抽掣，口眼㖞斜，惊啼声短，腮缩囟开，或颊赤，或面青，噤口咬牙，眼含潮涎，筋骨拘挛，身腰强直，脐腹肿起，与噤、撮同证。但胎风合眼，与慢脾异，不可妄用温药。视其眉间气色红赤鲜碧者生，青暗黑者死。治法：解散

风邪，利惊化涎调气，辰砂膏最妙。**太乙散**：天浆子、南星、白附子、天麻、防风、茯苓各二钱，全蝎、朱砂各一钱，麝香少许，为末，每五分，乳汁化下，治胎惊。

胎惊夜啼

夜惊啼多痰热，仰身有汗赤面颊；

月内夜啼，惊惕抽掣者，乃胎中受惊所致，宜**猪乳膏**：琥珀、防风各一钱，朱砂五分，为末，用猪乳汁调一字，抹儿口中。或保命丹、金箔镇心丸。惊有痰者，抱龙丸；惊有热者，凉惊丸、龙脑安神丸。寻常邪热夜啼者，用灯花三颗为末，灯芯煎汤调抹儿口中，以乳汁送下，日二服。大概有痰热者，多上半夜，仰身有汗而啼，面赤心躁，小便赤涩，口中与腹皆热也。

下夜曲腰必虚寒，甚则内钓手足掣；

夜啼气虚者，四君子汤加山药、扁豆；挟热加黄连、竹叶；血虚焦啼者，用当归为末，乳汁调服；气血俱虚，腹痛夜啼者，用黄芪、当归、赤芍、木香、甘草等分为末，每挑少许着乳头上，使吮乳服之。有胎寒及衣被过凉，以致脏寒，盘肠内钓，肚腹胀痛，啼则眼目上视，手足抽掣。盖夜则阴盛，寒则作痛，甚则阴盛发躁，所以夜啼，宜保命丹；轻者益黄散。外炒麦麸熨之。凡下半夜曲腰而啼，面目青白，扪腹觉冷，必冒寒腹痛也。有因惊受风邪而啼者，**二活散**：羌活、独活各二分，槟榔、天麻、麻黄、甘草各一分，水煎服。或加南星为末，蜜调可贴囟门。有伤乳食作痛而啼者，消乳食丸。

客忤中恶哭黄昏，

有日夜惊啼，必黄昏前后尤甚者，乃客忤中恶，治详后客忤条。

饮乳方啼烂口舌。

有欲饮乳到口便啼，身额皆热者，看其口，若无疮，必喉舌肿痛，宜冰梅丸、薄荷煎治之。凡初生月内多啼者吉，胎热、胎毒、胎惊得散，且无奇疾。要知频浴冻腹，便成脐风；不忌生人异物，则为客忤、噤口、惊啼；乳食重伤，则吐泻痰逆；过暖则口舌疮痍；过凉则脏寒钓气。调理之法，适中而已。

诸　惊

神惊痰聚发风搐，或因内热风生肝；

小儿元气未充，神畜未定，或见生人异物，或闻厉声响器，惊入心之胞络，火炎舍空而聚痰，痰生热，热生风，心肝脾病也。又有心内积热而惊惕，肝内生风而发搐，痰涎壅盛，风热并作，所以暴烈紧急，心肝病也。盖心主热，脾主痰，肝主风，相因而发，谓之惊风痰热可也，谓之惊热风痰亦可也。大要：惊热者朱砂安神丸；热甚者凉惊丸；虚者温惊丸；痰盛者辰砂化痰丸、抱龙丸；痰热者滚痰丸；惊、风，痰、热全者，天麻防风丸、古礞石丸。又有惊积者，受惊日久而积成之也。其证：额汗喘息、烦渴、潮热往来、肚热、睡中觉腹内有物跳动，泻下如白脂、辰砂是也。治法：量与辰砂膏疏导，仍与调气和胃而愈。

内外夹惊成假搐，不比真搐闭牙关。

其有搐搦反张，斜视而牙关不紧，口无痰涎者，多是外感风寒，内伤饮食夹惊而成，谓之假搐，非真搐内生惊痫也。内伤饮食壅热，或因食后遇惊，谓之伤食夹惊，身热温壮，或吐不思食，大便酸臭，先用人参羌活散，加青皮、紫苏取表消积；次用泻青丸，加辰砂、蝎梢祛风镇惊。食癖夹惊，热者，宽热饮；痰积者，白玉饼。惊食两重，四肢搐搦，痰壅盛者，先与利惊丸消导；次服启脾散调脾。外感因惊虚，风邪乘入

心肝二经；或内有积热，外又感风，俱谓之伤风夹惊。神困昏愦，头疼口中气粗而热，先用惺惺散、参苏饮、人参羌活散，或大青膏选用，微表；次与天麻防风丸。通用：导赤散、五福化毒丹、泻青丸、肾气丸。凡惊风用水银、轻粉、巴豆、芒硝、铅霜、脑麝、蟾酥、蜈蚣等剂，往往由此变成慢惊难治。况惊搐发热，若因内伤、外感、痘疮而作，其害尤速。宁用细辛、羌活、青皮、干姜、荆芥之类以代脑麝发散；独活、柴胡、山栀、枳壳、大黄之类以代银粉、巴、硝通利。盖泻青丸治肝热寻衣直视，或搐、或不搐，或脏腑飧泄，诸药不止等证。如惊热出于心肺者，宜桑白皮、葶苈、赤茯苓、车前子、山栀、甘草、姜枣煎服，从小便利之。导赤散能泻肝风，降心火，最利惊热，或加山栀、羌活、大黄。又有惊疰、惊痫，挟一切杂证者，又当以意会之，参用各门药可也。

搐有虚实有逆顺，

惊、风、痰、热四证，轻者，四肢搐搦而已；重者，牙关紧急、摇头窜视、张口出舌、角弓反张、身体掣颤、手足搐搦、四肢蜷挛，《局方》谓之八候。凡发际、印堂青筋，三关、虎口纹红、紫、青皆惊风之候。实热为急惊，属肝木风邪有余，阳证；虚热为慢惊，属脾土中气不足，阴证。慢惊本无热，所以热者，虚使然耳。故曰热分虚实。男搐左视，左眼上窜；女搐右视，右眼下窜。男握拳，大指出外；女握拳，大指入里。五指交如姜把者死。男引手挽，左直右曲；女引手挽，右直左曲。凡此皆顺，反之则逆。亦有先搐左而后双搐者，但搐顺则无声，搐逆则有声。其指纹形势，弯弓入里者顺，出外者逆，出入相半者难痊，故曰证别逆顺。

治分先后与易难；

治搐先于截风，治风先于利惊，治惊先于豁痰，治痰先于解热，其若四证俱有，又当兼施并理。一或有遗，必生他证，故曰治有先后。急惊属腑易治，慢惊属脏难治。

虽然五脏多传变，无非痰火并其间。

惊邪入心则面红脸赤，夜啼，入肝则面目俱青，眼窜；入脾则面色淡黄，呕吐不食，虚汗多睡；入肺则面色淡白，喘息气乏；入肾则面黑啮乳，咬牙。寅、卯、辰时搐者，肝木旺也，当以肾气丸补肾，泻青丸泻肝；巳、午、未时搐者，心火旺也，当以肾气丸补肝，导赤散、凉惊丸泻心；申、酉、戌时搐者，肺金旺也，当以益黄散补脾，导赤散抑心，泻青丸抑肝；亥、子、丑时搐者：水土俱旺之时，水虚不旺，惟土旺也，当以益黄散补脾，导赤散、凉惊丸抑心。要知五脏传变，皆痰为患。盖痰乃风苗，木静则伏于脾，火动则壅于肺。痰火交作则为急惊，或成喉痹；痰火结滞，则为痫钓，或为咳嗽；痰火来去，则为泻青。皆由脾湿而来，所以惊风忌纯用风药，不问急慢，当以养血药为使，左方保元汤加白芍，为慢惊美剂也。

急惊发搐牙关紧，潮热秘渴壅痰涎；

急惊八候俱全，加以面赤唇红，浑身壮热，口中气亦热，作渴引饮，大便秘，小便赤，脉浮数洪紧。原因内有实热，外挟风邪，风热并作，气乱痰壅，所以百脉凝滞，关窍不通，发时暴烈，发过如故。百日内见此证，二三发不止者，亦死。

先与和气通关窍，

凡搐，痰因气郁，气顺则痰化而搐自止矣。先宜苏合香丸，薄荷煎汤，入姜汁化下，顺气化痰通窍，或星香散。

开关用药吹鼻法，或用天南星一钱，片脑少许，为末，生姜汁调，蘸药于左右大牙龈上擦之，牙热即开。

次截风搐清心田。

截风丸：天麻、僵蚕、南星各二钱，蜈蚣一条，白附子、防风、朱砂、全蝎各一钱，麝香少许。为末，蜜丸梧子大。每一丸薄荷煎汤化下，治惊风痰搐。**定搐散**：蜈蚣一条，麻黄、南星、白附、僵蚕、羌活、代赭石、蝎梢、姜黄、朱砂各一钱，麝香五分，为末。每一字，荆芥、紫苏煎汤下，治急惊定搐。如搐不止。加乌蛇肉、牛黄清心丸。

搐定痰热尚不退，下之只用抱龙丸；

胆星一两，天竺黄五钱，辰砂、雄黄各二钱半，麝香一钱，为末，蜜丸芡实大，甘草、薄荷煎汤化下一丸。痰壅嗽甚，姜汤下；心虚惕，人参、琥珀煎汤下。盖抱者，保也；龙者，肝也，肝应东方青龙，主藏魂，魂安则惊自定。理小儿诸惊、四时感冒、瘟疫、湿痰邪热以致烦躁不宁、痰嗽气急、疮疹欲出、发搐。常服祛风化痰，镇惊解热，和脾胃，益精神；又治蛊毒、中暑及室女白带，用盐少许细嚼一二丸，新汲水下。

牛黄抱龙丸：胆星八钱，雄黄、人参、茯苓各一钱半，辰砂一钱二分，僵蚕三分，钩藤一两半，天竺黄二钱半，牛黄二分，麝香五分，为末，用甘草四两煎膏和丸，芡实大，金箔为衣，阴干藏之，勿泄气，每近微火边。每服一丸或半丸，薄荷煎汤磨服。治一切急慢惊风及风热、风痫等证。有热者，凉惊丸，忌巴豆及诸热药。僵仆不醒者，用初生条浴体法。

利后温胆与定魄，

惊悸顽痰者，温胆汤加酸枣仁，或朱砂安神丸。惊风已退，神魂胆志未定者，**定魄丸**：人参、琥珀、茯苓、远志、朱砂、天麻、菖蒲、天门冬、酸枣仁、甘草各等分为末，蜜丸如皂子大，朱砂为衣。每一丸，灯芯、薄荷煎汤化下。

醒脾防变慢惊缠。

醒脾散：人参、白术、茯苓、甘草、白附子、僵蚕、天麻、木香各五分，全蝎二分半。姜枣煎温服，或为丸服。治小儿脾困昏沉、默默不食、吐泻不止、痰作惊风。

慢惊吐泻涎喘鸣，神缓眼开睡露睛；搐搦乍静又乍发，身热或冷面黄青。

眼半开半合，似睡不睡，十指或开或合，似搐不搐，又时口眼手足牵掣，其脉或浮或沉，身或凉或热，或吐或泻，或不吐泻，或食乳或不乳，名半阴半阳合病，即如伤寒半表半里也。

阴证自阳宜细认，

阴证慢惊，自阳证急惊传来，才经吐泻，便是慢惊。男子以泻得之为重，女子以吐得之为重。

随证生胃截风形；

因吐泻得者，理中汤加木香，或五苓散；脾困不食者，醒脾散。因脏寒洞泻得者，**加味术附汤：**附子、白术各一两，肉豆蔻一个，木香、甘草各五钱，每二钱，姜枣前服。治吐泻后脾虚，变成慢惊，身弓发直、吐乳贪睡、汗多，宜此温寒燥湿，行气健脾。因下积聚转得者，先与木香匀气散；因外感寒邪得者，先与桂枝解肌汤辈；因夏月脾胃伏热，大吐泻得者，当解暑热，不可专一回阳。其他久嗽、久痢、伤寒变阴、过服凉药之类，可以类推。

尚有阳证蝉蝎散，

初传尚有八候阳证在者，但于生胃气药中，加以截风定搐，如全蝎、花蛇、僵蚕、白附子、天麻、南星辈，可冷可热，均平阴阳，不必专一回阳。方传慢

惊者，**蝉蝎散：**全蝎七个，蝉蜕二十个，南星一个，甘草二钱半，每五分，姜枣煎服。不省人事者，保命丹；吐泻痰壅者，来复丹。

若是纯阴乌蝎星。

已传慢惊，外无八候，但吐泻不止者，**乌蝎散：**人参、白术、茯苓、甘草、川乌、全蝎、南星各一分，姜枣煎服，如再服，即去川乌。

厥冷回阳硫附进，

硫附丸：生附子尖二个，蝎梢七个，熟硫黄一钱，为末，生姜汁为丸，绿豆大。每十丸米饮下。兼治慢脾风，肢冷。或蝎梢饼、金液丹、灵砂丹，或四君子汤加附子，助胃回阳。

身暖礞石与五灵；

风痰壅盛者，**古礞石丸：**青礞石捣碎一两，同焰硝五钱，入砂锅内炭火煅红，候冷为末，蒸饼丸绿豆大。每二丸，急惊，薄荷、荆芥煎汤下；慢惊、慢脾，木香煎汤下。但礞、硝虽能利痰，非胃家所好，故以木香佐之。能裹痰随大便出而无粪来，不动脏腑，始知药妙。痰搐忌下者，**灵脂丸：**五灵脂、白附子、木香、僵蚕各一分，全蝎半分，朱砂一钱，南星五钱，为末，醋煮生半夏糊丸麻子大。每三丸姜汤下。**安神散：**全蝎四个，塘水浸一宿，用南星一个，开一窍，入蝎在内，以南星末盖口，面包火煨赤色，埋土中一宿去火毒，取出去南星，用全蝎为末。每一字，磨刀水调服。亦治搐搦。昏迷有痰者，白玉饼。凡方中麝香开窍，龙脑、轻粉下涎，朱砂凉心，皆为纯阳实热者设，虚者全要斟酌用之。

慢脾风微搐眼全闭，

由慢惊后，吐泻损脾已极，故曰脾风。逐风则无风可逐，疗惊则无惊可疗，

但脾间痰涎，虚热往来。眼合者，脾困神迷，痰涎凝滞难疗。亦有不由急、慢风传次而至者。

头低摇睡额汗多。舌短或吐频频呕，口噤咬牙身冷不和；以手摸人声又小，生胃回阳奈若何。

初传慢脾，阳气未甚脱者，**白僵蚕丸**：南星二钱，僵蚕、地龙、全蝎、五灵脂各一钱，为末，煮半夏曲为糊丸，如麻子大。每五丸姜汤下。风盛四肢厥冷者，**黑附汤**：附子三分，木香一分半，白附子一分，甘草半分，姜煎服，得手足温，苏省为度；次以四君子汤加附子，或异功散，以温中正气。脾困不食者，醒脾散；吐泻者，加味术附汤、硫附丸；重者，来复丹、金液丹。

马脾风因肺寒甚，痰嗽䶉？证最危；寒邪停留肺俞，寒化为热，亦生痰喘、呃逆、上气肺胀、䶉鳵，俗云马脾风。若不速治，立危，宜抱龙丸，或**马脾风散**：辰砂二钱半，轻粉五分，甘遂一钱半，为末。每一字，用温浆少许，上滴香油一点，抄药在油花上沉下，却去浆水灌之，神效。

若只痰嗽将发搐，惺苏保命便能瘥。

先宜惺惺散、参苏饮、人参羌活散，次服**保命丹**：全蝎十四个，防风、南星、蝉蜕、僵蚕。天麻、琥珀各二钱，白附子、辰砂各一钱，麝香五分，有热加牛黄、片脑，一方加羌活，为末，粳米饭捣丸，皂子大，金箔十片为衣。初生儿半丸，乳汁化下，十岁以上儿二丸，钩藤、灯芯煎汤，或薄荷、金银煎汤化下。治初生脐风撮口、夜啼、胎惊、内钓、肚腹坚硬、目窜上视、手足搐搦、角弓反张、痰涎壅盛，一切急惊及慢惊，尚有阳证，常服，安神化痰。如天钓，加犀角、天浆子，雄猪胆汁为丸，井水调

化一丸，入鼻内令嚏；次以钩藤煎汤调服。凡外感夹惊，亦宜此法防之。

痫 痓

惊风三发则为痫恶证，病关五脏似惊风；

心痫，面赤目瞪、吐舌、心烦、惊悸。金箔镇心丸，或**镇心丸**：远志，雄黄、铁粉、琥珀各二钱，辰砂一钱，麝香五分，枣肉丸黄豆大，金银箔二十片为衣。每一丸，麦门冬煎汤化下。肝痫，面青上窜、手足拳、抽搦反折。**散风丹**：胆星二钱，羌活、独活、防风、天麻、人参、荆芥、川芎、细辛、柴胡各一钱，为末，蜜丸梧子大。每二丸，大者三四丸，紫苏煎汤化下。亦治刚痓。脾痫，面黄直视、腹满自利。**妙圣丹**：代赭石、雄黄、蝎梢、辰砂、杏仁各二钱，轻粉、麝香各五分，巴豆二粒，为末枣肉丸，梧子大。每一丸，杏仁煎汤下。肺痫，面白、反视、惊搐、吐沫潮涎。**天星丸**：胆星、全蝎、蝉蜕各二钱半，防风、白附子、天麻、姜蚕各一钱半，麝香五分，为末枣肉丸，绿豆大。每三丸，荆芥、生姜煎汤下。肾痫，面黑晦、振目视人、口吐清沫，如尸不动。**肾痫汤**：独活、麻黄、川芎、大黄、甘草各六分，姜煎服。

体柔时醒与痓别，风惊食痫治不同。

小儿血气未敛，气骨不聚，为风邪所伤者，名风痫。屈指如数，有热生痰，宜先疏风，然后清痰散热，安神定搐，散风丹。因惊者名惊痫，骇怖积惊、啼叫恍惚，宜先治惊，然后清三焦，去热化痰，紫石散，或定魄丸，用青黛一钱为衣，金银、薄荷、川芎煎汤化下。因食者名食痫，或食时遇惊停乳，大便酸臭或结瘕、先寒后热，宜先消积，然后治痫。又有痰火作痫者，宜吐痰泻火安

惊，紫霜丸，用蝎梢煎汤下之，或醒脾散为丸服。诸痫通用：荆芥穗二两，白矾一两半生半枯，为末，面糊丸黍米大，朱砂为衣，每二十丸姜汤下。急惊，三

痫丹：蜈蚣一条，南星二钱，全蝎、防风、远志、白附子、芦荟、玄胡索。辰砂各一钱，麝香一字，金、银箔各三片，为末，糊丸梧子大。每一丸，紫苏、菖蒲煎汤下。慢惊，来复丹，薄荷泡汤化下一二丸，得利则愈。凡惊风对证用药已效，若觉未甚苏省，可再服数丸。凡痫证方萌起，耳后高骨间，必有青纹，纷纷如线，见之急为爪破，须令血出，啼叫尤得气通。凡浣先儿衣，不可夜露，恐为雌鸟落羽所污染，触其间，未有不为痫也。挟邪怪者，其色变易不常，见人羞怕。

阳痫身热阴痫冷，

阳痫身热抽掣，啼叫仰卧，面光脉浮，病在腑易治；阴痫身冷不掣不啼，伏卧面暗脉沉，病在脏难治。阳痫忌温药，阴痫忌凉药。古方治阴阳痫，用代赭石火煅，醋淬为末，每五分，金银煎汤，入金箔少许调下。

清心豁痰是上工；

血滞心窍，邪气在心，积惊成痫，故以调平心经气血，豁痰为要也。通用：猪心丸，或**竹沥丸**：白术蜜炒、厚朴、甘草水煮各二钱半，附子、犀角各一钱，全蝎七个，每个用薄荷叶裹，汤泡一时，炙黄为末，竹沥丸黑豆大。每一丸，金银、薄荷煎汤，随儿大小加减化服。痫后暗不能言者，用南星湿纸煨香为末，每一字，雄猪胆汁调服，效。痫愈后复作者，断痫丹。久痫气血不足者，活虎丹。

一身强硬为痉痓，终日不醒分刚柔；

先谵语而发者名刚痓，当发汗；先

肢冷而发者名柔痓，当解肌。

柔痓理中刚麻葛，

柔痓理中汤、三生饮；刚痓麻黄葛根汤。

通用断痫续命投。

断痫丹、小续命汤，详杂病及伤寒门。

客忤

客忤异物暴触惊。

心气不足，遇人客或异物，则忤而惊，脾脏冷而痛，多夜啼。

状若痫风眼不窨；吐沫瘛疭喘腹疼，雄麝千金龙胆灌。

雄麝散：雄黄一钱，乳香五分，麝香一字，为末。每一字，刺鸡冠血调灌之，仍以母衣覆身即愈。或钩藤散、千金龙胆汤、保命丹。外用灶心土、蚯蚓等分为末，醋调为丸，摩儿头及五心，详前夜啼条。有中马汗气臭忤，或马鸣惊忤者，用马尾烧烟，频熏儿面，以瘥为度；或先用姜汤调下苏合香丸，次用豆豉水湿捣丸，鸡子大，摩儿囟上及足心各五六遍，次摩脐心及上下，良久擘开自有毛，即掷之。

天钓

天风外触内热痰，痰因乳母爱酸咸；

天钓属阳，由乳母酒食煎炒咸酸过度，毒气入乳，遂令芽儿心肺生热，痰郁气滞，加之外感，天风触动，卒然目直身强，如鱼上钩之状，故曰天钓。

搐热眼翻如邪祟，

壮热惊搐，手足抽掣，眼目翻腾，或啼或笑，喜怒不常，如邪祟状。

甚者爪甲亦青蓝；通用钩藤并保命。

钩藤散：人参、犀角各五分，全蝎、天麻各二分，甘草一分，水煎温服。风热胜者，保命丹；痰盛者，抱龙丸；热痰者，滚痰丸。

挟食疏通和胃兼。

挟积受惊，肚热胀硬，睡中腹内跳动，宜宽热饮，泄下恶臭，然后与调和脾胃之药治之。此等不可误作惊风。

内钓

内钓内脏抽掣痛即钓肠气，原因胎惊胎风动胎中风气壅结，兼惊而得；

眼有红筋血点身反张，唇黑偃啼外肾肿。吐泻方子外搐来，内外兼攻实可恐；谁知至宝钩藤膏，调气镇惊疏风内外共。

惊风内钓，腹中极痛，偃啼，面青肢冷，尿如米泔者，**钩藤膏**：乳香、没药各三钱，木香、姜黄各四钱，木鳖肉十一个，为末；蜜调成剂，收砂罐内。量儿大小加减，钩藤煎汤或四磨汤化下。次服**五味木香散**：川楝肉七个，用巴豆三十五粒去皮同炒，豆黄去巴豆，木香、使君子、玄胡索、茴香各一钱，为末，量儿大小加减，米饮调下。内钓冷痛者，古芎归汤加干姜、肉桂等分，丁香、沉香、青皮、小茴减半，水煎服。痛甚者，**魏术散**：莪术五钱，阿魏一钱，先用温水化阿魏浸莪术一昼夜，焙干为末。每一字，紫苏煎汤或米饮调下。内钓腹痛惊啼者，**乳香丸**：乳香五分，没药、沉香各一钱，蝎梢十四个，槟榔一钱半，为末蜜丸梧子大。每一二丸，菖蒲、钩藤煎汤化下。内钓阴肿便秘者，归牛散。以上皆调气疏风之剂，若惊重者，宜定魄丸以镇之。

盘肠腰干虫呕攻，

盘肠痛，因寒郁小肠，亦腹痛多啼，与内钓相似，但痛则曲腰、干啼、额汗为异。古方用白豆蔻、砂仁、青皮、陈皮、香附、莪术、甘草等分为末、紫苏煎汤下。虫证亦与内钓相似，但虫痛攻心，叫哭合眼，呕吐涎沫清水，四肢羸

瘦，面青黄，或寒或热，沉默不知病处，发作有时为异，化虫丸主之。一切积痛、盘肠、虫痛者，通用**沉乳感应丸**：沉香、乳香、杏仁、木香、丁香各一钱，肉豆蔻一个，百草霜一分，巴豆十四粒，为末，酒煮过黄蜡和丸绿豆大，每四丸，姜汤或钩藤煎汤下。痢疾亦宜。

中风不语似三种。

盘肠、虫证、中风，三种俱似内钓，但中风不语为异，治与大人一同。小儿有中风后，暗不能言者，用木香、陈皮、甘草煎汤吞肥儿丸，内有黄连，能去心窍恶血故也。有肺风喘促涎潮，窜视者，用阿胶、紫苏、乌梅、人参煎服。盖阿胶能育神，惊风后眼中瞳子不正者最宜。

疝 气

疝气亦因胎患得，

有因父服热药，以致气滞于下者；有因孕妇伤啼哭，冷气入胎中而成此疾者；有久坐湿地而得者。

多啼冷气传肾经；

有因儿多啼不已，冷气吸入，小肠钓痛传流肾经而得者。又有木肾、有肾肿、有肾痛、有偏坠、有癫疝、有奔豚、有疝瘕，与大科同。

面青吐沫阴囊肿，

甚则小便淋涩，阴囊肿痛者，用甘草汁调地龙粪涂之。风热外肾燉赤肿痛，日夜啼叫，不数日退皮如鸡卵壳，愈而复作者，用老杉木烧灰，入腻粉、清油调敷，神效。

小腹痛连腰背倾；

诸疝皆因肾虚，寒邪冷湿之气，侵入膀胱之经，留而不散，故阴核肿硬沉坠。治法：先宜疏利，次用逐寒温脏之药。按穴灸之。惟木肾、肾痛、疮毒之气入于肾经，久则成脓。治法：外用拔毒之药敷贴，内服消散痈毒、排脓、利

水道等药。

先宜疏导归牛散，

肉桂、牵牛各五钱，当归、大黄、桃仁各二钱半，全蝎一钱。每一钱入蜜煎服。利后，以青皮、陈皮、茯苓、木香、砂仁、甘草、生姜煎服，和胃。唇青者，死。治疝气便闭，小腹阴囊牵引痛甚，夜啼。

次与和胃羡金铃散。

金铃肉一两，砂仁七钱半，荜澄茄、木香各五钱，为末。每一钱，大者二钱，盐汤或酒调服。治疝痛时，先曲腰干啼，脚冷唇干，额汗，或外肾钓上，阴囊偏大。通用：钩藤膏、魏术散。

变 蒸

变则气升蒸则热，

变者，变生五脏；蒸者，蒸养六腑。故变则上气，蒸则体热。

八蒸十变长气血；

小儿初生，形体虽具，脏腑气血尚未成就，而精、神、志、意、魂、魄俱未生全，故三十二日一变，六十四日一蒸，凡遇一变，即觉性情有异于前，上唇中心有一点白者是也。初生至三十二日，一变生癸水，属足少阴肾主精；至六十四日，一蒸二变生壬水，属足太阳膀胱，其发，耳与尻冷；至九十六日，三变生丁火，属手少阴心，主藏神，其性为喜；至一百二十八日，二蒸四变生丙火，属手太阳小肠，其发，汗出而微惊；至一百六十日，五变生乙木，属足厥阴肝，主藏魂，喜笑；至一百九十二日，三蒸六变生甲木，属足少阳胆，其发，两目不闭而赤；至二百二十四日，七变生辛金，属手太阴肺，主藏魄，生声；至二百五十六日，四蒸八变生庚金，属手阳明大肠，其发，肤热而汗，或不汗；至二百八十八日，九变生己土，属

足太阴脾，主藏意与智；至三百二十日，五蒸十变生戊土，属足阳明胃，其发，不食肠痛而吐乳。又手厥阴心包络，与手少阳三焦，二经俱无形状，故不变而不蒸。十变五蒸者，天地之数以生成之。然后生意志、能言语、知喜怒，故云始全也。十变后六十四日为一大蒸，计三百八十四日，长其经脉手足，故手受血而能持物，足受血而能行立；又六十四日为二大蒸，计四百四十八日，则言语、意志有异于前；又六十四日为三大蒸，计五百一十二日，变蒸既毕，学语倚立，扶步能食，血脉筋骨皆牢。禀气盛者，暗合而无外证；禀气弱者，乃有蒸病。

轻则潮汗微似惊，

轻则发热微汗似惊，五日乃解。

重则壮热吐且渴；

重则壮热，脉乱而数，或吐或汗，或烦啼燥渴，七八日始解，与伤寒相似。亦有变蒸之后，续感寒邪者，如蒸于肝，则目昏微赤；蒸于肺，则嚏嗽毛耸，随证调治。

治贵平和汗下微，

不汗而热，微发其汗；若吐下者，微止之。不可妄治，宜**平和饮子**：白茯苓一钱半，人参、甘草各五分，升麻二分。禀受弱者，加白术一钱，水煎服。变蒸前后三日各进一服，可免百病，及百日内亦宜。吐泻不乳多啼者，**和气散**：木香、香附、厚朴、人参、陈皮、藿香、甘草各等分，姜枣前服。宿乳者，紫霜丸。痰热者，惺惺散。

柴胡当归寒热遏。

骨热心烦，啼叫不已者，**柴胡饮**：柴胡、人参、麦门冬、甘草各二分，龙胆草、防风各一分，水煎服。有寒无热者，**当归汤**：当归四分，木香、辣桂、人参、甘草各二分，姜枣煎服。蒸热甚

者，紫阳黑散。积热寒热如疟者，梨浆饮。

龟胸龟背附解颅、囟填、囟陷、滞颐

龟胸肺热百合丹，

妊孕及乳子时，多食五辛炙煿淹藏，生下婴孩，或胸前高起，形如龟状，此肺经受热也。行动喘乏，但遇风寒，或多食，则痰嗽气急喘满，肢体瘦悴，久而不治，将成疳痨之疾，百合丹主之：大黄三分，天门冬、杏仁、百合、木通、桑白皮、甜葶苈、石膏各五钱，为末，炼蜜丸，如绿豆大。每服一十五丸，食后临卧熟水吞下。

龟背客风松蕊验。

婴儿生下不能护背，客风吹脊，入于骨髓所致。或小儿坐早，伛偻，背高如龟，多成痼疾。间有灸肺俞、膈俞，炷粟米大艾，三五壮收功。内服松蕊丹：松花、枳壳、防风、独活各一两，麻黄、前胡、大黄、桂心各五钱，为末炼蜜丸，如黍米大。每服十丸或二十丸，粥饮下，量儿大小加减用之。或外以乌龟尿点脊骨缝中，效。

解颅原是肾家虚，

小儿年大，头缝开解而不合，肾主髓，脑为髓海，肾气有亏，脑髓不足所致。凡脑髓欠少，如木无根，不过千日，终成废人，宜肾气丸，或八物汤加酒炒芩、连，外用南星、白蔹为末，醋调摊红帛上，烘热贴之；或颅头骨烧灰，油调敷缝中，外作头布遮护。其父母宜服肾气丸、虎潜丸，俾精血充足，后育子女，无是患也。

风热囟填脾亏陷。

囟填者，囟门肿起也。脾主肌肉，乳哺不常，饥饱无度，或寒或热乘脾，以致脏腑不调，其气上冲填胀，囟高而突，毛发短黄自汗。若寒气上冲则牢坚，

宜温之；热气上冲则柔软，宜凉之，剂量轻重，兼与调气。又有肝盛，风热交攻，以致囟填突起者，泻青丸。如因惊热者，惊风即至。囟陷者，囟门成坑也。始因脏腑有热，渴饮水浆，致成泄利，久则气血虚弱，不能上充脑髓，故囟陷如坑，不得平满，宜黄狗头骨，炙黄为末，鸡子清调敷。

滞颐热者胃火炎，冷涎胃弱不收饮。

滞颐者，口涎流出而渍于颐间也。热涎稠黏者，乃胃火炎上也，宜通心饮，或泻黄散加减。冷涎自流者，乃胃虚不能收约也，宜**木香半夏丸**：木香、半夏、丁香各五钱，白姜、白术、青皮、陈皮各二钱半，为末，蒸饼丸，麻子大。一岁十丸，二岁倍之，米汤灌下。

五软、五硬

五软皆因禀受亏，行迟语迟齿发迟；

五软者，头项软、手软、脚软、身软、口软是也。头软，头不能正，详肾疳条。项软，天柱倒也。有吐泻久弱者，宜补脾胃；有伤寒不及发表成者，难治。有肝胆伏热，面红唇红肌热者，**羊角散**：羚羊角、白茯苓、虎胫骨、酸枣仁、桂心、熟地、防风、甘草各等分为末。每一钱，酒调服，或**凉肝丸**：防风三钱，人参、赤茯苓各一钱半，黄芩、茺蔚子、黑参、大黄、知母各一两，为末，蜜丸绿豆大。量儿大小，食后茶清下。兼治痘后目赤肿痛。有风气入肝，筋舒头项软者，**天柱丸**：蛇含石一块，火煅醋淬七次，郁金、麝香各少许，为末，饭丸龙眼核大。每一丸，荆芥煎汤，或金银、薄荷煎汤化下。通用**健骨散**：单僵蚕炒为末。每三五分，薄荷泡酒调服。治久患痿，体虚不食，及诸病后天柱骨倒。外用**生筋散**：木鳖子六个，蓖麻子六十个俱去壳捣烂，先抱起儿头，摩项上令

495

热，后用津液调匀贴之，效。**贴项方：**生附子、南星等分为末，生姜自然汁调，敷颈项软处。手软，无力以动也，所受肝弱，两手筋缩不能舒伸。**薏苡丸：**薏苡仁、当归、秦艽、酸枣仁、防风、羌活各一两，为末，蜜丸芡实大。每一丸至二丸，麝香、荆芥煎汤化下。脚软行迟，乃骨髓不满，气血不充，筋弱不能束骨，宜肾气丸加牛膝、五加皮、鹿茸。五六岁不能行者，**羊角丸：**羚羊角、虎胫骨、生地、酸枣仁、白茯苓各五钱，桂心、防风、当归、黄芪各二钱半，为末，蜜丸皂子大。每一丸或三丸，温酒化下。三岁不能行者，用五加皮一两，牛膝、木瓜各五钱，为末，每二钱，米饮入酒少许调服。有脚指蜷缩无力，不能展伸者，**海桐散：**海桐皮、牡丹皮、当归、熟地、牛膝各二分，山茱萸、补骨脂各一分，葱煎服。有鹤节风，俗云鼓槌风。乃肾虚精髓内耗，为风邪所袭，皮肤不荣，日渐枯瘁，如鹤脚之节，宜肾气丸，加五加皮、鹿茸、牛膝。身软肉少，皮肤自离，饮食不为肌肤，四君子汤、紧皮丸。遍身筋软者，鹿茸四斤丸，加当归、青盐各等分，口软语迟，婴儿在胎，母卒有惊怖，惊气乘胞络之经，使生子心神不足，舌本不通，四五岁犹不能言，**菖蒲丸：**石菖蒲、人参、麦门冬、远志、川芎、当归各二钱，乳香、朱砂各一钱，为末，蜜丸麻子大。每十丸，米饮下。诸病后不能语者，**鸡头丸：**雄鸡头一个、鸣蝉三个俱炙焦，大黄、川芎、甘草各一两，人参、木通各五钱，当归、黄芪、远志、麦门冬各三分，为末，蜜丸小豆大。每五丸，空心米饮下，久服取效。齿迟，因禀气不足，则髓不能充骨，宜肾气丸，或十全大补汤加知母、黄柏。外用当归、川芎、

芍药、山药、沉香、甘草各等分为末，掺齿龈上，仍用白汤调服。**单方：**雄鼠屎二十粒，每日用一粒揩齿龈上，至二十一日当生。发迟，乃血气不能上荣。**苁蓉丸：**肉苁蓉、川芎、当归、芍药、熟地各等分，胡粉减半，为末，蜜丸黍米大。每十丸，黑豆煎汤下。仍磨化抹头上。以上皆因禀受不足，或因吐泻后致者，可以补助脾胃。失治必成无辜笃疾。

五硬强直本风证，若兼腹硬兼积医。

五硬者，头项、四肢强直冰冷，乃肝受风邪也，宜小续命汤、乌药顺气散主之。腹大骨痛不宽者，五积散加乌药、僵蚕，积消气和则愈。若心腹俱硬，面青者，死。

丹 毒 附胎疮

丹毒游行走遍身，病因湿热逼心君；

丹名不一，皆由母食五辛，及烘尿衣，乘热或不甚干即着，湿热侵淫，心火骤盛，以至毒与血搏而风乘之，所以赤肿游走，遍身不定。其始发于手足，或头面胸背，令人烦闷腹胀，其热如火，痛不可言；若入小腹，阴囊如青伤者，死。

拔毒凉肌审起处，

治法：先用针砭去血，外用拔毒凉肌之药敷，从头顶上起，用葱自然汁涂。从头顶上红肿痛，用赤小豆为末，鸡子清调涂。从面上赤肿，用灶心土末，鸡子清调涂。从背起，用桑白皮末，羊脂调涂。从两背赤肿，黄色柳木烧灰，水调涂。从两胁虚肿，用生铁锉末，入猪粪水调涂。从脐上肿起，用槟榔为末，米醋调涂。从两脚赤肿起，用乳香为末，羊脂调涂。从两脚赤白点起，用猪槽下土为末，清油调涂。从阴上起，用屋漏处土为末，羊脂调涂。钱氏通用朴硝、

土朱为末，蓝叶、浮萍、水苔同研，绞汁调涂，或用朴硝一两，大黄五钱为末，新汲水调，时时涂扫。凡丹毒变易非轻，如经三日不治，攻入脏腑即死。

入里内消可救人。

毒气入里，腹胀则死，**红内消散**救之：红内消、当归、茄片或茄蒂亦好、甘草、羌活、黄芩各五钱，麝香五分，为末。每二钱，生地黄煎汤调服。通用五福化毒丹、犀角消毒饮、四顺清凉饮、人参败毒散加紫草，或升麻葛根汤加白术、茯苓、木香、枳壳。大抵以清心火，去湿热为主，勿令毒陷。有不可服凉药者，惺惺散妙。

胎疮必先化其毒，次用父便刷如神。

一二岁生疮遍身，先服五福化毒丹，或犀角消毒饮；外用父小便，鹅翎蘸刷。湿者，青黛末干掺。更与丹毒通用条参看。

内伤乳食类

吐泻

吐泻初生怎可当，

脾虚则泻，胃虚则吐，脾胃俱虚，吐泻不止，久则变成慢惊与疳。初生恶物未下，但呕黄汁者，**木瓜丸**：木瓜、腻粉、木香、槟榔、麝香各等分，为末，面糊丸小豆大。每一二丸，甘草煎汤下。初生吐泻不止者，**朱砂丸**：朱砂、南星、巴霜各等分，为末，糊丸黍米大。每二丸，薄荷煎汤灌服下之。后以**朱沉煎**调之：朱砂二钱，藿香三钱，滑石五钱，丁香十四粒，为末，用新汲水一盏，麻油滴成花，抄药五分在上，须臾坠下，澄去水，别用温水下。初生吐泻，壮热不思乳食，大便色白，或不通者，停乳也，先宜紫霜丸下之，后用**香橘饼**：木香、橘皮、青皮各二钱半，厚朴、神曲、麦芽、砂仁各五钱，为末，蜜丸芡实大。

每一丸，紫苏煎汤、米汤任化下；或加肉豆蔻、诃子。一切冷积、泄泻俱效。

治者先分身热凉；寒吐腥馊泻青白，热吐酸臭泻色黄。

初生及稍长婴儿吐泻，以身凉面黄泻青白，吐腥馊者，为内伤寒乳，或外感风寒；以身热面赤泻黄赤，吐酸臭者，为内伤热食，或外感暑热。古方：吐泻身凉者，观音散。吐泻身热作渴者，钱氏白术散，吐泻身温，或乍寒乍热，不思乳食，或食乳难化，大便青白，此上实下虚也，先宜益黄散，后宜四君子汤，随五脏见证加减。如吐泻肢厥囟陷，加藿香、丁香；脾虚生风多困，加半夏曲、没石子及冬瓜子少许；惊啼瘛疭，睡卧不安，加全蝎、钩藤、白附子；赤白痢，加归、芍、粟米；白痢，加干姜、粟；泄泻，加陈皮、厚朴；伤风，加川芎、防风、羌活、细辛；发渴，加干葛、枇杷叶及木瓜少许。

挟风必定憎寒热，

伤风多作吐泻，风木好侵脾土故也。外证必憎寒壮热，时有头疼，咳嗽气促。大概热者，宜先服大青膏，或钩藤散发散，后服益黄散补脾；冷者，先服益黄散补脾，后服大青膏，或钩藤散发散。如吐骤或泻完谷者，乃伤风甚也，大半夏汤。

被湿腹胀溺不长；

湿多身重腹胀，小水不利，平胃散主之；虚者，异功散。吐泻作渴，溺涩者，五苓散。壮热体重，吐酸泻浊者，湿兼热也，羌活、黄芩、苍术、甘草等分，水煎温服。

寒多腹痛暑必渴，

寒月吐泻白色不渴者，益黄散；腹痛者，理中丸，肢冷加附子。久不止者，**没石子丸**：没石子一个，白豆蔻五个，诃子二个，木香、黄连各一钱，为末，饭丸麻子大。每十五丸，米饮下。兼治痖痢酿泻。暑月吐泻色黄引饮者，异功丸，或**玉露丸**：石膏、寒水石各一两，甘草五钱，为末，糊丸黄豆大。每一丸，冷水下；吐不止，姜汤下。久不止者，**古连柏丸**：黄连、黄柏各一两，为末，入猪胆汁内煮丸，绿豆大。每二十丸，米饮下。抑论二证多见于夏秋，如立夏前后，湿热时行，暴吐泻者，苏葛汤；夏至后，吐泻身热，或伤乳食，泻深黄者，益元散合四苓散，加苍术为末，温水调服；大暑后，吐泻身温，或伤乳食，泻黄白者，食前服益黄散，食后服益元散；立秋后，吐泻身凉不食，多睡多哕不渴者，频服益黄散，少服益元散；秋分后，吐泻身冷不食，泻青褐水者，益黄散。

泻臭哯乳食必伤。

内伤乳食不化，面黄腹胀，泻如抱坏鸡卵臭者，**消乳食丹**：丁香、木香、青皮、肉豆蔻、三棱、莪术各等分，为末，糊丸麻子大。每五丸，米饮下。小便不清者，胃苓汤加肉豆蔻为丸，米饮下。腹痛吐乳者，平胃散合苏合香丸，蜜调米饮下。挟痰者，二陈汤加山楂、麦芽、白术、乌梅，热加黄连，寒加干姜。危甚者，**烧针丸**：黄丹一两，或加枯矾等分，为末，枣肉丸芡实大。每服一丸，用针挑于灯焰上烧存性，乳汁或米泔冷水任化下。此药清镇，专主吐逆及泻，大人亦宜。

内虚失音为肾怯，

吐泻五内俱虚，有失音者，乃肾怯也，肾气丸主之。凡大病后失音者同。

食少气陷损胃阳；

吐泻久不止者，乃清气下陷，胃口阳虚。饮食少进，四肢无力，升阳益胃

汤主之，或异功散；虚渴者，钱氏白术散。

但食即吐先除积，

内伤乳食，面色青白，发热，四肢逆冷，腹胀，当先用消乳食丹取积消导，宽利胸膈。如呕甚者，只用白豆蔻、砂仁等分，甘草减半，为末，干掺芽儿口中。凡吃乳、吃物、饮水不下者宜，或烧针丸亦妙。冷气入胃，呕吐不已者，四君子加白豆蔻、砂仁、肉豆蔻、山药，为末或蜜丸，每一钱，木瓜、紫苏煎汤下。脾胃虚弱逆痰，含哭饮乳，食物停滞不散，腹满呕吐哯乳者，四君子汤加南星、砂仁、丁香、藿香、冬瓜子，姜煎服；或启脾丸。呕而不止，痰涎在喉有声，将作惊者，二陈汤加丁香，藿香；或抱龙丸主之。因惊气逆而吐者，大温惊丸。吐而汤水不纳者，五苓散。吐涎痰热者，白玉饼下之；冷者温之。有吐沫，或白绿水者，胃冷也，理中丸，或半夏、陈粟米等分，姜煎服。吐稠涎及血者，肺热也；久则肺虚，阿胶散加减。吐沫水者，后必虫痛，**安虫丸**：干漆二分，雄黄、巴霜各一钱，为末，糊丸黍米大。每五七丸或二十丸，发时取东行石榴根煎汤；痛甚，苦楝根或芜荑煎汤下，量儿大小服之。经年吐乳，眼慢粪秽有筋膜者，乃父母交感时吃乳所致，宜益黄散、五疳保童丸。凡哯乳因惊、因积、因气滞、因外感，与治吐同。

泻滑青者慢惊防。

滑者，或出不知，或直射溅流，或谷食不化，或下之如桶澈溃，四君子汤加诃子、木香、陈皮、肉豆蔻，姜煎服，兼进固肠丸，或真人养脏汤，或没石子丸加乳香、肉豆蔻选用。泻青色者，乃夹惊，木克土也，益黄散、大温惊丸主之。有初起黄变青，或泻药物直过者，

尤为寒泻，三五次即困，急用附子理中汤；或肢冷、口鼻气亦冷，欲作慢惊、慢脾者，观音散加全蝎、天麻、防风、羌活；甚者，用金液丹为末，煎生姜，米饮调灌，多服乃效。候胃气已生，手足渐暖，瘛疭犹在者，却用金液丹，合青州白丸子等分服之，兼用异功散、理中丸、钩藤散、转惊丸调理，虽至危者，往往死中得生。金液丹，真小儿吐之妙剂也。盖小儿吐泻，皆当温补，若已虚损，尤当速生胃气。惟寻常时行泻证，不可遽投热药，吐泻止，痢作无疑。若患疮泻青，乃毒去无害，不必服药。

五疳

五疳由积虚而成，

疳者，干也，瘦瘁少血也。五疳病关五脏。二十岁以下曰疳，二十岁以上曰痨。始有乳食太过；或乳母喜怒房劳后，即与儿乳；或饭粥肉食太早，肥甘不节而成。间有伤寒病后，久吐久泻久渴，癖积疹痘杂证，妄施吐下，内亡津液而成者。要皆脾胃虚弱，血气枯滞，生积生热生痰，乘脏气之虚，传入为疳。间有热者，亦虚热耳。故治热不可妄表过凉，治虚不可峻温骤补。

内热中满病初萌；

经曰：数食肥，令人内热；数食甘，令人中满。言痛之始也。凡婴儿乳食停滞，稍觉饱满，内烦不安，虚者必须扶胃而兼消导；实者必先疏利而后和胃，不可因循以致积久成疳。又有热满未甚，便施芦荟、胡连、龙胆苦寒伤胃，反致疳者。

内疳痞结渐黄瘦，外鼻赤烂疮痍生。

疳证初患中满，久则结痞；初患内热，久则外潮。令人肌肤黄瘦，或耳鼻生疮，或遍身生疮，爱吃泥炭土末、咸酸杂果，食不消化，小便不清，大便反

利。大概热疳多见外证，冷疳多见内证。疳证鼻头有疮不着痂，渐绕耳生疮，宜用白芨、轻粉各二分，乌贼鱼骨三分，为末，先以浆水洗拭，干掺。或鼻下赤烂自揉者，用兰香叶烧灰二分，铜青半分，轻粉少许，为末，干掺。疳证遍体生疮不歇，乃虫内耗精髓，外蚀皮肤，宜**连肚丸**：黄连七两，水湿透，纳雄猪肚内，用线紧缝，饭上蒸十分烂，取出和少蒸饭捣丸，小豆大。每二三十丸，米饮下。仍以川芎、生地、茯苓、茯神与之，调血清心；或芦荟丸、肥儿丸、生犀散选用间服。外以大腹皮、苦参、白芨煎汤洗，后却用诃子带皮、核烧灰，入麝香、轻粉少许，为末敷之。自幼小以至弱冠皆同。

热疳身热大便秘，

疳病初起，人未瘦怯，但脸赤口臭，唇焦烦渴，潮热如火，大便秘涩者为热疳，宜**胡连丸**：胡黄连、川黄连各五钱，辰砂一钱半，为末，入猪胆内系定，虚悬于铫内，用淡浆煮一炊饭久，取出入芦荟末二钱，麝香少许，粳米饭丸麻子大。每五七丸，茶清下。一方有青黛、蛤蟆灰各二钱。热疳黄瘦，雀目遇夜不见，或生疮者，五福化毒丹，陈粟米饮下。

冷疳身凉泻不停；

疳病久则目肿、面黧、体瘦、烦渴、多汗、腹胀、滑泻无常，或青或白，或如垢腻者为冷疳，宜**至圣丸**：丁香、丁皮各一钱，木香、厚朴、使君子、陈皮、肉豆蔻各二钱，为末，神曲糊丸麻子大。每七丸，米饮下。

冷热相兼泄且秘，或时便血或潮蒸。

冷热二证交互，非新非久，不内外因者，宜消积和胃，滋血调气，淡薄饮食，久则自然坚牢，如圣丸主之：胡黄

连、川黄连、芜荑、使君子各一两，麝香五分，为末，用蛤蟆五个捣碎，酒熬成膏，和丸麻子大。每五七丸或二十丸，人参煎汤下。常服钱氏白术散，以生津液。盖疳本湿热，久则寒湿，全在临时会意。

惊疳面赤盗汗渴，安神退热滋卫荣；

惊疳即心疳。原因心虚血弱，神不守舍，更加乳食不调，心脏积热所致。外证脸赤唇红，口舌生疮，胸膈烦闷，小便赤涩，五心皆热，盗汗发渴，啮齿惊悸，宜**茯神丸**：茯神、芦荟、琥珀、黄连、赤茯苓各三钱，远志用黑豆水煮去骨，钩藤皮、蛤蟆灰各二钱，菖蒲一钱，麝香少许，为末，粟米糊丸麻子大。每十丸，薄荷煎汤下。轻者，朱砂安神丸、大温惊丸。

风疳凉血与顺气，摇头揉目便多青。

风疳即肝疳。多因胎风，更加乳食不调，肝脏受热，或乳母外感内伤，邪气未散，遂与乳儿所致。外证摇头揉目，白膜遮睛，或赤肿眵泪，烂弦痛痒，雀目昏暗，甚至经月眼合，名曰疳眼，汗流合面而卧，肉色青黄，发立筋青，脑热羸瘦，宜生熟地黄丸，加当归煎服；或黄连肥儿丸，山栀煎汤下。疳眼壮热，体瘦胁痛便清，一切肝证，**风疳丸**：青黛、黄连、天麻、五灵脂、夜明砂、川芎、芦荟各二钱，龙胆草、防风、蝉蜕各一钱半，全蝎二枚，干蟾头三钱，为末，猪胆汁浸糕丸，麻子大。每十丸，薄荷煎汤下。如胁硬，眼角见黑气者，难治。

食疳痞胀多溏泄，磨积退黄脾渐宁；

食疳即脾疳。由乳食伤而复伤，脾气孤弱；或乳母恣食生冷肥腻；或酒饭后即与乳儿，久则变为乳癖，腹胁结块，名曰乳疳。外证黄瘦，腹胀气促，泻臭

合睡，食减吃泥，宜益黄散、消乳食丸，或肥儿丸加莪术、青皮、陈皮。肚大青筋者，**小胡连丸**：胡黄连五分去果积，阿魏一钱半去肉积，神曲去食积、黄连去热积各二钱，麝香一粒，为末，猪胆汁和丸，黍米大。每三十丸，白术煎汤下。

气疳咳血或声哑，退热化痰肺自清。

气疳即肺疳。原因伤寒伤风，汗后劳复，更加乳食不调，以致肺气受伤。外证鼻下两旁疮痒不痛，或鼻流臭汁，内生息肉，或汁所流处，随即成疮，名曰疳蟨。不时咳嗽气逆，寒热唾红，泄泻多啼，揉鼻咬甲，与痨证大同，宜先服**清肺汤**：黄芩、当归、麦门冬、连翘、防风、赤茯苓、桔梗、生地、紫苏、甘草、前胡各五分，桑白皮一钱，水煎服。次服**化蟨丸**：芜荑、芦荟、青黛、川芎、白芷、胡黄连、川黄连、蛤蟆灰各等分，为末，猎胆汁浸糕丸，麻子大。每二十丸，食后临卧，杏仁煎汤下。其鼻常用熊胆泡汤，小笔蘸洗。俟前药各进数服，再用青黛、当归、赤小豆、瓜蒂、地榆、黄连、芦荟各等分，雄黄少许，为末，入鼻敛疮。疳哑不能发声者，用黄连肥儿丸十五粒，苏合香丸一粒，朱砂、五灵脂各少许，为末，菖蒲煎汤，乘热调服。

肾疳耳焦天柱倒，齿脱手足冷如冰。

肾疳又名急疳，言五疳惟肾为最急也。多因痘后余毒未净，更加乳食不调，甘味入脾而生虫，状似伤寒狐惑。上蚀齿龈，则口疮出血臭气，甚则齿龈溃烂，齿黑脱落，腮有穴者，名曰走马疳。言阳明热气上奔如马然，下蚀肠胃，则下痢肛烂，即后疳痢。外证脑热肌削，手足如冰，爪黑面黧，身多疮疥，寒热时作，甚者天柱骨倒。俱宜肾气丸，加使君子、川楝肉。走马疳并痘毒牙痛者，

溺白散，或用白芷五钱，马牙硝一钱，铜青五分，麝香一字，为末，干敷口角，及擦齿上。妙。

又有诸般难治证，

曰：疳干、疳渴、疳痨、疳泻、疳痢、疳肿，皆五疳之危证。曰：蛔疳、脑疳、脊疳、无辜疳、丁奚疳、哺露疳，皆五疳死证。所以然者，五脏俱病故也。

疳干五脏俱不平；

心疳，舌干多啼；肝疳，干啼，眼不转睛；脾疳，搭口痴眼，口干作渴；肺疳，声焦皮燥，大便干结；肾疳，身热肢冷，小便干涩。古方通用**连胆丸**：黄连五钱猪胆汁浸，栝楼根、乌梅、莲肉、杏仁各二钱，为末，牛胆汁浸糕丸，麻子大。每下五丸，乌梅、姜、蜜煎汤下。如五干俱见，身上粟生，色斑黑者、必死。

疳渴遇夜还稍止，

疳渴，脏中宿有疳气，加之乳母恣食五辛炙煿酒面，以致小儿心肺壅热，日则烦渴引饮，乳食不进，夜则渴止，宜连胆丸。如饮水不止，舌黑者即死。

疳痨潮汗咳泻成；

疳痨骨蒸，五心潮热，盗汗咳嗽，泄泻肚硬如石，面色如银，断不可治。古方八物汤去白术，加黄芪、柴胡、陈皮、半夏、使君子、蛤蟆灰、鳖甲各等分，姜枣煎服。或连胆丸，香连猪肚丸，加蛤蟆灰救之。如气促者即死。

疳泻额上青纹见，

疳泻，毛干唇白，额上青纹，肚腹胀鸣，泻下糟粕，忌用热药止之，宜**香蔻丸**：黄连三钱，木香、肉豆蔻、诃子、砂仁、茯苓各一钱，为末，饭丸黍米大。每五丸，米饮下。如滑泻脱肛、呃逆者，死速。

疳痢五色湿邪萦；

疳痢，见有疳疾，加之伤食及感冷热不调，以致痢下五色，里急后重，宜**香砂丸**：黄连三钱，木香、厚朴、夜明砂、砂仁各二钱，诃子一钱，为末，粳饭丸麻子大。每十五丸，姜艾煎汤下。如人中平满者，必死。

疳肿中虚毒气并，

疳肿胀者，虚中有积，积毒与脾气相并，故令肚腹紧张。由是脾复受湿，故令头面手足浮肿，宜退黄丸、肥儿丸。胀甚者，**褐丸子**：萝卜子一两，陈皮、青皮、槟榔、黑丑、五灵脂、赤茯苓、莪术各五钱，木香二钱半，为末，面糊丸绿豆大。每十五丸，桑白皮、紫苏煎汤，或萝卜煎汤下。治小儿乳食不消、心腹胀满、呕逆气急，或肠鸣泄泻、腹中冷痛、食症乳癖、痃气痞结、积聚肠胃、或秘或利、头面浮肿，兼治五疳、八痢，肌瘦腹大者，如神。一方有胡椒、黄连、三棱、苦楝根各二钱半。疳胀腹皮紧者，大异香散加五灵脂为末，紫苏煎汤下，少吞紫霜丸。

蛔疳虫出难为情；

蛔疳，因缺乳，粥饭肉食太早，肠胃停蓄甜腻，化为蛔虫。多啼呕沫，腹痛唇紫，肠头及齿痒。蛔虽食虫，却不可动，动从口鼻出者难治。凡疳积久，莫不有虫，形状不一，黄白赤者可医，青黑者死。

脑疳囟肿发作穗，

脑疳，因胎中素挟风热，生下乳食越常，或临产犯房，以致满头饼疮，脑热如火，发结作穗，囟肿囟高，遍身多汗，宜**龙胆丸**：龙胆草、升麻、苦楝根、防风、赤茯苓、芦荟、油发灰、青黛、黄连各等分，为末，猪胆汁浸，糕丸麻子大。每二十丸，薄荷、紫苏煎汤下。

食后仍以芦荟末入鼻。

疳脊蚀脊锯齿形。

脊疳，虫蚀脊膂骨如锯齿，拍背如鼓鸣，十指皆生疮，频咬爪甲，烦热黄瘦，不利，宜芦荟丸。

无辜项核虫如粉，或因乌羽古方评；

无辜疳，脑项边有核转动，软而不疼，中有虫如米粉，不速破之则虫随热气流散，淫蚀脏腑，以致肢体痈疮，便利脓血，壮热羸瘦，头露骨高。初起可用针破，膏药贴之。或因浣儿衣时，夜露檐下，为雌乌落羽所污，儿着此衣，虫入皮肤故也。其衣用火烘之，则无此恙。宜月蟾丸：用癞蛤蟆一个，打杀置桶中，以尿浸之，却取粪蛆一杓入内，任蛆食一日夜，取出以布袋系于急流水中浸一宿，瓦上焙干，入麝香一字，为末，饭丸麻子大，且每三十丸，米饮下。一服虚烦退，再服渴止，三服泻住。亦治诸疳。

丁奚腹大手足小，

丁，手足与项极小伶仃也；奚，腹大也。甚者尻高肉削，脐突号哭胸陷，或生谷症，爱吃生米。

哺露翻食骨棱层。

哺露疳，虚热往来，头骨分开，翻食吐虫，烦渴呕哕，骨瘦棱层，露形者死。盖丁奚、哺露，皆因脾胃久虚，不能消化水谷，以致荣卫气弱，肌肉消烁，肾气不足，复为风冷所伤，形体瘦露；亦有胎中受毒，脏腑少血所致。尽皆无辜种类，难治。宜十全丹救之。

保童消食堪通用，

五疳保童丸： 鳗鲡头、蟾头、熊胆、麝香、夜明砂、天浆子、黄连、龙胆草、青皮、五倍子、苦楝根、雄黄、青黛、芦荟、胡黄连各等分为末，糯米糊丸，麻子大。每十丸，米饮下。治五脏干疳。

五疳消食丸： 使君子、麦芽、陈皮、芜荑、神曲、草龙胆、黄连、山楂各等分为末，陈米饭丸黍米大。每十丸，米饮下。消疳杀虫退热，磨积进食。

芦荟肥儿美且灵；

芦荟丸： 胡黄连、雷丸、芦荟、芜荑、木香、青黛、鹤虱、黄连各一两，蝉蜕二十个，麝香一钱，为末，猪胆汁浸，糕丸麻子大。每二十丸，米饮下。消疳杀虫，和胃止泻。**肥儿丸：** 黄连，神曲各一两，麦芽、肉豆蔻、使君子各五钱，槟榔、木香各二钱，为末，猪胆汁浸糕丸，麻子大。每三四十丸，米饮下。治身黄肚急、痞块、泄泻、瘦弱，一切疳证。一方去槟榔、豆蔻、木香，加芜荑、青皮，名黄连肥儿丸，治诸疳及疳眼。

坏证十全与布袋，

十全丹： 陈皮、青皮、莪术、川芎、五灵脂、白蔻、槟榔、芦荟各五钱，木香、使君子、蛤蟆灰各二钱，为末，猪胆汁浸，蒸饼丸麻子大。每二十丸，米饮下，热者薄荷煎汤下。治丁奚、哺露、无辜疳证。**布袋丸：** 夜明砂、芜荑、使君子各二两，芦荟、人参、白术、茯苓、甘草各五钱，为末，汤浸蒸饼丸，弹子大。每一丸，用绢袋盛之，次用精猪肉二两同煮，候肉烂熟，提起药，挂风前阴干，只用肉和汁与儿食之。次日依前煮服，药尽为度。治诸疳腹大颈小，面黄虫痛，饮食不为肌肤。

佩服单方羡夜明。

单夜明砂炒为末，入诸饮食中服之，治诸疳。又有魃病者，因孕妇被恶祟导其腹中，令儿下利，寒热去来，毛发不泽；或因妇人有儿，未能行时复有孕，使儿饮乳亦成此疾，宜千金龙胆汤。仍以红纱袋夜明砂，与儿佩之。

诸　积

诸积须分虚与实，虚者热微实热多；

诸积腹胀腹痛，甚结癖痞，浮肿黄疸，以致八痢等证，总皆积之为害。虚者浑身微热，或夜间有热，少食神倦，抱起如睡；实者壮热，肚热尤甚，便闭腮肿，喉塞，涎鸣壅盛，热毒发疮，俱宜木香丸主之。虚者少用，实者倍服。其或变证，面黑泻黑，久泻气促，手心生疮，瘦软者不治。

乳积吐泻极其臭，

吐乳泻乳，其气酸臭，皆因啼叫未已，饮乳停滞不化得之。虽未吃谷，而有痞，是为乳积。

气积蟹渤叫啼过。

腹痛啼叫，利如蟹渤，或发热，肚膨体瘦，饮食不为肌肤，皆由触忤其气，荣卫不和，淹延日久得之。是为气积。

食积面黄肚腹硬，

腹硬带热，渴泻，或呕，面黄，皆由饮食无度，食饩过饱后即睡得之。是为食积。

行气消乳食自磨；

行气丸：木香、槟榔、丁香、枳壳、甘松、使君子、神曲、麦芽各二钱半，三棱、莪术、青皮、陈皮、香附各五钱，胡黄连一钱，为末，蒸饼丸，黍米大。每二十丸，米饮下。治气积。如有汗者去青皮，或五味木香散亦好。**消乳食丸**：砂仁、陈皮、三棱、莪术、神曲、麦芽各五钱，香附一两，为末，糊丸麻子大。每二十丸，紫苏煎汤下。治乳积、食积。甚者消积丸、感应丸、红丸子下之。

要知小儿肠胃软，切戒猛峻伤元和。

小儿有积，肠胃脆软，忌用毒药攻击，久则脾虚食少，或吐或利，变生他证。取积之法，调脾和胃，缓急次序攻之，切勿伤其胃气。有因下积伤脾，反

生潮热，变为慢惊者有之。

癖病不食但饮乳，

凡小儿不食但饮乳，饮乳而又咳嗽吐痰者，必腹中有癖。

寒热如疟因停水；

惟癖能发潮热或寒。原因乳食失调，以致中脘停水，不能宣行，为瘀为痰，冷气搏之，结而为癖，所以久疟多有之。

藏于隐僻胁腹疼，

即痞块，与大人积聚同，多藏胁腹隐僻之处，时时作痛。

取癖保安还是主。

轻者木香丸，重者**取癖丸**：甘遂、芫花、牵牛、辣桂、莪术、青皮、木香、桃仁、五灵脂各二钱，为末，入油巴豆一钱和匀，飞面糊丸，麻子大。每一二丸，姜、蜜煎汤下。泄后冷粥补，仍与和胃。秘传**保安丸**：白术土炒三两，神曲、木香、槟榔、茯苓、三棱、使君子、厚朴、荸荠、甘草各一钱，苍术二两，陈皮、枳实、人参、莪术各一两半，黄连猪胆汁浸、砂仁、麦芽、益智仁、肉豆蔻、藿香、白豆蔻各五钱，为末，蜜丸，龙眼大。每一丸，米饮化下；呕吐，姜汤下。治小儿五疳八痢、吐泻、肚大青筋、面黄肌瘦、疳积等疾。有肉积加山楂，喘加萝卜子，泻加泽泻、猪苓各一两。**化痞丸**：木香、人参、黄芪、当归、桔梗、黄连、三棱、莪术、鳖甲、夜明砂、绿矾、枳实、使君子、苦楝根、诃子各一两，蛤蟆灰七钱半，为末，蜜丸绿豆大。每三十丸，米饮下。忌生冷、杂果发脾之物。大人癥瘕，去夜明砂、蛤蟆、黄连，为丸梧子大服。治疳消癖进食，止泻和胃追虫。**挝脾散**：海蛤粉、黄丹、硫黄各等分，初伏日修合为末，用醋调成膏，摊瓦盆内晒干，再研为末，一岁儿服一分，空心米饮下，取下脾秽

如蓝汁为效。**贴痞膏**：水红花子二钱，大黄、朴硝、山栀、石灰各一钱，酒醋一块鸡子大，共捣成膏，用布摊开贴痞块上，再用汤瓶熨，手帕勒之，三日后揭起，肉黑如墨是其效也。

腹胀由中虚气作，有积实者喘气恶；

有积闷乱喘满为实，宜紫霜丸、白玉饼、消积丸、褐丸子选用，以利其积。若气短喘急者，分气紫苏饮换苏汤。

无积不喘虚宜温，

无积不喘为虚，可以温散，六君子汤加白芍、干姜、厚朴；或大异香散加五灵脂为末，紫苏煎汤下；或五苓散，俾上下分消其气。不可妄下，仍忌香燥热药。

误下面肿及手脚。

误下脾气内陷，虚气附肺外行，肺主面目胞腮，脾主四肢，故作浮肿。

肿胀通用塌气丸，

胡椒一两，蝎梢五钱，为末，面糊丸，粟米大。每五七丸，米饮下，如腹大，加萝卜子。

大喘气粗肾气索；

肾虚水气乘肺，大喘者危，益黄散、塌气丸救之。

阴肿多因地气抽，或啼怒伤小肠络。

阴核气结，肿大钓痛，谓之癞疝。有因坐石冷气凝之，或近地风湿伤之，俱宜五苓散。有风热囊肿便闭者，三白散。有因啼叫不止，致令阴气下结，水窦不行；或孕妇啼泣过伤，令儿生下，小肠气闭，血水凝聚，水上乘肺，故多先喘而后肿痛，有稀软者，有木硬者，宜行心气，逐肾邪，利二便，更无补法，宜**桃仁丸**：桃仁三钱、辣桂、大黄、牵牛、蒺藜、牡丹皮各二钱，为末，蜜丸麻子大。每五七丸，葱白、木通、青皮、入盐煎汤下；或煎流气饮子下青木香丸。

外治肾囊肿大，茎物通明，用牡蛎为末，先以津唾涂肿处，次用干掺。坐地被风及虫蚁吹着囊肿，用蝉蜕煎汤频洗，或葱地蚯蚓粪为末，甘草汁调敷。风热外肾暴肿且硬，或生疮者，用生地黄为末，先以葱、椒煎汤，于避风处洗净，次用津唾调敷；外肾热者，鸡子清调敷，或加牡蛎少许。余详大科疝气。

胀久不通痞塞胸，芩连枳梗当斟酌；

痞结因热聚腹，不得宣通，上攻胸胁，按之则痛，时发壮热，宜**芩连枳梗汤**：枳壳、桔梗各五分，半夏、黄芩、瓜蒌仁、黄连各三分，生姜、麦门冬煎服，利去黄涎即安；热甚加大黄少许。虚气痞塞胸膈，留饮聚于腹胁，或加胀满手不可近，枳实理中丸去芩，渴加栝楼根，泻加牡蛎。

胀久虚湿热生黄，深黄为热淡黄胃弱。

胀久中虚，停湿生热，热生黄，名曰黄疸，治与大人一同。有热者，小柴胡汤加麦芽、枳实、山栀、茵陈；胃弱者，四君子汤或理中汤，加茵陈。通用**万金丸**：苍术二两，陈皮、厚朴、夜明砂各一两，为末，用绿矾二两化水，入醋少许煮面糊，或煮枣肉捣丸，绿豆大。每五十丸，米饮下，磨积去黄。一方加使君子一两，枳实、黄连、诃子各五钱，用巴豆十粒同炒令紫色，去巴豆不用，再入蛤蟆灰五钱，苦楝根皮二钱半为丸。治疳消癖，进食止泻，和胃追虫。

腹痛面黄只是积，

腹痛面黄，口中气温，多睡畏食，大便臭者，消积丸；甚者，白玉饼下之，下后以钱氏白术散和胃。寻常轻者，只用平胃散加山楂、麦芽、砂仁、青皮、甘草为末，每一钱，米饮下。热加黄芩，寒加吴萸。

间有寒热邪相击；面赤为热面白寒，

感热作痛者，面赤壮热，四肢烦热，口中气热，宜四顺清凉饮，加青皮、枳壳，或黄芩芍药汤。感寒作痛者，面白或青，四肢冷甚，宜小建中汤，或大七气汤加肉桂，调苏合香丸。

冷热不调多呕逆；

宜枳壳、桔梗、青皮、陈皮、当归、甘草各等分，木香减半，姜煎服。

心腹俱痛面㿠，口中吐沫虫攻的。

虫动心痛，与痫钓相似，但目不斜而手不搐耳，化虫丸主之。

八痢本与大科同，惟有惊痢属幼童；

八痢：冷痢，白积；热痢，赤积；冷热不调，积下赤白；疳痢，黄白积，或见五色，下无时度；惊痢，青积下臭；休息痢，粪黑如鱼肠，愈而复作；䮖痢，停积又来，腹胀便臭，肚痛；蛊毒痢，下紫黑血，如猪肝。

白冷挨积温脾胃，

纯白者，积冷毒也，宜感应丸。挨去其毒，然后用参苓白术散之类，温和脾胃。

赤白顺气与和中；

顺气则腹痛自止，和中则里急自除。纯赤者，积热毒也，宜导滞汤。或赤或白，冷热不调，腹痛后重，肠胃虚滑，食少困倦，宜小驻车丸：黄连六两，干姜一两，当归二两，阿胶三两，为末，醋糊丸，黍米大。每三十丸，米饮下。大人亦宜。久不止及䮖痢者，没石子丸，鸡子煎。

妄下肿胀渴随至，

脾虚有积，积化成痢，妄下脾胃重虚，变成浮肿胀满作渴，不可为矣。

误补脱肛色燎红。

热者，黄连阿胶丸，薄荷煎。有服凉药过度，或久痢脏寒脱肛者，钓肠丸，

木香煎汤下；或真人养脏汤。有痢频脱肛，黑色生壳者，用巴豆壳烧灰，芭蕉自然汁煮，入朴硝少许洗软，用清油点三滴，放三角白矾煅过，龙骨少许，为末干掺肛头，用芭蕉叶托上，勿令便去，出入令大儿抱定。

乳嗽百日内不宜，恋膈损胃肺孤危；

或因啼叫未定吃乳，或饮乳过度，以致停蓄胸膈胃口，上干于肺，故发咳嗽呃逆，肺胃俱病，百日内见者，为恶候。

热嗽面赤丸葶苈，

其有四时感冒嗽者，当用参苏饮、惺惺散之类微表。如挟热暴嗽，而赤壮热便闭者，宜葶牛丸下之。

虚者阿胶散可医。

阿胶七分半，白茯苓、马兜铃、糯米各二分半，杏仁十粒，甘草二分，水煎。治久嗽肺虚，气促有痰，恶心。

二三岁时欲断乳，夜静用药画儿眉。

画眉膏：山栀炒黑三个，雄黄、朱砂、轻粉各少许，为末，清油调匀，候儿睡着，浓沫画儿两眉上，醒来自不吃乳，未效再画。仍墨搽乳头。

喘因吃乳啼未定，或挟风冷肺家病。

或因啼叫未定，吃乳与咸酸，以致气逆不下，或因饮乳过度，内挟风冷伤肺而喘，或駒齁呃逆者，**宜紫苏子汤**：苏子、诃子、萝卜子、杏仁、木香、人参各等分，甘草、青皮各减半，姜煎温服。

呕吐不食胃家虚，痰壅发热火炎盛。

呕吐惊悸，困倦自汗者为虚，面赤气粗痰盛发热者为实。俱二陈汤主之，虚加参、术，热加芩、连。

尿白成疳积中热，

尿白如泔，脾经有积，久则成疳，亦兼心膈伏热得之，**宜茯苓散**：赤茯苓、

中医非物质文化遗产临床经典名著

三棱、莪术、砂仁各五钱，青皮、陈皮、滑石、甘草各二钱半，为末。每一钱，麦门冬、灯芯煎汤调服。

淋沥有惊气下结。

十余岁因惊之候，心气下行，小便淋沥，日夕三四十次，渐觉黄瘦，宜顺经散：韭子、琥珀、益智仁、金毛狗脊、白茯苓、石燕各五钱，石韦一钱，为末。每一钱，韭汤调，日二服。

汗多胃怯兼惊惕，

胃怯出汗，上至颈，下至脐者，益黄散；有因惊惕心虚，以致脾弱少食，心腋汗多者，大温惊丸；惊热者，小凉惊丸，俱牡蛎、麻黄根煎汤下。全因惊惕盗汗者，古芷砂散；脾胃弱者，钱氏白术散。

或有气弱心血溢；

盗汗不止，气弱体瘦，乃心血溢盛为汗，非虚也，宜人参、当归各一钱半，猪心一大片，水煎服，以收敛心血。如手掌心汗多者，亦效。

额汗阳虚蒲扇灰，

头汗绕颈而止，本属阳虚，但小儿纯阳，或因厚衣被而额汗出，或睡中盗出者，用古蒲扇烧灰为末，每三钱，温酒调服。轻者，不药自止。如满口生疮及久病额汗如油者，不治。

遍体香瓜痰火熄。

遍身汗出者，痰火盛也，宜香瓜丸：胡黄连、大黄、柴胡、鳖甲、黄柏、黄连、芦荟、青皮各等分为末，用大黄瓜蒌一个去头，填入诸药至满，却盖口用柴插定，慢火内煨熟，取出捣烂，入面糊丸，绿豆大。每三丸或五七丸，食后冷浆水下。腋下、手足掌心、阴汗，煎地骨皮汤洗，白矾炉底末敷之。

外 感

小儿伤寒夹惊食，

治与大人无异，所异者，夹食、夹惊而已。杂病亦然。

阴阳表里大科同；伤寒左额青纹现，肢冷无汗惨颜容；

钱氏云：男子面黄体重、女子面赤喘急，其呵欠烦闷，手背热，人迎脉盛则一也。

若手足温又有汗，面光发热是伤风；亦左额青纹，与人迎脉盛。

夹食肚热兼呕逆，右额角青似小葱；

右额角青筋，发热，头额肚腹热甚，或兼呕肚腹痛者，伤食也。如伤寒夹食者，人参羌活散加青皮、紫苏，或藿香正气散合败毒散，便闭加大黄。如内伤生冷，外感风寒，寒热如疟，恶心少食者，人参养胃汤。

夹惊手掌心有汗，青纹先见额当中。

额正中青纹，面色青红，手掌心有汗，时作惊惕，夜睡不安，手络脉微动，发热者，惊热也，脱甲散、红绵散、或人参羌活散，加僵蚕、蝉蜕、南星、全蝎、白附子、麻黄。便闭加大黄煎，调朱砂安神丸，或温惊丸。惊轻者，先发表而后安心神可也。

伤寒表初喜隈暖，

伤寒恶寒，初起未发热时，喜隈人藏身密衣被；若发热者，昼夜不止，俱宜量体汗之。大概太阳证见，羌活冲和汤；阳明证见，葛根解肌汤；少阳证见，小柴胡汤。

里热掀衣便不通；

入里内热者，必扬手掷足，口中气粗，壮热作渴，大便不通，方敢与调胃承气汤，或大柴胡汤微下之。大概太阴证见，羌活冲和汤加枳实、厚朴；少阴证见，羌活冲和汤加桔梗、知、柏；厥

506

阴证见，羌活冲和汤加川芎、柴胡。有表复有里，及惊风证见，双解散加羌活、天麻、姜蚕、白附子、蝉蜕。

额冷肢厥面色惨，泻青阴病里虚空。

理中汤、甘草干姜汤；甚者，四逆汤。

汗吐下温俱从缓，免动惊痰与蛔虫。

伤寒温补太过，以致生痰，变作惊风者有之；或汗下凉药太过，以致胃寒，变成慢惊及蛔虫上攻者有之，危哉！

伤风鼻塞气促乱，身热咳嗽忌大汗；

初起仍喜偎人引衣，恶风故也。凡伤风治与伤寒亦同，但伤风有汗，只宜解肌。身热咳嗽，声重气促，体弱者，惺惺散；咳热盛者，参苏饮；发热盛者，人参羌活散、天麻防风丸；壮热者，升麻葛根汤。此伤风表药，不可误用麻黄。

入里能食渴且烦，便闭大黄方可灌；

入里与伤寒亦同，但伤风能食为异。如烦渴，二便赤黄者，四顺清凉饮合小柴胡汤；二便闭者，大柴胡汤；风热内实者，大黄丸。风与滞血留蓄上焦，胸膈高起，大便不通者，没药散：没药、大黄、枳壳、桔梗各二分，木香、甘草各一分，姜煎服。

兼脾肢冷吐泻攻，益黄补后大青散。

风主肝，兼脾则必四肢清冷，吐泻不思乳食，不渴者，当先以益黄散或理中汤补脾，后以大青膏发散；如身热能食作渴者，当先以大青膏或钩藤散发散，后以益黄散补脾。如作喘胀者，兼用塌气丸；虚渴者，兼用钱氏白术散。

肺喘心惊肾畏明，各脏见证依此断；

兼肺则喘息，兼心则惊悸，兼肾则畏明，各随补母脏药选用。

寻常感冒必从轻，暑湿大科尤可玩。

《怀幼书》云：双解散能治风寒暑湿劳倦，然贵加减得宜耳。

诸　热

诸病发热辨其初，

有发热不歇，鼻塞声重者，为外感表热，属三阳经；有潮热者，似潮有信，为里热；属胃；有壮热者，遍身向热不已，合睡咬牙，甚则发惊，属心；有风热者，身热，口中气热，属肝；有痰热者，面赤或肿，身热喘咳，胸膈不利，属肺；有温热者，但温而不甚热，属脾；有肾热者，阴囊赤肿钓痛，大便闭涩，属肾。有惊热者，时间发热即退，来日依时发热，或面青狂叫；有积热者，五心发热，肚热，至夜则甚；有疳热者，骨蒸盗汗，咳，泻；有疟热者，寒热一日一发，或二三日一发；有血热者，昼静夜热；有变蒸热者，上唇微肿如卧蚕，或有珠泡子；有麻痘热者，耳、鼻、脚梢、中指冷，腮赤喷嚏，唇红，肌肤绷紧。发热种种相类，初起当先询问父母，已出痘未？如未患痘，仔细认证，盖麻痘误用下药必变，且真伤寒证，亦必表证已罢，日晡潮热方敢下之。

阳证为实阴证虚。

凡实热面赤，气粗口渴，唇肿便闭，暴啼掀揭露衣，似伤寒阳证，宜人参羌活散、参苏饮、通心饮、导赤散、泻白散、泻黄散、凉肝丸、连翘饮、甘露饮、生犀散、四顺清凉饮、八正散，随宜选用。凡虚热面色青白，神缓口冷，泄泻多尿，夜出虚汗，似伤寒阴证，宜惺惺散。虚烦自汗者，保元汤去术，加芍药，浮小麦、姜枣煎服。

又有乍清乍温证，上热下冷不自如。

上热惊惕怫郁，不得自如；下冷泄泻不常，败毒散加当归、木香。若升降阴阳，来复丹，薄荷煎汤化下三丸。

虚阳浮外热不退，和胃元气自归软。

凡发热表里已解，忽阳浮于外，烦

热大作者，当与和其胃气，使阳气敛而归元，身体自凉，参苓白术散、钱氏白术散、太乙丸，选用。

骨蒸多因热有余，间有禀赋荣卫虚。

因大病后得者，荣卫虚弱，宜滋养血气；或禀赋弱者，宜谨避风寒以护其外，调饮食以养其内，俱生犀散，或四君子汤加减。

食积痰热湿火盛，

因饮食得者，腹有积癖，面色淡黄，潮热腹痛，宜磨积调脾，顺理三焦，其热自退，枳术丸、肥儿丸；成疳者，芦荟丸。因积生热、生痰者，二陈汤加升麻、葛根、白芍、人参、五味子，姜煎服；或枳术丸加陈皮、半夏、黄连、山楂、神曲，为丸服亦好。

通用梨浆饮最宜。

梨浆饮：青蒿童便浸一宿，晒干、柴胡、人参、黄芩、前胡、秦艽、甘草各一分，生梨或生藕各一片，薄荷二叶，地黄一寸。水煎服。治潮热、积热、疟热及脾积寒热。青蒿饮亦妙。

痘

痘证不过气血毒，

毒乃胎家淫火食秽，停蓄脏腑，生后啼声一发，悉归命门。遇岁火运，时行传染；或冬暖遇春夏而发；或因伤寒热病失汗，下而变成；或因外感风寒，内伤生冷而发；或因跌仆惊恐蓄血而发，发则命门火动，煎熬左肾，夹脊逆流自头额而下克丙火，不聚于面，令散四肢，所禀气血实则胜毒，为顺；气血虚则毒胜，为逆；气血与毒相等则险。凡言顺者，不必药治；逆者，治之无效；险者，必用药救。

首尾一十二日间。

除初热三日不算，有热发三五日，或十余日故也。自报痘至收靥，首尾一十二日，中间有不守禁戒，以致淹缠。又有气血和者，不及一十二日而愈。初不甚拘日数，以后分日，为初学较言耳。

证有初证并杂证，阴阳常变类伤寒；任他坏证并瘥证，无非邪与毒相残。

初热三日，类伤寒初证；自初热至报痘，类伤寒六经三阴三阳证；六日以后，谓之杂证；报痘次至收靥，常证也；异常，谓之变证；水痘、斑疹，谓之类证；不治，谓之坏证；余毒，谓之瘥证。其间机轴俨似伤寒，但痘毒自里出表，非若伤寒自表入里，所以治法微异。至于痘中百病，皆外感内伤，邪秽与毒相搏。大法痘未尽出，见三阳证，宜清肌解毒；痘已出齐，见三阳证，宜温中托里。太阳病恶寒身热，气急尿赤，出不快者，防风荆芥甘草汤：三味等分，水煎服。少阳病乍寒乍热，出不快者，连翘防风甘草汤：三味等分，水煎服。阳明病身热目赤，便秘，疮遍肌肉，出不快者，升麻葛根汤加紫草；四肢出不快者，防风芍药甘草汤：三味等分，水煎服。太阴病腹满自利，四肢厥逆，已出者，附子理中汤、木香散、理中丸。少阴病痘出黑陷，口舌腐烂，四物汤加紫草、红花。厥阴病舌卷囊缩，粪青目青，时发厥逆，异功散、十全大补汤加附子。凡阳证见于春夏及天晴则顺，阴证见于秋冬及阴雨则逆。

痘象豆形色豆色，惟有黑陷最惊人；

痘者，豆也，大小不一无妨，惟欲圆满硬实，不宜陷。有皮嫩易破，他如茱萸者险；如麻子、如蚕种、如浮萍，不分个数者逆。故曰：顺其形则顺，逆其形则逆。色者，五脏精华，红、黄、绿者为佳。痘乃脾土及君相二火所主，黄绿乃脾胃正色，毒将出也；红亦深色，桃红三分，红中一分白，毒始出也；鲜红则为血热。初起紫者，大热；白者，气虚毒未出也。初起白者，大虚；灰白者，血衰而气滞也；黑者，毒滞而血干也；焦褐者，气血结也。

形属气兮色属血，形贵充顶色润身；

顶形圆满者，天之象也。气，阳也，故形属乎气。晕色红润者，地之象也。血，阴也，故色属乎血。顶尖圆满而不皴陷，则气体天而常亲乎上；根窠红润而晕外明净，则气体地而常亲乎下，极其顺也。

形色得半要根活，根地圆晕显有神；交会不明形色反，灯影周旋眼法新。

气可盈而血不可盈，苟或形陷伏而不绽凸，则气不足以收毒，而反亲乎下；色泛溢而不凝敛，则血有余而反亲乎上。又有气多血少者，痘虽凸而四围无色；血多气少者，痘虽陷而四围红紫；毒有余而气血不足者，其痘不发不红，此气血之辨也。根即圆晕，痘疱曰窠，疱圈围晕曰根，圈晕外曰地皮，白无红是为交会。明白圆晕乃气血之会，形色之神也。盖包血而成圆者，气之形，然必气与血会，而后圆形周净；附气而成晕者，血之形，然必血与气交，而后晕色分明。虽然一元流行而已，自气血凝滞而言，谓之形，自气血光华而言，谓之色。形中有色，色中有形，运用鼓舞形色而言，谓之神。灯影周旋者，痘形色虽险，若灯光影与痘根圆晕相为周旋，根窠红活，浆影深厚，虽陷伏灰紫，皆可调治。若根窠不红不起，血死不活，浆无影者，虽轻难治。故虽白日，亦必用麻油纸捻照之。自始至终，全以根地为主，眼法新巧，全在于此。

证与痘亦恒相因，

痘善而证恶者，必外感寒暑；证善而痘恶者，必外触秽污。痘为主，证为辅，虽无他证，而痘恶者必死。

表实难出虚易出；

证以身热无汗为表实，痘以红突为表实；证以身凉汗多为表虚，痘以灰陷为表虚。盖无汗则肤腠闭密，所以痘稍难出，出则红活绽突；多汗则腠理空疏，所以痘反易出，出则灰灸顶平。有言表实易出者，必里实甚也，表虚难出者，必里亦虚也。

里实顺靥虚倒靥，

证以便秘能食为里实，吐泻少食为里虚。里实则正气收毒，自痘顶而下，渐次结痂者顺；里虚则气血不能收毒，而痘根先靥者逆。

不绽或淡表里坠。

证既吐泻汗多，痘又灰白陷伏，表里俱败。

轻者从头至足稀，能食便调不须治；重者不食二便乖或秘或溏，脚先头上或齐至；

凡出、靥从头至足为顺，从足至头为逆，头脚齐出、齐靥者险。所以轻者，靥出俱从头至足，痘亦稀少；重者稠密，头上未出未靥，脚上先出先靥。然痘以脾土为主，自始至终，以能食者顺。胀贯时，宜食老鸡补气；收靥时，宜食雄鸭收毒，或猪精肉。肥者助痰滞气。始终忌鱼腥。二日一便者为顺，三四日不便者为秘，一日三四便者为利。

轻变重者非有妖，外感内伤犯污秽。

忌风寒，恐损表；忌暑，恐生烦躁；忌湿，恐脓不干；忌生冷与蜜，恐寒中；忌肥腻，恐泻；忌咸，恐渴；忌酒、葱、鱼、羊、盐等，恐痒。淡食为佳。忌煮鸡、鹅、鸭卵，病人闻气害目；忌柿、枣、砂糖，恐痘疮入眼；忌茶、醋。猪肝、猪血，恐瘢黑；忌烧香满室以燥血，只宜常烧苍术、猪甲、乳香以避恶气；

忌酒色僧人洒净冷水，闭其皮肤，大忌父母房室、月水、乳母腋气、人畜粪污、房内炙煿、对梳扫地、生人往来、一切恶秽，以致气滞。盖气闻香则行，闻臭则止故也。自报痘至收靥，一有感伤秽污，便令当出不出，当靥不靥，或变黑陷作痛发痒，一切杂证。大概外感，冬时，五积散去麻黄，加桂心、紫草；春时，不换金正气散，加芎、芷、防风，或为风邪所袭者，消风散加紫草：暑月，六一散、清暑益气汤，体薄清贵者，只用保元汤，随证加减。内伤乳食，气壅遏者，二陈汤加山楂、升麻、白术，四君子汤加砂仁、木香、川芎、紫草，或枳术丸。宿食重者，感应丸。伤生冷、凉药者，益黄散、治中汤。内伤兼外感者，调解散、加味四圣散。秽污触者，**避秽丹**：苍术、细辛、甘松、川芎、乳香、降真香各等分为末，烈火焚之。将出者，用胡荽泡酒喷帐帏，及悬胡荽于帐中，甚者，以胡荽泡汤，化下苏合香丸。但胡荽能通心窍，利大肠，惟便滑者忌之。秽毒入内黑陷者，**再苏丹**：白矾、生地龙炒各等分为末。每五分，用小猪尾血调新汲水下，不拘时服。如体薄者，四物汤去地黄，加人参、黄芪梢、连翘、白芷、甘草梢、木香。

类证水痘热三日，出靥俱易眼光华；

水痘似正痘，仍身热二三日而出，初出即如赤小豆大，皮薄痂结，中空圆晕更少，易出易靥，被湿则难结痂，亦不为害。外证两眼如水，宜**小麦汤**：滑石、甘草、地骨皮各一分，人参、麻黄、大黄、知母、羌活、葶苈各二分，小麦七粒，水煎服。如斑疮水痘，烦热溺涩，口舌生疮者，八正散。

斗热发斑或丹毒，

斑红痕如锦纹，或如蚊迹，与伤寒阳毒发斑同，热极则发，宜败毒散表之，汗后身凉，红痕自退。再越二日，或报痘反少。又有报痘时，热盛发斑者，透肌散加红花、黄芩、升麻。咽痛，加玄参、磨犀角和服，或玄参升麻汤加减。热盛者，解毒汤加芎、归、白芍、防风。若见黑斑即死，水疱、脓疱后发斑者亦死，斑少者可救。报痘时有红丹如云头尖者，败毒散加紫草、红花、黄芩解之；如肿高红紫痕者，透肌散加黄芩、地骨皮、蝉蜕。

顶平有水是疹麻。

疹如粟米，微红，隐隐皮肤不出，作痒，全无肿痛；麻即如麻，顶平软，不碍指，即有清水。痘多夹疹同出，麻亦多夹疹同出，故曰痘疹、麻疹。但痘成脓疱后，出疹者反顺，水疱后出者逆。又有先发疹而后发斑者，亦无害。治疹宜消风热，用败毒散加葛根、升麻、白芷，表退肌热，则疹自无矣。又有报痘后，麻疹稠密如蚕种者，透肌散加柴胡、红花解之。若色好，不可过用凉药，必伤脾胃，易致陷伏也。

麻有夹痘同出者，麻没痘存色愈加；

麻夹痘出者，治痘为主，麻必先没而痘独存。盖痘属五脏为阴，难出难靥；麻属六腑为阳，易出易没。麻没后痘必起发，形色愈加者顺，如形色已亏者，四君子汤加芎、归、黄芪；黑陷者，去茯苓，更加紫草、木香、糯米，入酒煎服。

麻急理麻痘急理痘，麻痘源头共一家。杂证热毒头亦痛，

凡杂证，皆因荣卫不和，以致毒不泄于肌肤，而反内攻脏腑，或上攻咽、膈、头面，多挟内外邪秽。头痛初起为风，以后多热毒上攻，毒甚则肿。

眼红舌苔唇咤怒；

眼角流红，或目黄，肝热；舌上白苔，心热；口唇咤啧欲怒，肺热。

口疮咽痛郁多啼，

口疮痛不能食，脾热，五福化毒丹，或蜜渍黄柏汁饮之。咽干涩痛，口烂齿肿，心胃热也，甘露饮，或甘桔汤加牛蒡子、麦门冬、竹叶煎服；水浆不入者，紫雪抱龙丸、消毒饮。如能食便溏者，又当清上温下，不可纯用凉药。多啼，当察外证、郁毒在表在里，调之。如果因心热、痰热者，辰砂六一散，痘未出，葱白煎汤下；痘出盛，灯心煎汤下；黑陷者，加龙脑半厘，紫草煎汤下。

贯胀极忌咳与喘。

初热咳嗽气促，风寒在表故也。痘出时咳嗽胁痛，吐食不下者，半表里邪也，小柴胡汤加五味子、枳壳、桔梗；小便赤者，加山栀、赤茯苓。如服冷药太过，咳嗽、肢冷、呕吐者，甘草干姜汤。胀贯时，呵欠、喷嚏、打屁亦忌。如咳嗽气喘，乃毒攻肺胀，胸高声哑而死，果系外感者，亦必痘好乃吉。初起烦躁喘急者，麻黄汤加桑白皮及麝一厘，或黄芩汤加麻黄、桂枝；便秘者，前胡枳壳汤。凡无痰喘急，不能卧者，死。

大渴不止恐阴虚，

口渴，毒火炎上者，用甘草、栝楼根等分，水煎服，或黑豆、绿豆各二合，乌梅二个，水煎澄清服；饮水小便少者，恐湿渍脾土，后难收靥，宜六一散渗之；内虚津乏者，保元汤加麦门冬、五味子，或参苓白术散、黄芪六一汤。如虚阳偏盛好饮冷者，木香散，倍丁香、官桂；阴寒偏盛好饮热者，异功散加木香、当归。惟血虚痘黑，火动发渴者难治。凡虚证见渴者皆死。

胸紧烦躁安眠少；

胸膈紧满者，枳梗汤，或二陈汤加枳壳。烦躁动止不宁，初起报痘时躁者，表未解也，宜清内解肌，黄芩芍药汤和之；起胀时躁者，毒欲散未散也，或生黑豆一味煎汤，徐徐冷饮，解毒散热，召复阴气，或抱龙丸、生犀角磨汁、单甘草煎汤，俱能解毒；贯脓时躁者，毒冲心膈也，宜利小便，大便不通者，宜润之；结痂后躁者，解其余毒可也。痘出及余毒烦躁，小便不利者，用灯心一把，鳖甲二两煎服。烦躁不得眠者，酸枣仁汤。

腹痛有块或坚硬，

初热时腹痛甚，手足稍冷，尻、阴冷，为痘毒作痛无疑。外感，宜藿香正气散、升麻葛根汤、参苏饮，俱加山楂；内伤生冷饮食，腹痛自利者，理中汤加陈皮、砂仁、木香。如痘出腹痛，便调者，无妨；便秘鼻热，痛甚，痘出不快，体冷甚发厥者，独圣散，或四磨汤，服之则毒气泄而四肢温，腹痛自止。已出，厥痛者亦宜。

腹胀初起尚可表。

初热腹胀，毒与邪搏，升麻葛根汤加山楂、牛蒡子，微汗即散。一切异证，随证加减由人。但此汤乃初起及结痂后，解毒凉肌之药，惟内虚胃弱，及红点见后无表证者忌之，如大小便难者，四圣散、紫草饮。

失血肺胃被热侵，毒并大肠便瘀了；

痘出阴分，极忌动血。口鼻失血，肺胃热甚，宜解毒汤加生地、大黄；轻者，黄芩汤；虚热者，单人中白为末，蜜水调服。便血粪黑，毒并大肠，犀角地黄汤，或小柴胡汤加生地。痘出下利黄赤脓血，身热作渴者，薤白汤、三黄熟艾汤，解其毒而痘自出。便血神昏不醒者，抱龙丸救之。盖痘虽内毒，运之者血，心主血藏神，今便血神昏，宜乎危矣。如大小便血及七孔流血者，即死。有因服凉药以致毒陷，泻血有如豆汁黑者，急用理中汤、胃风汤，得便闭、疮红活者生。若胀贯时便血而疮坏无脓者，胃烂必死。痘愈后便血，或下肠垢身热者，升麻葛根汤加黄连、生地；身热烦渴者，解毒汤；热势盛者，小承气汤；下利者，黄连阿胶丸，小驻车丸。

内外毒蕴便不通，烦胀汗渴言谵昏。

《活人》谓首尾不可下者，盖痘未出，有表无里；痘既出，表盛里虚，所以首尾忌下。奈其间有因外感里热，及内伤热食、热药、以致热毒蕴结，便秘烦躁，腹胀，手掌心并腋下有汗，作渴，谵语，实热里证悉俱，肠胃壅塞，脉络凝滞，壅遏痘毒，不出不起不靥，必用下药，通其荣卫，而后毒得起发，从权以下利药中，加以升提，使邪热去而痘毒升。痘未出者，升麻葛根汤，消毒饮加大黄；热甚者，凉膈散，以其有连翘、薄荷轻清，亦上升发也。虽痘出不快，有此里邪实热者，亦宜。痘已出或将靥，有热毒便秘者，小柴胡汤加生地；或四顺清凉饮、犀角地黄汤，俱加大黄。寻常热轻，而无烦躁狂谵，痘未出者，只宜败毒散、连翘饮、紫草饮、紫草木通汤；痘已出者，四物汤加芩、连、桃仁、麻仁，或麻子仁丸以润之。苟非外感邪入里深极，内伤湿热蕴结，与毒相拒，断不敢下，惟瘥后余毒，量体下之可也。故曰痘疹下之早，则为陷伏倒靥，犹伤寒下之早，则结胸也。又痘疮利药，忌用丸、丹及巴豆、水银、轻粉，此三味但能去脏中惊涎积热，非痘家所宜。

小便赤涩腹心膨，热微热甚有分晓；

小便赤涩，以致心腹膨满，由胃热心火不降，阴气不能升也。痘未出者，紫草饮发出其毒即愈；痘已出者，四圣散加黄芪。小便涩赤热，并大便亦秘，不敢下者，五苓散、导赤散、紫草木通汤、连翘散以渗之。如热微，又不敢渗小便，恐损真气者，只宜独圣散、紫草饮以解其毒。古云：大热利小便，小热和解是也。又回浆内腑化毒，溺多则顺，稍有闭者，宜善调之。

热甚狂喘或发惊，误投惊药祸非小；

痘已出，狂叫多怒喘呼者，为热甚而无阴以敛之也，犀角地黄汤，痘毒惊搐，虽亦由于心热，肝风旺而脾土虚，则火炎为搐，宜泻肝则风自去，利小便则热不炎。若概用惊风凉药，如银花、脑、麝、青黛、朱砂、硝石，令心寒而毒气内伏，当出不出，已出未靥。如先惊后痘者轻，先痘后惊者逆。痘色粒分明，惊来即去者无害。痘未出，因外感与内热相搏发惊者，惺惺散、消毒饮、加减红绵散、大青膏、紫草膏，兼服匀气散，毒泄而心神自定，气匀而痘疮自出矣。又有暑搐昏冒者，六一散；痰盛神昏不醒者，抱龙丸；或睡中手足常缩，将发惊搐者，急用导赤散利小便，或四圣散以解毒。痘已出，虚者保元汤加芍药最妙；热者，五福化毒丹、泻青丸、古牛蚕散；热甚搐毒攻心，以致黑陷者，从权以凉惊丸，或猪尾膏暂服可也。抑考热证谵语妄言属心；搐搦惊痫属肝；肿胀便秘属脾；喘渴咳嗽属肺，尽皆四脏所发。虚证可以类推。

遍身作痛毒外行，

痛乃痘之善证，或遍身痛，或只几颗痛，有外邪所搏者，初见红点时，宜参苏饮加木香；轻者，消毒饮，或升麻葛根汤倍芍药；甚者，更加蝉蜕、山楂、羌活。有痘出身痛，肉皱痘密者，匀气散、小活血散。惟胀贯时作痛不忌。

热痒清内虚实表。

诸痛为实，诸痒为虚，虚实于形色
上分之。色不灰陷，便难而痒者为实。
有因风寒者，消毒饮；有因食毒及食盐
者，四君子汤加酒芩、连，或大黄微润
之。通用单蝉蜕汤，时时服之。痒甚者，
水杨汤浴之，或用食盐和百草霜，水湿
略炒过，置火内烧烟熏之，其痒立止，
虚痒亦效。或用蜜水调滑石末涂之，且
令疮痂易落无痕。色淡甚则倒靥，便溏
而痒者为虚，宜保元汤倍加黄芪实表，
少加芍药活血；痒甚遍身抓破，脓血淋
沥，不能坐卧者，内托十宣散去桂，倍
黄芪，加白芷止痒，当归和血，木香调
气，气行血运，其痒自止，或小活血散
合四君子汤，加黄芪、枳壳。有毒气陷
内痒塌者，木香散加丁香攻里，官桂实
表以救之。凡手足常摇动者，将发痒也。

虚证腹胀身必凉，

痘已出虚胀有二：有因内伤生冷、
凉药，与内热毒相拒，不得发越，故令
腹胀，宜萝卜子、紫苏梗、陈皮各一钱，
干姜、甘草各五分，水煎服。食减者，
加白术；甚者，发寒肢厥，疮白无血色，
多致不救，急用木香散，温中逐冷，甚
则异功散。有毒气陷伏作胀者，宜温中
解毒，人齿散、小活血散。惟腹胀目闭
口臭者死。

吐泻痘出最难当；

初起吐泻无妨，痘出脾胃冷者，胃
爱散。因外感者，寒月，理中汤、五积
散、异功散；暑月，六和汤、胃苓汤。
因内伤者，四君子汤加砂仁、陈皮，理
中汤去参，加厚朴；宿食重者，感应丸。
痘出后极忌泄泻，起胀尤忌。有泻皆属
虚冷，急用保元汤加桂、芍，或木香散。
泄滑者，用肉豆蔻一个，乳香一豆大，

为末，米饮下，或固肠丸。因泄顶陷者，
内托十宣散、四圣散加减。如吐泻喘渴，
蛔虫已出，目直便流，利肠垢者死。

自汗气弱难收靥，湿热熏蒸神术方；

痘出后，切忌汗多，以致气虚必难
作浆收靥，急用保元汤止之。如初起湿
热熏蒸者，用白术二钱，黄连一钱，浮
小麦煎服；若伤风自汗，量用桂枝、防
风可也。惟身寒，汗缀如珠，神昏者死。

痘出寒热内虚甚，寒战火郁必发痒。

已出痘而寒热者属内虚。七日前后
独热者，气血与毒俱盛之过；七日前后
独寒者，气血损而毒火内郁，难治。寒
战咬牙，足膝冷如冰，尻、耳反热，胀
贯靥时极忌，乃气血虚极，宜保元汤加
桂；甚者，异功散。

变证冷秘热吐泻，

脏腑热则便秘，脾胃冷则吐泻，常
也。有呕吐不食，面青瘦者为冷秘；久
不大便，而无里急后重者为虚秘，俱宜
内托十宣散。气虚者，四物汤、麻子仁
丸。又有能食，结涩下如粟块者，为风
秘；胸胁腰腹引痛者，为气秘。热毒攻
胃吐泻，手掌心并腋下热而濈濈有汗，
脸赤渴欲饮乳，乳满胸膈不化则吐，吐
了又渴，急欲饮乳，是热吐也；小便赤
涩而渴者，热泻也，俱宜五苓散、竹叶
石膏汤加陈皮。痰壅吐食者，二陈汤；
湿热吐者，葛根竹茹汤加黄连；湿热泻
下臭秽者，解毒汤加白术。大吐身热腹
满，二便赤涩，面赤喘闷者，当利小便，
四苓汤、导赤散，不瘥者，宣风散下之。

热甚四肢仍发厥；

凡痘证身寒不治。但其间有患热证，
而忽发厥肢冷者，犹伤寒伏热深而厥亦
深也，宜随证用清内解毒药，毒出而身
体自温矣。如痘未出，猪尾膏最妙。

大便不通小便血，遍身肌肉尽破裂。

初热误用热药，报痘又以胡荽、葡萄、人齿服之，虚者犹宜，实者令毒攻脏腑肢络，灌注耳、目、口、鼻、咽喉闭塞，大便不通，小便如血，或为痈疮肌肤破裂，皆阳盛无阴也。宜猪尾膏、犀角地黄汤、解毒汤、三黄丸。服后疮出红活者吉，倒靥者死。暑月痘烂生蛆，乃热毒盛也，内服清热之药，外以带以柳枝铺地卧之，或水杨汤沃之亦好。

痘变倒靥与陷伏，

痘色初出淡红变白，白变黄者吉；初出鲜红变紫，紫变黑者逆。痘形陷伏倒靥，自其内伤气虚，而不能起发而言，谓之陷伏。宜温中托里，令脾胃暖而荣卫通也，甚至硫、附亦可暂服。自其外感及秽污而言，谓之倒靥。外感宜温散寒邪，而荣卫复行；犯秽，宜熏解之。凡当出不出，当胀不胀，当贯不贯，当靥不靥，俱以照原为气血旺，退减均谓之倒靥陷伏。

惟有黑陷当详究；

黑，乃北方寒水之色，然火热反兼水化，色亦能黑，故变黑当究寒热。寒证变黑者，因风寒归肾，宜温散；因为虚毒陷，宜温补。热证有毒盛火炎，宜凉心清解；有脏燥无阴，宜润血化痰。噫！痘变不过陷伏、倒靥、黑陷、斑烂四者，黑陷最危，可不究诸？

初出黑色状如蚊，秘躁皆因瘀血蓄。

初出状如蚊咬色黑者，因毒气暴出，瘀热搏之，故血凝不行，遂成黑陷。大小便闭，腹胀喘急，烦躁，宜山栀仁汤、人齿散、加味四圣散、单蝉蜕汤加紫草；出不快者，宣毒膏、猪尾膏。

出不能快如炭焦，表分大热还宜透；

表热如炭，焦黑陷伏，见热证者，透肌散加红花、地骨皮，或单犀角磨水

服之，或独圣散、小活血散。腹痛者，单蝉蜕汤。干枯倒陷甚者，单麻黄五钱，用蜜水拌炒，水煎去沫再煎，乘热服之，其痘复起。

青干紫黑身热微，便秘急下去陈垢；

痘出不快，已出者青干紫黑，身不大热，大小便闭，是热滞于内，毒气无由发泄，宜宣风散；气怯者，木香槟榔丸，俱令先下黑粪，次下褐粪，后以四君子汤，加厚朴、木香、陈米和胃，良久粪黄，疮自出透。若表大热者，不可大下。如青干紫黑、睡昏、汗出不止、烦躁热渴、腹胀啼喘，二便闭者危。

入里热极身紫黄，喜泻脓痂恶毒臭。

毒气入里，心神昏闷，或出不快，或难结痂，乃毒火燥盛，以致黑陷者，猪尾膏，凉心通窍则气和神疏，而痂自结矣。痘出黑陷，反当结痂不结痂，便闭腹胀身黄，紫肿变黑，湿热最重者，急以单大戟丸，利去膀胱邪水，犹伤寒木贼土败，急下之，可保五死一生。如所下水谷不消，身冷战振多汗，尻、耳热者，为水溢土崩，必死；若下后身热气温饮水，尻、耳冷，或泻脓血，疮痂者，为毒气尽去，胃气犹强。泻后仍宜四君子汤，加厚朴、木香温脾为妙。

脏燥至极已亡阴，痰盛发惊狂叫吼；

毒郁脏燥，无阴以守，狂叫喘呼，痰盛欲发惊风者，四齿散加蝉蜕，古牛蚕散以解毒；遂成黑陷者，犀角地黄汤以养阴，抱龙丸以降痰。若发惊狂谵语者，砂辰六一散，用紫草、灯心煎汤，磨犀角、玳瑁汁调服，或护心散。盖凉血则不致红紫，解毒则免黑陷。失治，不日声哑而死。

果系虚寒二便清，脾肾兼补加诃蔻；

痘出里虚，心烦恶热，以致黑陷者，八物汤去地黄，恐滞血；去芍药，恐伐

胃；加木香和脾胃，大补气血。盖脾胃畅而不致内陷，气血盛而不致痒塌。寒冷多因乳母忍饥受冷，以致芽儿寒冷归肾，痘变黑陷。寒月，木香散、异功散发之；天温时；内托十宣散，去桂、木香，加紫草、蝉蜕。

带紫为热带白虚，黑如乌羽犹可救；

带紫者为血热，四物汤加芩、连、红花；带白者为气虚，保元汤去甘草，加紫草。通用灵砂三五粒，磨酒服，能起黑陷。凡痘变黑如乌羽光润，不发寒而尻、耳冷者，为血活可救，紫草饮合小活血散。

外黑里白赤者轻，

凡痘外黑里白者轻，外黑里赤者微重，外白里黑者太重，疮顶陷黑，中有眼如针孔紫黑者死。

轻甚一个大黑痘。

头面上忽生三五个，或只一个高大紫黑，俨似疔痘者，名曰飞痘。有此痘出最轻，或只此一痘，再不出痘。是知黑痘生死轻重迥殊，可不详辨深究之乎！

遍身斑烂脓不干，

痘当发散不发散，则毒气闭塞，胸满喘促闷乱；不当发散，而强发散，则痘毒出盛，表虚难靥，以致肌肉如烂，故曰烂斑，治宜调脾进食，令大便不秘不利，养荣卫以生肌解毒，则无目赤咽痛、口疮、吐衄等证。如大便不通，脓水不干者，牛黄丹；斑烂脓汁不干作痛者，败草散，或干黄土为末；干掺。轻者，用猪胆汁调芒硝末敷之，勿令动着，直候疮痂自落。疮烂成片，欲不成瘢痕者，用干牛粪火煅过，取白心入乳香为末藉之，甚者，麦麸衬卧；暑月热盛，当藉之以芭蕉叶。有因过汗内虚脏腑，自利斑烂，或因饮水多者，俱保元汤加防风、白芷，外敷败草散。**败草散**：用盖屋及墙背上远年腐草，洗净，焙或晒干为末，帛裹扑之。甚者，铺床席，令儿卧之，甚妙。此草经霜露久，善解痘毒。

作痛有如刀刻镂；

秽污触犯而然，治见秽污。

要知痘变顶不变，阳存生意必然复。

报痘自顶上阳位起，且稠者固凶，如痘遍身变坏，独顶额上不变则吉。贯脓时变成水疱无脓，皮薄如纸，遍身擦之即破，惟额上不破者可治。若阳位与心胸先破者死速。收靥时，败证悉见，惟额上、太阳、方广、顶上未靥如旧者可生。

疔痘头面胸背危，四肢点破毒可泄；

起胀时，有痘长大而紫黑者，名曰疔痘。疔者，钉也，把住痘疮不起，盖气血弱以致毒聚而成形。如气血胜而毒变制，结于四肢，或小或个数少而穿筋骨者易治；结于头面、腹背，逼近于内者，势必穿脏腑，难治，急以保元汤加牛蒡子、荆芥、芩、连，助气逐毒。外以银簪挑破疔头，令父母吮去恶血，或绵裹指甲掐去恶血，展去亦可，盖痘破而毒气得发故也。或用珍珠五粒，铁器上炙黄色，豌豆四十九粒，头发一团，俱烧存性为末，油胭脂调成膏，将儿在温暖处，忌风寒秽气，先用银簪挑开疔口，将药点入疔内，即时变为红白色，余疮皆起。又有黑痘独大，顶心黑，拨之如绵筋有臭者，保元汤加芎、桂、糯米，补提其气，如变黄色者，可保。

痘痈手足先肿疼，血引毒注三阴穴；

凡痘痈，必先手足及脉络之处或有红肿，或手腕鲜红一块，或手足有硬痛处，或足痛不止，或足上痘肿如瓜，皆发痈之兆也。因其肿痛深浅，而知其痈之大小。原因痘出，复被风寒郁其热毒，或痘出服热药、热食过多所致。又有痘变坏，而毒并一处发者反吉，治法见后瘳证，盖痘未愈时，虽痈发亦不宜治痈。若初起胸前脑上有一块红肿，及遍身有块者死；贯脓时，足肿青红流水，痘不好者亦死。

胀贯收靥或不齐，发疔发痈反可悦，

凡痘当胀贯不胀贯，当靥不靥，得发疔与痈者反吉。凡痈毒、疔痘生于胸前、腰肾之间至重，红小者生，黑大者死。

阳毒凡疮每乘虚，湿润为实干枯乏。

七日前阳毒，凡疮即黄疱、血风、绵花、杨梅疮之类。痘疮未痤及初结瘢处，肉分必虚，毒趋虚处而出，阳疮阴毒，溷杂一党，反胜诸毒而名之也。其疮湿润者，为气血俱盛，而诸毒易成浆也，宜解毒汤主之；其疮枯燥干红者，为气血俱弱，毒与诸疮相拒，而俱不成浆也，宜保元汤加芎、桂、糯米，更以水杨汤沃之，则枯转润，白变红，其浆自溢矣。**水杨汤**：杨柳五斤春冬用枝、秋夏用叶，洗净捣碎，取长流水一大釜，煎六七沸，去渣。将三分之一注盆中，宜先服汤药，然后乘热洗浴，久许乃以油纸捻点灯照之，累累然有起势，陷处有圆晕红丝，此浆影也。浆必满足，如不满，又如前浴法。弱者只浴头面手足，勿浴背，灯照如无起势，则气血败而津液枯。盖痘不成浆，乃气涩血滞，腠理固密，药气力缓，颇难顿尔达其头面手足，惟服药后以此沃之，其药藉此升提开豁万窍。洗法必添汤久浴，使其缓透肌肉，疏通内外，斯毒气随暖气而发。凡报痘起胀、行浆贯满，痘疮顶陷、浆滞不行或为风寒久克者，皆效。

坏证头低肢软脆，

初起表证，足冷无害。惟足冷头低，

四肢软弱，始终大忌。痘出后，头温足冷者亦死。

面色青肿扰鼻屎；

痘以心血为主，面赤者顺，面青必生风，虚下利厥逆。报痘误服热药，发而不透，以致身体头面两目皆肿，风搐身强者，人参羌活散救之。如当胀之时，头额肿如瓜，或面肿，或顺项亦肿而疮不肿者死，宜消肿毒，补中气以救之，若痘色与皮一般肿，根窠红者无害，或一边面肿，形色顺者吉。鼻燥有黑气，或以手扰鼻孔者死。

露睛耳焦唇紫崩，

两目闭而露睛无魂，如鱼眼、猫眼者死，或两眼不封而光烁者亦死。耳内焦黄，唇紫燥裂，甚则唇崩溃烂，乃见标之时，复感风寒，使热毒攻内，不治。

口烂舌卷戛牙齿；

口内臭烂，舌上白苔或黑，舌卷囊缩，身必战动，肚腹急痛不止，痘变紫黑者，谓之内溃胃烂。原因七日前被风寒所中，腠理周密，壅塞其毒，反攻脏腑之内，宜量与清胃消毒豁痰，解散风寒之剂救之。咬牙作渴身热者，心胃热也，宜甘露饮。如寒战咬牙，则为肾毒上攻，内托十宣散，去防风。白芷，加茯苓救之。

声哑饮食便挫喉，

声出肺与心，或感风寒失声，或饮食毒壅，或多啼气噎。不问已出未出，失声身温者，解毒防风汤；便秘者，甘桔汤加当归、黄连、大黄；身凉者，内托十宣散倍桔梗。如浆满声哑者，肺气绝也，不治；痘出不好，声哑者亦死。又有呃逆胃寒，冷气上升也，宜盐炒吴萸一钱，丁香五分，水煎服。咽喉有毒，饮食如锯挫喉，水浆不入，或吐出，或常干呕者，危；若贯脓时见此证，二便闭者，反吉。

腰痛如咬囊缩死；

腰痛如咬，不能起立，胸高足冷者，肾绝。若微痛者，风寒所伤。败毒散解之，外以麻油揉按。囊缩者，肝绝，不治。

身温为实身凉虚，温补解毒法尽矣。

不问初证、杂证、变证、坏证，俱以身温为顺，身凉为逆。譬之种豆，晴暖则易生。且人无非常之热，亦无非常之冷，惟身温，温则为气血和也。大概热证身温，俱宜解毒；虚证身凉，俱宜温补。虚证有热者，温补中兼解毒；热证有虚者，解毒中兼温补。解毒：初出，消毒饮、连翘散。解毒中略兼温补，解毒防风汤、鼠黏汤。温补：血虚，四物汤，或古芎归汤；气虚，四君子汤，或保元汤为主。泄者暂加白术、茯苓；烦渴加麦门冬、五味子；虚热加黄连：湿痰加陈皮；气郁不通加山楂；消毒加鼠黏子；退痈肿加荆芥穗；扶胃气加陈黄米；助阳发表加生姜；色紫血热加连翘。要知连翘、鼠黏、山楂、甘草，始终必用；官桂、川芎、紫草、芍药，五七日后慎用。气血俱虚者，内托十宣散、托里散，或保元汤加当归、芍药以活血，或合匀气散以和气。温补中略兼解毒，八物汤加酒炒芩、连或保元汤各一钱，加牛蒡子、黄芩、黄连、玄参、丝瓜灰、连翘、白芍各五分，姜、葱煎服。七日后势重毒深者，气虚，保元汤加大黄；血虚，古芎归汤加大黄、芒硝下之。又有虚寒变证，木香散、异功散、古姜附汤、四逆汤，皆救危妙剂。但虚寒常迟十数日方死，热毒者死速。以上总论初热以致收靥。

初热俨似太阳病，所异腮赤中指冷；

初起发热恶寒，类伤寒太阳表证。但伤寒男面黄，女面赤，麻痘则腮赤也；伤寒中指热，惊风男左女右五指俱冷，麻痘中指与耳、鼻尖及尻、足俱冷。又察其耳后，有红筋赤缕为真，无筋者非痘。筋红赤易愈，紫者难治，黑者死。

太阳正病不须医，感伤传变用药整。

初热见太阳表证，乃痘家正病，不必服药。惟内伤外感，挟瘀挟惊，及四脏见证，热轻者，匀气令其自出；热重者，清肌解毒，甚则渗泄。但误下则伤脾，误温则损目，慎之。外感表郁热盛，痘难出、难作浆，宜表托以助其欲发之势。兼心证者，惺惺散、消毒饮；兼肝证者，人参羌活散；兼脾证，虚者，惺惺散，或保元汤加地皮、黄芩、荆芥，热者，升麻葛根汤、如圣汤；兼肺证者，参苏饮加葱白、山楂根。通用：无汗者，羌活冲和汤；有汗者，防风冲和汤。邪传半表半里，见胸紧呕吐，烦躁不眠等证。小柴胡加生地；虚者，二参汤。邪传入里，二便俱秘，或溺中见血者，凉膈散、防风通圣散下之。有不敢下者，蜜导法。轻者，四圣散合败毒散，或合辰砂六一散，或解毒汤微微渗利，不可尽去其热，恐痘难发。内伤饮食生冷，见呕泻者，寒月，理中汤、胃苓散、不换金正气散；暑月，六和汤、二陈汤、胃苓汤。如伤饮食，俱加山楂、麦芽消导之药。挟惊者，加减红绵散。挟瘀见血者，犀角地黄汤合小柴胡汤。抑论痘证，始终必兼四脏，如热冲于心，时作惊悸，甚则狂谵，宜朱砂、参、苓之类；热蒸于肝，呵欠烦闷，甚则发搐，宜防风、羌活、天麻、全蝎、南星之类；热蒸于脾，乍凉乍热，肢冷多睡，甚则目肿腹胀，便秘作渴，宜枳壳、陈皮、神曲、山栀、地黄之类；热蒸于肺，面赤喷嚏，甚则喘渴咳嗽，鼻干，宜桑白皮、半夏、马兜铃之类。惟肾无证，所以尻、耳宜冷。若先如疟，后发渴，其疮色暗，乃肾证，不治。然四脏又以脾肺为主，盖肺主皮毛，脾主肌肉故也。

初热为根痘为标，根少标多生不永；

痘未出，非大热不能发；痘已出，非微热不能成。如潮三四日后，温温次第出，根多标少者生；潮一二日，即涌出鲜红，根少标多者，七日后死。若全不发热，痘少而好，又无杂证者，轻。

欲防眼患药宜清，

痘出太盛，恐入眼为患，宜消毒饮，或气血药中，加酒炒芩、连，或桑白皮，或龙胆草、钩藤以清肝肺。如痘已落眼，听其自然，深治反至损目。

护眼朱砂亦简省。

护眼膏：黄柏一两，红花二两，绿豆粉一两半，甘草四两，为末。痘疮正发之时，用清油调，涂两眼四畔，则面上痘亦稀少。或用朱砂为末，水调，涂眼眶，或只用干胭脂末，蜜调，涂眼眶，则痘不入眼。古方用如米细朱砂为末，蜜调少许，每五分，作三次，量儿大小加减，温水送下。不拘痘疮出未，首尾可服，密者可稀，稀者可无，黑陷者可起，痘痈焮肿可消，兼治壮热烦渴微喘。但性亦微寒，不可多服。

报痘三朝毒居中，忌汗忌下和为上；

报痘，毒居半表半里，寒药伤胃滞毒，热药愈助火邪。忌汗者，痘点在肤，无俟于汗也；忌下者，痘在肌而反空肠胃，无是理也。纵有余邪，亦但于宜服药中，加以陈皮、生姜之类和之而已。

热未彻者犹有邪，半清表兮半温养。

热彻出痘为安，如热犹未彻者，必感伤邪未尽净，此时热毒内熏，恐后滞为痈毒，宜半清表半温里之剂调之，四圣散、解毒防风汤、紫草木香汤。如报

痘干燥，腹痛腰痛不止者死。

一日母痘初见形，几点淡红间架明；

痘先出者为母，后出者为子孙。母好子孙多，则自然有不如者，亦无害。如红点先见于口鼻上下、腮、颧、年寿之间，眼中全无，大小形状不一，作三四次出，或单或双，间架明白，淡红色润者顺。

稠密干红宜渐补，

三五相连，圆晕成个，干红少润，未可遽施补药，俟其气血交合，方可保元汤加官桂，助阳令其红润。

但嫌枯黑参天庭。

先见于天庭、方广、印堂、两耳太阳、太阴以结咽、心胸之处，或头尚无而脚先有，或心胸稠多，腰密缠过如蚕种者，急用消毒饮加山楂、黄芩、紫草。虚加人参，或升麻葛根汤加连翘一分，或败毒散，犀角地黄汤以清内解肌。如初发便见腰痛、疮稠干枯、几点紫黑者，死。或问紫黑归肾，阳位不宜，何也？诸阳聚顶，诸毒聚顶，顶稠枯黑，毒胜气血明矣！尝考痘毒一发，出于四脏而肾不留邪为吉。如申西戌时发热属肺，发为脓疱，如涕色白而大；巳午未时发热属心，发为血疱，色赤而小多兼斑；亥子丑时发热属脾，色黄微赤多兼疹；寅卯辰时发热属肝，发为水疱，如泪色微青而小，此皆初发之状，不同如此。若报痘三日，当悉成血疱，起胀三日后，血疱成脓疱，贯脓三日后，脓疱结痂而疮愈矣。盖贯脓脓疱色黄充满，与初出色白，淡淡如脓者，名同实不同也。

二日如粟根圆混，顶满光明碍指佳；

二日红点如粟如黍，如绿豆，如真珠，如水晶，顶满色光，根脚圆晕，混合不散，以手摸之，觉得碍指者顺。如根窠虽圆而顶陷者，气弱不能领血也，

保元汤加芎、桂助阳，但川芎暂用以为参、芪之使，有汗者忌之。若顶陷色枯，或鲜红莲肉亦红，又无根脚者，必死。

出速且多毒太盛，

出速且密，胸背尤多，身热者，恐毒盛不能收成，必变青干紫陷，宜消毒饮、鼠黏汤、解毒防风汤以防之。出盛面黄便黑，烦躁腹胀，或见血者，犀角地黄汤。出盛内外热壅血聚，以致能食腹胀，便秘烦渴，喘急狂谵者，毒气与心贯注，无阴以敛也，宜猪尾膏；毒盛壅遏，出不快者，亦宜。若出不快，而更被外邪入里，遂至胃烂便血而死。

出迟内虚必挟邪。

红点数日不出而复陷者逆，惟出迟隐隐在皮肤，似出不出，其证不一，若概用发散，阳气外出，令疮色白，纵出亦有忽然而毙者矣。有荣卫虚不能出者，必面青，肌软恶寒，宜小活血散、八物汤；中气下陷而不起发者，保元汤、补中益气汤、人齿散。有脾胃冷，因服凉药损伤，以致吐利者，须益气温中，中温则气不消削，而自充发于肌肤矣，宜益黄散，理中汤、丸，木香散；甚者，古姜附汤，或大断下丸去姜、附、榴、蛎，加砂仁、木香。痘出面复不出，或泄或秘，烦渴者，乃痘出误服凉药，逼毒在肺中，痘带白脓者轻，紫黑者重，鼻有黑气者死。外盛里虚，毒气发越不透，半成血疱，半是红点，不能乳食，大便如常，小便清白，宜半温里半助表，四圣散、紫草饮、解毒防风汤、万金散、紫草木香汤、蟾肝丸，或丝瓜连皮烧灰，沸汤调服，或葡萄研酒饮之，选用。

有气实痰郁滞发不出者，二陈汤、疏气饮。啼吐不已，神不安舍，不能主行荣卫而发不出者，匀气散、小活血散、大温惊丸。外感羁绊胃气，而出不快者，

便清自调，知其在表，方可量体微微发散。因天寒不能出者，熟料五积散、正气散，或参苏饮、紫草膏。四肢出不快者，防风、芍药、甘草等分，水煎服。痘疮不出，伤寒不语者，单烧人屎为末，蜜调服。瘟毒既发，痘疮不发者，黑膏。因炎暑烦渴，昏冒，不能发出者，辰砂五苓散，用生地、麦门冬煎汤下；身热甚者，小柴胡汤加生地；烦渴，便实者，白虎加参汤；轻者，竹叶石膏汤加生地。外感邪入里不散，大小便秘，气滞壅遏而出不快者，紫草木通汤；痘发出者，紫草饮。如痘出干黑，身不大热，大小便秘者，毒滞于内也，宜宣风散，用大黄煎汤下；若表大热者，不可妄下。或已出稠密，喘渴者，当归丸、黑膏；轻者，消毒饮加大黄、山栀。

已出复被风寒拒，青紫如痣遍身遮；

痘出被风复入者，加味四圣散，或快斑散去木通，加穿山甲；或痘已出，外被风寒与内热相拒，不能发出，以致发热狂搐，遍身或青、或紫，如痣點，如瘾疹，俗云鬼捻青，年壮皮厚者多有之，宜却寒温肌透里之剂。危甚者，用经霜紫背荷叶旧者亦好，入僵蚕等分为末，胡荽煎酒调服；或丝瓜连皮烧灰为末，沸汤调服，发痘最妙。见风寒表证者，惺惺散、古牛蒡散；见热毒证多者，透肌散。

出不匀遍色不润，

痘已出未能匀遍，色不红润者，乃毒盛以致气血壅塞故也，宜紫草饮。外用芥子为末，白汤调如膏，涂儿脚心，干即再涂，其毒渐渐复出，痘疮依前红活。

但要照原不减些。

凡痘出不快，而先出之痘，形色照原者，乃毒未发也；如形色渐退者，乃

内虚，毒入必死。若痘出喜笑如常，饮食进，精神爽，无诸杂证，则痘本火也，不可再发。

壮年皮厚多劳役，

旧以饮乳婴儿，脏腑娇嫩，服药但宜酿乳，与能食童子可以服药，治有不同。然年壮与年幼者，又有不同。若年壮外实皮厚，痘毒难以快出，或被风寒相搏，则身痛甚，宜透肌散主之；或劳役汗多，气弱发热，耳目皆昏，脉大者，当用补中益气汤去升、柴，自始至终服之。有虚无寒，不可用丁香、姜、附，反致热耗元气。又有男子破阳已多，女子通经以后，乃患痘者，尤宜谨慎。常服保元汤以固脾胃；八物汤调理气血。肾虚者，肾气丸以滋水，使肾气旺而毒不下陷也。

孕妇胎动生摘瓜；

孕妇以命门系胎，痘毒又发自命门，自初热至收靥，全以安胎饮加黄芩、白术为主。天寒有表证者，间用五积散去麻黄、半夏、厚朴、姜、桂，换白术、赤茯苓、赤芍，加柴胡、黄芩、阿胶、人参、糯米等分，水煎服。身热咳嗽者，暂用参苏饮；烦躁者，古芩术汤加白芍、麦门冬，或小活血散；痘稠密者，鼠黏汤；痘出太盛或便秘者，犀角地黄汤、紫草饮；痘出不快者，消毒饮；痘出后血虚者，古芎归汤加芍药；气虚者，保元汤加芍药；气血俱虚者，内托十宣散去桂倍归、芍，加乌梅、香附；热盛恐堕胎者，罩胎散；胎动者，安胎饮连进，或单砂仁炒为末，酒调服，服后觉胎热则安。凡胎前患痘，倘用峻药动胎，去血泄气者，孕妇必死，如生摘瓜，必动其蒂也。患麻亦与痘同。若无孕妇人，麻痘初热，煎熬血海，必然经来，小柴胡汤加生地主之。产后麻痘，但忌芍药，以黄芪代之。

三日出齐至胫股，

三日放标至足三阴为出齐，正宜观形色以察气血强弱。形尖圆光泽者顺。或顶起而色惨不明者，保元汤加官桂助阳，芍药敛阴，糯米温中。若一日出齐，干红紫疱者死。

上胀下无亦可取。

上身先有起胀，而下身还未出，或出未尽者，无妨。

淡白顶软气全虚，

淡白顶不坚实，不碍指者，气虚也，内托十宣散去防风、白芷。自汗，倍黄芪；声不出，倍桔梗。

白光带红决不愈；

痘白色薄，根全无红色，或根带一点红，三五日后，如绿豆样者，决不能贯脓而死。

淡红摸过又转白，血衰气滞宜大补。

根窠不红或略红，手摸过即转白者，气血虚也，十全大补汤；或但淡红不转白者，血虚也，小活血散。

口角有粒如疥形，将来变黑归肾腑；

口角此时有粒如疥，不日必变焦黑归肾而死。

鼻有余疮妨睡息，

痘出后，有余疮塞鼻中，不得卧者，用木笔花为末，入麝少许，葱白蘸药入鼻中数次即通。

紫疱刺黑无生路。

痘稠密中有紫疱，刺开血红，乃血协热毒，化斑汤救之；血黑者死。又有白疱者，乃气协热毒，仍以化斑汤解之。

起胀三朝毒尽浮于表，最怕中虚入里了；

痘出三日后，当潮起胀，先报者先起，后报者后起，至五六日毒尽发于表，宜内托不致内攻。观痘气血壮弱，变毒深浅，全在此关。诸虚证见，而痘形色反者皆死。

虽然气血有盈亏，平陷仍分痘多少。

气盈血亏，则顶虽平而色光润，痘多者亦自无害。血盈气亏，则顶平而色又干枯，恐变陷伏，不论痘多少，俱内托十宣散救之。

四日血疱已分明，

四日，水疱当成血疱，淡红色润根活，个数分明者顺。

不喜胸背颡尚平；

额上红者，终不起胀。颡脸一身之主，若颡上先胀者，四肢必顺；颡上不胀，必遍体皆然。若手足、下身、肚腹等处皆胀，惟胸背不起胀则不宜。

上胀下缓固无害，

上体已胀，下体缓慢者，无害；若下体已胀，上体缓慢者，逆。

陆续出者反长生。

有出不快，直待起胀时陆续出，如粟米于痘空隙，圆净者亦吉。

五日顶尖欲碍指，

五日，顶尖满起，如鼓丁碍指，光活明润者顺。

额项皮红擦破死；

痘起满顶红紫，连皮肉红，或绕项红，后必擦破而死。

贼痘软大气血衰，

报痘虽稀，根窠全白无血，三四日便起胀，痘大按之虚软者，此名贼痘，气血大衰也，保元汤加紫草救之。额上见之尤凶，必贯脓时变成水疱擦破而死。

毒陷腹上多青紫。

毒入胃，则腹上痘多青红紫色，外证口角流涎者必死。

六日圆满光明美，

六日，气血荣盛，发扬于外，顶形尖圆，肥满红活者顺。

血热紫红尚不起；

火盛血热，色红紫不起胀者，内托十宣散去桂，加紫草、红花；热盛加黄芩。痘紫黑陷者，独圣散。

中陷黑白皆气虚，

有中黑陷而外白起，或外黑赤而内白陷者，气虚而血热也，宜兔血丸。如原不起顶，灰白陷者，气虚也，宜单人参汤，或保元汤加川芎助阳，当归和血，木香行滞。如顶陷浆滞不行，或风寒久克者，水杨汤沃之。惟腹胀不食，神昏者死。

水疱变样一定死。

顶陷灰白紫黑，必变为水疱，发痒而死。

贯脓三朝胃气升，自肌从渐至充盈；

痘以胃气为本，胃气升腾，化毒成脓，自肌肉上贯起，渐至顶尖，充满光润者顺。

切忌寒凉与疏泄，伤脾损胃浆难成。

贯脓，九窍俱宜封闭，极忌寒凉解毒及疏发淡渗之剂，伤脾损胃，清气下陷，不能贯脓，或吐利不止，或二便下血，声哑腹胀，乳食不化，寒战咬牙，痘烂无脓，肌肉黑者，不治。

七日浆行疱里黄，淡红软大非真浆；

浆行，疱里肥满黄光，或苍蜡色，或黄绿色者吉。色淡者虚。血虚，四物汤去地黄，加红花少许；气虚，保元汤加桂米。若淡红疏大如脓者，必变焦黑，其间紫者，血热；灰白，气虚。如前法治。

水疱皮薄有根活，

纯是清水，皮白而薄，与水疱相似者死。若略有清水，或根窠起胀，血红而活，犹有生意者，内托十宣散倍芪、当归，又将人乳汁和酒各半温服。又有痘中生水疱，乃气盛津液有余，随毫孔生出，小如圆眼核者，保元汤加山楂、白术；大如鸡卵者死。

皮破流脓去湿方；

有湿，痘内如水渍。皮未破者，宜温中药内加防风、白芷，以泻肌表间湿气；如皮破流脓不干者，用白螺壳火煅为末，干掺，或用苦参、滑石、蚌粉、轻粉、白芷等分为末，干掺疮口。余详前斑烂条。

中空干燥血枯朽，火盛天水义悠长。

中空干燥、全无脓水，血分枯朽剥极，宜小活血散加当归。火盛者，六一散加荆芥、干葛，升麻，轻清之剂以散其火。服后犹无脓水者死。

八日浆成喜饱满，不满只是气血缓；

八日，血气大振，毒浆已满，将欲收敛之时，圆满光润者吉。其有化浆不满者，乃气血因寒少缓也，宜保元汤加姜、桂、糯米，助其成浆。

满而又陷或不齐，

痘暂满而又陷者，内托十宣散去防风、白芷，倍用人参、黄芪，水、酒各半煎服，人弱不食者，入人乳。痘皆贯脓，中间几颗不贯者，终变虚寒痒塌，宜内托十宣散，或托里温中汤，倍加补药。

不齐有热亦难贯。

当结脓窠不结，此由毒气内外灌注，血热相搏，必复入心，急宜猪尾膏凉心血，使阴气感之，随时结痂回浆，自面至项，或至胸不回，靥而住者死。

九日回浆喜自颠，

头面上先回浆，四肢方才起胀者吉。如七日前，唇上有痘几颗，脓黄熟，乃毒攻胃，胃烂必死。

背先肚上无浆涎；

肚上未收，背上先收者，必外驳碎内，非真实有浆涎脓液完结也。

摸过皮皱难收靥，

凡贯脓肥满，庶易结靥。虽胀满光泽可观，然摸过软而皮皱，纵横如橙子皮者，中虽有脓，不甚满足，必不能收靥。

脓清收者亦徒然。

脓清，或半脓半水者，必变痒塌而死。若四肢脉络处，发痈毒者，可生。

收靥三日如果熟，

如果熟蒂落，气收血平，光色如敛。黄黑色光者轻，黄灰者重。

虚寒有脓难结壳；

有脓，红者轻；无脓，白者重。寒战咬牙者，死。

收成大半热宜清，

收靥将半，或见作渴、惊狂等证，乃气血不能收敛，宜清解其内，免毒遗于脏腑，以生余证。

口眼流脓防齿目。

口角流涎带血者，必患牙疳齿落；眼角出脓太甚者，必损双目，俱宜清解内毒，以预防之。有浆回眼肿不能开者，以水润湿绢帕，拭去脓屎，略用指攀开睑皮，透一点风，不致有翳攻睛。

十日苍蜡似葡萄，按之坚硬不灰焦；

十日收靥脓满回绿，痘羸苍蜡色，或似紫红葡萄色者，佳。自上而下，按之坚硬，全无灰陷焦黑者生；自下而上，倒靥者死。

靥快有痈疔可保，

靥亦忌快。快而发痈、疔者生；快而失声者死。

靥慢有黑反可调。

当靥不靥，谓之慢。凡痘不收靥、气急痰上、声哑、目闭无神者死。间有黑者反吉，保元汤加苓、术，助其收敛结痂。

慢亦有热触秽者，无阴以敛生微潮；

有内外热极，毒气散漫而无阴气以敛者，宣风散加犀角磨汁以解之，或调砂糖水吃，即结痂矣。但七日前最忌砂糖。有触秽胃寒，黑陷不收靥者，异功散，调四屎散最妙。有毒盛不结痂者，猪尾膏换猪心血为丸服。

靥不能齐因饮过，

原因初出之时，烦渴引饮太过，以致靥不能齐者，六一散以解其标；若不因饮水者，保元汤加苓、术主之。

将靥全白泻难熬；

将靥时全白色，如豆壳者，仍因初时饮水过多，故靥不能齐，亦曰倒靥。大便秘则通大便；小便秘则通小便，连翘散、小柴胡汤加枳壳、四顺清凉饮。如泄泻者，危。

伤冷疮陷伤热烂，

凡痘疮解毒已清，至收靥时，或因触冒以致陷伏、斑烂、痒塌、不靥者，异功散。如寒战咬牙，手足颤掉，及腹胀，足冷过膝者危。亦宜此救之。凡痘过服寒热表药，以致痘烂不结痂者，小柴胡汤、猪乳膏、麦门冬煎汤下，外用败草散敷之。有臭烂深坑不收口者，用猪胆汁调芒硝末敷。如遍身臭烂如饼搭不可近，目中无神者死。

阴囊靥起命三朝。

阴囊及足上先靥起者，死。

十一日浆老痂已结，

或有杂证一二，保元汤随证加减。忌用峻寒、峻热，恐致内损之患。

脚根紫者还是热；

将成熟之际，脚根色红紫者属热，用凉药解其毒，升麻葛根汤，或犀角地黄汤加酒炒芩、连、连翘之类，盖犀角、升麻，善解热毒。

气衰顶陷浆湿干，

收靥注屎，尖圆结实，佳。如顶陷若茱萸，浆湿盈盈不敛者危，保元汤加苓、术以救之。如痂结剥干不润，内无血者亦危，八物汤加黄芪救之。

遍身靥尽留一节。

遍身皆靥，惟数颗不靥，亦能杀人，犹蛇蜕皮，虽一节被伤不能退者亦死。若原贯脓充满，毒气尽出，不生异证者，无妨。

十二日痂落从头妙，

从头上至胸膈、手、腹、腰、足，节节缓缓靥下者妙。

痂未易落色宜耀；

痂难脱，外见热证，疮色红紫，因原贯脓不满，浑身臭烂，脓血不干，所以难脱。根脚未散，饮食壮健者，连翘饮。身上痂不落者，加地骨皮；头面痂不落者，加白芷。外剪去头发，以乌柏油搽之。若见诸虚证，及有潮热者，必危。

靥瘢迭凸红色佳，若无血色还堪吊；

靥后瘢红者吉，白无血色者，过后亦死。须养脾胃气血药以预防之。痂落瘢黯，或凹或凸者，用韶粉一两，轻粉一字，研匀，猪油调涂瘢上。

痂落不宜早见风，好事瘢痕需药疗。

痂剥之后，见风太早，以致成瘢痕者，用密陀僧为末水调；或炒白蒺藜为末，鸡子清调敷；或马齿苋绞汁，熬膏涂之；或用人精调鹰屎白敷之，其痕自灭。如欲不作瘢痕者，须于才结痂后，即以真酥润之，用手抓破，或剥去又润之。稍迟则干硬深入肌肉，经久方脱，遂成瘢痕。凡痘后肌肉尚嫩，不可洗浴，亦不宜食炙煿、五辛、五味，并有毒之物，恐热毒熏于肝膈，眼目多生翳障。必过百日，乃可万全。

瘥证无非是余毒，毒盛痘再发如初；

痘疹愈而再发者亦轻，因愈后失于

解利，毒气未净，治宜保元汤，加解毒药，量体增减。

余毒仍当分虚实，虚证坐立仗人扶。

瘟后杂证，热多虚少。但亦有禀弱，及服凉药，以致愈后坐立振摇，须人扶策，宜双和散、保元汤。

吐泻热渴补脾胃，

中气暴虚不食者，参苓白术散、胃爱散；虚热口渴不食者，四君子汤加陈皮、山楂、黄连。吐泻，理中汤、丸，益黄散，异功散，久不止者危。身热自汗者，补中益气汤；壮热经日者，二参汤。

饮食调和渐自如；

轻者，但以饮食调和，久则气血自复。纯阳之体，痘毒之余，慎不可服峻药。

实证能食何须药，能食便秘当预图。

痘愈能食便调者，脾实无害。惟胃中蕴热，善消谷食，大便秘硬，将来必口齿、咽喉、吐衄、惊风之证，或发为疮疖痈毒，宜量体清解。如曾服热药过多者，必用三黄丸利之；便秘口渴身热者，大黄散；胃热呕吐，口舌生疮，下部亦有疮，而下利脓血，单黄连汤；烦渴溺少者，五苓散；作烦渴者，单黄连汤，或灯心一把，鳖甲二两，水煎服。湿热齿痛或肿者，甘露饮；口牙出血者，五福化毒丹；咽痛者，抱龙丸，或甘桔汤加牛蒡子、麦门冬竹叶。肝热多怒，叫不得眠者，柴胡清肝汤。下血疼痛者，薤白汤，三黄熟艾汤。心痛不可忍者，用乳香二钱，或加没药、当归、赤芍，水煎服。身热不退者，小柴胡汤、竹叶石膏汤。

中风身青实可骇，

愈后忽遍身青色，或黑色，手足厥冷，口噤涎流，声如拽锯，甚则手足微

搐，此因里虚被地风所吹，名曰中风，宜消风散二钱，入蝉蜕末一钱，分三服。入生姜、薄荷汁及酒少许，温汤浸之，连进二三服。当随时少进，或作瘾疹，或作肤疹而愈。或小续命汤去桂、附，加荆芥亦可。

发搐咳血更难除；

愈后非时发搐，目撺面赤，饮食居处喜冷，乃心热有痰，宜导赤散、抱龙丸，或小柴胡汤加生地。又有病后胃弱，食积发搐，潮热，大便酸臭不调，或呕吐腹疼，宜紫霜丸、小承气汤选用。症恶者死。咳嗽有触冒风寒者，参苏饮加减；喘满者，前胡枳壳汤。若毒攻肺，喘急咳臭脓血者，死。

入眼翳膜皆忌点，

愈后目翳，但宜活血解毒，则五脏和而疼痛自止，翳膜自去，则不致凹凸损陷。不宜点者，毒气自脏达外，点药攻逼，反以为害。但翳膜已成者，只用生鳝鱼刺血点入翳上，更服兔屎汤最妙。若无翳，但眼目无光者，过百日后，气血复，自明。但曾过服热药，热食，风毒盛者，须内服药清解，或曾过服利药，及所禀怯弱，以致痘愈眼昏不明，仍当量补肝肾脾胃。热眼，**丹溪方**：山栀、决明、赤芍、当归、黄连、防风、连翘、升麻、桔梗，作小剂，煎服。治痘疮伤眼。热翳，**地黄散**：生地、熟地、当归各一分，防风、羌活、犀角、蝉蜕、木贼、谷精草、白蒺藜、大黄各一钱，玄参五分，木通、甘草各一钱半一方有黄连，为末。每五分，量儿大小，用羊肝煮汁调服，忌口将息。治痘疮入眼，心肝壅热，目赤肿痛，或生赤脉，或白膜遮睛。四边散漫者易治，若暴遮黑暗，多致失明，宜速用此。大人亦宜。风肿翳膜者，**蝉壳散**：蝉蜕、地骨皮、牡丹

皮、黄连，白术、菊花、苍术各一两，龙胆草五钱，甜瓜子半盏，为末。每一钱半，荆芥煎汤调下。食后、临卧各一服。兼治时疾后余毒上攻眼目，甚效。忌油、面、煎炒、醋、酱等物。热极生风，上攻眼痛，红丝遮睛，便秘者，洗肝散加芩、连、芒硝下之。昏暗，加石膏、羌活、石决明、谷精草、菊花、绿豆；翳膜、加蝉蜕，倍石决明、白蒺藜。若未靥前，痘疮入眼者，洗肝散去大黄。瘾涩多泪，生翳者，柴胡散、拨云散，或神翳散加黑豆皮。虚眼，熟地黄丸、滋阴地黄丸、益气聪明汤。如肝肾俱虚者，**羚虎丸**：羚羊角、虎胫骨、生地、酸枣仁各五钱，肉桂、防风、当归、黄芪各五分，为末蜜丸，皂子大。每一丸，温水化下。虚翳，用羊肝煮汁，入蝉蜕末二钱服之。通用，眼痛不可忍者，**浮萍散**：浮萍为末，每二钱，用羊肉半斤，以竹杖刺破，投水半盏绞汁调服。伤者亦效。眼睛番白，气虚危证，保元汤加陈黄米救之；神昏不醒者死。食毒物眼睛凸出者，二仙散：仙灵脾、威灵仙等分，水煎服。久不愈者，**古蝉猪散**：猪悬蹄甲二两瓦罐内盛泥固济，烧存性，蝉蜕二两，羚羊角一分，为末。每一字或五分，或二钱，量儿大小，温水调服。治痘疮入眼，半年已过者，一月取效。惟过一年者，难治。外治肿突如桃者，护眼膏；如肿不开者，用黄连为末，鸡子清调，涂两太阳穴及两足心。风毒肿痛，痒涩眵泪，昏暗羞明者，**秦皮散**：滑石、黄连三味等分，水煎乘热洗。受风流泪者，用田中豆荚捣汁，滴入眼中。已成翳膜者，**塞耳丹**：水银一钱，黄丹五钱，捣匀作六丸，入砂锅内，圆瓦盖定，湿纸封固，以香炉盛炭火烧一日即出，以薄绵裹之，痘疮在左塞左耳，在右塞右

耳，立见逐下。一方用轻粉、黄丹等分为末，竹筒吹入耳内，左眼有翳吹右耳，右眼有翳吹左耳，即退。

牙疳杀人鼻若朱。

余毒攻齿龈，腐烂生疳，杀人最速。牙龈肿痛动摇者，甘露饮，外以韭根、茶叶浓煎，洗去腐肉见血，以溺白散敷之，日三次。如烂至喉中者，用竹管吹入，红白黄水出者，可治；鼻梁发红点如朱者，不治。其色似干酱，一日烂一分，二日烂一寸，故名曰走马疳，宜与前五疳条参治之。

痘痈四体脾经毒，

血热引毒流传经络，故于肌肉虚处，或关节动摇处偏盛而成痈。又有愈后，余毒不攻脏腑、皮肤而为诸杂病，乃注脉络而为痈。轻者，结核肿痛疮疖而已，甚者头顶、胸胁、手足肢节焮肿而作痛。毒气流于脾经，则痈发四肢、手腕并膝腘肿痛，宜清毒饮、升麻葛根汤；虚者，十六味流气饮加附子。外用马齿苋捣汁，入猪脂、蜂蜜熬膏，涂肿处，或用活蚬子，不拘多少，以水养五日，旋取此水洗手面，渐生肌肉无痕。

肺经手臑内穴俞；

毒气流于肺经，则臑内并手腕肿，流为赤痈毒，宜消毒饮、如圣汤、五福化毒丹，或用郁金、雄黄各一钱半，巴霜四十粒，为末，醋糊丸，绿豆大，每二三丸，量儿大小，热茶清下，以利之。如气血虚者，内托十宣散加枳、梗、犀角；咽喉不利，或肿痛者，甘桔汤加麦门冬、牛蒡子、薄荷；口齿流涎，血臭气者，用生地黄自然汁，化五福化毒丹一丸，以鸡翎刷入口中。如肺毒流入大肠，秘结或便脓血，见前杂证便血条下。

三阳背腮项结核，

毒气流于三阳经，则背、腮、项结

核肿痛，宜小柴胡汤加生地最妙。热盛肿痛者，败毒散加荆、防；肿甚者，消毒饮加忍冬藤；虚者，内托十宣散减肉桂。通用赤芍、连翘为君，桔梗、甘草为臣，贝母、忍冬藤、白芷、栝楼根为佐，上用升麻、葛根为使，下用槟榔、牛膝为使。大便闭，加大黄；发寒热，加芩、柏。不问脓已成未成，体实者宜服。虚者通用保元汤加酒炒芩、连少许。久者，上体宜保元汤加引经药；下体宜独活寄生汤，或内托十宣散加减。三豆饮，不拘虚热常服。

外护筋骨免偏枯。

凡痘痈不问发于何经，初起红肿时，却用黑豆、绿豆、赤豆等分，酸醋研浆，时时以鹅翎刷之，一切痈痘疖毒，不用针刀自溃。如脓已熟者，用披针烧红刺之，内服消毒饮，在腮项，加金银花。若不早治，必致溃烂筋骨。**金华散**：黄丹、黄柏、黄连、大黄、黄芪、轻粉、麝香，为末，干掺。疮干，猪油调涂。治痘后肥疮、疳疮、癣疥，收水凉肌解毒。**敛肌散**：地骨皮、黄连、五倍子、黄柏、甘草，为末，干掺。兼治疳蚀不敛，并痘后脓血杂渗不收等疮。**矾茧散**：用白矾为末，塞入蚕茧内，令满，以炭火烧，令矾汁尽，取出为末，干掺。治痘后身上及肢节上生疳蚀病，脓水不绝。

逃痘方是后人巧，信者纵出亦稀疏；
太古无痘疹，周末秦初乃有之。初生，用生地黄自然汁，服三蚬壳许，利下恶污，亦可稀痘。每遇冬月温暖，恐春发痘，宜预服**三豆饮**：黑豆、赤豆、绿豆各等分，甘草减半，水煮熟，任意饮之。凡天行痘疮，乡邻盛发，宜先服七日，痘永不出。小儿阳盛，无阴以制，令头发竖直，饮食减少，此伏热之兆，便宜服油剂：麻油一盏，逐日饮尽，永

不出痘。更服升麻葛根汤、三豆饮以预防之。**消毒保婴丹**：缠豆藤即毛豆梗上缠绕细红藤，八月间采，阴干。一两半，黑豆三十粒，赤豆七十粒，山楂肉、牛蒡子、生地、辰砂各一两，升麻、连翘各七钱半，荆芥、防风、独活、甘草、当归、赤芍、黄连、桔梗各五钱，经霜丝瓜长五寸者二个烧存性。前药须预办精料。遇春分、秋分、上元、七夕、忌妇人、猫、犬，诚心修制为末和匀，净砂糖为丸，李核大。每一丸，浓煎甘草汤化下。凡小儿未出痘者，每遇春分、秋分时，各服一丸，其痘毒能渐消化。若只服一二次，亦得减少；若服三年六次，其毒尽能消化，必无虞矣。

钱刘陈魏皆堪法，得要还羡丹溪书。
钱、刘以痘本胎毒，毒解而气血自伸陈魏以痘虽内毒，毒出则虚。丹溪随表里虚实，温补解毒兼用。但见热证，便用清肌解毒，甚则硝、黄；但见虚证，便用温中托里，甚则姜、附。噫！法无不善，用贵得宜。痘本外科伤寒之一，兼内伤杂病、妇女胎产、小儿惊积，痘非医之统要矣乎！

麻

麻毒原来只肺胃，红斑五六日方出；
六腑肠胃之热，蒸于肺，外感内伤并发，与痘证表似同而里实异。初热三日，出、胀共三日，出而又没，没而又出，出没一周时许。重者，遍身绷胀，眼亦封闭。有赤、白、微黄不同，仍要红活，最嫌黑陷及面目胸腹稠密。咽喉缠缠者逆，发不出而喘者即死。与大科瘾疹相似，又与发斑相似。但发斑如锦纹，有空缺处如云头状；麻即如麻，遍身无空，但疏密不同耳。仍有夹斑、夹丹、夹疮同出者。

初起寒热咳嚏齁，

初起呵欠，发热恶寒，咳嗽喷嚏，流涕头眩，宜升麻葛根汤加紫苏、葱白以解肌，切忌大汗。斑不红者亦宜，乃麻证初起之神方。潮热盛，加芩、连、地骨皮；谵语，调辰砂六一散；咳多，加麻黄、杏仁、麦门冬、石膏；咳甚另用凉膈散加桔梗、地骨皮；泄泻，合四苓散；便血，合犀角地黄汤；吐衄血，加炒栀子；小便赤，加木通。寒热似疟，小柴胡汤。

面赤全不思食味。

初起全类伤寒，但面赤、中指冷为异耳。

烦喘便秘谵如狂，

已出，烦躁作渴者，解毒汤合白虎汤；喘满便秘者，前胡枳壳汤：赤茯苓、大黄、甘草，五味水煎服。便秘三四日者，小承气汤、防风通圣散；谵语溺秘者，导赤散，如泔者，四苓散加车前、木通；谵语如狂者，解毒汤，调辰砂六一散。

或时便血并吐衄；

大便血，或小便亦见血者，犀角地黄汤合解毒汤；吐血、衄血，解毒汤加炒山栀、童便。轻者，黄芩汤加生地、山栀；重者，凉膈散加生地、山栀、童便。

又或泻湿与呕干，

泄泻，解毒汤合四苓散。喘兼泄泻、溺涩者，柴苓汤；烦渴作泻者，白虎加苍术汤、猪苓汤。热盛干呕，解毒汤；伤食呕吐，四君子汤；夏月因暑作呕，四苓散加人参，忌用豆蔻、木香、姜、桂热药。

始终杂证皆热炽；

麻证初起，已出已没及一切杂证，与痘毒大同，但始终药宜清凉。虽然麻爱清凉，痘爱温，不易常道；虚则补，

实行泻，医家活法。故治麻，亦有血虚而用四物汤，气虚而用四君子汤，天寒伤冷，则温中理中之药，一时之权也。

没后余毒内攻钻，循衣妄语昏神智。

没后余热内攻，循衣摸床，谵语神昏丧智者死。如热轻余毒未除，必先见诸气色，须预防之，始终以升麻葛根汤为主，或消毒饮、解毒汤，随证选用。仍忌腥、葱、蒜。

外 科

痈疽总论

痈疽毒要气血胜，内外因皆湿热凝。

痈者，壅也，为阳，属六腑。毒腾于外，其发暴而所患浮浅，不伤筋骨。疽，沮也，为阴，属五脏。毒攻于内，其发缓而所患沉深，伤筋蚀骨。凡年壮，气血胜毒则顺；年老，毒胜气血则险。有内因饮食积毒者，经曰：膏粱之变，足生大疔。荣气不从，逆于肉理。荣气即胃气，胃和则荣卫顺，而滋养皮肤。膏粱金石，厚衣烘被，以致蕴热脏腑，湿热聚下，烧烁肾水，阴火炽盛，八脉沸腾，经隧凝滞，故水谷精微，不能上行阳道，反逆聚肉之腠理而成痈。有外感风寒湿蕴毒者，经曰：地之湿气，感则害人皮肉。又曰：诸痈肿筋挛骨痛者，此寒气之肿，八风之变也。盖风湿外侵，郁久为热，自膀胱左迁，移热小肠，小肠移热于胆。风性上冲，疮形高，色赤作痛，小则为疖，大则为痈而已，非若疽之自里也。有因心气郁结，饥饱劳役，房室过度，水竭火炎，痰凝气滞而成。所谓相火能为疮疡，诸痛痒疮疡，皆属心火是也。因火有君相，疮分微甚，或

郁痛而不甚肿，或虚肿而不甚痛，虽然病该三因，总皆湿热。丹溪云：人身血行脉中，气行脉外，气血周流不息。惟寒湿搏之，则凝滞而行迟；火热搏之，则沸腾而行速。气为邪郁，津液为痰为饮，积久渗入脉中，血为之浊，此阴滞于阳而为痈；血为邪郁，隧道或溢或结，积久溢出脉外，气为之乱，此阳滞于阴而为疽。盖阳气无形，阴血有质，必湿热泣血，而后发为痈疽。故《局方》曰：痈疽皆热胜血也。又曰：二热相搏，热化为脓。盖热非湿，则不能腐坏肌肉为脓，譬如夏热诸物皆不坏烂，坏烂者，交秋湿热大行之际，此理甚明。

纯阳焮赤溃敛易，纯阴色暗全不疼。半阴半阳肿痛慢，用药回阳乃可生。

痈疽有大而愈者，有微如豆而死者。阳发，初起皮薄作热，色赤焮肿疼痛，溃后肉色红活，此为外发。更加身健能食，发热便秘，脉数有力，为纯阳，易治。阴发，初起皮厚不热。色暗微肿，硬如牛皮，不痛陷软，不作脓不溃，微开阔，破后肉色紫黑，此为内发。未溃脏腑已前坏烂，更加身倦少食，不热便利，脉软无力，为纯阴，不治。又有半阴半阳，似肿非肿，似痛非痛，似赤非赤，似溃非溃，脉数无力。如阳多阴少，用药托里变阳者生；阴多阳少，用药托亦不起，投阴必死。就中尤以有热无热，为死生妙诀。盖阳证有热，则气血行而生肌；阴证无热，则气血滞而不敛。遇有热者，切不可退热，但宜温药清渗。些小疖毒，无热亦不妨。

风则多痒气则痛，湿肿食则热寒增；

痈疽虽止发于一经，或兼二经，多有挟风、挟湿、挟痰、挟气、挟血、挟阴虚等证。大较风、气、食三种，俱以不换金正气散加川芎、木香为主。兼风多痒，加祛风药；兼气多痛，加调气药；兼食多发寒热，加消积药；兼湿多肿，加渗湿药。又云，热疮焮痛，虚疮淡白，风寒疮口带白。古方，外因四气，单用大黄半生半熟、甘草节等分为末，每空心，酒下一匙，以利为度。内因七情，单用远志为末，酒调二钱，澄清服，以渣敷患处。不内外因，金石、炙煿、房劳，国老膏。一切热毒，槐花酒。

药毒坚硬有如石，

金石药毒，则坚硬如石不痛，宜甘草、黑豆煎汤解之。

虚瘦重着怕潮蒸；

虚劳瘦弱，荣卫痞涩，患处重着，如负石然，因其有骨蒸潮也，治宜滋补。故不可用赛命丹等香燥疏泄之药，亦不可过用降火滞脾之药，惟肾气丸、托里散甚得其宜。且古方谓，药毒劳蒸，痈疽极重。

近骨生虫近虚漏，

近骨者多冷，久则化血为虫，多痒少痛；近虚者多热，久则传气成漏，多痛少痒。

细认穴道属何经。

脑发，属督脉、足太阳经；鬓发，手足少阳经；眉发，手足太阳、少阳经；颐发、髭发，足阳明经；腮发，手阳明经，背发，中属督脉，余皆足太阳经；腋发，手太阳经；乳痈，内阳明，外少阳经，乳头足厥阴经。肾痈，足太阳经、外肾痈；足厥阴经；腿发，外足三阳，内足三阴经；喉痈、脐痈，任脉、足阳明经；穿裆发，督、冲、任三脉；跨马痈、囊痈，足厥阴经。内疽：肺痈，手太阴经；肠痈，手太阳、阳明经；胃脘痈，足阳明经。惟少阳、少阴、太阴多气少血；厥阴、太阳多血少气，肉皆难平。惟手足阳明，气血俱多。分经用药，则不犯经禁，病禁，以致妄下、妄汗。且疮属肾经者最重，脾肺二经者次之，他经者又次之。脑乃诸阳所在，咽喉饮食所通，肾俞命根所系，皆至险之地，又不可多着艾灸。俗方专图人形疮样，而忽经络，谬哉！

外因寒热宜表散，

毒因外感发者，内无便溺阻隔，外有六经形证，肿痛虽甚，饮食如常，脉浮数，邪在表也，宜托里微汗以表散之。如发脑项背分，黄连消毒散；尻臀分，内托羌活汤；臂上，白芷升麻汤；乳胸，内托升麻汤；两胁，十味中和汤；腿外侧，内托酒煎汤；腿内近膝股，内托芪柴汤。通用：败毒散、九味羌活汤。辛热手足太阴经分，自汗浮肿，流注四肢，附子六物汤。辛温发热，十六味流气饮、赛命丹。暑月，内托复煎散；寒月，内托十宣散，或不换金正气散。丹溪治形实脉浮数，冬月背生红肿，及胛骨下痛者，用桂麻各半汤加生附、酒柏、瓜蒌仁、甘草节、羌活、青皮、人参、黄芩、半夏，姜煎服，六帖而愈。此正内托法也。有谓疮家身痛不可汗，汗之则发痓者，邪不在表而误汗也。

内热痛秘急疏行；

内伤饮食积毒者，肿痛异常，外无六经形证，内有便溺阻隔，口渴烦躁，脉沉实，为邪在里，急与寒凉攻里，内疏黄连汤、泻心汤、活命饮、四顺清凉饮。轻者，清热消毒饮加紫草，或清心散渗之。内积热毒，外又感邪者，宜发表攻里，五香连翘汤、防风通圣散。毒盛者，解毒汤下神芎丸；湿盛者，除湿丹。

劳伤气郁无表里，邪在经中和卫荣；

毒因内伤虚损，房劳郁怒而发者，形虽肿痛，外无六经之形证，内无便溺之阻隔，知邪在经也，不可妄施汗下，只宜补形气，调经脉，和荣卫，或专补脾胃可也。郁怒者，十六味流气饮；虚劳者，托里消毒散、内托复煎散、补中益气汤。古人治痈以寒药者正治法也；治疽以热药者，从治法也。盖药性热则开行，寒则疏泄，疽乃有形之物，非热药从治，岂能行之乎？此内托、内疏、正治、从治之义也。

溃后托里排脓毒，脓尽肌肉自然平。

溃后气血大虚，惟恐毒陷，托里之法，一日不可缺也。古方托里散、托里清中汤、托里温中汤、托里和中汤、托里建中汤、托里抑青汤、托里益黄汤、托里益气汤，选用。盖托里则气血壮而脾胃盛，脓秽自排，毒气自解，死肉自溃，新肉自生，疮口自敛。若不务补托，而误用寒凉，反助邪火，脓多臭秽，甚则脉洪、大渴，真气虚而死矣。丹溪云：但见肿痛，参之脉证虚弱，更与滋补，乃可万全。又不必泥气质素实，及参、芪满中滞痰也。但初溃时，间有热毒盛者，量加消毒清剂。如发背、搭肩，膜破穿心必死，尤宜托里，免致毒陷，托里即护心也。若毒气上攻，心神昏闷欲呕者，间服护心散以救之。如带表邪面赤等证，势未甚起者，内托复煎散，或内托十宣散，暂服。若无热毒表邪，但见秽气触犯，虚热少食不睡者，便进人参黄芪汤；但见脓多心烦少睡者，便进圣愈汤；但见脾亏气弱，不能生肌收敛者，便进补中益气汤；但见肾虚不能消溃收敛，或晡热作渴者，便进八味丸，或肾气丸。紧急不及作丸，大料煎服，预防救危，始终妙剂。若不务本根，而专用敷围生肌之药，则敛口太速，毒反内攻，或傍边再发一痛者有之，或愈后而恶证顿起，大命随去者有之。惟务内治，而不贵外治者为高。

外治初起灸最妙，

形伤则痛，气伤则肿。或先痛后肿伤乎血；先肿后痛伤乎气；肿痛并攻，气血俱伤，皆因脏腑不和，而非外治能调。古法，隔蒜灸法、豆豉饼，惟外伤成疮者不宜。自内发者，痛则灸至不痛，不痛则灸至痛时方住，早觉早灸为佳。一日二日，十灸十活；三日四日，十灸七活；五日六日，十灸四活；过七日，则不可灸矣。其余点割敷透，间有毒盛者，量用之则可。

热痛半软针相当；

痈疽毒气已成，宜托里以速其脓。脓成者，当验其生熟浅深而针之。若肿高而软者，发于血脉；肿下而坚者，发于筋脉；肉色不变者，附于骨也。按之热者有脓，不热者无脓；按之便痛者脓浅，大按方痛者脓深；按之陷而不起者脓未成，按之而复起者脓已成；按之都软者无脓，不痛者血瘤，痛者气瘤；按之一边软者有脓。若脓生而用针，气血既泄，脓反难成；若脓熟而不针，腐溃益深，疮口难敛。若疮深而针浅，内脓不出，外血反泄；疮浅而针深，内脓虽出，良肉受伤。元气虚者，必先补而后针其脓，诸证自退。若疮毒炽盛，中有肉暗者；宜内壮脾胃，外涂单巴豆膏。令其暗处渐低，赤处渐高，六七日间，赤暗之处，自有裂纹如刀划状，暗肉渐溃，当用披针利剪，徐徐引去。若脓出肉腐，肿痛仍作，必内有筋间隔，宜再引之，急补脾胃，不痛者纯用补药，庶可收敛。若妄施针刀，伤肉出血，断之不止者立危。其披针用马衔铁为之。

敷围点瘀非得已，

人身气血遇温则散，遇寒则凝。概敷寒凉，闭塞腠理，气凝血瘀，旧肉不溃，新肉不生，则毒反内攻，难以溃敛，甚则不起。必内分阴阳用药，外分阴阳敷围，内外夹攻，药气相通为妙。纯阳证，内服内疏黄连汤、清热消毒饮之类，外敷柳阳散；半阴半阳证，内服托里消毒散，外敷阴阳散；纯阴证，内服补中益气汤加姜、附，入酒煎，外敷抑阴散。点瘀炉灰膏，以去恶肉，药线三品锭子，以透脓管，皆欲败腐尽除，不至侵蚀筋骨，非得已而用也。

止痛敛口免开张。

痈疽不可不痛，不可大痛。未溃前痛者为热毒，便秘，宜内疏黄连汤、解毒汤。作脓痛者，排之；脓胀痛者，针之。已溃脓出反痛者，虚也。气虚，四君子汤加归、芪；血虚，四物汤加参、芪；气血俱虚，托里益气汤；脾虚者，托里和中汤；肾虚者，肾气丸。因登厕犯秽气触者，药中加乳香、芷、芍之类和之；风寒逼者，加防风、桂枝之类温散之；燥者，润之；湿者，导之。果系瘀血恶肉凝滞者，方可乳香止痛散和之。疮口不敛，由于肌肉不生；肌肉不生由于腐肉不去；腐肉不去，由于脾胃不壮、气血不旺。必以补托为主，而佐以行经活血之药，则肌肉受毒者自生；死者自溃，又何待于点割耶！大要：气虚体倦食少者，补中益气汤；血虚晡热内热者，四君子加归、地、牡丹皮；脓水清稀者，气血俱虚，十全大补汤。或不痛，或赤痛。或不赤，或内脓不溃，或外肉不腐者，气血虚败，桑枝灸法，十全大补汤加姜、桂，壮其阳气，则四畔即消，疮头即腐。若脾胃虚弱，漫肿不赤者，六君子汤倍白术。若初起肿痛，或因克伐及入房，以致色暗而不痛者，乃阳脱变阴，急用古参附汤以救之。间有血分虚热者，疮口肉色必赤，四物汤加山栀、连翘；气分虚热烦渴者，竹叶黄芪汤。要知疮口难敛，或渐大渐开出血者危。俗皆以肿痕所至为晕，非真晕也。晕生于疮口之畔，状如红筋三晕，三晕尚可，四晕、五晕者死。

洗能疏毒活血气，

洗药疏通气血，脓血瘀聚之时，所赖朝夕暖醋蘸洗败肉，或洗毒散，肉汁汤。风冷疮口白者，干艾煎汤亦好。

贴膏不被风寒伤。

膏药多热，轻小疮疖贴之即消，发表不远热之意也。若大毒初起用之，迷塞凝滞，为祸不小。惟溃后只用白蜡膏、太乙膏，或水粉膏外护，不致破伤风寒。

妇幼患此无他异，妇宜调血幼宜清。

妇人调血开郁为主。值经闭及溃后月水又发，所患坚硬，不破不肿不疼者凶。小儿主去胎毒。或有饮食积热者，药稍宜清凉。如素禀受体薄，及稍长而久病者，仍以补托气血脾胃为主治之。

杂证仍以疮为主，溃未清心要酌量。

脉证俱热者，未溃前内消解毒，已溃后托里消毒；脉证俱虚者，未溃前托里消毒，已溃后托里补中。治其疮而诸证自退。疮为本，病为标，若病急而元气实，暂治其标；病缓而元气虚，只治其本。心通诸窍，脏腑所包者一膜耳。若忧惊入心，膜破必死，药中常加茯神、远志为妙。

五善能食便调顺，脓鲜不臭声音长；

五善：动息自宁，饮食知味，一也；便利调匀，二也；脓溃肿消，水鲜不臭，三也；神彩精明，语音清朗，四也；体气和平，五也。此属腑证，病微邪浅，若能慎节，勿药自愈。

七恶皆因真气损，

七恶，乃五脏亏损之证，外似有余，而内实不足。法当纯补胃气，多有可生。

不可因其恶而遂弃不治。大抵元气虚弱，或脓水出多，气血亏损；或汗下失宜，荣卫消烁；或寒凉克伐，气血不足；或峻厉猛剂，胃气受伤，以致真气虚而邪气实矣。

烦躁口干渴非常。或泄或闭或淋沥，

大渴发热，或泄泻淋闭者，邪火内淫，一恶也。凡疮肿发热潮烦，或失血过多，或溃脓大泄，或汗多亡阳，或下多亡阴，以致阴血耗散，阳无所附，浮于肌表而非火也。若发热不寝，虚热也，圣愈汤；兼汗不止，气虚也，单人参汤；发热烦躁，肉𥆧筋惕，气血俱虚也，八物汤；大渴而赤，脉洪大而虚，阴虚发热也，古归芪汤；微热烦躁，面赤脉沉而微，阴盛发躁也，四君子汤加姜、附。凡渴不可专泥于火。若瘀痛发热，便利调和者，竹叶石膏汤；肿痛发热，大便秘涩者，四顺清凉饮；瘀痛炽盛者，活命饮；脓水多者，圣愈汤；胃伤内亡津液者，**钱氏白术散**；肾水干涸者，八味丸。有先作渴，小便频数，而后患疽者；或愈后作渴，或舌黄干硬，小便频数，而后患疽者，尤其恶也，宜预服八味丸、补中益气汤，以滋化源，可免是患。盖痈疽未有不因肾虚而作，切忌知母、黄柏损阳则阴气无由而生。泄泻因寒凉伤脾者，六君子汤加砂仁，或托里建中汤、托里温中汤；脾虚下陷者，补中益气汤吞二神丸；命门火衰者，八味丸料煎吞四神丸；肾虚不固者，古姜附汤加吴萸、五味子；大孔痛者，附子理中汤、四逆汤。凡痈疽呕泻，肾脉虚者，死。便秘因热毒入脏，呕哕心逆，发热肿硬秘结，固宜通之。又有伏热，阳气怫郁，面赤便秘者，为邪火在经，宜汗以发之，溃后气虚血涸便秘者，十全大补汤，或因入房伤肾便秘者，加姜、附以回阳气，则大便自润。凡便秘能食，而肚腹不胀者，切不可下。若腹痞胀而秘者，**猪胆法：**用猪胆一枚，剪去头，入盐、醋少许，以鹅管插入胆中，灌谷道内，须臾自通。小便淋沥，频数短少，或茎中涩痛，皆肾虚恶证，详四卷淋类。

溃后肿痛臭难当；

脓血既泄，肿痛尤甚，脓色臭败者，胃虚火盛，二恶也，人参黄芪汤，或十全大补汤加麦门冬、五味子。

黑睛紧小白青赤，

目视不正，黑睛紧小，白睛青赤，瞳人上视者，肝肾阴虚而目系急，三恶也，肾气丸料，或八物汤，俱加炒山栀、麦门冬、五味子。

喘急恍惚喜卧床；

喘粗短气，恍惚嗜卧者，脾肺虚火，四恶也，六君子汤加姜、枣，或补中益气汤加麦门冬、五味子。心火克肺金，人参平肺散；阴火伤肺，肾气丸料加五味子煎服。

虚恶肩背四肢重，

肩背不硬，四肢沉重者，脾肾亏损，五恶也，补中益气汤、十全大补汤，俱加山药、山茱萸、五味子。

食少呕药伤寒凉；

不能下食，服药而呕，食不知味者，胃气虚弱，六恶也，六君子汤加木香、砂仁；甚，加附子。挟痰者，托里清中汤；挟火者，托里益黄汤。抑论疮肿时作呕，热毒攻心；溃时作呕，阴虚；溃后作呕，脾虚。如热盛焮痛，活命饮、护心散；作脓焮痛，托里消毒散；脓熟胀痛，托里散，或针以泄之。焮痛便秘者，内疏黄连汤。寒凉伤胃者，六君子汤加干姜、木香。木乘土位加芍药、柴胡；胃脘停痰，加桔梗；脾虚自病，或水侮土，加益智仁、砂仁；郁结伤脾，

加川芎、山栀、苍术、香附；湿气侵胃，倍白术。白术，生肌敛口妙剂。又有登厕触秽作呕者，仍宜补胃。

声嘶唇鼻变青色，面目四肢肿且黄；

脾肺俱虚，七恶也，补中益气汤加姜、枣，或六君子汤加炮姜，甚，加附子，或十全大补汤加炮姜。

阳虚寒战腹疼甚，自汗呃逆雷鸣肠；

阳虚皆因误服寒凉，或溃后劳役，或吐泻之后，或误入房、梦遗，或外邪所乘。初则虚火假证，仍发热头痛；良久寒战咬牙、腹痛雷鸣、泄泻呃逆、自汗盗汗，阳虚寒气所乘之证，八恶也。急用托里温中汤，后用六君子汤加附子，或加姜、桂；甚者，用大剂参、芪、归、术，倍加姜、附，以手足温为度。

虚极发躁欲坐井，蓦然变痉身反张；

溃后发热恶寒，作渴怔忡，睡卧不宁，阳衰阴盛，发躁，脉洪大，按之微细或无，此阳虚极。蓦然牙关紧急、腰背反张，变为痉痓病，或无汗恶寒，或有汗不恶寒，九恶也。俱宜八味丸料加参、芪、归、术，大剂煎服。

阴虚晡热夜不寐，消渴便污血难藏；

原禀瘦怯，或房欲竭精，或疮出脓多，或误汗下，以致日晡潮热、口干作渴、夜寐不着、疮出紫血，四物汤、托里益气汤、肾气丸主之。便污黑者，不治；便血瘀滞者，犀角地黄汤饮之。疮疡时，或愈后，口鼻吐衄、牙宣龈露，皆因疮疡出血，为火动而错经妄行，当求经审其因而治之。肝热则血妄行，四物汤加山栀、牡丹皮、黄芩、白术；肝虚则不能藏血，肾气丸；心火不能生血，四物汤加炒黄连、牡丹皮、苓、术；脾虚热不能统血，四君子汤加炒山栀、牡丹皮；脾经郁结者，归脾汤加五味子；脾肺气虚者，补中益气汤加五味子；气

血俱虚者，十全大补汤；阴火动者，肾气丸加五味子。大凡失血过多，而见烦热发渴等证，勿论其脉，急用单人参汤补之。经云：血生于气。苟非甘温参、芪、归、术之类，以生心肝之血，决不能愈。若发热脉大者，死。

五善见三容易治，七恶见四真恶疮。

正传以善为顺，恶为逆。疮疡仍忌倒陷，又增为九逆，殊为有理。

又有一般无名肿，

非痈、非疽、非疮、非癣，状如恶疮，或瘥或剧，名曰无名肿毒。随其见证，在表在里在经用药，外以槐枝煎汤洗净，后以赤小豆、吴萸、白胶香、黄连、黄柏、贝母、硫黄、糯米、黄丹、轻粉为末，麻油调搽。一切恶疮，人所不识者皆同。

疖癌瘰瘤也同方。

阔一寸至二寸为疖；一寸至五寸为痈；五寸至一尺为癌；一尺至二尺为竟体疽。未溃色紫黑坚硬，已溃深陷如岩为癌。四畔生如牛唇黑硬，为瘰。无头，面色淡红为瘤。四轮肿起为痈；沉溃为疽；发出于外者，为外疽；隐伏肠胃者，为内疽。疖比痈、疽更轻，癌、瘰、瘤多难治。癌多生乳、胁、臀、胯，全宜大补气血脾胃，及蜡矾丸护膜生肌，冀其万一。瘰、瘤见后周身部。

脑颈部

脑发五种　头疮　风屑　白秃　软疖　大头肿　鬓疽　耳疮附浸淫疮　月蚀疮　内痔疮　痄腮　瘰疬　痰核　瘿瘤

脑后颈后顶心发，六腑阳毒好上蒸；

六腑阳毒聚顶，惟太阳膀胱主之。久积痰火湿热，上蒸于脑，古谓发脑、发鬓、发眉、发颐、发背，谓之五发，

至险。凡眼不见疮，皆恶。有生于两边发际穴者，如有核，宜取核以去病根。有生于脑心者，四边肿赤连耳项，不急治，脓水从头中而出，血逆痰起不治。有生于颈后者，疮头向上，疮尾向下，形如蜂窠，乃反证也。燄肿者，急宜托里散加升麻、赤芍、桔梗，防毒攻心。如痰发，或流入两肩者，不治。有生脑后对口者，名曰天疽。其状大而色紫黑，不急治，热入渊腋，前伤任脉，内熏肝肺，十余日而死。有生耳后一寸三分至命之处，名曰发颐，又曰锐毒。凡头上痈疽，宜服降火化痰、消肿托里之药，不可针灸，惟初起隔蒜灸之则可，但艾炷宜小而少。势成者，外敷南星膏，或阴阳散，敛口古香榔散。若热上蒸，连颐而穿口，必主穿喉而死。

燄肿纳冷真热证，

燄肿作痛，烦渴好饮冷水，宜解毒汤加天花粉，以除痰火湿热，或黄连消毒散、当归羌活汤、清热消毒饮、活命饮，选用。

口干饮热肾虚情。

肿痛口干作渴，好饮热汤，为肾阳虚火炽，宜托里消毒散、托里益气汤、肾气丸、八味丸。漫肿微痛、少食者，补中益气汤；痰多者，托里清中汤。若色暗，不溃不敛，为阴精消涸，名脑烁，不治。

头疮风屑秃软疖，总是湿热证稍轻。

头疮，宜内服酒归饮，外用雄黄、水银各等分为末，以腊月猪脂半生半熟和匀，洗净敷之；湿烂者，用燕窠土、黄柏为末，干掺；痂高者，用黄蜡、沥清同熬，敷之。头上风屑、白屑极痒，宜内服单苦参丸；下虚者，薄荷茶。外用藜芦煎汤，避风洗头，候稍干，分开头发，仍以藜芦末掺头皮上，绢帕紧缚两

日夜，头风亦效。秃疮，初起白团斑剥如癣，上有白皮，久则成痂，遂至满头生疮，中有脓孔细虫入里，不痛微痒，经久不瘥，宜内用通圣散酒拌，除大黄另用酒炒，共为末，再用酒拌令干。每一钱，水煎服。外用红炭淬长流水，洗去疮痂，再用淡豆豉一合，炒令烟起色焦，屋尘一团，饭饮调剂，炭火煅令灰烬，等分为末，入轻粉少许，麻油调搽。如有热，加黄连、寒水石；有水，加枯矾；有虫，加川椒、麝香少许；肿厚，加消皮烟洞烟胶、香炉盖上香胶。如久不愈，有虫者，摩风膏加黄柏、黄丹、烟胶各一两。一方用盐乌鱼头烧灰，麻油调搽。软疖，用抱鸡卵壳，烧存性，入轻粉、黄连减半为末，清油调敷。外肾生疮亦效。愈而再作者，用野蜂房二个，烧存性，为末，以巴豆二十粒去壳，煎清油二三沸，去豆，以清油调敷，或枯矾亦好。多年不愈者，用猪颈上毛、猫颈上毛各一握，烧存性，鼠屎一粒，为末，清油调敷，或加轻粉尤妙。如暑月生疖，用木槿花捣烂敷之，最妙。

大头肿痛又名雷头风时行毒，

湿在高巅之上，故头面痛肿疙瘩，甚则咽嗌堵塞，害人最速。冬温后，多病此证，似伤寒寒热身痛。

治分表里三阳属；

连两目、鼻、面肿者，阳明也；发耳前后，并头角者，少阳也；脑后项下肿起者，太阳也。脉浮表证多者，清震汤，或败毒散加荆、防；脉沉里证见者，宜羌活、黄芩，俱酒炒，大黄酒蒸为主。阳明加干葛、升麻、芍药、石膏；少阳加瓜蒌仁、牛蒡子；太阳加荆芥、防风，水煎，时时呷之。取大便，邪气去则止。甚者，加芒硝，或防风通圣散加牛蒡子、玄参，俱用酒炒，微微下之。咽喉肿痛

者，用僵蚕一两，大黄二两，蜜丸如弹，井水化服。凶荒劳役，宜普济消毒饮，以安里。虚者，加参、归；便秘加大黄，或人中黄丸亦妙。服后俱仰卧，使药气上行，故非便秘热盛，忌用降下之药。

表里证罢肿不消，瓷锋去血通关擂。

表里俱解，肿不消者，砭去血，外用通关散倍羊踯躅及藜芦少许，嘀鼻嚏以泄其毒。久不愈，欲作脓者，内服托里消毒散；体倦食少恶寒者，补中益气汤加桔梗。溃后肿赤不消，脓清色白者，六君子汤加桔梗、芎、归。元气素弱、脉微者，用参、术、芎、归、陈皮、柴胡、升麻、甘草各等分，以升举阳气；用牛蒡子、玄参、连翘、桔梗减半，以解热毒。肿赤便属纯阳，脉微便属纯阴，慎之。

鬓疽肝胆之怒火，或因风热药同裹；

怒火、风热，俱宜柴胡清肝汤。肿痛甚者，活命饮。

肾虚血燥日晡潮，

肾水不能生木，以致肝胆火盛血燥，鬓及头目肿痛者，四物汤加玄参、柴胡、桔梗、甘草。风热，连头面、咽、牙痛者，犀角升麻汤；血虚者，四物汤加参、芪。

汗多喘渴脾劳过。

因劳役，肿痛、寒热、喘渴、自汗者，补中益气汤去升、柴，加五味子、麦门冬、炮姜。

耳疮三焦肝风热，耳疮发热焮痛，属三焦、厥阴风热者，柴胡清肝汤、栀子清肝汤；中气素虚者，补中益气汤加酒炒山栀、黄芩、牛蒡子。寒热作痛，属肝风热者，小柴胡汤加山栀、川芎。

痒痛出脓兼养血；

内热痒痛出脓，寒热溺数，牵引胸胁胀痛，属肝火血虚者，八味逍遥散。

出水贪冷属肾虚，火动切忌风药劫。

耳内痒痛出水，喜冷银簪探入，属肾经虚火挟怒，忌用风药燥筋，宜肾气丸。耳边浸淫疮，出黄水者，用羖羊须、荆芥、枣肉等分烧灰，入腻粉为末，麻油调搽。月蚀疮，生耳、鼻、面间及下部诸窍，随月盛衰。用胡粉炒黄、枯矾、黄丹、黄连、轻粉各二钱，胭脂烧灰一钱，麝少许，为末，先用盐水洗净，掺之，或麻油调搽。

内痎疮生于口上腭，治以钩刀并铁烙；敷以雄粉支其牙，最是虚劳元气薄。

初发如莲花，根蒂小而下垂乃大。治法以钩刀决其根，烧铁烙以止其血；次以雄黄、轻粉、粉霜、白芷、白蔹为末，敷之；以槐枝作枕，支其牙颊间，毋使口合。一两时许，疮瘢定合，口自梗。次日出脓，以生肌散敷之。上腭多骨疽，见后。

疰腮髭发同风热犯其胃，表分寒热里不利；

外因风热肿痛，在表寒热者，升麻胃风汤；在里二便不利者，四顺清凉饮。如表里俱解，肿痛又不消，欲作脓也，托里消毒散，治同大头肿。

积热肿痛颇难当，

膏粱厚味，胃经积热，腮肿作痛，或发寒热者，用升麻、黄连、连翘、牛蒡子、白芷等分，水煎服。连耳上太阳部分肿，属风热，加羌活、防风；连耳下少阳部分肿，属怒火，加柴胡、山栀、牡丹皮；连耳后少阴部分肿，属相火，加知母、黄柏。头面齿牙俱肿，内热口干者，犀角升麻汤；齿牙唇口俱肿，出血者，清胃散加石膏。

内寒不溃宜补剂。

内伤生冷、凉药，不能消溃，食少体倦者，补中益气汤；内伤气血俱虚者，八物汤加麦门冬、五味子。伤七情有寒热者，八味逍遥散；伤色欲，连颐及耳后肿者，肾气丸、八味丸、十全大补汤。不可误用风药克伐之剂。

瘰疬马刀属少阳，风热痰气结核囊；

生颈前项侧，结核如大豆、如银杏，曰瘰疬；生胸胁腋下，坚硬如石，形如马刀虫，曰马刀，多气少血之病，总皆手足少阳相火所主。盖耳前后与缺盆、肩上、胁下，属足少阳部分；延及颊、项、颊车与颈，属足阳明部分；延及胸中、中府、云门肺经部分者死。风疬尖而小；热疬焮肿赤色，又名血疬；痰疬推动滑软；气疬圆而动。又有鼠残疬，大小不一。

实者化痰通经脉，清肝养血是上方。

无痰不成核。诸瘰初起，实者皆以化痰为主，通用二陈汤加防风、桔梗、黄芩、竹沥。胸紧者，以此探吐尤妙。通经脉，必用斑蝥。疏渗小便以泻心火，古方必效散、立应散是也。但此二药甚峻，服后宜量体调治：体实风热盛者，继以宣热丹服之；体虚者，托里益气汤，或八物汤合二陈汤，多服，疮口自敛。又有虚甚者，宜先服健脾药，而后服二散；轻者，只用斑鸡丸。便坚胃盛者，白蚕丸，或追脓化毒散、软硬皂子丸。少阳分者，柴胡通经汤；阳明分者，升麻调经汤；少阳、阳明二经，二汤合服调之。误下则犯经禁、病禁。清肝者，胆与肝合病，则筋累累如贯珠，寒热焮痛，乃肝气动而为病也，当清肝火为主，佐以养血。若寒热止而疮不愈者，乃肝血燥而为病也，当养血为主，佐以清肝，清肝益荣汤、栀子清肝汤、柴胡清肝汤，选用。

虚久滋润肺脾肾，

疮如豆粒附筋，肉色不变，内热口

干，精神倦忌，久不消溃，及肝脉弦紧，肾脉洪数，乃肾水不能生木，以致肝血火动筋挛，忌用风药燥肝。经久烂破，脓血大泄者，脾肾愈亏，火炎于肺，皆宜肾气丸、补中胜毒饼为主，兼服逍遥散加桔梗、麦门冬、玄参以清肺火。多怒有肝火者，清肝解郁汤；有寒热者，单夏枯草散。肝火旺盛，或近骨处生虫作痒者，芦荟丸。通用猫头丸、海藻散坚丸。外治：银右散、蚕茧散、猫蝠散。虚弱者，单夏枯草膏内服，外贴加麻油。

成瘘泻水补且防；

瘘，即漏也。经年成漏者，与痔漏之漏相同。但在颈则曰瘰漏，在痔则曰痔漏，治法则一。初起者，宜温散风冷，及行肾经湿热邪水；久则人补气血，兼用熏洗平肌塞窍之药。古方白蛇散，治瘰疬成漏，以其有牵牛能利肾经恶水，免至淋漓穿穴。但利后当量体调治，痛节酒色财气。凡漏，治详漏条。

女人经闭有潮死，

经调及经闭无潮者，可治；经闭有潮，或咳者，死。古方用玉烛散治瘰疬，和血通经，服之自消。日进一服，七八日见效。便不闭者，柴胡通经汤、升麻调经汤。久闭者，加味逍遥散、清肝益荣汤，或用二陈汤合四物汤加牡蛎、柴胡、黄芩、玄参、神曲为末，以桑椹膏捣丸，绿豆大。每五十丸，温酒下。或肾气丸尤妙。

男子潮咳是真伤。

瘰疬，伤证之标也。故痨瘵类有曰腹中有块、颈上有核，最为难治。况成溃漏，而不清金降火、滋肾健脾，病人又不清心淡口，则潮汗咳泻，恶证蜂起，其可生乎？但视其目内赤脉，贯瞳人有几条，则知其几年死。面色㿠白，金克木；脉洪大，为元气虚败，俱为不治。

故曰：实者可治，虚者可虑。

痰核在颈全不痛，

颈项生核，不红不痛，不作脓，推之则动，乃痰聚不散也。不可误用瘰疬药治，宜二陈汤加大黄、连翘、柴胡、桔梗。体薄者，二陈汤加桔梗、黄芩、玄参，麦门冬及防风少许，入竹沥，多服自消。如耳后与项间各有一块者，含化丹。

在臂或痛亦不红。

臂核或作微痛者，以内无脓，散外虽肿不红，或生背膊皆然，宜陈皮、半夏、茯苓、防风、酒芩各一钱，连翘二钱，皂角刺一钱半，川芎、苍术各五分，甘草三分，水煎服。

遍身结块多痰注，湿痰下体却宜通。

凡遍身有块，多是痰注，但在上体多兼风热，在下体多兼湿热，宜加味小胃丹、竹沥达痰丸，量体虚实服之。通用海带丸。

瘿瘤有五应五脏，

旧分五瘿六瘤，惟薛立斋止言五瘤。盖瘿、瘤本共一种，皆痰气结成，惟形有大小，及生颈项、遍身之殊耳。立斋云：肝统筋，怒动肝火，血燥筋挛，曰筋瘤；心主血，劳役火动，阴火沸腾，外邪所搏而为肿，曰血瘤；脾主肉，郁结伤脾，肌肉消薄，外邪搏而为肿，曰肉瘤；肺主气，劳动元气，腠理不密，外邪搏而为肿，曰气瘤；肾主骨，劳伤肾水，不能荣骨而为肿，曰骨瘤。瘤之名有五者，此也。仁斋云：筋脉呈露曰筋瘿，赤脉交络曰血瘿，皮色不变曰肉瘿，随忧愁消长曰气瘿，坚硬不可移曰石瘿。瘿之名有五者，此也。瘿、瘤俱内应五脏，药治相同。

瘤赤遍身瘿颈项；

瘿、瘤所以两名者，以瘿形似樱桃，

一边纵大亦似之，槌槌而垂，皮宽不急。原因忧恚所生，故又曰癀气，今之所谓影囊者，是也。瘤初起如梅、李，皮嫩而光，渐如石榴、瓜瓠之状。原因七情劳欲，复被外邪，生痰聚瘀，随气流住，故又曰瘤。瘤总皆气血凝滞结成。惟忧恚耗伤心肺，故瘿多着颈项及肩；劳欲邪气乘经之虚而作，故瘤随处有之。

虽无痛痒有虚实，散坚行气不可妄。

瘿瘤或软或硬，无痛无痒，体实者，海藻散坚丸、海带丸；痰火盛者，舐掌散、神效开结散。此皆化痰行气破坚之剂，久虚者不可妄服。虚者：筋瘤，肾气丸，或八物汤加山栀、木瓜、炒黑龙胆草，肝火盛者，间以芦荟丸暂服；血瘤，四物汤加茯苓、远志；肉瘤，归脾汤、补中益气汤；气瘤，补中益气汤；骨瘤，肾气丸、补中益气汤。通用：初起者，十六味流气饮、单蜘蛛方；稍久者，蜡矾丸，常服自然缩小消磨。外敷南星膏。切不可轻用针刀决破，破则脓血崩溃，渗漏无已，必至杀人。但有一种脂瘤红粉色，全是痰结，用利刀破去脂粉则愈。或有如茄垂下，根甚小者，用药点其蒂，俟茄落，即用生肌敛口药敷之，防其出血。

手部

疣　甲疽　代指　天蛇头　鹅掌风
红丝疮

疣属肝胆小肠经，

多患于手背及指间，或如黄豆大，或如聚粟，或如熟椹，拔之则丝长三四寸许，又曰手背发。

风热怒火或亡精；

风热血燥筋缩者，八味逍遥散加黄连，或清肝益荣汤；怒火者，柴胡清肝

汤；亡精肾枯筋缩者，肾气丸。

切忌寒凉系与灸，误犯出血必伤生。

误用寒凉降火之药，及螳螂蚀、蛛丝缠、芫花浆线系、着艾灸等法，轻者反剧，重者大溃，肿痛发热、出血而死。慎之。

甲疽恶代虽害事，不似鹅掌风难平。

甲疽，乃毒气攻于手足指，胬肉裹上，指甲疼痛出血，疮中有虫。或因剔甲伤肌；或因甲长侵肌，遂成肿痛。俱用绿矾五两，置铁板上，以炭火封之，吹令火炽，其矾即溶，流出赤汁者是真。俟流汁尽，去火待冷，取为末，色似黄丹收之。先以盐汤洗拭，后用绿矾为君，入乳香少许敷之。重者用绿矾五钱，芦荟一钱半，麝香一字，为末，以绢袋盛药，纳所患指于袋中，线扎定，以瘥为度。代指，指头先肿，焮热掣痛，然后于爪甲边结脓，甚者爪甲俱脱。先用芒硝煎汤淋洗，然后用乌梅核中仁为末，米醋调成膏，入指溃之自愈，或用猪脂和蚯蚓捣烂，敷之。天蛇头疮，生手指上或足，疮傍一块开口肿痛，用鸡母杨根炆醋，浸一宿即消。或以雄黄入鸡子内，以患指浸其中一宿，次早更以蜈蚣烧烟，熏病指一二次即消。如痛甚流血不止者，用雄黄、蜈蚣、全蝎为末，擦在疮上，却以少油抹帛上扎之。鹅掌风癣，用猪前蹄爪，破开，入菊花、苍耳末，以线缚定，炆烂食之。次日，用白鲜皮、皂角、雄黄各五分，铅制水银三分，为末，临夜用鹅脂、姜汁调搽。次早，以沙擦去，然后量体服去风之药。此癣，乃杨梅疮类，如多年不愈者，先用瓷锋磨刮，次以蓖麻子一两，枯矾二钱，为末，桐油调擦，火烘极热；再以枣肉三两，水银五钱，枯矾三钱，捣烂如泥，每日擦手千余下；次以肥皂、酒

糟洗净，十次神效。更灸劳宫，或内关一穴断根。又方：桐油调密陀僧末，搽掌；外用水龙骨，火烧烟熏之。治手足掌风及绵花癣。更以樟叶煎汤洗之。

红丝疮最害人速，或生于手或生足；发疱初黄变紫青，丝迤入心毒入腹。

红丝疮，因喜怒不常，血气逆行，而生于手足间。有黄疱，其中忽紫黑色，即有一条红丝，迢迤血上而生，若至心腹，则使人昏乱不救。或有生两三条红丝者，急以针横截红丝所到之处刺之，令其出血，以膏药贴，或嚼萍草根敷之，立愈。

胸腹部

乳痈 肺痈 痿 心痛附胁痛 胃痛 肠痈 腹痛

乳房胆胃乳头肝，

妇人之乳，男子之肾，皆性命根也。

病初呕渴增热寒；

烦渴呕吐者，胆胃风热也。甚则毒气上冲，咽膈妨碍。寒热者，肝邪也，此皆表证，宜不换金正气散加天花粉能止渴呕，定寒热；咽膈有碍者，甘桔汤加生姜，或护心散。如溃后见此四证，为虚。

妇人胃厚多忧郁，火化汁浊塞窍端。结核有儿吹热气，

饮食厚味，忿怒忧郁，以致胃火上蒸乳房，汁化为浊脓，肝经气滞，乳头窍塞不通，致令结核不散，痛不可忍。初起便宜隔蒜灸法，切忌针刀。能饮者，一醉膏加芎、归各一分，一服两服即效；不能饮者；瓜蒌散。结核亦有气血虚弱，略被外感内伤，以致痰瘀凝滞，俱以古芷贝散为主。血虚合四物汤，更加参、术、柴胡、升麻；气虚合四君子汤，更

加芎、归、柴胡、升麻。忧思伤脾者，归脾汤加栝楼根、贝母、白芷、连翘、甘草节，水、酒各半煎服。有肝火，结核肿痛甚者，清肝解郁汤。吹乳，因乳子膈有痰滞，口气燉热，含乳而睡，风热吹入乳房，凝注不散作痛。初起须作痛揉令稍软，吸取汁透，自可消散。不散，宜益元散，冷姜汤或井水调，一日一夜服三五十次自解。重者，解毒汤顿服之。挟气者，古芷贝散、单青皮汤。外用漏芦为末，水调敷。又有乳汁不行，奶乳胀痛者，涌泉散。

核久成痈硬肿漫；

核久内胀作痛，外肿坚硬，手不可近，谓之乳痈。未溃者，仍服瓜蒌散、内托升麻汤，或复元通圣散加藜芦；虚者，托里消毒散。将溃两乳间出黑头，疮顶下作黑眼者，内托升麻汤。已溃，寒热者，内托十宣散；少食口干者，补中益气汤；晡热内热者，八物汤加五味子；胃虚呕者，六君子汤加香附、砂仁；胃寒呕吐或泻者，六君子汤加干姜、藿香；遇劳肿痛者，八物汤倍参、芪、归、术；遇怒肿痛者，八物汤加山栀。

又有核小全不痛，久则溃漏疗益难。

郁怒有伤肝脾，结核如鳖棋子大，不痛不痒，五七年后，外肿紫黑，内渐溃烂，名曰乳痈，滴尽气血方死，急用十六味流气饮，及单青皮汤兼服。虚者，只用清肝解郁汤，或十全大补汤，更加清心静养，庶可苟延岁月。经年以后，必于乳下溃一穴出脓，及中年无夫妇人死尤速。故曰：夫者妻之天。惟初起不分属何经络，急用葱白寸许，生半夏一枚，捣烂为丸，芡实大，以绵塞之，如患左塞右鼻，患右塞左鼻，一宿而消。

男儿乳疾何须怪，怒欲损伤精血干。

男子乳疾，治与妇人微异者，女损

肝胃，男损肝肾。盖怒火房欲过度，以致肝虚血燥，肾虚精怯，不得上行，痰瘀凝滞，亦能结核；妇人胎产后，亦有肝虚者。大概男子两乳肿者，瓜蒌散、十六味流气饮。左乳者，足三阴虚，郁怒所致，八物汤加山栀、牡丹皮，或清肝解郁汤；火盛风热者，更加炒黑草龙胆五分；肾虚者，肾气丸；食少作呕，胸胁作痛，日晡头痛，溺涩者，六君子汤加芎、归、柴胡、山栀；溃烂作痛者，十全大补汤、肾气丸；因劳怒则痛，并发寒热者，补中益气汤加炒黑山栀，不可轻用清热败毒之剂。

　　肺痈因痿火益炎，

　　经年久咳，热极叶焦而为痿，犹草木亢盛，则枝叶萎落也。火燥甚，则腐胀为脓血成痈。病因汗、吐、下后亡津，或肾虚火炎，或厚味熏蒸面成。其候：恶风咳嗽、鼻塞流涕、项强不能转侧、皮肤不泽、胸胁胀满、呼吸不利、吐痰血腥秽。

　　痈口干燥痿涎黏；脓成胸痛或开窍，调和金水胃脾兼。

　　肺痿脉数而实，寒热往来，自汗咳唾，口中涎多，知母茯苓汤主之。如咯血将变痈者，紫菀散；火盛者，人参平肺散，为丸含化；虚损者，劫劳散；虚冷不渴者，炙甘草汤加干姜；喘急有寒邪者，小青龙汤；喘急面浮、鼻塞胸胀者，古葶苈散。是知肺痿有寒有热，而以清金降火豁痰为主也。肺痈脉数而虚，口燥咽干，胸胁隐痛，二便赤涩，咳唾脓血腥臭，置之水中则沉，桔梗汤主之。如吐脓者，消脓饮；咽痛者，甘桔汤；便秘者，太乙膏为丸，白汤下。又有胸胁间开一窍，口中所咳脓血，与窍相应而出者，宜大补气血。血多者，梅豆汤；冷热不调者，云母膏为丸，甘桔汤下；

痰多少食者，托里清中汤；咳喘短气溺少者，参芪补肺汤；脾虚少食者，参术补脾汤；七情、饥饱、劳力伤脾肺者，团参饮子；咳唾痰壅者，肾虚也，肾气丸；口干燥者，虚火也，八味丸去附子，加五味子。有吐脓血如肺痈，口臭，诸般药不效者，消风散加发灰，米饮下。大概面赤当补脾肾，面白当补脾肺。盖补脾以生肺金，补肺以生肾水也。如阴火发热，咳吐脓血，痰如糯米粥，脉浮大者，死；若脓血自止，脉浮短涩者，生。

　　心痈胸发名井疽，

　　胸乳间生蜂窠痛发，名井疽。状如豆大，三四日起，不早治，入于腹，十日死。

　　外发可治内伤阻；降火清心为要药，

　　心热盛极，急用疏导心火之药，迟则不救。小便涩者，清心散，或凉膈散去硝、黄，加白芷、天花粉、瞿麦、木通；大便秘者，内固清心散，或凉膈散去硝，加白芷、天花、生地。

　　胁痈一样忌补虚。

　　初起，神效瓜蒌汤，或柴胡清肝汤。盖由胁肝心火盛，虚中有热，决不敢投阳药。溃后方敢清热托里，兼滋肾水。误投热药，易伤骨膜，慎之。胁痈，用鸡屎粘捣烂，入盐少许，醋和敷之，消肿止痛，脓成者，敷之即安。

　　胃痈胃热咳脓血，人迎反盛胃脉沉；

　　胃脘痈，因饮食、七情火郁，复被外感寒气所隔，使热浊之气，填塞胃脘，胃中清气下陷，故胃脉沉细，惟寒气所隔，故人迎紧盛，有此二脉者，胃痈真也。

　　寒热如疟皮毛纵，先宜疏利次补升。

　　外证寒热如疟，胃浊则肺金失养，故身皮错纵，或咳或呕，或唾脓血，俱大射干汤主之。胃火盛者，清胃散；痰壅者，甘桔汤；大便不利者，太乙膏为丸服；小便不利者，三仁汤；内痛者，失笑散；虚而痛者，牡丹散；脓出食少者，补中益气汤，升提胃气，或佐以前药调之。不可专治其疮。

肠痈小腹痛若淋，湿热痰瘀注内膜；甚者腹胀有水声，便脓脐疮皆败恶。

湿热郁积成痈。痰火盛者，脉数而滑；挟瘀血多者，脉数而芤。外证小腹肿，强按之则痛，小便若淋，俨似奔豚，发热恶寒。脉迟紧者，未有脓也，大黄汤或五香连翘汤下之，不敢下者，败毒散加秦艽、连翘；脉芤涩者，四物汤加桃仁、红花、玄胡索、木香；脉洪数者，已有脓也，三仁汤、神效瓜蒌汤；小腹疼痛、小便不利者，脓壅滞也，牡丹散。若腹胀大，转侧闻有水声，或绕脐生疮出脓，大便屡下脓血者，不治。

间有虚冷皮甲错，腹皮似肿按软弱；中无积聚外无潮，脉数还宜用温药；

脉数外无潮热，内无积聚，身皮甲错，腹急如肿，按之却软，乃内虚阴冷，凝痰成痈，牡丹散，或内托十宣散加茯苓，甚者败酱散，以小便利为验。

又有冷热相交并，消瘀和中后补托。

肠痈冷热证，用云母膏为丸，牛胶煎酒下，利去瘀脓则愈。其间有痛甚，大便从小便出者，亦宜。如下脓过多者，梅豆汤合甘桔汤和之，蜡矾丸尤妙。脓止后，内托十宣散，或八物汤、补中益气汤以固本元。愈后却宜静养，若动作躁暴，或被惊恐，则肠断而死。凡痈生小肠分尤可，大肠分近肛门者难治，肛门破者即死。

腹痛腹痛关脉数，饮食七情火滞着；

腹痈生于肚腹，皮里膜外，左关脉洪数，而腹痛甚者是也。膏粱、七情火

郁，以致脾虚气滞而成；小儿多因惊、积亏损而成。食积、疝气相类，不可误治。

无脓肿硬色如常，

漫肿坚硬，肉色不变，未有脓也，四君子汤加芎、归、白芷、枳壳，或托里散。若嫩肿痛甚者，邪气实也，先用活命饮，隔蒜灸以杀其毒，后用托里散以补其气。

脓成肿软色赭若。

肿起而软，色赭赤者，脓成也，托里消毒散。若脓成而不外溃者，气血虚也，卧，针刺之。

溃未皆宜壮胃元，行经活血忌凉药；

不问初起、已溃、未溃，俱宜壮胃元气，而佐以行经活血；若误用克伐及利、下、凉药，则肿不能溃，溃不能敛，壮者难治，老弱立死；若曾经误下，及服降火、破气、消瘀之药，大剂参、芪、姜、附或十全大补汤救之。

吁嗟九疽认亦难，按穴方知审经络。

中府属肺，巨阙属心，期门属肝，章门属脾，中脘属胃，京门属肾，天枢属大肠，丹田属三焦，关元属小肠，每穴内隐隐痛者为疽，肉上微起者为痈。假如中府隐痛者，肺疽也；上肉微起者，肺痈也，各穴仿此，十六味流气饮，或托里散加当归、山栀、黄芩、杏仁。

背腰部

背发七种
腰发二种
发背五脏毒蕴成，七情六郁外邪并。
背虽膀胱、督脉所主，然五脏所系于背。或醇酒厚味、或郁怒房劳，以致水枯火炎，痰凝气滞；或被外邪与毒相搏，随处发生。

肩下脊上脾家毒，

发在肩下脊上，乃因饮食感毒。广一尺，深一寸，虽溃在骨，不穿膜不死，急治脾肚中之毒，内服护心散，外用敷药，恐毒奔心，大要服药截住。如通脊背肿者，不可救。

偏右莲蓬子内生。

莲子发，生于右胛中，外如莲蓬，内有子孔，恐其毒奔入心，大要用托里散加芩、连、黄柏、荷盖散之，不令攻心，渐消可治。通背肿者危。

偏左初起汗即散，

胛发，生于左膊间，初起可用灯火点破，内服追疗汤，汗之即散。

左搭右搭肺肝情。

右搭肩发，骨上生者，以动之处可治，若串左肩难治；左搭肩发，骨上生者，以动之处可治，若串右肩难治。二证内服托里散加升麻、桔梗，外用去恶散，或绵絮烧灰为末掺之，干者，麻油调搽。

脊中蜂窝防膜透，

蜂窝发，正当脊心，形如蜂窝，有孔在上者不宜，最为反证，宜托里散加菊花，生肌定痛，防毒攻心，难治，因心火未发故也。

对心火毒太相凌。

对心发，极重。因心火盛而热气会生于此，其毒壮盛走暴，急用疏导心火之药解之。

散走流注风热盛，

散走流注发，毒气乘风热而走，急宜疏风定热治之，则气自息。若流注于手、脚、腿者，必死无疑。

气食阴虚龟见形。

此发头尾俱尖，四边散大，如龟之形。因饮食所致，而气食相关，合阴虚而成之。气虚而散者，所以开口而阔，

急服托里补药。

肾俞湿热单生发，房怒兼之双发平；

肾俞发，因受湿并怒气、饮热酒，伤于内肾，流毒肾俞生疽，急用药解内肾之毒。若肾经见有湿热，更加房劳、郁怒过度，则两肾俞穴生发。阳发于外者，可治；阴发、痰发伤肾膜及脓稀者，死。又有肾俞一发，胛骨上一发，肩膊上又生一发，亦胃之双发。

漫肿难治焮肿易，

焮肿发热，疼痛色赤，作渴，脉滑数有力，先服活命饮，后用托里消毒散；漫肿不热，微疼色暗，作渴，脉数无力者，肾虚也，托里散。少食者，六君子汤加姜；晡热阴虚者，四物汤加参、术，或肾气丸；恶寒热，四边渐大者，阳气虚也，单人参汤、十全大补汤；小便频数者，八味丸。初起食少者，邪盛脾亏也，急用补中益气汤救之。今俗专用赛命丹、一捻金，施于因怒、因饮食毒及肥人则可，若瘦人及因欲火者，反烁阴作渴致泄，或血涩毒气不行。惟初起或一服之则可。凡焮肿，气血胜毒易治；漫肿，服托药不应者，乃毒胜气血，死在旬日。或已发出而不腐溃者，须急用托里药，兼补脾胃，不应，死在二旬。若已溃而色不红活者，用托里散加参、芪、肉桂及补脾之药，却不能生肌，疮口暗，晕大而不敛，乃脾崩也，死在月余。

总论中间法可凭。

表证内托发汗，里证内疏通，在经和解。体虚者，未溃托里消毒；已溃托里温补。详前总论。

臀腿部

臀痈附臀蛆疮　便毒　路岐　悬痈附

谷道中疮　**痔漏**　**阴疮**　**阴囊痈**附小儿阴
囊生疮　**妇人阴疮**附交接出血　**附骨疽**附腿
上寒湿疮　**杖疮**

臀痈太阳部位奥，虽然多血气罕到；

臀居小腹之后，部位僻奥，虽曰多血，然气既罕到，血亦罕来。中年患此，诚为可虑。

阴虚湿热是病根，内托固里性无躁。

初起未成脓者，隔蒜灸，再用葱熨法；欲作脓者，内托羌活汤；痛甚者，活命饮；肿硬痛者，托里消毒散，微肿痛者，托里散；脾虚不能消散，或食少不作脓者，六君子汤加芎、归、黄芪，偏右臀腿者尤宜；肾虚不能消散，或作渴、溺淋者，肾气丸。有脾虚误服消导药，以致气陷下，肿痛甚者，补中益气汤，或十全大补汤。溃后尤宜进此二药，以固其里。兼节酒色，戒躁暴，乃可万全。臀蛆疮痛痒者，摩风膏。只痒甚有虫者，用硫黄一两，人言一钱，为末，用醋调匀，慢火熬干，复熬化，如火起，将醋洒数次，倾地下待冷成饼，用麻油磨浓，候疮痒，抓破擦上，三日即愈。

便痈属足厥阴肝，

欲云便毒，实血疝也。生于腿胯小腹之间，乃厥阴肝经，乃冲、任、督三脉隧道，乃精气出入之路也。

房欲强精只一端；

或入房忍精，或思色不遂，或当泄不泄，败精凝滞为瘀，肿痛在胯腹之间，先用五苓散，利去败精，便秘加大黄；有寒热者，小柴胡汤加山栀、泽泻，后用肾气丸以补精，兼逐瘀血。

湿热因劳或被冷，补泻方询便易难。

内有湿热，外被寒邪相拒，败瘀不得散，治宜清肝火，活瘀血，渗利肾经邪水。体实二便难者，两解汤、八正散；挟郁怒者，流气饮子，或复元通气散加

天花粉、白芷、青木香；肿痛甚者，活命饮；湿热壅滞者，龙胆泻肝汤；体薄大便易，而小便涩者，小柴胡汤加芎、归、知、柏、泽泻，或神效瓜蒌汤加柴胡、山栀；痛甚者，活命饮去大黄。湿热因劳倦气滞者，补中益气汤。溃后俱宜托里散、八物汤加柴胡，或十全大补汤。久欲成漏者，蜡矾丸。单方：用紫花地丁擂酒服最妙。

骑马两边异名尔，

便毒左右两边俱发，或先有疳疮而发，或卒然起核疼痛而发，用药同前。古方：初起宜国老膏，入皂角炭少许主之。外用凤尾草煎汤洗净，以明松香为末，日三次干掺自愈。愈后仍戒房室行动。

路岐些小胯裆间。

肿痛者，内服单蜘蛛方；外用炒葱熨三五次，后以消毒消肿药加大黄、木鳖子、南星、草乌敷之；破者，用生肌散。此证小儿患之，多因食积痰滞。

悬痈足三阴亏损，

生谷道前，阴囊之间，初发甚痒，状如松子，渐如莲子，日久如桃李，加以赤肿；若破则大小便从此中而出，不可救也。

轻则漏沥重即殒；

轻则沥尽气血而亡，重则内溃即死。

初起量与清湿热，

初起湿热壅滞作痛，溺涩者，活命饮去大黄，或龙胆泻肝汤。

大补气血犹恐晚。

不成脓，不溃者，八物汤；脓已成者，急针之。欲其生肌收敛，肾虚者，肾气丸；血虚者，四物汤加参、术；气虚者，四君子汤加芎、归；脾虚者，补中益气汤；久成漏者，十全大补汤、蜡矾丸。此疾首尾常服国老膏，虽患亦轻，

虽溃亦浅。误用寒凉，则不可救。谷道中生疮，用水中菱叶细捣，绵裹纳下部，日三次即愈。

五痔原因食色伤，

经曰：因而饱食，筋脉横解，肠澼为痔。盖饱食则脾不能运，食积停聚大肠，脾土一虚，肺金失养，则肝木寡畏，风邪乘虚下流，轻则肠风下血，重则变为痔漏。或醉饱入房，精气脱泄，热毒乘虚下注；或淫极入房过甚伤、筋、忍精停毒，甚则以男交男，致伤膀胱与肾肝筋脉。盖膀胱筋脉抵腰络肾，贯臀走肝，环前后二阴，故痔乃筋脉病，发则面青痛甚，肝苦急也。五痔：牡痔，肛边如鼠乳；牝痔，肛边一枚，生疮陷入；肠痔，结核肠内，脱肛出血；血痔，大便清血，随下如射线；脉痔，肠口频频发瘰，出血且痛且痒。五痔散主之。又有气痔，肛门肿痛便难，强力则肛出不收，加味香苏散；酒痔，饮酒则发，干葛汤；虫痔，侵淫湿烂，岁积月累，蚀肠穿穴，猬皮丸、黑玉丹。凡毒深者，大如鸡冠、莲花、核桃；毒浅者，小如松子、牛乳、鸡心、鼠乳、樱桃，虽种种不同，皆三阴虚也。

湿热风燥毒归肠；

痔非外邪，乃脏内湿热风燥，四气相合，蕴久流入大肠而成毒。有肠头肿块者，湿也；肛肿后坠，湿兼热也；出脓血水者，热胜血也；痛极者，火热也；痛痒者，风热也；大便秘者，燥热也；小便涩者，肝火湿热也。又疮头向上或硬者，热多；向下或软者，湿多。

凉血和气清湿热，润燥疏风止痛痒；

痔以凉血为主。盖热则伤血，血滞则气亦不运，而大肠下坠作痛。大要以槐花、槐角、生地凉血；芎、归、桃仁和血生血；枳壳行气宽肠；芩、连、山栀清热；黄柏、防己、泽泻行湿；麻仁、大黄润燥；秦艽、荆芥疏风。风邪陷下久者，防风、升麻提之；气弱者，人参、黄芪补之；气不顺者，木香、槟榔和之。

古方：热痔，黄连阿胶丸、清心丸、槐角丸、槐胆丹；湿热，加味连壳丸，或四物汤合败毒散；风湿，秦艽汤；燥痔，四顺清凉饮；下血者，芎归丸、苦参丸；痛者，止痛丸；痒者，黑玉丹；肿硬者，豚胃丸。

外法割剔终有害，

刀割线剔，损脏伤命；药点药敷，闭毒变漏。初起只宜蒜灸，已成者，防风、荆芥、槐花、木鳖、朴硝煎汤熏洗，滑脱加文蛤、莲蓬，洗后用古熊胆膏、融松油涂之。内痔，宜用生肌丸，忌茶、药。

断根滋补忌寒凉。

体实属肺与大肠风热者，加味槐角丸、加味地黄丸、三神丸，断根更易；体薄属肝脾肾三经阴精损者，肾气丸、补中益气汤、十全大补汤，以滋化源，更节嗜欲、谨起居，方可断根。又有兼下疳疮者；有茎中出白津者，有兼疝者，皆肝肾不足变出，勿专服寒凉泻火。**蜈蚣油**：端午取大蜈蚣一条，竹签阴干，临发剪一寸，煅存性，桐油调涂，轻则不发，重则次年对周日又发，再剪一寸，煅涂断根。又法：用生蜈蚣数条，浸麻油内，俟生霉，略熬化，涂痔及诸疮、癣。

九漏须知初与久，

凡痈疽久则宿脓腐肉，停蓄其间，穿孔必深，风冷外侵，涓涓秽脓流出，如缸瓮之有漏孔。九漏：肝主狼漏，胃主鼠漏，大肠主蝼蛔漏，脾主蜂漏，肺主蚍蜉漏，心主蛴螬漏，胆主浮蛆漏，肾主瘰疬漏，小肠主转筋漏。原因气血壅滞，染触蠹动含灵之毒而名，其因治则一也。在痔则有穿肠、穿肾、穿阴者。又有无痔，肛门左右别生一窍，流出脓血，名为箅漏，窍在皮肤者易愈，脏腑损者难治。又有原有痔漏，肛边别生一块，作脓就在痔孔出者，乃食积注下也，宜连魏散。

初湿热兮久湿寒；

痔止出血，始终是热；漏流脓血，初是湿热，久是湿寒。初起淡红，微肿小核，宜凉血清热燥湿，牵牛酒、加味槐角丸、脏头丸、古枳巴丸、连归丸。久则内如缟白，外如黑腐，淫虫恶臭，宜涩窍、杀虫、温补，黑玉丹、钓肠丸、芎归丸、苦参丸、蜡矾丸。又有初起，因风冷者，久则虚而挟湿热者。

大补气血兼艾灸，熏洗平肌塞窍端。

十全大补汤、补中益气汤、黄芪六一汤主之。丹溪用参、术、黄芪、芎，归为君，佐以猬皮、蛇蜕、牛角腮、蜂房之类服之；外用津唾调附子末作饼，如钱厚，放疮上，漏大炷大，漏小炷小，灸令微热，不可令痛。干则易新饼，再灸。如倦，暂止，次日又灸，直至肉平为度。外用云母膏贴之。畏灸者，内生肌丸最妙。他如熏洗方、齿发散、蜂房散，平肌塞窍，取脓取虫诸方，粗实者酌用，清贵者慎之。

阴疮三等属肾肝，湿疮风湿痒如癣；

湿阴疮，由肾虚风湿相搏，邪气乘之，瘙痒成疮，侵淫汁出，状如疮癣。

妒精作白肿痛痒，

妒精疮，因久旷房室，思色动欲，以致败精流入茎内。初发如粟，赤肿溃烂作白，痛痒妨闷。

阴蚀茎丸肿相缠。

阴蚀疮，因妇人子宫有败精带浊，或月水未净，与之交合房室，后又未洗浴，男子肾虚，邪秽滞气，遂令阴茎连睾丸肿痛，小便如淋。

甚久溃烂成下疳，

经久溃烂，侵蚀肌肉，血出不止，以成下疳疮。久不愈，必成杨梅疮，宜服仙遗粮汤预防之。

寒热烦渴宜详辨，非虚便是湿热侵，

身体烦热，壮热恶寒，宜急治之。阴血虚而有热者，小柴胡汤加参、术、芎、归；肿痛发热者，四物汤加柴胡、山栀；湿热肿痛，健裂寒热者，小柴胡汤加龙胆草、黄连、青皮；热胜二便秘者，八正散。湿热甚则肿痛溺涩：及茎缩纵痒痛，或出白津者，龙胆泻肝汤。如气虚者，补中益气汤加龙胆草、山栀；烦渴不止者，竹叶黄芪汤。肿溃后，气血虚而有火者，八物汤加柴胡、山栀；无火大便软者，托里散、内托十宣散。大要，此证肝经阴虚为本，肿痛寒热为标，宜常服肾气丸，若专治肝则误矣。

茎痒津出多脾软。

茎中痒，出白津，多因脾土软弱，不能滋生金水，以致肝经血虚火燥，宜补中益气汤，与清心莲子饮间服。盖脾胃为肝肾之源，心实主之。外治：湿阴疮，柏蛤散、铜绿散；妒精疮，津调散、芦脑散；阴蚀疮，凤衣散；下疳疮，旱螺散；玉茎破裂肿痛者，鹅管散；烂臭成痛者，截疳散，或用洗药；肾茎上生疮，久不合口者，用经布烧灰，蜜调涂上即愈。有阴毛间生虫作痒者，捣桃仁泥涂之。

阴囊痈属肝肾经，都缘阴虚湿热并；

丹溪云：但以湿热入肝施治，而佐以补阴，虽溃脱可愈。

溺涩清肝利湿毒，

初起肿赤胀痛，小便涩滞，寒热作渴，当清肝火，分消湿热以泄，宜黑龙汤吞滋肾丸。如全因入房，囊肿大如斗许，小腹胀闷，溺涩，发热，口干痰壅，命在反掌，宜肾气丸料加车前子、牛膝，煎吞滋肾丸，渗利湿热。后仍肿痛者，宜补阴托里，以速其脓而针之。若脓嫩而便秘者，热毒壅滞也，宜托里消毒散；或又不减者，热毒未解也，宜清肝益荣汤。脓已成者，活命饮。

溃后托里补阴精。

脓溃皮脱，睾丸悬挂，或内见筋一条不消，阴囊悉腐，玉茎下面贴囊者亦腐，如半边笔管，只宜托里散加故纸、黄芪、五味子、菟丝子，或四物汤加参、术，吞肾气丸，兼服补中益气汤倍参、芪、归、术，大补气血脾胃，切忌寒凉攻伐及淡渗损阴之药。外涂白蜡膏，囊茎旬日可复，虽曾去阴子亦无害。又有因水肿囊肿溃者，见内科。阴囊两旁生疮，湿痒甚者，牡矾汁；或连两腿上生风湿疮者，硫槟散。小儿阴囊生疮，及阴股间汗出，先痒后痛，愈后复发，先以火灸疮，抓去痂令干，以蜜敷之，却搜面作饼，炙熟，乘热熨之。冷则再炙再熨，以愈为度。

妇人阴疮郁火致，损伤肝脾湿热注；
如蛇如菌如鸡冠，生虫肿痛痒脱坠。

阴户生疮，乃七情郁火，伤损肝脾，湿热下注。阴中挺出一条，尺许如蛇，痛坠出水，溺涩者，朝服补中益气汤，晚服龙胆泻肝汤。外涂藜芦膏而收。阴中突出如菌、如鸡冠，四围肿痛者，乃肝郁脾虚下陷，先以补中益气汤加山栀、茯苓、车前子、青皮以清肝火，兼升脾气渐愈。更以归脾汤加山栀、茯苓、川芎调理。外涂藜芦膏，阴户突，因劳力者，血虚，四物汤加龙骨；气虚，补中益气汤。阴中生虫蠹如小蛆者，乃湿热甚而心气又郁，气血凝滞而生，宜藿香

养胃汤，补心汤、古硫鲤丸。外用生艾汁调雄黄末，烧烟熏之，更用雄黄锐散纳阴中。阴中生细虫，痒不可忍，食人脏腑即死，令人发寒热，与痨证相似。先以蛇床子煎汤，洗净拭干，后用梓树皮焙干为末，入枯矾四分之一，麝香少许，敷之立效。阴户两旁肿痛，手足不能舒伸者，用四物汤入乳香末，同捣成饼，安阴中立效。阴肿痛极，便秘欲死者，枳橘熨；但肿痛者，四物汤加柴胡、山栀、牡丹皮、龙胆草。如时常阴痛者，四物汤加藁本、防风。阴户肿痛不闭者，逍遥散、十全大补汤；肿消不闭者，补中益气汤，肿坠者加山栀、牡丹皮。湿痒出水又痛者，忧思过也，归脾汤加柴胡、山栀、牡丹、芍药、生甘草。溃烂者，逍遥散。

内证热倦经不调，食少胸满尿涩滞；

阴户肿痛不闭，寒热溺涩，体倦少食者，补中益气汤加升麻、柴胡至一钱，量入茯苓、山栀。阴户不闭，小便淋沥，腹中一物攻动。胀痛者，逍遥散加柴胡、山栀、车前子。

又有交接血即来，凉药房劳当禁忌。

交接出血，乃房室有伤肝脾，虚不藏血，补中益气汤；外用热艾帛裹，入阴中，或用乱发、青皮烧灰敷之。若出血过多，见杂证者，调补肝脾自愈。

附骨疽毒深着骨，贼风石缓不可忽；
贼风得热痛少宽，

贼风因风邪搏于骨髓，故其痛亦彻骨，遇寒则甚。外证恶寒有汗，痛处常欲热熨。失治变为挛曲、偏枯，宜越婢汤主之。

缓慢色暗石硬矾。

缓疽、石疽，皆寒气伏于骨髓。但缓疽其热缓慢，色紫暗，久则皮肉俱烂；石疽肿与皮肉相似，疼痛坚硬如石。二

者初起，便宜温热托里补虚，次乃随证调治。

附疽内痛真如锥，外肉全无赤肿突；粗人多因冷露侵，湿热痰火虚家发。

外感因露卧风冷，寒湿袭深者，初起痛不能转，寒热无汗，经久寒郁为热，便秘者，漏芦饮子主之。有不敢下者，须分经内托、汗散。在尻臀者，内托羌活汤；腿内近膝股漫肿木硬者，内托芪柴汤；腿外者，内托酒煎汤；左腿外侧，漫肿长阔，行步作痛，以手按至骨大痛者，黄连消毒散。通用槟苏散、败毒散。内伤厚味及劳役与酒后乘凉浴水，邪入髀枢、环跳穴左右，积痰瘀血搏成，宜青草苍柏汤微汗。服此不愈，恐疽将成者，急掘地坑，用火烧红，沃以小便，令患者赤体坐其上，以被席围抱下截，使热气熏蒸，腠理开、气血畅而愈。内伤生冷饮食、寒凉药物，血凝于内，饮食如常，活命饮；食少体倦者，六君子汤加当归、藿香。如因劳役伤食，右腿偏肿者，补中益气汤。内伤郁怒，肿痛如锥，赤晕散漫，先用活命饮，次用八物汤加柴胡、牡丹皮、山栀。内伤劳役，两腿肿痛，寒热食少，此湿痰下注也，补中益气汤加半夏、茯苓、芍药。内伤房室，两臀肿硬，二便不通者，肾气丸料加车前子、牛膝煎服，兼用十全大补汤；有寒热者，逍遥散。抑考附疽初起，宜青皮、甘草节二味煎服，以行其气，或灸熨患处。若脓已成，即用火针，使毒不得内溃；带生，用亦无妨，且不痛，又易敛口。附骨疽漫肿光色者，用蜂房、蛇蜕、头发灰各等分为末，每三钱，酒调服；或神应膏为丸，梧子大，每三十丸，温酒下，外仍贴之。已溃者，用平肌散，或狗头骨烧烟熏之，鱼眼疮亦妙。腿上一切寒湿疮，用鸽子粪煅过为末，

干掺；如燥痛，加黄丹少许，桐油调敷。凡痈疽生伏兔穴者，不治。

杖疮破瘀止其疼，定心补益是后节。

杖疮于法本不当治。据古方破瘀去血为先，一杖毕，即饮童便和酒，不可吃茶，免血攻心。待神气定后，体盛者，用鸡鸣散下之；体薄者，疮攻寒热，恶心少食，宜当归须散加柴胡、羌活。气郁加木香；心腹胀痛，加童便，心下胀满，气不通畅，加木香、槟榔。外用热豆腐，铺在杖处，其气如蒸，其腐即紫，复以热豆腐铺之，以紫肉散尽，淡红为度。出脓血溃烂者亦宜。甚者内服乳香定痛散，随以热酒尽量而饮。虚者，溃后宜大补气血脾胃，兼吞紫河车丹，最易平复，外贴黄蜡膏、马齿膏。凡杖疮忽干，毒攻腹内，恍惚烦闷、呕吐者，难治。

足膝部

鹤膝风　人面疮　肾脏风疮　臁疮脚跟疮附脚肚疮及裤口疮　脚发　嵌甲疮　脚指丫疮　脚背发

鹤膝风如鹤之膝，三阴亏损风邪入；

足三阴亏损，风邪乘之，以致内热，减食肌瘦，肢体挛痛，久则膝愈大而腿愈细，有如鹤之膝然。初起宜用葱熨法，以内消之；寒热者，五积交加散，加乌药、僵蚕；已溃者，独活寄生汤、大防风汤。

亦有虚火阴血枯，所以痢后多此疾。

阳虚热来复去者，无根虚火也，十全大补汤、大防风汤；脐腹疼痛，溺频头晕吐痰者，八味丸；发热大渴，面赤脉大，血虚甚也，古归芪汤。阴虚形瘦发热者，肾气丸；挟湿热者，苍龟丸、二炒苍柏散；食少面黄者，六君子汤；

津干中气不足者，补中益气汤加五味子；脓清肌肉不生者，八物汤。妇人月经不调，发热口渴，两膝肿痛者、肾气丸、苍龟丸、逍遥散加牛膝、杜仲、黄柏。

人面相传积业冤，贝母一施泪便出。

疮象人面，眼、口、鼻全，多生膝上，亦有臂患之者。据方书皆云冤业所至，须清心悔过，内服十六味流气饮。久者，大苦参丸、肾气丸；外用贝母为末敷之，乃聚眉、闭口，仍用生肌敛口而愈。

肾脏风疮有如癣，初起胫上遍身攻；
此非臁疮，亦非外肾风疮，乃肾虚有火血燥，或思色精不出而内败。初起两足时热，脚跟作痛，多于内胫或臁上痒极，抓破成疮，久则能渐延开，失治延及腿股、遍身者有之。

外证瘙痒滴脓水，内证潮汗痰倦如。
内证晡热盗汗、口燥咽干、吐痰体瘦、腰脚倦怠，治以肾气丸为主，佐以四生散。若脾胃虚者，补中益气汤为主，佐以肾气丸、四生散。又有遍身生疮，脓水淋沥，两腿尤甚，体倦作痒，经年不愈，乃肾虚火也，八味丸主之。外治：谢传伤手疮方、白胶香散。

臁疮肿痛湿热甚，
生两臁上。初起焮肿作痛，寒热者，属外邪湿热，槟苏散、败毒散主之。毒盛发寒热者，活命饮。

漫肿寒热阴分亏；
漫肿作痛，或不肿不痛，属三阴虚也，或发寒热，俱宜八物汤、十全大补汤。脾虚挟表邪者，补中益气汤加桔梗、白芷；脾虚湿热流脓，口干少食者，补中益气汤加茯苓、芍药；晡热加炒黑黄柏、熟地；挟怒气，加山栀、川芎；有郁者，归脾汤加山栀、柴胡。若患处黑暗，肢体恶寒，饮食少思者，属肝肾虚

败，宜八味丸；内热口干者，肾气丸；久不愈者，大苦参丸。肾脏虚风、四生散、黄芪丸。

外足三阳需外治，内足三阴更难医。
外治：外臁疮，因风湿者，洗以葱汤，次用龙骨膏贴之；风热者，马齿膏；湿热者，窑土膏；因血气凝滞者，小驻车丸加乳香少许掺之。内臁疮，初起洗以盐汤，次以蜡矾纸贴之。重者，桐油膏；痒甚者，蕲艾膏；久不愈者，内、外通用炉灰膏点去瘀肉，后贴黄蜡膏，然内必量体服药。若误用攻伐伤胃者，亦能杀人。

脚跟疮乃督肾部，内因亏损足三阴；
脚跟乃督脉发源，肾经过脉。内因饮食起居，亏损足三阴所致，或外被犬、兔所咬而成。

初必脚软并跟痛，一味滋补免得寻。
漫肿食少者，补中益气汤；晡热头昏者，逍遥散、肾气丸；咳嗽吐痰者，十全大补汤、八味丸。久不敛口，滴尽气血而死。脚肚上生疮，初如粟渐大，抓搔不已，成片包脚相交，黄水流出，痒不可忍，久成痼疾难愈。先用贯众煎汤淋洗，后用百药煎为末，津唾调，逐旋涂敷，自外而入。袴口疮生于脚胫，或因物打扑而成。其疮口狭，皮内极阔，皮薄如竹膜。极痒痛，终日黄水流，延蔓而生，甚者数十年不愈，又易于染人。患者须忌房室则易愈。用韭菜地干地龙屎为末，入轻粉、清油，或白犬血调敷。内、外臁疮亦治。

脚发足心或缝间，三阳易治三阴难；
生足掌，或足指缝间。色赤肿痛，脓稠者，属足三阳湿热下注、易治；微赤微肿，脓清者，属足三阴亏损，难治；若黑暗不肿痛，不溃脓，烦热作渴，小便淋沥者，阴败末传恶证，不治。

涌泉发热乃其兆，灸熨滋降可保安。

治法：湿热下注者，先用隔蒜灸，及活命饮以解蕴毒，次服补中益气汤、肾气丸以补精气。三阴虚者，初起托里消毒散，或托里散加牛膝、槟榔、杜仲，或托里消毒散；溃后大防风汤、十全大补汤、八味丸。阴虚足心热者，四物汤加知母、黄柏，脾亏者，补中益气汤。若专治疮者，死。

又有嵌甲不能行，五指湿烂如汤泼。

嵌甲因靴窄研损，爪甲陷入，四边肿掀，黄水流出，侵淫相染，五指湿烂，渐渐引上脚跌，疱浆四起，如汤泼火烧，日夜倍增，不能行动。以陈皮浓煎汤浸，良久，甲肉自相离开，轻手剪去肉中爪甲，外用蛇蜕一条烧灰，雄黄四钱为末，干掺。干者，香油调敷。与甲疽条参治。脚指丫疮湿烂，及足指角急为甲所入，肉便刺作疮湿烂，用枯矾三钱，黄丹五分，为末掺之。或鹅掌黄皮烧灰掺之。**又方**：用细茶嚼烂敷之。因暑手抓，两脚烂疮亦宜，能解热燥故也。指缝搔痒成疮，血出不止，用多年粪桶箍篾，烧灰敷之。脚上及指缝中沙疮，用燕窠泥略炒，黄柏，二味为末，香油调敷，痛者加乳香。

脚背发必兼消渴，轻者赤痛犹可活；重溃色黑名脱疽，甚重筋骨宁斩割。

脚背发，又名脱疽疔，以其能溃脱也，亦有患于手背及手指者。原因膏粱房室，损伤脾肾，或先渴而后发，或先发而后渴。轻者，色赤作痛自溃，可治。先用隔蒜灸，内服活命饮，或败毒散加金银花、白芷、大黄；痛止乃与托里散，或内托十宣散去桂，加天花粉、金银花。挟气者，十六味流气饮；下虚者，十全大补汤、八味丸、大苦参丸。重者，色黯不痛，先用隔蒜灸、桑枝灸，更服补

药固内，则恶肉不致上侵，庶可保生。又有内修手足、口咬等伤，或外涂生肌凉药，内服克伐，兼犯房室，患处不溃不痛，色黯上延，亦多致殒。重者须用利刀解去其筋，则筋骨出而毒得泄。又甚在指，则斩去其指；在肉则割去其肉。

外治：用桐油及无名异煎一沸，入花椒一勺，看疮大小剪蓼叶在内，同煎浸一七后，单以此叶贴疮上即安。

遍身部

五疥　五癣　血风疮　癞风　杨梅疮　疔疮　多骨疽　翻花疮　流注　瘰疬　暑热疮　痱痤疮　寒冷疮　冻疮　手足皲　蜗疮　疹疮　浸淫疮　白蛇缠　汤火疮　肥疮　疣疮　漆疮　竹木刺折伤　破伤风

五疥干湿虫砂脓，

五疥由五脏蕴毒而发，属足三阴者尤多。

便秘为实利虚风；

疮有遍体难分经络，必凭外证以断虚实。掀肿作痛，便秘硬，发热者，为风毒湿热；漫肿痒痛，晡热，或时寒热，体倦少食，便顺利者，为血虚风热。

干疥瘙痒肺燥甚，

干疥瘙痒，皮枯屑起，便秘者，为心肝火郁于肺，四顺清凉饮、古荆黄汤、搜风顺气丸；久者，天门冬膏。便利者为相火郁于肺，活血润燥生津饮，或四物汤加黄芩、连翘、天门冬；久者，肾气丸；久虚，古乌荆丸。如素有肺风，面上多粉刺者，桦皮散。

湿毒臀肿脾胃攻。

湿疥臀肿作痛，久则水流如黑豆汁，便秘者为脾郁湿热毒，防风通圣散俱酒蒸或炒，大黄另用酒煨炒三次，加木鳖子，或

升麻葛根汤加天麻、蝉蜕。气滞，复元通气散；湿胜者，除湿丹。便利者，为脾虚湿热，补中益气汤量加芩、连清热，芎、芷燥湿；胃火作渴者，竹叶黄芪汤；脾郁盗汗不寝者，归脾汤；溺涩腹胀者，胃苓汤加黄连；久者，二炒苍柏丸；湿胜，单苍术膏；脾肺风毒者，何首乌散。

砂细作疼心血滞，

砂疥，如砂子细个，或痛或痒，抓之有水，燃赤。乃心血凝滞。便秘者，当归丸，或凉膈散合四物汤；久者，酒蒸黄连丸；胸烦多痰者，牛黄清心丸；心烦口干，小便不利者，连翘饮。便利者，活血四物汤；久者，当归饮。

虫疥如癣肝火冲；

火盛生虫，即腐草为萤意也。虫疥，痒不知痛，延蔓易于传染。便秘者，肝风热甚，芦荟丸，或败毒散，磨羚羊角汁刺之；久者，古苦皂丸。便利者，肝经火郁，逍遥散，磨羚羊角汁刺之；久不愈者，胡麻散。但诸疮久则生虫，须兼外治敷洗。

脓窠燃痛脾壅热，痛慢虚火肾不充；

含浆稠脓色厚，燃痛便秘者，为湿热，五香连翘汤、升麻和气饮，或竹叶石膏汤合四物汤；含浆脓清色淡，不痛便利者，为肾虚火，八味逍遥散，或四物汤加知母、黄柏，或四生散、肾气丸。

更分上下与肥瘦，

上体多兼风热，下体多兼风湿；肥人多风湿，瘦人多血热。瘦弱虚损，肾枯火炎，纵有便秘、发热、作渴等证，只宜滋阴降火，略加秦艽、苍耳、连翘之类，决不可纯用风药凉血伤胃，因皮肤之疾而坏脏腑者有之。通用连归汤。气虚，四君子汤；血虚，合四物汤；风，合消毒饮；湿，合平胃散。

开郁退热杀其虫。

开毒郁，须辛温，吴萸、白芷之类；退肌热，须苦寒，芩、连、大黄之类；杀虫，须水银之类，此丹溪外治三法也。干疥，吴茱萸散，或黄连、大黄为末，猪胆汁调搽；湿疥，一上散；砂疥，剪草散；虫疥，硫黄饼；脓窠，三黄散。通用摩风膏。洗药：用荆芥、黄柏、苦参等分煎汤，痒加蛇床子、川椒；肿加葱白。

五癣湿顽风马牛，总皆血热肺邪留；

疥癣皆血分热燥，以致风毒克于皮肤，浮浅者为疥，深沉者为癣；疥多挟热，癣多挟湿；疥发手足遍身，癣则肌肉瘾疹，或圆或斜，或如苔梅走散。风癣即干癣，搔之则有白屑；湿癣如虫行，搔之则有汁出；顽癣全然不知痛痒；牛癣如牛颈皮，厚且坚；马癣微痒，白点相连，又曰狗癣。

清热杀虫祛风湿，久则补肾自然收。

诸风湿虫癣，与疥疮大同。初起有可下者，打脓散去黄连、金银花、穿山甲、芒硝，加赤芍、白芍，水、酒各半煎，临熟入大黄，露一宿，五更服；有可汗者，四物汤加荆芥、麻黄各五钱，浮萍一两，葱、豉煎服取汗。一切癫癣皆效。经久不敢汗下者，只用防风通圣散去硝、黄，加浮萍、皂刺，水煎服。久年不愈，体盛者，兼吞顽癣丸，或古龙虎丹，用何首乌、白芷、苏木等分，入猪油及盐少许，浸酒送下。体虚者，不可妄用风药。气虚者，何首乌散、消风散；血燥者，四圣不老丹，或肾气丸，久服自效；有虫者，俱宜间服蜡矾丸。外治：干癣，用狼毒、草乌各二钱半，斑蝥七枚，生为末，津唾调搽。湿癣，用枯矾、黄连各五钱，胡粉、黄丹、水银各二钱，为末，用猪脂油二两夹研，令水银星散尽，瓷罐收贮，搽之。牛癣，用旧皮鞋底，烧存性，入轻粉少许，为末，麻油调敷。马疥癣，用马鞭草不犯铁器，捣自然汁半盏，饮尽，十日即愈。通用麻油二两，入巴豆、蓖麻子各十四粒，斑蝥七粒，熬煎三味枯黑去渣，却入白蜡五钱，芦荟末三钱，搅匀，瓷罐收贮，刮破涂之；或用川槿皮、浙剪草、木鳖子等分为末，醋调敷。洗药：用紫苏、樟脑、苍耳、浮萍煎汤。

　　血风血燥风热郁，初发疙瘩或如丹；瘙痒抓破痛有水，妄投风药血益悭。

　　血风疮，乃三阴经风热、郁火、血燥所致。瘙痒不常，抓破成疮，脓水淋沥，内证晡热盗汗，恶寒，少食体倦，所以不敢妄用风药。大概肝风血燥，寒热作痛者、当归饮加柴胡、山栀；痛痒寒热者，小柴胡汤加山栀、黄连；夜热谵语者，小柴胡汤加生地；肝脾郁火，食少寒热者，八味逍遥散；脾虚晡热盗汗，不寐者，归脾汤加山栀、熟地；肾虚有热，作渴咳痰者，肾气丸。通用：遍身者，四物汤加浮萍、黄芩等分，甚者，紫云风丸、换骨丸、三蛇丹；两足痛痒者，当归拈痛汤。如因饮酒后，遍身痒如风疮，抓至出血又痛者，用蝉蜕、薄荷等分为末，每二钱，水酒调服。凡身发痒者通用。外治：摩风膏、大马齿膏。

　　癞风审因分上下，

　　癞，即《内经》疠风。受天地间肃杀风气，酷烈暴悍，最为可畏。一因风毒，或汗出解衣入水，或酒后当风；二因湿毒，或坐卧湿地，或冒雨露；三因传染。然未必皆由外也，内伤饮食，热毒过甚，大寒大热，房劳秽污，以致火动血热，更加外感风寒、冷湿而发。初起身上虚痒，或起白屑、紫云如癜风然，或发紫疱疙瘩流脓。上先见者，气分受病，上体必多；下先见者，血分受病，

下体必多；上下俱见者，气血俱病。从上而下者，为顺风；从下而上者，为逆风。但从上、从下，以渐来者可治，顿发者难愈。治失其法，以致皮死，麻木不仁；脉死，血溃成脓；肉死，割切不痛；筋死，手足缓纵；骨死，鼻梁崩塌，与夫眉落、眼昏、唇翻、声嚏，甚则蚀伤眼目、腐烂玉茎、挛拳肢体，病至于此，天刑难解。

　　总是阳明血热化；热甚痰瘀腐为虫，追虫取涎药必伯；

　　胃与大肠，无物不受，脾主肌肉，肺主皮毛。然疮痏虽见于皮肉，而热毒必归于肠胃，故法必先治阳明，初起宜防风通圣散，在上用麻黄，以去外毒，在下用硝、黄，以去内毒；上下俱见者，用正料防风通圣散，以解表攻里。三五日后，即服醉仙散，以吐恶涎。服后，又服防风通圣散去硝、黄，麻黄，多服久服。待胃气稍定，用再造散以下其虫。又有宜先下虫而后吐涎者。吐、下后，仍以防风通圣散量加参、芪、熟地以固气血；或脾胃弱者，白术当倍用。

　　虫已蚀脏坏五形，清肝凉血火须泻。

　　虫因火盛，气血沸腾，充满经络，外疮延蔓，内虫攻注，蚀肝眉脱，蚀心足底穿，蚀脾声哑，蚀肺鼻崩，蚀肾耳鸣如雷，宜先服泻青丸以泻肝火，次随证救治。虚痒者，四物汤加酒芩，调浮萍末；痒甚加荆芥、蝉蜕；瘙痒皮皱白屑者，白花蛇丸；眉发落者，三蛇丹，或柏叶煎；眉脱鼻崩者，换肌散、补气泻荣汤；蚀眼者，芦荟丸；肢节废者，蠲痹散。通用：凌霄花散、胡麻散、加味苦参丸、大枫丸、换骨丸、大麻风丸、紫云风丸、活神丹、肾气丸、四圣不老丹、八味汤。外治：摩风膏、浴癞方。发落不生者，先用生姜擦三次，后用半夏为末，麻油调

擦。更与四卷末须发条参看。

杨梅疮因风湿热，或伤气分或伤血；

杨梅疮，因、治与癞大同。多由肝肾脾内风湿热之毒，间有天行湿毒传染，但各俗呼名不一，有呼杨梅为天疱者，有呼杨梅为大麻风者，以理推之，形如杨梅，嫩红湿烂痒痛属心，多生乳胁、形如鼓钉、黄豆者属脾，多生满面，谓之大风痘；形如绵花属肺，多生毛发；形如紫葡萄，按之紧痛者属肝肾，多丛生豚臀及筋骨之处：形如鱼疱，内多白水，按之不紧者，谓之天疱疮，乃此类之轻者。如发于鬓、额、口、鼻、谷道边者，属阳明及少阳、太阳。如发于足胫、阴茎、胁肋者，属肝肾及太阴。大抵上先见者，气分受病，上体必多；下先见者，血分受病，下体必多；上下俱见者，气血俱病。

初宜疏泻久补虚，免成痈癣与漏缺。

初起即服防风通圣散一帖，去麻黄用硝、黄以去内毒，待胃气稍定，再以一帖，去硝、黄用麻黄发汗以去外毒。以后用加减通圣散、丸多服。此方内通脏腑、外发经络，为首尾要药。轻者服此一剂，更加搽、洗足矣；重者十帖后，宜服化毒散三日，却用吹药三日，疮干痂欲脱落，再服化毒散三日，后量用防风通圣散加减。上体多者，兼服败毒散加荆、防、钩藤；下体多者，兼服龙胆泻肝汤。从鼻准肿起，遍身生疮，面上尤多者，桦皮散；便燥者，搜风顺气丸，以此调理断根。失治久则风毒深入经络，挟湿而成顽癣，或气血虚败而成漏，或误服轻粉、水银及不遵禁戒，而成风堆肿烂，流脓出汁，谓之痈。病至于此，亦有蚀伤眼鼻、腐烂玉茎、拳掌肢体，与癞无异，治宜消毒，兼以补虚。消毒：顽癣者，皂根丸；筋骨痛者，皂刺丸、换骨丸；成漏者，象牙丸；肿块者，仙遗粮丸。通用加味苦参丸、大枫丸、蜡矾丸、单苦参酒。消毒补虚，仙遗粮汤加钩藤，或补气泻营汤、胡麻散。补虚：气虚者，单人参汤、补中益气汤；血虚者，四物汤加山栀、钩藤、金银花、甘草节，或肾气丸、四圣不老丹；气血俱虚者，八物汤、八味丸，单仙遗粮丸。外贴：太乙膏、白蜡膏。

疔疮全是饮食毒，发因灾畜暴疹伤；

经曰：膏粱之变，足生大疔。恣食辛辣厚味，炙煿腥荤，及误食自死禽兽，蕴毒于中而即发者有之；或卒遇大风、大雾、大暑、大寒，天地暴疹之气，袭注经络，触动其毒而发者；或因感死畜蛇虫毒气而发者，其死尤速。初发或因衣物触着而疼痛忽生，或因发疹抓破而成疱，仅一小疮，杀人一二日间，比之痈疽尤毒。

生于四肢及头面，

疔发无定处，或肩、背、腰尤缓，在头面、耳、鼻、口、目、舌根、唇上及手足骨节间者最急。如生两足，多有红丝至脐；生两手，多有红丝至心；生唇、面、口内，多有红丝入喉者，俱难治。须急看，以针挑拨其丝，出血以泄其毒气，方可保生。

顶硬根突近寸长。变黑肿烂透深孔，形色不一极痛痒；

疮头黑硬如钉，四畔带赤如火，盘根突起寸余，随变焦黑，未几肿大而光，转为湿烂，深孔透肌，如大针穿之状。其形初起大小不一，或如水泡，如吴萸，如豆，如石榴子，其色有五，《内经》分应五脏，各有所属部位。《局方》别一十三种：一、麻子疔。状如黍米稍黑。忌麻仁、麻衣。二、石疔。如黑豆甚硬。忌瓦砾、砖石。三、雄疔。四畔仰，疱浆起，色黄，大如钱孔。四、雌疗。四面疱浆起，心凹，色稍黄，如钱孔，俱忌房室。五、火疗。状如汤火烧，四畔有烟焰。忌火烧烙。六、烂疗。色稍黑，脓出流出。忌沸汤、热食、烂物。七、三十六疗。状如黑豆，今日生一，明日生二，及满三十六数即死。忌嗔怒。八、蛇眼疗。状如蛇眼。忌恶眼人及嫉妒人见。九、盐肤疗。状大如匙，面色赤，中有黑粒。忌食盐。十、水洗疗。状大如钱，头白里黑，汁出中硬。忌饮浆水、水洗、渡河。十一、刀镰疗。状如韭叶大，长一寸，肉黑如烧烙。忌刺及刀镰切割。十二、浮沤疗。其状曲圆，少许不合，大如韭叶，内黄外黑，黑处刺之不痛，黄处刺之痛，十三、牛狗疗。色赤，疱起掐不破。以上皆宜依法将护，若或触犯，则脊强、疮痛不可忍。惟浮沤、牛狗无忌，不治自愈。又有一种鱼脐疗，疮头黑深，形如鱼脐，破之黄水渗出，四畔浮浆；其毒尤甚。用丝瓜叶、连须葱、韭叶，捣烂以酒和服。其渣贴腋下，如病在左手，贴左腋下，在左足，贴左胯下；右手足同；在中贴心脐，并用布缚住。候肉下红丝处皆白则安。有潮热者亦宜。却令人抱住，恐其颤倒，倒则难治。或用蛇蜕烧灰，鸡子清调敷。一种水疗疮，用黄荆叶十四片，独头蒜三个，百草霜二钱，擂酒服，取汗，大效。

或不痛痒只麻木，寒热眼中流火光。牙关急紧时惊惕，甚则呕吐毒陷肠；

诸证惟呕吐最危。

治分虚实豁心火，

实者，初服赛命丹三丸，以葱酒发汗。表证多者，追疗汤，或败毒散加蝉蜕、僵蚕、金银花；里证多者，活命饮、五圣汤；便利溺涩者，黄连消毒散，此

散初起服之内消；欲作脓者，托里消毒散。虚者，初服保生锭子，以解毒，或蟾肝丸。有表邪不敢汗者，补中益气汤加防风、白芷；里证不敢下者，蜂蛇散。肿痛欲作脓者，托里散、内托十宣散；不能溃者，大料参、芪、归、术补之，或补中益气汤合生脉散，以防毒陷。豁心气者，疗毒入心，则神昏、口干烦闷、恍惚似醉、呕吐不定，危证也。实者，用万病解毒丹，以黄连、当归煎汤化下；虚者，用古芎归汤加茯苓、茯神、远志、莲肉清之。毒上攻心，呕者，护心散。有因服赛命丹吐者，亦宜此解之。恍惚闷乱、坐卧不宁、烦渴身痛、便秘者，漏芦饮子；烦躁作渴者，竹叶黄芪汤。外治：轻者，单蟾酥为末，以白面和黄丹搜作丸，如麦米大。用针挑破疗头，以一粒纳入，效；重者，赛金丹；危笃者，提疗锭子。

暴死灸法可回阳。

凡暴死者，多是疗毒，急用灯照遍身，若有小疮，宜急灸之，并服赛命丹，亦有复醒者。如偏僻之处，药难导达，惟灸有回生之功。若专疏利、表散者，危。

多骨疽由疮久溃，气血不能营患处；久则腐烂骨脱出，只补脾胃壮元气。

十全大补汤、肾气丸主之。外以附子饼灸，或葱熨法，祛散寒邪，补接荣气，则骨自脱，疮自敛。若肾气亏损，其骨渐肿，荏苒岁月，溃脓出骨，亦当用葱熨法。若投以克伐，则真气益虚，邪气益甚，鲜不有误。有上腭肿硬，年余方溃，半载未愈，内热体倦作渴，用补中益气汤、肾气丸，元气渐复，出骨一块，仍服前药而愈。有足背肿落一骨者，有手背肿落一骨者。

翻花疮因疮将敛，

元气虚弱，肝火血燥生风。

翻出一肉突如菌；

大小长短不一，或如蛇形，长数寸者，用雄黄末敷之。

内服补养脾胃药，

十全大补汤，或八物汤倍参、芪、归、术。出血，乃肝不能藏、脾不能约也，补中益气汤加五味子、麦门冬，或肾气丸。有怒火者，八味逍遥散。若用风药，速其亡也，汗多必然发痉，危哉！

外涂藜芦膏要匀。

藜芦一味为末，猪油调涂，周日一易。须候元气渐复，脓毒将尽时涂之，则翮肉自入，不然，虽入复出。若误用针刀蚀灸，其势益甚，或出血如注、寒热呕吐等证，急补脾胃为善。

流注肿块非等闲，内伤外感湿痰干；
跌扑闪挫并产后，气流血注四肢关。

流者，行也；注者，住也。或结块，或慢肿，皆因素有痰火，或外感风寒，邪气流行，至其痰注之处而发；或内伤郁怒，以致痰火骤发；或内伤房室，阴虚阳气凑袭，逆于肉理而成；或内伤劳役，饮食搏动而发；或跌扑闪挫，一时气逆血凝而成；或产后恶露未净，复被感伤凝注。多生四肢，或胸、腹、腰、臀关节之处。初起，宜葱熨法；实者，十六味流气饮、败毒散；痰痛便秘者，古半硝丸；虚者，二陈四物汤、托里益气汤、不换金正气散、六君子汤加芎、归，补中益气汤加木香、枳壳，选用。令其自溃、自消。若溃久不敛者，纵有表邪，只托里为主，十全大补汤、人参养荣汤、补中益气汤、托里抑青汤、托里益气汤、八味丸，更佐以豆豉饼、琥珀膏，祛散寒邪，补接阳气。脓成，以火针破之；内有脓管，以药线腐之。若过用寒凉者，不治。

瘰大如梅小如粟，多生手指及臀足；
色变不常深入肌，串筋见骨痛至极；

瘰疽，一名蛇瘴，烟瘴地面多有之。先作点而后露肉，四畔若牛唇黑硬，小者如粟如豆，剧者如梅如李。发无定处，或臂或臀，或口齿，或肚脐，多见手、足指间。赤、黑、青、白，色变不常。根深入肌，走臂游肿，毒血流注，贯串筋脉，烂肉见骨，出血极多，令人串痛、狂言。痛入于心即死，突出于外肾者，亦死。

恶风积毒血热成，烦躁嗳冈入心腹。

原因感受恶风，入于脉理，或烟瘴地面，伤寒疟后，及感触蛇毒所致。二十以后，四十以前者，皆积伤之毒入胃，壅聚而成；四十以后，六十以前，乃血闭不行，壅热积血得之。治宜宣毒行血，用栝蒌根酒煎，入乳香、没药、五灵脂、皂刺等分，以下其毒，次用清心行血之剂。如系蛇毒，赤足蜈蚣最妙，雄黄、白芷次之；或蜡矾丸，冷酒入麝香送下。外用荆芥、白芷、川椒、葱白煎汤，入盐，俟汤温，自手臂上烫下，日三次。瘰疽毒气走肿所至处，宜紧系之。自手发者，毒走至心；自足发者，毒走至肾，不救。各有小红筋，寻其筋之住处，灸三炷即瘥。经云：在指则截，在肉则割。恐毒气入心入腹，令人烦躁、呕嗳、昏闷，或疮出青水秽汁者，肾虚极也，死人至速。此疮极虑引风。凡痈疽开一寸，则一寸引风，非必风入于其中。风邪袭虚，则肉烂透骨，恶血横流，宜南星、半夏、白芷梢，最能去风，可以频敷。其诸疗理，推广痈疽法度行之。

痼发手足或掌心，或腰或臀毒何深；
无头无面愈又发，色带淡红防泻侵。

凡疮气血相搏，有头有面；风邪内作，无头无面。痼无头面，瞅里开疮，低贴肌肉，走注牵连，生于手足，或掌心，或腰腿，或臀下伸缩之处。初起浑身壮热，手足不遂，憎寒头痛，虚渴多汗，呕逆，四肢沉重，较之诸发，烦渴为甚。或肿毒已平，数月后，复于他处大发，但作肉色微带淡红，终不能救。大要：培养内气以防滑泻，治与痈疽类推。外用神应膏贴之。如疮出米泔汁者，必死。

小小诸疮风毒滞，

诸般小疮，皆因心肾不交，饮食不节，肠胃停留，以致风热寒湿之毒，与气血相搏，凝滞肌肉之间而发露也。

暑痱冻裂手足皲。

夏暑心神郁躁，热逼汗渍成疮，遍身或出脓血，赤烂如火，用南星、半夏、黄连、黄柏各一钱，五倍子、黄丹各五分，为末干掺。如痒加枯矾、雄黄。常服黄连阿胶丸以清心。热汗浸渍成疮，痒痛不止，用黄芪、当归、防风、荆芥穗、地骨皮、木通各二钱，白矾一两，为末，每药一两，水三大碗，煎五六沸，滤去渣，稍热淋洗患处，拭干避风，少时立效。轻者，只用腊雪水和蛤粉敷之。痱痤疮，因汗出见湿而生，轻者状如撒粟，用青蒿煎汤洗之，或枣叶亦好；重者热汗浸渍，匝匝成疮，用绿豆、滑石各五钱为末，绵蘸扑之，摩破成疮，加黄柏、枣叶各五钱，片脑少许。冬月下虚，身触寒冷，血涩生疮，顽滞不知痛痒，内服升麻和气饮去大黄，外用木香、槟榔、硫黄、吴萸、姜黄、麝香为末，麻油调搽。冻疮先痒后痛，然后肿破出血，黄水不止，用雄雉鸡脑一枚，捣烂，黄蜡各等分，清油减半，同于慢火上熬成膏，去渣涂之，久不愈者亦效。又方：用生附子为末，面调涂之。手足折裂作痛，用清油五钱，慢火煎沸，入黄蜡一块，再熬溶，入水粉、五倍末各少许，

熬紫色为度。先以热水泡手足，火上烘干，后用药敷，以纸贴之。其痛立止，入水亦不落。或桐油膏涂之亦好。手足皲，先用百沸汤泡洗，皮软拭干，然后用沥清二两，黄蜡一两，共熬匀敷之，或用五倍子为末，牛骨髓调，瓷罐收贮，埋地中七日，取出填皲中即愈。或黄蜡膏、云母膏俱好补塞。

蜗疹侵淫白蛇缠，

蜗疮，生手足间，相对如新茱萸，痒痛折裂，搔则黄汁淋沥，有孔如蜗，久而生虫。用杏仁、乳香各三钱，硫黄、轻粉各一钱半，为末，用麻油三钱，入黄蜡五钱溶化，入前末煎搅成膏，去火毒，瓷器收用。又方：用燕窠取抱子处土，为末干掺。先用白芷、大腹皮煎汤洗净，然后敷药。走皮㾦疮，生满颊项，发如豆梅，痒而多汁，延蔓两耳内外湿烂，如浸淫疮之状。先用桑寄生、桑根皮各一握，白芷、黄连各少许，煎汤以绵蘸洗，候恶血出尽拭干，次用皂荚、麻竹箬，俱烧存性，黄柏、黄连、樟叶、白芷各等分为末，麻油调搽，神效。忌醋。手疹疮，用皂角、枯矾、轻粉、黄柏、黄连为末敷之。小儿胎疹，头生红饼疮，先用生艾、白芷、大腹皮、葱白煎汤洗净拭干，次用生蓝叶、生艾叶，入蜜捣膏敷之。亦治恶疮。侵淫疮，初生甚小，先痒后痛，汁出侵淫，湿烂肌肉，延至遍身。若从口发出，流散四肢者轻；从四肢发生，然后入口者重。用苦楝根晒干，烧存性为末，猪脂调敷，湿则干掺；先用苦参、大腹皮煎汤洗之。白蛇缠疮，有头尾，俨似蛇形。初起宜隔蒜于七寸上灸之；仍用雄黄为末，醋调敷之；仍以酒调服之。或万病解毒丹、蜡矾丸，外涂内服。

汤火肥疮漆刺身。

汤泡火烧疮，初时宜强忍痛，急向火炙，慎勿以冷物熨之，使热不能出，烂入筋骨。后用寒水石七两，黄柏、黄连、黄芩、山栀、大黄、赤石脂各一两，甚者加冰片少许，为末，酒调或鸭子清调敷，或阵王丹亦好。小儿肥疮，用松香为末，以纸卷成条，香油浸燃之，滴油搽，或用猪爪烧灰，麻油调搽。疣疮，如鱼鳞痣、千日疮一样，多生手足，又名悔气疮。宜艾灸初起者，则余者皆落，神效。漆疮，因见生漆中毒，面痒而肿，绕眼微赤，痒处搔之随起瘟癗，重者遍身如豆如杏，脓燉作痛。用生蟹取黄，随疮大小遍敷之，或腊茶为末，麻油调搽，或柳叶冬，用皮煎汤洗之。竹木刺入肉不出，单糯米膏贴之，或头垢，或蛴螬虫捣烂，敷之，效。或象牙为末掺之。

折伤先问出血否，

折伤有损身体，或坠跌打扑、倒压闪挫，气血郁逆而皮不破，或金刃伤皮出血。外损筋骨者，可治；内损脏腑里膜，及破阴子、耳后者，不治。

未出攻之出则守；

未出血者，宜苏木祛瘀，黄连降火，白术和中，三味用童便入酒煎服。在上者，宜韭汁和粥吃；在下者，可下。血冷则凝，不可饮冷水，引血入心即死。消瘀：难鸣散、花蕊石散。顺气：木香匀气散加童便、红曲或红酒。已出血者，急用阵王丹止血，先服补托药，而后消瘀，虚甚者亦不敢下。血虚者，四物汤加穿山甲；气虚者，用苏木、参、芪、当归、陈皮、甘草服半月，脉散渐收，方敢以煎药调下自然铜末一味，空心服之。如骨不碎折者，忌用。素虚损甚者，紫河车丹去麝香。但损伤妙在补气血，或被寒冷者，先宜起寒。

腹胁胀痛增热寒，

折伤专主血论，非如六淫、七情，有在气在血之分。然肝主血，不问何经所伤，恶血必归于肝，流于胁，郁于腹而作胀痛，或增寒热。实者，下之；虚者，当归须散、复元活血汤调之，或十全大补汤加香附、陈皮、贝母等分水煎服。

最嫌呕吐血出口；

凡损伤疮口忽干，毒攻腹内，恍惚烦闷，呕吐及已出血多，而又呕血不止者，难治。初起呕吐者，用平胃散为末内服，外用姜汁调敷。破伤风浮肿者亦宜。初起吐血，用苏木煎汤，调古乌附汤、或古蚌霜散。如恶血入肠胃，下血浊如瘀血者，用百草霜为末，酒调服。如伤外肾，小便出血不通者，五苓散。

贴敷定痛脉须和，

如命门脉和缓，关脉实者，纵伤重不死，命门虚促而脱者，虽伤浅难治。凡血未出者，脉宜洪大，已出血者，脉忌洪大，此折伤脉要也。敷药：单糯米膏、小曲散。定痛：乳香定痛散、夹骨法。折伤后，为四气所侵，手足疼痛者，应痛丸。

接骨何人是妙手？

接骨须经络穴法，骨髓明透，而又有传授，故古以危氏为善。接骨紫荆丹、接骨丹。

破伤证似中风有四因，

四因，百病皆然。不因气动者二：卒暴损破风袭；或诸疮汤洗艾灸，逼毒妄行。有因气动者二：疮口不合，贴膏留孔风袭；或热郁遍身白痂，疮口闭塞，气难通泄，传播经络，烧烁真气，是以寒热间作，甚则发痉，口㖞噤，角弓反张，须臾欲死。用蝎梢饼，或三生饮加天麻为末，每一钱，用黑豆淋酒调服，化痰开关。风盛者，二乌丸；风痰俱盛者，古星风散；风痰虚者，乌蛇散；血凝心神，昏闷者，单鹅翎烧灰存性，为末，酒调服一钱。服后，饮酒一二盏，以助药势。如血多痛甚者，如圣散；手足战掉者，朱砂指甲散、蛴螬酒。如头目青黑，额汗不流，眼小目瞪，身汗如油者，四逆不治。

治同伤寒表里法；

风热燥甚，怫郁在表，善伸数欠，筋脉拘急，或时恶寒，或筋惕搐搦，宜辛热治风，佐以辛寒，如伤寒麻桂加黄芩、石膏、知母是也。若表不已，渐传入里在肌肉者，宜退风热，开结滞，辛寒之药，或佐以辛热调之，犹伤寒半表里而用小柴胡也。若里热已甚，而舌强口噤，项背反张，惊搐惕搦，涎唾稠黏，胸腹满塞，便溺秘结，或时汗出，宜祛风散结，寒药下之，后复以清热开结之药调之。又云，破伤风同伤寒坏证，治看在何经，而用本经药祛之。

太阳宜汗少阳和，

表证，古防风汤去甘草，加川芎、独活等分，水煎服，或调蜈蚣散。或九味羌活汤，少用细辛，加归、芍等分，水煎服。便秘加大黄，缓缓通之。或用古龙虎丹发汗亦妙。半表里证，羌麻汤。

阳明下之工中甲。

若服表药过多，脏腑和而自汗者，白术防风汤；大汗不止，搐搦者，升麻葛根汤加白术、黄芩。如脏腑闭，小便赤，自汗者，先用小芎黄汤二三服，后用大芎黄汤速下之。或江鳔丸。气弱者只用蜜导法。

本是血疾易入阴，

或始而出血过多，或疮口早合，瘀血停滞，俱是血分受病。血属阴，五脏所主，始虽在表，随即入里，故多死也。宜养血当归地黄汤、活神丹、托里散、内托十宣散，以防毒陷。外用鱼胶散，或用鼠头骨为末，腊月猪脂调敷，亦治狗咬。又有破伤水湿，口噤强直者，用牡蛎为末敷之，仍以甘草煎汤，调服二钱。

病痉又恐气亦乏；任是风邪不可攻，只宜大补令浃洽。

或病已十分安痊，而忽有口噤、反张、筋搐、痰壅，似破伤风证，又似痉证，其实乃气血俱虚也。凡痈疽溃后，脓血大泄，阳随阴散变证，只宜大补气血，果系风痉，亦不宜以风药治之。血虚者，四物汤加参、术；气虚者，补中益气汤去升、柴、陈皮，加酒炒黑黄柏、五味子、麦门冬、肉桂，大剂服之；气血俱虚，汗多作渴，寒热者，十全大补汤加桂、附、麦门冬、五味子；呃逆者，托里温中汤。若妄投风药者，死。

卷之六

杂病用药赋 制法俱见本草

风飘浩荡之气，无处不中；头面诸阳之会，有风先入。防风省风，莫要于顺气导痰；

古防风汤 防风、羌活各三钱，甘草一分，水煎。入麝一厘，调服。治卒中口眼㖞斜，言语謇涩，四肢如故，别无所苦。

大省风汤 防风、生半夏各一两，甘草、生川乌、生南星、生白附子、木香各五钱，全蝎二两，每五钱，姜十片煎服。治中风痰涎壅盛，口眼㖞斜，半身不遂。

小省风汤 防风、南星各四两，半夏、甘草、黄芩各二两，每一两，姜十片煎服，与导痰汤相合，煎服尤妙。治卒中内，口噤，口眼㖞斜，筋脉挛急，抽掣疼痛，风盛痰实，旋晕僵仆，头目眩重，胸膈烦满，左瘫右痪，手足麻痹，骨节烦疼，步履艰辛，恍惚不定，神志昏愦，一切风证。此方散风、豁痰、降火，可谓标本兼治者也。气逆加木香；气虚加附子、沉香；胸满加人参；头晕加天麻、全蝎，煎熟入麝少许。

八味顺气散 即四君子汤加青皮、陈皮、白芷、乌药各等分，姜煎服，仍以酒化苏合香丸兼服妙。治中风、中气之人，先宜服此顺气，后进风药，及曾服疏风、散火、豁痰等药不开者，用此行气甚捷。一方去茯、陈，加天麻、沉

香、紫苏、木瓜，治中风不语，口眼㖞斜，半身不遂，腰腿疼痛，手足挛拳。

导痰汤 半夏四两，茯苓、陈皮、南星、枳实各一两，甘草五钱，每四钱，姜煎服。治痰饮语涩，头目眩晕；或胸膈留饮，痞塞不通。加香附、乌药、沉香、木香、磨刺，名顺气导痰汤；加芩、连，名清热导痰汤；加羌、防、白术，名祛风导痰汤；加远志、菖蒲、芩、连、朱砂，名宁神导痰汤。

御风搜风，不过乎清心换骨。

御风丹 川芎、白芍、桔梗、细辛、僵蚕、羌活、南星各五钱，麻黄、防风、白芷各一两半，干生姜、甘草各七钱半，为末，蜜丸弹子大，朱砂二钱半为衣。每一丸，热酒化下，日三服，神昏有涎者倍朱砂。治中风半身不遂，神错语涩，口眼㖞斜及妇人头风血风，暗风倒仆，呕哕痰涎，手足麻痹。

搜风顺气丸 车前子、郁李仁、白槟榔、火麻仁、菟丝子、牛膝、山药、山茱萸各二两，枳壳、防风、独活各一两，酒大黄五两，为末，蜜丸梧子大。每二十丸，早晨临卧，茶酒米饮任下。久觉大肠微动，以羊肚肺煮羹补之，常服百病皆除。如食色纵欲，及老人大便结燥者，最宜；孕妇忌服。治肠胃积热，胸膈痞闷，二便燥涩，肠风痔漏，腰膝酸疼，肢节顽麻，手足瘫痪，言语謇涩，一切诸风诸气，并皆治之。

牛黄清心丸 牛黄、柴胡、川芎、枳梗、白茯、杏仁各一两二钱半，犀角

二两，白芍，防风、白术、当归、麦门冬、黄芩各一两半，羚羊角、脑麝各一两，人参、神曲、蒲黄各二两半，阿胶一两七钱，干姜、白蔹各七钱半，雄黄八钱，甘草五两，山药七两，大豆芽、肉桂各一两七钱半，为末，炼蜜和枣肉百枚捣丸，每两分作十丸，金箔为衣。每一丸，食后温水化下；小儿惊痫，竹叶煎汤或酒下，治诸风缓纵，语言謇涩，怔忡健忘，喜怒无常，悲忧少睡，头目眩冒，胸中烦郁，痰涎壅塞，精神错愦，癫狂，乃通关透肌骨之剂也。

换骨丹 苍术、槐角、桑白皮、川芎、白芷、威灵仙、人参、防风、何首乌、蔓荆子各一两，苦参、五味子、木香各五钱，脑麝少许，为末，用麻黄煎膏和捣，每两分作十丸，朱砂为衣。每捣烂一丸，用温酒半盏浸之，以物盖定，不可透气，食后临卧一呷咽之，夜覆取汗，后调补脾胃及避风寒。治中风瘫痪，口眼㖞斜，半身不遂，及一切风痫暗风并宜。

风虚多下注，四生万宝回春；

四生散 黄芪、独活、白蒺藜、白附子各等分为末。每二钱，薄荷酒调服。治男妇肝肾风毒上攻，眼赤痛痒，昏花羞明多泪；下注，脚腿生疮，浸淫不愈，遍身风癣血风等疮及两耳内痒。如肾脏风疮，用猪腰劈开，将前末二钱入内，合定煨熟，空心细嚼，盐汤下。

万宝回春汤 甘草、麻黄、黄芩、防己、杏仁、生地、熟地、川芎、当归、人参、防风、肉桂、干姜、陈皮、黑附子、香附子各一分，白芍五分，黄芪三分，沉香、乌药、川乌各半分，半夏、茯神各一分半，白术二分，姜煎服。八味祛风，八味活血，八味和气。治一切虚风胃弱，气血凝滞，脉络拘急挛拳，

瘫痪疼痛，痰涎壅盛，不可专用风药。

古硫附丸 用附子一枚，重一两，以童便入粉草五钱，煮一日，附子中心无白点为度，取出挖空，入矾制硫黄五钱，以木盖之；又用面包入火内，煨熟去面，取硫附同捣丸，梧子大。每七分或五分，量虚实大小，温酒送下。治虚风瘫痪神效。

加味乌荆丸 荆芥二两，天麻、附子、白附子、乌药、当归、川芎各一两，为末，蜜丸弹子大，朱砂为衣。食后细嚼一丸，茶下。治因形寒伤内头疼，鼻塞声重；或老人头风宿疾，发而又感风寒；一切虚风上攻，头目咽膈不利。

风热宜上清，四神至宝曝日。

上清丸 百药煎、薄荷各四两，砂仁一两，片脑一钱，玄明粉、甘松、桔梗、诃子、硼砂各五钱，寒水石三钱，日干为末，用甘草煎膏为丸，梧子大。每噙化一丸，或三五丸，茶汤下。治虚火上冲，口舌生疮，咽喉肿痛，咳嗽烦热；又能清声润肺，宽膈化痰，爽气宁神。

四神丹 天麻、南星、防风各一两，薄荷五钱，为末，酒糊丸，绿豆大。每二十丸，荆芥、生姜煎汤下。治手足顽麻，痰涎壅盛，头目昏眩，肩背拘急。

至宝丹：即防风通圣散加熟地、天麻、人参、羌活、黄连、黄柏、全蝎，为末，蜜丸弹子大。每一丸，临卧细嚼茶酒任下。治风邪中脏，痰涎昏冒及诸风热。

愈风丹 即防风通圣散合四物汤、解毒汤各一料，加羌活、何首乌、细辛、菊花、天麻、独活、薄荷各一两，为末，蜜丸弹子大。每一丸，细嚼茶酒任下。治诸般风证，偏正头痛，常宜服此调理。

羌活丸 甘菊花、羌活、麻黄、川芎、防风、石膏、前胡、黄芩、细辛、

甘草、枳壳、茯苓、蔓荆子各一两，朱砂一两半为衣。为末，水糊丸，梧子大。每四十丸，食后姜汤下。治风气不调，头目昏痛，鼻塞声重，痰涎壅滞，遍身拘急，骨节烦疼，天阴先觉不安。

风旋头眩，君白芷而为散为丸；

单白芷散 凡风痰上攻者宜。有汗者用萝卜捣汁浸晒，为末，食后沸汤调服；或以少许吹入鼻，左吹右，右吹左，治头面诸风。

单白芷丸 为末，蜜丸弹子大。每一丸细嚼，荆芥汤下。治风证头目昏眩，脑痛及血证产后伤风，眩晕头痛。

气厥头疼，用川芎而兼乌兼术。

古芎乌散 川芎、乌药各等分为末。每二钱，茶清调服。治因气触头疼，如人气盛头疼及产后头疼，并宜服之。

芎术汤 川芎、白术、半夏各二钱，甘草五分，姜七片，煎服。治冒雨中湿，眩晕头重，呕逆不食。

芎术除眩汤 川芎、白术、生附子各一钱，官桂、甘草各五分，姜七片，枣一枚，水煎服。治感寒湿，眩晕头重痛极。

芎辛汤 川芎二钱，细辛、白术各一钱，甘草五分，生姜五片，细茶少许，水煎温服。治风寒在脑，或感湿邪，头重痛，眩晕呕吐不定。

头风清上泻火，青空玉液，半夏白术天麻汤，或膜鼻以吐其涎；

清上泻火汤 柴胡一钱，羌活八分，酒黄芩、酒知母各七分，酒黄柏、炙甘草、黄芪各五分，酒黄连、生地、藁本各四分，升麻、防风各三分半，归身、苍术各三分，荆芥穗、蔓荆子、川芎、生甘草、细辛各二分，酒红花少许，水煎热服。治少时灸火过多，至老所热厥头痛，虽冬月亦喜风寒，畏暖。

青空膏 酒黄芩三两半生半炒，甘草一两半，防风、羌活、黄连各一两，柴胡七钱，川芎五钱，为末，第二钱，茶清调成膏，临卧白汤下。治年久偏正头痛，及风湿热上壅头目，脑痛不止，惟血虚者不宜。苦头痛加细辛少许；痰厥头痛，去羌、防、芎、甘、加半夏曲一两半；偏正头痛服之不愈，减羌、防、芎一半，加柴胡一倍。

彻清膏 藁本一两，生甘草、炙甘草各五钱，薄荷、川芎各三钱，蔓荆子、细辛各一钱，为末，每二钱，茶清调服。治诸风上攻，头目不清。

玉液汤 半夏四钱，生姜十片，水煎，入沉香水一呷温服。治七情气郁，生痰上逆，头目眩晕，心嘈怔悸，眉棱骨痛。

胡芦巴散 胡芦巴、三棱、干姜各等分为末。每二钱，生姜汤或酒调服。治气攻头痛及瘴疟瘥后，头痛如破。

三生丸 半夏、南星、白附子各等分为末，姜汁蒸饼为丸，绿豆大。每四十丸，姜汤下。治痰厥头痛。

半夏白术天麻汤 以二陈汤为主，半夏治痰厥头痛，陈皮益气调中升阳，麦芽宽中助胃，各一钱半；茯苓化痰，天麻治风虚头旋眼黑，黄芪泻火补气止汗，人参泻火补中益气，泽泻利溺导湿，苍术除湿，各五分；白术补中，神曲消食荡滞，各一钱；干姜温中，三分；黄柏泻火，二分；姜煎热服。治痰厥头痛，眼黑头旋，恶心烦闷，气促上喘，无力以言，心神颠倒，目不敢开，如在风云中及头痛如破，身重如山，四肢厥冷，不得安卧。

玉壶丸 南星、半夏、天麻、白术各二钱，雄黄一钱，为末，姜汁蒸饼为丸服。治风湿头痛，亦治痰患。

嗜鼻药 荜芨末一两半，用猪胆汁拌，再入胆内，候干，入川芎、白芷、藁本、青黛、玄胡索各一两，为末，水丸。每水化一丸，送入鼻中，觉药味至喉少酸，令病人坐定，口咬铜钱一个，当见涎出成盆，即愈。治头痛及偏头风。

头风，补虚、安神、金枣、玉真、南星皂角白梅散，或点眼以救其失。

补虚饮 人参、麦门冬、山药各一钱，茯苓、茯神各八分，半夏、黄芪各七分，前胡、熟地各五分，枳壳、远志、甘草各一分，姜五片，秫米一撮，水煎服。治七情郁，涎随气上留阳经，心中怔悸，四肢缓弱，翕然面热，头目眩冒，如欲摇动，一切风虚眩晕。

安神汤 黄芪二钱半，羌活、黄柏各一钱，柴胡、升麻、生地、知母各五分，防风二分半，生甘草、炙甘草各二分，水煎，入川芎、蔓荆子各三分，再煎，食后临卧热服。治头痛头旋眼黑。

金枣丹 川乌、防风、两头尖、白芷、独活、荆芥、蔓荆子各四两，白术、羌活、细辛各五钱，全蝎、威灵仙、天麻、僵蚕各二两，木香、乳香、雄黄各一两，苍术八两，川芎五两，何首乌一两八钱，没药、草乌各一两半，藁本二两，当归三两，为末，糯米糊丸如枣大，金箔为衣，每服一丸。诸般头风，茶清或薄荷煎汤下；雷头风、洗头风并干癣麻痹，温酒下；偏正头疼及夹脑风，为末吹鼻中，吐涎，再用姜汁调涂两太阳穴，仍茶清化服；中风不语、瘫痪及白虎风，姜汤下；破伤风昏倒，牙关紧急，温酒下，仍敷伤处；喘嗽，桑白皮煎汤下；痔漏，口漱浆水，洗过敷之；恶疮久不合口，口漱盐水，洗过敷之；红丝鱼眼、袴脚、脑疽、发背、疔疮、臁疮，用自己小便洗过，井水调敷，薄纸贴住，

外又敷之；丹瘤，井水调敷二三次；灸疮不发及风犬、蜈蚣咬伤，口嚼水洗净敷之；蛇咬，入白矾少许，津液调敷；蝎咬，津液调敷。

玉真丸 生硫黄二两，生石膏、半夏、硝石各一两，为末，姜汁糊丸，梧子大。每四十丸，姜汤或米饮下。虚寒甚者，去石膏换钟乳粉。治肾厥头痛不可忍。

南星皂角白梅散 南星七片，皂角十四枚，半生半煨，白梅一个，生姜三片，茶芽一撮，葱白二寸，用木器捣碎，水煎温服，治风痰头痛。

点头散 川芎二两，香附四两，为末，茶清调二钱。治偏正头痛，常服除根。

谢传点眼丹 牙硝一钱，麝香、朱砂、雄黄各五分，为极细末，瓷罐收贮，临病用银簪蘸药点两眼角内，立时取效。治一切急头风头痛，心腹绞痛；又治搅肠砂、闪气痛、盘肠气痛、小肠疝气及牙痛、猪风、羊风等证。凡言谢传者，旴南岗氏，讳维文，福医而有德者也，尝服其药，传其方，悉刻识之。

升麻胃风汤，理面肿似浮；

升麻二钱，白芷、当归、葛根、苍术各一钱，甘草一钱半，柴胡、藁本、羌活、黄柏、草豆蔻各三分，麻黄不去节五分，蔓荆子二分，姜、枣煎服。治虚风能食麻木，牙关急搐，目内蠕瞤，胃风面肿。

升麻顺气汤，整面容如漆。

升麻一钱半，干葛、防风、白芷、黄芪、人参各一钱，白芍六分，甘草、苍术各五分，姜、枣煎服。治忧思饮食失节，面色黧黑，心悬如饥不欲食，气短而促。

洗面药 皂角三斤，升麻八两，楮

实子五两，绿豆、白芨、白芷、天花粉各一两，甘松、砂仁、白丁香各五钱，山柰三钱，为末，糯饭捣丸如弹子大。量用洗面，去垢润肌。治生䵟𪒟，或生小疮，或生痱痤粉刺，皮脚燥痒。

面浮腹痛胫寒者，补胃有功；

补胃汤 柏子仁、防风、细辛、桂心、陈皮各一钱，川芎、吴萸、人参各一钱半，甘草五分，水煎服。治胃虚胫寒不得卧，腹痛虚鸣，时寒时热，唇干面目浮肿，少气口苦，身体无泽。

面浮身枯骨痛者，干姜效急。

干姜散 干姜二两，人参、甘草、细辛各一两半，麦门冬、桂心、当归各一两七钱半，远志一两，吴萸五钱，蜀胡椒七钱半，为末。每二钱，温酒调服。治胃虚胫寒，面浮身枯绝，诸骨节皆痛。

眼分左火右水阴阳之殊，

左阳右阴，故人之手足左不及右，耳目右不及左。左眼病则阳经病，右眼病则阴经病。阳邪日疼，阴邪夜疼。

方治风虚气热之疾。气眼羌活石膏散，

羌活治热脑头风，石膏、黄芩洗心退热；藁本治偏头痛，密蒙花治羞明，木贼退翳障，白芷清头目，萝卜子、细辛起倒睫，麻仁起拳毛，川芎治头风，苍术开郁行气，菊花明目去风，荆芥治目中生疮，甘草和药，各等分为末，每二钱，日三次，蜜汤调服。或加当归、枸杞、山栀、连翘、柴胡、薄荷、防风、天麻、桔梗，等分为丸服尤妙。治远年近日，内外翳障，风热昏暗拳毛倒睫，一切眼疾，兼治头风。

风眼甘菊白蒺。

菊花散 甘菊花六钱，蝉蜕、木贼、白蒺藜各三钱；一方有荆芥、甘草各二钱，为末。每二钱，茶清下。治肝受风毒，眼目赤肿，昏暗羞明，多泪涩痛，渐生翳障。

白蒺藜散 南星用黑豆二合，青盐五钱，同水煮透，去豆焙干、菊花各一两半，白蒺藜、防风、僵蚕、甘草各一两，为末。每二钱，沸盐汤下。治肾受风毒攻眼，昏泪涩痒。

白僵蚕散 黄桑叶一两，木贼、旋复花、僵蚕、荆芥、粉草各三钱，细辛五钱，每三钱，水煎服。治肺虚遇风冷泪出，冬月尤甚，或暴伤风热，白睛遮覆黑珠，睑肿痛痒。

防风一字散 川乌五钱，川芎、荆芥各三钱，羌活、防风各二钱半，为末。每二钱，薄荷煎汤下。治胆受风热，瞳人连眦头痒极，不能收睑。

犀角饮 犀角二钱，黄芩、车前子、羌活各五分，白附子、麦门冬各二分半，水煎服。治脾胃受风食毒，从下睑生黄膜上冲黑睛，痛涩难开；或小眦中生赤脉，渐渐冲睛。

热则清心为主，凉胆通肝而肿突消；

凉胆丸 防风、芦荟各一两、黄连、荆芥、黄芩、龙胆草各五钱，黄柏、地肤子各二钱半，为末，蜜丸梧子大。每三十丸，薄荷煎汤下。治胆受风寒，生翳青色，两眦涩痛下泪，口苦不喜食。

泻肝散 大黄、甘草各二钱半，山栀、荆芥各五分，水煎服。治肝实热，眼昏痒痛，全无翳障，头亦不旋，或五脏风毒，突起睛高，倒睫拳毛及时行暴赤。

通肝散 山栀、蒺藜、枳壳、荆芥、甘草各五钱，车前子、牛蒡子各一钱，为末。每二钱，苦竹叶煎汤下。治胆气攻肝而生水翳透瞳人，疼而泪出，阴处日中看之，其形一同，或睑红坚硬，或赤膜自下垂下遮睛，名垂帘膜。

石决明散 石决明、草决明各一两，羌活、山栀、木贼各五钱，青葙子、芍药各五分，大黄、荆芥各一分，为末。每二钱，麦门冬煎汤下。治肝热因劳用力，眼赤肿痛，忽生翳膜，或初患一目，后两目齐患，或伤寒后热眼，食毒上壅，或脾热睑内如鸡冠蚬肉，或蟹睛疼痛，或旋螺尖起，或神祟太阳穴掣痛，或被物撞打。

经效散 柴胡五钱，大黄、当归、芍药、粉草、连翘各二钱半，犀角五分，每三钱水煎服。治因撞刺生翳，经久复被物撞，兼为风热所攻，昏痛不见。

拨云散 羌活、防风、柴胡、甘草各一两，为末。每二钱，菊花苗或薄荷茶清下，忌一切热毒发风之物。治男妇风毒上攻，眼目昏暗，翳膜遮睛，羞明热泪，涩痒痛烂，瘀肉侵睛。如暴赤肿，加芩、连；白睛红加白豆蔻；便闭加大黄；烦躁不眠加山栀；肥人眼痛加风热药；瘦人眼痛加芎、归、玄参；久病昏暗加归、地为君，甘菊为佐。

蔓荆散 蔓荆子、荆芥、苦竹叶、甘草各五钱，山栀一分，每三钱，入薄荷七叶煎服。治五脏风热，黑水内横深瑕盘青色痛甚。

天门冬饮子 天门冬、茺蔚子、知母各一钱，人参、茯苓、羌活各七分半，五味子、防风各五分，水煎服。治眼睛不能归中，名曰辘轳转关。

羚羊角散 家菊花、防风、川芎、羌活、车前子、川乌各五钱，半夏、羚羊角、薄荷各一分，细辛一两，每二钱，姜煎服；或半为末，荆芥茶清下。治肝肺风热眼患，头旋两额角相牵，瞳人连鼻隔皆痛，时起红白花。或左右轮病，或左右齐病，宜此与还睛散间服。

加味荆黄汤 荆芥、大黄各五钱，牛蒡子、甘草各一分，每三钱，水煎服。治肝壅瘀血，两睑上下生如粟米，或赤或白，不甚疼痛坚硬者。

白薇丸 白薇五钱，防风、白蒺藜、石榴皮、羌活各二钱半，为末，糊丸梧子大。每二十丸，白汤下。治心气不宁，风热停留睑中，皆头生疮，流脓粘睛，上下不痛，仍无翳膜。

五蜕散 蝉蜕、蛇蜕醋煮、猪蹄蜕炒、荆芥各一分，穿山甲、川乌、粉草各五钱，蚕蜕二钱半，为末。每二钱，盐汤下。治脾受风毒，倒睫拳毛刺痛及上下睑赤；或翻出一睑在外及脾受风热，两睑如朱，生疮；或小儿睑中生赘子，初如麻仁，渐如豆大。一方吸用蝉蜕、蛇蜕、蚕蜕、乌鸡卵壳，男子发各等分，烧存性，为末，猪肝煮汤下一钱，治内障。

归葵汤 升麻一钱，黄芪、酒芩、防风、羌活各七分半，生甘草、蔓荆子、连翘、生地、当归、红葵花、人参各四分半，柴胡三分，水煎服。治目中留火，恶日与火光，小眦紧急，隐涩难开，视物昏花，迎风有泪。

古木贼散 木耳、木贼各等分，烧存性，为末，每二钱，热米泔下。治眼有冷泪。

虚则滋肾为先，补阳育神而睛明实。

滋阴肾气丸 生地四两，熟地三两，牡丹皮、山药、五味子、柴胡、山茱萸、归尾各五钱，泽泻、茯苓各二钱半，为末，蜜丸梧子大，朱砂为衣。每五七十丸，空心盐汤下。此壮水之主，以镇阳光。

滋阴地黄丸 熟地一两，生地一两半，柴胡八钱，天门冬、甘草、枳壳、黄连、五味子各三钱，人参、地骨皮各二钱，黄芩、当归各五钱，为末，蜜丸梧子大。每七十丸，茶清下，忌辛热生冷。治左肾虚血少神劳，眼目昏黑，瞳人散大，视物昏花；或卒然见非常异处，偏头肿闷，宜此养血凉血活血，驱风散火。

熟地黄丸　生地、熟地各五钱、川芎、赤茯、枳壳、杏仁、黄连、半夏曲、天麻、地骨皮、甘草各二钱半，黑豆四十五粒，为末，蜜丸梧子大。每三十丸，空心临卧白汤下。治同上，兼治小儿疳，眼闭合不开，内有朦雾。

生熟地黄丸　生地、熟地、玄参、石斛各一两，为末，蜜丸梧子大。每五十丸，空心茶清下。治血虚眼目昏花。

地芝丸　生地、天门冬各四两，枳壳、甘菊花各二两，为末，蜜丸梧子大。每百丸，温酒茶清任下。治不能远视能近视，或亦妨近视，以此除风热。

杞苓丸　枸杞二两，茯苓四两，当归、菟丝子各一两，青盐五钱，为末，蜜丸梧子大。每七十丸，空心热汤下。治肾脏虚耗，水不上升，眼目昏暗，远视不明，渐内内障。

菊睛丸　甘菊花四两，枸杞三两，苁蓉、巴戟各一两，为末，蜜丸梧子大。每五十丸，温酒盐汤任下。治右肾及肝不足，眼目昏暗，瞻视茫漠，黑花冷泪。常服补不足，强目力。

补肾丸　巴戟、山药、故纸、小茴、牡丹皮各五钱，苁蓉、枸杞各一两，青盐二钱半，为末，蜜丸梧子大。空心盐汤下五十丸。治两肾虚圆翳，或头眩耳鸣，起坐生花，视物不真。

又方　磁石、菟丝子各二两，五味子、熟地黄、枸杞子、楮实、覆盆子、车前子、肉苁蓉、石斛各三两，沉香、青盐各五钱，为末，炼蜜为丸如梧桐子大。每服五七十丸，空心盐汤送下。治

两肾虚，眼昏暗，瞳仁不分，渐成内障。

明目地黄丸　生地、熟地各一两，牛膝三两，防风、枳壳、杏仁各四两，为末，蜜丸梧子大。每三十丸空心温酒盐汤下。治男妇肝胆积热，肝虚目暗，膜入水轮，漏暗眵泪，眼见黑花，混睛冷泪翳膜及肝肾俱虚，远年近日，暴热赤眼，风毒气眼；兼治干湿脚气，消中消渴，诸风气等疾。

驻景丸　菟丝子五两，熟地、车前子各三两。为末，蜜丸梧子大。每五十丸盐汤下，或茯苓、菖蒲煎汤下。治肝肾俱虚，眼常昏暗，多见黑花，或生翳障，迎风有泪，或加枸杞子尤妙。

养肝丸　当归、车前子、防风、白芍、蕤仁、熟地、川芎、楮实各等分为末，蜜丸梧子大。每七十丸，白汤下。治肝血不足，眼目昏花，或生眵泪，久视无力。

补肝散　熟地黄、白茯苓、家菊花、细辛各一钱八分，芍药二钱七分，柏子仁、防风、甘草各九分、柴胡三钱六分，作二帖，水煎温服。治肝肾俱虚，黑珠上一点圆翳，日中见之差小，阴处见之则大。

羊肝丸　黄连末一两，用白羊子肝一具去膜，同于砂锅内研极烂，众手急丸梧子大。每三十丸，温水下，忌猪肉冷水。治肝热目赤睛痛，视物昏涩，兼治远年近日内外气障，拳毛倒睫，一切眼疾。一方加甘菊、防风、薄荷、荆芥、羌活、芎、归。

活命羊肝丸　白羯羊子肝一片，新瓦上焙干，熟地一两半，菟丝子、车前子、决明子、地肤子、五味子、枸杞子、茺蔚子、青葙子、麦门冬、蕤仁、泽泻、防风、黄芩、茯苓、杏仁、细辛、葶苈、桂心各一两、为末，蜜丸梧子大。每三

十丸，温酒下。治肝经蕴热，毒气上攻，眼目赤肿，多泪昏暗，及年久丧明内障，诸药、炙火无效者最妙。

通血丸 川芎、归尾、防风、荆芥各一两，生地、赤芍、甘草各五钱，为末，蜜丸弹子大。每一丸嚼烂，薄荷、荆芥煎汤下。治血灌瞳人刺痛，无翳障视物不明，宜此引血归肝，血既散而又恐眼生花，宜再服还睛散。

大志丸 人参、茯神、芦荟、琥珀、蔓荆子各五钱，川芎、生地、熟地、茺蔚子、蝉蜕各一两，车前子、细辛、白蒺藜、远志各七钱半，全蝎五枚，为末，蜜丸梧子大。每五十丸，空心粥饮下，临卧菖蒲煎汤下。清心益肝，明目退翳。

定心丸 石菖蒲、甘菊花、枸杞子各五钱，辰砂二钱，远志一钱，麦门冬一两，为末，蜜丸如梧子大。每三十丸，熟水下。治肝风热，或用力作劳，或心气不宁，两眦胬肉攀睛。

盐术散 苍术四两，米泔浸七日，切细，入青盐一两同炒黄，去盐；木贼二两，童便浸一宿，晒为末。每一钱温米饮下，或掺入饮食中服。治湿伤脾胃，内外障。

磁砂丸 磁石二两，辰砂一两，神曲四两，为末，蜜丸梧子大。每五十丸，食前米饮下，日三服，常服益眼力。一方有夜明砂。夫丹砂之畏磁石，犹火之畏水，今合而用之，丹砂法火入心，磁石法水入肾，心肾各得其养，则目自然明净。盖目疾多因脾胃有痰饮溃浸于肝，久则昏眩，神曲倍于二味者，用以健脾胃、消痰饮，极有奇效。

椒目丸 苍术二两，椒目炒微汗一两，为末，醋煮米糊丸如梧桐子大。每二十丸，茶清送下。治久年眼生黑花不愈。

补阳汤 羌活、独活、甘草、人参、熟地、白术、黄芪各五分，柴胡一钱半，泽泻、陈皮、防风、白芍各二分半，生地、白茯、知母、当归各一分半，肉桂半分，空心水煎服。治阴盛阳虚，九窍不通，青白翳见大眦，及膀胱肝肾经中郁遏不通于目。经云：阴盛阳虚，当先补其阳，后泻其阴是也。每早服补阳汤，临卧服益阴肾气丸。若天色变，饮食不调，俱不得服。

育神夜光丸 熟地、远志、牛膝、菟丝子、枳壳、地骨皮、当归，一方有生地、枸杞、甘菊各等分为末，蜜丸梧子大。每五十丸，酒下。养神益精，益智聪心，补血不壅燥，润颜色，调脏腑，常服目光炯然，神宇泰定，语音清彻，步履轻快，就灯永夜不倦。

还睛丸 人参、桔梗、黄芩、熟地、防风、茺蔚子、车前子、知母各二两，细辛、五味子各二两半，玄参五钱，为末，蜜丸梧子大。每二十丸，空心茶清下。治肝经积热，肺受风邪，眼内赤涩生花，或黑或红或白。

益气聪明汤 人参、黄芪、甘草各五分，芍药、黄柏各一分，蔓荆子一分半，升麻、葛根各三分，水煎临卧热服，近五更再服，得肿更妙，治饮食劳役，脾胃不足，内障耳鸣，或多年昏暗，服此令目无内外翳障，及耳无鸣聋之患。如烦闷有热者，渐加黄柏，盛夏倍之。

牛黄丸，惊睛复常；

牛黄一两，犀角二两，金银箔各五十片，甘草一钱二分，为末，蜜丸绿豆大。每七丸，薄荷煎汤下。治小儿肝受惊风，两眼睛通，欲观东边，则见西畔，若振掉头脑，则睛方转。

柴胡散 柴胡、黄芩、芍药各五钱，甘草一分，每三钱，水煎服。治小儿眼胞患斑疮，热气冲透，睛疼泪出，翳如银片，肿涩难开。

兔屎汤，斑疮若失。

单兔屎焙为末，每二钱，茶清下即安，须待疹疮安后服之。治疹疮入眼及昏暗翳障尤妙。

坠翳必假神翳，

坠翳丸 青羊胆、青鱼胆、鲤鱼胆各七枚，熊胆一分，牛胆五钱，石决明一两，麝香少许，为末，面糊丸梧子大。每十丸，空心茶清下。

花草膏 腊月羖羊胆一枚，以蜜灌满，入朱砂末少许，挂起阴干，用时取一粒入瓷器内，水化点眼。治火眼、烂弦风眼，痛痒羞明，及眼胞皮肉有似胶凝，肿如桃李，时出热泪，或取少许含化。以蜜乃百花之英，羊胆乃百草之精，故名。

退翳丸 栝楼根、枳实、甘草、草决明、蔓荆子、薄荷各五钱，川芎、木贼、密蒙花、荆芥穗、甘菊花、白蒺藜各一两，蛇蜕、蝉蜕、黄连各三钱，当归一两半，川椒七钱半；或去蔓荆、甘草、川椒，加生地一两，犀角五钱，为末，蜜丸弹子大。每细嚼一丸。有翳障米饮下；昏暗及妇人，当归煎汤下；内障有气者，磨木香汤下。治一切目疾皆效。

神翳散 真蛤粉、谷精草各一两，为末。每二钱，用生猪肝一片，三手指大，批开掺药在上，卷定，以线缚之，用浓米泔一碗，煮熟为度，取出稍冷，细嚼煮肝，米泔送下，或加石燕、槟榔、磨刺尤妙。忌炙煿毒物。治目内翳障，及疹疮后余毒不散，目生翳膜，隐涩多泪。如小儿疳眼，加夜明砂等分。

治雀目能早视不能晚视方 用猯猪肝煮熟，和夜明砂作丸服之，外取白犬初生时乳汁点眼有，小犬眼开，而人眼亦见。

嚏鼻也须妙质。

嚏鼻散 雄黄、朱砂各二钱，细辛五钱，脑、麝各少许，为末。令病人口含水，以少许吹入鼻中。治风热肿赤难开。

点眼地黄膏 生地一合，黄连一两，黄柏、寒水石各五钱，用地黄捣自然汁，和成饼子，用时衬纸点眼上。治被物撞打，及风热暴赤肿痛，目热泪出等眼，并皆治之，以其性凉，能逐去热毒故耳。如火烧汤泼，再加黄芩、山栀、大黄等分，为末，酒调敷。

洗既多方，

五行汤 洗暴赤眼及时行肿毒疼痛，用黄柏一味为末，以湿纸裹黄泥包煨，候泥干取出，每用一弹子大，绢包浸水内，饭上蒸熟，乘热熏洗极效。此方有金木水火土制过，故名。一丸可用二三次。

洗暴赤眼 当归、黄连各一钱，赤芍、防风各五分，杏仁四枚，用水半盏，入人乳汁少许，浸药蒸过，澄清点洗。

洗冷眼及伤寒者 防风、荆芥、菊花叶梗、薄荷、当归、干姜少许，煎汤洗。

洗冷泪 当归、槟榔、陈艾、荆芥、防风、菊花、木贼、五倍子，煎汤温洗。

洗红烂眼 当归、黄连、杏仁、铜青、皮硝净礜各五分，为末，每三分，用井水不半盏调，隔纸洗。

洗风毒赤肿痒痛眼 黄连、蔓荆子、苦参各五钱，五倍子三钱，分作四次，煎汤澄清洗。热甚加芩、柏，风甚加荆、防、薄荷。

洗胬肉侵睛 归尾、黄连、荆芥、防风、朴硝、硼砂、薄荷煎汤温洗。翳

565

加木贼，痛加乳香，虫痒加生姜。

洗眼睛突出 用新汲水沃眼中，频洗换水，其眼自入；仍以麦门冬、桑白皮、山栀子，水煎，通口服之。

点岂无术？

春雪膏 于春天雪冻时取净朴硝三四斤为末，用黄连、防风、赤芍、归尾各五钱，牙皂三片，各锉碎与硝拌和，入雪三四斤，同拌匀为水，过一宿绢滤去渣，以瓦盆盛于露天，受霜露之气，次早结成砂子，却用盆一个，以纸斤铺盆底内，用皮纸盛砂于盆内纸斤上，使砂中水气尽渗于纸内，候砂干爽，以瓷器收贮封固，如用，每硝砂一两，入硼砂五钱，片脑一钱或三钱，研细点眼，有翳加蕤仁五钱，治眼赤翳障羞明，但点愈即止，不可常点，令眼皮软缩，倒睫拳毛。

治胬肉瘀突 用硼砂一钱，片脑半分或一分，为末，以灯心蘸点其上。

治风眼流泪不止 用绿甘石、乌贼骨各等分为末，入片脑少许，点目井口，其泪即止。一方用白炉甘石八钱，片脑二分半，为末，点眼；或用少许，以白汤泡化，时时洗之，治一切眼疾。

光明丹 白炉甘一两，辰砂一钱，硼砂二钱，轻粉五分，片脑三分，多至五分，麝香一分，如赤眼肿痛，加乳、没各五分，内外翳障加珍珠五分，胆矾、熊胆各二分，烂弦风眼，加铜青、黄丹各五分，为极细末另入，临时加减和匀，再研一二日，瓷器收贮，密封口，不可泄气。诸般眼疾皆效。

八宝丹 炉甘石、黄丹、生明矾各一两，乳香、脑、麝各三钱，珍珠用蚌蛤盛之，以铁线缚合，火中煅过。朱砂各五钱，各为末，用蜜一两半，以铜锅熬去膜，系绵滤过，先下朱、麝、砂、矾、丹，次下脑石，搅匀，乘热为丸黄豆大，朱砂为衣，瓷罐收贮，多年愈坚愈好，临用以井水磨化，点眼神效。

蕤仁膏 净蕤仁一两，硼砂一钱二分，片脑五分，熊胆三钱，为末，用生蜜四两调匀，瓷罐收贮，点眼，去翳障如神。

金露膏 先将蜜六两溶化，下黄丹一两，长流水四盏，用嫩柳枝六七茎搅匀，次下蕤仁末一两，候滚十数沸，又下黄连末五钱，不住手搅，熬至一盏七八分，纸衬绢滤过收之。有瘀肉加硇砂一钱，火上慢开和入。除昏退翳，截赤定痛。

立消散 白生盐少许，研末，用灯心蘸盐，轻手指定浮翳就点，凡三次，不疼痛，勿惊恐。治浮翳、粟翳、雾膜遮睛，屡效。

姜液膏 生姜母一块，以银簪插入即拔出，点眼头尾。治风痒冷泪，烂弦有虫。

治烂弦眼 薄荷、荆芥、细辛为末，如烧香状烧之，以碗涂蜜少许于内覆烟上，取烟尽后，以瓷罐收之。凡眼有风热多泪者，皆可点之。

明上膏 黄丹四两，硇砂、乳香、青盐、轻粉、硼砂、片脑各二钱，麝五分，金星石、银星石、井泉石、云母石各一两，黄连、乌贼骨各五钱，另为末，先将黄丹于锅内炒令紫色，次下白蜜一斤，候熬至沫散，其色皆紫，次入腊月水三盏，再熬二十余沸，入余药同熬，令滴于指甲上成珠为度，用厚纸三重铺在筒箕上，将前药倾于纸上滤过，瓷罐收贮，放水内浸三日夜去火毒，其水一日一换。看眼轻重，临晚用箸蘸药点大眦头，以眼涩为度。若治内外障，用面调成圈子，临卧置眼上，倾药入内，一月见效。此方大治远年近日，内外厚障，瘀肉攀睛，眼眶赤烂，隐涩羞明，推眵有泪，视物茫茫，时见黑花，或睑生风粟，或翳膜侵睛，时发痒痛。如口疮，涂之立愈。

拔风云膏 硇砂、硼砂、珍珠、琥珀火煅、珊瑚、玛瑙、珲璪各火煅三钱，熊胆、石燕火煅醋淬三个，自然铜、乳香、没药、当归各二钱，轻粉、青盐、胆矾、铜青、血竭、海螵蛸、麝香、黄连、黄芩、黄柏、白丁香、石蟹、牛黄各二两，炉甘石半斤，黄丹四两，各另为末，用蜜一斤绢滤，放水二盏于铜锅内，熬至滴水成珠，方入黄丹搅匀，次入诸药和匀，捏成锭子，油纸摊放地上，盆覆出汗为度，次日用笋箬包裹收之。用时以井水或梨汁化开，银簪点入，将目紧闭仰卧，切不可走泪，使药随泪出无效。但有攀睛云翳，每日点三次，点三日，歇三日，看障翳俱尽，方研冰片三厘和膏半分，再点一次，光即复矣。忌牛、羊、鱼、肉、葱、蒜、韭、房事及酒，空心点眼。如火眼加冰片；瘀肉攀睛，眼绊红丝加蕤仁、熊胆，与药等分，亦用水化开前药，将冰片等药研加之。

取虫法 用覆子叶洗净，捣自然汁，以皂纱蒙眼上，将笔蘸药汁，画两眸于纱上，然后以汁滴眼中，当有虫细如丝，赤色，出于纱上，或着药于纱上亦可。治烂弦风痒及眼暗不见，冷泪侵淫不止。如青盲眼，取汁阴干，入人乳汁化开点目，即仰卧，更入片脑少许尤为妙，三四日间视物如少年。

耳聋桂香芎芷，可清神以宣风；

桂香散 辣桂、川芎、当归、细辛、菖蒲、木香、木通、白蒺藜、麻黄、甘草各二分半，南星、白芷各四分，紫苏一分，葱二茎，水煎服。治风虚耳聋。

芎芷散 白芷、菖蒲、苍术、陈皮、细辛、厚朴、半夏、甘草、木通、紫苏、辣桂各二分半，川芎一分，姜、葱煎服。治风入耳虚鸣。

清神散 僵蚕、菊花各一两、荆芥、羌活、木通、川芎、香附、防风、菖蒲、甘草各三钱，为末，每三钱，食后临卧茶清下。治风气壅上，头目不清，耳常重听。

虚聋磁石骨脂，能益肾以通郁。

磁石羊肾丸 磁石三两煅，再用葱白、木通各三两，同水煮一日夜，取净末二两；川芎、白术、川椒、枣肉、防风、茯苓、细辛、山药、远志、川乌、木香、当归、鹿茸、菟丝子、黄芪各一两，肉桂六钱半，熟地二两，菖蒲一两半，为末，用羊腰子两对，去皮膜，酒煮烂，和酒糊丸梧子大，每五十丸，心温酒盐汤任下。治诸般耳聋，补虚开窍，行郁散风去湿。

磁石汤 磁石、五味子、杜仲、白术、白石英各二钱，黄芪、茯苓各一钱，水煎服。治肾虚耳聋，面黑饥不欲食，腰胁背痛。

补骨脂丸 熟地、当归、川芎、辣桂、菟丝子、川椒、故纸、白蒺藜、胡芦巴、杜仲、白芷、菖蒲各二钱半，磁石一钱二分半，为末，蜜丸梧子大，每五十丸，葱白温酒下，治劳损耳聋。

益肾散 磁石、巴戟、沉香、菖蒲、川椒各一两，为末，每二钱，用猪肾一枚细切，和以葱、盐并药，用湿纸十重，包裹煨令熟，空心细嚼酒下。治肾虚耳聋。

柴胡犀角，消耳核脓流；

柴胡聪耳汤 连翘四钱，柴胡三钱，甘草三钱，当归、人参各一钱，生姜三片,水二盏,煎至一盏,去渣,入水蛭五分,虻虫三枚,麝香少许,煎二沸,食远服。治耳中干结,耳鸣而聋。

犀角饮子 犀角、菖蒲、木通、玄参、赤芍、赤小豆、甘菊各五分,甘草二分半,姜煎温服,治风热上壅,两耳聋闭,外内肿痛,脓水流出。如左甚加蔓荆子、生地,右甚加桑白皮、麦门冬。

鼠黏子汤,止耳痛血出。

昆布、苏木、黄连、蒲黄、草龙胆各二分,鼠黏子、连翘、生地、归尾、黄芩、生甘草、炙甘草各三分,黄芪、柴胡各四分,桔梗一钱半,桃仁三个,红花少许,水煎服,忌寒凉,利大便。治耳痛生疮。

鼻病御寒,通气防乌天南;

御寒汤 黄连、黄柏降火、羌活各二分,黄芪一钱,人参五分补肺,甘草、款冬花、佛耳草消痰、白芷、防风各三分,陈皮、升麻各五分,苍术七分,通寒气之壅塞,水煎热服。治寒伤皮毛,鼻塞咳嗽,上气喘急。

通气汤 羌活、独活、苍术、防风、升麻、葛根各六分,白芷、甘草、川椒各二分,冬月加麻黄二分,姜、枣、葱白前煎服。忌冷物、风寒。治鼻塞不闻香臭。

防风散 防风五分,黄芩、人参、甘草、川芎、麦门冬各二分,为末,食后沸汤调服。治鼻渊脑热,渗下浊涕不止。

川乌散 防风、白附子、川乌、甘草节、川芎、白芷、细辛、干姜、菖蒲、茯苓各等分,为末。每三钱,葱汤下。

单南星饮 南星为末,每二钱,用枣七枚,甘草少许同煎,食后服。三四服后,其硬物自出,脑气流转,浊涕自收。外用荜茇饼。治风邪入脑,宿冷不

消,鼻内结物,窒塞脑气,遂流浊髓。

澄茄丸 荜澄茄五钱,薄荷三钱,荆芥穗一钱半,为末,蜜丸芡实大。每一丸,噙化津咽下,或薄荷煎汤磨服。治大人、小儿鼻塞不通。

芷黄散 白芷一两,辛荑五钱,苍耳子三钱半,薄荷五分,为末。每二钱,葱茶清调服。治鼻流浊涕不止。

鼻病外治,通草细辛香荜。

通草丸 通草、细辛、附子各等分,蜜丸绵裹塞鼻中。治鼻齆有息肉,不闻香臭。

细辛膏 黑附子、川椒、川芎、细辛、吴萸、干姜各一钱半,桂心三钱半,皂角二钱,俱用醋浸一宿取出,以猪油二两同煎附子,色黄为度,绵蘸膏塞鼻中。治鼻寒脑流清涕。

荜茇饼 荜茇、香附、大蒜杵作饼,纱衬炙热贴囟门,上用熨斗火熨透,其涕自止。

硫粉消酒齄之红;

硫粉散 生硫黄、轻粉各一钱,杏仁五分,为末,用饼药调,临卧时涂,次早洗去,兼治妇人鼻上黑粉刺。

瓜矾去鼻痔之疾。

瓜矾散 瓜蒂四钱,甘遂一钱,白矾枯、螺壳煅、草乌尖各五分,为末,用真麻油调令软硬得所,旋丸如鼻孔大,每日一次,以药入鼻内。令达痔肉上,其痔化为水,肉皆烂下,即愈。

口舌之本,五福琥犀黑参丸;

五福化毒丹 玄参、桔梗各三两,茯苓二两半,人参、牙硝、青黛各一两,甘草七钱半,麝香一分,为末,蜜丸芡实大,金、银箔各四十片。每一丸或半丸,小儿一丸分作四服,俱薄荷煎汤化下。治积热惊惕,狂谵烦渴,颊赤咽干,唇口肿破生疮,夜卧不宁,头面遍体多

生疮疖，及小儿惊风痰热潮搐等证。如大人口臭，及小儿疮疹上攻，口齿涎血臭气，用生地自然汁化一丸，以鸡翎刷口内；热疳黄瘦雀目者，陈粟米泔下，食后临卧服。

琥珀犀角膏 琥珀、犀角、辰砂各一钱，茯神、人参、酸枣仁各二钱，片脑一字，各另为极细末，秤净和匀，用炼蜜搜成膏子，以瓦罐收贮，密封，俟其疾作，每取一弹子大，以麦门冬浓煎汤化下，一日五服。治咽喉口舌生疮蛋，其效如神。

黑参丸 玄参、天门冬、麦门冬各等分为末，蜜丸弹子大。每一丸，绵裹噙化，津液下。

治口舌生疮，经久不愈。

口舌之标，四般冰柏薄荷蜜。

冰柏丸 黄柏、薄荷、硼砂各等分，冰片减半，为末，蜜丸弹子大。每噙化一丸，治口舌生疮。

薄荷蜜 白蜜、薄荷自然汁等分，先以生姜蘸水揩净，然后敷之。治舌上生疮，或苔干涩，语言不真。

薄荷煎 薄荷二两半，川芎二钱，甘草、砂仁各二钱半，片脑五分，各另为末，和匀，蜜调成膏，任意嚼咽；一方去片脑加桔梗。治口舌生疮，咽喉肿痛，痰涎壅塞。

霜盐舌肿渐消，

古霜盐散 百草霜、青盐各等分，为末，井水调涂舌上。治舌忽肿硬塞闷。

泻白口疮难立

泻白汤 橘皮、竹茹、黄芩、山栀、黄柏各五分，芒硝、茯苓各一钱，生地三钱，姜枣煎服。治大肠实热，腹胀不通，侠脐痛，食不化，喘不能久立，口舌生疮。一方有白术、桂心。

唇肿，泻胃薏苡汤；

泻胃汤 大黄二钱半，葛根一钱，桔梗、枳壳、前胡、杏仁各五分，姜煎服。治胃气实热，唇口干裂，便秘烦渴，睡流口涎。

薏苡汤 薏苡仁、防己、赤小豆、甘草、姜煎服。治风热在脾，唇口瞤动，或结核，或为浮肿。

唇茧，治标黄柏密。

黄柏散 黄柏二两，五倍子、密陀僧各二钱，甘草二分，为末。水调涂黄柏上，炙干再涂，药尽为度，然后将柏作薄片，贴茧唇上。含口，治口疮。

舌膏莫去信方言，齿污必漱铭儒室。

擦牙方 荆芥、薄荷、细辛、梧桐泪等分，麝香少许，为末擦牙。热牙怕冷水，加牙硝、姜黄，内服败毒散；冷牙怕热水，加干姜、川椒，内服黑锡丹；不怕冷热乃风牙，加白蒺藜、皂角、僵蚕、蜂房、草乌；毒痰加南星、皂角；虫牙加雄黄、石膏、芦荟、白胶香，塞蛀孔中；气郁加香附、龙胆草；肾虚加青盐、羊胫骨；痛加乳、没；瘀血加五灵脂、血竭。

当归龙胆散 麻黄、升麻、黄连、龙胆草、草豆蔻各一钱，白芷、羊胫骨灰、归尾、生地各五分，为末。先用温水漱口擦之妙，或煎服亦可。治寒热相停，口齿痛不可忍。

白芷汤 麻黄、草豆蔻各一钱半，吴萸、升麻、黄芪、白芷各四钱，羌活八分，当归、熟地各五分，藁本三分，桂枝二分半，为末，先用温水漱净，以药擦之，或水煎服亦可。治大寒犯脑，牙齿疼痛。

谢传笑去散 乳香、没药、雄黄、胡椒、乌药、两头尖各等分为末，擦牙患处，初时甚痛，良久吐出涎来即愈。

青白散 青盐二两。白盐四两，用

川椒四两煎汁拌炒二盐，为末。擦一切牙疼，及漱水洗目尤妙。一方去川椒，用槐枝煎浓汁，炒二盐，为末，擦牙，甚者更以五倍子煎汤漱之。治食甘过多牙疼。

香盐散 香附三两，青盐五钱，为末，擦牙。去风热，治虫牙及肾虚宣露，一切齿疾。

单蒺藜散 一味，生为末。擦牙，或煎水入盐一捻。带热时时漱之，久则大效。治风虚牙齿疼痛，龈肿动摇，常用擦漱，大能固齿。

治肾虚胃热牙疼方 用羊腔骨烧灰存性四两，石膏五两，升麻、生地黄各五钱，黄连一钱，梧桐泪三钱，龙胆草少许，为末，擦牙，以水漱去。

治风虫牙疼方 用芫花、浮小麦、细辛、花椒、蜂房、青盐各一钱，用水煎浓汁漱牙，良久吐去勿咽。

治饮酒过牙疼方 临卧以井水频频含之，且漱；或用百药煎泡汤，俟冷含咽；或用砂仁嚼敷亦好。

延平方 槐枝、柳枝、桃枝、椰机草、地杨梅各一把，锉碎，注水一锅，熬至半锅，去渣，入盐一斤，煎至水干，取盐入细辛、杨梅皮、荆芥各五钱，黄连、石膏各三钱，当归、硼砂、白芷、龙骨各二钱，川乌一钱半，紫荆皮六钱，共为末，瓷罐收贮。每用二两，入烧枯糯米一两，研匀，逐日擦牙，或咽，又可防喉风。

乌须固齿补肾方 川芎、当归、熟地、芍药、香附、荆芥、枸杞、青盐、牛膝各三两为末，用糯米饭一升半拌匀，阴干，竹筒固济，置桑柴火中烧存性，为末，铅盒收贮，每早擦牙二次，药与水咽下，令牙不疼不落妙。又方用旱莲根一斤，酒洗，将青盐四两淹三宿，锅

内炒存性，炒时将原汁旋倾入炒，为末，每早用一钱擦牙咽之。

消齿壅法 生地黄捣汁一盅，以牙皂数片，火上炙热，淬地黄汁内，再炙，令汁尽为度，晒为末，敷之即缩。又有牙齿日长渐胀，开口难为饮食者，单白术煎汤，灌漱即愈。

劫痛方 樟脑一钱，冰片三分，用蟾酥调匀，以簪头挑入痛处，即愈。

溺白散 用妇人溺桶中白垢五钱，火煅，白矾枯过、白霜梅存性各二钱，为末。先用韭根、陈茶煎浓汁，以鸡瓴蘸热汁刷去腐肉，洗见鲜血，然后敷药，日三次，烂至喉者，以小竹管吹入。治走马疳疮，虽遍口齿落唇穿者亦效。忌油腻、鸡、鱼，但山根发红点者难治。一方用溺垢一钱，铜绿三分，麝香一分半，为末敷之亦好。

取牙不犯手方 风化石灰、白山楂根各五钱，玉簪花、南星各三钱，荜茇二钱，蟾酥五分，为末，每取少许于患处点三次，其牙自落。

取虫法 蟾酥五分，牡丹皮二钱，黄荆子、皂角各三钱，麝香二分，为末，用龟尿一盅，蜗牛四十九枚，同捣成饼，用纸包印颊上，闭口一时，开口看有虫，即挑去。

客寒羌附，温风起而冷齿易安；

羌活黑附汤 麻黄、黑附子、僵蚕、黄柏各三分，羌活、苍术各五分，防风、甘草、升麻、白芷各二分，黄芪一钱，食后水煎服。治冬月大寒犯脑，令人脑痛齿亦痛。

温风散 当归、川芎、细辛、白芷、荜茇、藁本、蜂房各等分，水煎服，仍含漱，治风冷齿痛。

神功兰藿，玉池润而风牙自逸。

神功丸 兰叶、藿香、当归、木香、

升麻各一钱，生地、甘草各三钱，黄连、砂仁各五钱，为末，蒸饼丸绿豆大。每百丸或二百丸，食远白汤下。治多食肉人，口臭不可近，及牙齿疳蚀，龈肉将脱，牙落血出不止，兼治血痢，血崩，下血麻木，血气上冲，妄闻妄见者，皆效。

玉池散 地骨皮、白芷、细辛、防风、升麻、川芎、当归、槐花、藁本、甘草各等分，水煎服。痛甚加生姜、黑豆煎汤，热漱冷吐，或为末擦牙亦妙。治风蛀牙疼，肿痒动摇，牙龈溃烂，宣露口气。一方去地皮加独活，治牙流血脓，变骨槽风及骨已出者，尤宜。

痛风，麻赤甜瓜并四妙，白虎黑虎捉虎，而飞步若仙；

痛风丸 南星、苍术、黄柏各二两，川芎、神曲各一两，白芷、桃仁各五钱，威灵仙、羌活桂枝各三钱，红花一钱半，防己、草龙胆各四钱，曲糊丸梧子大。每百丸，空心白汤下。治下、中、下疼痛。

麻黄赤芍汤 麻黄、赤芍各一钱，防风、荆芥、羌活、独活、白芷、苍术、威灵仙、片芩、枳实、桔梗、葛根、川芎各五分，甘草、归尾、升麻各三分，下焦加酒柏，妇人加酒炒红花，肿多加槟榔、泽泻，痛加乳、没，瘀血加桃仁、大黄，水煎服。治湿热流注，肢节肿痛。

甜瓜子丸 甜瓜子炒二两，木瓜一两半，威灵仙一两，川乌五钱，为末，酒糊丸梧子大。每三十丸，酒下。治风汗出，忌热及相反药，上下皆同。治风湿相搏，腰脚疼痛。

四妙散 威灵仙酒蒸五钱，羊角灰三钱，苍术一钱半，白芥子一钱，为末。每一钱姜汤下。治痛风走注。

捉虎丸 麝香二一半，京墨煅一钱

半，乳香、没药、当归各七钱半，白胶香、草乌、地龙、木鳖子、五灵脂一两半，糯米糊丸芡实大。每一丸，酒化下。治一切痛风走注，手足瘫痪，麻木不仁，白虎历节等证。如远年近月寒湿脚气，临发时空心服，取脚面黑汗出为效。

乳香黑虎丹 草乌、苍术、生姜各一斤，连须葱半斤，同均匀盦，春五、夏三、秋七、冬十日，每日拌一次，晒干，入五灵脂、乳香、没药各五钱，穿山甲二两，自然铜一两，为末，醋糊丸梧子大。每三十丸，空心热酒下，间日服尤妙，妇人血海虚冷，肚腹疼痛，临卧醋汤下，止服三十丸，不可过多。忌生冷物，但觉麻木为效，孕妇勿服。治男妇虚冷，血气衰败，筋骨寒冷及外感风湿传于以络，手足麻木，腰腿疼痛，久则偏枯瘫痪，口眼㖞斜及诸中风不能行者，并宜。

龙虎丹 草乌、苍术、白芷各一两，用童便、姜、葱汁拌，盦热，入乳、没各三钱，当归、牛膝各一钱，为末，酒糊丸弹子大。每一丸，酒化下。治痛风走注，或麻木不遂，或半身痛。

神仙飞步丹 草乌四两不去皮尖，苍术半斤，川芎、白芷各一两，为末，用生姜、连须葱各四两，和前药捣烂，以瓷器筑药于内令实，纸封瓶口，勿令泄气，春三、夏二、秋五、冬七日取出晒，或焙干与姜、葱同为末，醋糊为丸如梧桐子大，每服十五丸，空心温酒茶任下。忌发热物，孕妇勿服。治男子诸风湿痹，瘫痪等证。

古龙虎丹 苍术半斤用生姜十二两捣汁，可入童便，同拌成饼，草乌四两或半斤用生葱四两，捣汁拌成饼，俱摊壁上阴干，脚疾加黄柏半斤，为末，面糊丸梧子大。治一切痰火瘫痪，痛风，咳喘胀满。用酒下五十丸即吐，如欲下行用姜汤下，吐下后俱宜姜汤和胃。又苍术烧灰，草乌为末，各等分，每二钱，热酒调服，温覆可发痛风、破伤风汗。又草乌一两豆腐煮过，为末，每二分，体盛者三五分，酒调服之，发汗死去一时久，忌风，密室中睡苏，服姜汤解之，痛风即愈。或加蝴蜂窠烧存性一两，生川乌五钱，为末，每三分或五分，诸风通用。冷风湿气姜汤下，麻木麻痹葱煎汤下，四肢痛风酒下。

古乌龙丹 川乌、五灵脂各五两，为末，入脑麝研匀，水丸梧子大。每一丸，先以生姜汁研化，次暖酒调，空心日二服。治瘫痪风，手軃曳，口眼㖞斜，语言謇涩，步履不能。

血风，犀角麝香与乌头，趁痛应痛定痛，而活络不屈。

血风丸 秦艽、羌活、防风、白芷、川芎、当归、地黄、白芍、白术、白茯、半夏、黄芪各等分为末，蜜丸梧子大。每五十丸，空心酒下，或水煎服亦可。兼治产后血风筋挛，痿弱无力。

犀角汤 犀角、玄参各一钱，连翘、柴胡各六分，升麻、木通各八分，沉香、射干、甘草各五分，芒硝、麦门冬各四分，水煎服。治结阳肢肿便闭。

麝香丸 川芎三枚，全蝎二十一枚，地龙五条，黑豆二钱半，俱生用，麝香半字，为末，糯米糊丸绿豆大。每七丸，甚者十丸，夜卧令膈空温酒下，微出冷汗便瘥。治痛风走注，痒如虫啮。

乌头汤 川乌一枚，用蜜二盏，煎至一盏二分；麻黄、芍药、黄芪各二钱，甘草一钱，先用水四盏，煎至二盏，去渣，入前蜜和，煎至一盏六分，作两次温服。治历节疼痛，不可屈伸。

趁痛散 牛膝、当归、官桂、白术、

黄芪、独活、生姜各五分，韭白一钱二分半，水煎，食远服，或加桑寄生尤妙。治产后走动，气血升降失常，留滞关节，筋脉引急，遍身疼痛，甚则腰背不能俯仰，手足不能屈伸，兼治男子痛风。

活血应痛丸 苍术六两，草乌二两，金毛狗脊四两，香附七两，陈皮五两，没药、威灵仙各一两，为末，酒糊丸梧子大。每十五丸至二十丸，温酒下，忌桃李、雀鸽诸血。治风湿入骨，血脉凝滞，遍身麻木。上攻，头面虚肿，耳鸣，项强背急；下注，腰腿重痛，脚膝拘挛及痢久不止，痢后鼓槌风证。常服活血气，壮筋骨。

定痛散 苍耳子、骨碎补、自然铜、血竭、白附子、赤芍、当归、肉桂、白芷、没药、防风、牛膝各三两，五加皮、天麻、槟榔、羌活各一两，虎胫骨、龟版各二两，为末。每一钱，温酒调服。治风毒邪气，乘虚攻注皮肤骨髓之间，与血气相搏，痛无常处，游走不定，昼静夜甚，不得睡卧，筋脉拘急，不得屈伸。

活络丹 川乌、草乌、乳香、没药、地龙、南星各六两，为末，酒糊丸梧子大。每二十丸，空心冷酒、荆芥煎汤任下。治诸风湿毒留滞经络，注于脚间，筋脉拘挛，腰腿沉重，腹胁膨胀，不思饮食，一切痛风走注，或脚筋吊痛，上冲心腹，及男子元脏气虚，妇人脾血久冷。

加减虎骨散 虎胫骨三两，没药五钱，为末，每二钱，温酒调服。治白虎历节诸风，骨节疼痛，昼夜不可忍者。

虎骨散 虎骨四钱，芍药一两六钱，生地八两，以清酒一升浸，曝干，复入酒中，取酒尽为度，捣末。每二钱，酒调日三服。治骨髓中酸疼。一方无生地，

有乳香二钱。

潜行散　黄柏一味，好酒浸，晒干，为末。每一钱，煎四物汤调服，治血虚阴火痛风，及腰半以下湿热注痛，多服取效。

古半硝丸　半夏二两，风化硝一两，为末，生姜自然汁打糊丸梧子大。每五十丸，姜汤下。治痰饮流注疼痛。一方加茯苓一两，枳壳五钱，治中脘停伏痰饮，以致臂痛不能举，左右时复转移。

济生防风茯苓，五痹俱蠲；

济生防风汤　当归、赤茯、独活、赤芍、黄芩、秦艽各五分，甘草、桂心、杏仁各二分半，防风一钱，姜煎温服。治血痹、肌痹、皮痹。

济生茯苓汤　半夏、赤茯、陈皮各一钱，甘草、桔梗、枳实各五分，姜煎温服。治停蓄支饮及筋痹、脉痹。

川芎茯苓汤　赤茯、桑白皮、防风、官桂、川芎、麻黄、芍药、当归、甘草各五分，枣煎温服。如欲汗，以粥助之。治着痹留注不去，四肢麻木，拘挛浮肿。

宣明升麻汤　升麻一钱半，茯神、人参、防风、犀角、羚羊角、羌活、官桂各二分半，姜煎，入竹沥少许调服。治热痹，兼治诸风。

蠲痹汤　当归、赤芍、黄芪、防风、姜黄、羌活各一钱半，甘草五分，姜枣煎温服，治手足冷痹，腰腿沉重及身体烦疼，背项拘急。

川附丸　川乌、附子、官桂、川椒、菖蒲、甘草各一两，骨碎补、天麻、白术各五钱，为末，蜜丸梧子大。每三十丸，食前温酒下，日三服。治气痹。

续断丸　当归、续断、萆薢、天麻、防风、附子各一两，川芎七钱半，乳香、没药各五钱，为末，蜜丸梧子大。每四十丸，温酒米饮任下。治风湿流注，四

肢浮肿，肌肉麻痹。

导气天麻黄芪，三妙可必。

导气汤　黄芪二钱，甘草一钱半，青皮一钱，升麻、柴胡、归尾、泽泻、陈皮各五分，五味子二十粒，红花少许，水煎温服，乃清燥汤加减。治两腿麻木。

行湿流气散　苍术、羌活、防风、川乌各一两，薏苡仁二两，白茯苓一两半，为末。每二钱，温酒或葱汤下。治风寒湿气痹证。身如板夹，麻木不仁，或手足酸软。

天麻黄芪汤　天麻、白芍、神曲、羌活、茯苓各三分，人参、黄连各四分，当归五分，黄芪、甘草、升麻、干葛、黄柏、苍术各六分，泽泻七分，柴胡九分，水煎温服。治手足麻木，兼有风证。

三妙丸　苍术六两，黄柏四两，牛膝二两，为末，酒糊为丸如梧桐子大。每服七十丸至一百丸，空心姜汤或盐汤送下。治三阴血虚，足心如火热渐烘腰胯，及湿热麻痹，疼痛痿软等证，皆效。一方加当归、防己、虎胫骨、龟版各一两，名加味三妙丸。血虚加血药，气虚加气药。

九蒸单豨莶丸服之良，

端午、七夕、重阳日，收采洗去土，摘其叶，晒干铺入甑中，用好酒和蜜层层匀洒，蒸之复晒，晒之复蒸，如此者九次，为末，蜜丸梧子大。每四十丸，空心酒下。治中风口眼㖞斜，时吐痰涎，语言謇涩，四肢缓弱，骨节疼痛，腰膝无力，又能行大肠气及诸风痹。

千金单蓖麻汤擦之吉。

秋夏用叶，春冬用子，一二十斤，入甑内置大锅上，蒸半熟取起，先将绵布数尺双折所浸入蒸汤内，取出乘热敷患处，却将前蒸热铺布上一层，候温再换热药一层，如此蒸换，必以患者汗出

573

为度，重者蒸五次，轻者蒸三次即愈，内服疏风活血之剂，专治风湿瘫痪，手足不仁，半身不遂，周身麻木酸疼，口眼歪斜皆效。

擦痨法 蓖麻子三两，活地龙七条，甘草、甘遂各一两，麝香一钱，捣烂于瓷器内，筑实勿泄气，临用先将姜葱各一两，捣烂包患处，次用姜汁化此药一鸡子黄大，擦半时久，一日三次，二三年者效，妇人尤神。

游风，翻看紫浮萍；

单浮萍丸 用紫背浮萍摊于竹筛内，下着水晒干，为末，蜜丸弹子大。每一丸用黑豆淋酒化下。治一切风疾、瘾疹、紫癜、白癜、痛痒顽麻，兼治脚气打扑伤损，浑身麻痹。

单苍耳丸 端午日，取苍耳草叶洗净，晒干，为末，蜜丸梧子大。每十丸，日三次酒下。治诸风及诸风疮瘾疹，紫癜白癜，最消食积。若身体有风处，或为麻豆粒者，此为风毒出也，急用针刺，令黄水出尽乃已。

古苦皂丸 苦参末一斤，用皂荚二斤，以水一斗，浸揉取浓汁，去渣熬成膏，和丸梧子大。每三十丸，荆芥、薄荷酒下，或只用酒调下。治肺风，皮肤瘙痒，或生瘾癣及遍身风热，细疹痛痒，连胸、颈、脐、腹及近阴处皆然，涎痰亦多，夜多不睡。

斑疹，细捣胡麻虱。

胡麻散 胡麻一两二钱，荆芥、苦参各八钱，何首乌一两，甘草、威灵仙各一钱，为末。每二钱，薄荷煎汤，或茶酒蜜汤下。服药后频频浴身，得汗出立效。治脾肺风毒攻冲，遍身瘙痒，或生疮疥瘾疹，浸淫不愈及面上游风，或如虫行，紫白癜风顽麻，可肾脏风攻注，脚膝生疮等证。

调中疏邪汤 苍术一钱半，陈皮、砂仁、藿香、芍药、甘草、桔梗、半夏、白芷、羌活、枳壳各一钱，川芎、麻黄、桂枝各五分，姜煎温服，治内伤外感而发阴斑。

土朱散 土朱、青黛各二钱，滑石、荆芥各一钱，为末。蜜水调搽，服之亦可。治丹毒。

浮萍汤 干浮萍四两，汉防己五钱，浓煎热汤，先蒸后洗，治赤白癜风，一切斑疹、疥癣神效。

治面鼻生紫赤刺瘾疹方 硫黄、白矾等分，黄丹少许，为末，津液调敷，临卧再敷。

又方 黄丹二钱，硇砂五分，巴豆十枚，饼药一钱半，为末，同入罐中，以水酒和匀，慢火熬三四沸取出，入石灰三钱，和匀，用鹅毛蘸药搽红处，日一次，才见微肿，便洗去。鼻上赘肉、雀斑、粉刺，皆效。

治面生雀子斑方 霜梅肉、樱桃枝、猪牙皂、紫背浮萍各等分为末，如常洗面，其斑自去。

治汗斑方 牙皂、雄黄、半夏、川椒、荜澄茄、白附子各等分，硫黄、信石各少许，为末，醋调绢包擦。又水粉、硫黄等分，生姜汁调擦，三次效。

噫！处方同类相求，用药惟天阴鸷。

寒

伤寒古法特详，暴寒亦肾所属，外则先入皮毛，内则直凝胃腹。

常用冲寒散 香附、陈皮、草果各一两半，砂仁、白姜、肉豆蔻各七钱，藿香、白茯、木通、吴萸各三钱，夏月去吴萸，加扁豆，换赤茯，为末。每一匙，温酒、姜汤、米饮任下。治感寒腹痛作泄，或无泄而饮食少，胃弱怕吃肥腻等证。

诸咳因风寒，华盖三奇或熏；

诸咳丸　陈皮、百药煎、枳壳、半夏曲、诃子、知母各等分，姜汁入蜜为丸，白汤下。诸咳通用，伤风咳甚发表后，以此断根尤妙。

华盖散　苏子、赤茯苓、陈皮、桑白皮、麻黄、杏仁各一钱，甘草五分，水煎温服。治肺感风邪，咳嗽上气，胸膈烦满，项背拘急，头目昏眩，鼻塞声重，痰气不利。

加减三奇汤　桔梗、陈皮、青皮、人参、紫苏、桑白皮、甘草各五分，半夏七分，杏仁三分，五味子四分，姜煎。治咳喘胸满。

单生姜丸　一味焙干为末，糯米糊丸芥子大。每三十丸，空心米饮下。治寒嗽。

熏药　佛耳草、款冬花各一钱半，鹅管石、雄黄各二分半，为末，用熟艾铺纸上，以前药分作二帖，卷作筒子，烧烟吸入口中，以温茶常呷一二口，每一筒作三四夜吸，嗽止即住。治风入肺，久嗽不止。

久咳多热郁，芩半百花可掬。

古芩半丸　黄芩、半夏各一两，为末，姜汁糊丸梧子大。每七十丸，姜汤下。治热嗽生痰。

古百花膏　百合、款冬花各等分为末，蜜丸龙眼大，每一丸，食后临卧细嚼姜汤下，噙化尤佳。治喘咳不已，或痰有血，若虚弱人，最宜服之。

加味百花膏　紫菀、款冬花各一两，百部五钱，为末，每三钱，姜三片，乌梅一个，煎汤调，食后临卧各一服，或蜜丸服亦好。治久嗽不愈。

葶苈散　葶苈、瓜蒌仁、薏苡仁、

桑白皮、升麻、葛根，桔梗各一钱，甘草五分，姜煎温服。治过食煎炒及酒，以致喘急不得卧及肺痈等证。

食嗽知贝矾及兮，诃黎蜂姜解劳蒸；

古二母散　知母、贝母各一两，巴霜十粒，为末。每服一字，姜三片，临卧细嚼白汤下，便合口睡，其嗽即定，自胸膈必利下寒痰，粥补之。治远年近日诸般咳嗽，兼治痰证。

加味二母丸　知母、贝母，用巴豆同炒黄色，去巴入白矾、白茇各等分，为末，姜汁和蜜为丸，含化；或加麦门冬、陈皮、阿胶等分亦好。治久嗽、痨嗽、食积嗽。

诃黎丸　诃子皮五钱，海石、瓜蒌仁、青黛、杏仁、贝母、便制香附各二钱半，为末，姜汁和蜜为丸，含化，徐徐咽下。治肺胀喘满，气急身重及劳嗽干咳无痰等证。

蜂姜丸　茜根、僵蚕、海粉、瓜蒌仁、杏仁、蜂房、神曲各等分为末，姜汁、竹沥为丸，含化。治酒痰嗽，积久如胶及牙宣肿痛。

痰嗽橘甘瓜连兮，团参橘姜医气促。

古橘甘散　橘皮去白四两，甘草炙一两，为末。每服二钱，白汤调下。治痰嗽，极有效验。

瓜连丸　瓜蒌仁、杏仁、黄连各等分为末，竹沥、韭汁为丸，如梧桐子大。每服三五十丸，紫苏煎汤送下，治伤酒，痰嗽喘急。

半瓜丸　半夏、瓜蒌仁各五两，贝母、桔梗各二两，枳壳一两半，知母一两，为末，生姜汁浸，蒸饼糊丸，如梧桐子大。每服三五十丸，姜汤下。治痰嗽。

团参饮子　人参、半夏、紫菀、阿胶、百合、款冬花、杏仁、天门冬，经霜桑叶各五分，五味子、细辛、甘草各

医学入门

卷之六

二分半，食后姜煎温服。治七情饥饱损伤脾肺，咳嗽脓血，渐成痨瘵。如因气加木香，咳唾血有热加生地，有寒加钟乳粉，疲极而咳加黄芪，损而唾血加没药、藕节，呕逆腹满不食加白术，倍生姜，小便多加益智仁，大便溏去杏仁，加钟乳粉，面浮气逆加沉香、陈皮。加减同煎服。

古橘姜丸　陈皮、生姜同捣焙干各二两，为末，用神曲末二两打糊为丸，加梧桐子大。每服三五十丸，食后临卧米饮送下。治久患气嗽圣药。凡火嗽忌用人参、半夏、陈皮等燥药，气嗽忌用粟壳、豆蔻等涩药。

霍乱回生，加味半硫祛冷痰；

回生散　陈皮、藿香各五钱，水煎温服。治霍乱吐泻，但一点胃气存者，服之回生。

加味半硫丸　硫黄一两，入猪脏内缚定，以米泔、童便、水酒各一碗，煮干一半，取出洗净晒干，入半夏、人参、白茯各一两，石膏一分，为末，姜汁浸，蒸饼丸梧子大。每五十丸至百丸，空心米汤下。治忧思过度，脾肺气闭，结聚痰饮，留滞肠胃，吐利交作，四肢厥冷，头目眩晕，或复发热。

九君子汤　陈皮、半夏、麦门冬、白茯、白术各一钱，人参、小麦、甘草各五分，乌梅一个，姜煎温服。治霍乱已愈，烦热多渴，有痰，小便不利。

吐利交作，正料红丸消食蓄。

红丸子　莪术、三棱各二两，醋煮青皮、陈皮各五两，干姜、胡椒各二两，阿魏一分，为末，陈米粉糊丸梧子大，矾红为衣，每百丸，生姜、甘草煎汤下。治脾胃虚冷，饮食失节，聚留肠胃，或因饮食不调，冲冒寒湿，吐利并作，心腹绞痛。

筋转难当，木萸加以炒盐；

木萸散　吴萸五钱，木瓜一钱，食盐五钱，同炒焦，先用瓦瓶炆水百沸，却入前药煎服。治霍乱吐泻，或因饮冷，或胃寒失机，或大怒，或乘舟车，伤动胃气，令人上吐下泻不止，头旋眼花，手足转筋，四肢逆冷者最效。一方用枯矾为末，每一钱，百沸汤点服，亦好。

渴不能药，椒豆必须冷服。

古椒豆散　胡椒、绿豆各四十九粒，研烂，水煎服。如渴甚，新汲水调服。治霍乱吐泻而不能服药者，效。

劫九般心痛，

九痛丸　附子三两，巴豆、人参、干姜、吴萸各一两，狼毒二钱半，为末，蜜丸梧子大。每三丸，空心温酒下。治九种心痛及中恶胀痛，口不能言，连年积冷，流在心胸，肿痛上气，落马坠车等疾。

通灵散　蒲黄、五灵脂各一两，木通、赤芍各五钱，每四钱，水煎临熟入盐少许，通口服。治九种心痛。

散痛丸　陈茶一两，乳香五钱，为末，腊月兔血丸芡实大。每一丸，淡醋汤下。治心气痛不可忍。

灵槟散　五灵脂、槟榔等分为末。每三钱，菖蒲煎汤下，隔夜先将猪肉盐酱煮熟，令患人细嚼，吐出勿吞，却将前药空心服之。治心脾虫痛。此方用肉味引虫头向上，用药杀虫也。

烧一种脾疼。

烧脾散　干姜、草果、厚朴、砂仁、神曲、麦芽、陈皮、良姜、甘草各等分为末。每三钱，淡盐汤点服。治饮食生冷，停留中焦，心脾冷痛。

心腹疼痛，玄椒散后香良；

古二胡散　玄胡索、胡椒各等分为末；每二钱，酒调服。

二妙香良散　香附、良姜各等分，各炒为末，每二钱，入盐少许，米饮调服，若同炒则不效。二方俱治心腹疗痛。

心脾刺痛，乌沉汤加神曲。

四味乌沉汤　乌药、香附、砂仁、沉香等分，姜煎服。治心脾刺痛。

乌药沉香汤　乌药一两，沉香五钱，人参三分甘草四分，为末，每五分，入盐少许，姜煎服。或加香附、砂仁、陈皮、半夏，或加枳壳、神曲、麦芽、莪术、青皮、木香，随宜加入。治一切气，除一切冷，调中补五脏，益精壮阳，暖腰膝。治呕泻，疗瘕癖疼痛，风水毒肿，冷风麻痹及中恶心腹痛，蛊毒鬼气，宿食不消，天行瘴疫，膀肾冷气攻冲背臂，俯仰不利及妇人血气攻心，胃腹撮痛。

寒痛草蔻抽刀，热则连附莎芎；

草蔻丸　草豆蔻一钱四分，泽泻小便数者减之、麦芽各一钱半，半夏一钱，吴萸、益智仁、陈皮、僵蚕、人参、黄芪各八分，桃仁七枚，生甘草、炙甘草各三分，当归、青皮、神曲、僵黄、柴胡各四分，为末，蒸饼丸梧子大。每三十丸，白汤下，食远斟酌多少用之。治客寒犯胃作痛，得热即止，热痛亦可暂服。

小草丸　小草、桂心、川椒、干姜、细辛各三两，附子二分，为末，蜜丸梧子大。每三丸，米饮下，忌荤腻生冷，治胸痹心痛，逆气膈中，饮食不下。

抽刀散　白姜五两，用巴霜一钱同炒赤，去巴；菖蒲五两，半生半炒；良姜五两，用斑蝥二十五枚同炒黑，去蝥；糯米六两一分炒黄，为末，每二钱，空心温酒下。昔一人醉卧星夜，天明脾疼攻刺，百药罔效，后服之顿愈，乃知风露入脾，故用二姜、菖蒲散邪、巴豆、斑蝥借气伐根，继以养脾之剂调之，更

不复作。

连附六一汤　黄连六钱，附子一钱，姜枣煎热服。治胃脘痛甚，诸药不效者，热因热用也。

莎芎散　香附、川芎各一两，黄连、山栀各五钱，木香、干生姜各三钱，槟榔、酒黄芩、芒硝各二钱，为末。每二钱，用姜汁同滚白汤调，痛时呷下。治曾服香燥热药，以致病根深固者，宜用。

实痛煮黄藁苍，虚则归术二六。

煮黄丸　雄黄一两，巴豆五钱，白面二两，研匀，水丸梧子大。取十二丸，用浆水煮熟，漉入冷浆水内沉冷，每一时冷浆水下一丸，一日尽十二丸，如得利不可再服，宜古藁苍以去余邪，治大实心痛。

古藁苍汤　藁本五钱，苍术一两，水煎服。服煮黄丸后，宜此断根。治大实心痛，及心头迷痛者亦好。

古归术散　当归八两，白术一两，为末。每二钱，沸汤点服。治心脾疼痛。

二六丸　白术五钱，白芍、砂仁、半夏、当归各三钱，桃仁、黄连、神曲、陈皮各二钱，吴萸一钱半，人参、甘草各一钱，为末，蒸饼为丸服。治气血俱虚，挟食积痰火心痛。

痰火栀姜海石，白螺必煅成灰；

栀姜饮　山栀仁十五枚炒焦，水一盏，煎至六分，入生姜自然汁三匙令辣，再煎少沸热饮，可入川芎一钱尤妙。治胃热作痛。如用此及劫痛药不止者，须用玄明粉一钱服之，立效。

栀萸丸　山栀仁炒焦三两，吴萸、香附各五钱，为末，蒸饼丸如花椒大。每二十丸，生地黄酒洗，同生姜煎汤服。治气实心痛。

黄连栀石丸　吴萸、黄连、山栀、滑石各钱，荔枝核烧存性三钱，为末，

577

姜汁糊丸服。治湿热心痛，引小腹欲作疝者。

海石散 海石二钱，香附一钱，为末，川芎、山栀煎汤，入姜汁令辣，调服。治脾痛、疝痛。实者可煅牡蛎粉二钱，酒调服。

白螺壳丸 白螺蛳壳火煅、南星、滑石、苍术、山栀、香附各一两，枳壳、青皮、木香、半夏、砂仁各五钱，春加川芎，夏加黄连，秋冬加吴萸，为末，姜汁浸，蒸饼为丸，绿豆大。每五十丸，姜汤下。治痰积胃脘作痛。

血积失笑干漆，玄胡须醋炒熟。

失笑散 蒲黄、五灵脂各等分为末。每二钱，先以醋调成膏，入水一盏煎，空心热服。治心气痛及小肠气痛不可忍。

单干漆丸 炒烟尽为末，醋糊丸梧子大。每五七丸，热酒或醋调下。治九种心痛，恶心吐水，腹胁积聚滞气，妇人瘀血作痛尤效。

玄胡索丸 玄胡索一两半，桂心、红花、滑石、红曲各五钱，桃仁三十枚，为末，蒸饼为丸服。治死血作痛神效。

腹痛痰滞，姜调芎术散当先；

川芎、苍术、香附、白芷各等分为末，磨木香、姜汁点热汤调服。治痰积作痛，脉滑，小便不利。

腹痛血寒，酒煮当归丸最速。

当归一两，黑附子、良姜各七钱，茴香五钱，四味用酒一碗煮干，再焙，入甘草、苦楝、丁香各五钱，玄胡索四钱，炒黄盐、全蝎各三钱，柴胡二钱，木香、升麻各一钱，为末，酒糊丸，梧子大。每五七十丸，空心淡醋汤下。忌油、面、酒、腻、生冷。治小腹寒痛及妇人癫疝，下注脚气，腰以下如有冰雪，以火焙衣盖，犹寒冷之极，小便不止，与白带长流不禁，目睛晾晾无所见，身重如山，腿膝枯细，大便难，虚乏极甚。

吁！是病起于伤寒，却病无如寡欲。

暑

盛暑酷热，流火烁金，正宜生脉为主。

生脉散 人参、五味子各一钱，麦门冬二钱，水煎服，生津止渴，加黄芪、黄柏，令人气力涌出。古云：夏月必服五味子，以补五脏，服参与五味子不得者，白术、乌梅代之。

清肺生脉饮 黄芪二钱，当归、生地黄、人参、麦门冬各五分，五味子十粒，水煎服。治暑入肺咳嗽，脾胃虚弱，气喘气促。

反治大顺散难禁。

先将甘草四两，用蜜炒熟，次入干姜炒褐，却入杏仁炒不作声为度，取起，后入肉桂各钱三分，为末。每二钱水煎服，烦躁冷水调服。治冒暑伏热，引饮伤脾，霍乱吐泻。

诱行丸百药自卫，

百药煎、麦门冬、乌梅、葛根、人参、甘草蜜丸，含化一丸。免吃冷水膨腹，兼止吐泻作渴。

无忧万病相侵。

谢传万病无忧散 草果、黄连、滑石、泽泻各一两二钱，枳壳、木通、厚朴、陈皮、赤茯苓、车前子、猪苓、砂仁各八钱，香薷、扁豆各二两，白术、小茴各五钱六分，木香、甘草各二钱半，为末。每二钱，滚水调服，素虚者温酒或茶清下。忌米饮，孕妇禁服。如不善服末者，煎三沸服，或摊冷服，不尔则吐，专治夏月霍乱吐泻，烦渴尿赤，似疟非疟，似痢非痢，不服水土等证，常服可防疟痢。

正气虚疟四兽七枣，痰火露姜宜早服；

四兽饮 人参、白术、茯苓、陈皮、半夏、草果、乌梅、生姜、枣子各等分，甘草减半，共用盐少许淹食顷，以皮纸包裹，将水浸湿，慢火煨一时，令香熟，焙干，每五钱水煎，未发前并进数服。治七情聚痰发疟，及五脏气虚，疟久不已。

古枣附汤 附子半枚，盐水浸泡七次，枣子七枚，生姜七片，水煎，当发日旦温服，仍吃枣子三五枚。治五脏气虚发疟，不问寒热先后及独作、叠作、间作并治。

古果附汤 草果、附子各二钱半，姜、枣煎温服。治脾寒疟疾不愈，振寒少热，面青不食，大便溏泻，小便反多。

露姜饮 用生姜四两，和皮捣汁一碗，夜露至晓，空心冷服。大治脾胃聚痰，发为寒热。凡中风、中气、中暑、中毒、干霍乱，一应卒暴之证，与童便合用，立可解散。盖姜能开痰，童便能降火故也。

邪外邪疟常山槟榔，痞块鳖甲消年深。

祛邪丸 麻黄四两，常山、大黄、知母、甘草各二两，为末，蜜丸梧子大。每面东服十五丸。欲汗，冷水下；欲下，露姜饮下；欲吐，甘草煎汤露过下。治新疟脉浮大，寒热往来。

胜金丹 常山四两，酒蒸晒干，槟榔一两，为末，醋糊丸，绿豆大。每三十丸。隔夜临卧冷酒下，次早再进一服。血虚，当归煎汤下；气虚，人参煎汤；痰多，贝母煎汤下。治诸疟，日久不愈。

老疟丸 常山、草果各二两，用酒、醋各一碗，入砂锅内浸一宿，再入青皮、陈皮、半夏、乌梅、三棱、莪术、砂仁、槟榔各一两，同浸半日，煮干，晒为末，半酒半醋打糊为丸，梧子大，每三十丸，白汤下，服至半斤除根，治久疟不瘥，腹痛有母，凡积聚及行瘴湿地方尤宜。

老疟饮 苍术、草果、桔梗、青皮、陈皮、良姜各五分，白芷、茯苓、半夏、甘草、枳壳、桂心、干姜各三分，苏叶、川芎各二分，水煎，入盐少许，空心温服。治人疟，结成癥瘕、痃癖在腹，诸药不愈。

鳖甲丸 鳖甲二两，香附、三棱、莪术、海粉、青皮、红花、桃仁、神曲、麦芽各五钱，并用醋煮晒干，随证加减，为末，醋糊丸梧子大。每五十丸，白汤下。善消导疟母。一方加芎、归、赤芍等分，名阴疟丸，治夜疟及血虚。

痢疾导滞主方，香连阿胶六神可辅；

导滞汤 芍药一钱，当归、黄芩、黄连各五分，大黄三分，肉桂二分关，木香、槟榔、甘草各二分，水煎服。一方无肉桂、甘草，有枳壳。治下痢浓血，里急后重，腹痛作渴，日夜无度。大要以芍药、甘草和中止腹痛，恶热痛加黄芩，恶寒痛加姜、桂；以木香、槟榔行气除后重，气分加枳壳，滑石宽肠，血分加当归、桃仁和血；以秦艽、皂子祛肠风；黄芩、黄连清热毒；白术、陈皮调胃；茯苓、泽泻渗湿；山栀、枳实消积。呕吐加石膏、陈皮、山栀、姜汁；痢已后重不解，去槟、枳，换条芩，加升麻提之；虚者减芩、连、大黄；气虚加白术、黄芪、砂仁；血虚加芎、归、阿胶、侧柏叶、炒干姜。此方行血和气，深合经旨。

香连丸 黄连五两，粉草二两，同用蜜水略拌湿，置锅中重汤蒸良久，取出晒干，如此者九次，后入木香一两，为末，糊丸梧子大。每五十丸，空心温酒米饮任下。治一切痢疾。

加味香连丸 黄连四两,用吴萸水炒过,木香一两,阿芙蓉二钱,为末,陈米糊丸绿豆大,每二三十丸。此方临危便泄不收,诸方不效,急将莲肉煎汤送下,被盖取睡,效奏神矣。

四味香连丸 黄连炒十两,大黄酒煨四两,木香二两,槟榔一两,为末。糊丸如绿豆大。每七十丸,空心米饮下。治痢初起,不问赤白,每日二服,有积自行,无积自止。如下痢,色黑在黄,色紫地榆,色红黄芩,色淡生姜,色白肉桂,色黄山楂,水泄粟壳,痛甚木香、山栀,各煎汤送下,如神。

黄连阿胶丸 黄连三两,赤茯苓二两,为末,水调,阿胶一两,和丸梧子大。每三十丸,食后米饮下。治热泻血痢及肺热咯血。此方抑心火,清肺脏故也。

六神丸 黄连解暑毒,清脏腑,厚肠胃,赤痢倍之;木香温脾胃,逐邪气,止下痛,白痢倍之;枳壳宽肠胃;茯苓利水;神曲、麦芽消积滞;以上六味,各等分为末,神曲打糊为丸梧子大。每五十丸,赤痢,甘草煎汤下;白痢,干姜煎汤下;赤、白痢,甘草、干姜煎汤下。真调痢要药。

加味清六丸 滑石六钱,乳香、没药、桃仁、木香、槟榔、大黄各一钱,为末,神曲糊丸绿豆大,每百丸,米饮下,以利尽秽物为度。治痢久不愈,下如清涕,有紫黑血丝。原因饱食疾走,或极力叫号呕跌,多受疼痛,大怒不泄,补塞太过,大酒大肉,皆令血瘀所致。

古姜墨丸 干姜炒、京墨煅各等分为末,醋煮,面糊为丸如梧子大,每服三五十丸,米饮下。治蛊痓痢。

休息感应神效,养脏补肠百中可寻。

感应丸 百草霜、丁香、干姜各一两,木香二两,杏仁四十九粒,肉豆蔻二十一枚,巴霜七十二枚 一方有黄丹、乳香,为末,用黄蜡滤去渣,又用酒煮溶,取浮者四两,如春夏用清油一两,秋冬一两半,熬熟,入前蜡溶化,候温入前末和匀,油纸包裹,旋丸梧子大,小儿麻子大。每二十丸,空心米汤或姜汤下。治男妇小儿,停积宿食冷物,不能克化,有伤脾胃,与泄泻臭秽,或下痢脓血,肚热心腹疼痛。

神效丸 当归、乌梅、黄连各等分 一方有阿胶,为末,蜜丸,甚者蜡丸梧子大,焙干。每三十丸加至五十丸,空心厚朴煎汤下。治休息痢脓血不止,疼痛困弱。

养脏汤、丸 粟壳蜜炒一两,陈皮、枳壳、黄连、木香、乌梅、杏仁、厚朴、甘草各五钱,黑豆、枣子煎服 红痢,生地、甘草节、春茶煎。久不效,加龙骨、赤石脂、人参、芍药各一两,为末,蜜丸梧子大。每三十丸,乌梅、甘草煎汤,或粟米饮下,治五色痢神效。

黄连补肠汤 黄连四钱,茯苓、川芎各三钱,酸石榴皮五片,地榆五钱,伏龙肝二钱,每八钱,水煎服。治大肠虚冷,痢下青白,肠中雷鸣。

百中散 粟壳去粗皮,用姜汁浸一宿,炒干为末。每二钱,米饮调服。忌生冷、油腻、鱼鲊、毒物三日。治一切痢,不问赤白,或日百行,一服便疏,再服即愈。

气痢丸 诃子、橘皮、厚朴各三两,为末,蜜丸梧子大。每三十丸,米饮下。

苍榆汤 苍术二钱,卷柏、芍药各一钱半,地榆、阿胶各一钱,水煎服。治泄痢脱肛。阿胶,大肠要药也。

姜茶煎,可防疫;

老生姜、春茶叶各等分,新水煎服。

盖姜助阳，茶助阴，二者皆能消散，又且调平阴阳，况于暑毒，酒食毒皆能解之乎！不问赤白冷热，疫痢腹痛通用。

梅蜜饮，能抑心。

治热痢，用陈白梅、好茶、蜜水各半煎服；冷痢用生梅汁、蜜水各半煎服，仍将木香、生肉豆蔻为佐。蜜最治痢。

蛊毒，茜根犀角；

茜根丸 茜根、犀角、升麻、地榆、当归、黄连、枳壳、白芍等分为末，醋糊为丸，梧子大。每七十丸，空心米饮下。治蛊痒痢及一切毒痢，心腹烦痛等证。

愈后，苍龟柏芩。

苍龟丸 苍术、龟版、白芍各二两半，黄柏五钱，为末，粥丸四物汤加陈皮、甘草煎汤下。治痢后脚弱渐小。一方加黄芩五钱。

噫！人情好饮贪凉以避暑，至理淡口节欲以养阴。

湿

惟湿易于伤脾，惟脾难于调燮。下虚，则浊流于内，而为泻为肿为疼；上郁，则色蒸于外，而为疸为嗳为噎。

退黄老少男妇俱宜，

退黄丸 青矾二两，锅内溶化，入陈黄米四升，用醋拌匀，慢火炒令烟尽力度，加入平胃散六两，同炒少顷，去火毒；水肿合四苓散一料同炒，为末，醋糊丸梧子大。每七十丸，空心临卧陈米饮下。忌糯米、油、面、生冷、硬物。一方只用青矾、苍术等分，炒丸亦好。治黄肿，水肿腹胀，溏泻等证。此方即周益公阴骘丸。挟气肿者，加樟树皮五钱、木香二钱、香附二两；挟血肿及产后肿者，加四物汤一料。盖青矾乃铜之

精液，用醋制以平肝，逾于针铁。如服针铁，必忌盐而后复发，青矾不忌不发，亦不须服紧皮药丸。

红矾丸 青矾半斤，用纸包定，装入旧蒲鞋头内，又以一只上下合柱，缚定于炭火内，煅通红为度，候冷取出名曰红矾。香附各四两，猪苓、泽泻各二两，艾线一两，用醋一碗，罐煮，取焙为末，陈米饭捣丸梧子大，用四物汤料各一两，加木香三钱，研末为衣。每五十丸加至八九十丸，酒下，治妇人黄肿如神。

着肾青娥可悦。

肾着汤 干姜、茯苓各二钱，甘草、白术各一钱，空心水煎服。治肾虚伤湿，身重腰冷，如坐水中，不渴，小便自利。

青娥丸 故纸四两，胡桃肉八两，杜仲四两，腰膝疼者倍之一方加黄柏、牛膝各四两，知母三两，草薢四两，用盐水、童便、米泔、酒各浸一两，过一宿，晒干为末，春夏用糯米粥，秋冬用蜜同胡桃捣烂，和药杵丸梧子大。每五十丸至八十丸，空心温酒，盐汤任下，以干物压之。专滋肾水，秘精壮阳益筋，治腰膝痛神效。

茯苓苍术导水，胜似舟车；

茯苓汤 赤茯、泽泻、香附、陈皮、桑白皮、大腹皮、干姜各等分，水煎服，或加葶苈、防己、枣肉丸服亦好。治脾虚浮肿，喘急尿涩。

单苍术丸 苍术一斤，用童便、酒各浸半斤，过一宿，晒为末。每一钱，空心酒调服，能治风湿。或加白茯六两，神曲糊丸，绿豆大，每七十丸服亦好。健脾燥湿，壮筋明目，或单白术一两酒煎服。二术补脾，生附行经，治湿要药。

导水丸 大黄、枯芩各二两，牵牛、滑石各四两。湿热腰痛及水湿肿痛，久雨加甘遂；遍身走注肿痛加白芥子；热

毒肿痛、久旱加朴硝；气血结滞，关节不通，肠胃干燥加郁李仁；腰腿沉重加樟、柳根各一两。为末，水丸或蜜丸小豆大。始自十丸，每服加十丸，日三服，温水下，以利为度。治带、暑湿热及久病热郁，一切热证；兼除痰饮、消酒食、清头目、利咽膈通结滞、强神健体；并妇人经病，产后血滞，腰脚重痛；小儿积热，惊风潮搐。一方加黄连、薄荷、川芎各五钱，名神芎丸，兼治鼻衄、口舌生疮、牙疳齿蚀，遍身湿疮、干疥，睡语咬牙，惊惕怔忡，二便涩滞，惟孕妇忌用。

舟车丸 大黄二两，甘遂、大戟、芫花、青皮、陈皮各一两，牵牛四两，木香五钱，为末，水丸梧子大。每六七十丸，白汤下，随证加减。

四制三精除湿，兼医疮疖。

四制苍柏丸 黄柏四斤，用乳汁、童便、米泔各浸一斤，酥炙一斤，浸炙各宜十三次；苍术一斤，用川椒、故纸、五味子、川芎各炒四两，去各炒药。用苍、柏为末，蜜丸梧子大。每三十丸，早酒、午茶、晚白汤下。滋阴降火，开胃进食，除周身之湿。

三精丸 苍术、天精、地骨皮、地精各净末一斤，用黑桑椹、人精二十斤揉碎，入绢袋内压去渣，将前药投于汁内调匀，倾入瓷罐内，密封罐口，阁于栏上，昼采日精，夜采月华，直待日月自然煎干，方取为末，蜜丸小豆大。每十丸，酒汤任下。健脾去湿，息火消痰，久服轻身，发白转黑，面如童子。

除湿丹 槟榔、甘遂、威灵仙、赤芍、葶苈各二两，乳香、没药各一两，牵牛、大戟各三两，陈皮四两一方去葶苈，加泽泻、青皮，为末，曲糊丸，梧子大。每五十丸至八十丸，食前温水下，

服药前后忌酒、面二三日，宜淡粥补胃尤佳。治诸湿客搏，腰膝重痛，足胫浮肿，筋脉紧急，津液凝涩，便溺不利，目赤瘾疹，痈疽发背，疔癣疮疖及走注脚气。

膈满不利，黄芩枳术可舒；

黄芩利膈丸 生黄芩、炒黄芩各一两，半夏、黄连、泽泻各五钱，南星、枳壳、陈皮各三钱，白术二钱，白矾一钱或加萝卜子五钱，牙皂一钱，为末，蒸饼丸梧子大。每五十丸，白汤下，忌酒、面、鱼腥、热毒物。除胸中热，利膈上痰。

枳实消痞丸 枳实、黄连各五钱，厚朴四钱，半夏曲、人参、白术各三钱，干生姜、茯苓、麦芽、甘草各二钱，为末，蒸饼为丸梧子大。每三五十丸，空心温水下。治右关脉弦，心下虚痞，恶食懒倦，开胃进食。

平补枳术丸 古庵用白术三两补脾气，白芍一两半补脾血，陈皮和胃、枳实消痞、黄连清热各一两，人参补元气、木香调诸气各五钱，为末，荷叶煎浓汁煮糊丸，梧子大。每五七十丸，食远米饮下。调中健脾，去痰火，通气道。

痞久不消，黄连厚朴堪活。

黄连消痞丸 白术、姜黄各一两，黄连、黄芩俱土炒各六钱，枳实五钱，半夏、陈皮、人参各四钱，泽泻、厚朴、砂仁各三钱，猪苓二钱半，干生姜、神曲、甘草各二钱一方有茯苓，为末，蒸饼糊丸梧子大。每五十丸至百丸，空心白汤下。治一切心下痞满壅滞，烦热喘促，积年不愈。

厚朴温中汤 厚朴、陈皮各一钱，干生姜二钱，茯苓、草豆蔻、木香、甘草各五分，姜、枣煎服。治脾胃虚弱、心腹胀满疼痛，及秋冬客寒犯胃作痛。

泻必启脾平胃，二白曲芎以调中；

启脾丸 人参、白术、茯苓、山药、莲肉各一两，陈皮、泽泻、山楂、甘草各五钱，为末，蜜丸弹子大。每一丸，空心米饮化下。治大人、小儿脾积五更泻，消疳黄胀，定腹痛，常服生肌健脾益胃，或为散服亦好。

平胃蒜肚丸 猳猪肚一具，去脂膜，入大蒜装满，以线缝住，用冷水、热水各七碗，先将水烧滚，入肚，煮至水干为度，取出捣烂，入苍术、陈皮、厚朴各五两，川椒少许，再捣至肚无丝，方可为丸，梧子大。每二钱，白汤下。治脾泻水泻，便红下血等证。久痢先行，后以此补之，神效。

二白丸 白术二两，山楂、神曲各一两半，白芍、半夏、黄芩各五钱，为末，荷叶包饭煨熟，捣丸梧子大，空心白汤下。治奉养太过，饮食伤脾，常泻或痢。

白术茯苓汤 白术、茯苓各五钱，水煎温服。治食泻湿热。

白术芍药汤 白术、芍药各四钱，甘草二钱，水煎服。治脾湿水泻，体重腹满，困弱不食，暴泻无数，水谷不化。二方和中、除湿、利水，三白之妙用如此，凡泻之要药也。

曲芎丸 神曲、川芎、白术、附子各等分为末，面糊丸梧子大。每三五十丸，米饮下。治脏腑受风湿，泄泻不止及食积作痢，兼治飧泻。

调中健脾丸 白术、破故纸、诃子、肉果各一两，茯苓、陈皮各八钱，黄连、吴萸水炒过七钱，神曲六钱，木香、厚朴、小茴、砂仁、山药、莲子各五钱，为末，粥丸梧子大。每七十丸，莲子煎汤下。治脾肾气虚，早晚溏泻，及脏寒久泻亦宜。

虚则断下固肠，万全诃蔻止脱滑。

大断下丸 龙骨、附子、枯矾、肉豆蔻、牡蛎、诃子、酸石榴皮各二两，良姜、干姜、赤石脂各一两半，细辛七钱半，为末，醋糊丸梧子大。每三十丸，粟米饮下。治脾胃虚耗及脏腑停寒，脐腹疼痛，下利滑数，肌肉消瘦，饮食不入，气弱时发虚热。一方去干姜，肉蔻、牡蛎、榴皮、细辛，加丁香一两，木香五钱，白豆蔻、砂仁各六钱半，名固肠丸。

万全丸 赤石脂、干姜各一两，胡椒五钱，为末，醋糊丸梧子大。每五七丸，米饮下。治大肠寒滑，小便精出，诸热药未效者。

诃子散 诃子一两，半生半熟，木香五钱，甘草、黄连各三钱，为末。每二钱，白术、芍药煎汤下。治泻痢久不止者。

古蔻附丸 肉豆蔻二两，附子一两半，为末，粥丸梧子大。每八十丸，莲子煎汤下。治脏寒脾泻，及老人中气不足，久泻不止。

二神丸 破故纸四两，肉豆蔻二两，为末，用大枣四十九枚，生姜四两同煮，枣烂去姜，取枣肉和药，捣丸梧子大。每五十丸，空心盐汤下。治脾胃虚弱，泄泻不止，全不思食。一方加小茴一两，木香五钱，名四神丸，治脾肾晨泻。

治痛苍防芩芍，卫生海青敛痰火；

治痛泻方 白术三钱，白芍二钱，陈皮一钱半，防风一钱，水煎或为丸服，如久泻加升麻六分。

古苍防汤 苍术四钱，防风二钱一方加麻黄一钱，姜七片，煎服。治挟风泻痢，脉弦，头微痛者，宜此微汗之。

苍芍汤 苍术四钱，芍药二钱，黄芩一钱，或加淡桂少许，水煎服。治下痢痛甚，能散上中焦食积湿热。

卫生汤 人参，白术、茯苓、陈皮、甘草、山药、薏苡仁、泽泻、黄连各等分，水煎服。

海青丸 海粉一两，青黛三钱，黄芩二钱，神曲一两，留半煮丸梧子大。每二三十丸，白汤下。治痰积泻。

已寒归朴味萸，升阴香茸补虚惫。

大已寒丸 荜茇、肉桂各四两，干姜、良姜各六两，为末，面糊丸梧子大。每三十丸，米饮下。治沉寒痼冷，脏腑虚惫，心腹疗痛，胁肋胀满，肠鸣泄泻，自利自汗。

当归厚朴汤 良姜二钱，官桂一钱二分，当归、厚朴各八分，水煎服，治肝经受寒，面色青惨，厥而下利。

小白术汤 白术二钱，当归、厚朴各一钱，龙骨、艾叶各五分，姜五片，煎服。治飧泻腹痛，此风入中也。

古味萸散 五味子四两，吴茱萸一两，同炒香熟，为末。每二钱，陈米饮下。治肾虚五鼓洞泻。一方加故纸、肉豆蔻，捣蒜膏为丸，服之亦妙。

升阴丸 熟地黄五钱，白芍、知母各三钱，升麻、干姜各二钱，甘草一钱，为末，粥丸服。治久病大肠气泻。

香茸丸 乳香三钱，鹿茸五钱，肉豆蔻一两，每个切作两片，入乳香在内，面包煨，麝香少许；为末，陈米饭丸梧子大。每五十丸，米饮下。治日久冷泻及酒泄。

吞酸清痰降火，九味四味萸连；

清痰丸 苍术二两，香附一两半，瓜蒌仁、半夏各一两，黄连、黄芩各五钱，为末，面糊丸梧子大。每五十丸，食远茶清下。治吞酸嘈杂。

九味萸连丸 吴茱萸、陈皮、苍术、黄连土炒、黄芩土炒、桔梗、茯苓、半夏各一两，为末，神曲糊丸绿豆大。每二三十丸，时时津液下。治郁积酸证。

四味萸连丸 黄连一两，吴萸一钱，桃仁二十四枚，陈皮五钱，半夏一两半，为末，神曲糊丸绿豆大。每百丸，姜汤下。治痰火挟瘀。

吐酸消食透膈，曲术芒黄殊别。

透膈汤 木香、白豆蔻、槟榔、砂仁、枳壳、厚朴、半夏、青皮、陈皮、甘草、大黄、芒硝各八分，姜枣煎，食后通口服。治脾胃不和，中脘气滞，胸膈满闷，噎塞不通，噫气吞酸，胁肋刺痛，呕逆痰涎，饮水不下。

曲术丸 神曲三两，苍术一两半，陈皮一两，为末，姜汁煮神曲糊丸，梧子大。每七十丸，姜汤下。治中脘宿食留饮，酸蜇心痛，牙齿亦酸，或吐清水。

五疸有汗桂芪，无汗矾石硝石颇灵；

桂枝苦酒汤 黄芪三钱，芍药、桂心各八分，水煎，入苦酒三匙，初服当心烦，以苦酒阻故也，至六七日稍愈。治黄汗身肿发热。如经久腰以下无汗，强痛不食，烦躁小便不利者，本方用桂枝，加甘草四分，姜煎微汗，未汗再服。

芪陈汤 黄芪、赤芍、茵陈各一钱，石膏二钱，麦门冬、豆豉各五分，姜煎温服。治黄汗。

古矾硝散 矾石、硝石各一钱，为末。大麦粥饮调服，取汗。治女劳疸。或去硝换滑石，治湿疸。

葛术汤 葛根、白术、桂心各一钱，豆豉、杏仁、甘草各五分，枳实三分，水煎服。热者，去桂、术，加山栀一钱。治酒疸及脾经肉疸、癖疸、劳役疸、肾经黑疸。

谷疸丸 苦参三两，龙胆草一两，为末，牛胆汁和丸梧子大。每五十丸，空心麦饮下。一方加山栀五钱，人参七钱半，猪胆汁入蜜丸服，兼治劳役疸。

瘴疸丸 茵陈、山栀、大黄、芒硝各一两，杏仁六钱，常山、鳖甲、巴豆各四钱，豆豉二钱，为末，蒸饼为丸梧子大。每三丸，米饮下。吐利为效，未效加一丸。治时行及瘴疟疫疬，忽发黄，杀人最急。如觉体气有异者，急制服之。

虚疸无积秦艽，有积小温大温极切。

秦艽饮 秦艽、当归、白芍、白术、官桂、陈皮、茯苓、熟地、半夏、小草、川芎各四分，甘草二分，姜煎。治五疸涉虚，口淡咽干寒热。

四白汤 白术、白芍、白茯、扁豆、人参、黄芪各一钱，甘草五分，姜枣煎，治色疸。

小温中丸 针砂一两，山楂、青皮、苍术、神曲各二两，白术三两，香附便制一两半，春加川芎，夏加苦参或黄连，冬加吴萸或干姜。一方无白术、山楂、参、萸，有山栀。治黄疸与食积。

大温中丸 针砂一两，陈皮、苍术、厚朴、青皮、三棱、莪术、黄连、苦参、白术各五钱，生甘草二钱，香附一两半；一方无黄连、参、术，为末，俱醋糊为丸梧子大。每七八十丸，空心盐汤下，治黄疸、黄胖与黄肿，又可借为制肝燥脾之用。如脾虚者，须以参、术、芍、甘、陈皮作汤使。以上二方用针砂，不如用青矾代之为妙。

伤酒面而黄者，用完丝瓜烧灰；

为末，伤面面汤下，伤酒酒上，数服效。

吃茶米而黄者，二术为屑。

治黄爱吃茶 用白术、苍术各三两，石膏、白芍、黄芩、南星、陈皮各一两，薄荷七钱，为末，砂糖水煮，神曲为丸，砂糖水下。

治黄吃生米 用白术一钱半，苍术一钱三分，陈皮、白芍、神曲、麦芽、山楂、茯苓、石膏各一钱，厚朴七分，藿香五分，甘草三分，水煎，临熟入砂糖一匙调服。

通用 使君子二两，南星姜制、槟榔各一两如吃生米，用麦芽一斤炒过；吃茶叶用茶叶一斤炒过；吃黄泥用壁土一斤火焙；吃黑炭，用黑炭一斤炒燥为末，炼蜜为丸梧子大。每早砂糖水下五十丸，效。

热肿汗下，麻甘葶苈与香平，或浚川布海以夺身浮；

古麻甘汤 麻黄二钱，甘草一钱，水煎热服，取汗避风。治水肿从腰以下俱肿。如肢冷属少阴，加附子，惟老人虚人，不可轻用。

葶苈丸 葶苈、防己、木通、杏仁、贝母各一两，为末，枣肉捣膏为丸梧子大。每五十丸，食远，桑白皮煎汤下。治肺气咳喘，面目浮肿，喘促不安，小便赤涩。

香平丸 香附、黑牵牛、三棱、莪术、干生姜各三两，平胃散一斤，为末，醋糊丸，或入鸭头鲜血为丸，梧子大，生姜汤下。治水肿、气肿、血肿。

浚川丸 从面肿起根在肺，加桑白皮；从四肢肿起根在脾，加大戟；从背肿起根在胆，加雄黄；从胸肿起根在皮肤，加茯苓；从胁肿起根在肝，加芫花；从腰肿起根在胃，加甘遂；从腹肿起根在肺，加商陆；从阴肿起根在肾，加泽泻；从手肿起根在腹，加巴戟；从脚肿起根在心，加葶苈，共为末，加者一两，余药各五钱。五更姜汤调下一钱，以利为度，忌鱼、面、盐百日，如百日内不慎复肿者，将前末醋糊为丸，每服三十丸，木香汤下。又从脐肿起根在肠，加姜汁；从头目肿起加羌活；从膈至小腹肿起根在膀胱，仍加桑白皮。此方察病根证，治十种水气初起，故又名十水丸。

布海丸 昆布、海藻各一斤，洗净入罐炆成膏，枳实四两，陈皮二两，青皮一两，荜澄茄、青木香各五钱<small>如气盛加三棱、莪术各二两</small>，为末，入前膏为丸，空心沸汤下。治水肿、痰肿、气肿、鼓胀喘咳及癥瘕瘿瘤。

紧皮丸 荜澄茄三钱，干漆二钱，枳壳四两，苍术、乌药、香附、三棱、莪术、木香、砂仁、红豆蔻、草果、茯苓各一两，为末，醋糊丸。肿消后即服，或千金养脾丸、枳术丸。

虚肿分消，复元实脾与金丹，或丹房奇术以涂脐穴。

中满分消丸 酒芩六钱，黄连、枳实、半夏、厚朴各钱，姜黄、白术、人参各二钱半，甘草、猪苓各一钱，干生姜、白茯，砂仁各二钱，知母、泽泻、陈皮各三钱<small>一方无甘草、猪苓</small>，为末，蒸饼丸梧子大。每百丸焙热，白汤或姜汤下，寒因热用，故焙热服之。治中满鼓胀、气胀、水胀、大热胀。

中满分消汤 益智仁、半夏、木香、茯苓、升麻各七分半，真川乌、人参、青皮、当归、生姜、柴胡、干姜、荜澄茄、黄连各半钱，黄芪、吴萸、草豆蔻、厚朴、黄柏各半分<small>一方有麻黄、泽泻</small>，水煎服。忌房劳、湿、面、生冷。治中满寒胀寒疝，二便不通，四肢厥冷不收，食入反出，奔豚不收，一切寒证。

泽泻汤 泽泻、赤茯、枳壳、猪苓、木通、槟榔、黑牵牛各等分为末，每服二钱，生姜、葱白煎汤调服，治水肿大小便秘涩。

复元丹 附子二两，木香、小茴、川椒、独活、厚朴、白术、陈皮、吴萸、桂枝和一两，泽泻一两半，肉果、槟榔各钱，为末，糊丸梧子大。每五十丸，紫苏煎汤下。治脾肾俱虚，发为水肿，四肢虚浮，心腹坚胀，小便不通，面目下肿。

实脾散 厚朴、白术、木瓜、木香、干姜、草果、大腹子、白茯苓、附子各五分，甘草二分，姜枣煎服。治阴水发肿，宜先实脾土。

金丹 苍术四钱半，草乌二钱，山豆一钱半，羌活二两，杏仁二十一个，为末，面糊丸梧子大。每十一丸，临卧姜汤下，忌盐、酱、房事。治十种水气鼓胀。

丹房奇术 治肿胀。巴豆四两，水银粉二钱，硫黄一钱，同研成饼，先用新绵一块铺脐上，次以饼当脐掩之，外用帛缚，加人行五里，自然泻下恶水，待行三五次去药，以粥补住，久患者隔日取水，神效。

风热相乘囊肿，三白牵牛；

三白散 白丑二两，桑白皮、白术、木通、陈皮各五钱，为末。每二钱，姜汤调服。治膀胱蕴热，风湿相乘，阴囊肿胀，大小便不利。

虫蚁吹着阴胕，单煎蝉蜕。

单蝉蜕散 用蝉蜕五钱，水煎洗肿处，再温再洗，肿痛立消，洗后与五苓散加灯心。治阴囊忽肿，多坐地为风，或虫蚁吹着。

八味千金，养肾养脾；

加味八味丸 附子二两，白茯苓、泽泻、官桂、牛膝、车前子、山药、山茱萸、牡丹皮各一两，熟地黄五钱，为末，蜜丸梧子大。每七十丸，空心米饮下。治脾肾虚损，腰重脚重，小便不利。如热者，去桂、附。

千金养脾丸 枳实、陈皮、麦芽、三棱、莪术、小茴、白姜、肉豆蔻、砂仁、茯苓、良姜、益智仁、胡椒、木香、藿香、薏苡仁、红豆蔻、白术、丁香、山药、扁豆、桔梗、人参、甘草、神曲各等分，蜜丸弹子大。每细嚼一丸，白汤温酒任下。治脾虚停寒留饮，膈噎翻胃吐食，常服养脾进食。

枳术续断，分气分血。

加味枳术汤 枳实、白术、紫苏、辣桂、陈皮、槟榔、桔梗、木香、五灵脂各二分，半夏、白茯苓、甘草各三分，姜煎温服。治气为痰饮所膈，心下坚胀，名曰气分。

续断饮 玄胡索、当归、川芎、牛膝、续断、赤芍、辣桂、白芷、五灵脂、羌活各二分，赤茯苓、牵牛、半夏、甘草各三分，姜煎温服。治瘀血留滞，血化为水，四肢浮肿，皮肉赤纹，名曰血分。

雄黄干漆，蛇虫水毒成痕；

古漆雄丸 真生漆一斤，锅内溶化，麻布绞去渣，复入锅内熬干，雄黄一斤，为末，醋糊丸梧子大。每四分，大麦芽煎汤下。治水蛊。

柴青枳橘，男妇阴幽肿裂。

柴青泻肝汤 治男子肝火旺极，阴茎肿裂，健硬不体，即小柴胡汤加黄连、青皮。盖玉茎万筋之总，小柴胡肝胆正药，加黄连助柴胡泻肝火，青皮泻肝气。

枳橘熨 妇人阴肿如石，痛不可忍，二便不利，欲死者，用陈皮、枳实各四两，炒令香热，以绢袋盛之，遍身从上至下及阴肿处，频频熨之，冷则又换，直至喉中觉枳实气，则痛止肿消便利矣。

虚胀顺气宽中保命，实则四炒枳壳为丸；

木香顺气汤 木香、干生姜、升麻、柴胡各四分，厚朴、白茯苓、泽泻、半夏各一钱，青皮、陈皮各六分，益智仁、吴萸各三分，草豆蔻、当归各五分，苍术八分，水煎服，忌生冷硬物。治内伤浊气，在上则生膜胀，至夜尤甚。此方用升、柴引清气上行，茯、泽导阴气下降，更佐吴萸苦以泻之，姜、蔻半夏、益智温中，苍、朴、青皮、木香顺气，归、橘调和荣卫，经所谓留者行之，结者散之，泻之上之下之，清浊各安其位矣。

宽中健脾丸 白术六两，人参、黄芪、苍术、茯苓、五加皮各二两，黄连用茱萸水炒过、白芍、泽泻各二两半，陈皮用盐水炒过、半夏、香附、薏苡仁、山楂各三两，草豆蔻、苏子、萝卜子各一两半，沉香六钱，大瓜蒌二个每个镂一孔，用川椒末三钱，多年粪礤末二钱，装入瓜蒌内，纸糊瓜口，盐泥固济晒干，煅红为度，去泥与黑皮，同前药为末，用荷叶、大腹皮煎汤煮黄米，糊丸梧子大。每百丸，白汤下。治单腹胀，及脾虚肿满，膈中闭塞，胃口作痛，神效。

诸蛊保命丹 肉苁蓉三两，青矾、红枣、香附各一斤，大麦芽一斤半，先将苁蓉、青矾入罐内，同煅烟尽，和前药为末，糊丸梧子大。每二十丸，食后酒下。治蜘蛛蛊胀。

蛤蟆煮肚法 用癞蛤蟆一个，入猪肚内煮熟，去蛤蟆，将肚一日食尽。治蛊胀，兼治浮肿。

四炒枳壳丸 枳壳一斤，分作四分，用芫荽子、萝卜子、小茴、干漆各一两，各炒一分，以枳壳黄色为度，择出枳壳为末，以四味炒药煎汤，煮糊为丸梧子大。每五十丸，空心米饮下。治气血凝滞，腹内蛊胀，翻胃呕吐不食，神效。

牵牛丸 木香、白茯苓、厚朴各一两，大黄、泽泻各一两半，滑石、黑牵牛各六两，为细末，水煮稀糊为丸如梧桐子大。每服三五十丸，淡姜汤送下。

治肚实胀，二便不通。

厚朴汤 厚朴、枳壳、高良姜、槟榔、朴硝、大黄等分，水煎服。治胀满。

积胀广术醋鳖保安，瘀则散血消肿是啮。

广木溃坚汤 半夏七分，黄连六分，厚朴、黄芩、益智、草豆蔻当归各五分，柴胡、泽泻、神曲、青皮各三分，莪术、升麻、红花、吴萸、甘草各二分，渴者加葛根四分，姜煎温服。治中满腹胀，积块坚硬，坐卧不安，二便滞涩，上气喘促，遍身虚肿。

醋鳖丸 鳖甲、诃子皮、干姜各等分为末，醋糊丸梧子大。每三十丸，空心白汤下。治癥癖。

保安丸 大黄三两，附子五钱，干姜一两，鳖甲一两半，为末，米醋熬膏，和丸梧子大。每二十丸，空心醋汤或米饮下，取积下为度。治癥积心腹，内结如拳，上抢心痛及脐腹痛。

散血消肿汤 川芎一钱二分，当归尾、半夏一钱，莪术、人参各七分，砂仁七枚，木香、五灵脂、官桂各五分，甘草四分，紫苏三分，芍药五分，姜、枣煎服。治男妇血胀，烦躁，漱水不咽，神思迷忘，小便利，大便黑。

禹余蛇石，善制肝以补脾；

禹余粮丸 针砂五两，水淘净，炒干入禹余粮三两，同用醋二碗煮，令醋干，又以火煅通红，取出去火毒，研细；蛇含石三两，火煅醋淬。以上三味为主，其次量人虚实加后药：木香、牛膝、莪术、白蒺藜、桂心、川芎、白豆蔻、土茴香、三棱、羌活、茯苓、干姜、青皮、附子、陈皮、当归各五钱，为末，蒸饼糊丸梧子大。每五十丸，空心酒下，忌盐。治水肿鼓胀中满喘及水胀气胀。盖肿胀乃寒湿痞滞，非此热燥不能开通。

如病少退，当服补气血，补脾之药，可免后患，惟壮实人可用，虚者禁服。

蜈蚣麝香，可内消而外劫。

内消散 蜈蚣酒炙为末，每服一钱，用鸡子两个打开，将蜈蚣末入内搅匀，纸糊干，向沸汤煮，日进一服，连进三服患即瘳矣。治一概腹胀，大如稍箕，神效。

外敷神膏 川大黄、朴硝各四两，麝香一钱，为末，每二两，和大蒜捣成膏敷患处。治男妇积聚胀满，血盅等证。

浊多虚火，金莲樗柏远志胜真珠；

金莲丸 白茯苓、石莲肉、龙骨、天门冬、麦门冬、柏子仁、当归、酸枣仁、紫石英、远志、乳香、龙齿各一两，为末，蜜丸梧子大，朱砂为衣。每七十丸，空心温酒或枣汤下。治思虑伤心，小便赤浊。

樗柏丸 樗白皮一两，黄柏三两治湿热，青黛解郁降火、干姜敛肺气下降，生阴血，且能监制各三钱；滑石利窍、蛤粉入肾、神曲燥湿各五钱，痰甚加南星、半夏、为末，神曲糊丸梧子大。每七十丸，空心白汤下，虚劳四物汤下，治湿热痰火浊证，兼治便毒。一方去滑石，干姜，加知母、牡蛎，治遗精。

远志丸 远志八两，茯神、益智仁各二两，为末，酒煮面糊丸梧子大。第五十丸，临卧枣汤下。治赤浊因劳心者，神效。

真珠粉丸 蛤粉滋阴，黄柏降火，等分，水丸酒下。治遗精、白浊，或加樗皮、青黛、滑石、知母尤妙。

浊因寒湿，星半蛤粉苍术名难说。

星半蛤粉丸 蛤粉二两，南星、半夏、苍术、青黛各一两，神曲糊为丸，姜汤下。治湿热白浊。

苍术难名丹 苍术半斤，茴香，川

棟子各一两半，川乌头、破故纸、茯苓、龙骨各一两，为末，酒曲糊丸梧子大，朱砂为衣。每五十丸，砂仁煎汤或糯米汤下。治元阳气衰，脾精不禁，漏淋浊沥，腰痛力疲。

四炒固真丹 苍术一斤，分作四分，一分用茴香、青盐各一两炒，一分用川乌、川楝各一两炒，一分用川椒、故纸各一两炒，一分用酒、醋炒，俱以术黄为度，去各炒药，为末，煮药酒醋打糊丸梧子大。每三十丸，男子酒下，妇人淡醋汤下。治元脏久虚，遗精白浊，五淋七疝，妇人崩带下血，子宫血海虚冷等证。

古龙蛎丸 龙骨、牡蛎各五钱，为末，同入鲫鱼腹内，用纸裹入灰火内煨熟，取出去纸，捣丸梧子大。每三十丸，米饮下。治小便白浊，更加入茯苓、远志等分，尤妙。

威喜丸 白茯苓切细，以猪苓一分，同放于瓷器内，用水煮二十余沸，取出焙干为末四两，将黄蜡四两溶化，搜和茯苓末为丸弹子大。空心细嚼，津液徐徐送下。以小便清为度，切忌食醋。治肾有邪湿，精气不固，梦泄白浊。

诸般腰痛羡立安，龙虎杜仲疗风虚；

立安丸 草薢二两，故纸、木瓜各一两半，牛膝、续断、杜仲各一两，为末，蜜丸梧子大。每五十丸，温酒下。治诸般腰痛，步服温肾元，壮腰脚。

加味龙虎散 苍术一两，草乌、黑附子各二钱，全蝎五钱，天麻三钱，为末。每一钱，淋黑豆酒调服。能养肾气，治积聚痃癖，内伤生冷，外中风寒，腰脚膝胫曲折挛拳，筋骨疼痛，经年不能常履者，如神。

杜仲丸 杜仲、龟版、黄柏、知母、枸杞子、五味子、当归、芍药、黄芪、

故纸各一两，为末，炼蜜同猪脊髓和丸梧子大。每八十丸，空心盐汤下。治肾虚腰痛，动止软弱，脉大虚疼不已。

摩腰丹 附子尖、川乌尖、南星、朱砂、干姜各一钱，雄黄、樟脑、丁香、麝香各五分，为末，蜜丸芡实大。每一丸，姜汁化开，烘热置掌中，摩腰上，令尽粘肉，热帛缚定，腰热如火妙，间三日用一丸，或加吴萸、肉桂。治寒湿腰痛及妇人白带。如疝气外肾肿大，加丁香、麝香摩上，及横骨上软布覆之，一宿即消。

久甚腰疼夸速效，龟樗苍柏祛痰热。

速效散 川楝肉用巴豆五粒同炒赤，去巴、茴香、故纸各一两，为末。每一钱，空心热酒调服，治男妇腰痛不可忍。

龟樗丸 龟版一两，樗白皮、苍术、滑石各五钱，白芍、香附各四钱，为末，粥丸服。治湿痰腰痛。大便泄，或加苍术、威灵仙尤妙；凡腔子里气，须用些木香行气。

七味苍柏散 苍术、黄柏、杜仲、故纸、川芎、当归、白术各一钱，水煎服。治湿热腰痛，动止滞重，不能转侧。

七香异香顺气，佐以调肝；

七香丸 丁香、香附、甘草各一两二钱，甘松八钱，益智仁六钱，莪术、砂仁各二钱，为末，蒸饼糊丸，绿豆大。每三十丸，米饮下。治郁闷忧思，或闪挫跌扑，一切气滞腰痛。

异香散 石莲肉、甘草、莪术、三棱、益智仁各五分，青皮、陈皮各一钱半，厚朴一钱，盐一撮，姜枣煎服。治心肾不和，腰痛伛偻，腹胁膨胀，饮食难化，嗳气吞酸，一切冷气结聚，腹中刺痛。

人参顺气散 人参、川芎、桔梗、白术、白芷、陈皮、枳壳、麻黄节、乌

药、白姜、甘草各一钱，水煎服。治气滞腰疼及感风寒，头疼鼻塞；或诸风蜷痹，眩晕㖞斜。

调肝散 半夏三分，辣桂、木瓜、当归、川芎、牛膝、细辛各二分，石菖蒲、酸枣仁各一分，姜、枣煎服。治郁怒伤肝，发为腰痛。

独活泻肾解热，兼医劳乏。

独活汤 独活、羌活、防风、肉桂、大黄、泽泻各九分，当归、桃仁、连翘各一钱半，炙甘草六分，防己、黄柏各三钱，水、酒各半煎服。治劳役腰痛如折，沉重如山。

泻肾汤 大黄一合用密器水浸一宿，磁石八钱，玄参、细辛各四钱，芒硝、茯苓、黄芩各三钱，生地汁、石菖蒲各五钱，甘草二钱，每服一两，以水二盏煎去渣，下大黄内药汁中，更煮减一分，去大黄，下地黄汁微煎一二沸，下芒硝，食前温服，治肾实热，小腹胀满，腰背急强离解，便黄舌燥，四肢青黑，耳聋梦泄等证，急宜服此救之。

疝虚冷也，四制茱萸川楝以内消之，兼用乌桂芦橘玄胡索，欲止痛以除根，无过于猪脬茴硫；

四制茱萸丸 吴萸一斤，用酒、醋、白汤、童便各浸四两，过一宿焙干，入泽泻二两，为末，酒糊丸梧子大。每三十丸，空心盐汤下。治远年近日疝气撮痛，偏坠肿硬，阴间湿痒，抓成疮癣。

三萸内消丸 山茱萸、食茱萸、吴茱萸、桔梗、川乌、茴香、蒺藜、青皮、肉桂、川楝各二两，大腹皮、五味子、海藻、玄胡索各二两半，木香一两半，桃仁、枳实、陈皮各一两，为末，酒糊丸，梧子大。每三十丸，空心温酒下。治肾虚受邪，结成寒疝，阴囊偏坠，痛引脐腹；或生疮疡，时出黄水。

茱萸内消丸 山茱萸、吴茱萸、川楝、马兰、茴香、青皮、陈皮、山药、肉桂各二两，木香一两，为末，酒糊丸梧子大。每五十丸，温酒盐汤任下。治膀胱、肾虚受邪，结成寒疝，阴囊偏坠，痛连脐腹，小肠气刺，奔豚痃癖等证。

四炒川楝丸 川楝肉一斤，分作四分，一分用麸一合、斑蝥四十九粒同炒，麸黄色去麸、蝥；一分用麸一合、巴豆四十九粒同炒，麸黄色去麸、豆；一分用麸一合、巴戟一两同炒，麸黄色去麸、戟；一分用盐一两、茴香一合同炒，麸黄色去盐、茴。再加木香、破故纸各一两，为末，酒糊丸梧子大。每五十丸，盐汤下。日三服。治一切疝气，肿痛缩小，久者断根。

五炒川楝丸 川楝肉五两，一两斑蝥一个炒，一两小茴五钱、盐五分炒，一两故纸三钱炒，一两黑丑三钱炒，一两萝卜子一钱炒，去各药，留小茴、故纸，为末，酒糊丸。酒下，治钓肾。

金铃丸 川楝肉五两，马蔺花、茴香、海蛤、海带、破故纸、菟丝子各三两，木香、丁香各一两，为末，面糊丸梧子大。第五十丸，温酒盐汤任下。治膀胱肿痛及小肠气阴囊肿，毛间水出。

去铃丸 用角茴一斤，以生姜一斤取自然汁浸一宿，约姜汁尽入茴香，然后入青盐二两同炒赤，取出焙燥为末，酒糊丸梧子大。每三十丸，温酒米饮任下。此药专实脾胃，以其有盐能引入下部，遂大治小肠疝气，有姜汁专一发散，而无疏导之害，所以服之累效。

乌头桂枝汤 大乌头一个，用蜜煮熟，肉桂、芍药各三钱三分，甘草二钱半，分二帖，姜枣煎，入前煮药蜜半合调服。治风寒疝气，腹中疼痛，手足逆冷，及贼风入腹，攻刺五脏，身体拘急，转侧叫呼，阴缩，悉皆主之。

胡芦巴丸 胡芦巴一斤，茴香十二两，吴萸十两，川楝肉十八两，巴戟、川乌各六两，为末，酒糊丸梧子大。每十五丸，空心酒下；小儿五丸，茴香煎汤下。一方有黑丑，治小肠盘肠，奔豚疝气，偏坠阴肿，小腹有形如卵，上下走痛不可忍。

橘核丸 橘核、海藻、昆布、海带、桃仁、川楝各一两，厚朴、玄胡索、枳实、桂心、木香、木通各五钱，为末，酒糊丸梧子大。每六十丸，温酒盐汤任下。治四种癫疝，卵核肿胀，偏有大小，或坚硬如石，或引脐腹绞痛，甚则肤囊肿胀，或成疮痈溃烂，轻则时出黄水。如虚寒加川乌，肿久不消加硇砂少许，有热气滞加黑丑、大黄。

古玄蝎散 玄胡索盐炒五钱，全蝎一钱，为末。每一钱，酒调服。治小肠疝气。

单竹茹汤 竹茹一两，水煎浓汁服之，治交接劳复，卵肿腹痛欲绝。

猪脬丸 黑雄猪腰子一对，不见水去膜切碎，以大小茴香末各二两同猪腰拌匀，再以前猪尿脬一个入腰子于内扎定，用酒三碗于砂锅内悬煮至半碗，取起焙干为末，将余酒打糊丸梧子大。每五十丸，温酒下。治诸疝除根。

八味茴香丸 茯苓、白术、山楂、角茴、吴萸、荔枝核各一两，枳实八钱，橘核三两，为末，蜜丸弹子大。每细嚼一丸，姜汤下。治疝如神。

四味茴香散 乌药酒浸一宿焙、良姜、小茴、青皮各一两，为末。每二钱，发时热酒调服。治风寒伤肝，囊茎抽痛，欲名小肠气，痛不可忍。

硫荔丸 荔枝核、陈皮、硫黄各等分为末，饭丸梧子大。每十四丸酒下，

其疼立止，如自觉疼甚不能支持，加用六丸，再不可多。治疝气上冲，筑塞心脏欲死，手足厥冷者，其效如神。

荔核散 荔枝核、茴香、青皮各等分，锉散，炒令黄色勿焦，倾地上出火毒，为末。每二钱，酒调服。治肾大如斗，三剂除根。

疝湿热也，加减柴正苍柏以下渗之，更羡栀仁山楂青木香，欲守效以活肾，不外乎栀附陈核。

加减柴苓汤 柴胡、半夏、茯苓、甘草、白术、泽泻、猪苓、山楂、山栀、荔枝核各等分，姜煎服。治诸疝，各肝肾，顺气消疝，治湿热之剂。

加减八正散 即八正散加枳壳，热盛加竹叶，治肾气实热。如肿胀小便不利，口舌干燥，去萹蓄、山栀、大黄、加葵子、猪苓、赤茯。

十味苍柏散 苍术、黄柏、香附为君，青皮、玄胡索、益智仁、桃仁为臣，茴香、附子、甘草为佐，水煎服。治疝作痛。

栀桃枳楂散 山栀、桃仁、枳核、山楂各等分为末，于砂钵内入姜汁用水烫起煎热服，治阳明湿热传入太阳，恶寒发热，小腹连毛际间闷痛不可忍。一方加吴萸，治食积与瘀血成痛及冷热不调疝气。

青木香丸 黑丑三两，补骨脂、荜澄茄、槟榔各二两，青木香一两；如冷者，去黑丑、槟榔加吴萸、香附，为末，水丸梧子大。每五十丸，空心盐汤下。治膀胱疝气肿痛及胸膈噎塞，气滞不行，肠中水声，呕哕痰逆，不思饮食，兼治气痢。一方用青木香丸二百丸，以斑蝥七个为末，同于瓦铫内文武火上炒，令丸子微香，以瓷器盖之，俟冷，去蝥，每五十丸，茴香酒下，最利小便。盖疝

属肝，故借斑蝥以治风。

守效丸 苍术、南星、白芷、山楂各一两，川芎、橘核、海石各五钱，秋冬加吴萸，有热中山栀，坚硬加朴硝或青皮、荔枝核，为末，神曲糊丸服。治癫疝不痛者要药。

活肾丸 苍术一两、黄柏、枸杞子、滑石各七钱，南星、半夏、山楂、白芷、神曲各五钱，昆布、吴萸各三钱，为末，酒糊丸梧子丸。每七十丸，空心盐汤下。治木肾不痛。如热加山栀，寒加附子，气加香附、玄胡索，血加桃仁，气块加姜黄、莪术。

古栀附汤 山栀仁四两半炒过，大附子一枚炮熟，锉散，每服二钱，水一盏、酒半盏，煎至七分，入盐一撮，温服即愈。治寒疝入腹，心腹卒痛及小肠膀胱气疝刺，脾肾气攻挛急，极痛不可忍，屈伸不能，腹中冷重如石，自汗不止者宜。

橘核散 橘核、桃仁、山栀、川乌、吴萸各炒为末，煎服。盖橘核单止痛，乌头散寒郁，山栀除湿热，又引乌头速下，不留胃中。此方能分湿热寒郁多少，用之甚捷，但亦不可多服久服。

积疝山楂，气疝黄连为君；

积疝丸 山楂一两，茴香、柴胡各二钱，牡丹皮一钱，为末，酒糊丸梧子大。每五六十丸，盐汤下。

气疝饮 黄连用吴萸水浸炒一钱，人参、白术各七分，白芍、陈皮各五分，甘草二分，生姜三片，水煎服。

女疝泽兰，小儿牡丹特设。

泽兰叶散 泽兰叶二两，牡丹皮、柏子仁、赤芍、续断各五钱，当归、玄胡索、桂心、附子、牛膝、川芎、桃仁、干漆、琥珀、没药、木香各三分，麝香一分，为末。每二钱，温酒调服。治妇

人寒湿，或服水银，以致子宫番出肿湿及风虚劳冷，气攻心腹疼痛，肢节拘急，体瘦无力，经候不调，饮食减少。

牡丹皮散 牡丹皮、防风各等分为末。每二钱，温酒或盐汤调服。治小儿外肾偏坠，外用盐汤洗之。

风损脚气，虎骏五兽三匮兮，地仙养真；

换腿丸 木瓜四两、薏苡仁、南星、石楠叶、石斛、槟榔、萆薢、牛膝、羌活、防风、黄芪、当归、天麻、续断各一两，为末，酒糊丸梧子大。每五十丸，温酒盐汤下。治足三阴经为风寒暑湿之气所乘，发为挛痹缓弱，上攻胸胁肩背，下注脚膝疼痛，足心发热，行步艰辛。一方有炮附子、肉桂各一两，苍术一两半，治肾经虚弱，干湿脚气肿痛无时及气痛喘促，举动艰难，面色黧黑，二便秘涩，常服舒筋轻足，永无脚气之患。

附虎四斤丸 牛膝一斤，用酒五升浸透晒干，乳香、没药各五钱，木瓜、天麻、肉苁蓉各一斤，附子、虎胫骨各二两，为末，用前浸药酒打糊丸梧子大。每五十丸，空心木瓜煎汤或盐汤下。治肾虚寒，下攻腰脚，筋脉拘挛掣痛，履地艰辛，脚心陷痛，一切风寒湿痹脚气缓弱。常服补虚除湿，大壮筋骨。

胜骏丸 附子一个，当归、天麻、牛膝各二两，木香、羌活、全蝎、没药、甘草各一两，酸枣仁、熟地、防风各三两，木瓜四两，乳香五钱，麝二钱半，为末，用生地一斤捣烂，以酒煮成膏和前药为丸弹子大，每临卧细嚼一丸，酒下；或蜜丸梧子大，盐汤下二十丸。治寒湿气，脚腰挛拳，或连足指走痛无定，筋脉不伸，行履不随，常服益真气，壮筋骨。

五兽三匮丸 鹿茸、麒麟竭、虎胫

骨、牛膝、金毛狗脊各等分，即五兽也；又用附子一枚，去皮剜去中心，入辰砂填满，又用木瓜一枚去皮，剜去中心，入前附子于内，以附子末盖口，即三匮也。却以三匮正坐于瓷罐内，重汤蒸至极烂，取出和五兽捣丸，芡实大，木瓜酒下。治气血耗损，肝肾不足，两脚痿软。

地仙丹 川椒、附子、苁蓉各四两，菟丝子、覆盆子、白附子、羌活、防风、乌药、赤小豆、骨碎补、萆薢、南星、牛膝、何首乌各二两，白术、茯苓、川乌、甘草、金毛狗脊各一两，人参一两半，地龙、木鳖子各三两，黄芪二两半，为末，酒糊丸梧子大。每四十丸，空心温酒下。治肾气虚惫，风湿流注，膝脚酸疼，步履无力，精神耗散；兼治五劳七伤吐血，肠风痔漏，一切风气，妇人无子等证。

养真丹 即四物汤加羌活、天麻等分，蜜丸鸡子大。每一丸，木瓜、菟丝子浸酒下。治肝虚为四气所袭，手足顽麻，脚膝无力及瘫痪痰涎，半身不遂，言语謇涩，头目昏眩，荣气凝滞，遍身疼痛；兼治产后中风，坠堕瘀血等证。

湿热脚气，松杉苍柏红槟兮，健步开结。

松节汤 松节炒黄、桑白皮、苏叶各一两，槟榔三分，甘草五钱，每三钱入灯心二十根，生姜三片，童便三分煎服。治脚气入腹，心腹胀急，烦躁肿痛。

杉节汤 杉节四两，槟榔七枚，大腹皮一两，青橘叶四十九片，作一服，水煎分三服，一日饮尽。如大便通利，黄水未愈，过数日再进一服。病根去为度。外用杉节、橘叶煎汤洗之，神效。

二炒苍柏散 苍术盐炒、黄柏酒炙各五钱，水煎服。二物皆有雄壮之气，

如气实加酒少许，气虚加补气药，血虚加补血药，痛甚加姜汁，或为末、为丸服尤妙。治一切风寒湿热脚气，骨间作热，或腰膝臀髀肿痛、令人痿躄用之神效。

加味苍柏散 苍术一钱，白术八分去湿，知母、黄柏、黄芩各五分去热，当归、芍药、生地各四分调血，木瓜、槟榔行气，羌活、独活利关节，散风湿，木通、防己、牛膝引药下行及消肿湿。各三分，甘草和药一分，姜煎温服。有痰加竹沥、姜汁，大便实加桃仁，小便涩倍牛膝。

红花苍柏丸 苍术、黄柏、红花、牛膝、生地、南星、龙胆草、川芎各等分为末，酒糊丸服。治足胫肿，妇人亦宜。

槟榔苍柏丸 苍术、黄柏、槟榔、防己、南星、川芎、白芷、犀角各等分为末，酒糊丸服。治湿热食积，痰饮流注。如血虚加牛膝、龟版，肥人加痰药。

健步丸 苍术、归尾各一两，生地、陈皮、芍药各一两半，牛膝、吴萸、条芩各五钱，大腹子三钱，桂心一钱，为末，蒸饼糊丸梧子大。每百丸，白术、木通煎汤下。治血虚及湿热脚气。

又方 羌活、柴胡、滑石、甘草、栝楼根各半两，防己一两，防风、泽泻各三钱，川乌、苦参各一钱，肉桂五分，为末，酒糊丸梧子大。每日十丸，煎愈风汤下。治下虚湿热，腰腿重痛，行步艰难。

开结导饮丸 白术、陈皮、泽泻、茯苓、神曲、麦芽、半夏各一两，枳实、巴豆霜各一钱半，青皮、干姜各五钱，为末，蒸饼为糊丸梧子大。每四五十丸，温水下。治脚因食积流注，心下痞闷。

羌活导滞汤 羌活、独活各一钱二

分，大黄二钱四分，防己、归尾各七分，枳实五分，水煎温服。治脚气初发，一身尽痛；或肢节肿痛，便溺阻隔。先以此药导之，后用当归拈痛汤以彻其邪。

椒囊法　用川椒三斤，实于陈布袋中。置火踏上，跣足踏椒囊，盖椒性热，加以火气，则寒湿脚气自然避去；或碎槟榔、熟艾各三分之一，尤效。

噫！治水禹王无所事，古有禹王丸今借用其字，节饮坡翁留秘诀。

燥

六气有燥，百病多兼，惟肾主便而主液，惟燥水亏而火炎。

三消栝楼根妙。

单栝楼根丸　栝楼根薄切，以人乳汁拌蒸，竹沥拌晒，为末，蜜丸弹子大，嚼化，或绿豆大。米饮下百丸。

膈消门冬味甜。

门冬饮子　麦门冬、人参、知母各一钱，生地八分，茯神七分，五味子、瓜蒌仁、葛根各五分，甘草三分，竹叶七片，水煎服。治心移热于肺，膈消胸满，心烦津燥引饮。

兰香以除陈郁，鹿茸菟丝兼芪草；

兰香饮子　石膏三钱，知母、生甘草、防风各一钱，炙甘草、人参、兰香叶、白豆蔻、连翘、桔梗、升麻各五分，半夏二分，为末，蒸饼糊调成饼，晒干为末，每二钱，淡姜汤下。治渴饮水，极善食而瘦，自汗，二便结数。

鹿菟丸　鹿茸一两，菟丝子、山药各二两，为末蜜丸梧子大。每三十丸，米饮或人参煎汤，盐酒任下。治饮酒积热，熏蒸五脏，津血枯燥，小便并多，肌肉消烁，专嗜冷物寒浆。

黄芪六一汤　黄芪六钱，甘草一钱，枣煎服，治诸虚不足，胸中烦悸消渴，或先渴而欲发疮，或病痈疽而后渴者宜。

铁粉以制肝侵，猪肚茧丝忌食盐。

铁粉丸　铁粉水飞、鸡腔胵炙焦、黄连各三两，牡蛎二两，为末，蜜调成剂，以酥涂杵熟，丸如梧子大。每三十丸，加至四十丸，粟米饮下。治脏腑枯燥，口干引饮，小便如脂。

黄连猪肚丸　黄连、粱米、栝楼根、茯神各四两，麦门冬、知母各二两，为末，入雄猪肚内缚口置甑中蒸烂，加蜜杵丸梧子大。每百丸米饮下。治消渴强中，亦能清心补养。

单茧丝汤　即煮茧绵丝汤任意饮之，如非时以丝或绵煎汤代之，治肾消白浊及上中二消，饥渴不生肌肉，神效，忌食咸物。

渴有虫者，苦楝入麝少许；

单苦楝汤　取根皮焙干，入麝少许，水煎空心服。虽困顿不防，目侵下虫状如蛔虫，其色真红，而渴顿止。

渴有痞者，辣桂牵牛旋添。

消渴痞丸　黄连、青黛、干葛各一两，黄芩、大黄、黄柏、山栀、薄荷、藿香、厚朴、茴香各五钱，木香、辣桂各二钱半，牵牛二两，自利者去大黄、牵牛，为末，水丸小豆大，小儿麻仁大。每十丸，温水下，忌发热物，治中消或挟诸血肠风，心胁胀满，呕吐痿弱，湿热积毒等证。

燥结麻仁润肠，当归龙荟槟榔同义；

小麻仁丸　麻仁、当归、桃仁、生地、枳壳各一两为末，蜜丸梧子大。每五十丸，空心白汤下。治血燥大便秘。

参仁丸　麻仁、大黄各三两，人参七钱半，当归一两，为末，蜜丸梧子大。每三十丸，热水下。治气壅风盛便秘，后重疼痛烦闷。

润肠丸　归尾一钱，防风三钱，大黄、羌活各一两，桃仁二两，麻仁二两半，皂角烧存性一两三钱，其性得湿则滑，滑则燥结自开；风湿加秦艽倍皂角，脉涩气短加郁李仁；为末，蜜丸梧子大。每五十丸，白汤下。治久病腹中实热，胃中伏火，大便闭涩。不思饮食，及风结血秘。

当归龙荟丸　当归、龙胆草、山栀、黄连黄柏、黄芩各一两，大黄、芦荟、青黛各五钱，木香一钱，麝香五分，为末，蜜丸小豆大。每二三十丸，姜汤下。治肝蕴风热，时发惊悸，筋惕肉瞤、瘰疬搐搦，头目昏眩，神志不宁，狂越骂詈，胸膈咽嗌不利；又治湿热胁痛及食积因大饱、劳力、行房胁痛，肠胃燥涩，一切火热等证。

槟榔丸　槟榔、黄芩、大黄、白芷、枳壳、羌活、牵牛、麻仁、杏仁各一两，人参五钱，为末，蜜丸梧子大。每四十丸，空心热水下。治大肠湿热不通，心腹胀满，大便秘结，有虫积者加雷丸，锡灰醋炒，为末，空心砂糖调下，先将烧肉一片口中嚼之，叶去肉汁，然后服药。

单槟榔散　一味为末。每二钱，蜜汤点服。治肠胃有湿，大便秘涩。

虚秘升麻导滞，滑柏苁沉半硫随拈。

导滞通幽汤　升麻、当归、桃仁各一钱，生地、熟地各五分，甘草、红花各一分，水煎，入槟榔末五分，或麻仁泥调服。治大便噎塞不通，气不得下。一方加大黄，名当归润燥汤。

导气除燥汤　茯苓一钱半，滑石、知母、泽泻各一钱，黄柏一钱二分，空心水煎服，治小便闭。

古苁沉丸　肉苁蓉二两，沉香一两，为末，用麻仁汁打糊为丸梧子大。每七十丸，空心米饮下。治发汗过多，耗散津液，大肠秘结。

古半硫丸　硫黄、半夏各等分为末，麻仁汁或姜汁打糊丸梧子大。每七十丸，湿酒米饮下。治年高冷秘。

掩脐法　用蜗牛三枚，或田螺连壳捣烂，入麝少许贴脐中，以手揉按，立通大小二便。

麻油导法　令人口含香油，以小竹管一个套入肛门，将油吹入肛门，过半时许，其油入肠，渐渐上行，片时即通，兼治痘疮余毒转热，结滞肠间，大便闭塞，肛门连大肠不胜其痛，诸药不效。

呜呼！燥胜则元气劳而运纳失常，享年不永；静胜则元气和而饥渴无患，治心必严。

火

万病皆由心生，而精溺跌扑，莫非心之狂丧；心病皆因火动，而胁肋痔漏，莫非火之攻冲。

实火防风当归，或单芩连苦栀石黄，比之三黄金花力更专；

防风当归饮　滑石六两，治三焦蕴热，令火从小便出，大黄泻阳湿热从大便出，黄芩凉膈，柴胡解肌，防风清头目，人参、甘草补气，当归、芍药补血，各一两，每三钱姜煎服。此方泻心肝之阳，补脾肾之阴，而无辛香燥热之药，真治风热、燥热、湿热挟虚之良剂。其功大于防风通圣散，又因以见益元散降火之甚也。

单黄芩丸　用半枯芩炒黑为末，用天门冬煎膏和丸服，治肺火降痰。或加川芎能调心血，心平则血不妄行，而火自降。

单泻心汤　又名单黄连汤。用黄连为末，水调二三分，量病人大小与之，或煎服。治心实热，癫狂谵语，二腑涩黄者。

单黄连丸　用姜汁炒或酒炒，为末，粥丸汤下。治心火，一切血热、伏热、酒热、暑毒及肝火呕逆等证。

单苦参丸　炒为末，水丸温汤下。治肺风及痰火，兼治狂邪，大叫杀人，不避水火及遍身生疮。满头面风粟痒肿，血痫。

单山栀丸　炒黑为末，蜜丸服。治肺与大肠为最，解五脏结气，补少阴经血。或加故纸，善滋阴降火。

单石膏丸　用火煅，去火毒，为末，醋糊丸绿豆大。服之专泻胃火、食积痰火。

古萸连丸　黄连六两，吴萸一两，为末，水丸或蒸饼丸，绿豆大，白汤下。治肝火气从左边起。如治痢疾，用萸、连等分，同酒浸透，各自取出焙或晒，为末糊丸梧子大。赤痢用黄连丸三十，甘草煎汤下；白痢用茱萸丸三十，干姜煎汤下；赤白相兼，用萸、黄连各十五丸，甘草、干姜煎汤下。

戊己丸　即古萸连丸加芍药各等分为丸服，治湿热痰火痞结，腹痛吞酸，泄痢米谷不化等证。

三黄丸、汤　黄连、黄芩、大黄等分，蜜丸热水下，治男妇三焦积热，咽喉肿闭，心膈烦躁，二便涩秘；或水煎服，治脏腑热滞，大便闭结。

三补丸　即三黄丸去大黄换黄柏，等分为末，蒸饼为丸服。去三焦积热，泻五脏火。

大金花丸　即三补丸加大黄等分，自利去大黄换山栀，水丸小豆大。每服二三十丸，新汲水下。治内外诸热，寝汗咬牙，妄语惊悸，溺血淋闭，咳衄血，瘦弱头痛，并骨蒸肺痿喘嗽。

虚火黄柏知母，或加生地肉桂山药，较之四物坎离补且攻。

单黄柏丸　炒褐为末，水丸。气虚补气药下，血虚补血药下。去肾经火，燥下焦湿，治筋骨软及阴火气从脐下起者。

滋肾丸　黄柏一两，知母二两，肉桂一钱半，为末，蜜丸梧子大。每七十丸，沸汤下。治膏粱过积，损伤北方真阴，以致阳气不化，肾热小便不通，渐成中满腹大，坚硬如石，壅塞之极，腿脚坚胀，裂出黄水，双睛突出，昼夜烦躁不眠，虽不作渴饮，食不下，痛苦难当。服诸淡渗之药，反致膀胱干涸，久则火反逆止而为呕哕，非膈上所生，乃关病也，宜治下焦可愈。是以用知、柏苦寒滋阴泻火，肉桂与火邪同体为引，服后前阴火热溺出肿消。凡病居上焦气分则渴，居下焦血分则不渴，血中有湿，故不渴也。

正气汤　黄柏、知母各一钱半，甘草五分，水煎服，降阴火，止盗汗。

先坎离丸　黄柏、知母等分，用童便九蒸、九晒、九露，为末，地黄煎膏为丸，脾弱者山药糊丸服。治阴火遗精盗汗，潮热咳嗽。

后坎离丸　即四物汤加知母各四两，黄柏八两，用盐水、人乳、蜜、水酒浸各二两，晒干炒赤，知母制同，和一处，日晒夜露三昼夜，为末，蜜丸梧子大。每八九十丸，空心盐汤，冬温酒下。此药取天一生水，地二生火之意也。药轻而功大，久服生精益血，升水降火。

四物坎离丸　生地一两半，熟地三两，同酒浸抗捣膏；当归二两，芍药一两半，同酒；知母一两，黄柏二两，同酒浸炒；侧柏叶，槐子各一两，同炒；连翘六钱，为末，蜜丸梧子大。用瓷盘盛之，以绵纸糊口，凉地下放七八日去火毒，晒干收之。每三四十丸至五六十丸，白汤或酒下。善乌须发，善治肠风。

左胁属肝火而痛甚，丸炒热以和血利下；

痛甚者先以琥珀膏贴痛处，却以当归龙荟丸炒热，生姜汁下。

古枳芎散 枳实、川芎各五钱，甘草二钱半，为末。每二钱，姜枣煎汤下。治左胁刺痛。此方和血利气，又名小和血散。

右胁兼肺气而痛微，盐煎熟而推气调中。

盐煎散 当归、川芎、芍药、三棱、莪术、青皮、枳壳、茯苓、厚朴、神曲、麦芽、小茴、木香、冷痛加官桂各等分，每服四钱，葱白一根，食盐少许，水煎服。治男妇形寒饮冷，胸胁心腹疼痛及膀胱小肠气痛。

推气散 枳壳、桂心、姜黄各五钱，甘草三钱，为末。每二钱，姜枣煎汤或酒调服，或姜枣煎服。治右胁疼痛，胀满不食。

调中顺气丸 木香、白豆蔻、青皮、陈皮、三棱各一两，大腹子、半夏各二两，砂仁、槟榔、沉香各五钱，为末，水糊丸梧子大。每三十丸至五十丸，陈皮煎汤下。治三焦气滞，水饮停积，胁下虚满，或时刺痛。

泻青丸，治两胁因怒而大便涩秘；

泻青丸 龙胆草三钱，当归、川芎、山栀、大黄、羌活、防风各五分，为末，蜜丸芡实大。每一二丸，竹叶、薄荷煎汤化下。治肝经郁热，两胁因怒作痛，目自肿疼，手循衣领，大便秘涩。

枳壳散，治两胁因悲而筋骨成风。

枳壳煮散 枳壳、川芎、防风、细辛、桔梗各八分，甘草四分，干葛三分，

姜煎温服。治因悲忧伤肝，两腋骨疼，筋脉拘急，腰脚重滞，股胁牵痛，四肢不举，渐至背脊挛急，大治膝痛。

四味枳实散 枳实一两，人参、川芎、芍药各五钱，为末。每二钱，姜枣汤调服。治肝气不足两胁疼。

治胁膜方 硇砂五分，密陀僧一钱，白枯矾二钱，铜青、白附子各一钱，辰砂七分，为末，用皂刺煎浓汁调擦两胁下；夜静时先用皂刺煎水洗净，然后擦药，至一十七；又将大甘草一两煎浓汁服之，外用甘遂末四钱，猪油调擦胁下；一日夜拔出身内臭物，再将枯矾一两，蛤粉五钱，樟脑一钱为末，少许擦之，抹去病根。

梦遗火盛，饮苦寒以清心，樗柏樗根最妙；

黄连清心饮 黄连、生地、当归、甘草、茯神、酸枣仁、远志、人参、石莲肉，水煎服。治心有所慕而遗者。

三灰樗柏丸 良姜三钱，芍药、黄柏各二钱，具烧存性，樗根皮一两半，为末，糊丸梧子大。每三十丸，空心茶汤下。

单樗皮丸 用根白皮炒，为末，酒糊丸。然性凉而燥，亦不可单服；或加青黛、海石、黄柏，煎八物汤下。治房劳内伤气血，精滑不时，或作梦遗。

梦遗虚脱，膏酸涩以补液，固精固真牢封。

单五味子膏 用北五味子一斤，洗净，水一宿，以手挼去核，再用温水将核洗取余味，通用布滤过，置砂锅内，入冬蜜二斤，漫火熬之，除砂锅斤两外，煮至二斤四两，成膏为度，待数日后略去火性。每服一二匙，空心白滚汤调服。

金樱膏 经霜后用竹夹夹摘金樱子，先杵去刺，勿令损，以竹刀切作两片，

刮去腹内子毛，用水洗过，捣烂。置砂锅内，水煎至半耗，取出滤去渣，仍以文武火熬似稀饴。每服一匙，酒调服，养精益肾，活血驻颜。

水陆二仙丹 芡实为末，用金樱膏为丸，梧子大。每七八十丸，空心盐酒下，量加秋石为引经尤妙。治遗精白浊，梦泄脱精等证。

固精丸 知母、黄柏各一两，牡蛎、芡实、莲蕊、茯苓、远志各三钱，龙骨二钱，或加山茱萸，为末，山药糊丸梧子大。朱砂为衣。每五十丸，盐汤下。治心神不安，肾虚精泄。

秋石固真丸 秋石丹、白茯苓各四两，石莲肉、芡实各二两，为末，枣肉丸梧子大。每三十丸，温酒盐汤任下。治思虚色欲过度，损伤心气，遗精盗汗，小便频数，肾虚腰痛神效。

敛脾精以石莲猪肚，

石莲散 石莲肉、益智仁、龙骨各等分为末，每二钱，空心米饮调服。治梦遗泄精，小便白浊等证。

猪肚丸 白术五两，苦参三两，牡蛎四两，为末，用猪肚一具煮烂，和前末捣匀，再加肚汁捣半日，为丸小豆大。每四十丸，日三次，米饮下。久服自觉身肥而梦遗立止。又能进饮食，健肢体。

升肾水以枸杞神芎。

枸杞汤 枸杞子、肉苁蓉、茯苓各一钱，五味子七分，人参、黄芪、山栀仁、熟地、石枣肉、甘草各五分，生姜一片，灯心一握，早空心炒服。治肾虚精滑如神。

神芎汤 升麻、川芎、人参、枸杞子、甘草、远志、黄芪、当归、地骨皮、破故纸、杜仲、白术各四分，姜一片，莲肉七枚，水煎温服。如无家莲肉，以莲花须亦可。治遗精经久，肾虚下陷，

玉门不闭，不时漏精，宜补之引肾水归源。

十味温胆汤 陈皮、半夏、枳实各九分，人参、白茯苓各五分，远志、熟地、酸枣仁、甘草各三分半，五味子九个，姜煎温服。治梦遗惊悸。

徐氏硫苓丸 矾制硫黄一两，白茯苓二两，知母、黄柏、童便各五钱，为末，用黄蜡一两半，溶化和丸梧子大。每五十丸，盐汤下，治上热下冷梦遗，神效。

热淋清肺透膈，而瘀血必牛膝琥珀；

清肺饮子 茯苓、猪苓、泽泻各二钱，车前子、琥珀、木通、瞿麦、萹蓄各一钱，通草、灯心各五分，水煎热服。治邪在上焦气分，渴而溺涩不利。

透膈散 用消石为末，每服二钱，如热淋，溺赤淋沥，脐下急痛，冷水或黄芩煎汤下；血淋，山栀仁煎汤下；气淋，小腹胀满，尿后常余沥，木通煎汤下；石淋，茎内割痛，尿中有砂石，令人闷绝，将药用钞纸隔炒，纸焦再研细，葵子三十粒捣碎煎汤下；劳淋，劳碌劳倦虚损则发葵花煎汤下。

单牛膝膏 牛膝一合，用水五盏，煎至一盏，入麝少许，空心服，或单以酒煮亦可。治死血作淋及肾虚腰膝疼痿，女人一切血病。一云此药能损胃不食，宜斟酌用之。

参苓琥珀汤 人参五分，茯苓四分，琥珀、柴胡、泽泻各三分，归尾二分，玄胡索七分，甘草梢、川楝子各钱，灯心十茎，水煎服。治淋涩茎中痛，相引胁下，痛不可忍。

冷淋鹿角生附，而气滞以沉香木通。

鹿角霜丸 鹿角霜、秋石丹、白茯苓各等分为末，面糊丸梧子大。每五十丸，空心米饮下。治劳伤气淋，小便淋

闭，黯如脂膏，疲剧筋力，或伤寒湿亦有此证。

生附散 附子、滑石各五分，木通、半夏、瞿麦各七分半，生姜七片，灯心二十茎，蜜半匙，水煎服。治饮水过度，或为寒泻，心虚散耗，遂成冷淋，数起不通，窍中肿痛，憎寒凛凛。

沉香散 沉香、石韦、滑石、王不留行、当归各五钱，葵子、白芍各三钱，甘草、橘皮各一钱，为末。每二钱，大麦煎汤调服。治气淋，多因五内郁结，气不舒行，阴滞于阳，以致壅滞，小腹胀满，大便多泄，小便不通。

二木散 木通、木香、当归、芍药、青皮、角茴、槟榔、泽泻、陈皮、甘草各三分，肉桂少许，水煎服。治冷淋气滞，余沥涩痛，身凉。

二石葵子冷热熨，不怕脬转如塞；

二石散 滑石、寒水石、冬葵子各五盏，用水十盏，煎至五盏，分作二服，治男女脬转，八九日不得小便者。

冷热熨法 前以冷物熨小腹几次，后以热物熨之，又以冷物熨之，自通，将理自愈。治二便秘塞，或淋沥溺血，阴中疼痛，此热气所致。

三味葶苈火腑丹，何忧溺秘为癃？

三味葶苈散 通草、茯苓各三两，葶苈二两，为末。每方寸匕水调，日三服。治小便急痛不利，茎中疼痛。

火腑丹 生地二两，木通、黄芩各一两，为末蜜丸梧子大。每三五十丸，木通煎汤下。治心经蕴热溺赤，五淋涩痛，兼治渴疾。

遗溺鸡胜胵灰，补肾方名大菟；

鸡胜胵散 男用雌，妇用雄，鸡胜胵一具，并肠洗净烧灰，为末。每二钱，空心温酒调服，或加猪脬烧灰。治遗尿失禁。

大菟丝子散 菟丝子、苁蓉各二两，黑附子、五味子、鹿茸、鸡胜胵、桑螵蛸各一两，为末，酒糊丸梧子大。每七十丸，空心盐汤下。治内虚里寒，自汗不止，小便不禁。

二苓丸 赤茯苓、白茯苓各等分，水澄为末，别用生地汁同酒熬膏为丸弹子大。每空心嚼一丸，盐汤下。治心肾俱虚，神志不宁，小便淋涩不禁。

缩泉桑螵蛸散，秘元丹君白龙。

缩泉丸 乌药、益智仁等分为末，酒煮山药，糊丸梧子大。每七十丸，临卧盐酒下。治脬气不足，小便频数，或加鸡胜胵。

桑螵蛸散 螵蛸、远志、龙骨、菖蒲、茯神、鹿茸、牡蛎、当归等分为末。每二钱，临卧人参汤调服。治劳伤心肾，小便频数如泔水，能安神定志。

秘元丹 白龙骨二两，诃子十枚，砂仁、辰砂各一两，为末，糯米粥丸芡实大。空心酒下二丸，临卧熟水下三丸。忌葱、茶、韭。助阳消阴，正气温中，治冷气攻心，腹疼泄泻，自汗遗溺，阳衰足冷，真气不足，一切内虚里寒等证。

脱肛收涩，缩砂猬皮选用；

缩砂散 砂仁、黄连、木贼为末。每二钱米饮下。治大肠虚而夹热，脱肛红肿。

猬皮散 猬皮、鳖甲各炙焦一个，磁石五钱，辣桂三钱，为末。每二钱米饮下，仍用草鞋底炙热按入。治脱肛不收。

单磁石散 为末，每一钱空心米饮下，然此亦镇坠之剂，不可多服。

脱肛敷洗，香荆熊鳖雷同。

洗药 通用：香附、荆芥、砂仁等分为末，每三钱水煎热洗，或服之亦可，或用陈壁土泡汤熏洗。有虚寒及用力太过，小儿叫呼，久泻脱者、用五倍子五钱，枯矾、蛇床子少许，为末，水煎洗之，后用赤石脂末少许掺芭蕉叶上，频用托入。如脱出尺许者，以两凳相并，中空一尺，以瓶盛药水，令满与凳相平，令患者仰卧凳上，所脱浸于瓶中，逐日浸换，以缩为度。如积冷年久不收者，用石灰炒热，以帛包裹，肛坐其上，冷则别换，仍以海螵蛸末敷之。如大肠本虚，风毒热邪乘之，致令脱肛红肿者，用单铁粉入白蔹末和匀敷之，即按入。有热者，用熊胆五分，儿茶二分，冰片一分，为末，人乳调搽肛上，热汁自出，而肛收矣，痔疮亦妙，或用鳖鱼一个，水煮食之，留汤熏洗，留骨烧灰，敷上即愈。如肛门肿痛及酒客病此者，用木鳖子去壳捣烂刺汤熏洗，另用少许涂之。如肛门作痒者，及腹中有虫，用生艾、苦楝根煎汤熏洗，仍以干艾、生姜煎服。凡登厕后须用水洗，又不可用包裹汤药杂物旧纸。

噫！水不胜火身中贼，热不能烦心上工。

内 伤

五脏资脾以生，万物从口而入。轻为宿食药易消，重为积聚方难执。内伤补中益气汤大有减加。

挟外邪六经见证，详伤寒用药赋。挟痰及肥白人喘满吐痰，脉滑身热加竹沥、姜汁、半夏。痰火盛者加茯苓、黄连，倍陈皮，去升柴，恐升动痰为而生别证。挟热，合火郁汤。心胸督闷，身与手足心热，脉洪数，大便久不快者，加煨大黄；如大便涩滞，一二日一见，致食少食不下者，乃血少血中伏火而不润，加归、地、麻仁、桃仁；如大便不

利，三五日一见者，非血结血闭不通，乃热则生风，病人必显风证，宜服人参黄芪汤加防风、羌活，大便通，一帖即止。内伤病退后余热在脏，燥渴不解者，只用参、芪、甘草水煎，入姜汁少许冷服，或单人参汤加干葛，引胃气上行以润口干；忧思过者，加木香、砂仁、白豆蔻；气滞加青皮。犯房者，阳虚去升柴，更加桂、附；阴虚去升柴，加熟地、山茱萸、山药；有热加牡丹皮。如梦寐间困乏无力加五味子；宿食加山楂、麦芽；食不知味加神曲；饥饿日久去柴胡加干山药。心下痞闷加芍药、黄连；腹痞胀加枳实、厚朴、木香、砂仁，天寒加干姜；心下痞而又觉中寒加附子、黄连；不能食心下痞者，加生姜、陈皮；能食心下痞者，加黄连、枳实。胃脘当心痛去苦寒药，加草豆蔻；或胁痛缩急加柴胡；腹痛加白芍；寒凉时加半夏、益智；冷痛加中桂；脐痛加熟地；泄加白芍、茯苓。此方惟上焦痰呕，中焦湿热及伤食膈满者不宜。详见内伤总方。

调脾生胃丹专去寒湿。

人参、白术补气，茯苓渗湿，各二两；麦芽、砂仁消食，半夏曲、南星燥湿痰，陈皮、青皮利气，白豆蔻、荜澄茄开膈，石莲肉清心，各一两；木香调气三钱；内南星三两，用姜汁浸一宵，调黄泥包煨半日去泥；为末，用粟米四两作饭焙干，乘热用姜汁和湿再焙，如是制七次，捣烂为丸绿豆大。每五十丸，姜汤下。生胃消痰、开胸膈、进饮食、肥白寒湿者宜。

伤冷木香丁香以暖脾，

木香见睍丸 巴霜五钱，荆三棱、神曲各十两，木香、柴胡各二两，香附、石三棱、草豆蔻各五两，升麻三两，为末，蒸饼丸绿豆大。每二十丸白汤下，

量所伤服之。治伤生冷，心腹满痛。

丁香脾积丸 良姜醋煮、丁香、木香、巴豆各五钱，莪术、三棱各二两，青皮一两，皂荚烧灰三片，百草霜三匙，为末，糊丸麻子大。每十丸至二十丸，五更汤下，利去三五行，以粥补住。治诸般食积气滞，胸膈胀满，心腹刺痛。如止脾积气，陈皮煎汤下；吐酸，姜汤下；呕吐，藿香、甘草煎汤下；小肠气，炒茴香酒下；妇人气血刺痛，醋汤下；呕吐，菖蒲煎汤下；小儿疳气，使君子煎汤下。

食热二黄大黄堪备急。

二黄丸 黄芩二两，黄连一两，升麻、柴胡各三钱，甘草二钱，枳实五钱，为末，蒸饼丸绿豆大。每五七十丸，白汤或姜汤下。治伤热食痞，兀兀欲吐，烦闷不安。

大黄备急丸 大黄、干姜、巴豆各等分为末，蜜丸小豆大。每三丸，热水或酒下，量大小服之，忌生冷肥腻。治中恶客忤，心腹胀满，卒痛如锥，口噤尸厥，卒死等证。

除原散 用原食伤物烧存性为末，以连根韭菜一握捣汁调服，过一二时服下药催之，其所伤之物即下而愈。

星术丸 牛胆、南星、白术、石膏、黄芩、芍药、薄荷各等分为末，砂糖调成膏，津液化下，或为丸服亦好。治吃茶成癖。

宽中山楂，全资神曲作糊；

单山楂丸 山楂蒸熟晒干为末，神曲煮糊丸梧子大。每六七十丸，白汤下。治胁膈痞闷，停滞饮食。

保和枳术，妙在荷叶捣汁。

保和丸 山楂六两，神曲、半夏、茯苓各二两，陈皮、连翘、萝卜子各一两，为末，蒸饼丸梧子大。每七八十丸，白汤下。治一切食积，健脾加白术六两，名大安丸。

枳术丸 白术二两或三两，枳实一两为末；先将荷叶捣，水浸米煮饭半熟，带饭汤入完荷叶内，就灰火中煨熟，和前末捣丸绿豆大。每五六十丸，米汤下。此法一补一消，医中王道，近世率以辛热助火消阴，致令胃火益旺，脾阴愈消，变为肠胃干枯燥结，不知脾胃属土属湿，湿热之病十常八九，岂可偏用热剂？如伤胃脘，心腹满闷，肢体沉重，加萝卜子五钱，神曲一两，红花一钱；伤湿热不化，加茯苓、芩、连各三钱，泽泻二钱，大黄一两，神曲糊丸服；伤豆粉、湿面、油腻，加半夏、神曲各一两，陈皮七钱，黄芩五钱，枯矾三钱；伤酥酪乳饼，一切冷病，加除湿汤一料：车前子、泽泻各五钱，神曲一两，干生姜、半夏、红花、甘草各三钱，茯苓七钱；气弱食少，加陈皮；饮食难化，疼痛泄泻，加人参、白芍、神曲、麦芽各一两，砂仁、木香各五钱；痰火胸膈郁塞，咽酸噫气吞酸，或酒积泄结痛，加黄连、白芍、陈皮各一两，石膏、甘草各五钱，砂仁、木香各二钱，川芎四钱；痞块，加黄连、厚朴各五钱；积坚，加莪术、昆布各三钱；伤冷腹痛溏泄，加半夏一两，砂仁、干姜、神曲、麦芽各五钱；挟气伤食，加川芎、香附各一两，木香、黄连各五钱；胸膈不利，过服香燥，以致胃脘干燥，噎膈反胃。加黄连、山栀、桔梗、甘草、石膏各五钱，白芍、当归各一两；胸膈顽痰交结，大便燥闭，加芒硝五钱；素有痰加半夏、陈皮、茯苓各一两，芩、连各五钱；素有气加木香一两；能食好食，食后反饱难化，此胃火旺，脾阴虚也，加白芍一两半，石膏一两，人参七钱，甘草五钱，黄连、香附、木香各四钱；年高人脾虚血燥，易饥易饱，便燥，加白芍、当归各一两，人参七钱，升麻、甘草各四钱，山楂、麦芽、桃仁各五钱。

枳术汤 枳实、白术等分，荷叶少许，水煎服。治心腹坚大如盘，饮水所作，名曰气分。

脾冷而食不磨，参芪草术兮，砂豆陈皮等分；

加减补中汤 人参、黄芪、甘草、白术、砂仁、肉豆蔻、陈皮各等分，水煎服。

胃寒而饮不消，苍朴橘甘兮，白蔻参苓再入。

豆蔻平胃散 苍术、陈皮、厚朴、甘草、白豆蔻、人参、茯苓等分由人，姜煎温服。

治积因名立五方，全凭损增；

肥气丸 当归、苍术各一两半，青皮一两，三棱、莪术、铁孕粉各三两，三味同醋煮一时，蛇含石五钱少煅醉淬，为末，醋糊丸梧子大。每三十丸，当归浸酒下。治肝积。

伏梁丸 枳壳、茯苓、厚朴、人参、白术、半夏、三棱各等分，面糊丸梧子大。每五十丸，食远米饮下，治心积。

痞气丸 附子、赤石脂、川椒、干姜、桂心各一两，乌头二钱半，为末，蜜丸梧子大，朱砂为衣。每十丸，米饮下，治脾积。

息贲汤 半夏、吴萸、桂心各一钱半，人参、桑白皮、苦葶苈各七分，甘草五分，姜枣煎服。治肺积。

奔豚汤 李根皮、干葛各六分，川芎、当归、半夏各一钱，黄芩、白芍、甘草各五分，姜煎温服，治肾积。以上五方，随证加减，所谓益元气，泄阴火，破滞气，削其坚也。

消块芫花与三棱，要量体质。

消块丸 硝石三两，大黄上两，人参、甘草各一两，为末，用陈醋三升置瓷器内，先纳大黄，不住手搅，使微沸尽一升；下余药熬至可丸，则丸梧子大。每三十丸，米饮下，当利如鸡肝、米泔恶物，下后忌风冷，软粥将息。治癥瘕痞块，当先下此药，不令人困，须量体虚实，又治带下、绝产。

芫花丸 芫花、朱砂各等分为末，蜜丸小豆大。每十丸，浓枣汤下。治疟母停水结癖，腹胁坚痛。

三棱煎 三棱、莪术各四两，芫花一两，同入瓷器中，用米醋五盏浸之，泥封器口，以灰火煨令干，取出棱、莪，将芫花以余醋炒令微焦，焙干为末，醋糊丸绿豆大。每十五丸，姜汤下。治食癥酒癖，血瘕气块。时发刺痛，全不思食及积滞不消，心腹坚胀，痰逆吐哕，噫酸，胁肋刺痛，胸膈痞闷。如妇人血分，男子脾气横泄，肿满如水，桑白皮煎汤下。以上三方，皆霸剂也，体薄气弱者，慎用。

肉癖酒癥，乌白白芥阿魏收功；

乌白丸 乌梅、生姜各一斤，白矾、半夏各半斤，捣匀，用新瓦夹定，火焙三日夜，入神曲、麦芽、陈皮、青皮、莪术、丁皮、大腹子、枳壳各四两，为末，酒糊为丸，姜汤下五十丸。治酒积，消食化痰。

白芥丸 白芥子、萝卜子各一两半，山栀、川芎、三棱、莪术、桃仁、香附、山楂、神曲各一两，青皮五钱，黄连一两半，一半用吴萸水炒，一半用益智仁水炒，为末，蒸饼为丸服。治男妇食积死血，痰积成块在两胁，动作腹鸣，嘈杂眩晕，身热时作时止。

大阿魏丸 南星、半夏、山楂、神

曲、麦芽、黄连各一两，连翘、阿魏、瓜蒌仁、贝母各五钱，风化硝、石碱、萝卜子、胡黄连各二钱半，为末，姜汁浸蒸饼糊为丸，梧子大。每服三十丸，白汤下。治诸积聚。一方加香附，海石，治嗽。

小阿魏丸 山楂二两，黄连一两三钱，连翘一两，为末，用阿魏二两，醋煮作糊为丸，白汤送下，治肉积，但脾虚者，须用补脾药煎汤下，切不可独用阿魏，恐有虚虚之祸。

痰痞血块，海石碱生漆如失。

海石丸 海石、三棱、莪术、桃仁、红花、五灵脂、香附、蚌壳、石碱各等分为末，醋糊丸梧子大，白术煎汤下三十丸。治痰与食积，死血成块，块去后，须大补之。

石碱丸 半夏一两，用皂角水浸透晒干，山楂三两，石碱三两，为末，粥糊丸梧子大。每三十丸白汤下。治痰饮成积。

单蚄壳丸 又名瓦垄子，火煅醋淬三次，为末，醋糊为丸，姜汤下。治一切气血痰块癥瘕。

生漆膏 阿魏一两，生漆滤过、木耳各四两，蜂蜜六两，和匀入锡罐内，密封罐口，置锅内水煮三炷香久，取起候冷，每服二茶匙，食远烧酒调下，日三次，忌油腻发毒物，治男妇痞块神效。

气聚香棱，王道无如通玄；

香棱丸 三棱、槟榔各六两，青皮、陈皮、莪术、枳壳、枳实、萝卜子、香附各三两，山楂四两，黄连、神曲、麦芽、鳖子甲、干漆、桃仁、硇砂、砂仁、当归尾、木香、甘草各一两，为末，醋煮面糊为丸如梧子大。每服三五十丸，白汤下。治五积六聚气块。

通玄二八丹 黄连半斤，芍药、当归、生地、乌梅各五钱，为末，用雄猪肚一具，入药于内，以线缝之，将韭菜二斤铺底面，于锅内蒸之，候汤干，再添蒸一日，以药熟为度，取出俱入石臼内，捣丸梧子大。每七十丸。如饮食积聚等证侵，晨姜汤下，或不泄，或泻一二次，即以温粥补住；如泄痢，饭后茶清下即止。以姜汤则行，茶清则止，真治积聚，止泄痢，除拘急之妙药。

积纂平胃，伯药随宜出入。

纂积丹 用平胃散一料为主，如气积无形，加木香、槟榔、青皮、陈皮、沉香、萝卜子、香附为佐，樟树皮少许，甚者以巴豆炒诸药黄色，去巴；血积有形，加三棱、莪术、牛膝、川芎、当归尾、鳖甲、红花、蚌壳、桃仁、乳没之类，甚者以芫花煮醋以制前药；酒积加葛花、黄连、砂仁、麦芽、陈皮、木香、猪苓、泽泻、车前子之类；果积加草果、山楂、香附、乌药、枳壳、菖蒲少许；鱼积加紫苏，甚者加青矾拌炒诸药，须先炒药热而后入矾可也；肉积加山楂、阿魏；饭积加麦芽、谷芽、神曲、枳实；水积加半夏、茯苓、葶苈、泽泻；浮肿加商陆汁为糊，或吸用青矾炒药不伤元气为妙；痰积加海粉、礞石、半夏、白矾、风化硝；寒积、新积加干姜、巴豆、良姜、茴香、丁香、白豆蔻、益智仁、菖蒲少许；热积、久积加黄连、黄柏、大黄、滑石；气弱者，通加人参；有泻者，加肉蔻；有虫者，用苦楝根皮一斤，皂角十片，以水一碗，熬膏搜和前药为丸，先用沉香为衣，后用雷丸、木香为衣，每十丸，四更时分沙糖水下，寻常醋糊丸梧子大。每三五十丸，空心米饮下。治一切积证，呕吐吞酸，胸膈痞闷，或为癥瘕，或泻或秘，脾胃怯弱，饮食不消，腹胀面黄，四肢酸疼无力，甚则为疸为肿，流为疮痈瘘痹等证，此方积气丹合退黄丸纂成，加减由人。

追虫妙应丸最灵，

槟榔十二两，黑牵牛三两，大黄、雷丸、锡灰、芜荑、木香、使君子各一两，为末，用葱白煎汤，露一宿为丸粟米大。每四钱，五更葱汤或木香煎汤下。取寸白虫，用东方上石榴根煎汤，面东服之，小儿服一钱或五分，天明取下病根，或虫，或如烂鱼肠，或如马尾、蛤蟆、小蛇，诸般怪物，或小便取下青、黄、红、白，或米泔等色。其虫皆因饮食中所感而成，此药不比巴霜、甘遂、硇砂等剂，不动真气，有虫取虫，有积取积，有气取气，有块取块，一服见效。凡人面上白斑唇红，能食心嘈，颜色不常，脸上生蟹爪露者，便有虫也。此丸四时可服，孕妇禁用。治山岚瘴气，传尸痨瘵，水肿疟痢，咳嗽黄疸，噎膈肠风痔漏，一切风气食积疼痛，疮癫热痰痞块，赤眼口疮，女人经脉不调，血瘕血闭，赤白带下，小儿癫痫，一切痞积、蛊积并治，一方去使君子，名七转灵应丹，如失声加沉香、琥珀，忌生冷荤腥等物一月。

贴膏神圣莫及。

神效阿魏散 天竺黄、芦荟、僵蚕各二钱，阿魏二钱二分，番木鳖一个，儿茶、甘草各三钱，大黄一两，穿山甲七片，为末。每三钱酒调服，即化下脓血来，或醋调膏贴脐亦好。大治痞疾。

三圣膏 风化石灰半斤为末，瓦器中炒令淡红色提出，候热稍减，次下大黄末一两，就炉外炒，候热减，入桂心末五钱略炒，入米醋熬成黑膏，厚纸摊开贴患处。

治蛊消毒，东坡雄矾丸三般；

即蜡矾丸加雄黄等分，端午日为丸梧子大，每七丸熟水下。治蛊毒及虫、蛇、畜兽等毒神效。

消水毒饮 吴茱半升，生姜、犀角、升麻、陈皮各一两，乌梅七个，用水七碗，煎至二碗，分二服。

理脾却瘴，经略金丹一粒。

理脾却瘴汤 陈皮、白术、茯苓、黄芩、半夏、山栀、山楂各一钱，苍术、神曲各八分，黄连、前胡各七分，姜煎服。治游宦四方，水土不服者。

一粒金丹 腽肭脐、阿芙蓉各二钱，脑、麝各一厘，朱砂、原蚕蛾各三分，为末，入瓷器内，另用烧酒二盅煮射干草熬至八分，倾于前碗内，放水面上，炭火滚四五次，取出丸梧子大，金箔为衣。每半月十日，方可服一丸，体稍盛者，四季各服一丸，砂糖或梨嚼烂送下。治五劳七伤，男女诸般痨嗽，吐痰吐血，呕酸反胃，咳逆风壅，痰涎，冷泪，鼻流清涕，水泄痢疾，心腹胀痛，肠鸣痞块，酒疸食黄水气，宿食不化，饮食减少，左瘫右痪，三十六种风，七十二般气，润三焦，补精气，安五脏，定魂魄，壮筋骨，益元阳，宽胸膈，暖腰膝，止疼痛，明眼目，返老还童，行走轻健，黑须发，牢牙齿，凡仕宦两广及饥饱酒食生冷，损伤脾胃，尤宜。

噫！节劳逸，气血自然循常；甘淡伯，水土随处可袭。

气

气失其平之谓疾，有升无降之谓逆。或为胸腹痞满，或为胁疝痛刺。分气、顺气、降气、撞气用何方？辛凉、辛平、辛温、辛热任君择。

木香分气丸 木香、甘松各一两，甘草六两，香附一斤，莪术半斤，为末，糊丸梧子大。每三十丸，姜汤橘皮煎汤任下。治一切气逆，心胸痞闷，腹胁虚胀。或加丁皮、藿香、姜黄、砂仁、檀香，常服宽中进食。

木香顺气丸 木香、萝卜子、大腹皮各五钱，枳壳、陈皮、香附各一两，黑丑六两，故纸一两，使气升降而归于肾也，为末，水丸梧子大。每五六十丸，温水下。

沉香降气汤 沉香二钱，砂仁五钱，甘草一两二钱，香附四两，为末。每二钱入盐少许，白汤调服。治阴阳壅滞，气不升降，胸膈痞闷，喘促短气，噎醋吞酸，肝胃留饮，胁下支结妨闷。

阿魏撞气丸 小茴、青皮、甘草、陈皮、莪术、川芎各一两，生姜四两，用盐五钱淹一宿，胡椒、白芷、肉桂、砂仁、丁香皮炒各五钱，为末，用阿魏一钱半和面糊丸芡实大，每药一斤，用朱砂七钱为衣，每三五丸，男子气痛炒姜盐汤下，妇人血气痛醋汤下。治五种噎疾，九种心痛，痃癖气块，冷气攻刺，腹痛肠鸣，呕吐酸水，男子疝气，女人血气。

交感丹，治郁甚矣脱营；

茯神四两，香附一斤，为末，蜜丸弹子大。每一丸，空心细嚼，用本方加甘草少许为末，调热汤送下。治心肾不交，惊悸痞塞，食少遗精梦泄，大能益气清神，降火升水。

清气汤，退热烦也气逆。

退热清气汤 柴胡、橘皮、茯苓各一钱，半夏、枳壳各八钱，香附七分，川芎五分，砂仁七粒，木香、甘草各三分，姜煎温服。治气逆身热，中脘痞满。

破气滞，枳橘须加引经；

枳橘汤 橘皮八钱，枳壳一钱半，生姜四钱，郁甚加姜黄少许，水煎食远温服。治胸痹胸中气塞短气，须审气滞

何部分，以引经药导之。橘皮一物汤：橘皮洗净一两，新汲水煎温服。治诸气攻刺及感风寒暑湿初证通用，凡酒食所伤，中脘痞塞妨闷，呕吐吞酸。

止刺痛，苍莎善能清膈。

清膈苍莎丸 苍术二两，香附一两半，黄芩、黄连各五钱，为末，用红熟瓜蒌去皮捣糊和丸绿豆大，每三十丸温汤下。治因湿热痰水气滞。

枳实薤白汤除胸痹，

枳壳一枚，薤白二两，厚朴一两，肉桂、瓜蒌仁各五钱，先煮枳、朴减半，入诸药煎浓，食远服。治心中痞满，此留气结在胸，胸满，胁下逆抢心。

木香槟榔丸消膈食。

木香、枳壳、青皮、杏仁、槟榔各一两，郁李仁、皂角、半夏曲各二两，为末，别用皂角熬膏，入蜜少许，和丸梧子大。每五十丸，食后姜汤下。导三焦，宽胸膈，破痰逐饮，快气消食。一方去杏仁、皂角、半夏、郁李仁、加当归、黄连、黄芩、黄柏、陈皮、三棱、莪术、大黄、牵牛，糊丸服。治湿热湿痰，气实耳聋，兼治诸气诸积，腹胀痢疾。

神保丸一切痛疼，

全蝎七个，巴霜十个，木香、胡椒各二钱半，为末，蒸饼丸麻子大。朱砂为衣，每五七丸。心膈痛，柿蒂、灯心煎汤下；腹痛，柿蒂、煨姜汤下；血痛，炒姜醋汤下；肺气甚者，以白矾、蛤粉各二钱，黄丹一钱，同研煎桑白皮、糯米饮下；气小喘，只用桑白皮、糯米饮下；胁不痛，炒茴香酒下；大便不通，蜜汤入槟榔末一钱下；气噎，木香煎汤下；宿食不消，茶酒浆任下。治诸积气痛，项背注痛，宣通脏腑。

仙传一块气丸积。

补骨脂、干漆、干姜、姜黄俱炒，莪术、三棱、玄胡索、木香、砂仁、使君子、五灵脂、人参、白术、茴香、槟榔、肉豆蔻、丁香、丁皮、茯苓、雷丸、大黄、枳壳、巴豆炒各一钱一字，萝卜子炒、青皮、陈皮各五钱，皂角一片，芫花五分，牵牛、大麦芽各炒一两，为末，醋糊丸绿豆大。每三五丸至十丸，茶酒任下。取积，陈皮煎汤下十五丸；如伤食，就以所伤之物煎汤下。治气喘、心气、膈气、胁气、疝气、腰气、脚气、积气。瘴气，兼治不伏水土气，酒食气伤。不思饮食，赤白痢疾，女人干血气，小儿积证，久服治痨瘵亦效。不助虚阳，不损真气，又能杀虫。

单芙蓉散　用芙蓉叶，有花带花，有子带子，采一朵捣泥烂，将井水滤去渣即效。治男无室，女无夫，思欲动火，以致胃脘诸痛，自汗，唇红颊赤，脉乱。

噫！勿以喜怒研元气，养性全功；勿以肠胃暖生冷，保身上策。

血

气属阳而血属阴，阳有余而阴不足。挟火则必妄行，有郁则便凝蓄，吐血热者四生捣汁，山栀鸡苏兮，古葛连和膏为丸如梧；

四生丸　生薄荷、生艾叶、生柏叶、生地黄各等分，细捣为丸鸡子大。每一丸，水煎或盐汤化服。治血热妄行吐衄。

山栀地黄汤　山栀一钱二分，生地、芍药、知母、贝母、瓜蒌仁各一钱，天花粉、牡丹皮、麦门冬水煎服。治痰积热，先痰后血。

鸡苏散　薄荷、黄芪、生地、阿胶、贝母、白茅根各五分，桔梗、麦门冬、甘草各二分半，姜煎服。治劳伤肺经，

唾内有血，咽喉不利。

龙脑鸡苏丸　薄荷一斤，麦门冬四两，蒲黄、阿胶各二两，甘草一两半，人参、黄芪各一两，为末，银柴胡、木通各二两，用汤半碗浸二宿取汁，用蜜两斤，炼一二沸，入生地末六两搅匀，入柴木汁慢火熬成膏，然后将前末同和为丸豌豆大。每二十丸，嚼破熟水下。虚寒烦渴惊悸，人参煎汤下；咳唾叶衄下血，麦门冬煎汤下；血淋，茅花煎汤调百草霜末下；诸淋，车前子煎汤下。治心中郁热烦渴，凉上膈，解酒毒及诸血发寒热，惊悸劳烦，咳嗽诸淋，胃热口臭，肺热喉腥，脾疸口甜，胆疸口苦，并皆治之。一方去门冬、参、胶、蒲黄、木通、柴胡，加荆、防、菊花、片脑、川芎、桔梗，蜜丸，麦门冬煎汤下。

古葛连丸　葛花、黄连各四两为末，用大黄末熬膏为丸梧子大。每百丸温水下，或煎服亦可。治饮酒过多，热蕴胸膈，以致吐衄。

吐血虚者三黄补血，参柏狗胆兮，好京墨磨蛋化水一掬。

三黄补血汤　熟地一钱，生地、黄芪、当归各八分，白芍七分，柴胡、升麻、牡丹皮、川芎各五分，水煎服。治诸血不止，自汗身热。

加减四物汤　生地、当归、白芍、山栀、牡丹皮、贝母、知母、黄柏、陈皮、白术、甘草、玄参、麦门冬各等分，水煎服。如身热，加地骨皮、子芩；呕吐血，加知母、石膏以泻胃火；衄咳血，加茅根、黄芩以泻肺火；唾咯血，加栀柏及肉桂少许以泻肾火；吐衄不止，加炒黑干姜、柏叶、茜根、大小蓟；便血不止，加槐花、地榆、百草霜；溺血不止，倍山栀，加车子、小蓟、黄连俱炒焦；诸失血久，加升麻、阿胶、人参，

入童便、姜汁、韭汁。

古参柏糊　沙参、侧柏叶各一钱半，为末，入飞罗面三钱，水调如糊啜服。治男妇九窍血如泉涌。或用生地、藕节、生梨捣汁，磨京墨徐徐服之；或生姜蘸百草霜含咽；或荆芥烧灰，米饮调服。

狗胆丸　五灵脂为末，用狗胆汁和丸芡实大。每一丸，姜酒化下，不得漱口，急进白粥，不可太多。治男妇连日吐血不止。

单京墨丸　京墨二两，为末，用鸡子白三个和丸梧子大。每十丸，生地黄汁下，治吐血、衄血。一方用乌鸡子白以手磨千百次，自然化成水，入人参末二钱，调匀五更服，服时不得语，仰啜自然，觉心肺俱凉，满口津液而吐咯血止。

衄血解郁，天地茜梅莎芎；

解郁汤　柴胡、黄连、黄芩、黄芪、地骨皮、生地、熟地、白芍各等分，水煎服。

古天地胶　天门冬一斤，熟地黄八两，蜜丸酒下，治咳血，又可辟谷。或用生地、麦门冬等分，水煎服，治吐衄诸药不止。

茜梅丸　茜草根、艾叶各一两，乌梅肉五钱，为末，蜜丸梧子大。每三十丸，乌梅煎汤下。治衄血无时。

古莎芎散　香附四两，川芎二两，为末。每二钱，茶清下。盖香附开郁行气，使邪火散于经络，川芎和血通肝，使血归于肝脏，血归火散，其血立止。

咯血保命，圣饼玄霜丹术。

保命散　生地、熟地、枸杞子、地骨皮、天门冬、黄芪、白芍、黄芩、甘草各一钱，水煎服。治诸见血无寒。如脉微身凉，加官桂五分。

圣饼子　杏仁四十粒研细，用黄蜡炒黄色，入青黛一钱，捏作饼子，用时

以柿子一枚破开，以饼置其中合定，湿纸包煨研水服。治咯血。

玄霜膏　乌梅汁、梨汁、柿霜、白糖、白蜜、萝卜汁各四两，姜汁一两，茯苓末八两，用乳汁浸晒九次，款冬花、紫菀各末二两，共入砂锅内慢火熬成膏，丸如弹子大，临卧含化一丸。治吐血虚嗽神效。

又方　款冬花、枸杞子、五味子、山药各一两五钱，萝卜子一合半，苏木、归尾各七钱，为末，梨汁、藕汁、竹沥、姜汁、人乳各半碗，共入罐内，槐枝搅匀，皮纸封固，文武火炆三炷安息香久，取出，埋土中一夜去火毒，每噙化一二茶匙。治痰火痨嗽，失血气喘等证。

加减逍遥散　牡丹皮、白术各一钱半，当归、芍药、桃仁、贝母各一钱，山栀、黄芩各八分，桔梗七分，青皮五分，甘草三分，水煎服。治痰中见血。

血后倦弱，扶脾生脉大阿胶；

扶脾生脉散　人参、当归、白芍各一钱，紫菀、黄芪各二钱，麦门冬、五味、甘草各五分，食后水煎温服。治见血后脾胃虚弱，气喘精神短少，衄血、吐血不止。一方又名黄芪补血汤。

大阿胶丸　麦门冬、茯神、柏子仁、百部、杜仲、丹参、贝母、防风各五钱，远志、人参各二钱半，茯苓、山药、熟地、阿胶、五味子各一两，为末，蜜丸弹子大，每一丸水煎和渣服。治肺虚客热，咳嗽咽干多涎，或见鲜血及劳伤肺胃，思虑伤心，吐血呕血。

血止除根，润肺门冬女贞肉。

天门冬丸　天门冬一两，甘草、白茯、阿胶、贝母、杏仁各五钱，为末，蜜丸梧子大，时时含化十丸。治吐血、咯血，大能润肺止嗽。

女贞剪红丸　冬青子肉二斤，红花

三两，为末炼蜜丸，食后服。热重加天花粉、山栀各二两，或用二味煎汤下，止血断根，兼治妇人闭经、逆经、血疾。

溺血鹿胶没药治虚寒，

鹿角胶丸 鹿角胶五钱，没药、发灰各三钱，为末，用茅根汁打糊丸梧子大，每五十丸盐汤下。治房劳小便尿血。

便血厚朴榆砂取效速。

厚朴煎 厚朴、生姜各五两，同捣烂炒黄，白术、神曲、麦芽、五味各一两，同炒黄为末，水糊丸梧子大。疾作时空心米饮下百丸，平时只服五十丸，治诸下血五痔。盖脾胃本无血，缘气虚肠薄，自荣卫渗入而下，故用厚朴厚肠胃，麦芽消酒食，白术导水，血自不作，是亦以脾胃为主也，故服之多取奇效。

榆砂汤 地榆四钱，砂仁七枚，生甘草一钱半，炙甘草一钱，水煎温服，治结阴便血不止，渐而极多者宜服。

治便血赤楞方 用黑豆一升，炒焦为末，入好酒一旋，去豆末，饮酒神效。

脏毒苍地卷柏连壳兮，脏头参丸可吞；

苍地丸 苍术、陈皮各三两，黄柏、黄连各一两半，连翘、黄芩各一两，为末，生地六两捣膏，为丸梧子大。每五七十丸，白汤下。治热毒下血。

古卷柏散 卷柏叶焙干、黄芪各一两，为末，每二钱，米饮调服。治脏毒神效。

白柏丸 白术五钱，黄柏、生地、白芍、黄芩、地榆、香附各二钱，为末，蒸饼为丸服。治湿热下血。

酒蒸黄连丸 黄连净锉一斤，用好酒四盏，浸瓦器中，置甑上累蒸至烂，取出晒干为末，水丸梧子大。每五十丸，温水下。治酒毒积热下血，肛门作热，又厚肠胃。

黄连丸 黄连、黄柏、厚朴、当归、干姜、木香、地榆、阿胶，为末，蜜丸梧子大。白汤下二十丸，治下焦便血。

古连壳丸 黄连、枳壳各二两，用槐花炒过，去槐花为末，蒸饼为丸。治内伤经络下血，用此以解络脉之结。

脏头丸 槐子一两，牙皂七分，黄连四两，糯米一升，为末，用雄猪大肠一条，去油洗净，将前药入内，两头扎住，砂锅内煮烂捣丸梧子大，每六七十丸米饮下。治肠风下血脱肛。

苦参丸 苦参半斤，槐角六两，女贞实四两，归尾二两，为末，用大猪肠三尺，入药在内，两头扎住，炊烂，同枯矾末四两，捣丸梧子大。每三十丸米饮下，忌椒醋。治肠风下血及久年痔漏。

肠虚龟樗矾附乌荆兮，肠风黑散急服。

活龟丸 江湖大乌龟一个，先用柴火烧热地，以罩盖龟，地热逼出臭屁，待屁尽，以秆绳都身包缚，外用黄泥封固，灰火中煨熟捞起，剥净取肉，研如泥，其壳用牛骨髓涂炙五七次，沁透酥干为末，又用黄连一两，九蒸九晒，归尾三钱三分，为末，和前龟肉捣丸梧子大。每四五十丸，白汤下。大能扶衰益弱，补阴壮阳，又治肠风痔漏。

龟柏丸 龟版二两，侧柏叶一两半，芍药一两半，椿根皮七钱半，升麻、香附各五钱，为末粥丸，四物汤加白术、黄连、陈皮、甘草、生姜煎汤送下。治便血久而致虚，腰脚软痛及麻风疮痒见血。

古樗参散 樗根白皮、人参各二两，为末。每二钱，空心温酒米饮任下，忌一切毒物。治大肠风虚，饮酒、饮食过度，挟热毒下利脓血，大肠连肛门痛不可任，多日不瘥。

矾附丹　青矾四两，用瓦罐盛火煅食顷，候冷入盐一合，硫黄一两，再煅食顷，候冷取出入附子一两，为末，粟米粥丸梧子大，每三十丸空心生地汁下。治阳虚肠风下血，当日立止，一月除根，久服助下元，除风气，益脏腑。

古乌荆丸　川乌一两，荆芥穗二两，为末，醋煮面糊为丸梧子大。每服二十丸，温酒或热水下，有疾时，食空日三四服；无疾者，只早一服。治肠风脏毒，下血不止，诸风挛搐，顽麻瘙痒及妇人血风头风眩晕等证，久服悦颜色，黑须发。

肠风黑散　童男发、槐花、槐角、猬皮各一两，荆芥二两，同入罐内，盐泥固济烧存性，出火毒，再入炙甘草三分，炒枳壳二两，每三钱，空心水煎服。治肠风下血及粪前后。

剪红香梅虚漏医，

剪红丸　侧柏叶、鹿茸、附子、续断、黄芪、阿胶、枯矾各五钱，当归一两，为末，醋糊丸梧子大。每七十丸，空心米饮下。治脏腑虚寒，下血不止，面色痿黄，日久羸瘦。东垣谓劳损宜温，此方之义，非温寒之说也。

香梅丸　乌梅、百药煎俱烧存性，香白芷各等分为末，糊丸梧子大，每三五十丸米饮下。治肠风脏毒及崩漏等疾，或去白芷。

结阴升阳血箭束，

结阴丹　枳壳、威灵仙、黄芪、陈皮、椿根皮、何首乌、荆芥各五钱，为末，酒糊丸梧子大。每服七十丸，陈米饮入醋少许下，治结阴肠风，脏毒下血。

升阳除湿和血汤　生地、牡丹皮、生甘草各五钱，炙甘草、黄芪各一钱，当、熟地、苍术、秦艽、肉桂各三分，陈皮、升麻各七分，白芍一钱半，水煎

空心热服，治血箭湿毒。

噫！病情好补而怕攻，药热兴阳而助欲，丹溪滋降法至今无人知，东垣阴火论从古宜细读。

痰

诸病所以寻痰者，痰因火动，百病非相火盛则真火衰；痰火所以生异证者，痰因气逆，百病非邪有余则正气乏。治本化痰清气，抑上温中润下尽平和；

化痰丸　半夏、南星、生姜、白矾、皂角各四两，同入砂锅内水煮南星无白点为度，去皂角不用，入青皮、陈皮、干葛、苏子、神曲、麦冬、山楂、萝卜子、香附、杏仁各一两 一方加枳实、茯苓，为末，姜汁浸，蒸饼丸梧子大。每五七十丸，食后临卧茶酒任下。快脾顺气，化痰消食。

清气化痰丸　半夏二两，陈皮、茯苓各一两半，薄荷、荆芥各五钱，黄芩、连翘、山栀、桔梗、甘草各一两 如肠胃干燥，加大黄、芒硝，为末，姜汁糊丸梧子大。每五十丸，姜汤下。治痰因火动，胸膈痞满，头目昏眩，故用二陈汤豁痰利气，合凉膈散降火，清头目而散风热也。

抑上丸　白术、黄芩、黄连各一两，石膏二两，青黛五钱，为末，蒸饼为丸服。治痰因火动。

温中化痰丸　青皮、陈皮、良姜、干姜各五两，为末，醋糊丸梧子大。每五十丸，米饮下。治停痰留饮，胸膈满闷，头目眩晕，咳嗽涎唾，或饮酒过多，呕哕恶心。

润下丸　陈皮半斤，半夏二两，各用水化盐五钱调匀，煮干烘燥；南星、黄芩、黄连、甘草各一两，为末，蒸饼丸绿豆大。每五七十丸，白汤下。善降

痰火。

治标滚痰控涎，小胃三花神佑能开结。

滚痰丸 大黄、黄芩各八两，泻阳明湿热；沉香五钱，引诸气上至天，下至泉；礞石、焰硝各一两坠痰，二味同入砂罐内盖之，铁线缚定，盐泥固济，晒干火煅红，候冷取出，同前药为末，水丸梧子大，或加朱砂一两为衣，每四五十丸，量虚实加减，食后临卧茶清温水任下。攻肠胃痰积及小儿食积，痰惊风痰盛实热者，最为要药。体弱者加六君子汤一料，入竹沥、姜汁和如稀糊，以瓷器盛晒干，再以竹沥、姜汁拌晒，如此者三次，又用竹沥、姜汁为丸，小豆大，每百丸食远米饮下，名竹沥达痰丸。能运痰大肠从大便出，不损元气妙，惟有泄有孕者忌用。

坠痰丸 皂角醋浸一宿炒、黑牵牛各一斤，白矾用完玛瑙一两同枯，候冷去玛瑙、萝卜子各半斤，青木香四两，为末，姜汁糊丸绿豆大，每四五十丸，量人虚实，五更白汤或姜汤下，天明取下顽痰，病即除根，治心腹走注刺痛及气痰风痰，或头目眩晕，或迷塞心窍，不省人事，或头面结核不一，或肩背两手十指麻木，或气塞胸中，一切痰证神效。

控涎丹 甘遂、大戟、白芥子各等分，惊痰加朱砂为衣；痛甚加全蝎；酒痰加雄黄、全蝎；惊气痰成块加穿山甲、鳖甲、玄胡索、莪术；臂痛加木鳖子、桂心；热痰加盆硝；寒痰加丁香、胡椒、肉桂为末，糊丸梧子大。每五七丸至十丸，量虚实加减丸数，食后临卧淡姜汤下。治忽患胸背胁项手足腰胯隐痛，筋骨牵引钓痛，时时走注，乃痰在胸膈上下作楚而然；或手足冷痹，气脉不通，误认为瘫痪者。

小胃丹 甘遂面包煨熟、大戟长流水煮一时洗净晒、芫花醋浸一宿炒黑勿令焦各五钱，大黄一两半用酒湿纸包煨熟，再用酒略炒，黄柏三两，为末，粥丸麻子大。每十丸，临卧津液下。欲利，空心温汤下。上可取胸膈之痰，下可取肠胃之痰及湿痰积热，惟胃虚少食者忌用。一方加南星、半夏各二两半用白矾、皂角、姜汁水煮十五次，桃仁、杏仁用白矾、皂角水泡、红花酒蒸、陈皮、枳实用白矾水泡半日炒，白术、白芥子各一两，苍术二两用米柑、白矾、皂角水浸一宿炒，为末，姜汁、竹沥煮神曲为丸服，名加味小胃丹。中风痰痞积，眩晕喉痹，淡姜汤下；瘫痪不语，浓姜汤下，惟痞块、头风、头痛，宜临卧食后服，神效。

三花神佑丸 甘遂、大戟、芫花各醋炒五钱，黑丑二两，大黄一两，轻粉一钱，为末，水丸小豆大。每初服二丸，渐加二丸，日三服，温水下，至便利即止，多服顿攻，转加痛闷损人，治风痰涎嗽，气血凝滞不通及一切湿热积结，痰饮悬饮变生诸病，或水肿大腹实胀喘满，或风热燥郁，肢体麻痹，走注疼痛等证。人壮气实者可暂服之，盖轻粉治水肿鼓胀之药，以其善开湿热怫郁故也。或去轻粉、牵牛亦好。

开结枳术丸 枳实、白术、半夏、南星、枯矾、葶苈、大黄、青皮各五钱，木香三钱，黑丑二两，皂角酥炙，旋复花各一两，为末，姜汁糊丸梧子大。每五十丸，姜汤下；妇人干血气膈实肿满，或二便不通姜葱煎汤下。导滞化痰，升降阴阳，通行三焦，荡肠胃，导膀胱，专治胸痞恶心呕哕，酒食停积，两胁膨闷，咽嗌不利，上气喘嗽，黄疸等证。

理湿积，青礞硝石寻常；

青礞石丸 青礞石、焰硝各二两捣

碎同入小罐内，瓦片盖之，铁线缚定，盐泥固济晒干，火煅红，候冷取出，南星二两白矾水浸二日，半夏、皂角水浸二日，黄芩姜汁炒、茯苓、枳实各二两，风化硝用萝卜同煮硝化，去萝卜滤净，入腊月牛胆内风干五钱，共为末，神曲糊丸梧子大。每三五十丸白汤下，治食积，去湿热痰。一方去硝、芩，加黄连三两，连翘五钱，麝一分，治膨胀虽下药不消者，用此即效。

黄白丸 黄连、瓜蒌仁、白术、神曲、麦芽各一两，川芎七钱，青黛五钱，人中白二钱，为末，姜汁浸蒸饼为丸服。治阴虚食积痰火。

祛风痰，郁金蜈蚣猛烈。

祛风痰丸 防风二两，明矾、川芎、牙皂、郁金各一两，赤脚、黄脚蜈蚣各一条，为末，蒸饼丸梧子大。每三十丸，食前茶汤下，祛风痰，行浊气。

搜风化痰丸 半夏四两，人参、槐角、僵蚕、白矾、陈皮、天麻、荆芥各三两，辰砂五钱，为末，姜汁浸蒸饼丸豆大，辰砂为衣。每四十丸，姜汤下。

消破痰饮神术兮，单制半夏尤有功；

消饮丸 白术二两，茯苓五钱，枳实、干姜各七钱，为末，蜜丸梧子大。每三十丸，温水下。治停饮胸满呕逆，腹中水声，不思饮食。

破饮丸 荜茇、胡椒、丁香、砂仁、蝎梢、青皮、木香、巴豆、乌梅各等分为末，先将青皮同巴豆浆水浸一宿，取出同炒青皮焦，去巴豆，又将其水浸乌梅肉蒸烂，和前药捣丸绿豆大。每十五丸，津液下。治五饮停蓄胸胁，结为支满、气促抢心疼痛。

神术丸 苍术一斤，为末，用生油麻五钱，水二盏，研烂取汁，又入枣肉十五粒，同捣丸梧子大。每五十丸，温酒下。治痰饮挟瘀血成窠囊，行痰极效。

单半夏丸 半夏用香油炒为末，粥丸梧子大。每三五十丸，姜汤下。治湿痰喘急，止心痛。

法制半夏 明矾六两，硝石四两，煮水六碗，却将半夏一斤，先以水洗净，入药水内浸三宿，又取入清水内浸七日，取出切片，加薄荷四两，甘草二两任用，消饮化痰，壮脾顺气。

清州白丸子 半夏七两，南星、白附子各二两，川乌五钱，俱生用为末，绢袋盛于井水摆出以尽为度，置瓷器内，日晒夜露，日换新澄之，浸春五、夏三、秋七、冬十日，去水晒干为末，糯米粉煮清糊丸梧子大。每二十丸，姜汤下。瘫痪风，酒下；小儿惊风，薄荷煎汤下三丸。兼治男妇风痰壅盛，呕吐涎沫。

宜化气涩三仙兮，指迷作曲真有法。

三仙丸 南星、半夏各一斤，为末，用生姜汁调成剂，摊在筛中，以楮叶盖令发黄色，晒干收之，须五六月内做曲，如酱黄法，每曲四两，入香附末二两，糊丸梧子大。每四十丸，食后姜汤下。治中脘气滞，胸膈烦满，痰涩不利，头目不清。或去香附加橘皮，治气痰。

千金指迷丸 半夏曲二两，白茯苓虚人用乳汁蒸，瘦人血少用砂仁同酒浸蒸，去砂仁，又用生地汁浸蒸、枳壳用麦麸醋水炒各一两，风化硝一钱半，为末，姜汁糊丸梧子大。如治脾胃痰，用神曲为糊；治血分痰，酒糊；治气分上焦痰，蒸饼糊；治骨节四肢痰，盐酒入姜汁糊；治足痰，牛膝煎膏为引；治痰病深痼，牛膏和糊，多服即可以汗吐下，如倒仓法也。每早常服三五十丸，姜汤下；旬月以往，大便溏滑，是潜消痰积之验也。如耳聋气壅，上焦诸风热头风等证，竹沥入姜汁白汤下二三百丸，以利为功，服愈痰火之后任服，但觉少作即服，又与诸服食补养之药不为相妨。

瓜蒌贝母，不怕肺经燥干；

香附瓜蒌青黛丸 三味等分为末，或去香附亦可，蜜丸芡实大。每一丸，食后临卧嚼化。治燥痰、郁痰、酒痰，咳嗽呃逆。凡积痰非青黛、瓜蒌不除。

单贝母丸 贝母用童便浸，春夏一日，秋冬三日，洗净晒干为末，糖霜调和，不时服之，或白汤调服。治痰要药，或加童便、制香附为丸服亦可。

丁香半夏，何忧胃冷酸噎。

丁香半夏丸 半夏三两，藿香五钱，肉豆蔻、丁香、木香、人参、陈皮各二钱半，为末，姜汁煮糊丸如小豆大。每服二三十丸，食后姜汤下。治脾胃宿冷，胸膈停痰，呕吐恶心，吞酸噎气，心腹满闷，不思饮食等证。

竹沥膏霞天膏，火郁老积择人；

竹沥膏 用水白竹截长二尺许，每段劈作四片，以砖二块排定，将竹片仰架砖上，两头露一二寸，下以烈火迫之，两头以盆盛沥，六分中加姜汁一分服之，痰热甚者，止可加半分耳，大治热痰及能养血清热，有痰厥不省人事几死者，灌之即苏，诚起死回生药也。

霞天膏 用二三岁纯色肥泽无病黄牯牛肉，腿项脊净肉四五十斤，切成块子，在净室中以铜锅贮长流水煮之，不时搅动，另用新锅煮用，汤旋加，常使水淹肉五六寸，掠去浮沫，煮烂如泥，以绢滤肉汁入小铜锅内，用桑柴文武火候不住手搅，只以汁渐加，熬如稀饧，滴水成珠，其膏成矣。大抵肉十二斤，炼膏一斤为度，以瓷器盛之，用调药剂，初少渐多，沸热自然溶化，用和丸，每三分，搀面一分，同煮成糊，或用炼蜜，寒天久收生微，用重汤煮过，热天冷水窨之，可留三日。凡治实痰新痰用南星、

半夏燥之，橘红，枳壳散之，茯苓、猪苓渗之，黄芩、黄连降之，巴豆、附子流通之，竹沥、瓜蒌润下之。如虚痰老痰稠黏胶固于胸臆，依附盘结于肠胃，当用此膏，吐泻不致虚损元气。如瘫劳鼓噎，于补虚药中加之以去痰积，可收万全，服此比之倒仓更稳，仍须善养者。

节斋方谢传方，化痰清金忌铁。

节斋化痰丸 天门冬、酒芩泻肺火，瓜蒌仁、橘红润肺降痰，海粉各一两；芒硝咸以软坚，香附盐水炒开郁降气，桔梗、连翘开结降火，各五钱；青黛二钱解郁火，为末炼蜜，入姜汁少许，和药捣丸龙眼大。每细嚼一丸，清汤下，或丸黍米大，每五十丸，淡姜汤下。治郁痰老痰。

谢传清金丸 薄荷四两，百药煎二两，土桔梗、儿茶各五钱，砂仁、诃子各三钱，硼砂二钱，为末，用粉草八两，以水熬成膏，和末捣丸樱桃大。每嚼化一丸，缓缓咽下，化痰止嗽，清金降火，又解酒毒。

喘因风寒，三拗汤中加星半；

加减三拗汤 麻黄一钱，杏仁、桑白皮各七分，甘草五分，苏子、前胡各三分，姜三片水煎服。如痰盛加南星、半夏，烦喘加石膏，火喘口干加黄芩、瓜蒌仁、薄荷，寒喘加细辛、肉桂，气喘加兜铃、乌梅，气短而喘，去麻黄加人参、茯苓。

喘属七情，四磨汤内君沉乌。

四磨汤 人参、槟榔、沉香、乌药各等分，磨浓水，取一盏煎三五沸，食后服。治七情伤感，上气喘急，妨闷不食。

六磨汤 沉香、木香、槟榔、乌药、枳壳、大黄各等分。热水磨服，以利为度。治气滞腹急，大便秘涩。

白前葶枣含奇，以消水气；

白前汤 白前二两，紫菀、半夏各三两，大戟七合，水十盏浸一宿，明日煎至三盏，分三服，忌羊肉。治呃逆喘促及水肿短气胀满，昼夜不得卧，喉中常作水鸡声。

古葶枣散 用葶苈炒黄为末，先用黑枣十枚浓煎汤，去枣入前末三钱调匀，食后服。治肺痈胸满喘咳，或身面浮肿等证。

含奇丸 葶苈、知母、贝母各一两，为末，枣肉砂糖捣丸弹子大。每用绵裹一丸含之，徐徐咽下，治喘嗽。

瓜蒌杏参萝皂，以治痰粗。

瓜蒌实丸 瓜蒌仁、枳壳，半夏、桔梗各一两，为末，姜汁打糊为丸梧子大。每五十丸，食后淡姜汤下。治胸中痞痛彻背，喘急妨闷。

杏参散 杏仁、人参、陈皮、大腹皮、槟榔、白术、诃子、半夏、桂心、紫菀、桑白皮、甘草、紫苏各五分，姜煎服。治咽坠堕惊恐，渡水跌仆，疲极筋力，喘急不安。

大萝皂丸 南星、半夏、杏仁、瓜蒌仁、香附、青黛、陈皮各五钱，萝卜子二两，皂角烧灰一两，为末，神曲煮糊为丸梧子大。每六十丸，姜汤下。治气喘、痰喘、风痰、食痰、酒痰、面毒等证。

小萝皂丸 萝卜子二两蒸，皂角五钱煅，南星用白矾水浸晒，瓜蒌仁；海粉各一两，为末，姜汁和蜜捣匀为丸，含化止之，治喘证最妙。

定喘定息，千缗兜铃堪通用；

定喘汤 白果肉二十一枚，研碎炒黄色，麻黄、款冬花、桑白皮、蜜炙、法制半夏各三钱，苏子二钱，黄芩炒、杏仁各一钱半，甘草一钱，水三盏，煎至二盏，不用姜，不拘时，徐徐服之，治齁喘神方。

定喘化痰散 用猪蹄甲四十九个，每个甲内入半夏、白矾各一分，置罐内蜜封，勿令烟出，火煅通红，去火毒，入麝一钱，为末。如上气喘急咳嗽，糯米饮调下一钱，小儿五分。治喘至妙。

定息饼子 用皂角三大荚去黑皮，刀切开去子，每于仓内入巴豆肉一粒，以麻缚定，用生姜自然汁和蜜涂令周匝，慢火炙之，又涂又炙，以焦黄为度，擘开去巴豆不用，又以枯矾一两，蓖麻子七粒入仓内，姜汁和蜜再涂炙如前，去草、矾，用皂角为末，却以杏仁二两，研膏，与前药和匀，每服一钱，用柿干炙过候冷，点入药内细嚼，临卧服，忌一切热毒之物，治远年近日喘嗽。

千缗汤 半夏七枚，皂角、甘草各一寸，生姜二钱，用生绢袋盛水煎顷服，治哮喘不得卧，或风痰壅盛。

兜铃丸 马兜铃、杏仁、蝉蜕各二两，人言煅六钱，为末，枣内为丸葵子大。每六七丸，临卧葱茶清放冷送下，忌热物半日。治男妇久患咳嗽，肺气喘促，倚息不得睡卧，齁鮨咳嗽亦效。

清金紫金，远年近日止哮呼。

清金丸 单萝卜子半升，蒸熟晒干为末，姜汁浸，蒸饼为丸梧子大，每三四十丸，津液或淡姜汤下，治哮喘遇厚味而发者。一方加桑木内蠹虫粪一升炒，杏仁半升，不去皮尖炒，甘草一两生，为丸服，治远年喘急。

紫金丹 信石末一钱，淡豆豉捣烂一两，精猪肉细切四两，三味拌和，分作三分，用纸筋黄泥包之，烘令泥干，却用炭火于无人处，煅青烟出尽为度，放地上一宿出火毒，取出为末，汤浸蒸饼为丸绿豆大。食后茶清下，大人二十

613

丸，小儿七丸，量大小虚实与之，忌一应咸物汤水之类。治痰喘不得卧，须三年后者，可用。

嘈杂香连与三圣，胃脾术曲安妥；

香连丹 香附、黄连各四两，为末，神曲煮糊为丸梧子大。每七十丸，白汤下，治久郁心胸痞痛，或嘈杂干噎吞酸。

二圣丸 白术四两，陈皮一两，黄连五钱，为末，神曲煮糊为丸绿豆大。每五十丸，津液或姜汤下。治心嘈索食。

安脾丸 半夏一两，槟榔二钱，雄黄一钱半，为末，姜汁和蒸饼为丸梧子大，小儿丸黍米大。姜汤下，从少至多渐加服之，以得吐能食为度。治嘈杂及吐食脉弦者。肝乘于脾而吐，乃由脾胃之虚，宜治风安脾，无羁绊于脾，故饮食自下。

嗳哕沉檀匀诸气，痰火栀石可祛。

匀气丸 草豆蔻、橘皮、沉香、人参各五钱，益智仁、檀香、大腹子各一两，为末，饭丸梧子大。每八十丸，淡姜汤下。治气虚浊升多嗳。

祛痰火丸 南星、半夏、香附、石膏、山栀各等分为末，姜汁浸蒸饼为丸服，或姜煎服亦可治胃火、痰火嗳气。

呕吐热而发渴，干葛橘皮竹茹；

葛根竹茹汤 葛根三钱，半夏二钱，甘草三分，竹茹一团，姜枣煎，取清汁冷服。治胃热心烦呕吐水止，酒呕尤妙。

加味橘皮竹茹汤 赤茯苓、橘皮、枇杷叶、麦门冬、竹茹、半夏各一钱，人参、甘草各五钱，姜煎温服。治胃热多渴，呕哕不食。

竹茹汤 橘皮三钱，竹茹、人参各二钱，甘草一钱，姜枣煎服。治吐利后，胃虚膈热而呃逆，宜此补虚降火，或加白术、枳壳尤妙。

呕吐寒而不渴，藿叶丁半参萸。

四味藿叶汤 藿香、人参、橘皮、半夏各等分，姜煎温服。治胃寒呕吐，粥药不停。

古丁夏汤 丁香、半夏各三钱，姜煎温服。治脾中虚寒，停痰留饮，哕逆呕吐。

古参萸汤 吴萸、人参各等分，姜枣煎服。治气虚胃寒，呕吐冷涎，阴证干呕通用。

气弱人参积豆蔻，吐甚硫汞成砂子；

单人参汤 每二两，水三盏，煎至八分热服，兼以参汁煮粥食。若卒吐呕逆，粥饮入口即吐困弱者，为丸服之，翻胃亦宜。

单白蔻散 用白豆蔻五钱为末，好酒调服，治胃冷有积，吃食欲吐者宜。

古硫汞丹 水银八钱，生硫黄末二钱，同入无油铫内，慢火化开，以柳枝拌炒，或有烟焰以醋洒之，俟结成砂了再研为末，用粽尖杵丸发绿豆大。每三十丸，生姜橘皮煎汤下。治一切吐逆反胃。

风羁麦天痰半附，停水神曲半搅糊。

麦天汤 麦门冬一钱二分，天麻一钱，白术、茯苓、半夏、神曲、陈皮各八分，姜煎温服。治风邪羁绊脾胃，身重有痰，恶心欲吐，宜此先实脾消导。

古半附汤 生附子、半夏各二钱半，生姜十片，水煎空心服，或加木香少许尤妙。治胃冷生痰，呕吐奇方。

神曲丸 神曲三两，苍术、陈皮各一两，为末，生姜汁别煮神曲末为糊，和丸梧子大。每三五十丸，姜汤下。治中脘宿留饮，酸蜇心前，口吐清不，暖宿腐气。

呃逆气弱倍陈增半，或十味小柴加参术；

倍陈汤 陈皮四钱，人参二钱，甘

草四分，水煎服，治胃虚呃逆有效。

增半汤 藿香二钱，半夏汤泡炒黄三钱半，人参、丁香皮各一钱半，姜七片煎服。治胃中寒，停痰留饮，呕吐呃逆。

十味小柴胡汤 人参、黄芩、柴胡、干姜、山栀各七分半，白术、防风、半夏、甘草各五分，五味子九粒，姜煎服。治气虚不足呃逆。

呃逆胃寒丁香柿蒂，或三香白豆等沉苏。

丁香柿蒂散 丁香、柿蒂、人参、茯苓、橘皮、良姜、半夏各一两，生姜一两半，甘草三分，为末，每服三钱，水煎乘热顿服，或用此药调苏合香丸服说亦妙。治吐利及病后胃中虚寒呃逆，至七八声相连，收气不回者难治。

三香散 沉香、紫苏、白豆蔻各等分，为细末。每服五七分，柿蒂煎汤调下，治胃冷呃逆，经久不止。

利膈平胃以杵糠，阿魏胜神仙夺命；

人参利膈丸 人参、当归、藿香、甘草、枳壳、大黄、厚朴各一两，木香、槟榔各七钱，为末，水丸汤下。治胸中痰咳喘满，脾胃壅滞，膈噎圣药。

狗米平胃丸 黄犬一条饿数日，用生米及粟米饲之，取其粪中米淘净，用薤白煎汤煮作粥，临熟入沉香二钱，平胃散末为丸服。治翻胃诸药不效者。

虎脂平胃丸 平胃散加生姜、枣肉为丸，入老鸦爪一半，或入虎脂、虎肉及肚内屎尤妙。

杵糠丸 杵头糠、牛转草各半斤，糯米一斤，为末，取黄母牛口中涎和砂糖为丸龙眼大。入锅内慢火煮热食之。一方只用近山处黄牛粪尖三个，烧灰，砂糖酒下。

古阿魏散 阿魏五钱，大路边干人

粪炒存性五钱半，共为末。五更初以姜片蘸食，治反胃能起死回生。

神仙夺命丹 百草霜研五钱，雄黄、硼砂各二钱，乳香一钱半，绿豆、黑豆各四十九粒，为末，用乌梅十三个，水浸去核，捣丸弹子大，以乳香少加朱砂为衣，每噙化一丸，食茶泡热饼压之，过三五日，再服一丸神效。治七情气郁呕吐，或噎食不通，大肠秘结，粪如羊屎。

五噎五膈以丁附，参夏如灵丹细咀。

五噎汤 人参、白术、茯苓、陈皮各一钱，厚朴、枳壳、甘草、干姜、三棱、莪术、神曲、麦蘖各五分，诃子、桂心、木香、槟榔各三分，姜枣煎服。治噎食不下，呕哕不彻，胸背刺痛，泪与涎出。

五膈汤 枳壳、青皮、南星、半夏各一钱，白术一钱二分，大腹皮八分，干姜七分，麦芽六分，丁香、木香、草果各五分，甘草三分，姜煎服。治胸膈痞气，结聚胁胀，痰逆恶心，不欲食。

单附子散 大附子一枚，置砖上，四面着火，渐渐逼熟，以附子淬入姜汁中，再逼再淬，约姜汁尽半碗为度，焙干，或加丁香一钱，为末，每二钱水一盏，粟米同煎七分，三服即愈，或为末于掌心舐吃，治翻胃。

参夏汤 人参三两，半夏六两，白蜜一盏，每服一两，水煎温服，治翻胃呕吐。

枣包内灵丹 良姜、官桂、川椒、胡椒、青皮、陈皮、甘草、草乌各二钱，茴香、白术、当归、半夏、杏仁、川芎、莪术、三棱、丁香、沉香各五钱，木香、巴豆各三钱，为末，醋糊丸芡实大。每一丸，大枣一个去核，将药入内，外用纸包，水湿煨熟去纸，细嚼温酒下。治男妇小儿胸膈胁肋疼痛，腹胀如鼓，不思饮食，宿食不消，膈噎皆效。

参附关格既济，

既济丸 人参、附子各一钱，麝香少许，为末，饭丸梧子大，麝香为衣。每七丸，灯心煎汤下。治关格吐利不得，脉沉手足微冷。

寿星痉痉痰疏。

寿星丸 先烧地坑通红，去火，以酒五碗倾入候渗尽，入南星一斤于内，以盆盖之，勿令泄气，次日取出，入琥珀、朱砂各一两，为末，猪心血和姜汁糊丸梧子大。人参、菖蒲煎汤下三十丸。治心胆补惊，神不守舍，痰迷心窍，健忘妄见。

断痫追风控涎活虎，蝙蝠猪心神归舍；

断痫丹 黄芪、钩藤、细辛、甘草各五钱，蛇蜕三寸，蝉蜕四枚，牛黄一字，为末，枣肉丸梧子大，小儿麻子大。每二十丸。人参煎汤下，随人大小加减，治痫既愈而后复作。

三痫丸 荆芥穗二两，白矾一两半 生半枯，为末，面糊丸黍米大，朱砂为衣。每二十丸，姜汤下。治小儿百二十种惊痫。

追风祛痰丸 防风、天麻、僵蚕、白附子、牙皂各一两，全蝎、木香、白矾各五钱，半夏曲六两，南星三两，用白矾、皂角水各浸一半，过宿为末，姜汁糊丸梧子大，朱砂七钱半为衣。每七八十丸，食远临卧薄荷煎汤下，或姜汤下。治诸风痫暗风，或加虎睛一对微炒尤妙。

控涎丸 僵蚕生姜汁浸一宿、川乌、生半夏各五钱，全蝎七枚，铁粉三钱，甘草二钱，为末，生姜自然汁打成薄糊，丸如绿豆大，朱砂为衣。每服十五丸，食后姜汤下，忌甘草。治诸痫久不愈，顽痰散聚无时，变生诸证，并皆治之。

五生丸 南星、半夏、川乌、白附子、大豆各生用六两，为末，姜汁打糊丸梧子大。每服三丸至五丸，淡姜汤下。治痫者痰及阴脉弦细而缓。

活虎丹 取蝎虎一个，剪去四足爪，连血细研，入朱砂、片脑、麝香各少许，研匀，先用古礞石散控下痰涎，次用薄荷煎汤调前药作一服化下。治久年惊痫癫狂。此药能补心神气血不足，心全则病自瘥矣。一方用朱砂末入瓶内。捉蝎虎于内，养月余其身赤色，取出阴干为末，每一二分，酒调服，兼治小儿撮口。

蝙蝠散 用大蝙蝠一个，以朱砂三钱填入腹内，以新瓦盛火炙令酥为度，候冷为末，每一个分作四服，气弱及年幼发痫者作五服，空心白汤下。

猪心丸 用雄猪心一个，取管头血三条和甘遂末一钱拌匀得中，将前猪心切作两边，入前甘遂在内，用线缚定，外以湿纸荷叶包裹，慢火煨熟，不可过度，取出甘遂，入朱砂五分同研，分作四丸，每一丸用煨猪心煎汤化下，后三丸别用猪心煎汤。下重者只守本方，轻者加苏合香丸一粒，服过半日不动，又进一服，如大便已下恶物，即止后剂，急与补脾助胃，大治五痫及心风血迷神效。如换朱砂一钱，甘遂五分，酒下，可以吐利痰涎。

引神归舍丹 南星三两，朱砂一两，附子七钱，为末，猪心血和糊丸梧子大。每五十丸，萱草根煎汤下，子午时各一服。治心气不足，并治心风。

降癫，滋阴安神清心定志邪辟除。

滋阴宁神汤 当归、川芎、白芍、熟地、人参、茯神、白术、远志各一钱，酸枣仁、甘草各五分，酒炒黄连四分，有痰加南星一钱，姜煎温服。治不时晕倒，搐搦痰壅。

朱砂安神丸 黄连六钱，苦寒去心烦除湿热为君；甘草、生地各一钱半，甘寒泻热泻火，补气滋肾为臣；当归二钱半，补血；朱砂五钱，约浮游之火而安神明也，为末，蒸饼糊丸黍米大，朱砂为衣。每十五丸或二十丸，食后温水少许送下一方无归、地，津液下。治心烦懊恢，胸中气乱怔忡，心下痞闷，食入反吐及伤寒汗、吐、下后，余热留于心胞络不睡。

叶氏清心丸 人参、蝎梢、郁金、生地、天麻、南星各等分为末，蒸饼糊丸梧子大。每二十丸，人参煎汤下。治心受邪热，精神恍惚，狂言呼叫，睡卧不宁。

宁志丸 远志、菖蒲各二两，茯苓三两，人参一两一方加琥珀、郁金为末，蜜丸梧子大，朱砂为衣。每三十丸米汤下。治痰迷心膈，心气不足，惊悸怔忡，恍惚健忘。

辟邪丹 人参、茯神、远志、鬼箭羽、菖蒲、白术、苍术、当归各一钱，桃奴五钱，雄黄、朱砂各三钱，牛黄、麝香各一钱，为末，酒糊丸龙眼大，金箔为衣。每一丸，临卧木香磨汤化下，诸邪不敢近体，更以绛袋盛五七丸悬床帐中尤妙。治中恶怪疾及山谷间居处。

灌鼻法 用皂角以浆水浸，春秋四、夏三、冬七日，去渣熬膏，取出摊纸上阴干收顿，用时以水化开，灌入病人鼻内，良久涎出为效。欲涎止，服温盐汤一二口即止；有魇死不醒者，用半夏为末，吹鼻即醒。

惊气抱胆丸宜细，

惊气丸 附子、木香、僵蚕、花蛇、橘红、麻黄、天麻、南星各五钱，紫苏子一两，全蝎二钱半，脑麝少许，朱砂二钱半，留半作衣，为末，蜜丸龙眼大。每一丸，金银薄荷煎汤或温酒化服。治惊忧积气，袭受风邪，发则牙关紧急，涎潮昏塞，醒则精神若疾，多患怒。肝邪太盛，狂厥者，去附子加铁粉。

抱胆丸 先将黑铅一两半入铫溶化，次下水银二两，候结成砂子，再下朱砂、乳香各一末两，乘热用柳木搥研匀，丸如芡实大。每一丸，空心井水吞下，病者得睡切莫惊动，觉来即安，再一丸可除根。治男妇一切癫风狂，或因惊恐怖畏所致及产后血虚、惊风入心，并室女妇经脉将行，惊邪蕴结，顿服神效。

风邪紫石末嫌粗。

紫石散 紫石英、滑石、赤石脂、凝水石、白石脂、石膏各六两，甘草、桂心、牡蛎各五两，大黄、龙骨、干姜各四两，制为粗散，盛以韦囊，悬于高凉处，欲用取一二指撮，以新井水三盏，煎至一盏二分，大人顿服，末百日儿服一合，或只以绵沾着口，口热多者进四五服，以意消息。治大人风引，小儿惊痫瘛疭，日数十发者累效。

惊悸养心，朱雀丸外用参枣；

养心汤 黄芪、茯苓、茯神、半夏曲、当归、川芎各五分，甘草四分，远志、辣桂、柏子仁、五味子、酸枣仁、人参各二分半，姜枣煎服一方去芎、桂、半夏，加麦门冬，白芍、陈皮、莲肉。治劳苦忧思伤心，痰多少睡，惊悸不宁。如停水怔忡，加赤茯苓、槟榔。

朱雀丸 茯神二两，沉香五钱，为末，蜜丸小豆大。每三十丸，食后人参煎汤下。治心神不定，恍惚健忘，火不下降，时复振跳，常服滋阴养火，全心气。

参枣丸 人参、酸枣仁各一两，辰

617

砂五钱，乳香二钱，为末，蜜丸弹子大。每一丸，薄荷煎汤化下。治一切惊心怖胆，累效。

健忘固本，仁熟散中有茱萸。

加减固本丸　丹参、天门冬、熟地、人参、远志、朱砂、石菖蒲各五钱，麦门冬、白茯苓各一两，为末，蜜丸梧子大，每五十丸至百丸，空心煎葱白化下。治中风后健忘，养神益志，和血荣腠理。

仁熟散　人参、枳壳、五味子、桂心、山茱萸、甘菊花、茯神、枸杞子各三分，柏子仁、熟地各一两，为末，每二钱，温酒调服。治胆虚常多畏恐，不能独卧，头目不利。

咽痛消肿古荆黄，牛蒡射干二汤活；

古荆黄汤　荆芥四钱，大黄一钱，空心水煎服，治咽喉肿痛，大便闭结及风热结滞生疔疮。或加防风等分，治头眩。

牛蒡子汤　牛蒡子二钱，玄参、犀角、升麻、黄芩、木通、桔梗、甘草各一钱，食后水煎服。治风热上壅，初发牙关紧急，已发咽喉肿痛，或生疮痈，及愈后复攻胸胁，气促身热，不能言卧。如有痰，加瓜蒌、贝母；肝火加柴胡、吴萸、黄连；肾火加当归、生地、知母、倍玄参；畏下陷，加升麻；风盛，加荆芥、僵蚕；下元虚，倍蜜炙附子。

射干汤　射干、升麻各二钱，马牙硝、马勃各一钱四分，水煎服，治风热咽喉肿痛。

喉痹开关金玉钥，仙末圣锭一字如。

金锁匙　朴硝一两，雄黄五钱，大黄一钱，为末，吹入喉中。治一切发风热咽喉闭塞，神效。

玉钥匙　焰硝一钱半，硼砂五钱，僵蚕、片脑各少许，为末，吹入喉中。治风热喉闭及缠喉风，神效。

二仙散　胆矾一钱，僵蚕一钱，为末，每吹少许入喉中。治缠喉风，急喉痹。

如圣金锭　硫黄、川芎、腊茶、薄荷、川乌、硝石、生地各等分为末，生葱汁和成锭子。每服一锭，先以凉水灌嗽，次嚼薄荷五七叶，却用药同嚼烂，以井花咽下，甚者连进二服，并含之，治咽喉急闭，腮颔肿痛，乳蛾结喉，木舌重舌。

一字散　枯矾、藜芦、雄黄、蝎梢、牙皂各等分为末，嘀入鼻中。治时气缠喉风，渐入咽塞，水谷不下，牙关紧急，不省人事。

雄黄解毒丸　巴豆十四粒，雄黄二两，郁金一钱，为末，醋糊丸绿豆大。每七丸，热茶下。如口噤，为末嘀鼻，须臾吐利顽痰即醒。如无此药，急用升麻四两，浓煎水灌之，或吐或不吐即安。治初发胸膈气促，咽喉肿痛，手足厥冷，气闭不通即死。

冰梅三咽，破毒以除上热；

冰梅丸　鲜南星二十五个，鲜半夏五十个，皂角、白矾、食盐、防风、朴硝各四两，桔梗二两，略熟梅子百个，先将盐以水浸化，然后将各药研碎入水拌匀，方以梅子入药水中，浸过三指为度，晒至水干，以瓷罐收贮，密封如霜起最妙，用时以丝绵裹定含口中，令津液徐徐咽下，痰出自愈。治喉风肿痛如神。

龙脑破毒散　盆硝四两，僵蚕、甘草、青黛各八钱，马勃三钱，蒲黄五钱，脑麝各一钱，为末。每一钱，共水调膏细咽，喉痹即破，出血便愈。若是诸般舌胀，用药五分，指蘸擦舌上下，咽津，如小儿用二分，亦如前法。治急慢喉痹肿塞不通。

麝香朱砂丸　马牙硝七钱，铅白霜、龙脑各三钱，硼砂三两，寒水石一斤，麝香二钱，朱砂一两半，为末，用甘草十两熬膏和丸梧子大，朱砂为衣，每含化一二丸。治咽喉肿闭，或生疮，或舌根肿痛。

蜜附一片，利膈兼补下虚。

蜜附子　用附子切片，蜜涂炙黄色，每含一片咽汁，味尽再易一片。治脏寒喉闭，吞吐不利。

利膈汤　薄荷、荆芥、防风、桔梗、人参、牛蒡子、甘草等分为末，沸汤点服一钱，治虚烦上盛，脾肺有热，咽肿生疮，甚加僵蚕。

声不清兮固本，单炒槐花夜半服；

加味固本丸　天麦二门冬、诃子、阿胶、知母各五钱，生地、熟地、当归、茯苓、黄柏各一两，人参三钱，乌梅十五个，人乳、牛乳、梨汁各一碗，为末，蜜丸黄豆大。每八九丸，诃子煎汤或萝卜煎汤下。治男妇声音不清。

单槐花散　槐花瓦上炒香熟，三更后床上仰卧随意而食。治失音及咯血。

声暴失兮润肺，再炼蜜脂任意哺。

润肺丸　诃子、五倍子、五味子、黄芩、甘草各等分为末，蜜丸噙化。治嗽而失音。

诃子散　诃子去核，杏仁去皮尖各一两，通草二钱，每四钱煨生姜五片，水煎去渣温服。治久嗽语音不出者宜用。

蜜脂煎　用猪脂二斤，熬去渣，入白蜜一斤，再炼少顷，滤净入瓷器内，俟成膏，不时挑服一茶匙。治暴失音，常服润肺。

噫！痰咸也，口淡则咸腥不袭于肺胃；痰涎也，心清则涎自归于肾区。近时称病曰痰火，于此最精惟老朱。

虚

千虚易补者，阳气虚弱，而无痰火之相杂；虚不受补者，阴虚火动，或有湿热兼攻。

补阴六味八味，而降火炒在虎潜龟版；

大补阴丸　黄柏、知母各四两，熟地、龟版各六两，为末，猪脊髓和蜜丸梧子大。每七十丸，空心盐汤下，降阴火壮肾水之要药。如肾脉洪大，非惟不受峻补，虽枸杞、山茱补剂亦未可受者宜服。或去地黄，名三味补阴丸，治酒色过伤少阴。此方去知、柏加玄参、乌梅等分，更加砂仁、炒黑干姜各五钱，善治阴虚中寒，外热内泄，治伤之炒药也。

补阴丸　熟地五两，黄柏、知母、龟版各三两，锁阳、天门冬、枸杞子、白芍各二两，五味子一两，炒黑干姜三钱寒月加五钱，或换肉桂，引诸药入肾，为从治法也，为末，猪脊髓和蜜丸梧子大。每七八十丸，空心盐汤下，寒月温酒下。梦遗精滑加牡蛎、白术、山茱萸、椿根皮；赤白浊加白术、白茯、山栀、黄连；脚弱无力加牛膝、虎胫骨、防己、木瓜；疝气加苍术、黄连、姜汁炒山栀、川芎、吴萸、青皮；脾胃虚弱，恶寒易泄加白术、陈皮、倍干姜；眼目昏暗加芎、归、菊花、柴胡、黄连、犀角、蔓荆子、防风；气虚加参、芪；左尺虚、右尺微，命门火衰，阳事不举，加桂、附、沉香。

六味地黄丸　又名肾气丸。山药、山茱萸各四两，茯苓、泽泻、牡丹皮各三两，生地八两如心气不足及有瘀血，加牡丹皮至八两；如淋沥血肿加泽泻至八两；如脾胃弱加山药至八两；如遗精头昏加山茱萸至八两；如痰火盛及小水不清，加茯苓至八两；如肾无邪水有遗漏者，去泽泻、茯苓，加茯神三两，益智、五味子、麦门冬各二两，为末，蜜丸梧子大。每五十丸，空心白汤温酒下，有痰姜汤下。治少年水亏火旺，肾气久虚，瘦弱无力，盗汗发热，五脏齐损，遗精便血淋浊等证及妇人气血虚无子，闭经潮热，咳红烦渴，能收精养气，伐火导水，使机关利而脾土健实。一方加知母、黄柏，治阴虚大潮渴。如中寒少食易泄者，去知、柏，加砂仁，炒黑干姜、北五味子。

八味丸 即肾气丸加附子、桂心各一两，治老年水火俱亏，肾虚气乏，下元冷惫，脐腹腰痛，夜多溺溺，脚软体倦，面黄或黑及虚劳不足，渴欲饮水，小便不利，一切湿热等证，并皆治之。

二宜丸 当归身，生地黄各等分，用酒蒸七次，和炼蜜捣丸如梧桐子大，每七十丸，空心酒下，补肾益阴添髓。

滋阴降火丸 黄柏一两半，知母、莲肉、茯神、人参、枸杞子各一两，为末，用熟地二两，捣膏和丸梧子大。每百丸，空心白汤下。

虎潜丸 黄柏半斤，知母三两，龟版四两，熟地、陈皮、白芍各二两，锁阳一两半，虎骨一两冬加干姜五钱，为末，蜜和猪脊髓为丸梧子大，每五六十丸，空心盐汤下，干物压之，遗精加龙骨五钱，名龙虎济阴丹。一方加参、芪、山药、枸杞、菟丝、五味子、杜仲、故纸、牛膝。治诸虚不足，腰腿痿痛，行步无力，壮元阳，滋肾水，养气血。

补阳三建四柱散，而顺元更羡腽肭斑龙。

三建汤 川乌、附子、天雄各等分，姜煎。或入麝少许。治阳虚寒邪外攻，手足厥冷，六脉沉微，二便滑数，上焦阳弱倍天雄，下部阴痿倍附子，自汗加肉桂、小麦。气逆加木香或沉香，名顺元散。胃冷加丁香、胡椒，名丁胡三建汤。

四柱散 附子、木香、茯苓、人参各等分，姜枣煎，入盐少许温服。治真阳耗散，耳鸣头晕，脐腹冷痛，滑泄脏寒。

三仙丹 川乌一两，用盐五钱炒裂，茴香三两炒，苍术二两，用葱一握炒黄，去葱为末，酒糊丸梧子大。每五十丸空心盐汤下。忌诸血。补肾与膀胱，顺气搜风，兼治耳聋目暗，久服轻腰膝，驻颜活血，乌须延年。

鹿茸大补汤 鹿茸、黄芪、当归、白茯、熟地各二分，白芍、白术、附子、人参、肉桂、半夏、石斛、五味子各三分，肉苁蓉、杜仲各四分，甘草一分，空心姜枣煎服。治男子一切虚损，妇人亡血等证。

古茸附汤 鹿茸、附子等分，姜煎服，治精血虚耗，潮汗惊悸。

古沉附汤 附子三钱，沉香一钱半，姜煎。治上盛下虚，气不升降，阴阳不和，胸膈痞满，饮食不进，肢节倦痛。

古参附汤 人参五钱，附子三钱，姜煎。治阳虚气弱，气短气喘，自汗盗汗，头眩等证。

古芪附汤 等分，姜煎，治气虚自汗体倦。

古姜附汤 等分，水煎，治体中寒厥冷，强直失音，口噤吐沫，昏不知人，或阴盛发躁及脐腹冷痛，霍乱转筋，一切虚寒并治。

古桂附汤 等分，姜枣煎，治自汗漏不止。

腽肭补天丸 腽肭脐、人参、白茯姜汁煮、当归、川芎、枸杞、小茴各一两半，白术二两半，粉草蜜炙、木香、茯神各一两，白芍、黄芪、熟地、杜仲、牛膝、故纸、川楝、远志各二两，胡桃肉三两，沉香五钱男加知、柏、女加附子，为末，用制腽肭酒煮糊丸梧子大。每六十丸，空心盐酒下。治男妇亡阳失阴，诸虚百损，阴痿遗精，健忘白带，子宫虚冷，惟寡妇不宜。

斑龙丸　鹿角霜、鹿角胶、鹿茸、阳起石、附子、酸枣仁、柏子仁、肉苁蓉、黄芪各一两，当归、熟地各八钱，辰砂五钱，为末，酒糊丸梧子大。每五十丸，空心温酒盐汤任下。治真阴虚损，理百病，养五脏，补精髓，壮筋骨，益心志，安魂魄，悦泽驻颜，延年益寿。

二至二神，异类有情，善补气血之齐损；

二至丸　熟地、龟版、白术，黄柏各三两，生地、山茱萸、当归、知母各二两，菟丝子、肉苁蓉、黄芪、牛膝、枸杞、故纸、五味子、白芍、虎胫骨、杜仲、山药、丹皮、白茯苓、人参各一两黑瘦者人参减半，为末，蜜丸梧子大。每八十丸，盐汤温酒下。名二至者，取冬至一阳生、夏至一阴生之义也。常服补虚损，暖腰膝，壮筋骨，明眼目，滋阴降火神效。

二神交济丹　茯神、薏苡仁各三两，酸枣仁、枸杞、白术、神曲各二两，柏子仁、芡实、生地、麦门冬、当归、人参、陈皮、白芍、白茯苓、砂仁各一两，以上十六味，每神字领八味，合八节，共二十四两，合二十四气为一岁也，为末，用熟水四盏调炼蜜四两，煮山药四两，为丸，梧子大。每三五十丸，米饮下。血虚甚去芍加鹿茸，脾亏甚去地黄加五味子，治心脾肾三经虚者。

异类有情丸　鹿角霜、龟板各三两六钱，鹿茸、虎胫骨各二两四钱，为末，雄猪脊髓九条同炼蜜捣丸梧子大。每五七八十丸，空心盐汤下。盖鹿阳也，龟虎阴也，血气有情各从其类，非金石草木例也。如厚味善饮之人，可加猪胆汁一二合，以寓降火之义也。

五脏六腑，诸虚丸丹，能交水火之重逢。

古庵心肾丸　熟地、生地、山药、茯神各三两，石枣、枸杞、龟版、牛膝、黄连、牡丹皮、鹿茸各一两，当归、泽泻、黄柏各一两半，生甘草五钱，为末，蜜丸梧子大，辰砂为衣。每五十丸加至百丸，空心盐汤温酒任下。法曰心恶热，肾恶燥，此方补精益血，清热润燥，治心肾虚而有热，惊悸怔忡，遗精盗汗，目暗耳鸣，腰痛足痿、黑须发，久服令人有子。

究源心肾丸　牛膝、熟地、肉苁蓉、鹿茸、附子、人参、远志、茯神、黄芪、山药、当归、龙骨、五味各一两，菟丝子三两。浸药酒煮糊丸梧子大。每五十丸，空心枣汤下，治同上。常服调阴阳，补心肾虚，温寒燥湿最效。

瑞莲丸子　苍术主脾一斤生用四两，酒、醋、米泔各浸四两，莲肉主心一斤去皮心，酒浸软，入猪肚内煮极烂，取出焙干，枸杞子主肝，五味子主脉，熟地主血，故纸主肾，各二两，为末，用前猪肚捣膏，同酒糊丸梧子大。每四五十丸，空心温酒下。定心暖肾，生血化痰。

心虚人参固本丸　生地生心血，用麦门冬引入所生之地，熟地补肾精，用天门冬引入所补之地，各等分；人参减半以通心气，为末，或磨烂澄粉晒干尤不滞脾，蜜丸梧子大。每五十丸，空心温酒盐汤任下，如有痰者，地黄用姜汁炒过。一方去参加黄柏、鹿角霜，名鹿柏固本丸。

梦授天王补心丹 熟地、白茯、人参、远志、菖蒲、玄参、柏子仁、桔梗、天门冬、丹参、酸枣仁、麦门冬、甘草、百部、五味子、茯神、当归、杜仲各等分为末，蜜丸弹子大，金箔为衣。每一丸，灯心枣汤化下，食远临卧服，或作小丸亦可。专治玩读著作，劳神过度，以致潮热盗汗咳嗽，失血遗精，怔忡健忘，咽干口燥，肌体羸瘦，调和心肾二经要药。一方无菖蒲、熟地、杜仲、百部、茯神、甘草。

朱子读书丸 茯神、远志各一两，人参、陈皮各七钱，菖蒲、当归各五钱，甘草二钱半，为末，面糊丸如急性子大，朱砂为衣，临卧灯心煎汤下。

茯神汤 茯神一钱半，白术、当归各一钱，酸枣仁八分，人参、黄芪、黄柏各五分，甘草二分，灯心煎，先用朱砂末两分点舌上，后以此汤送下，治神不守舍。

肝虚天麻丸 天麻、牛膝、萆薢、玄参各六两，杜仲七两，附子一两，羌活十四两，当归十两，生地一斤一方加独活五两去肾风，为末，蜜丸梧子大。每五七十丸，病甚加百丸，空心温酒下。治风热，养血脉，行荣卫，壮筋骨。

鹿茸四斤丸 肉苁蓉、天麻、菟丝子、牛膝、熟地、杜仲、鹿茸、木瓜各半斤，为末，蜜丸梧子大。每五十丸，空心米汤或酒下。治肝肾虚损之极，以致筋骨痿弱，不能自持，起居无力，足膝疼酸，肌体瘦悴，血气不生。

牛膝丸 牛膝、萆薢、杜仲、苁蓉、菟丝子、防风、胡芦巴、补骨脂、沙苑蒺藜各一两，肉桂五钱，为末，酒煮猪腰子，为丸梧子大。每五七十丸，空心酒下。治肝肾损，骨痿不能起于床，宜益精；筋缓不能自收持，宜缓中。

脾虚返本丸 黄犍牛肉五斤去筋膜切片，河水洗数遍，仍浸一宿，再洗一二遍，用好酒入瓷器内，重泥封固，桑柴火煮一日夜，取出焙干为末半斤，山药、莲肉俱用葱盐炒，去葱盐、白茯苓、小茴香各四两，为末，枣肉捣膏，入好酒和丸梧子大，晒干。空心酒下五十丸。日三服，久则日一服，忌用面糊米饮之类为丸，补脾及诸虚损。

脾肾虚橘皮煎丸 陈皮十五两，甘草十两，当归、萆薢、苁蓉、吴萸、厚朴、肉桂、阳起石、巴戟、石斛、附子、菟丝子、牛膝、鹿茸、杜仲、干姜各三两，为末，有酒五升于瓷器，入橘皮末煎熬如饧，却将诸末入内搅匀，仍入石臼内捣丸梧子大。每三十丸，空心温酒盐汤任下。治脾肾大虚，不进饮食，肌体羸瘦，四肢无力，兼治久疟久痢癥瘕。

天真丸 肉苁蓉一两，山药十两，当归十二两，天门冬一斤，为末，用羊肉七斤洗去脂膜，扯开入药末裹定，以麻缚之，用酒四瓶煮令酒干，再添水二升又煮，候肉烂如泥，又入黄芪末五两，人参末三两，白术末二两，糯饭焙干为末，同捣丸梧子大。每三百丸温酒下。如觉难丸，入蒸饼五七枚焙干为末，同捣为丸。治脾肾俱虚及一切下血过多，形容枯槁，四肢羸弱，饮食不进，肠胃溏泄，津液枯竭，久服生血补气，暖胃驻颜。

肾虚小菟丝子丸 菟丝子五两，山药二两七钱，莲肉二两，白茯苓一两，为末，山药留一半，打糊丸梧子大。每五十丸，空心盐汤下，脚无力，木瓜煎汤下。治肾虚损，目眩耳鸣，四肢倦怠，遗精尿血，心腹胀满，脚膝酸痿，股内湿痒，小便滑数，水道涩痛，时有遗沥等证。一方加五味子二两，名玄菟丹；更加枸杞子二两，合人参固本丸，名玄菟固本丸。

三味安肾丸 破故纸、小茴香、乳香各等分为末，蜜丸梧子大。每三十丸，空心盐汤下，或煎药下。治下虚肾气不得归元，变见杂证，诸药不效者，用此补肾，令其纳气。一方去乳香，加胡芦巴、川楝肉、续断、桃仁、杏仁、山药、茯苓各等分，名九味安肾丸，治肾虚腰痛，目眩耳聋，面黑羸瘦。

太极丸 黄柏二两六钱木，知母一两四钱水，故纸二两八钱火，胡桃肉一两二钱金，砂仁五钱土，为末，蜜丸梧子大。每三十丸，空心盐汤下。

加减内固丸 石斛、胡芦巴各二两，巴戟、苁蓉、山茱萸、菟丝子各三两，故纸二两半，小茴一两，附子五钱，为末，蜜丸梧子大。每五十丸，空心温酒盐汤任下，治命门火衰，肾寒阴痿，元阳虚惫，阴溺于下，阳浮于上，水火不能既济。

补阳无燥，冷补能明耳目；

冷补丸 天麦二门冬、生熟二地黄、牛膝、白芍、地骨皮、石斛、玄参、磁石、沉香、蒺藜等分，蜜丸，盐汤下七十丸。治误服金石峻药，肾水焦燥，口渴目暗耳聋，腿弱腰痛，小便赤，大便或秘。

补阴无滞，肾气兼羡归茸。

三一肾气丸 生地、熟地、山药、山茱萸各四两，牡丹皮、赤茯、白茯、泽泻、锁阳、龟版各三两，牛膝、枸杞、天门冬、麦门冬、人参各一两，知母、黄柏、肉桂、五味子各二两虚甚加鹿茸、虎骨各一两，为末，蜜丸梧子大。每七十丸，空心盐汤下。盖因本丸胸满有痰者不宜，补阴丸脾虚有湿者不宜，惟肾气丸补血滋阴而兼理痰湿，又无降火之剂，兹以三方合一，有黄柏、知母以泻邪火，

茯苓、泽泻以渗邪湿，诸药补心肾诸脏精血，深得其宜。

当归膏 当归十一两，生地、白术各八两，熟地、甘草、贝母各一两半，薏苡仁四两，芍药半斤，三味用米粉炒，茯苓六两，莲肉、人参、地骨皮各二两，山药、麦门冬各二两半，枸杞子十两，天门冬一两，五味子五钱，琥珀六分，用水五升，微火煎之，再加水五升，如此者四次，滤去渣，文武火煎，每斤加熟蜜四两春五两，夏六两，共熬成膏，吐血加牡丹皮一两，骨蒸加青蒿汁、童便各一碗，痨痰加钟乳粉五钱，每服二茶匙，空心白汤调下。治五劳七伤，诸虚百损，脾胃虚弱，养血和中，滋荣筋骨，养阴抑阳，久服多获奇效。

归茸丸 鹿茸酒蒸，当归酒浸，各等分为细末，用乌梅水煮去核，和前末捣匀，和丸如梧桐子大。每服六七十丸，空心米饮送下。治精血枯竭，面色黧黑，耳聋目暗，口干多渴，腰痛脚弱，小便白浊，上燥下寒，不受峻补等证效。

琼玉女贞松柏四圣，久服调真养性；

琼玉膏 生地十六斤捣烂取汁，冬蜜十斤熬滤过，人参末一斤半，茯苓末三斤，四味和匀入瓷瓮内，用绵纸七重，厚布一重，紧封瓮口置铜锅内，用桑柴火煮三昼夜，再用黄蜡纸二三重包扎瓮口，纳井中浸一日夜，至次日再入旧汤内煮一日夜，出水气，每日空心温酒调服，或加天门冬，名琼液膏。大能填精补髓，化肠胃为筋骨，万神具足，五脏盈溢，发白转黑，返老还童，行如奔马，日进数服，终日不食亦不饥渴，瘫痪痨瘵尤妙，修合沐浴，忌鸡犬孝服妇人。

单人参膏 每用人参一斤切片，入砂锅内，水浮药一指，文武火煎干一半，倾在别处又将渣如前煎三次，嚼参无味

乃止，却将前汁仍入锅内，文武火慢慢熬成一碗服之，治七情劳伤，精神短少，言语不接，肺虚咳嗽及诸失血后，或行倒仓法后，真能元气于无何有之乡，惟肺有火者不宜，或加天门冬佐之。

地黄膏　治血虚生疮，肌肤燥痒，自汗遗精便多，妇人乳少等证，或加当归等分。一方用生地捣汁，入鹿角胶十分之一，蜜酒生姜苏子自然汁量入煎膏。

天门冬膏　用炭火煎至半，入蜜熬，滴水不散为度。有人单服生三十二子，又有去积聚风痰，补肺疗咳嗽失血，润五脏，杀三虫伏尸，除瘟疫，轻身益气，令人不饥。

茯苓煎　白茯苓为末，用水和湿，入水漂去浮膜，用澄下者，以布纽去水晒干，再研漂再晒，凡三次，每末一斤，入白蜜二斤拌和，贮瓷瓶内，笋壳封口置锅内，桑柴火悬煮一日，连瓶坐埋五谷内，次早倒出，以旧在上者装在下，旧在下者装瓶上，再煮再入谷内，凡三日夜，次早取出埋净土中七日，每早晚用三四匙噙嚼，少时以白汤下。治痰火烦郁燥渴，一切下部诸疾殊效。

女贞丹　即冬青子去梗叶，酒浸一日夜，布袋擦去粗皮，晒干为末，待有旱莲草出，取数石捣汁熬浓，丸前末梧子大，少则以蜜加入，每百丸，空心临卧白汤或酒下，久服发白转黑，强阴不走，止诸血，倍膂力，健腰膝，初服令老者便无夜起。

松脂丸　松脂一斤，白茯苓半斤，为末，蜜丸服，可长生辟谷。

四圣不老丹　松脂一斤四两，白茯苓、甘菊花、柏子仁各八两，为末，蜜丸梧子大。每七十二丸，清晨盐汤酒下。

松梅丸　松脂一斤，地黄十两，乌梅六两，俱酒蒸烂，捣膏为丸梧子大。

每五十丸，空心米饮盐汤任下，大能加饮食，肥身体，清小便，润大肠，补劳伤，除骨蒸，补元气津液，令精不倦。

松柏实丸　松脂十斤，松实、柏实各三斤，菊花五斤，为末，蜜丸梧子大。每三十丸，白汤下，可以不饥。

饵长松根法　长松根，皮色似莽苕，长三五寸，味微苦，类人参，清香可爱，生古松下，多杂甘草中得，煎汤服之亦可。毛发复生，颜貌如故，又角诸虫蛇毒。

柏脂丸　夏日刻向阳者二十株，可得半升，炼法同松脂，其色味功效尤胜，但不可多得耳。久服炼形延年，忌鱼肉。

单柏叶煎　取近上东向勿杂枝者，置甄中令满，盆覆蒸三石米饭久，愈久愈善，水淋数过，阴干煎服。百病不生，颜色悦泽，齿落更生，耳目聪明。或九蒸九晒为末，蜜丸服之，治大风发眉脱落。

秤金男胞苍乌八仙，常飡返老还童。

秤金丹　熟地二两，枸杞、莲蕊、槐角俱用酒浸，春秋三、夏一、冬六日晒干，薄荷各三两，没石子一两，人参、木香各五钱，为末，蜜丸芡实大。每一丸，空心噙化，日三服，久服须发黑。

大造丸　紫河车一具焙，黄柏盐酒浸炙各一两半，龟版童便浸三日酥炙，凡邪火止能动物，不能生物，故用二味为佐；杜仲酥炙一两半，牛膝酒浸一两二钱，肾经要药；生地二两半；用砂仁六钱，白茯苓二两，以稀绢包之，同入瓷罐内，酒煮干，再添煮七次，取出去砂仁、茯苓，盖地黄得砂仁、茯苓则入肾经；人参一两，天门冬、麦门冬各一两三钱，夏加五味子七钱，保肺下行生肾，盖金水二脏为生化之源，妇人去龟版加当归，男妇怯证去人参，遗精白浊、赤白带下加牡蛎。为末，用地黄捣膏，再添酒糊，共捣丸梧子大。每七八十丸，空心临卧盐汤下，寒月酒下。治虚弱，阳物仅具形迹，面色痿黄，并大病后不能作呼唤声及足久不任地；女人月水不调，兼素惯小产、难产及多生女少生男，夫妇服之可生男；补益之功极重，久服耳目聪明，须发皆黑，延年益寿，有合造化之功；故名大造。本方去诸药，用龟版、牛膝、杜仲、黄柏，加陈皮、干姜各五钱，名补天丸，天一生水义也。

又方 紫河车一具，黄柏、当归、白术、五味子、小茴、枸杞各一两，杜仲、牛膝、天门冬、麦门冬、生地各一两半，熟地、柏叶各二两，陈皮七钱半，干姜二钱骨热加地骨皮、知母、牡丹皮，血虚倍归、地，气虚加参、芪，肾虚加覆盆子、小茴、山茱萸、巴戟，腰脚疼痛加苍术、草薢、锁阳、续断，妇人去黄柏，加川芎、香附、条芩，为末，将河车蒸烂，入蜜和药捣丸梧子大。每七十丸，空心盐汤下。本方去白术、小茴、柏叶、陈皮，加知母、龟版、苁蓉、虎胫骨、山药、茯神、黄芪、人参、白芍，入猪脊髓三条为丸服，名大补元丸。

紫河车丹 男胞衣一具焙，人参一两半，白术一两，木香、茯苓各五钱，茯神、当归、熟地各一两，乳香、没药各四钱，朱砂二钱，麝香二分，为末，酒糊丸梧子大。每五十丸，空心人参煎汤下，日三服。治虚劳羸瘦，喘嗽痰气及飞尸鬼疰最稳。

单河车一味为丸 以之入血分药，滋阴退热；入气分药，壮阳生子；入痰药，治痰；入风药，治风；入癫狂药，治癫狂失心等证。虽病危将绝，一服更活一二日，大抵男精女血构成，非金石草木可比。紫者，北方之色；河者，北

方流水之名；车者，胚胎九九数足，载而乘之之谓也。

还元丹 人乳粉、秋石丹、茯神、人参各四两，为末，用好酒化鹿角胶二两，作糊为丸梧子大。每三十丸，空心温酒或盐汤下，补精神气血，视听言动不衰。

还元秋石丸 秋石丹一斤，白茯苓一斤，天门冬、麦门冬、生地、熟地、人参、枸杞、人乳粉各四两，为末，蜜丸梧子大。每三十丸，白汤或酒下。治诸虚百损。

苍术膏 苍术二十斤，切细、入砂锅内煮，每一次只煮四两半斤，用水量锅大小，煮极浓去渣，又加苍术凑水煮之，不但煎成一锅，方才加水，虽初煎一锅之时，如水悭一寸，即加一寸，末后一锅尽其苍术矣，却不加水，用绢滤过，再熬成膏，或加蜜四斤，每空心服之。初服或作热，或泻痰，或作饱，或善饥，久服轻身健骨。治伤食少食湿肿，四肢无力，酒色过度，劳逸有伤，骨热痰火等证。苍术气极雄壮，通行脾肾二经，古云：若欲长生，须服山精，即此是也。一方加石楠叶三斤，枸杞子、楮实子各二斤。

加味苍术膏 苍术十斤，捣如泥，入大锅内，用水二桶，以文武火煮至十余碗，取出绢滤，入瓷罐内，以人参、生地、熟地、黄柏、远志、杜仲、川芎、胡桃肉、川椒、故纸、当归、姜汁各四两，青盐二两，朱砂一两，旱莲草汁二碗，白蜜二斤，各药为末，共入膏内封固，大锅水煮，官香二炷为度，取出埋土中七日，每空心酒汤任下。通达诸身关节，流注遍体毛窍，养精养气养神，久服精满气盈，暖丹田，减相火，男子精冷绝阳，妇人胞冷不孕，发白转黑，

医学入门
卷之六

齿落更生。

白术膏 每白术一斤加陈皮四两，煎膏同人参。治一切脾胃不和，饮食无味泄泻等证。

何首乌丸 首乌一斤，米泔浸晒干，用壮妇生男乳汁拌晒一二次，候干用木臼捣末，枣肉为丸，如挟火者，用蜜丸梧子大。初服二十丸，每十日加十丸，至百丸止，空心盐汤温酒任下。主壮气血，益脾胃，坚筋骨，乌须发延寿，令人多子；其气雄壮，通十二经络，非阳虚甚者，不可单服。一方加牛膝半斤，用黑豆三升炊浓汁蒸三次，共捣成泥，晒为末，枣肉为丸服，治骨软风，腰膝疼痛，行履不得，遍身瘙痒。

却老乌须健阳丹 赤白何首乌各一斤，牛膝半斤，用黑豆汁蒸三次，赤茯苓用牛乳五升，白茯苓用人乳汁五升，各以文武火煮干各一斤，菟丝子、故纸各半斤，为末，忌铁，蜜丸弹子大。每一丸，日二次，或加生地、熟地各一斤，研烂加入尤妙。

八仙添寿丹 何首乌六两，牛膝三两，如前制，山茱萸、柏子仁、知母、黄柏、龟版、当归各四两，为末，蜜丸梧子大。每三十丸，空心酒下，七日后添十丸，至七十丸止，忌烧酒、辛辣物。

延年益寿不老丹 生地、熟地、人参、天门冬、麦门冬各三两，地骨皮、白茯苓和五两，何首乌半斤，用砂锅先下黑羊肉一斤，黑豆二合，量着水于上，加竹箄盛住首乌，以盆覆定蒸一二时取出晒，为末，蜜丸梧子大。每五十丸，空心酒下。去地骨皮，或加小茴，名七仙丹。

仙人饭 即黄精。先取瓮去底，釜上安顿，以黄精纳入令满，密盖蒸之，候气溜取出曝干。如此九蒸九曝，凡生

时有一石，熟有三斗方好，蒸之不熟，则刺人喉咙，既熟曝干，不干则易坏，食之甘美，补中益气，耐老不饥。

沉寒痼冷，铅汞硫砂何峻燥；

金液丹 用硫黄将铁杓熬溶，倾入井水或麻油内，后用桑柴灰淋濂炊七八遍，换水，去红晕，为末，蒸饼丸梧子大。每二十丸，空心米饮下，伤寒阴证不拘丸数。治吐利日久，脾胃虚损，手足厥逆，精神昏睡露睛，口鼻气冷，欲成慢惊，或身冷脉微，自汗，小便不禁等证皆效。

黑锡丹 黑锡溶去渣，硫黄溶化，水浸各二两，去将锡再溶化，渐入硫黄，俟结成一片，倾地上去火毒，研至无声为度，此为丹头，入附子、故纸、肉蔻、小茴、川楝、阳起石、木香、沉香、胡芦巴各一两，肉桂五钱，为末和匀，酒糊丸梧子大，阴干，入布袋内擦令光热。每三五十丸，空心姜盐汤或枣汤下，妇人艾醋汤下，一切冷痰盐酒下，年高有客热者服之效。治脾肾俱虚，冷气刺痛，止汗坠痰，除湿破癖。或加苁蓉、牛膝、白术、丁香，名接气丹，治真元虚惫。

灵砂 水银三两，硫黄一两，炼成者，研细，糯米糊丸麻子大。每五七丸，至十五丸，空心人参枣汤或盐汤下；疝气偏坠，木肾肿疼，茴香酒下；虚劳喘嗽，生姜、乌梅、苏梗煎汤下；腰腹满痛，莪术煎汤下。盗汗溺多，煅牡蛎入盐煎汤下；痎疟不已，桃、柳枝汤下；吐逆反胃，丁香、藿香煎汤下；白浊遗精，白茯煎汤下；中风痰厥面青，木香磨汤研灌；走注风遍身痛，葱白酒下；脚痛，木瓜煎汤下；气滞，生姜、陈皮煎汤下；妇人血气痛，玄胡索、五灵酒醋各半煎汤下；小儿慢惊，沉困胃虚神脱，人参、丁香煎汤下。大治诸虚痼冷，

厥逆如神。

养正丹 用黑锡丹头二两，就火微溶，入水银一两顿搅，勿令青烟起，烟起便走了水银，又入朱砂末一两，炒令十分匀和，即放地上，候冷为末，糯米糊丸绿豆大。每三十丸，空心盐汤下。升降水火，助阳接真，治呃逆反办，痰结头晕，腰疼腹痛，霍乱吐泻。

二气丹 硫黄、硝石等分为末，同炒黄色，研糯米糊丸梧子大。每四十丸，井水下。治伏暑伤冷，中脘痞结，或呕或泄。

来复丹 硫黄、硝石和一两，为末，入铫内微火温炒，用柳木不住手搅，令阴阳气相入，再研细，入五灵脂、青皮、陈皮各二两，为末，次入玄精石末一两及硝黄末和匀，醋糊丸碗豆大。每三十丸，空心米饮下，甚者五十丸，小儿三五丸或一丸。小儿慢惊，吐利不止，变成虚风搐搦者，非风，乃胃气欲绝也，米饮下；老人伏暑昏闷，紫苏煎汤下；产后血逆上抢，恶露不止及赤白带下，醋汤下。常服和阴阳，益精神，散腰肾阴湿，止腹胁冷痛，治一应痰疾不辨阴阳证及中暑霍乱吐泻神效。

补真养气，金石草木稍春容。

补真丸 胡芦巴、香附、阳起石、川乌、肉苁蓉、菟丝子、沉香、肉豆蔻、五味子各五钱、鹿茸、巴戟、钟乳粉各一两，为末，用羊腰子两对，以葱椒酒煮烂，和酒糊捣丸梧子大。每七十丸，空心米饮盐汤任下。治饮食不进，屡以脾胃药不效者，乃房劳过度，真火衰弱，不能熏蒸脾土，致中州不运，饮食不进，胸膈痞塞，或不食胀满，或已食不消，大腑溏泄，古人虽云补肾不如补脾，其实补脾不如补肾也。

养气丹 禹余粮、紫石英、磁石各半斤，赤石脂、代赭石各一斤，各以水研，挹其清者置纸上，以竹筛盛之，候干，各用瓦罐收贮，盐泥固济，阴干，以炭五十斤分作五处，煅此五药，以灰火盖之，火尽再煅，如此者三次，埋地内两日去火毒，取出再研，入肉苁蓉一两半，附子二两，茴香、丁香、木香、故纸、肉桂、巴戟、山药、肉豆蔻、钟乳粉、鹿茸、当归、沉香、白茯、远志、没药、阳起石、五灵脂、乳香、朱砂各一两，为末，和前药研匀，糯米糊调，每两作五十丸，阴干，入布袋内擦光。每二十丸，空心温酒、姜盐汤任下，妇人艾醋汤下。治诸虚百损，真阳不固，上实下虚，气不升降，或咳嗽喘促，一切体弱气及妇人血海冷惫等证。

全锁正元丹 五倍子、茯苓各八钱，巴戟、胡芦巴、肉苁蓉各一两六钱，补骨脂一两，朱砂、龙骨各二钱，为末，酒糊丸梧子大。每二十丸，空心温酒盐汤任下。治元脏虚冷，真气不足，胸胁痞胀，呼吸短气，四肢倦怠，腰膝酸疼，目暗耳鸣，心忡盗汗，遗精白浊，一切虚损之证及水谷不消，呕逆恶心。

椒附丸 附子、槟榔各五钱，陈皮、牵牛、五味子、菖蒲、川椒、干姜各一两，锉碎，用米醋于瓷器内文武火煮干，焙为末，醋糊丸梧子大。每三十丸，空心盐酒下。治下元不足，内积挟冷，脐腹拘急，举动乏力，小便频数，夜多盗汗。

沉香荜澄茄丸 附子、荜澄茄、沉香、胡芦巴、肉桂、补骨脂、茴香、巴戟、木香、川楝肉各四两，桃仁二两，川乌五钱，为末，面糊丸梧子大。每三十丸，空心盐汤下，或煎服亦好。治内挟积冷，脐腹弦急，痛引腰背，面色痿黄，脏腑自利，小便滑数及小肠一切气痛并治。

虚必蒸热，归芪胡连猪肚；

五蒸汤 人参、黄芩、知母、地黄、葛根、石膏、粳米、麦门冬各等分，甘草减半，小麦一撮，水煎服。治男妇诸虚烦热，蒸痿自汗等证。

五蒸丸 青蒿童便浸，地骨皮、生地、石膏各一两，当归七钱，胡黄连五钱，鳖甲一片，为末，蜜丸梧子大。每七十丸，小麦煎汤下。治男妇烦蒸潮热，脉数口干。

古归芪汤 当归一钱，黄芪五钱，水煎服。治虚火上攻头目，浑身胸背发热。

大胡连丸 胡黄连、银柴胡、黄芩、当归、白芍、茯苓、陈皮、熟地、知母各一两，人参、白术、川芎、桔梗、甘草、地骨皮、半夏、秦艽各八钱，黄芪一两二钱，黄柏、五味子各一两半，牛黄二钱，犀角二钱，为末，蜜丸梧子大。每六七十丸，茶清下。治传尸痨热，面红咳嗽等证。

香连猪肚丸 木香五钱，黄连、生地、青皮、银柴胡、鳖甲各一两，为末，入猪肚索缚定，于砂锅内煮烂，取出捣丸梧子大，小儿黍米大，每三十丸米饮下。治骨蒸疳痨羸瘦，痨痢亦宜。

虚多烦渴，参柴地骨门冬。

人参清肌散 人参、白术、茯苓、赤芍、当归、柴胡、半夏曲、葛根各等分，甘草减半，姜枣煎服。治男妇气虚，无汗潮热。

人参地骨散 人参、地骨皮、柴胡、生地、黄芪各一钱半，知母、石膏各一钱，茯苓五分，姜煎服。治脏中积冷，荣中热，脉按不足举有余，乃阴不足，阳有余也。

人参门冬汤 人参、麦门冬、小麦、

茯苓各一钱，竹茹一团，白芍八分，甘草五分，水煎服，治虚热烦渴。

苍芩苍栀湿热盛，

苍芩丸 苍术五钱，片芩三钱，甘草一钱半，为末，汤浸饮饼丸服，治湿热发热。

苍栀丸 苍术、香附各五钱，山栀一两，半夏、川芎、白芷各二钱，为末，神曲糊丸服，治手心发热。

苍连丸 苍术二两，香附二两半，片芩、黄连各炒五钱，为末，瓜蒌瓤为丸服，治湿痰发热。

苍芍丸 芍药一两二钱半，香附一两，苍术五钱，片芩二钱，甘草一钱半，为末，炊饼为丸服，治大病后阴虚，气郁夜热。

上甲下甲积热烘。

上下甲丸 上甲、下甲各一两，侧柏叶、瓜蒌仁、半夏、黄连、黄芩、黄柏各五钱，为末，蒸饼为丸服，退劳热食积痰。

下甲丸 下甲五两，侧柏一两半，香附三两，为末，姜汁浸地黄膏为丸，梧子大。每三十丸，空心白汤下，治抑结不散。以上两方，乃丹溪所立，遍访上甲、下甲，人无识者，后询老医，云上甲即鳖甲，下甲即龟板，此二味善治阴虚食积发热，当从之。

汗有火者，二甘芷砂调卫愈；

二甘汤 生甘草、炙甘草、五味子、乌梅各等分，姜枣煎服。治胃热食后复助其火，汗出如雨。

古芷砂散 白芷一两，朱砂五钱，为末，每一钱，茯神、麦门冬煎汤下。治惊巩自汗，倦怠困弱，服黄芪、牡蛎不止者效。

调卫汤 麻黄根、黄芪各一钱，羌活二钱，生甘草、归尾、生黄芩，半夏

各五分，麦门冬、生地各三钱，猪苓一分，苏木、红花各二钱，五味子七粒，水煎服。治湿胜自汗，卫气虚弱，表虚不任风寒。

汗挟湿者，四制白术玉屏风。

四制白术散 白术四两，用黄芪、石斛、牡蛎、麦麸各炒一两，取单术为末，每三钱，粟米饮下，治盗汗。

玉屏风散 防风、黄芪各一钱，以实表气，白术二钱以燥内湿，水煎，治自汗。

瘘入骨处，清燥汤中减柴胡、黄连、猪苓、泽泻四味名减味清燥汤，治骨瘘；厥初昏时，苏合香丸灌一盅。

白术、青木香、朱砂、犀角、沉香、麝香、诃子皮、丁香、安息香、荜茇、白檀香、香附各二两，龙脑、薰陆香、苏合香油各一两，为末，用安息香以酒熬成膏，同前合香油和蜜调剂，每服旋丸梧子大，取井水温冷任意下四丸，老人小儿酒化下一丸，凡痰气及中风痰涎壅上，喉中有声不能下者，合青州白丸子同丸，姜汁化下立效；中风如见鬼神者，白汤下；脚气冲心，用蓖麻和丸捣烂贴脚心，疼痛立止；心腹绞痛卒痛，中满呕吐，姜汤下；伤风咳嗽，姜葱汁白汤下。兼治传尸骨蒸，肺痿疰忤鬼气，狐狸妖魅，霍乱吐泻，时气瘴疟，赤白暴痢，瘀血月闭，痃癖疔肿等疾，产妇中风，小儿惊风，牙关紧硬不省者，擦牙即开，然后用风药治之，小儿吐泻惊疳，先用火焙此药，然后用姜葱汁化开白汤下，小儿用绯袋盛，当心带之，一切邪鬼不敢近。

热瘘正料生犀散，危氏善用；

犀角、地骨皮、秦艽、麦门冬、枳壳、大黄、柴胡、茯苓、赤芍、桑白皮、黄芪、人参、鳖甲、知母各等分，有痰加半夏，热轻去大黄加黄芩，每三钱入陈青蒿一根煎服。治骨蒸肌瘦，日晚潮热盗汗，五心烦躁及大病后余毒不解，兼治痨疟及小儿疳热。

虚痨加减四物汤；节斋奇功。

川芎、熟地、知母、天门冬各一钱，白芍、当归、白术各一钱三分，黄柏、陈皮各七分，生地、甘草各五分，炒干姜三分，空心姜煎服，潮热加桑白皮、沙参、地骨皮；盗汗及久病者去川芎，加牡蛎、酸枣仁、浮小麦；咳嗽加桑白皮、五味子；痰加贝母、瓜蒌；遗精加牡蛎、龙骨、山茱萸；白浊加茯苓、黄连；衄、咳血加桑白皮、黄芩、山栀；嗽痰血加桑白皮、贝母、黄连、瓜蒌；呕吐血加山栀、黄连、干姜、蒲黄、韭汁、姜汁；咯唾血加桔梗、玄参、柏叶。外五脏变证，如腰背足胫酸疼加杜仲、牛膝、龟版；口舌生疮、惊惕加黄连、胡黄连、远志、茯神；皮枯鼻塞声沉加桔梗、瓜蒌、百部；胁痛梦遗加龙胆草、青皮、青黛、竹茹；颈核加参、香附、贝母；腹痛饮食无味，去知、柏、门冬、生地，倍白芍，加白术、人参、扁豆、薏苡仁、泽泻；腹块加鳖甲、山楂、麦芽。

葛氏可久，擅名祛瘵；
葛氏方

第一、**十灰散** 大蓟、小蓟、柏叶、荷叶、茅根、茜根、大黄、山栀、牡丹皮、棕榈各一钱，俱烧存性为末，用藕汁或萝卜汁磨京墨调服，其血立止，如血出升斗，用单花蕊石散止之。

第二、**单花蕊石散** 一味煅为末，每三钱，食后温童便调服，男加酒一半，女加醋一半和服，使瘀血化为黄水，止血后用独参汤补之。

第三、**独参汤** 人参二两，枣煎服，服后宜熟睡，后用诸药除根。但人参肺热者大忌，虚而有火者亦必以天门冬佐之。

第四、**保和汤** 止嗽宁肺。知母、贝母、大门冬、麦门冬、款冬花各六分，天花粉、薏苡仁、杏仁、五味子各四分，粉草、兜铃、紫菀、百合、桔梗、阿胶、当归、生地、紫苏、薄荷各一分一方无生地，有百部，姜煎入饴糖一匙，食后日三服，血盛加蒲黄、茜根、藕节、大蓟、小蓟、茅花、痰加南星、半夏、橘红、茯苓、枳壳、枳实、瓜蒌仁；喘盛加桑白皮、陈皮、大腹皮、萝卜子、葶苈、苏子、热盛加山栀、黄连、黄柏、连翘，风盛加防风、荆芥穗、金沸草、甘菊、细辛、香附，寒盛加人参、芍药、桂枝、五味子、白蜡。

第五、**保真汤** 补虚除热。当归、生地、白术、黄芪、人参各六分，莲肉、赤茯苓、白茯各一分，天门冬、麦门冬、陈皮、白芍、知母、黄柏、熟地、五味子、地骨皮、银柴胡各三分，赤芍、甘草各五分，食后枣煎服。惊悸加茯苓、远志、柏子仁、酸枣仁，淋浊加萆薢、乌药、猪苓、泽泻，便涩加木通、石苇、萹蓄，遗精加龙骨、牡蛎、莲须、莲子、燥热加滑石、石膏、青蒿、鳖甲，盗汗加浮麦、牡蛎、黄芪、麻黄根。

第六、**太平丸** 止久嗽，润肺，治肺痈、肺痿。天门冬、麦门冬、知母、贝母、款冬花、杏仁各二两，当归、生地、熟地、黄连、阿胶各一两半，蒲黄、京墨、桔梗、薄荷各一两，麝香少许，为末，蜜丸弹子大，食后细嚼一丸，薄荷煎汤缓缓化下，临卧再服一丸。如痰盛先服消化丸，次服此丸，仰卧使药流入肺窍，则肺清润，其嗽自除。

第七、**消化丸** 止热痰壅盛。青礞石、明矾、皂角、南星、半夏、白茯苓、陈皮各二两，枳壳、枳实各一两半，薄荷一两，沉香、黄芩各五钱，为末，姜汁浸神曲糊为丸梧子大。每百丸临卧饴糖拌吞，次噙太平丸，二药相攻，痰嗽除根。

第八、**润肺膏** 治久嗽肺燥肺痿。羊肺一具洗净，用杏仁、柿霜真酥、蛤粉各一两，白蜜二两，同水搅匀，灌入肺中，煮熟如常服食。与前七药相间服之，亦佳。

第九、**白凤膏** 治怯极虚惫，吐痰嗽血发热，先将黑嘴白鸭一只，缚定，量病人饮酒多少，以酒烫温，将鸭项割开，滴血入酒，搅匀服之，直入肺经，润补其肺，却将鸭干拌去毛，于胁边开一孔去肠杂拭干，次将大枣二升去核，每个枣中以参苓平胃散填实，却入鸭腹中，用麻缚定，置砂锅内，四围用慢火煨，以陈酒一瓶作三次添入，煮干为度，然后取出枣子阴干，随意食之，人参煎汤送下，用此愈后，宜服补髓丹。

第十、**补髓丹** 生精补髓，和血顺气。羊、猪脊髓各一条，团鱼、乌鸡各一只，制净去骨，用酒一碗，于砂锅内煮熟擂烂，再入大山药五条，莲肉半斤，京枣百枚，霜柿十枚，以井水一瓶煮熟擂烂，再用漫火熬之，后入明胶四两，黄蜡三两，逐渐投入，擂成膏子，和平胃散末，四君子末各四两，知母、黄柏末各一两，搜和成剂，如硬加白蜜为丸梧子大，每百丸，不拘时枣汤下。

附：**人参润肺丸** 人参、款冬花、细辛、甘草、杏仁各四两、官桂、桔梗各五两，知母六两，为末，蜜丸芡实大，每一丸，食后细嚼淡姜汤下。治肺虚咳嗽喘急，日久成劳。

宁肺汤 川芎、当归、芍药、熟地、白术、甘草、五味子、麦门冬、桑白皮、茯苓各三分，阿胶一钱二分，姜煎温服。治荣卫俱虚，发热自汗，肺气喘急，咳嗽痰唾。

黄芪散 黄芪、麦门冬、熟地、桔梗、白芍各一钱，甘草八分，水煎服，治咳血成劳。一方加人参、五味子各六分，名五味黄芪散。

河车青蒿，尽可追虫。

紫河车丸 紫河车焙干一具，龙胆草、甘草各二钱，鳖甲五钱，桔梗、胡黄连、大黄、苦参、黄柏、知母、贝母、败鼓心、人中白各二钱半，犀角、莪术、芒硝各一钱半，辰砂一两，为末，蜜丸梧子大，辰砂为衣。每二十丸至三十丸，肠热食前温酒上，膈热食后温酒下。传尸痨瘵，二具可愈，其余痨怯，一月平复。

天灵盖散 天灵盖两指大，槟榔五个，麝香、阿魏、甘遂、安息香各三钱，朱砂一钱，为末，每服三钱，用薤白、葱白各十四茎，青蒿二握，甘草、桃枝、柳枝各五寸，桑白皮、石榴根各一片，以童便两大碗于瓷器内，文武火煎至一碗，去渣，分作三盏，调前药末，五更初服，男患女煎，女患男煎。服药后，如觉欲吐，即用白梅含之，五更尽须下痨虫及恶物黄水黑粪；如未下，良久又进一服，天明更进一服；如泻不止，用龙骨、黄连等分为末，白水调及白梅粥补之。

蛤蚧散 蛤蚧一对，知母、贝母、桑白皮、甘草各二两，人参一两，俱用酥油溶化，入醋等分，和匀，炙前药黄色、勿焦；茯苓一两炒，杏仁六两炒，捣去油。每二钱，水煎食远服，忌油腻生冷毒物，或为末白汤调服亦可，治痨瘵瘦弱，肺损咳嗽等证。

青蒿膏 青蒿一斗五升，用童便三十碗，文武火熬童便减十碗，去渣，再熬至十碗，入猪胆汁七枚，再熬数沸，甘草末收之，每用一茶匙，白汤调服。

青蒿饮 青蒿、桃枝各一握，葱白、甘草各三寸，用童便二碗煎至碗半，去渣，入阿魏一分再煎一二沸，分二分，临服时入槟榔末五钱调下。如恶心必吐，吐后令心安再进一服，其虫定出；送药人不可与病人对立，恐虫伤人，若男病女煎，女病男煎，忌鸡天等物。患者宜冬进三服，一年内五服，则病除根。治远年近日痨瘵骨蒸、潮热待证，不问男妇服之，其效如神。

五脏五方代痨瘵，

五凤丸 乌鸡卵去黄五枚，吴萸东行根三升，黄蜡三两，干漆四两，粳米粉半升，同入锅中，火炼至可丸，即丸如小豆大，隔宿勿食，清晨米饮下百二十丸，小儿五十丸，虫即烂尽，治肝痨热生长虫，在肝为病，令人恐畏不安，眼中赤壅。

雷公丸 雷丸五枚，陈皮、桃仁各一两一钱半，贯众、芫荑、青葙子、干漆各一两，乱发一团，僵蚕十四枚，为末，蜜丸小豆大，每二十丸空心温酒下。治心痨热有虫，长尺余，名蛊虫，贯心即死。

茱萸根汤 茱萸东行根一钱，火麻子八钱，陈皮一两半，水煎服，或下虫，或下黄汁，凡合此药，禁声勿语方验。治脾痨热，内有白虫食脾，令人好呕而胸中咳，呕不出。

五膈下气丸 麦门冬五两，蜀椒一两，远志、附子、细辛、干生姜、甘草各五钱，百部、人参、白术、黄芪各七钱半，桂心二钱半，杏仁二十四粒，为末，蜜丸弹子大，每一丸徐徐含化，忌生冷肥腻。治肺痨热瘦损，有虫在肺，令人咳逆气喘，所谓忧恚气膈寒热，皆膏肓之疾，针灸不着。

千金散 贯众三两，干漆二两，芜荑、胡粉、槐白皮各一两，吴萸五十粒，杏仁四十五粒，为末，平旦井水调服方寸匕，渐加，病瘥即止。治肾痨热烧虫生肾中，令四肢肿急。

追病丹 使君子皮二两，干漆焙一两，贯众五钱，雄黄一钱，硫黄、信石各三分，为末，分作六服，候每早思食之时，思肉则用肉，思鸡则用鸡，煮熟切碎，入小茴末三分，拌和，先食肉少许，后以煮肉汁入药末调匀服之，随睡即虫被毒或利或吐出虫，用药之时，勿令患者知之，治疗病咳血吐痰，思食无厌者宜用。

万病万应羡砂雄。

万病解毒丹 又名紫金锭。山慈菇去皮焙二两，文蛤去虫土三两，麝香三钱，续随子去油一两，红芽大戟洗焙一两半，各为净末和匀，糯米粥调，于木臼内捣千余下，每料分作四十锭，每服半锭，重者一锭，随后汤使磨服，此药宜端午重阳七夕日净室焚香修合，凡居家出入切不可无，宜珍藏之。如中蛊及桃生毒，狐狸、鼠、莽、恶菌、河豚、死牛马肉毒，山岚瘴气，诸药金石，饮食草木，鸟兽百虫，一切诸毒及泄泻肚腹急痛，霍乱绞肠痧等证，并用薄荷煎汤下；痈疽发背、无名疔肿、对口发、天蛇头，一切恶疮诸风瘾疹赤肿诸瘤，并有淡酒下，外以凉水调涂患处，日夜各数次，良久觉痒立消，未成脓者甚效，已成脓者亦杀大势，惟已溃出脓血者忌服，阴阳二毒，四时瘟疫，冷水、薄荷一小叶同磨下；心气痛及白痢，淡姜汤下；赤痢冷水下；中癫邪鬼气、鬼胎，温酒下；自缢、落水、鬼迷惊死心头温者，并冷水灌下即醒；蛇、大蜈蚣一应恶虫伤，酒下，外用冷水磨涂伤处；新久疟疾，临发时东流水煎桃柳枝汤下；小儿慢、急惊风，五疳、五痢、瘾疹、疮瘤、并用蜜水、薄荷小叶同磨，量大小服之，如牙关紧急，磨擦牙上；诸痔冷水下，并涂患处；牙疼酒磨涂及含药少许吞下；汤火伤，东流水磨涂；打扑伤，松节炒酒下；远年近日头痛及太阳穴疼，用酒入薄荷研烂敷太阳穴；失心猪羊癫并中风中气，眼㖞口噤，筋脉拘挛，骨节风肿，手足疼痛，并用酒下；妇人腹内结块不消，月经过期不至，腹内作痛，热酒下，惟孕妇忌服；两广蛊毒最多，从宦于此，才觉意思不快，即服一锭，或吐或利而愈，便毒坚硬，痔未成脓，苦痛，大小便难，各进一锭，后去二次痛止而消；发背疮，头如粟，重若负石，内服外涂，后去三四次，肛门似灸，即日而瘥；开剥死牛，遍身生紫泡俱溃，急进一锭，吐泻即愈；小儿昏愦六七日不醒，挖口灌之；女子为邪所交，腹中作瘕，服之随下恶物，其邪仍至，又服半锭，更烧二锭，药气满屋，邪不再至；久患痨瘵，为尸虫所噬，磨下一锭，吐虫千条，后服苏合香丸而愈；男子转食，妇人膈气及远年苦头风作晕，酒磨服之，吐痰而愈。考其药味虽不言补，今羸瘦之人服之至效，诚济世卫身之宝也。

万应丸 槟榔五钱，大黄八两，黑丑四两，为末，用皂角十锭，苦楝根皮一斤，煎汁熬膏，为丸梧子大，先用沉香为衣，后用雷丸、木香为衣。每三丸，四更时砂糖水送下，善下诸虫。

雄砂丸 鹤虱、芜荑、干漆、僵蚕各三钱，贯众、酸石榴皮各五钱，朱砂、雄黄、雷丸、甘遂各一钱半，为末，米粉煮糊为丸麻子大。每十丸五更时粥饮下，善杀诸虫，或加麝香少许，尤妙。

取积打鳖，通出寸白非易；

取积药 巴豆不拘多少，去壳，水略浸去，内外衣膜，纸压去油，置薄刀上烘赤色，入雄黄、沉香各少许，为末，饭丸粟米大。大人一分，小儿半分，食后砂糖水下。

追虫打鳖丸 黑丑、槟榔各四两，雷丸、木香、甘草各一两，为末。大人四钱，小儿二钱，量人虚实，空心以滚汤入砂糖少许调下，待走去恶积虫二三次，方进稀粥汤补住。

治寸白虫方 槟榔十个，向阳石榴皮七十片，水煎露一宿服之，以下尽虫为度。

苦楝根汤 苦楝根去外苦皮晒干，每摄入黑豆二十粒，水煎临熟入砂糖二钱调服。晚饭不可食，待药气行。

追虫化虫，钓虫黑白见纵。

追虫丸 大黄、黑丑各一两，山楂、莪术、各六钱，槟榔、大腹子各四钱，雷丸、砂糖各三钱，木香二钱，皂角一钱，为末，沸汤调，量人大小虚实服之。

化虫丸 硫黄一两，木香五钱，密佗僧少许，为末，外泡附子一枚，以醋熬成膏，和丸绿豆大。每二十丸，荆芥茶清下，能化虫为水。

使君子丸 使君子、陈皮各一两，厚朴、甘草、诃子各五钱如兼惊及热渴者，加青黛五钱，脏腑不调者去之。一方有川芎，无诃子、青黛，为末，蜜丸芡实大。每一丸米饮化下，小儿半丸，乳汁下。治脏腑虚滑，疳瘦下利，腹胀胁痛，不思乳食，常服安虫补胃，消疳肥肌。

钓虫黑白丸 先用白丸子、磁石、云母石、蛇含石、甘草各等分为末，糯米糊丸黄豆大。每一丸灯心煎汤下。后用黑丸子、针砂、青黛、枯矾、甘遂各等分为末，醋煮糯米糊丸龙眼核大，以粗线一条穿住，灯心汤下。待病者作呕，若不呕，再吃乌梅水一口，又含冷水一口，方为病者打擦胸前背上，略抽动其线，令病人吐去冷水，仍作呕声，如是者三四次，黑白丸子挟病根瘀血齐吐泻，吐后须要随各经病调治，方可除根，但煮糊虽用极高山顶上泉，或武当回龙水丸，方不化，别水则不吐转，凡胃口肚腹作痛，又肺窍失声者，俱有血龟宜用。

续嗣壮阳，麻雀巨胜，打老儿之名甚异；

续嗣丹 山茱萸、天门冬、麦门冬各五两，故纸八两，菟丝子、枸杞子、覆盆子、蛇床子、巴戟、熟地、韭子各三两，龙骨、黄芪、牡蛎、山药、当归、锁阳各二两，人参、杜仲各一两半，陈皮、白术各一两，黄狗肾酥炙二对，为末，同紫河车一具，同门冬、地黄炼蜜、捣丸梧子大。每百丸，空心临卧温酒盐汤任下。

壮阳丹 仙茅、蛇床子、五味子、白茯、苁蓉、山药、杜仲各一两，韭子、故纸、巴戟、熟地、山茱萸、菟丝子各二两，海狗肾一枚，紫稍花一两，用雄鸡肝二副，捣成一块，阴干，为末，用雄鸡肝肾、雄鳖肝肾各一副，以盐酒花椒末蒸熟捣烂，和入前药，再用酒煮山药糊为丸，梧子大。每百丸空心盐汤下。阳痿精冷者加桂、附、石燕。

雀卵丸 菟丝子末一斤，于春二三月取麻禾雀卵五百个，去黄用白，和丸梧子大。每八十丸空心盐汤或酒下。腰痛加杜仲四分之一，下元冷加附子六分之一。此药当预制成末，遇有雀卵，不拘多少而用。

巨胜子丸　熟地四两，生地、何首乌、牛膝、天门冬、枸杞、苁蓉、菟丝子、黑芝麻、白茯苓、柏子仁、天雄、酸枣仁、故纸、巴戟、五味子、覆盆子、山药、楮实、续断各一两，韭子、芡实、川椒、胡芦巴、莲花蕊各五钱，木香二钱半，为末，蜜丸梧子大。每七十丸，虚甚者百丸，空心温酒下。

还少丹　菖蒲用桑枝同蒸、牛膝用黄精汁或酒浸三日、巴戟用枸杞汤浸软，再酒浸一时，取出同菊花焙黄色、五味子劈作两边，用蜜蒸一日，浆水浸一宿、茯神水飞去浮浊、楮实水浸去浮者，用酒蒸一日、熟地、枸杞、苁蓉、小茴、山药、远志、杜仲、山茱萸各等分，去各制药，为末，蜜和枣肉为丸梧子大。每三五十丸，空心温酒盐汤任下。一方茯苓换茯神加续断，名打老儿丸。治阳虚不举，真气衰弱，精神短少，小便无度，眼目昏花，腰膝疼痛，两脚麻冷，不能行走。

衍宗温肾，玄牝思仙，种十子之德极备。

五子衍宗丸　枸杞子、菟丝子各八两，五味子一两，覆盆子四两，车前二两，惯遗泄者，去车前加莲子，为末，蜜丸梧子大。每空心九十丸，临卧五十丸，白汤或盐汤、冬月酒下。添精补髓，疏利肾气，不问下焦虚实寒热，服之自能平补。

温肾丸　巴戟二两、当归、鹿茸、益智、杜仲、生地、茯神、山药、菟丝子、远志、蛇床子、续断各一两，山茱萸、熟地各三两，为末，蜜丸梧子大。每三五十丸，空心温酒下，精虚加钟乳粉、五味子，阳道衰倍续断，不固加龙骨、牡蛎，倍鹿茸。

玄牝太极丸　苍术四两用米泔、盐水、酒、醋各浸炒一两补脾，当归、熟地各三

两补血，川芎一两，胡芦巴益阳气、芍药各一两二钱，磁石一两三钱补阳，黄柏用盐浸、知母水炒治相火，五味子去痰收肺气，巴戟佐肾、白术补脾各一两半，枸杞补肝、故纸补肾、小茴治小肠气、白茯苓盐酒蒸补心各二两半，木瓜用牛膝水浸、杜仲、苁蓉各二两，没药一两治肾损、益心血，阳起石一两用黄芩水浸，装入羊角内，以泥封固，火煅青烟起，取出以指研对日不坠为度，如坠复煅，为末，择壬子庚申旺日，用鸡子六十个，打开一孔，去内拭干，以末入内，用纸糊住，令鸡抱子出为度，取药蜜丸梧子大，每八十一丸，空心盐汤下。久服神清气爽，长颜色，温骨髓，倍进饮食，和平脏腑，精浓能施，生子有效。

金锁思仙丹　莲蕊、莲子、芡实各等分为末，金樱膏和丸梧子大。每三十丸，空心盐汤下，一月见效，即不走泄，候女人月信住，取车前子水煎服之，一交即孕，久服精神完固，能成地仙，平时忌葵菜、车前子。治男子嗜欲过多，精气不固。

芡实丸　鸡头实五百个，七夕莲花须、山茱萸各一两，沙苑白蒺藜五两，覆盆子二两，五花龙骨五钱，为末，炼蜜为丸如梧桐子大。每服六七十丸，空心莲肉煎汤送下。治梦泄及阳虚未交先泄者神效。

种子大补丸　人参、麦门冬、生地黄、熟地黄、杜仲、巴戟天、沙苑白蒺藜、天门冬、枸杞子、黄柏、白茯神、白茯苓、白术、白芍药各四两，牛膝、当归、黑桑椹、芡实、圆眼肉、鹿角胶各五两，为末，用雄鹿血和蜜为丸梧子大。每五十丸，空心温酒盐汤任下。

十子丸　槐子蒸七次，覆盆子、枸杞子、桑椹子、冬青子二味共蒸各八两，

没石子、菟丝子、蛇床子、五味子、柏子仁各四两。如女血不足去柏子加香附、川芎、当归、生地、熟地；酒色过度，不能生育，加鹿角霜、巴戟、山茱萸、生地、枳壳、黄柏、何首乌。为末，蜜丸梧子大。每五十丸，空心盐汤下，以干物压之。治五劳七伤，心神恍惚，梦遗鬼交，及五痔七疝等证。

三子养亲延寿，加味补阴扶下弱；

三子养亲汤 紫苏子、萝卜子、白芥子各等分，纸上微炒，微微研碎，匀三钱用绢袋盛之煮汤，勿煎太过令味苦辣口。大便素实者，入熟蜜一匙，冬加姜一片，能进饮食，养脾胃。

却病延寿汤 人参、白术、牛膝、白芍、陈皮、茯苓、山楂各一钱，当归、甘草各五分，姜煎服。春加川芎，夏秋加黄芩、麦门冬，冬倍生姜。小水长如旧，止药。

加味补阴丸 黄柏、知母各四两，牛膝、杜仲、巴戟、熟地、山茱萸各三两，苁蓉、白茯、枸杞、远志、山药、鹿茸、龟版各二两，为末，蜜丸梧子大。每八十丸，空心盐汤下。

神仙补老益寿，竹沥枳术镇中宫。

神仙补老丸 生地、熟地、牛膝、山药、苁蓉、枸杞各五两，川椒、雌雄何首乌、藁本各十两，为末，酒糊丸梧子大。每五十丸，空心温酒盐汤任下，忌萝卜。此药性温无毒，治百病，常服补下元，润皮肤，延年益寿，气力倍常，发白转黑，齿落更生，小儿亦可服之。

遇仙补寿丹 蝙蝠十个，捣烂晒干，紫黑桑椹四升，取汁渣晒干，杜仲、童子发各六两，天门冬三两，黄精蜜蒸晒九次，何首乌、熟地、川椒各四两，枸杞、当归各二两，为末，旱莲草、秋石丹、玄胡索各末四两，用桑椹汁拌三味晒蒸三次，酒煮三味，打糊为丸，梧子大。每服不拘多少，随便饮下，忌萝卜。补经络，起阴发阳，开三焦，闭横气，消五谷，益血脉，安五脏，除心热，和筋骨，去盗汗，驻颜乌须，轻身健体，夜视有光。

竹沥枳术丸 半夏、南星用白矾、皂角、生姜煮半日、枳实、条芩、陈皮、苍术、山楂、芥子、白茯各一两，黄连、当归各五钱，为末，神曲六两，用姜汁、竹沥各一盏煮，糊丸梧子大。每百丸，白汤下，有痰姜汤下，化痰清火，健脾消食，亦能却瘴。

噫！万般补养皆为伪，惟有操心是要规。

卷之七

妇人小儿外科用药赋

制法见本草

　　妇人之病，与男无异。经络气血，只分于胞络；病多癥痕胎产，全属乎冲任。调经固经，香附四制七制或单制；

　　调经散　当归一钱半，麦门冬二钱，吴萸、肉桂各五分，人参、半夏、白芍、川芎、牡丹皮各一钱，阿胶、甘草各七分半，姜煎服。治经水或前后，或多少，或逾月不至，或一月再至。

　　小调经散　当归、赤芍、桂心各一两，没药、琥珀、甘草各一钱，细辛、麝香各五分，为末，酒入姜汁调服五分。治败血停积五脏，日久腐烂成水，变为浮肿，忌用利水之药，产后浮肿亦宜。

　　固经丸　黄芩、白芍、龟版各一两，椿根皮七钱，黄柏三钱，香附二钱半，为末，酒糊丸梧子大。每五十丸，酒下。治经水过多。

　　四制香附丸　香附一斤分四分，用酒、醋、童便、盐水各浸七日，焙干为末，醋糊丸梧子大。每七十丸，空心温酒下，治经候不调。如瘦人加泽兰叶、赤茯苓。又合四物汤各四两，加白术、陈皮、泽兰叶各二两，黄柏、甘草各一两，名十味香附丸。

　　七制香附丸　香附米十四两，分七分，一分同当归二两酒浸；一分同莪术二两童便浸；一分同牡丹皮、艾叶各一两，米泔浸；一分同乌药二两，米泔浸；一分同川芎、玄胡索各一两，水浸；一分同三棱、柴胡各一两，醋浸；一分同红花、乌梅各一两，盐水浸。春三夏二，秋七冬十日晒干，取单香附为末，浸药水，打糊为丸梧子大。每八十丸，临卧酒下。治诸虚百损，气血不调，月水前后，结成癥痕；或骨蒸发热，四肢无力。

　　单香附丸　香附一斤，用米泔浸一宿，晒干，又以米醋于砂锅内同煮，旋添旋煮，以极透烂为度。取焙为末，醋糊丸梧子大。每服五十丸，米饮、淡醋汤任下。专治婢妾气郁，情不宣通，经多不调，血气刺痛，腹胁膨胀，头晕恶心，带下便血癥痕。或炒焦为丸，善止血崩。一方加当归二两，艾叶四两，名艾附丸。

　　单香附散　治胎前产后诸症。香附米童便浸晒略炒，为末，每二钱，白汤温酒任下。呕吐泄泻膨胀，饮食不化，加砂仁三分，或木香一分，莪术、槟榔各二分，藿香正气散下；吐痰噎食不下，诸气心腹小腹腰痛，或结痞块，聚散无时，加玄胡索、砂仁各四分，甚者加莪术、姜黄、木香各三分；一应头痛脑眩，加川芎五分，茶清下；产后恶露不下，脐腹作痛，或胎衣不下，甚则冲心迷闷，加莪术、玄胡索、五灵脂、香附、木香各七分，五积散下。

　　抑气散　香附四两，茯神、甘草各一两，陈皮二两，为末。每二钱，沸汤调服。治妇人气盛于血，变生诸症，头晕膈满。

墨附丸 四制香附一斤，净绵艾四两，用醋一碗，煮二味至干，入石臼内捣烂，捏成饼子于新瓦上焙干，入白茯、当归、人参、川芎、熟地、徽墨火煅红醋淬各一两，木香五钱，为末，醋糊丸梧子大。每七八十丸，酒下。治妇人久无子而经水不调及素坠胎者，亦效。

百子附归丸 四制香附十二两，阿胶、艾叶、四物汤料各二两，为末，用陈石榴一枚，连皮捣碎煎水，打糊丸梧子大。每百丸，空心淡醋汤下。调经养血，安胎顺气，胎前产后及月事参差，有余不足诸症悉治，久服有孕。

通经导经，地黄养阴抑阴或滋阴。

通经丸 川椒、莪术、干漆、当归、青皮、干姜、大黄、桃仁、红花、桂心各等分为末，用一半和醋熬成膏，调余药为丸梧子大。每五十丸，空心醋汤温酒任下。治经候不通，脐腹疼痛，或成血瘕。

导经丸 即四物汤加官桂、桃仁各一两，大黄二两，血竭二钱半，红花少许，地鸡二十一个，为末，蜜丸梧子大，每五十丸，量虚实加减，空心酒下。治经候不通，脐腹连腰腿疼痛。

养阴柏子丸 柏子仁、牛膝、卷柏各五钱，泽兰叶、续断各二两，熟地三两，为末，蜜丸梧子大。每三十丸，空心米饮下。治血虚经少或闭，皮热骨疼，渐瘦脉数。

抑阴地黄丸 赤芍一两，生地二两，北胡、黄芩、秦艽各五钱，为末，蜜丸梧子大。每三十丸，空心乌梅煎汤下。

柴胡抑肝汤 柴胡二钱半，赤芍、牡丹皮各一钱半，青皮二钱，连翘、生地各五分，地骨皮、香附、苍术、山栀各一钱，川芎七分，甘草三分，神曲八

分，空心临卧水煎服。治寡居独阴，寒热类疟等症。

滋阴百补丸 益母草半斤，当归六两，川芎、熟地、白术各四两，芍药三两，人参、茯苓、玄胡索各二两，甘草一两，四制香附一斤，为末，蜜丸梧子大。每五十丸，空心砂仁煎汤下。治劳伤气血不足，乍寒乍热，心腹疼痛，不思饮食，尪羸乏力等症。

干漆牛膝，万痛立止；

万痛丸 干漆、牛膝各一两，为末，用生地黄汁一碗调匀入瓷器内，慢火熬至可丸，则丸梧子大。每二十丸空心米饮温酒任下，病去止药。治月经瘀闭，绕脐寒疝痛彻及产后血气不调，腹中癥瘕等症。

乌贼蔍茹，两鼻闻腥。

乌贼丸 乌贼鱼骨四两、蔍茹一两，为末，雀卵清丸小豆大。每五丸至十丸，鲍鱼煎汤下，以干物压之，利肠中也。治少时脱血，或醉入房，以致血竭肝伤，胸膈支满，妨于饮食，食至先闻腥臊臭气，唾出清液；或前后泄血，月事衰少不来；兼治男子精竭，阳事痿弱，面无精彩，病名血枯。

苍莎子宫痰湿堙理。

苍莎丸 苍术、香附各四两，黄芩二两，为末，蒸饼丸梧子大。姜汤下，调中散郁。一方加半夏等分，名中和丸，治湿痰气热。

青海苍莎丸 南星、苍术、川芎、香附，作丸服之。治肥人痰多，占住血海地位，因而下多者，日必渐昏。

乌药汤血海疼痛能禁。

乌药一钱半，香附二钱，当归一钱，木香、甘草各五分，空心水煎服。

当归散桃仁散，经行湛浊；

当归散 白术五钱，黄芩、山茱、

当归、川芎、白芍各一两，冷者去芩加肉桂，为末。每二钱，空心酒下，日三服。治经脉过期不匀，或三四月不行，或一月再至，以致腰腹疼痛。

桃仁散 桃仁、甘草、半夏、泽泻、兰叶、牛膝、当归、桂心、牡丹皮、人参、蒲黄、川芎各五分，赤芍、生地各一钱，姜煎服。治月水不调，或淋沥不断，断后复来，状如泻水，或前或后，或闭不来，四肢沉重欲眠，不能饮食，腹中坚痛，多思酸物。

蓼归丸桑皮散，水肿侵寻。

蓼归丸 当归、人参、大黄、桂心、瞿麦、赤芍、白茯各三两，蓼荛一钱，为末，蜜丸梧子大。每十五丸，空心米饮下。

桑皮散 桑白皮、郁李仁各一钱，赤茯二钱，木香、防己、大腹皮各五分，苏子、木通、槟榔、青皮各七分半，姜煎服。治脚气感发，两脚浮肿，小便赤涩，腹胁胀满，气急坐卧不得。

血风疼痛，芎劳人参荆芥穗；

大芎劳散 川芎一钱，羌活、枳壳、甘草各五分，赤茯苓、赤芍、酸枣仁、桂心、当归、木香、牛膝各一分，姜煎热服。治血风身体骨节疼痛，心膈壅滞，不思饮食。

人参荆芥散 人参、荆芥、生地、柴胡、鳖甲、酸枣仁、枳壳、羚羊角、白术各七分半，桂心、川芎、当归、防风、甘草各五分，姜煎热服。治血风体痛，头昏目涩，心怔烦渴，寒热盗汗，颊赤口干，痰嗽胸满；或月水不调，脐腹疼痛，痃癖块硬；或产后瘦弱症。孕妇禁服。

麒麟竭丸 血竭、乳香、没药、白芍、当归各六钱，虎骨五钱，水蛭、麝香各一钱，为末，酒糊丸绿豆大。每二钱，空心酒下。治寒湿相搏，血滞经络痛甚。

血风走注，柴胡乌头苍耳心。

柴胡调经汤 羌活、苍术各一钱，独活、藁本、升麻各五分，柴胡七分，干葛、当归、甘草各三分，红花少许，水煎热服取微汗。治经水色鲜不止，头项脊骨强痛，不思饮食。

乌头丸 乌头一两，芫花、干姜各五钱，俱醋煮干，再入桂心、天麻、海桐皮、黑豆各三钱，为末；另用黑豆煮烂，捣药为丸梧子大。每七丸至十丸，黑豆淋酒下，忌一切毒物。治血风，走注攻刺、半身不遂、麻痹瘙痒；急风，口眼㖞斜、语言謇涩、手足拘挛。

单苍耳散 用嫩苍耳草心阴干，为末。每一钱，温酒调服。治血风攻注，头旋倒地，不知人事。

血气干，羡大黄为血竭；

单大黄膏又名血竭膏 锦纹大黄四两，酒浸焙干为末，用醋一碗，熬成膏丸如鸡子大。每一丸，临卧热酒化下，大便通利，红脉自下。此治干血气，调经仙药也。一方加香附子。

冷热痨，代四物以丹参。

单丹参散 丹参为末，每二钱，酒调服。治经脉不调，产前胎动不安，产后恶露不下，腰脊疼痛，骨节烦疼。

地黄交加，血积化水；

交加散 生地一斤，生姜十二两，各捣自然汁，以生地汁炒生姜渣，生姜汁炒生地渣，略干，焙为末。每三钱，酒调服。治胎前产后百病，荣卫不通，经脉不调，腹中撮痛，气血多少，结聚为痕；产后中风，不能转侧尤妙，寻常腹痛亦宜。一方加玄胡索、当归、川芎、白芍各二两，人参、桃仁各一两半，没药、木香各一两，香附半斤，为末，醋糊丸桐子大。每五十丸，空心姜汤下，名交加地黄丸。治经水不调，血块气瘕，肚腹疼痛。

瓦松存性，经闭如霖。

瓦松散 瓦松即屋游、土牛膝、当归尾各等分，瓦上焙干存性，为末。先一日白水调服七分，五更再进一服，即通。治经水三年不行者。

琥珀调经有种，

琥珀调经丸 香附米一斤，分作二分，用童便、米醋各浸九日，和净艾绵四两拌匀，再加醋五碗，入砂锅内同煮干为度，入川芎、当归、芍药、熟地、生地、没药各二两，琥珀一两，为末，醋糊丸梧子大。每百丸，空心艾醋汤下。治妇人胞冷无子，能令经正。

螽斯求嗣可忱。

螽斯丸 香附、白薇、半夏、茯苓、杜仲、厚朴、当归、秦艽各三两，防风、肉桂、干姜、牛膝、沙参各二两二钱、细辛、人参各四钱，为末，蜜丸梧子大，每二十五丸酒下。经调受补者，服七日即交合，孕后忌服。

崩中漏下，胶艾当归龙骨；

胶艾四物汤 阿胶、艾叶、当归、川芎、甘草各四分，芍药、熟地各八分，水酒各半空心煎服，治劳伤气血，月水过多，或崩漏不止及妊娠胎气不安，或因损动漏血伤胎者亦宜。

当归龙骨丸 当归、芍药、黄连、槐子、艾叶、茯苓各五钱，龙骨、黄柏各一两，木香二钱半，为末，水丸小豆大。每五十丸，米饮下。治月事失常，经水过多及赤白带下淋沥；妊娠胎动不安，疼痛漏下；产后恶露不止；大人小儿痢疾亦宜。

有气有热，香附橘归黄芩。

备金散 香附四两，当归一两二钱，

五灵脂一两，为末。每五钱，淡醋汤调服。治血崩不止。

古橘归丸 橘皮四两，当归二两，为末，蜜丸梧子大。每五十丸，温酒下。治妇人肌肤手足俱有血丝露，此怒气伤肝，血失常经故也。一方加玄胡索，治室女气血相搏，腹中刺痛引心，或经行涩少，或经事不调。

单芩心丸 条芩二两，用醋浸七日，炙干，又浸又炙，如此者七次，为末，醋糊丸梧子大。每七十丸，温酒下。治天癸当住不住，或过多不止。

暂涩灵脂，散名纱帽；

单五灵脂散 一味炒烟尽，为末。每一钱，温酒调服。治血崩诸药不能止及男子脾积气，兼解药毒。如产后恶血未净，水酒、童便各半煎服；或心腹胁脚痛不可忍，只用童便煎服；中风加草乌五分同煎；肠风下血，用乌梅、柏叶煎汤调服；如心烦口渴加蒲黄，或畏此药气者，烧灰服之尤妙；如蛇、蝎、蜈蚣咬，涂伤处立愈。

乌纱帽散 漆纱头巾取阳气上行也、赤芍、香附、干荷叶、男子发、当归、棕榈各等分，并于新瓦上焙存性，为末。每五钱，童便调服，如人行十里久，再进一服即止；如产后去血过多，加米醋、京墨、麝香少许。

内补养荣，丹号女金。

内补当归丸 当归、阿胶、白芷、续断、干姜、川芎、甘草各四两，白术、吴萸各三两，肉桂、附子、白芍各二两、蒲黄八钱，熟地五钱，为末，蜜丸梧子大。每五十丸，温酒下。治气血俱虚，月水不调；或崩中漏下，去血过多，肌体羸瘦，及月水将行，腹腿重痛。

加味养荣丸 当归、熟地，白术各二两，芍药、川芎、黄芩、香附各一两

半，陈皮、贝母、茯苓、麦门冬各一两，阿胶七钱，甘草五钱，黑豆炒去皮四十九粒，为末，蜜丸梧子大。每七八十丸，盐汤温酒任下。治经脉参前，外潮内烦咳嗽，饮食减少，头昏目眩，带下血风血气，久无嗣息，一切痰火不受峻补等症，服之有孕；又治胎前胎动胎漏，常服可无小产之患。忌食诸血。

女金丹　白芍、当归、川芎、人参、白术、茯苓、藁本、白芷、白薇、桂心、玄胡索、牡丹皮、赤石脂各一两，俱酒浸三日，晒干；没药、甘草各五钱，香附一斤，醋浸，共为末，蜜丸梧子大。每五十丸，温酒下。治妇人无子，或无痰火等疾，经事亦调，颜容不减，但久无孕，乃子宫有阴无阳，不能生发，宜服此鼓动微阳，一月即效；或有经事参后，赤白带下，崩中淋沥及积年血风，手足麻痹，半身不遂；或血气心腹疼痛，脾亏饮食无味，面色萎黄，常作吐逆泄泻及蓦然中风浮肿，疟痢消渴，一切虚劳等症。临产艰难及死胎，为丸弹子大，用蜜汤化下；产后瘀血眩晕，寒热头痛，无所不治，用淡醋汤送下，真女中金丹也。

带下湿热，樗皮加以苍柏侧柏芩柏芩术，不论赤白；

苍柏樗皮丸　苍术、黄柏、樗皮、海石、半夏、南星、川芎、香附、干姜各等分为末，醋糊丸梧子大。每五六十丸，白汤下，暑月去姜加滑石。治肥人白带是湿痰。

侧柏樗皮丸　樗皮二两，侧柏叶酒蒸、黄柏、黄连各五钱，香附、白术、白芍各一两，白芷烧存性三钱，为末，粥丸米饮下。治白带因七情所伤而脉数者。

芩柏樗皮丸　黄芩、黄柏、樗皮、

滑石、川芎、海石、青黛、当归、芍药各等分，醋糊丸服。治瘦人带下多热。

芩术樗皮丸　黄芩、白术各三钱，樗皮、白芍、山茱萸各二钱半，白芷、黄连各二钱，黄柏一钱半，为末，酒糊丸温酒下。治孕妇白带。

芩术芍葵丸　白术二两，黄芩五钱，红、白葵花二钱半，白芍七钱半，为末，蒸饼丸煎四物汤下。治结痰白带。

龟柏姜栀丸　龟版三两，黄柏一两，干姜炒一钱，栀子二钱半，为末，酒糊丸，白汤下。治赤白带下，或时腹痛。

苍柏辛芎散　苍术、黄柏、辛荑、川芎、南星、滑石、半夏、牡蛎、酒芩，水煎温服。治妇人上有头风鼻涕，下有白带。

带下虚寒，附桂暖宫补经固真平补镇心，兼治浊淫。

附桂汤　附子三钱，肉桂一钱，黄柏、知母、升麻、甘草各五分，黄芪一钱半，人参七分，水煎服。治白带腥臭，多悲不乐，大寒。

暖宫丸　当归、川芎、白芍、熟地、茯苓、牡丹皮、艾叶、龙骨、牡蛎、赤石脂各等分，面糊丸梧子大。每五十丸，艾醋汤下。治赤白带下及子宫虚冷无子。

苦楝丸又名小暖宫丸　苦楝肉、小茴、当归各一两，为末，酒糊丸梧子大。每五十丸，酒下。治热入大小肠，赤白带下。

补经固真汤　柴胡、黄芩、郁李仁、甘草各一钱，人参、干姜各二钱，橘皮五分，白葵花一朵，赤带换红葵花，水煎温服。治始病崩中，日久白带，下流不止。

东垣固真丸　黄柏、白芍各五钱，柴胡、白石脂各一两，龙骨、当归各二两，干姜四两，为末，面糊丸梧子大。

每十丸，白汤下，少时以早饭压之，勿令热药犯胃也。忌生冷、热、酒、湿、面。治白带久下不止，脐腹冷痛，阴中亦然；目中溜火，视物昏花；齿恶热饮。此皆寒湿乘于胞内，肝经阴火上溢，故目中溜火；其恶热饮者，阳明经中伏火也，宜此丸大泻寒湿。

平补镇心丹 茯苓、茯神、五味子、车前子、肉桂、麦门冬各一两二钱半，远志、山药、天门冬、熟地各一两半，酸枣仁二钱半，人参、朱砂各五钱，龙齿二两半，为末，蜜丸梧子大。每三十丸，米饮下。治思虑太过，心血不足，或时怔忡。常服安心肾，益荣卫。

虚火乌鸡须另喂，虚滞乌鸡宜善持。

大乌鸡丸 四制香附一斤，熟地四两，生地、当归、白芍、人参各三两，川芎、鳖甲各三两半，白术、黄芪、牛膝、柴胡、牡丹皮、知母、贝母各二两，黄连、地骨皮、干姜、玄胡索各一两，茯苓二两半，秦艽一两半，为末，用白毛乌骨雄鸡一只，闭死去毛肠净，用艾叶、青蒿各四两，装一半在鸡腹内，将鸡并余艾、蒿同入坛内，以童便和水浸过鸡二寸许，煮烂取出去骨，焙干为末；如有筋骨疼痛，去肉用骨，焙焦为末，与前末和匀，鸡汁打糊丸梧子大。每五六十丸加至七八十丸，温酒或米饮下。忌煎炒、苋菜。治妇人羸瘦，血虚有热，经水不调，崩漏带下，不能成胎，骨蒸等症。如月水先期，加黄芩、黄连、地骨皮；月水后期，加参、术、黄芪；白带加二术、香附、升麻、白芷、柴胡。其鸡如得白丝毛、乌骨、崇冠者尤妙，须另于一处以黄芪炒末为丸喂之，不可近雌鸡。

小乌鸡丸 吴萸、良姜、白姜、当归、芍药、玄胡索、故纸、川椒、陈皮、青皮、刘寄奴、生地、莪术、川芎各一两，荷叶灰四两，北艾二两，为末，用乌鸡肉煮烂为丸。如未曾生育过者，户门油膜，包裹子宫，因此不孕者，宜加凤凰衣烧存性七个，朱砂为衣；如腹痛血黑色者，加炒黄连；有痰湿加南星、苍术、香附同丸梧子大，每五十丸。月水不通，红花、苏木酒下；子宫久冷，茯苓煎汤下；赤带，茶清下；血崩，豆淋酒调绵灰下；胎不安，蜜酒下；肠风，陈米饮调百草霜下；心疼，菖蒲酒下；漏胎下血，乌梅酒下；耳聋，腊茶清下；胎死不动，斑蝥三个煎酒下；腰脚痛，当归酒下；胞衣不下，芸薹菜研水下；头风，薄荷煎汤下；血风眼黑，甘草煎汤下；生疮，地黄煎汤下；身体疼痛，黄芪末调酒下；胎前产后、白痢，干姜煎汤下；赤痢，甘草煎汤下；治气块、血块作痛，与葱白汤间服，百病醋汤下。

琥珀朱砂女子爱，

琥珀朱砂丸 琥珀、木香、当归、没药各四钱，乳香一钱，麝香、朱砂各二分半，为末，水丸如龙眼核大。每用一丸，温酒磨服。治室女带下。

白芷地榆滑者钦。

白芷散 白芷一两，海螵蛸煅二个，胎发烧灰一个，为末。每二钱，酒调服。治赤白带下。一方用白芷六两，以石灰半斤淹三宿，洗去灰，将白芷炒焦，入椒目四两，或加茜根少许为末，粥丸服，治崩中白带。

单地榆散 地榆三两，醋水煎服。治漏下五色，一十二带：一曰多赤，二曰多白，三曰月水不通，四曰余蚀，五曰子脏坚，六曰子门辟，七曰交合阴阳患痛，八曰小腹寒痛，九曰子门闭，十曰子宫冷，十一曰梦与鬼交，十二曰子脏不足。兼治呕吐下血。

癥瘕缓治，香附海粉连萝，开郁正元而已，温白琥珀暂服；

香粉丸 香附四两，海粉、桃仁、白术各一两，为末，神曲糊丸服，治妇人血块如杯，有孕难服峻药。

连萝丸 黄连一两半，用吴萸、益智各炒过一半，去萸、智，萝卜子一两半，香附、山楂各一两，川芎、山栀、三棱、莪术、神曲、桃仁各五钱，为末，蒸饼丸服。治妇人死血、食积、痰饮成块在两胁，动作雷鸣，嘈杂眩晕，身热时作时止。

开郁正元散 白术、陈皮、香附、山楂、海粉、桔梗、茯苓、玄胡索、神曲、砂仁、麦芽、甘草各等分，姜煎服。治痰饮，血气郁结，食积，气不升降，积聚胀痛，宜此利气行血，和脾向导。

温白丸 皂角、竹茹、厚朴、吴萸、紫菀、黄连各五钱，茯苓、人参、蜀椒、肉桂、干姜、柴胡、桔梗、菖蒲各一两，川乌二两半，为末，蜜丸梧子大。每五丸，姜汤下。治心腹积聚癥瘕大如杯碗，胸胁胀满及十种水气痞塞，反胃吐逆并治。

琥珀丸 琥珀、白芍、川乌、牛膝、鳖甲、莪术、当归、厚朴各一两，木香、泽兰、官桂各五钱，麝香五分，为末，酒糊丸梧子大。每七十丸，米饮下。治妇人血瘕，腹中有块攻刺，小腹痛重，或腰背相引为痛，久而不治，黄瘦羸乏。

古硝黄膏 朴硝、大黄各一两，或入麝五分，为末，用大蒜捣膏和匀，贴积块效。

癥瘕猛攻，桃奴桃仁见睍，猪肝麝香而已，辰砂神圣代针。

桃奴散 桃奴、猳鼠粪、玄胡索、肉桂、五灵脂、香附各炒过，砂仁、桃仁各等分为末。每三钱，酒调服。治血

蛊及瘀血停积，经水不通，男子跌损扑伤皆效。

千金桃仁煎 先用醋二升半，于瓷器内慢火煎减一半，入桃仁、大黄末各二两，虻虫末五钱于内，不住手搅，可丸时，再入朴硝末二两，搅匀取出，丸如丸梧子大。每五丸，五更温酒下，日午泻下恶物，以尽为度。治经脉不通，及血积癥瘕等症。

见睍丹 附子四钱，鬼箭羽、紫石英各三钱，泽泻、肉桂、玄胡索、木香各二钱，血竭一钱半，水蛭一钱，槟榔二钱半，桃仁三十个，三棱五钱，大黄三钱，为末，酒糊丸梧子大。每三十丸，温酒下。治石瘕，状如怀孕。

猪肝丸 用獖猪肝一具，入巴豆五十粒，札在肝内，以醋三碗，慢火熬令烂熟，去巴豆，捣烂，入三棱末，和丸梧子大。每五丸，热酒下，治一切癥瘕刺痛，数年不愈者，神效。

麝香丹 麝香、当归、木香、没药、桂心、莪术各五钱，芫花、槟榔各一两，五灵脂、桃仁、三棱各三分，阿魏一分，为末，粳米饭丸梧子大。每十丸，姜汤下。治痃癖冷风兼痖气，心腹痛不可忍。

辰砂一粒丹 附子、郁金、橘红各等分为末，醋糊丸枣核大，辰砂为衣。每一丸，男酒下，女醋汤下，服后又服神圣代针散。治气郁心疼及小肠膀胱疝气，痛不可止。

神圣代针散 乳香、没药、当归、白芷、川芎各五钱，青红蜻蜓，去足翅一两，为末。每服一字，甚者五分，先点好茶一盏，次掺药末在茶上，不得吹搅立地，细细呷之。治血积疝气及心惊欲死，小肠气搐如角弓，膀胱肿硬，一切气刺虚痛并妇人血癖、血迷、血晕、血刺冲心，胞衣不下，难产及一切痛疾，

服之神效。

鬼胎如抱瓮，斑玄坠落；

抱瓮丸　芫花、吴萸、川乌、秦艽、柴胡、僵蚕、巴戟、巴豆各等分为末，蜜丸梧子大。每七丸，蜜酒下，恶物立出而愈。轻者，去芫花、巴豆、巴戟。

古斑玄丸　斑蝥、玄胡索各等为末，糊丸酒下，以胎坠为度。治鬼胎惑于妖魅，状似癥瘕，一切气血痛亦效。

盅肿似稍箕，四香伐侵。

四香散　木香、沉香、乳香、甘草各一分，川芎、胡椒、陈皮、人参、白矾各五钱，桂心、干姜、砂仁、茄香各一两，大茄焙五两，为末。每二钱，陈米饮调服。忌羊肉。治脾气、血气、血盅、气盅、水盅、石盅。

安胎束胎，芩术归芍常用；

安胎当归汤　当归、川芎各八分，人参、阿胶各六分，枣子、艾叶、水酒煎服。治举动惊悸，胎动下坠，腹痛下血。

古杜续丸　杜仲、续断各二两，为末，枣肉丸梧子大。每三十丸，米饮下。治胎动腰痛，宜此防其欲堕。

束胎丸　黄芩一两，寒月减五钱，白术二两，陈皮三两，茯苓七钱半，为末，粥丸梧子大。每三四十丸，白汤下，八个月可服。

古芩术汤　子芩一两，白术五钱，水煎服。一方用芩、术等分，为末，粥丸梧子大。每五十丸，白汤下，名安胎丸。治四五月，常堕不安，内热甚故也。古方一月用乌雌鸡，三月用赤雄鸡，十月用猪腰子，余月用鲤鱼煮汁煎药尤妙。

金匮当归散　黄芩、白术、当归、川芎、白芍各一两，为末。每二钱，酒调服；或酒糊为丸，茶清下。此方养血清热，孕妇宜常服之。如瘦人血少有热，

胎动不安，素曾半产者，皆宜服之以清其源，而无后患也。

长胎瘦胎，归地枳甘并行。

长胎白术丸　白术、川芎、阿胶、生地各六分，当归一两，牡蛎二分，川椒三分，为末，蜜丸梧子大。每三十丸，米饮下。治孕妇宿有风冷，胎萎不长；或将理失宜，伤动胎气，多致损堕；常服益血保胎，调补冲任。

瘦胎枳甘散　枳壳五两，粉草一两半，为末。每二钱，白汤点服，或加香附一两尤妙。治八九个月内，胎气壅满，常宜服之。滑胎易产，益血舒气，若稍弱者，恐致胎寒腹痛，胎弱多惊，当佐以归、地、木香为丸用之，则阴阳调和，有益胎嗣。

胎漏者，胶艾补中止血；

古胶艾汤　阿胶一两，艾叶二两，水煎服。治跌扑伤损动胎，或胎上抢心，腹痛下血。

胶艾芎归汤　阿胶、艾叶、川芎、当归各一钱，甘草二分，水煎服。治胎动不安，或下血。在八九个月内少加砂仁。

芎归补中汤　川芎、当归、赤芍、黄芪、白术各七分，阿胶、五味子、干姜各四分，人参、杜仲、甘草、木香各三分，水煎服。治气血虚弱，胎漏不能荣养，以致数月而堕子。

胎怯者，参术益气救生，

益气救生散　人参、白术、陈皮、阿胶、神曲各等分为末。每二钱，水煎服。治胎气本怯，不宜瘦胎，合服此药，安胎益气易产。

恶阻旋复胎自保；

旋复花散　旋复花一钱，厚朴、白术、枳壳、黄芩、茯苓各三钱，芍药、半夏曲、生姜各二钱，水煎服。忌荤、

腥、饧、醋、生冷。治孕妇六七月间，胎动恶阻，呕逆酸水，恶食多卧。

保胎饮 当归、川芎、芍药、熟地、半夏、茯苓、甘草、白术、黄芪、阿胶、艾叶、地榆各七分，姜煎服。治胎动不安，腹肠疼痛，或时下血及恶阻一切等症并治。

疟痢厚朴脾能醒。

醒脾饮子 厚朴、草豆蔻各五钱，干姜四分，甘草一分、姜枣煎服。治子疟子痢口淡及曾伤风冷；兼治老人气虚便闭，少津液引饮。

子痫芎活羚羊角汤，

羚羊角、独活、酸枣仁、五加皮各五分，薏苡仁、防风、当归、川芎、茯神、杏仁各四分，木香、甘草各二分半，姜煎服。治孕妇中风，头项强直，筋脉拘急，言语謇涩，痰涎不利，或时发搐，不省人事，名曰子痫。

古芎活散 川芎、羌活各等分，水煎，入酒少许温服。胎前安胎，产后逐恶血，下胞衣。

子气防己天仙藤散。

防己散 防己一钱，桑白皮、赤茯苓、紫苏各二钱，木香五分，姜煎服。治妊孕肿满喘促，小便不利。

天仙藤散 天仙藤即青木香藤、香附、乌药、陈皮、甘草各六分，姜煎入紫苏、木瓜各三片同煎，日三服，肿消止药。治孕妇两足渐肿，以致喘闷，饮食不美，甚则脚指间有黄水出，名曰子气。

临产芎归黑神，来苏无忧横逆；

古芎归汤 川芎、当归各二钱，水煎，入酒温服。治胎前产后，腹痛体热，头痛诸疾，及男子一切去血尤宜。如孕妇因事筑磕着胎，或子死腹中，恶露将下，疼痛不已。口噤欲绝者，用酒煎干，

再入水煎一二沸，灌以探之，若不损则痛止，子母俱安；若胎损，立便逐下；如难产倒横，子死腹中，先用黑豆炒熟，入白水、童便各一盏，药四钱煎服；如胎产五七日不下，垂死及矮石女子交骨不开者，加龟版，并生育过妇人头发烧灰，为末，每三钱，酒调服。

古黑神散 百草霜、白芷各等分为末，每二钱，水煎，入童便、米醋少许调服。治横生逆产瘦胎及胎前产后虚损，月水不止，崩漏等症。

来苏散 木香、神曲、陈皮、麦芽、黄芪、阿胶、白芍各一钱，苎根、甘草各三钱，糯米一合半，气弱加生姜煎，抉口灌之，连进为妙。治临产用力太过，气脉衰微，精神困倦，头眩目晕，口噤面青，发直，不省人事。

无忧散 当归、川芎、白芍各一钱，枳壳五分，乳香、发灰各三分，木香、甘草各一分半，水煎服。治胎肥气逆，或人瘦血少，胎弱临产难生。

催生三蜕六一，返魂兔脑神灵。

三蜕散 蛇蜕一条，蝉蜕十四枚，男子头发鸡蛋大，俱烧灰为末，分三服，酒调下，治横逆难产，子死腹中。

三蜕六一散 益元散一两，男子发一团用香油熬化，蛇蜕一条，蝉蜕五枚，穿山甲二片，各烧存性，为末，用苘水煎二沸，入发灰拌匀服之，催生神效。

返魂丹 即单益母膏丸 端午日采紫花方茎者，连根洗净，于石臼内捣烂，以布滤取浓汁，入砂锅内文武火熬成膏如砂糖色为度，瓷罐收贮，每服一匙；或阴干，忌铁，为末，蜜丸弹子大。每服一丸，照后汤使下。一方用益母草半斤，加当归、赤芍、木香各二两，为末，蜜丸梧子大。每五十丸，白汤下，名加味益母丸，服百日有孕。催生用童便下；

如胎前脐腹刺痛，胎动不安，下血不止，米饮或秦艽、当归煎汤下；胎前产后，脐腹作痛作声，或寒热往来，状如疟疾者，米汤下；临产并产后，各先用一丸，童便入酒下。定魂魄，血气自然调顺，诸病不生；又破血痛，养脉息，调经络，功效不能尽述。产后胎衣不下，落在胞中及临产一切产难，横生不顺，死胎经日不下，胀满腹中，心闷心痛，炒盐汤下；产后中风，牙关紧急，半身不遂，失音不语，童便入酒下；产后气喘咳嗽，胸膈不利，恶心口吐酸水，面目浮肿，两胁疼痛，举动失力者，温酒下；产后太阳穴痛，呵欠心怔气短，肌体羸瘦，不思饮食，血风身热，手足顽麻，百节疼痛，温米饮下；产后眼前黑暗，血晕血热，口渴烦闷，如见鬼神，不省人事，薄荷自然汁或薄荷煎汤下，或童便、酒各半下；产后面垢颜赤，五心烦热，或结血块，脐腹奔痛，时发寒热，有冷汗者，童便入酒或薄荷汤下；产后恶露结滞，脐腹刺痛，恶物上冲，心胸满闷及产后未经满月，血气不通，咳嗽四肢无力，临睡自汗不止，月水不调，久而不治，则为骨蒸之疾，或鼻衄口干舌黑，俱童便入酒下；产后二便不通，烦躁口苦，薄荷汤下；产后痢疾，米汤下；产后漏血，枣汤下；产后赤白带，胶艾汤下；血崩漏下，糯米汤下；勒乳痛，或成痈，为末，水调涂乳上，一宿自瘥，或生捣敷亦好；妇人久无子，温酒下，服至一月，决有效验。

兔脑丸 腊月兔脑髓一枚，鼠内肾、母丁香、益母草各一钱，乳香一分，麝香一字，为末，兔髓或兔血和丸芡实大，朱砂为衣，油纸封固阴干，每一丸，破水后醋汤或赤小豆煎汤下，即产，随男左女右手握药出是验。凡产难日久水干，

服黑神涩药又多，最宜兔脑滑之；仓卒以兔皮毛烧灰，酒调服方寸匕亦好，又能下胞衣。

龟壳散 龟壳一个，生过男女妇人头发一握，烧存性，川芎、当归各一两，为末。每三钱，水煎服，良久，生胎死胎俱下。治产五七日不下，垂死及矮石女子交骨不开。

死胎霹雳如圣，

霹雳丹 蛇蜕一条，蚕蜕二钱，男子发、路上左脚草鞋各一钱，各烧存性，乳香五分，黑铅二钱半，水银七分半，为末，用獖猪心血和丸如梧子大，金银箔七片为衣。每二丸，倒流水灌下，或入伏龙肝调下，上着儿头戴出为妙。治临产蓦然气痿，目翻口噤，面黑唇青，口中沫出，子母俱损，两脸微红，子死母活。

如圣膏 巴豆十六个，蓖麻子四十九个，麝香二钱，共捣如泥，摊绢帛上。如胎死腹中，贴脐上一时，产下即时揭去；如胞衣不下，贴脚心，胞衣下即洗去，若稍迟肠便出，即以此膏涂项上即入。

古桂香丸 肉桂一两，麝香一钱，为末，饭丸绿豆大。每十五丸，小儿七丸，白汤下。治大人、小儿过食瓜果，腹胀气急。一方减桂五钱，加斑蝥一钱半，善下死胎。

胎衣夺命流形。

夺命丹 大黄、附子、牡丹皮、干漆各等分，醋煮大黄，膏为丸梧子大。每十五丸至二十丸，温酒下。治产后血入胞衣，胀满冲心，久而不下；或去血过多，肺气喘促，先取鞋底炙热熨小腹，次进此药。

夺命丸 牡丹皮、桃仁、茯苓、赤芍、桂心各等分为末，蜜丸弹子大。每

一丸，醋汤化下，或葱白煎浓汤下尤妙，连进两丸，胎死腐烂立出。

产后补虚，当归羊肉内灸睍睆；

补虚汤 人参、白术各一钱，当归、川芎、黄芪、陈皮各五分，甘草三分，姜煎服。治产后一切杂病，只大补气血为主。如热轻者，倍加茯苓渗之；热甚者，加炒黑干姜，引药入肝分生血，又能利肺气，与补阴药同意；曾误服热药及热食者，少加酒芩暂服。

人参当归散 当归、熟地、白芍、人参、麦门冬、肉桂各一钱，先以粳米一合，淡竹叶十片，水二盏，煎至一盏，去米竹，入前药并姜枣煎，温服。治产后去血过多，血虚则内热，心胸烦满，吸吸短气，自汗头痛闷乱，晡时转甚。

当归羊肉汤 人参、当归各七钱，黄芪一两，生姜五钱，用羊肉一斤，或代以猪腰，煮清汁五盏，去肉，入前药煎作六服，早晚频进。治产后发热自汗，肢体疼痛，名曰褥劳。

羊肉汤 精羯羊肉二两，当归、陈皮各一两，生姜五钱，水煎入酒调服，加葱、盐亦可。治产后腹中虚痛，气血不足，羸弱力倦及冬月生产、寒气入于产门，脐下胀满，此寒疝也。

内灸散 藿香叶、丁香皮、茴香、肉桂、熟地各一两半，甘草、白术、当归、山药、白芷各八两，藁本、干姜、川芎、黄芪、白芍、木香各一两，陈皮四两，每三钱，姜、艾煎服；或为末，温酒调服。治胎前产后，一切血瘕、血崩虚急，腹胁疼痛，气逆呕吐，冷气凝积，块硬刺痛，泄下青白或下五色，腹中虚鸣，气满坚硬，沥血腰疼，口吐清水，频产血衰，颜色青黄，劳伤劣弱，月经不调，下血堕胎，血迷血晕血瘕，时发疼痛，头目眩晕，恶血冲心，闷绝

昏迷，恶露不止，体虚戾汗，手足逆冷等症。如产后下血过多，加蒲黄；恶露不净，加当归、红花；呕，加生姜；上热下冷，加荆芥。

睍睆丸 良姜、姜黄、荜澄茄、陈皮、莪术、人参；三棱各等分为末，用萝卜煮烂捣汁，煮糊丸梧子大。每五十丸，萝卜煎汤下。治产后血气衰弱，饮食停积，口干烦闷，心下痞痛。

产后血晕，四味七珍清魂调经

仓公散 瓜蒂、藜芦、白矾、雄黄等分为末。每用少许吹鼻嚏，内服白薇汤。治产后血厥而冒。

四味散 当归、玄胡索、血竭、没药各五分，童便煎服。治产后一切诸疾，才方分娩宜服。如心膈寒，倍当归；气闷喘急，倍玄胡索；恶露不快，倍血竭；心腹痛甚，倍没药。

七珍散 川芎、人参、菖蒲、生地各一两，防风、辰砂各五钱，细辛一钱，为末。每一钱，薄荷煎汤调服。治产后虚弱，多致停积，败血闭于心窍，神志不明，又心气通于舌，心气闭塞，则舌亦强矣，故令不语。

宁神膏 辰砂、乳香各五钱，酸枣仁、人参、茯苓各一两，琥珀七钱半，为末，灯心、枣子煎汤调服一钱；或蜜丸弹子大，薄荷煎汤化服一丸。治失血过多，心神昏闷，言语失常，不得睡卧。

清魂散 荆芥四两，川芎二两，泽兰叶、人参各一两，甘草八钱，为末。每二钱，热汤、温酒各半调停灌下。治产后血晕，昏不知人。

单荆芥散 一味焙干为末。每二钱，黑豆淬酒调服。治产后中风，牙关紧急，手足瘈疭。或麻油灯上烧焦，童便调服，治崩中不止。

古荆归汤 荆芥、当归身、尾各等

分为末。每服三钱，黑豆淬酒调服，或童子小便亦可，口噤者抉开灌之，或吹鼻中皆效。一方用蜜丸，或面糊丸如梧桐子大，每服五七十丸，空心米饮下。治产后中风，不省人事，口噤牙关紧急，手足瘈疭，如角弓状，口吐涎沫；亦治血晕，四肢强直；或筑心眼倒，吐泻欲死，宜此清神气，通血脉，其效如神。

大调经散 大豆一两半炒去皮，茯神一两，琥珀一钱，为末。每三钱，浓煎乌头紫苏汤调服。治产后血虚，恶露未消，秽气未平，败浊凝滞，荣卫不调，阴阳相乘，憎寒发热，自汗肿满。

白薇黑龙，郁冒汗多便秘；

白薇汤 白薇、当归各六钱，人参三钱，甘草一钱半，分二帖水煎服。治产后胃弱不食，脉微多汗，亡血发厥，郁冒等症。

黑龙丹 当归、川芎、生地、良姜、五灵脂各二钱，细锉，俱入砂罐子内，纸筋盐泥固济，火煅通红，候冷取出，入百草霜一两，硫黄、乳香各二钱，琥珀、花蕊石各一钱，为末，醋糊丸弹子大。每三丸，炭火煅令通红，投入生姜自然汁内浸碎之，以童便合酒灌服。治难产或胎衣不下，产后血晕，妄言见鬼及血崩恶露不止，腹痛血肿，血风身热，头痛类疟，一切危症服之神效。

桂心木槟，血凝气滞心疼。

桂心汤 桂心、小草、吴萸、干姜、独活、熟地、当归、白芍各一钱，甘草、细辛各三分，水煎服。治素有宿寒，因产大虚，寒搏于血，血凝不散，上冲心之络脉，故作心痛。

木槟汤 木香、槟榔、玄胡索、金铃子、三棱、莪术、厚朴、桔梗、川芎、当归、白芍、黄芩、甘草各等分，水煎服。治产后七情感伤，血与气并心痛。

恶露不断，乌金调酒或牡蛎；

乌金散 麒麟竭、百草霜、男子乱发灰、松墨煅醋、鲤鱼鳞烧灰、玄胡索、肉桂、当归、赤芍各等分为末。每二钱，空心温酒下。治产后败血不止，淋沥不断，脐腹疼痛，头目昏眩无力。

牡蛎散 牡蛎粉、川芎、熟地、茯苓、龙骨各二钱，续断、当归、艾叶、人参、五味子、地榆各一钱，甘草五分，分二帖，姜、枣煎空心服。治产后恶露淋沥不断，心闷短气，四肢乏弱，不思饮食，头目昏重，五心烦热，面黄体瘦。

冷热诸淋，白茅为君共茯苓。

白茅汤 白茅根五钱，瞿麦、白茯苓各三钱半，葵子、人参各一钱一分半，蒲黄、桃胶、滑石、半夏各七钱半，甘草五分，紫贝一个煅，石首鱼脑砂二个煅，分二帖，姜三片，灯心二十根，水煎服，或为末，每二钱，木通煎汤下；如气壅，木通、橘皮煎汤下。治产后诸淋，无问冷、热、膏、石、气等淋。

气塞少乳漏芦散，

漏芦二两半，蛇蜕煅十条，瓜蒌实十个煅存性，为末，每二钱，酒调服，仍食热羹汤助之。治妇人肥盛，气脉壅塞，乳汁不行，或经络凝滞，乳内胀痛；或作痈肿，将欲成脓者。

气滞少乳涌泉名。

涌泉散 瞿麦、麦门冬、王不留行、龙骨、穿山甲等分为末。每一钱，热酒下，先食猪悬蹄羹，后服此药，服后以梳刮左右乳房。

又方 王不留行、白丁香、漏芦、天花粉、僵蚕等分为末，猪悬蹄煮汁下。兼治乳胀痛及乳痈肿。

噫！妇性最险而鸷，阴道易亏难成。

幼科未载《素问》，扁鹊始称儿医，夹惊夹积是主，出麻出痘尤奇。

儿病与大科相同，惟百病多夹惊积，与出麻痘为异耳。

惊则利之凉之温之，辰砂龙脑救急；

利惊丸 天竺黄、滑石各一钱半，牛黄、南星、半夏、轻粉各一钱，天麻、朱砂、青黛、韭地蚯蚓粪各三钱，白附子、雄黄、山楂各二钱半，蝉蜕、全蝎、僵蚕各七枚，甘草、巴霜各五分，麝香八分，金箔三十片，为末，面糊丸，萝卜子大，分作五处，用金箔、朱砂、滑石、青黛、雄黄各为衣。每一岁到三岁，服五丸；五岁至九岁，服七丸；十岁至十三岁，服十丸。诸惊风，薄荷煎汤下，痰多用滑石为衣的，食疾用雄黄为衣的，余症白水下。治急惊风症，并二十四惊，水泻痢疾，痰火腹胀，食积诸般杂症，服之有积则行，有惊则利，服后宜服启脾散。

启脾散 莲肉一两，白术、茯苓、山药、神曲、山楂各五钱，人参、猪苓、泽泻、藿香、木香、当归、白芍、砂仁各三钱，肉豆蔻三个，陈皮二钱，甘草一钱，惊风后加辰砂、滑石各二钱，为末。任意姜汤调服，初生儿涂乳头上服之，百病愈后，俱用此药调脾为主。

大利惊丸 南星二钱，白附子、牙硝、天麻、五灵脂、全蝎各一钱，轻粉五分，巴霜一字，为末，糊丸麻子大。每一丸，薄荷、生姜泡汤下。治小儿脐风，肚胀脐肿，身体重着，四肢柔直，日夜多啼，不能吮乳，甚则发为风搐及钓肠锁肚撮口，内气引痛，肠胃郁结不通，宜此下痰利惊。

凉惊丸 青黛、草龙胆各三钱，钩藤二钱，防风、黄连各五分，牛黄、龙脑、麝香各一字，为末，糊丸粟米大。每三五丸，金银煎汤下。治惊热胎惊发搐，心神恍惚，牙关紧急，上视潮热，手足动摇，握拳抽掣。

小凉惊丸 郁金二个用皂角水浸，黄连、牙硝、木香、藿香、龙胆草各五钱，全蝎六个，为末，糊丸麻子大，雄黄、麝香、朱砂、金银箔为衣，每五十丸。风痰惊热，用麻仁、防风、蝉蜕；潮热，桃柳枝；镇惊，薄荷、灯心；夜啼，灯心、薄荷、灶心土；盘肠、钓气、天钓，钩藤；吐，藿香；泻，木瓜、陈皮；白痢，白姜、粟壳；赤痢，甘草、乌梅；大便闭，枳壳、硝、黄；咳嗽，乌梅、桑白皮；吐不止，丁香，未效，黄荆叶；精神不爽，冬瓜仁常服，金银、薄荷俱煎汤下。治惊热恍惚，四肢抽掣，潮热昏迷，乍热乍醒，或为惊怪所触而致，阳症惊痫。

温惊丸 人参、辰砂、赤石脂、茯苓各五钱，白术一两，山药二两，乳香、麝香各二钱，为末，蜜丸芡实大。每一丸，薄荷煎饮化下。治胎寒腹痛，呃乳便青，乳食不化。

大温惊丸 人参、茯苓、白术、辰砂、麦门冬、木香、代赭石各五钱，甘草、酸枣仁各一两，僵蚕、桔梗尾各二钱半，全蝎五个，金银箔各六片，为末，蜜丸绿豆大，量儿大小服之。急惊潮热，薄荷、竹茹；慢惊，冬瓜仁；夜啼，灶心土；搐搦，防风；伤风，荆芥；疹痘，蝉蜕，常服金银、薄荷，俱煎汤下。治心热烦躁夜啼，常用安神定志去惊。如惊风已退，神志未定者，加琥珀、远志。

珠银丸 水银蒸枣肉，研如泥、全蝎各一钱，白附子一钱半，南星、朱砂、片脑各一字，天浆子、牛黄、芦荟、麝香各半分，铅霜五分，和水银研僵蚕七个，为末，粟米糊丸芥子大。每一丸，薄荷煎汤下，利去胎中蕴毒为度，未利再服，治小儿脐风，口噤眼翻，一切胎风胎毒，痰盛壮热，亦治惊积，宜量用之。

辰砂膏 辰砂三钱，硼砂、马牙硝各一钱半，玄明粉二钱，全蝎、真珠末各一钱，麝香一字，为末，油纸封裹，自然成膏，每取一豆许，金银、薄荷煎汤下。潮搐，甘草煎汤下；月内儿，乳汁调敷奶上，令吮之。治口噤眼闭，啼声渐小，舌上聚肉如粟米状，吮乳不得，口吐白沫，二便皆通。

辰砂化痰丸 辰砂、枯矾各五钱，南星一两，半夏曲三两，为末，姜汁煮，面糊丸梧子大，另用辰砂为衣，每十丸姜汤下。亦治风壅，小儿痰嗽，生姜、薄荷煎汤化下一丸。治风化痰，安神定志，利咽膈，清眼目，止咳嗽，除烦闷。

龙脑安神丸 茯苓三两，人参、地骨皮、甘草、麦门冬各二两，桑白皮、犀角各一两，牛黄五钱，龙脑、麝香各三钱，朱砂、牙硝各二钱，为末，蜜丸弹子大，金箔十五片为衣。每一丸，冬月温水、夏月冷水化下，小儿量服之。治五种癫痫，发作无时及虚劳发热，咳嗽语涩舌强。

金箔镇心丸 全蝎七个用薄荷叶包缚，慢火炙干，天麻、防风、羌活、牛黄、赤茯苓、犀角、甘草、辰砂、麝香各一钱，为末，蜜丸皂子大，金箔二十片为衣。每二三丸，薄荷煎汤化下。镇心解热，退惊安神，除烦躁，止夜啼。

天麻防风丸 天麻、防风、人参各一两，全蝎七个，僵蚕、粉草各五钱，雄黄、朱砂各二钱半，牛黄一钱，麝香五分，为末，蜜丸梧子大。每一丸至二丸，薄荷煎汤化下。治撮口脐风及一切惊风，身热多睡，惊悸，手足搐掣，精神昏愦，痰涎不利及风湿邪热并宜。一方去牛黄，用人参或冬瓜仁煎汤下。治慢惊不省，手足微动，眼上视昏睡。

转惊丸 人参、防风、白附子、僵蚕、全蝎各一钱，南星、天麻各二钱，为末飞，面糊丸梧子大。每十丸，姜汤下。治小儿脾气虚弱，泄泻瘦怯，冷痢洞泄及吐泻久病转成慢惊，身冷瘛疭等症。

积则消之化之下之，紫霜白玉攸宜。

消积丸 丁香、砂仁各十二个，乌梅肉、巴豆肉各三个，使君子五个，为末，饭丸麻子大。每三丸，橘皮煎汤下。治乳食伤积，心腹胀满，气粗壮热，或呕或泻。

木香丸 木香、莪术、砂仁、青皮、朱砂、代赭石各二钱，丁香、巴豆肉各一钱，为末飞，面糊丸麻子大。每三丸，乳积，乳汁下；食积，米饮下，后与大异香散；气积，橘皮煎汤下，后与流气饮子。

紫霜丸 代赭石、赤石脂各一两，杏仁五十粒，巴霜三十粒，为末，蒸饼丸粟米大。每三丸或十丸，量儿大小米饮乳汁任下，以利为度，未利再服。治食痫腹胀身软，腰强眼缓，宜先用此取积，并不虚人；又治变蒸发热不解，并挟伤寒壮热，汗后不解及乳哺失节，胸有痰癖宿食，乳则呕吐，先寒后热；或内挟冷食，大便酸臭，兼治惊积。凡儿有热不欲饮乳，眠卧不宁，此皆发痫之渐，即以此丸导之，时间量与此减其盛势，则无惊风钓痫之患。

白玉饼 白附子、南星、滑石、轻粉各一钱，巴霜十九粒，为末，面糊丸绿豆大，捏作饼，三岁一丸，五岁二丸，葱汤化下。治腹中有癖，但饮乳嗽而生痰；及急慢惊风，痫痓潮搐，壮热痰涎壅盛。一方去轻粉、南星、白附子，用半夏十二个，巴霜五十粒，滑石、寒食面各一两,水丸,姜汤下。治脾气不足,乳食不消,吐泻惊疳,肚腹潮热,咳嗽痢疾等症。

风寒感伤,羌活大青膏当煮;

羌活膏 天麻、赤茯苓各五钱,羌活、防风各二钱半,人参、全蝎、朱砂、硫黄、水银各一钱,先以硫黄、水银同研如泥,次以余药同为末,蜜调成膏,旋丸皂子大。每一丸,煎薄荷汤化下。治伤寒阴症及脾虚生痰,肝热生风,或吐泻后成慢惊。

大青膏 天麻、青黛各一钱,白附子一钱半,蝎梢、乌蛇肉各五分,朱砂、麝香、天竺黄各一字,为末,蜜调成膏。每服半皂子大,月中儿粳米大,煎薄荷汤化下;五岁以上,煎甘露饮下。治伤风发热,热则生风,欲为惊搐,血气未实,不能胜邪故也。大小便调,口中气热,宜此发之。

大黄丸 大黄一两,黑丑五钱,川芎五分,甘草一分,为末,糊丸麻子大。每十丸,量儿大小虚实,蜜汤下,以微利为度。治风热内实,口中气热,大小便闭,饮水不止,有下症者宜服。

痰喘咳嗽,葶牛百部丸可为。

葶牛丸 葶苈、黑丑、杏仁、防己各等分为末,枣肉丸麻子大。每五七丸,淡姜汤下。治乳食冲肺,伤风咳嗽,面赤身热,痰盛喘促。

百部丸 百部、麻黄各三钱,杏仁四十个,为末,蜜丸皂子大。每二三丸,温水化下。治感寒壅嗽微喘。

生犀紫阳连翘饮,能宽变蒸诸热;

小生犀散 犀角一钱,地骨皮、赤芍、柴胡、干葛各一两,甘草二两,每三钱,水煎服。治骨蒸肌热瘦悴,颊赤口渴,晡热盗汗,五心烦热。

紫阳黑散 麻黄、杏仁各一两,大黄五钱,俱烧存性为末。每一字,乳汁调,或水煎,抱儿于温暖处,连服微汗身凉即愈。治变蒸,解利热气。

连翘饮 连翘、瞿麦、滑石、车前子、牛蒡子、赤芍各一分,山栀仁、木通、蝉蜕、当归、防风各半分,黄芩、荆芥各一分半,柴胡、甘草各二分,水煎服,即八正散加减。治小儿诸热,表里俱宜。如风热、痰热、变蒸热、肝热、大肠热、癍疹热,加麦门冬;丹热、实热、血热、三焦热、小肠热加大黄、灯心;麻痘热、温气热、已出未出症热,加紫草、当归;余毒热、胎热、肺热、伤寒后、疮疹后余毒发热,加薄荷;项上生核作热、痈疖毒热,加大黄、朴硝。

宽热饮 枳壳一两水浸去穰,以巴豆四十九粒同炒黄、去巴,大黄一两,朴硝五钱,甘草一钱,为末。每三五分,薄荷煎汤调服,当利下如鼻涕,或成块腥臭恶物。治小儿惊热天钓,手足搐搦,肚腹有热;兼治食积乳癖,生痰动气。

天乙观音银白散,善调虚弱胃脾。

天乙丸 灯心一斤,以米粉浆洗,晒干为末,入水澄之,浮者为灯心,取出入药二两半,赤白茯苓兼茯神共五两,滑石、猪苓各五两,泽泻三两,为末,用人参一斤煎膏;一方用人参、白术各六两,甘草四两,同煎膏和丸如龙眼大,朱砂为衣,金箔裹之。每一丸,随病换引化下。大假小儿生理,本天一生水之妙,凡治病以水道通利为捷径也,此方清心利便,所以散火也。凡小儿瘟热丹毒,惊风痰热,变蒸发热之症,用之最当,而呕吐泻痢诸症,无不治也。

观音散 人参一钱,莲肉、神曲各二分,茯苓一分半,白术、黄芪、木香、白扁豆、甘草各一分,姜枣煎服。治外感风冷,内伤饮食,呕逆吐泻,不进饮食，久渐羸弱。一方加防风、羌活、天麻、全蝎，名全蝎观音散，治吐泻后慢脾风，甚者加川乌。

银白散 升麻、知母、山药、白扁豆、人参、白术、茯苓、甘草各等分，为末，每一钱，沸汤调服。治小儿百病，加减由人，如慢惊搐搦，麝香饮汤下；急惊定后，陈米汤下，惊吐不止，丁香煎汤下；天柱骨倒脚软，浓米汤下；夹惊伤寒，薄荷、葱白煎汤下；疳气肚胀气急多渴，百合煎汤下；壮热面赤惊叫，金银、薄荷煎汤下；赤白痢不思食，及诸病后倦怠不思食，姜、枣煎汤下；吃食不知饥饱，不长肌肉，麦芽、生姜煎汤下；暴吐，紫苏、木瓜煎汤下；神形脱；语言不正及大人吐泻，藿香叶煎汤调服；若禀受气怯小儿，可每日一服最妙。

痘初消毒加地皮，快斑透肌如四圣；

消毒饮 鼠黏子八分，荆芥四分，甘草二分，水煎温服。治痘欲出未出，已出壮热未彻，咽痛胸紧便秘，及愈后一切疮毒赤肿等症。急进三四服，快透消毒，应手神效，惟内虚便利者忌用。如虚热加地骨皮；壮热加黄芩、紫草；实者加生犀磨汁；痘已出未匀，减荆芥三分；出不快及痒，加蝉蜕；有汗加防风；减食加人参、山楂；便秘加大黄；气虚加参、术；血虚加芎、归。百般加减由人。

快斑散 紫草、蝉蜕、人参，白芍各五分，木通二分，甘草一分，水煎服，治痘出不快，一方去木通。中穿山甲等分，治痘已出，被风复入。

透肌散 紫草一钱，升麻、甘草各五分，糯米五十粒，水煎服。治痘已发不快。解毒清热凉血加蝉蜕、地骨皮、酒芩。

如圣汤 白芍、升麻、干葛各五分，甘草、紫草、木通各二分半，山楂根三寸，姜、葱煎热服。治痘疮已出未出，身热如火，头疼脸赤，呵欠鼻疮。如心烦加麦门冬、赤茯苓；烦渴合生脉散；身热如火，加酒芩、地皮。

四圣散 紫草、木通各一钱，枳壳、甘草各五分，水煎温服。治痘出不快及倒黡陷伏，恶候毒气入内，腹胀溺赤。如气弱，去枳壳加黄芪。

加味四圣散 紫草、木通、木香、黄芪、川芎、甘草、人参各等分，蝉蜕减半，每二钱，水煎服。治痘出不快及变陷倒黡，小便赤涩，余热不除，一切恶候；或痘出被风吹，复不见，入皮肤内，郁热不散。如便闭加枳壳；便调加糯米，能解毒，发痘也。

痘出解毒夸紫草，活血匀气胜万金。

解毒防风汤 防风五分，地骨皮、黄芪、枳壳、白芍、荆芥穗、鼠黏子各二分半，水煎温服。治痘七日后壮热，毒盛气弱，痘出不快，及痘出而声又哑。

紫草饮 紫草一两，用百沸汤一碗沃之，以物盖定，勿令泄气俟温，量儿大小服之，虽出亦轻。治痘欲出未出，或痘一热出齐，服此重变轻，惟便利者忌服。或加陈皮、葱白尤妙。如发斑疹，加钩藤，酒调服。

紫草膏 紫草、白附子、麻黄、甘草各五钱，全蝎二十个，僵蚕八个，蟾酥一钱，为末，另用紫草一两煎膏，入炼蜜二两，酒半盏，搅匀和丸绿豆大，每一丸。治痘已出不快及惊风痫疾。如初发热重者，败毒散化下；初发惊狂者，薄荷、葱白、灯心煎汤下；色红紫黑陷，紫草煎汤下；色淡白灰陷，热酒下。

加味紫草饮 紫草、白芍、麻黄、甘草各五分，水煎温服，治痘出未透。

如年壮及北方皮厚之人，加蟾酥、辰砂。盖紫草解毒，麻黄发汗，固能发痘；佐以辰砂解胎毒、凉心火；蟾酥善祛脏腑毒气，从毛孔作臭汗出。凡表实难出，俱宜用此四味；如血虚出不匀，色不润者，加当归。紫草木香汤，紫草、木香、人参、白术、茯苓、甘草各四分，糯米三十粒，水煎温服。治痘出不快，大便泄利。盖紫草能利大便，故用木香、白术佐之。或隐或见者，加藿香。

紫草木通汤 紫草、本通、人参、茯苓、糯米各四分，甘草二分，水煎温服，治痘出不快。如大便利者去紫草，加木香。

活血散 赤芍、归尾、红花、紫草各五钱，木香二钱，血竭一钱，为末。每二钱，痘色淡白，酒调下；热极血焦不红活，紫草煎酒下。

小活血散 单白芍炒为末。每一钱，出快温酒下；痘痛温水下；倒靥，紫草煎汤，入酒少许调服，大能活血止痛、除烦。如两脚蜷挛，加甘草，即芍药甘草汤也。

匀气散 即八味顺气散各五分，甘草二分半，木香一分半，为末，酒调服。治气滞痘出不快及肉腠厚密身痛。

疏气饮 苍术、白芷、防风、升麻、黄芩、白芍、连翘、归尾各等分，甘草节减半，水煎服，治气实痰郁发不出者。

连翘散 连翘、防风、山栀、甘草各等分，水煎服，治痘发热不厥。

万金散 防风二钱，人参、蝉蜕各一钱，薄荷三叶，水煎服；或为末，每二钱，用开花萝卜煎汤调服，取其欲发之义耳。治痘已出未能匀透，色不红润，实者加升麻。

鼠黏汤，治稠密以防陷伏；

鼠黏子、当归、甘草、地骨皮、黄芩、柴胡、黄芪、连翘各等分，水煎温服，热退即止。治痘出稠密，身热不退；宜急服此药，以防青干黑靥。

调解散，医冰硬而为邪侵。

青皮、陈皮、桔梗、枳壳、当归、半夏、川芎、木通、干葛、甘草、紫苏、紫草各二分，人参一分，姜、枣煎服，未效加山楂根。治痘已发，或为风冷所折，荣卫不知；或又为宿食所伤，内气壅遏，以致冰硬。

黑陷宣毒宣风兮，大戟山栀猪尾无价；

宣毒膏 朱砂、乳香各一两，马牙硝、甘草各五钱，脑麝各一钱，为末，腊月八日，取小活獖猪尾血一盏和匀，以新竹筒一个盛之，用绵纸数重封口，系于大粪坑屋梁上，至清明日取出晒干，更入脑麝各一钱，为末，水丸皂子大。每一丸，人参煎汤化下。治毒盛痘出不快，疮黑倒靥神效。

宣风散 槟榔、陈皮，炙甘草各五钱，牵牛四两，为末，幼者五分，壮者一钱，食前蜜汤调服。治痘青干黑陷，身不大热，烦渴腹胀而喘，二便赤涩，面赤闷乱大吐，乃热蓄于内，当利小便，不愈者宜服，利后宜和脾胃。

单大戟丸 又名百祥丸 红芽大戟一两，用浆水煮极软，去骨晒干，复入原汁中煮，汁尽焙干为末，蒸饼丸粟米大。每二十丸，研赤麻汤下，量儿大小服之。治痘紫黑陷甚，寒战噤口，戛齿，身黄紫肿。

山栀仁汤 山栀仁、白鲜皮、赤芍、升麻各二分，寒水石、甘草各一分，紫草、薄荷各少许，水煎温服。治痘疹及斑毒状如蚊咬，毒盛黑色。

猪尾膏 龙脑一钱为末，旋滴小活獖猪尾血为丸小豆大。每一丸，烦躁，紫草汤下；陷伏，温酒下或用猪心血为丸亦可。治痘出未透，心烦狂躁，气喘妄谵，便闭能食；或已发毒盛陷伏者，宜此速治，惟虚寒者忌用。

无价四屎散 人屎用无疾童子者，猪、猫、犬屎用未破阳雄者，先于重九日各置净处，喂之饭食，勿令杂食，至旬日换尽肠中宿垢，方收其屎阴干，候腊月八日，日未出时火煅，烟净白色为度，但表虚痘发不快，倒靥黑陷及一切恶疮，每用一字，蜜水调服，其效如神。若紧急黑陷甚者，只用烧人屎亦好。

黑陷人齿猫齿令，蝉蜕穿山兔血难寻。

人齿散 人齿脱落者，以砂锅固济，火煅通红，取出候冷，为末。每三分，或入麝香少许尤妙。如痘出不快，既出倒靥不浆，寒热脉迟，或服凉药过多，温酒下；痘出色黑，酒和猪尾血下；痘黑靥不出，加赤小豆七粒，薄荷泡酒下；如七日前黑陷属热毒，灯心煎汤下；紫陷属气热，温酒下；血陷属血热，灰陷属血寒，俱酒入麝香下；白陷属气寒，当归煎酒下；如黑陷甚者，用人齿五分，羌活一钱，穿山甲、麝香各少许，为末，每一钱，麻黄、薄荷煎汤调下，一服便起。凡人齿不可过用一钱，过则阳尽出表，阴盛里寒，必痘烂濡泄，急以君子汤加芎、归救之。

四齿散 人齿、猫齿、狗齿、猪齿各二钱半，砂锅固济，火煅通红候冷，为末。每五分，热酒调服。治痘不红、不起发、色灰白，或黑陷而焦，取效如神。

单蝉蜕汤 蝉蜕二十一个，或加甘草一钱半，水煎服。治痘疹已出不透腹痛，或痘黑靥，或蕴积热毒及风毒充于皮肤，瘙痒不止。惊悸癫痫，夜啼寒热亦宜。

周天散 蝉蜕五分，地龙一两，为末，每二钱，研乳香汤下。治痘疮黑陷，项强目直，腹胀喘急发搐，连进二服而愈。

独圣散 穿山甲，取前足及嘴上者，炒为末。每五分，木香煎汤少入酒调下，或入麝少许尤妙。如七日后黑陷，紫草煎汤下；紫陷，温酒下；血陷、灰陷，俱酒入麝香下；白陷，当归煎酒下。

兔血丸 朱砂一两：用麻黄、升麻、紫草、荔枝壳四味同煮一日夜，研细，仍将四味煎汤飞过晒干，天灵盖三钱洗净，用麝香三钱炙令黄色，为末和匀，腊月辰日取兔血或枣肉为丸绿豆大。每一丸，温酒化下。治气虚血热，痘疮外黑赤而内白陷者神效。或只用药末，于发热未出时，用紫草、升麻、紫苏、葱白煎汤调下一分，表汗出，痘亦稀。但天灵盖非烧化，与至险，不可轻用。痘家最忌秽恶，凡脐带、童便、犬秽、牛粪之类，非经煅炼，闻之不可，而况服之乎！

牛蚕散牛黄丹，目黄便闭而脓不干；

古牛蚕散 牛蒡子五钱，僵蚕二钱半，入紫草三茎煎服，治痘早微热，晚大热，目黄胁动，身热手冷，发甚如惊，惟虚寒者忌用。

牛黄丹 牛黄一钱，生大黄、寒水石、升麻各五钱，粉霜、朱砂各五分，为末，蜜丸黍米大。每十丸，量儿加减，人参或紫草、薄荷煎汤下。治痘出大便不通，疮中脓水不干。

薤白汤熟艾汤，口渴下利而血相杂。

薤白汤 薤白半盏，豆豉一钱，山栀十枚，水煮薤白烂后，量儿大小服之，以去恶积。治痘疹身热下利，黄赤脓血。

三黄熟艾汤 黄芩、黄连、黄柏、

熟艾各等分，水煎服，或加糯米、紫草、甘草亦好。治痘疮正出，似收未收，下利黄臭脓血，身热大渴，宜此汤以解其毒。

身热经日喜二参，

二参汤 柴胡、麦门冬、人参、玄参、甘草各等分，草龙胆减半，水煎服，热退即止。治痘壮热，经日不除。

胃冷吐泻爱苏叶。

胃爱散 糯米一两，丁香十六个，木瓜三分，藿香、苏叶、甘草各一分，为末，每一钱或五分，粟米、枣子煎汤下。治痘出，呕吐泄泻烦渴，胃中虚冷。

噫！宁医十男子，莫医一妇人；宁医十妇人，莫医一小儿；宁医十小儿，莫医一老儿。

痈疽虽属外科，用药却同内伤。

凡痈疽皆饮食、七情、房劳损伤脾肾肝所致，间有外邪相搏及小疮疡传染，亦皆因内有毒以召之也。是以薛立斋专用补中益气汤以补后天，肾气丸以补先天，中间杂症，气用四君子，血用四物汤，痰用二陈汤，郁用越曲丸，一同内科，惟初起内托、内消、和解，稍似伤寒，故曰必通内科与儒，而后可言知外科也。

托邪毒而不陷，分经络以用方。脑背尻臀，黄连羌活力厚；

黄连消毒散 黄连、羌活各一钱半，黄芩、黄柏、藁本、防己、桔梗各五分，生地、知母、独活、防风、归尾、连翘各四分，黄芪、苏木、陈皮、泽泻各二分，人参、甘草各三分，水煎服。治足太阳经分，痈疽发于脑项或背，肿势外散，热毒欸发，麻木不痛，宜先灸之；或痛而发热，并宜服之。

内托羌活汤 羌活、黄柏各二钱，黄芪一钱半，防风、藁本、归尾各一钱，

连翘、甘草、苍术、陈皮各五分，肉桂三分，水二盏，酒一盏，煎至一盏，热服。治足太阳经分，痈疽发于尻臀，坚硬肿痛大作，两尺脉紧无力。

臂膊乳膺，白芷升麻性凉。

白芷升麻汤 白芷一钱半，升麻、桔梗各一钱，甘草、红花各五分，黄芪、酒芩各四钱，生芩三钱，分二帖，水酒各半煎服。治手阳明经分，臂上生痈，此得八风之变也。

内托升麻汤 葛根、升麻、连翘各一钱半，黄芪、当归、炙甘草各一钱。鼠黏子五分，肉桂三分，黄柏二分，水二盏，酒一盏，同煎服。治两乳间出黑头疮，疮顶陷下作黑眼子，并乳痈初起亦宜。

十味中和汤，疏邪于鬓耳侧胁；

石菖蒲、牛蒡子、羌活、川芎、防风、漏芦、荆芥、麦门冬、前胡、甘草各等分，水煎服。治手足少阳经分发痈及时毒脉弦，在半表半里者。

八味逍遥散，降火于手足少阳。

当归、芍药、茯苓、白术、柴胡、甘草各一钱，牡丹、炒山栀各七分，水煎服。治脾胃血虚有热生痈；或遍身瘙痒烦热，肢体作痛，头目昏重；或怔忡颊赤，口燥咽干，口舌生疮，耳内作痛；或发热盗汗，食少嗜卧；或胸乳腹胀，小便不利；或手足少阳火盛，内热晡热，月经不调，寒热往来；或胁乳肿痛，耳下结核等症。如头目不清加川芎五分，蔓荆子七分。

太阴腿内膝足，芪柴附子汤入酒；

内托芪柴汤 黄芪二钱，柴胡一钱，羌活五分，连翘一钱半，土瓜根酒洗一钱，归尾七分半，肉桂三分，生地、黄柏各二分，水二盏，酒一盏，煎热服。治足太阴、厥阴经分，疮生腿内近膝股，

或痈或附骨疽，初起肿痛势大。

附子六物汤　附子、防己、肉桂各一钱，茯苓、白术各七分，甘草二分半，姜煎服。治足太阴经流注，四肢骨节烦疼，四肢拘急，自汗短气，小便不利，手足或时浮肿，兼治五痹。

少阴腿外臁胫，内托黄芪酒煎汤。

内托酒煎汤　黄芪、归尾各二钱，柴胡一钱半，连翘、肉桂、大力子、白芷各一钱，升麻七分，黄柏、甘草各五分，水、酒各半煎服。治足少阴经分，痈生腿外侧，或因寒湿得附骨疽，或微侵足阳明经分，坚硬肿痛不能行。

泻心护心，心主痛痒；

泻心汤　大黄一钱，黄连、黄芩、山栀、漏芦、泽兰、连翘、苏木各五分，量虚实水煎服。治痈疽疮毒，肿盛发躁烦渴，脉洪实而数。

护心散　绿豆粉四钱，乳香一钱，为末。甘草煎汤调，时时细呷；疮已沉晦，加肉桂二钱，当归一钱，煎汤调服。治诸发背疔肿，曾经汗下，毒气攻心，迷闷呕吐，喘嗽泄泻而痛，喉舌生疮，名曰心气绝，初起宜服此药，最能反出毒气，不致内陷，发后亦可间服此药。加山枇杷皮末二钱，又可外敷止痛。

泻肝清肝，肝主疮疡。

龙胆泻肝汤　龙胆草、泽泻各一钱，车前子、木通、生地、当归尾、山栀、黄芩、甘草各五分，水煎。治肝经湿热，或囊痈便毒，下疳悬痈，肿燉作痛，小便涩滞，或妇人阴疮痒痛，或男子阴挺肿胀，或出脓水。

清肝汤　川芎、当归各一钱，白芍钱半，柴胡八分，山栀炒、牡丹皮各四分，水煎服。治肝经血虚而有怒火。

清肝解郁汤　当归、白术各一钱半，人参、柴胡、牡丹皮、陈皮、川芎各八分，茯苓、贝母、芍药、熟地、山栀各一钱，甘草五分，水煎服。治痈疽因肝经血虚风热，或肝经郁火伤血，乳内结核，或为肿溃不愈，凡肝胆经气血不和之症，并皆治之。

清肝益荣汤　白术二钱，熟地一钱半，当归、山栀、木瓜、茯苓各一钱，龙胆草八分，川芎、芍药、柴胡各七分，甘草五分，水煎服。治肝胆小肠经风热血燥，筋挛结核；或耳项胸乳胁肋作痛；或作瘰子，并一切肝火血症。

栀子清肝汤　山栀、柴胡、牡丹皮各一钱，茯苓、川芎、当归、芍药、牛蒡子各七分，甘草五分，水煎服。治三焦及足少阳经血虚肝火风热，耳内作痒，或生疮出水，或颈项胸乳等处作痛，或寒热晡甚，自汗口苦，或目唇搐动等症。如作痛或寒热，加酒炒芩、连；燉连太阳，或头痛，加羌活。

柴胡清肝汤　柴胡、山栀各一钱半，黄芩、人参、川芎各一钱，连翘、桔梗各八分，甘草五分，水煎服。治鬓疽及肝胆三焦风热怒火，以致颈项耳前后，或胸乳胁肋作痛，或晡热不食，寒热往来，呕吐泄泻等症。

惟未发为气血实软，当夺泄以泻其壅盛，内疏清热，消毒败毒解毒，打脓追脓溃脓善用；

内疏黄连汤　连翘二钱，大黄一钱半，黄连、黄芩、山栀、薄荷、木香、槟榔、芍药、当归、桔梗、甘草各一钱，水煎服，量虚实用之。治热毒在脏，痈疽肿硬，发热呕吐，大便秘结，脉洪而实，属纯阳症。一方去木、槟，加金银花、牡丹皮。

清热消毒饮　金银花二钱，芍药、川芎、生地各一钱半，当归、黄连、山栀、连翘、甘草各一钱，水煎服。治痈疽阳症肿痛，发寒热作渴等症。

人参败毒散 治一切痈疽焮痛，发寒热，或拘急头痛属表症宜用。

黄连解毒汤 治痈疽焮痛，烦躁饮冷，脉洪数，或狂言等症。二方见伤寒门。

打脓散 木鳖子虚者七个，实者九个，金银花、黄芩、黄连、黄柏、归尾各一钱，大黄一两，甘草节、穿山甲各七分，芒硝三钱，水煎五更服，大便见脓，小便见血为效。治诸痈肿不放脓出。

追脓化毒散 穿山甲、当归、大黄各三钱，玄明粉、僵蚕、乳香、没药各一钱半，白芷二钱，水煎服。并渣治一切痈疽瘰疬，便毒痰火胸紧，初起下以平之。

溃脓散 白芷，上、中二钱，下一钱六分，阴一钱四分；穿山甲，上三片，中二片，下、阴一片半；乳香，上一钱四分，中九分，下、阴八分；僵蚕，上一钱，中五分，下一钱四分，阴一钱二分；甘草节，上一钱六分，中一钱四分，下一钱三分，阴一钱六分，为末。先以当归煎酒，将疮洗过，如疮在头上者，服四钱四分；心脐中者，服三钱七分；腿足下者，服三钱半；肚腹内阴者，服四钱半。俱用水、酒各一盏，煎调为末，通口尽服，如不足，好酒和之，取利为度。治痈疽发背，疔疮瘰疬，对口乳痈，男妇便毒鱼口，已成未成皆效。

惟已发为荣卫薄软，当补托以接其虚怯。托里清中，温中和中建中，抑青益黄益气相当。

托里散 人参、黄芪各二钱，白术、陈皮、当归、熟地、茯苓、芍药各一钱半，甘草一钱，水煎服。治痈疽气血虚，不能起发、腐溃、收敛，或恶寒发热，肌肉不生，宜此补托。如焮肿热毒，加

黄连；漫肿气虚，倍参、术；表邪，加羌活、川芎；表虚，倍参、芪；内热饮冷便秘，去参、芪、归、术，加大黄；内虚饮热便秘，倍参、芪、归、术；寒热饮冷、溺涩肝热，去参、芪，加柴胡、炒山栀；不作脓，脓不溃，气虚也，加参、术、桂；肿赤作痛，血凝滞也，加乳香、没药；肉赤不敛，血虚有热，加熟地、牡丹皮；肉暗不敛，阳气虚寒也，加参、芪、肉桂、白蔹；肉白不敛，阳气虚也，脓多不敛，气血虚也，俱倍参、芪、归、术；漫肿不痛，肉死不溃，脾虚甚也，加参、术、姜、附；脓多带赤，血虚也，倍参、术、归、地；忿怒晡热出血，肝火血虚也，加牡丹、山栀、熟地；面青胁胀出血，肝虚不能藏也，加山药、山茱萸、五味子；食少体倦出血，脾虚不能摄也，倍参、芪、归、地；郁结少寐出血，加远志、酸枣仁、茯神、龙眼肉；欲呕作呕，或外搽内服寒凉，或痛甚，或感外邪秽气作呕，胃虚也，加藿香、参、术；少食腹痛，肠鸣冷泻，脾虚寒也，加炮姜、木香；脓多作渴，气血虚也，加熟地、五味子、麦门冬；茎痛溺涩，精内败也，加山药、山茱萸、泽泻；劳役溺赤，气下陷也，加升麻、柴胡；日晡头痛眩晕，阴血虚也，加熟地；身热恶衣欲投水中，脉沉微细，气脱发躁也，加姜、附、肉桂；晡热多痰，脾血虚也，倍归、地、参、术；善思体痛，不寐盗汗，脾血虚也，加茯神、酸枣仁；寝寐汗，肾气虚也，加五味子；饮食汗出，胃气虚也，加参、术、五味子；睡觉饱而盗汗，宿食也，加参、术、半夏；妇人劳怒夜热，或谵，或适经行，热在血分也，加柴胡、生地、牡丹皮。

托里消毒散 人参、黄芪、当归、芍药、白术、茯苓、陈皮各一钱，连翘、

白芷、金银花各七分，甘草五分，水煎服一方去连翘，加川芎、皂刺、乳香、没药。治痈疽肿痛俱慢，色不甚赤，元气虚弱，或行攻伐，不能溃散者宜用之。未成者消，已成者溃。又去腐生新之良剂也，加减同前，但虚弱及已溃者，去翘、芷、金银花三味消毒之药。

托里清中汤 人参、白术、茯苓、陈皮、半夏、桔梗各一钱，甘草五分，姜枣煎服。治痈疽脾胃虚弱，痰气不清，饮食少思等症。

托里温中汤 附子四钱，干姜、羌活各二钱，益智仁、丁香、沉香、木香、茴香、陈皮各一钱，甘草二钱，姜煎服。治痈疽阳气虚寒，肠鸣切痛，大便溏泄，呃逆昏愦，此寒变内陷，缓不可救。

托里和中汤 人参、白术、茯苓、陈皮、半夏、炮姜各一钱，木香、甘草各五分，姜、枣煎服。治痈疽中气虚弱，饮食少思，疮不消散，或不肿痛，或溃而不敛等症。

托里建中汤 人参、白术、茯苓各二钱，半夏、炮姜各一钱，甘草五分，姜枣煎服。治痈疽元气素虚，或因寒凉伤脾胸胃，饮食少思，或作呕泄泻等症，急服此药以健中气。

托里抑青汤 人参、白术、茯苓、陈皮、半夏各一钱，芍药、柴胡各五分，甘草三分，姜、枣煎服。治痈疽脾胃虚弱，肝木所侮，以致饮食少思，或胸腹不利等症。

托里益黄汤 人参、白术、半夏、陈皮、川芎、香附、山栀、苍术各一钱，甘草五分，姜、枣煎服。治痈疽脾胃虚寒，水侮土，以致饮食少思，或呕吐泄泻等症；兼治痈疽六郁所伤，中气虚弱，食少等症。

托里益气汤 白术二钱，人参、茯

芩、贝母、陈皮、香附、芍药、当归、熟地各一钱，桔梗、甘草各五分，水煎服。治痈肿硬，肉色不变，或晡热，或溃而不敛，并一切血气内症。如口干，加五味子、麦门冬；寒热往来，加柴胡、地骨皮；脓清，加黄芪；脓多，加川芎；肌肉迟生，加白蔹、肉桂。

且夫脑疽羌活最灵，

当归羌活汤 当归酒炒、芩、连各二钱，酒柏、连翘、防风、羌活、甘草、山栀子各一钱，独活、藁本各七分，泽泻五分，水浸良久，入酒一匙煎热服。日二次，三日尽六服，都将药清汁调下木香、槟榔末各三钱，因膏粱热郁者宜，贫穷寒湿者少用。

头疮酒归立化。

酒归饮 酒当归、白术各一钱半，酒芩、酒芍、川芎、陈皮各五分，酒天麻、苍术、苍耳各七分半，酒甘草、黄柏各四分，防风三分，水煎，日四五服，服后蕴睡片时。

瘰疬未破宜内消，调经通经，散坚软硬，而必效立应斑鸡其霸乎；

升麻调经汤 升麻八分，葛根、草龙胆、黄连、桔梗、连翘、酒芩、酒柏、莪术、三棱、甘草各五分，归尾、芍药各三分，生黄芩四分，稍虚加夏枯草，有痰加天花粉、知母各五分，少阳加柴胡四分，先用水浸半日，煎热服，再用大料为末，蜜丸绿豆大。每百丸，服药时，足高去枕仰卧，缓缓以前汤送下。治瘰疬绕颈，或至颊车，属足阳阴，疮深远隐曲肉底，属足少阴，乃戊胃传于癸肾，俱作块坚硬，大小不一，并皆治之。

柴胡通经汤 柴胡、连翘、归尾、甘草、黄芩、鼠黏子、三棱、桔梗各二分，黄连五分，红花少许，水煎热服，

657

忌苦药泄大便。治少阳部分，项侧有核，坚而不溃，名曰马刀。二汤元气无亏者可服。

海藻散坚丸 海藻、昆布、龙胆草、蛤粉、草、贝母、枯矾、真松萝各三钱，麦曲四钱，半夏二钱，为末，酒调服，或蜜丸绿豆大。每三十丸，临卧葱白煎汤下，并含化咽之。忌甘草、鱼、鸡、猪肉、五辛、生冷。治瘰疬马刀坚硬，形瘦潮热不食，兼治一切瘿气神效。

软硬皂子丸 皂子一盏，去粗皮黄心，玄参、连翘各一两，水五盏，煮干，拣软者，食后细嚼，津液下；硬者蜜丸如弹，每夜含化一丸，半月即效。未破者破，已破者令核易落，不问远年近日，肿硬疼痛皆宜。如体盛硬甚者，皂子用硇砂醋煮令酥，瘰少少服，瘰多多服。

必效散 硼砂一钱半，轻粉一钱，麝香五分，巴豆五个，槟榔一个，斑蝥四十枚，为末，用鸡子二个，取清调匀，复入壳内，湿纸封固，蒸熟取出，晒为末。虚者五分，实者一钱，五更姜酒调服，如小腹作痛，溺如粉片血子，是毒出也。若觉小便涩痛，用益元散一服，或毒从大便出尤快，未下三日后再进一服，以病根去尽为度。治暴患瘰疬，宜此动之。

立应散 连翘、赤芍、川芎、当归、甘草、滑石各五钱，黄芩、斑蝥各三钱，土蜂房蜜水洗，饭上蒸晒干、白牵牛各二钱半，川乌尖七个，为末。每一钱浓煎，木通汤调，临卧服，毒从小便出，如粉片血块是也。未效再服，继以宣热丹解其风热。且斑蝥性毒，济以乌尖，或冲上麻闷者，嚼葱白，茶清下以解之；如小便涩，用灯心煎汤调五苓散，患处用好膏药贴；若宣导痛疽恶毒，去黄芩。

斑鸡丸 斑蝥一两，薄荷四两，为末，以鸡子清和丸，绿豆大。空心及半空心临卧茶清下一丸，每日加一丸，加至五丸；每日减一丸，减至一丸；又每日加一丸，加至五丸后，每日仍服五丸，以脐下痛，小便取下恶物为效。如小便秘，吃葱、茶少许，或用乌鸡子一个，顶上开一窍搅匀，以斑蝥一个入内，以纸封之，蒸熟，去斑蝥，吃蛋一日一个，煎生料五积散送下，不过四五枚，已破者生肌，未破者消散，治瘰疬多年不瘥。

瘰疬已破兼外治，白蛇白蚕，宣热补中，而银右蚕茧猫蝠可敷也。

白蛇散 白花蛇二两，青皮、黑丑各五钱，生犀角五分，为末，每一钱，入腻粉五分，研匀，五更糯米饮调下，已时利下恶物，十日后再进一服，忌发风壅热物，如疮已成者，一月可效。治九漏瘰疬，憎寒发热、或痛或不痛。利后用海藻、石决明、羌活、瞿麦各等分为末，米饮调下二钱，日三服。下尽清水后，调补以除病根。

白蚕丸 海藻、僵蚕各等分为末，取白梅肉汤泡，捣丸梧子大。每六七十丸，临卧米饮下，毒当从大便泄去。忌豆、心、鸡、羊、酒、面，日五六服。治病生于头项上交接，名蛇盘病，宜早治之，或单用海藻一斤浸酒服，亦好。

宣热丹 薄荷、皂角、连翘、何首乌、蔓荆子、三棱、荆芥各一两，为末，用热醋浸淡豆豉二两半，捣膏和丸梧子大。每三十丸，熟水下，日一服，解瘰疬风热之毒，自小便宣毒后，及病虽愈，宜常服之。

补中胜毒饼 黄芪一钱，人参三分，甘草五分，以上三味，补气调中为主；当归、生地、熟地、白芍各三分，以上四味，和血生血凉血，惟芍药兼能益气之虚；陈皮三分顺气；升麻五分，足阳明引药；柴胡五分，足少阳引药；连翘一钱，散血结气聚，疮药不可缺也；防风五分，散结去上部风邪。以上共为末，汤浸蒸饼调剂捏作饼子，晒干，捣如米粒大。每三钱，白汤下。治瘰疬马刀挟瘿，在手足少阳阳明部分，受心脾之邪而作。如足阳明部疮多，倍升麻，加漏芦一钱，干葛五分；手足太阳项脊背腰强者，加羌活一钱，独活五分；肿甚加鼠黏子三分；坚硬加昆布，硬甚加三棱、莪术各二分；寒月身凉，或有腹痛，加肉桂二分；暑月身热，或有烦闷，加酒黄连、黄柏各三分；肠胃有瘀血，加牡丹皮二分；少食，加麦芽、神曲各二分；便秘，加酒大黄，或麻仁、桃仁、秦艽；阴寒秘结，去诸苦药，加附子一钱，姜煎冷服；如疮属阳明部分，忌柴胡、鼠黏子；属少阳部分，为马刀挟瘿，忌独活、漏芦、升麻、干葛，加瞿麦三分。

银右散　朱砂、雄黄、蛇含石、磁石各一钱半，银右石、乳香、没药各一钱七分，明矾一钱，信石、白丁香各六分，麝香三分，牛黄一分，巴豆二钱半，为末，唾口涎调匀，用本身男左女右手涂疮上，外用新笔蘸药圈四周，药点中间，水粉膏贴之。上药一七二七，其核自落，后用生肌散。

猫蝠散　猫头骨一个，蝙蝠一个，二味俱撒黑豆上同烧，其骨化碎，为末干掺。治瘰疬多年不愈神效。

通用猫头要减加，

猫头丸　猫头骨一个酥炙，蝙蝠一个以朱砂三钱填入腹内，瓦上炙焦，南星、白矾各一两，为末，用黄蜡溶化，和丸绿豆大。每三十丸，临卧米饮下。如风热，实者，加防风、黄芩、山栀、蝉蜕、川芎、连翘、桔梗各五钱；虚者，加夏枯草二两。虚痨骨蒸，加玄参二两，

胡黄连五钱；汗多，加牡蛎三钱；有咳，加麦门冬一两；血虚，加归、芍、生地；气虚，加参、术各一两，毒重加雄黄，痛甚加乳、没各二钱；坚硬加海藻四钱；成漏加穿山甲一两；便燥用蜜为丸，空心及夜卧含化三丸尤妙。治瘰疬马刀，不问远年近日，已破未破，用此加减得宜皆效。

吞贴夏枯益虚者。

单夏枯草散、膏　夏枯草六两，水二盅，煎至七分，食远服，虚甚者煎成膏，多服益善，并涂患处，兼服十全大补汤加香附、贝母、远志。治瘰疬马刀，已溃未溃，或日久成漏。生血散结，退寒热之圣药也，惟实者宜以行散之药佐之。

治瘰疬溃烂久不愈者　用鼠骨、乱发如鸡子大，以三年腊月猪脂煎令骨、发俱消，半涂疮，半酒调服，须臾鼠子从疮口出。

痰核润便含化丹，或海带丸以内消融；

含化丹　僵蚕、大黄、青黛、胆星各等分为末，蜜丸含化，治脑项耳后结核。

海带丸　海带、青皮、贝母、陈皮各等分，甚者加昆布，为末，蜜丸弹子大。每一丸，食后含化。治痰核瘿气经久不消。

瘿瘤开结舐掌散，或南星膏以外敷泻。

神效开结散　沉香二钱，木香三钱，陈皮四两，珍珠四十九粒，砂锅固济火煅，猪厌肉子生猪项下喉咙系，一枚如枣大，微扁色红取四十九个瓦上焙干，共为末。每二钱，卧时冷酒调，徐徐咽下，轻者三五服见效，重者一料全愈。忌酸、咸、油腻，滞气之物。治男妇项下瘿疾，不

问远年近日皆效。

舐掌散 海藻一两散结，黄柏二两降火，为末。每用少许置掌中，时时舐之，津液送下，如消三分之二即止，后服。

单方 大蜘蛛擂酒顿服，或海藻浸酒久服，瘰气瘰疬皆效。

南星膏 鲜南星一个，细研稠黏，滴好醋三五点和膏，或醋调干南星末亦好，先将针刺肿处令气透，却以前膏摊纸上，量形大小贴之，觉痒则频贴取效。治肌肤头面颈项生瘿瘤，大如拳，小如栗，或软或硬，或不疼不痛，瘰疬亦治。热者加黄柏，虚者加川乌尖少许。

乳核一醉可消，芷贝中漏芦可加；

一醉膏 瓜蒌一个，去皮研烂，甘草五钱，没药二钱半，用红酒三碗，煎至一碗半，分两次温服，重者再进一服，以瘥为度，或加当归、白芷、乳香亦妙。治痈疽发背，乳痈初起，神效。如要宣毒，加皂刺一分。

古芷贝散 白芷、贝母各等分为末。每一钱，酒调频服。治有孕乳结核，名内吹奶，有儿外吹奶，宜此频服，不然脓出。若无乳行者，加漏芦煎酒调服，外用起酵生面，如蜂窠发过，上有青色无妨，焙干为末，井水调敷，如干以水时润之，甚者加白芷、贝母、乳香、没药少许。

乳痈单青频服，瓜蒌外参芪难舍。

单青皮汤 青皮四钱，水煎，日二服。治妇人久积忧郁，乳房内有核如鳖棋子。一方用陈皮去白，炒为末，入麝香少许，每二钱，酒调服。初发赤肿痛不可忍，一服即散，已溃及外吹奶亦效。

瓜蒌散 瓜蒌仁消毒、青皮疏肝各一钱，石膏二钱清胃，甘草节行瘀、没药止痛、归尾破血、皂刺、金银花各五分，青

橘叶取汁二匕解毒，水酒各半煎，空心服。治乳痈未溃者即散，如已溃者，去石膏、没药、皂刺、金银花，用当归身，加人参、黄芪、川芎、白芍煎服。

单方 用蒲公英与金银花等分，水煎浓汁，入酒少许，服之即散。治乳劳痈烂见心者，用猫儿腹下毛煅存性，为末干掺，或入轻粉少许，清油调搽。

消肺痈脓以南星，补肺补脾真要诀；

消脓饮 南星一钱，知母、贝母、生地、阿胶、川芎、桑白皮、白及、白芷、甘草各五分，射干、桔梗、天门冬、薄荷、杏仁、半夏、紫苏、防风各七分半，生姜七片，乌梅一个，水煎服。治肺痈有脓，脓气上冲，呕吐咳嗽。

参芪补肺汤 人参、黄芪、白术、茯苓、陈皮、当归、山茱萸、山药、五味子、麦门冬、甘草各五分，熟地一钱半，牡丹皮一钱，姜煎服。治肺痈肾水不足，虚火上炎，咳吐脓血，发热作渴，小便不调。

参术补脾汤 人参、白术各二钱，黄芪二钱半，茯苓、陈皮、当归各一钱，升麻三分，麦门七分，桔梗六分，五味子四分，甘草五分，姜煎服。治肺痈脾气虚弱，咳吐脓涎，中满不食。凡肺痈见脓血久不愈，必兼服此药以补脾生肺，否则不治。

止肺痿血用紫菀，白蔹白及非苟且。

紫菀散 紫菀、知母、贝母各一钱半，人参、桔梗、茯苓各一钱，阿胶、甘草各五分，五味子十粒，姜煎服。治虚劳咳嗽见脓血，肺痿变痈。

单白蔹散 同槿树皮煎汤饮之，能收敛疮口。

单白及散 为末，每二钱，临卧糯米饮调服，治久嗽成痿，咯血红痰。

内固清心散，痈发胸前；

内固清心散　辰砂、茯苓、人参、白豆蔻、雄黄、绿豆、朴硝、甘草、脑麝、皂角各等分为末，每一钱，蜜汤调服。治恶疮热甚焮痛，作渴烦躁，以此解毒神效。

清心散　远志、赤茯苓、赤芍、生地、麦门冬、知母、甘草各等分，姜、枣煎服。治痈有热证。如小便闭，加灯心、木通。

清心丸　黄连一两，茯神、赤茯苓各五钱，为末，蜜丸梧子大。每百丸，米饮送下。治诸痛痒疮疡皆属心火，此药主之。

神效瓜蒌汤，疽生胁下。

瓜蒌一个，当归、甘草各五钱，没药、乳香各一钱，水、酒各半煎服。治乳痈、肠痈一切痈疽，初起者消，已成者溃，及溃后余毒，老幼皆宜。其渣又可外敷。

大射干能升胃，三仁牡丹清芳；

大射干汤　射干、山栀、赤茯苓、升麻各一钱，赤芍一钱半，白术五分，水煎入地黄汁一合，蜜少许，调服。治胃脘壅热成痈，腐烂成脓，身皮甲错，咳嗽脓血。如热毒盛，加磨犀角汁以助升麻；咽痛便秘，加马牙硝、马勃。

三仁汤　薏苡仁二钱半，冬瓜仁二钱，桃仁、牡丹皮各一钱半，水煎温服。治肠痈、肠中疼痛，烦毒不安，或胀痛不食，溺涩。妇人产后虚热多有此病。纵非是痈证，疑似之间，便可服之。

牡丹散　牡丹皮、人参、天麻、白茯苓、黄芪、薏苡仁、桃仁、白芷、当归、川芎各一钱，官桂、甘草各五分，木香三分，水煎服。治肠痈冷症，腹濡而痛，时时下脓或血。

大黄汤本利肠，败酱梅豆多寡。

大黄汤　大黄、朴硝各一钱，牡丹皮、瓜蒌仁、桃仁各二钱，水煎服。治肠痈小腹坚肿，按之则痛，肉色如故，或微赤肿，小便如淋，汗出憎寒，其脉迟紧脓未成者，宜急服之。

败酱散　薏苡仁二钱半，败酱一钱半，附子五分，水煎空心温服，以小便利为度。治肠痈脉数，身无热，腹濡冷证。

梅豆汤　乌梅一个，黑豆百粒，薏苡仁二合，水煎，入阿胶、生蒲黄各一钱，再煎服。治肠痈冷热证，及肺痈咳唾脓血不止。

便毒两解，而败瘀立消；

两解汤　辣桂、大黄、白芍、泽泻、牵牛、桃仁各一钱，干姜五分，甘草两分半，水煎温服。治便毒内蕴热气，外挟寒邪，精血交错，肿结疼痛。

悬痈国老，而元气可掉。

国老膏　粉草带节一两，用山涧水一碗，浸三时，令透，以慢火炙干，仍投前水浸透再炙，至水干为度，用酒三盏，煎至八分，空心服并渣，三日一服。治悬痈不拘肿溃，两服即愈。

痔初连魏连归，苏葛秦羌止痛神；

连魏散　黄连、阿魏、山楂、神曲、桃仁、连翘、槐角、犀角各等分为末，以少许置掌中，时时舐之，津液咽下，如三分消二，即止，后服治食积痔。

连归丸　全当归、酒黄连各四两，防风、枳壳各二两，为末，用前浸黄连酒打，糊丸梧子大。每六七十丸，米饮下，忌羊、鱼、鸡、鹅、煎炒热物。治痔漏及脱肛便血。

加味连壳丸　黄连一两，枳壳、厚朴各五钱，当归四钱，木香、黄柏各三钱，荆芥二钱，猬皮一个，为末，糊丸梧子大。每三十丸，温水下。治湿热内甚，饱食肠澼，发为诸痔，久而成瘘。

加味香苏散 陈皮、枳壳、川芎、槐花各五分，槟榔、木香、桃仁、苏茎、香附、甘草各二分半，姜、枣煎服，治气痔。

干葛汤 干葛、枳壳、半夏、茯苓、生地、杏仁各五分，黄芩、甘草各二分半，黑豆百粒，姜三片，白梅一个，水煎服。治遇饮酒发动，痔疮肿痛流血。

秦艽汤 秦艽、羌活各一钱二分，黄芪一钱，防风七分，升麻、麻黄、柴胡、炙甘草各五分，藁本三分，细辛、红花各少许，水煎服。忌风处大小便。治痔漏成块，下垂不任。

止痛丸 羌活一两，郁李仁一两半，大黄八钱，槟榔、木香、桂心、川芎各五钱，为末，蜜丸梧子大，每三十丸空心白汤下。治痔疮痛甚。便燥者，宜此微利之。古云：积气生于脾脏傍，大肠疼痛阵难当；但令稍泻三焦火，莫慢多方立纪纲。

三神丸 枳壳、皂角煅、五倍子炒，各等分为末，蜜丸梧子大。每二三十丸，温水下。治无酒色，但饱食、久坐成痔，初期、经久皆效。

痔久槐角槐胆，地黄猬皮钓肠妙。

槐角丸 槐角一两，地榆、黄芩、防风、当归、枳壳各八两，为末，酒糊丸梧子大。每三十丸，空心米饮下。治痔漏脱肛，五种肠风下血等症。

加味槐角丸 槐角、生地各二两，以生血凉血；当归、黄芪各一两，阿胶、川芎各五钱以补虚；黄连泻心火，条芩凉大肠，枳壳宽大肠，秦艽去大肠风，防风为血证上使，连翘为血证中使，又能散经络中火邪，地榆为血证下使，又能凉血，升麻各一两升散火邪；又与白芷五钱引诸药入大肠经络，盖痔乃经络病也。共为末，蜜丸或酒糊丸，梧子大。

每五十丸渐至七八十丸，温酒下。治痔漏通用及肠风下血。

槐胆丹 十月上巳日，拣肥实槐子，用瓦盆如法固济，埋背阴墙下，约二三尺深，预先取黑牛胆五六个，腊月八日，取前槐子装在胆内，高悬阴干，至次年清明日取出，瓷器收贮，每空心白汤下，一日服一粒，二日二粒，渐加至十五粒止，以后一日减一粒，周而复始。不间远年近日，痔疮服之如神，久服黑发固齿。

加味地黄丸 熟地、黄芪各一两半，槐花、黄柏、杜仲、白芷各一两，山茱萸、独活、山药各八钱，牡丹皮、茯苓、泽泻各六钱，白附子二钱，蜜丸梧子大，每五十丸，空心米饮下。五痔滋阴必用之。

猬皮丸 槐花、艾叶炒黄、枳壳、地榆、当归、川芎、黄芪、白芍、枯矾、贯众各五钱，猬皮一两，发灰三钱，猪蹄甲十枚炙焦，皂荚一锭醋炙，为末，蜜丸梧子大。每五十丸，米饮下。治诸痔出血，里急疼痛，欲成漏者。

钓肠丸 瓜蒌、猬皮各二个，胡桃肉十五两，俱烧存性，鸡冠花五两，青矾煅、白矾煅、附子生各一两，白附子、天南星、枳壳、半夏、诃子各二两，为末，醋糊丸梧子大。每二十丸，空心温酒下。治诸痔久漏，脱肛肿痛，或生疮时有脓血，及肠风下血虚寒经久不愈。

漏无轻利水，而豚胃芎归急补虚；

牵牛酒 黑牵牛末一分，入猪腰子内，以线札蒌叶包，慢火煨熟，空心细嚼，温酒送下。通行漏疮中恶水自大肠出。

豚胃丸 猬皮七钱，牡丹皮、黄连各一两，槐花二两，羌活六钱，入猪肚内缝定煮烂，去药食肚。如硬再服，以患处软方止；或同药捣为丸服亦可，痔漏皆效。

芎归丸　川芎、当归、黄芪、神曲、地榆、槐花各五钱，阿胶、荆芥、木贼、发灰各一钱，为末，蜜丸梧子大，米饮下五十丸。治痔下血不止。

漏贵内生肌，而黄蜡黑玉自充窍。

内生肌丸　枯矾、鹿角、芝麻各一两，为末，蜜丸梧子大，温酒下三十丸。窍塞后，去鹿角，加象牙一两，黄蜡为丸，常服断根。

加味蜡矾丸　象牙五钱，露蜂房、僵蚕、蛇蜕、血竭、木香各三钱，乳香二钱，白矾二两，为末，黄蜡四两为丸，梧子大，温酒下二十丸。治新久诸漏。

黑玉丹　猬皮、牛角䚡各八两，猪蹄甲百枚，雷丸、芝麻各二两，槐角三两，头发、败棕各四两，苦楝根二两半，俱入罐内烧存性，取出，入乳香一两，麝香四钱，为末，酒糊丸梧子大。先嚼胡桃一枚，温酒下十五丸，日二服，甚者三服，忌别药。治男妇痔漏肠风疼痛，或谷道虫痒不可忍。

熏漏疮方　艾叶、五倍子、白胶香、苦楝根等分，如烧香法置长桶内坐熏疮处。

洗漏疮方　露蜂房、白芷，或大腹皮、苦参煎汤熏洗，候水出尽拭干，取向东石榴根皮为末，干掺以杀淫虫，少顷敷药。

齿发散　人齿、头发、鸡膍胵各等分，俱烧存性，入麝香、轻粉少许，为末干掺，干者麻油调搽。治漏疮、恶疮，生肌，里欲干者用之。

蜂房散　露蜂房炙黄三分，穿山甲、龙骨各一分，麝香少许，为末，腊月猪脂调敷，湿则干掺。治久年漏疮，或暂瘥复发，或移于别处。

取漏虫法　用活黄鳝一条，掷在地上，就其盘曲处以竹钉五七枚钉穿，以香油涂之，覆疮上扁布系定，良久觉疮痛不可忍，取鳝入水中，觉蠕动有如线之虫，未尽再覆，如是者五六易，后用干艾煎汤，入白矾三钱洗净，以黄连、槟榔等分为末敷之，月余方愈，臁疮亦宜。

蜗牛膏　蜗牛一钱，片脑、麝香各少许，捣烂取汁敷痔上，痛止肿消。

古熊冰膏　熊胆二分半，冰片半分，为末，用白鸡胆三枚取汁，或蜗牛、田螺、井水同调匀入罐内，勿令泄气，临卧以手指搽痔上。

阴疮柏蛤铜绿，炉精芦脑以津调；

柏蛤散　黄柏以瓷锋割末，同蛤粉末等分，掺上即愈。盖黄柏去热，蛤粉燥湿故也。治下疳湿疮。

铜绿散　五倍子五钱，白矾一钱，乳香五分，轻粉一字，铜绿少许，为末，洗净掺之。治男妇阴部湿淹疮。

炉脑散　炉甘石一两半，黄连八钱，同入砂锅煮一宿，去黄连，取甘石晒干，入片脑五分，为末干掺。治下疳疮，或汤泡少许洗一切眼疾。

津调散　黄连、款冬花等分，为末，先以地骨皮、蛇床子煎汤洗拭，然后以津液调敷。治妒精疮臭烂，脓汁淋沥。

阴蚀凤衣旱螺，截疳鹅管兼敷表。

凤衣散　凤凰衣煅、黄连各等分，轻粉、片脑各少许，为末，干掺，或鸭子清调。治下疳疮、肿痛神效。

旱螺散　白田螺壳煅过，入脑、麝、轻粉各少许，为末，香油调搽下疳疮上，即愈。

截疳散　密陀僧、白蔹、白芨，黄丹各一钱，黄连五分，轻粉一分，脑、麝各半分，为末干掺，或纴入疮口，以

663

膏贴之。治年深痔瘘疮大效。

鹅管散 黄连、大黄各一钱，鹅管石、赤石脂各五分，雄黄一分，片脑半分，为末，津液调敷。治病瘥后犯房，玉茎皮破肿痛。

洗下疳疮药 黄连、黄柏、当归、白芷、独活、防风、朴硝、荆芥各等分，水煎，入铜钱五十文，乌梅五个，盐一匙，煎温汤日洗五七次，洗后用木香、槟榔、黄连、铜青、轻粉、枯矾、螺硝各等分，麝香少许，为末，至夜敷上。

补心硫鲤，脓滞阴户如淋；

补心汤 人参、茯苓、前胡、半夏、川芎各三分，陈皮、枳壳、紫苏、桔梗、干姜、甘草各五钱，当归、白芍各一两，熟地一两半，每四钱姜枣煎服。治妇人阴户生疮，或痛或痒，如虫行状，脓汁淋沥，阴蚀已尽，治之当补心养胃。如湿热有虫者，去姜、苏、参、梗，加苦参、北艾、桃仁、吴萸、水炒黄连。

古硫鲤丸 大鲤鱼一个，去头皮，入硫黄一两，黄泥固济，火煅烟尽，为末，米糊丸梧子大，每二十丸，温酒下。如下疳生虫，所下如柿汁臭秽，及心中疼痛闷绝，虚烦甚者不治。

藿香养胃，疮生子宫可笑。

藿香养胃汤 藿香、薏苡仁、神曲、乌药、砂仁、半夏、茯苓、白术、人参各五分，荜澄茄、甘草各三分半，姜枣煎服。治阳明经虚，不荣肌肉，阴中生疮不愈。

止囊痒，牡矾槟硫频擦；

牡矾丹 牡蛎、黄丹各二两，枯矾四两，为末，遇夜睡时用手捏药于痒处擦之，不一时又擦三四次后，自然平复。治阴囊两旁生疮，或阴湿水出，其痒甚苦，夜则搔之无足，后必自痛；又两腋及脚心汗湿，无可奈何者亦宜。

硫槟散 槟榔二个，破开，以黄丹三钱合在内，湿纸包煨，蛇床子、硫黄各四钱，全蝎六个，轻粉、青黛各五分，麝香少许，各为末，和匀，每用少许，清油调抹两掌，擦热抱囊一顷，次擦两腿上。治阴囊上及两腿上风湿疮痒。

利囊湿，龙胆慢炒勿燎。

黑龙汤 龙胆草炒黑、柴胡、木通、甘草节、当归、金银花、皂刺、赤芍、防风、黄连、吴萸水炒，各等分，水煎服。一服肿痛止，后加川芎、茯苓。治阴囊肿痛、溺涩、寒热作渴。

附骨寒郁，漏芦敢以汗下；

漏芦饮子 漏芦、白蔹、黄芩、麻黄、枳实、升麻、芍药、甘草、朴硝各五分，大黄一钱，水煎热服。治一切恶疮毒肿，丹瘤瘰疬，疔肿鱼眼，五发痈疽，目翳吹奶，初起如伤寒表里证具者宜服。

附疽湿热，苍柏加以青甘。

青草苍柏汤 苍术、黄柏各三钱，青皮一钱半，甘草五分。虚者加牛膝一钱，夏加黄芩八分，冬加桂枝五分，痛甚无汗加麻黄二分。水煎入姜汁少许，调服。治环跳穴痛不已。

大苦参，叱人面于膝盖；

大苦参丸 苦参四两，防风、荆芥、白芷、川乌、赤芍、何首乌、独活、山栀、川芎、牙皂、蔓荆子、茯苓、山药、蒺藜、黄芪、羌活、白附子各一两，草乌三钱，为末，面糊丸梧子大，每三五十丸，空心温酒茶清下。治人面疮及臁疮。

白胶香，敷伤手于胫尖。

白胶香散 白胶香、赤石脂、枯矾各五钱，黄丹、乳香、没药、轻粉各二钱，为末，干掺，湿则油调敷。治诸疮侵蚀，日久不愈，下注臁疮疼痛，内外踝生疮。

谢传伤手疮方 猪屎火煅、槟榔各五钱，片脑五分，花椒、龙骨各三分，有脓水加轻粉一钱，为末，干掺；湿者麻油调搽。治脚上生疮，肿痛作痒，抓破汁流，或打扑成疮者尤妙。

外敛龙骨马齿，而窑土兼除湿热；

龙骨膏 龙骨、乳香、没药、陀僧、龙骨各二钱，海螵蛸一钱半，肥皂子烧存性五个为末，用绵纸双重以针撞乱孔，清油调药夹内，缚贴疮上，隔日一翻，两面贴之。

马齿膏 马齿苋煎汁一釜，澄去渣，入黄蜡五两，慢火熬成膏，涂之，治三十六种风疮，多年恶疮及敛疮湿癣，白秃杖疮。旋加梳垢，可封疔肿。

窑土膏 经年窑灶土燥湿，或只用灶心土、黄丹、轻粉、黄柏散热，乳香、没药散瘀，赤石脂生肌，各等分为末，清油调成膏。用伞纸夹住，贴之，以绢缚定，纵痒不可动，直待敛疮结痂，去之，未愈再贴先以茶清洗过方贴。

内敛油艾矾纸，而黄蜡能补溃癀。

桐油膏 桐油二两宣水毒，百草霜生肌止血、黄丹生肌止痛，发灰补阴冷者加鹿角灰、乳香各三钱，同熬成膏，摊油纸上贴之，血虚痛甚者尤宜，如经年紫黑者，先用炉灰膏去瘀。

蕲艾膏 蕲艾、川椒各五钱，水粉一两，黄丹三钱，轻粉一钱，为末，熟麻油调膏，隔纸贴之效。

蜡矾纸 绵纸叠十二重，看疮大小煎成方块，以纸捻钉住，却用麻油二两，入川椒四十九粒，慢火煎枯黑去渣；入槐枝四十九寸，煎枯黑去渣；入黄蜡一两，枯矾一钱，轻粉二分，俟溶化，即入前纸，冷油渗透，勿使焦黄取起。贴时用槐枝、葱、椒煎汤洗拭，取前纸齐

沓贴之；外另用油纸绯绢紧缚，周时取下近疮纸一重，候纸取尽，则疮全愈，其效如神，气虚脓多者尤宜。

黄蜡膏 香油一两，入胎发如梅大，熬消化，入白胶香、黄蜡各一两溶化；入生龙骨、赤石脂、血竭末各一两，搅匀候冷，瓷器收贮。每用捏作薄片贴疮上，外以箬叶绢帛缚之，三日后翻过药贴，以活血药煎汤洗之，外敛亦妙。

疮疥活血四物，桦皮首乌当归连归可餐。

活血四物汤 当归、川芎、芍药、生地各一钱半，桃仁九个，红花一钱，苏木八分，连翘、黄连、防风、甘草各六分，水煎服。治诸疥疮经久不愈。

桦皮散 桦皮、枳壳各烧存性四两，杏仁水煮熟，荆芥穗各二两，炙甘草五钱，为末，每服二钱，温好酒调下。治肺脏风毒、遍身疮疥及瘾疹瘙痒，兼治面上粉刺风刺。

何首乌散 何首乌、荆芥、防风、蔓荆子、威灵仙、蚵蚾草、甘草各一两，为末，白汤调服二钱。治脾肺风毒，头面遍身癣疥瘙痒及紫白癜风、肌肉顽麻等症。

当归饮 当归、白芍、川芎、生地、防风、荆芥、蒺藜各一钱，何首乌、黄芪、甘草各五分，姜煎服。治遍身疥癣，或肿或痒，或脓水浸淫或发赤疹瘤，皆心血凝滞，内蕴风热所发。

当归丸 当归五钱，黄连一钱半，大黄二钱半，甘草一两，为末，先以当归熬成膏，和丸胡椒大。每一二十丸，食前米饮下，渐加至利为度。治疔疮血热便秘及疹痘已出，声哑喘急便秘等症。

连归汤 黄连、当归各一钱，连翘、黄芩各七分，甘草三分；黑瘦人合四物汤，加大枫子，黄柏；肥白人加荆、防、

羌活、白芷、苍术，取其能胜湿也，禀受实者，合四物汤加大黄、芒硝，水煎服，治诸疮痛。

疥疥摩风一上，吴茱煎草三黄硫黄任秃。

摩风散 蛇床子五钱，大枫子十四个，杏仁二十个，枯矾、樟脑各二钱，川椒、轻粉、水银各三钱，雄黄一钱半，银珠一钱，为末，用乌柏油三两，研匀为丸弹子大，瓷器收贮，每用少许，呵洋遍擦之。治疥癣风癞，诸湿痒疮及妇人阴蚀疮，漆疮火丹，诸般恶疮。

一上散 雄黄三钱半，寒水石、白胶香、黑狗脊、蛇床子各一两，枯矾、黄连各五钱，吴茱、硫黄各三钱，斑蝥十四个，为末。先以汤洗去疮痂，然后用腊月猪油调手掌心擦热，鼻中嗅二三次却擦上，一擦即愈。治湿疥肿痛，作痒臭烂。

吴茱萸散 吴茱、白矾各二钱，寒水黄石二钱，蛇床子三钱，黄柏、大黄、硫黄、轻粉各一钱，槟榔一个，樟脑五分，为末，香油调敷。治干疥及春月发者，宜此开郁为主。

剪草散 寒水石、芜荑各二钱，剪草、枯矾、吴茱、黄柏各一钱，苍术、厚朴、雄黄各五分，蛇床三钱，轻粉一钱，为末，香油调敷。治沙疥。

三黄散 黄连、黄芩、大黄各三钱，蛇床子、寒水石各三两，黄丹五分，白矾一钱，轻粉、白芷、无名异、木香各少许，为末。须先洗刺破，油调敷之。治脓窠疮，退热消肿止痛，干脓结痂。

硫黄饼 矾制硫黄一两，为末，用水调成饼，贴瓷器碗底，覆转，用蕲艾一两，川椒三钱，为末，火燃熏干硫黄，临用先以柳、桃、桑、槐、楮五枝煎汤洗拭，然后用麻油调硫黄末搽之。治虫

疮及冷疮，喜就火灸汤泡者。抑考退热，治干痒出血，须用芩、连、大黄，或松香、樟脑；退肿止痛，须用寒水石、白芷；止痒杀虫，用狗脊或蛇床子、枯矾；杀虫用芜荑、水银、硫黄，甚者加藜芦、斑蝥；干脓用无名异、松皮炭；头疮，加黄连、方解石；脚上用黄柏；阴囊用吴茱；红色用黄丹；青色用青黛；喜就火，与热汤，用硫黄；湿疮，用香油调；干疮，用猪油调。

顽癣浮萍为君，

顽癣丸 浮萍、苍术、苍耳各一两，苦参一两半，黄芩五钱，香附二钱半，为末，酒糊为丸，白汤下。

古萍蛇丸 浮萍半斤，乌梢蛇三钱，为末，蜜丸重六钱。三日服一丸，用风药洗身上，随量将酒嚼下，取汗，九日服三丸，大麻风癣亦效，忌盐。

血风马苋可见。

大马齿膏 马齿苋焙干五钱，黄丹、黄柏、枯矾、儿茶各三钱，轻粉一钱，为末，生桐油调摊油纸上，用葱、椒煎汤，洗净患处贴之。治两足血风疮，并两足背风湿疮，痛痒至骨者效。

癫风初起吐下，醉仙再造莫迟疑；

醉仙散 胡麻子、牛蒡子、蔓荆子、枸杞子各一两，俱炒紫色，白蒺藜、苦参、栝蒌根、防风各五钱，轻粉四钱，为末。每一钱，甲、午、晚各茶清调服，服后五七日间，先于牙缝内流出臭涎，浑身觉疼，昏闷如醉，后利下臭屎，脓血为效，量大小虚实服之，治大风病遍身癜疹瘙痒麻木。或去轻粉，量体加芩、连，可调理余毒。

再造散 大黄、皂刺各一两，白牵牛六钱，郁金五钱一方无此二味，为末。每五钱或二钱，五更酒调，面东服之，当日利下恶物，或脓或虫。如虫嘴黑色

是多年，赤色是近日，数日后又进一服，去虫积尽乃止。大治癞风恶疾。

大麻紫云补泻，参蛇蠲痹换肌骨。

大麻风丸　苦参三斤，羌活、独活、白芷、白蔹、白蒺藜、天花粉、何首乌各四两，皂刺煅、当归各半斤，为末，用皂角五斤切细，温水浸五日，去渣，慢火熬成膏，和丸梧子大。每百丸，空心温酒下。治大麻风，初起遍身疮点五色，不知痛痒，手足麻木等症。

紫云风丸　何首乌四两，五加皮、僵蚕、苦参、当归各二两，全蝎一两半，牛蒡子、羌活、独活、白芷、细辛、生地、汉防己、黄连、芍药、蝉蜕、防风、荆芥、苍术各一两，为末，炼蜜或酒糊丸梧子大。每七十丸，温酒米饮任下。治血分受湿，遍身发紫血疱，痛痒有虫。若白水疱，则为天疱疮，乃此类之轻者。

补气泻营汤　升麻、连翘各六钱，苏木、当归、黄连、黄芪、全蝎、地龙各三分，黄芩、生地各四分，人参二分，甘草一分半，桔梗五分，桃仁三枚，水、酒各半，煎减半，入麝香少许，胡桐泪一分，虻虫、水蛭各三枚，白豆蔻二分，再煎热服，或为丸亦好。治大风满面连颈极痒，眉脱鼻崩肤败，宜辛温散血，甘温补气，兼泻胃热心火以止痒，补肺以升阳，外用针砭去恶血。忌酒、面、生冷物。

活神丹　羌活、玄参、当归、熟地各等分为末，蜜丸梧子大。每五十丸，空心白汤下。大风病血虚者可常服之。

加味苦参丸　苦参一斤，防风、荆芥、苍耳子、胡麻子、皂刺各十两，蔓荆子、牛蒡子、黄荆子、枸杞子、何首乌、禹余粮、蛇床子各三两，白芷一两半，为末，用皂角煎膏和丸梧子大。每五十丸，茶酒任下。治大风疮及诸风赤白癜风。

单苦参酒　苦参半斤洗锉净碎，将绢袋兜，浸酒二埕，春冬浸一月，秋夏浸十日。每饮一小盅，日三次。大能消一切风热疮毒，理脾补心养气，疮科圣药，如酒尽以苦参晒干为末，酒糊丸服尤妙。

三蛇丹　土桃蛇，乌梢蛇、白花蛇各一条，苦参四两，为末，用皂角煎膏，为丸梧子大。每六七十丸，煎防风通圣散下，粥饭压之，日三服，三日一洗乃安。治大风手足麻木，发脱眉落，遍身疮疹瘙痒，一切疥癣风痰皆效。

白花蛇丸　白花蛇一条，当归二两，川芎、白芍、生地、防风、荆芥、酒芩、连翘、胡麻子、何首乌、升麻、羌活、桔梗各一两，为末，将浸蛇酒，和水打，糊丸梧子大。每七十丸，茶清下。治头面手足白屑疮痒，皮肤皴燥。

蠲痹散　羌活、独活、皂刺、白芷各五分，当归、白术各一钱半，赤芍一钱，土茯苓五钱，水煎服。治癞风肢节拳挛，宜此养血祛风。

换肌散　乌梢蛇、白花蛇、地龙各三两，细辛、白芷、天麻、蔓荆子、当归、苦参、威灵仙、荆芥穗、甘菊花、紫参、沙参、木贼、不灰木、炙甘草、沙苑蒺藜、天门冬、赤芍、定风草、何首乌、石菖蒲、胡麻子、草乌、苍术、川芎、木鳖子各一两，为末，每五钱，温酒服。治癞风年深不愈，以致眉发脱落，鼻梁崩损，重者方可服之。

换骨丸　苦参、浮萍各一两半，大黄、槐花、白芷、川芎各一两二钱，苍术一两，乳香、没药、沉香、木香各三钱，麝香五分，为末，用麻黄五斤，煎膏和丸弹子大，每一丸，临卧温酒化下，忌风二三日。兼治一切疥癣风疾。一方去苍、麝，加当归、防风、甘松、白花蛇尤妙。

凌霄花散 凌霄花五钱，蝉蜕、地龙、僵蚕、全蝎各七枚，为末，每二钱，温酒调服。服后于浴室中，住在汤内一时许，服药则效。治诸癞风症。

浴癞方 用桃、柳、桑、槐、楮五枝各一斤，煎浓汤一桶先蒸，候半温，坐桶内平颈项浸洗一日，一月洗两次，极妙，一切疮疽亦效。

杨梅轻减通圣丸，搽洗何须几遭！

加减通圣散 防风、白鲜皮、赤芍、连翘、黄芩各八分，牛蒡子一钱，金银花三分，山栀、归尾各五分，荆芥、槐花各四分，僵蚕、甘草各二分，水煎服。如初起便秘加酒大黄一钱半；便难加皂子三分；胃弱食少加白术一钱，陈皮、半夏各五分；头上多加川芎八分，薄荷一分；下部多加牛膝、黄柏各四分；遍身多加木通、桔梗、地骨皮各六分；心火加黄连、肾火加玄参各四分；气虚加参、芪，血虚加熟地，各六分；久虚便利加硬饭五钱。

加减通圣丸 即前方共半斤，再加苦参半斤，为末，酒糊或蜜丸梧子大。每七十丸，空心米饮温酒任下。

搽药 杏仁十四粒，针桃火上烧半生半熟，轻粉一钱，片脑二厘，为末，猪胆汁或香油调搽。不畏痛者加胆矾三分，摩风膏亦好。

洗药 土地骨皮、荆芥、苦参、细辛各五钱，煎汤先蒸、后洗，遍身出汗为效。如洗务要汤宽，浸洗良久方佳。

杨梅重多化毒散，吹药限定三日。

化毒散 生大黄一两解热毒，穿山甲五钱虚者三钱解毒，僵蚕三钱去风，蜈蚣一条去虫，归尾五钱破血，为末，每二钱酒调，日二服。

吹药 黑铅八分溶化，入水银一钱，同结成饼，银珠一钱半炒，明矾，雄黄各一钱，为末，枣肉捣匀，分作六丸，每用一丸，放火笼内，令病人以巾包头，口吹、眼看其药丸，待烟尽则止。当日早、午、晚各吹一丸，次日早、午吹二丸，第三日只早吹一丸。吹后三五日，或口流涎，以黄连、绿豆煎汤解之；又服化毒散三日，后以加减通圣散、丸调理断根。

皂刺皂根，顽癣筋疼可祛；

皂刺丸 皂刺一两，桑寄生、何首乌、石楠藤、白蒺藜、五加皮、地骨皮、白鲜皮各七钱，草乌、枸杞、牛蒡子、归尾、五灵脂、蔓荆子、胡麻子、防风、苦参、虎胫骨、地龙、京墨、木鳖、天花粉各五钱，白胶香、乳香、没药各三钱，痛甚加麝一字，为末，面糊为丸梧子大。每五十丸，硬饭汤下，日二次，服两月断根。忌狗肉、鱼腥、房事。治远年杨梅痈癣顽疮，筋骨疼痛。

皂根丸 当归二两，黄芪一两半，人参、蕲艾各一两，麻黄五钱，皂角树根皮四两，为末，蜜丸梧子大。每五十丸，土茯苓煎浓汤送下。治杨梅风毒。

仙粮象牙，大枫痈漏如失。

仙遗粮汤 土茯苓一两干者七钱，防风、木瓜、木通、薏苡仁、白鲜皮、金银花各五分，皂子四分，水煎，空心日三服。治杨梅风毒及误服轻粉，以致瘫痪，筋骨疼痛，不能动履，或坏肌伤骨者，服此除根，永无后患；凡患下疳疮者，宜此预防之。如气虚加参、芪；血虚加芎、归、熟地、牛膝；肺热去土茯苓，倍薏苡仁、金银花。

仙遗粮丸 土茯苓一手，防风、木通、薏苡仁、防己、白茯苓、金银花、木瓜、白鲜皮、皂刺各五钱，白芥子四钱，当归身七钱，为末，蜜丸，或浸酒服。忌生冷、鱼鸡、煎炒、茶酒、房室十余日。治杨梅疮后肿块成痈。如虚弱者，加人参五钱甚妙。

单仙遗粮丸 一味为末，蜜丸梧子大。每五十丸，川椒煎汤下。治杨梅疮，或鼻崩眉落，筋缓骨拳者，皆效。

象牙丸 象牙三钱，鳖甲、猬皮各一个，为末，枣肉丸樱桃大。每一丸，空心小便化下。服七日后，仍用三味为末，猪胆汁调敷。治杨梅疮成漏。

大枫丸 大枫子肉半斤，荆芥、当归、苦参各一两半，羌活、独活、防风、蝉蜕、全蝎各一两，为末，用大枫子壳煮汁，和晚米糊丸梧子大。每百丸，日三次，温酒。但大枫子性热，燥痰伤血，服多病愈失明，用者慎之。

取轻粉法 用开口顺椒，每空心以土茯苓煎汤吞下三十粒，即利轻粉于椒内，从大便出，洗起川椒，服至椒内无轻粉乃止。

治天疱疮方 用野菊花、枣木根煎汤洗，洗后用防风通圣散同蚯蚓泥为末，略炒，蜜调敷之极妙；或只用黄柏、滑石为末，油调敷之。如从肚皮上起者，里热发外，宜内服防风通圣散加减。

提疔赛全，外治十种有三；

提疔锭子 雄黄、朱砂各三钱，青盐、砒霜、白丁香、轻粉、斑蝥各一钱半，蟾酥、麝香各一两，蓖麻子二十粒，为末，用黄蜡溶化，和丸梧子大，捻作锭子。用针刺破疔头，放一锭于疔上，又刺四边五七下，令恶血出为妙，却用水粉膏贴之，内服赛命丹。治疔疮危笃发昏，兼治瘰疬。

赛金丹 用明矾四两溶化，入黄丹二两，银钗搅之，慢火熬令紫色。先以针周回挑破，用津液调敷数度，无令疮

干，其疔即溃；如不溃，入信石一钱，雄黄、硇砂各五分，帖之即溃。治一十三种疔疮。

追疔保生，接命奇功第一。

追疔汤 羌活、独活、青皮、防风、黄连、赤芍、细辛、甘草节、蝉蜕、僵蚕、独脚莲各五分，先将泽兰叶、金银花、金线重楼各一钱，生姜擂酒或擂水，入酒热服，然后用生姜十片，水酒各半，煎前药热服，衣覆取汗。如有脓，加首乌、白芷；要利加青木香、大黄；在脚加木瓜。病减后，前药加大黄二钱以去余毒。

保生锭子 蟾酥三钱，雄黄二钱，为末，用青桑皮二两同捣如泥，为丸六分重，捻作锭子，朱砂为衣，阴干。如疔疮，用冷葱汤磨服八分，仍用冷葱汤漱口咽下；外用，针刺开疔头，将锭子一分填入疔内，被盖出汗，二日烂出即愈。如背发，亦用冷葱汤磨服，再磨二分敷患处，被盖出汗，其患即愈。体虚清贵及妇人胎前产后毒浅者最宜。

蟾肝丸 端午日取蟾肝一具，入雄黄五钱，捣丸绿豆大，朱砂为衣。每三丸，葱酒下，善能发汗解毒；如痘疹不出，用胡荽酒下最妙。

赛命丹 蟾酥、朱砂、雄黄、胆矾、血竭、乳香、没药各三钱，蜈蚣、麝香各五分，细辛、全蝎、蝉蜕、穿山甲、僵蚕、牙皂各六钱，白矾用信少许同枯去信不用，片脑各五分，为末，端午日用酒糊丸绿豆大。每三丸，用葱酒一小盅下，被盖出汗，或吐或不汗，再进一丸。服后吃白粥调理，忌黄瓜、水茄一切动风之物。治痈疽发背、疔疮乳痈、鱼口便毒，一切无名肿毒及小儿脐风亦效，赛飞龙夺命丹。

一捻金 即前赛命丹为末，每服二

三分，温酒调下。如服赛命丹后，毒未尽起，再用此末催之。惟疔疮服此药后，身凉者即死。

治疔单方　苍耳草一握，生姜四两，同捣烂，入生头酒一碗，去渣热服，大汗即愈；或以绿豆、野菊花为末，酒调饮醉睡，觉痛定热除。外用苍耳根茎苗子烧灰为末，醋泔或靛调涂疔上，毒根即出。山乡疔肿初起，紧急无赛命丹者，用此更快。又或无苍耳处，用乌桕叶捣汁一二碗顿服，得大便利为妙，冬月用根研水服之，以利为度，食灾牛马患者，尤效。

五圣汤　大黄、金银花、甘草各一两，瓜蒌一个，皂刺二两，每用生姜一两，酒煎服。一方去皂刺，加当归、赤芍、枳壳，治一切疔肿痈疽，初觉憎寒头痛。

蜂蛇散　土蜂房一窠，蛇蜕一条，共入罐中盐泥固济，火煅存性，为末，每一钱，空心酒调服，少顷腹中大痛，痛止疔疮化为黄水。体实者，后服五圣汤。

折伤损内，鸡鸣花蕊石堪消；

鸡鸣散　大黄一两，桃仁七粒，归尾五钱，酒煎，五更鸡鸣时服，取下恶血即愈。治坠压伤损，瘀血凝积，痛不可忍。若气绝不能言者，急以小便灌之即苏。

花蕊石散　硫黄四两，花蕊石一两，为末，入瓦罐内盐泥固济，晒干，安四方砖上，以炭火自巳午时煅至经宿，候冷取出研细，瓷罐盛之。如一切金刀及打扑身体出血者，急于伤处掺药，其血化为黄水。如内伤血入脏腑，热煎童便，入酒少许，调服一钱立效。如牛触肠出不损者，急送入，用桑白皮或白麻为线，缝合肚皮，缝上掺药，血止立活，并不

得封裹疮口，恐作脓血；如疮干以津液润之，然后掺药。如妇人产后败血不尽，恶露奔心，胎死腹中，胞衣不下，并用童便调服。

单人中白散　火煅醋淬为末，每五分，酒调服。治闪挫跌扑伤骨极重者。

折伤见红，归须蚌霜可窒。

当归须散　归尾一钱半，红花八分，桃仁七分，甘草五分，赤芍、乌药、香附、苏木各一钱，官桂六分，水、酒各半煎，空心服。治打扑以致气凝血结，胸腹胁痛，或寒热。如挫闪气血不顺，腰胁痛者，加青皮、木香；胁痛，加柴胡、川芎。

古蚌霜散　蚌粉、百草霜各等分为末，每一二钱，糯米饮调服，侧柏枝研汁尤效。治伤损大吐血，或因酒食饱，低头掬损吐血过多，并血妄行，口鼻俱出，但声未失者皆效；如鼻衄、舌衄及灸疮出血，并用干掺立止。

古乌附汤　乌药一钱，香附二钱，甘草三分，为末，淡盐汤调服。治跌扑吐衄不止，又能调中快气，治心腹刺痛。

定痛应痛称阵王，

乳香定痛散　乳香、当归、白术各二钱，白芷、没药、甘草、羌活、人参各一钱，为末，每二钱，温酒并童便调服。治打扑坠堕伤损一切疼痛。如血虚者，去羌、参，加川芎、芍药、生地、牡丹皮。

应痛丸　草乌八两，生姜、生葱各一斤，同捣淹两宿，焙苍术、破故纸、骨碎补各八两，穿山甲、小茴各六两，为末，酒糊丸梧子大。每五十丸，温酒米饮任下，忌热物。治折后为四气所侵，手足疼痛。

阵王丹　大黄一两，石灰六两，同炒灰紫色为度，去火毒，筛过，敷伤处

立效。一方加小儿发灰、乳香、没药、蒲黄各少许，为末，用未开眼老鼠子和药捣烂，阴干为末，不问刀箭出血，木石损伤，敷之如神，且免破伤风症。

夹骨接骨见医术。

夹骨法 小蛤蟆四五个，皮硝三分，生姜一两，酒糟一碗，肿者加红内消，同捣烂，敷手足折伤之处。一方用绿豆粉一味，炒令紫色，以热酒同热醋调敷损处，用竹纸盖贴，将杉木皮或桑皮二片夹定，其效如神。

小曲散 小麦曲、锅煤各五分，狗头骨、乳香、五倍子各一分，为末，用热酒调敷痛处，不可敷破处。重者加天灵盖少许尤妙；烂者只用凤尾草一味捣烂敷之，或以此草煎汤洗亦好。

接骨紫金丹 土鳖、自然铜、骨碎补、大黄、血竭、归尾、乳香、没药、硼砂各等分为末，每八厘，热酒调服，其骨自接。治跌打骨折，瘀血攻心，发热昏晕及瘀血自下，吐血等症。如遇经事不调，每服加麝七厘即通。

接骨丹 乳香、没药各五钱，自然铜一两，滑石二两，龙骨、赤石脂各三钱，麝香一字，为末，用好酒三碗煮干，就炒燥为末，代黄蜡五钱为丸弹子大。每一丸酒煎，用东南柳枝搅散热服。若骨已接，去石脂、龙骨，临卧含化一丸亦妙。

麻药方 牙皂、木鳖、紫金皮、白芷、半夏、乌药、土当归、川芎、川乌各五两，草乌、小茴、坐拿草、酒煮熟各一两，木香三钱，伤重手近不得者，更加坐拿草、草乌及曼陀罗花各五钱，并无制煅，为末。诸样骨碎骨折出白窝者，每服二钱，好红酒调下，麻倒不识痛处，或用刀割开，或剪去骨锋，以手整顿骨节归原，用夹夹定，然后医治；

如箭镞入骨不出，亦可用此麻药，或钳出，或凿开取出，后用盐汤或盐水与服，立醒。

斗齿方 点椒五钱，天灵盖、红内消、白芷各二钱，为末，齿动掺上即安；或已落有血丝未断者，亦可掺药齿龈间斗之。

接指方 真苏木为末，敷断指间接定，外用蚕茧包缚完固，数日如故，亦治刀矢所伤者。

破伤开关定搐，蜈蝎星风及二乌；

蜈蚣散 蜈蚣二条，江鳔三钱无江鳔以全蝎代之，为末，每一钱，防风、羌活煎汤调服。治破伤风搐搦、角弓反张，外用擦牙或吹鼻亦好。如表解不已传入里者，当服江鳔丸。

单全蝎散 蝎梢七个为末，热酒调服。凡患破伤风症，非此不除。

古星风散 南星、防风各等分为末。如破伤及金刃伤、或打扑内有损伤，以药末敷伤处，然后以温酒调下一钱；如牙关紧急、角弓反张及打伤欲死，但心头微温者，以童便调灌二钱，并进二服；如癫犬咬，先以口含浆水洗拭，掺之，更不作脓大效。盖南星为防风所制，服之不麻。

二乌丸 生川乌、白芷、天麻各二钱，生草乌、雄黄各一钱，为末，酒糊丸梧子大。每十丸，温酒下。治破伤风，角弓反张，牙关紧急。

乌蛇散 乌梢蛇六钱，麻黄一两，草乌、干姜、附子、川芎、白附子、天麻各五钱，蝎梢二钱半，为末。每一钱，热酒调，日三服。治破伤风及洗头风。

破伤止血定疼，蛴螬鱼胶与甲质。

蛴螬酒 破伤初觉有风时，急取热粪堆内蛴螬虫一二个，用手捏住，待虫口中吐些小水，如紧急只煎去尾，将腹内黄水抹疮口，再滴些小入热酒内饮之，身穿厚衣，片时疮口觉麻，两胁微汗，风出立效，虎咬亦宜。

鱼胶散 鱼胶烧存性，为末，入麝香少许，每二钱，热酒米饮任下，亦可溶化外敷。治破伤风，口噤强直。

朱砂指甲散 人手指甲烧存性六钱，朱砂、南星、独活各二钱，为末，分作三服，热酒调下。治破伤风手足颤掉不已。

表热瓜石小芎，而半表无汗审羌榆；

瓜石汤 瓜蒌仁九钱，滑石一钱半，南星、苍术、赤芍、陈皮各一钱，黄连、黄柏、黄芩、白芷各五分，甘草二分，姜煎服。治破伤风发热。

小芎黄汤 川芎五钱，黄芩三钱，甘草一钱，水煎服。治破伤风表热。

羌麻汤 羌活、麻黄、菊花、川芎、石膏、防风、前胡、黄芩、细辛、枳壳、茯苓、蔓荆子、甘草各五分，白芷、薄荷各二分半，姜煎热服。治破伤风半表半里无汗。

榆丁散 地榆、紫花地丁草、防风、马齿苋各等分为末，每三钱，温米饮下。治破伤风半表里，头微汗，身无汗，不可发汗者宜此。

里实江鳔大芎，而脏和养血兼防术。

江鳔丸 野鸽粪炒、江鳔烧、僵蚕各五分，雄黄一钱，蜈蚣二条，天麻一钱，为末，分作二分：将一分烧饭为丸梧子大，朱砂为衣；将一分加巴霜二分半，饭为丸。每用朱砂药二十丸，加巴霜药一丸，二服加二丸，至便利为度；再服朱砂药，病愈即止。治破伤风惊而发搐，脏腑秘涩，邪在里者，宜此下之。

大芎黄汤 川芎一钱，大黄、羌活、黄芩各二钱，水煎服。治破伤风二便秘赤，自汗不止。

养血当归地黄汤 当归、川芎、生地、芍药、藁本、防风、白芷各一钱，细辛少许，水煎服。治病久气血渐虚，邪气入胃，宜此养血荣筋。

白术防风汤 白术、黄芪各二钱，防风四钱，水煎温服。治破伤风发表过多，脏腑和而自汗不止者宜。

通用忍冬，或丸或散；

忍冬藤汤、丸 忍冬藤五两，甘草节一两，或加黄芪、当归各五两尤妙，入砂锅内，水二碗慢火煎至一碗，入酒一大碗煎数沸，作三次温服，一日夜吃尽，如病重一日夜服两剂，俟大小肠通利为药力到。外用忍冬藤连花叶木杵捣烂，入酒少许，敷疮四周，留中以泄毒气。治一切痈毒外发内疽，及妇人乳痈，常服托里消毒。一方用忍冬根藤花叶置罐内，以酒浸之，糠火煨一宿，取出晒干，入甘草少许，为末，酒糊丸梧子大。每百丸，温酒米饮任下。消渴后，宜服此药预防发痈，亦主痔漏。

概施黄蜡，加矾加葱。

蜡矾丸 黄蜡二两溶化待温，入明矾末四两和匀，众手急丸梧子大。每三十丸，食前酒下，日二服。定痛生肌，护膜止泻，消毒化脓及诸内痈，排脓托里之功甚大；或金石补药发疽，非此莫治。若遍身生疮，状如蛇头者，每服百丸，大有神效；若蛇蝎及一切毒虫所伤，溶化热涂患处，内更服之，其毒即解。为外科痈疽之要药也。服至三四两后，愈见其功。痈毒溃后服之甚稳，肠痈、瘰疬及内科心痛尤效。如漏疮，用丸溶化，加鸡膍胵、发灰末和匀成条，塞入漏孔。

葱矾丸 端午午时取明矾为末，晒干瓷器盛之。遇肿毒初起，用末三钱，和葱白捣匀，酒调服，尽量一醉，或吐以茶压之，或饭与葱捣丸服亦可。外用矾末五钱，麝香一分，取蛤蟆肠肚和药捣膏，敷疮四围，一日夜即愈。治诸肿发背，一切恶疮。

返魂汤既可加减，

赤芍、木通、白芷、何首乌、枳壳、小茴、乌药、当归、甘草各五分，水酒各半煎汤，便随症用之。治血气逆于肉理故令壅结，痈疽最宜调和荣卫，但此方宜与内托十宣散相间用之，并加忍冬藤最治内痈，但当审其虚实，或通或补，补则用附子，通则用大黄。如不明虚实，则此方亦能通顺，可无他变。惟流注加独活，毒重加穿山甲、全蝎、蝉蜕、连翘，随症加减。

化毒丸仍要折衷。

大黄、牵牛、槐花、白芷、穿山甲、蜈蚣、僵蚕、全蝎、雄黄、朱砂、蟾酥、明矾、铅丹各等分为末，米糊丸梧子大，每八丸，葱酒下。痈疽初起用之，发汗如神。

痛极乳香内服，口渴竹茹见效；

乳香止痛散 粟壳六两，白芷三两，炙甘草、陈皮各二两，没药、乳香各一两，丁香五钱。每五钱，水煎服。治疮肿疼痛不止。

竹叶黄芪汤 淡竹叶、生地各一钱，黄芪、麦门冬、当归、川芎、甘草、黄芩、芍药、人参、半夏、石膏各五钱，水煎服。治痈疽气血虚，胃火盛而作渴等症。

溃甚圣愈作主，食少参芪收功。

圣愈汤 生地、熟地、川芎、人参各五钱，当归、黄芪各一钱，水煎服。治痈疽脓水出多，心烦睡卧不安，五心烦热等症。

人参黄芪汤 人参、白术、陈皮、苍术、麦门冬、当归各五分，黄芪一钱，

升麻六分，黄柏四分，神曲三分，水煎服。治溃后少食不眠，发热等症。

蒜豉灸以拔毒，

隔蒜灸法 先以湿纸覆上，立候纸先干处为疮头，记定，然后用独蒜去两头，切中间三分厚，安疮头上，用艾炷于蒜上灸之，每五炷，换蒜再灸；如疮大有十数头作一处生者，以蒜捣烂摊患处铺艾灸，蒜败再换。治一切痈疽肿毒大痛，或不痛，或麻木。若痛灸到不痛，不痛灸至痛，其痛乃随火而散，此拔引郁毒从治之法，有回生之功。若疮色或白或紫不起发，不大痛不作脓，不问日期，最宜多灸，未成者消，已成者杀其大势。

豆豉饼 淡豆豉为末，用唾津或漱口水和作饼如钱大，半分厚，置患处，以艾炷饼上灸之，饼干又易。治痈疽肿硬不溃，溃而不敛，并一切顽疮恶疮，未成即消，已成即溃。不效者，气血虚败也。

桑葱熨以祛风。

桑枝灸法 治发背不起发，不腐。用桑枝燃着吹息火焰，以火头灸患处，日三五次，每次片时，取瘀肉腐动为度；若腐肉已去，新肉生迟，宜灸四围；阴疮、瘰疬、流注、臁疮，寒邪所袭久不愈者，尤宜用之，未溃则拔毒止痛，已溃则补接阳气；其阳证肿痛焮甚，或重如负石，初起用之，水出即消；其经数日者，用之虽溃亦浅，且无苦楚。

葱熨法 生葱捣烂炒热，频熨患处，至冷再换。治流注结核，骨痈鹤膝等证。先用隔蒜灸，余肿尚存，用此熨之，以助气血、行壅滞，其功甚大。又跌扑损伤，止痛消肿散血之良剂也。

洗毒肉汁易求，

洗毒散 蛇床子、地骨皮、紫花地

丁草、麻黄、荆芥、防风、枯矾各三钱，葱白三根，水三碗，煎至二碗，于无风处洗之。治诸般恶疮，及风湿阴蚀疮。

肉汁汤　白芷、甘草、羌活、蜂房、黄芩、赤芍、当归各一钱，用猪蹄爪肉一斤煮汁，分二次去油花肉渣，方入前药煎十沸，俟温以绢蘸汤揩洗，恶血随洗而下。忌风冷、妇人、猫、犬。治一切疮疽有口。

点瘀炉灰当审。

炉灰膏　用响糖炉内灰一升半，风化石灰一升炒红，以竹箕盛贮，用滚汤三碗，慢慢淋自然汁一碗，铜锅盛慢火熬如稀糊，先下巴豆末，次下蟾酥各二钱，白丁香末五分，炒石灰一钱，搅匀，再熬如干面糊，取起俟冷，以瓷罐盛贮，勿令泄气。每用时以簪头挑少许放指甲上研，口呵气，调匀如泥，将患处用针拨开，以药点之。治一切无名肿毒、恶疮及外痔瘰疬、气粟，除瘤点痣等症，有脓者蹶，无脓者就散，惟好肉及眼上忌用。如点瘰疬，去蟾酥，加轻粉一钱；畏痛加乳香、没药各一钱；寻常消瘤点痣，只用灰膏，不必加药。

去恶散　雄黄一钱，巴豆一个，同研如泥，入乳香、没药各末少许，又再研匀。如诸疮毒有恶肉不能去者，每取少许点上即去。

敷分阴阳，

阴阳散　赤芍生血止痛去风，白芷去风生肌止痛，石菖蒲和气行血、能破肿硬，五倍子消肿生肌，各二两；独活三两，止风动血；紫荆皮五两，破气逐血消肿。为末，葱酒或醋调敷。治痈疽肿毒流注。此药平和，故曰阴阳。

抑阳散　天花粉三两，姜黄、白芷、赤芍各一两，为末，茶汤任调敷。治痈疽属阳症。

抑阴散　草乌二两，白芷、赤芍、南星各一两，肉桂五钱，葱汤或热酒调敷。治痈元气虚寒、肿不消散，或不溃敛，或筋挛骨痛，一切冷证神效。

鸡血散　用雄鸡剪去冠尖少许，倒提滴血疮上，血尽再换，不过五六鸡，痛止毒消，其疮自愈。内以人参六两，分作六次，尽日煎服。治痈疽属阴证。

铁箍散　乳香、没药、大黄、黄柏、黄连、南星、半夏、防风、羌活、皂刺、木鳖子、栝楼根、阿胶、甘草节、草乌各等分为末，醋调成膏，砂锅内火熬黑色，敷之，寒者热用，热者寒用。治痈疽肿痛、赤晕散漫，及诸般疮疖。

铁井栏　芙蓉叶重阳前采，苍耳叶端午前采，烧存性，为末，蜜水调敷。一切肿毒背痈，以此药围定，不复拌开。

单巴豆膏　巴豆炒焦，研如膏，须临用制之，庶不干燥。如发背中央肉死，涂之即腐；未死，涂之生肌；恶疮、臁疮久不收敛，内有毒根，以纸捻蘸药纳入，根去即敛；元气虚弱，或因克伐胃气，以致毒气散漫、中央肉死，急服大补之剂，中涂三四寸许，至五六日，赤暗之界自裂，纹如刀划状，中央渐溃；若脾气大虚，肉不知痛，急补脾胃，肉多复生。

单小粉膏　用隔年小粉愈旧者愈好，不拘多少，入锅炒之，初炒如饧，炒久则干，成黄黑色，候冷为末，陈米醋调，令稀稠得所，以瓷罐收贮。如一切痈疽发背无名肿毒，初发热未破者，量所肿大小，用厚皮纸摊开，中剪一孔以泄毒气，贴上即如水冷，疼痛即止，少顷，觉痒不得揭动，久则肿毒自消，其效如神。

单糯米膏　拣尽糯米三升入瓷盆内，于端午前四十九日以冷水浸之，一日两度换水，时以轻手淘转，勿令米碎，至端午日取出，用绢袋盛之，风干，每旋取少许炒黑，为末，冷水调成膏，量疮口大小贴之，绢帛包定，直候疮愈为度。若金疮误犯生水，疮口作脓，急以此药裹定，肿处已消，直至疮愈；若痈疽毒疮，初觉煅肿叱腮，并贴项下及肿处；若竹木签刺入肉者，临卧贴之，明日其刺出在药内。若贴肿毒，干即换之，常令湿为妙，惟金疮水毒不可换，恐伤疮口。

线有三品。

上品锭子 专治一十八种痔漏。红矾二两半，乳香、没药、朱砂各三钱，牛黄五分半，硇砂一钱熟、四分生，白信火煅一两。

中品锭子 专治翻花瘿瘤等症。白矾三两八钱半，乳香、没药各五钱半，朱砂三钱，牛黄七分半，硇砂五分熟、五分生，金信一两半，火煅黑烟止，用淡清烟。

下品锭子 专治发背疔疮等症。红矾三两二钱，乳香六钱，没药五钱，朱砂三钱，牛黄四分半，硇砂二钱四分，半熟半生，白信三两，火煅黑烟尽，半日取起用。各依法制为末，面糊和匀，捻成锭子，看疮漏大小深浅，插入锭子。如肉内黑色，勿上生肌散，直待黑肉去尽，方可上生肌散。若疮无头者，用太乙膏加后药一粒贴之：白矾二两，乳香三钱二分，没药三钱七分，朱砂四分，牛黄五分，白信二两，火煅烟尽，半日取用，巴霜三钱，白丁香二钱半，姜黄三钱半，为末。或唾津调敷，一日换三次，但疮破插上前锭子。

通用青金锭子 铜绿三钱，青矾、胆矾、轻粉、砒霜、白丁香、苦葶苈各一钱，片脑、麝香各少许，为末，面糊，

或炼蜜加白及末为锭子如麻黄大，二三寸长，看疮口深浅插入，疼者可治，不痛者不治。如开疮口用生砒；去死肉用煅砒；生好肉，去砒加枯矾。

取久疽久痔漏中朽骨法 用乌骨鸡胫骨，以信石实之，盐泥固济，火煅通红，地上出火毒，取骨为末，饭丸如粟米大，以皮纸捻送入窍内，外用膏药封之，其骨自出。

取脓射脓透脓，

隔皮取脓法 驴蹄肉焙，荞麦粉炒各一两，白盐五钱，草乌四钱，为末，水调作饼，慢火炙微黄色，去火毒，为末，醋调成膏，摊厚纸上贴患处。水自毛孔而出，其肿自退，诸般肿毒皆效。

射脓法 枯矾、黄丹各一钱，砒霜五分，为末，面糊为丸、捻作锭子，每用粘药于头欲出处，以膏贴之自溃。治诸疮疖脓水已成，即当针开，夹出陈臭恶瘀，若恶瘀不出，须当用此药以射其脓。

又方 用陈坏米一钱，硇砂五分，白丁香二十一粒，为末，粳米粥丸粳米大。每用一丸粘疮上，以膏贴之，其脓自溃。

透脓散 蚕茧一个，烧灰酒调服，即透一个疮口；若用两三个，即透两三个疮口；或用黄蜡作小丸服之，俱不可多服。治诸痈疮及附骨疽不破者，不用针刀，一服即破。

生肌完肌平肌。

生肌定痛散 乳香、没药、龙骨、朱砂、雄黄各一钱，血竭、儿茶、海螵蛸各二钱，赤石脂五钱，白芨、白蔹各一钱半，片脑一分，或加天灵盖一钱，为末掺之。外贴膏药，生肌住痛如神。

生肌长肉膏 龙骨三钱，白芷二钱半，血竭二钱，黄丹、辰砂各五钱，石

膏一两，樟脑少许，为末，先将黄蜡一两溶化，入香油少许，然后入药末搅匀得所，捻成条子塞疮口内，肌肉自长。如痛甚加乳香、没药各二钱。

完肌散 淀粉、枯矾、黄连、乳香、龙骨各二钱，黄丹、轻粉各一钱，为末掺之。

平肌散 狗头骨、露蜂房、男头发各烧存性一钱，桑白皮五分，麝香、轻粉各少许，为末，津液调敷。治漏疮及一切瘘漏经久不合。

易简方 端午日采一去半含花蕊，量入古坟内、旧屋脊上、旧缸底上三样石灰，捣烂阴干为末，干掺，干者麻油调搽，不问金刃、跌扑、狗咬、汤火所伤，神效。

断血金毛无踪。

断血药 金毛狗脊一两，明矾三钱，血竭少许，为末掺上，其血即止。

又方 寒水石、花蕊石、龙骨、黄丹、没药各五钱，黄药子七钱半；一方加白及、乳香、轻粉，为末敷上，以绢帛扎定。治金疮出血不止，及诸疮疼痛、脓血不干、久不生肌。

敛口木槟有准。

敛口药 轻粉、木香、黄连、白及为末，临肉满掺之，诸疮不合口者皆效。若用之太速，毒气舒泄未尽，必于其傍复发大疽。

古香槟散 木香、槟榔各等分为末掺上，干者蜡油调涂。生肌敛肉，止痛甚速。一方加黄连、当归各等分。

单方 用经霜桑叶为末频掺，治疮大窟不敛，外又以桑叶煎汤洗之，或加白蔹、白及、鸡膍胵之类亦好。

外贴内服。太乙云母麒麟兮，神应万应千槌欲成丹；

太乙膏 玄参、白芷、当归、肉桂、大黄、赤芍、生地各一两，用油二斤半浸，夏三、冬十、春秋七日，方入铜锅内，文武火煎至药枯黑，滤去渣，入黄丹十二两，以桃枝不住手搅，煎至滴水成珠，软硬得中，即成膏矣。治一切痈疽肿毒，不问年月深浅、已未成脓者并宜。如发背，先以温水洗拭，摊绯绢贴之，更用冷水送下；血气不通，温酒下；赤白带，当归煎酒下；咳嗽及喉闭缠喉风，绵裹含化；一切风赤眼，贴两太阳穴，更以山栀煎汤下；打扑伤损外贴内服，陈皮煎汤下；膝痛外贴内服，盐汤下；唾血，桑白煎汤下；妇人经闭腹块作痛，贴之经行痛止；一切疥疮，别炼油少许和膏涂之；虎犬蛇蝎、汤火金疮伤，并外贴内服；诸瘰漏疮疳及杨梅疮毒溃烂，先用盐汤洗净贴之，并用温酒下三五十丸，梧子大，以蛤粉为衣。其膏可收十年不坏，愈久愈烈。

云母膏 川椒、白芷、赤芍、肉桂、当归、菖蒲、黄芪、白及、川芎、木香、龙胆草、白蔹、防风、厚朴、桔梗、柴胡、人参、苍术、黄芩，附子、茯苓、良姜、百合皮、松脂各五钱，甘草、柏叶、桑白皮、槐枝、柳枝、陈皮各二两，用清油四十两，浸封七日，文武火煎，以柳木不住手搅，候匝沸乃下火，沸定又上火，如此者三次，以药枯黑滤去渣再熬，入黄丹二十两，没药、盐花、血竭、麝香、乳香各末五钱，云母、硝石各末四两，以槐枝不住手搅，滴水成珠，不软不硬为度，瓷器收贮，候温将水银二两以绢包定，以手细弹，铺在膏上，名养膏母。用时先刮去水银，或丸梧子大服，或摊绯布上贴，随宜用之。如发背，败蒲煎汤，洗拭贴之，内服一两，分三次温酒下，未成者即愈；乳痈瘰疬，骨疽毒穿至骨，外贴内服一两，分三次酒下，甚者即泻亚物；肠痈内服五两，分五次，甘草煎汤下，未成脓者消，已成脓者，随药下脓，下后每日仍酒下五丸，脓止住服；发颐、发鬓、发眉、发耳、脐痈、牙痛、牙疼、瘤赘，及一切疮疖肿毒，并外贴即时毒消痛止而愈，甚者内服；风眼贴两太阳穴；小肠气茴香煎酒下一分，日二服即愈。难产温酒下一分；血晕欲死，姜汁和童便温酒下十丸即醒；死胎，榆白皮煎汤下五钱即生。壁虎、蜘蛛咬，外贴留疮口；虎豹咬，甘草煎汤洗拭贴之，每日一换；蛇犬咬，外贴，内服十丸，生油下。箭头入肉，外贴，每日吃熟绿豆少许，箭头自出；中毒药酒下一分，每日一服，四日泻出恶物立瘥，但有所苦，药到即愈，忌羊血，余无所忌。如收此药防身，以蜡纸裹，不令风干，可收三十年，不损药力。

麒麟竭膏 当归、木鳖肉、知母、五倍子、细辛、白芷各五钱，槐柳枝各十四寸。一方用山慈菇、红芽大戟、巴豆各五钱，用香油三两半同前八味入锅内文武火煎，以柳枝不住手搅，煎至药枯黑，滤去渣，入松香末十两，沥清末二两，仍不住手搅，如沸溢即下火搅之，再上火一茶顷；滴水成珠，不软不硬，即入血竭三钱，轻粉、麝香各二钱，雄黄四钱，乳香、没药各末五钱，徐徐而下，速搅极匀，凝则再上火，勿令沸溢，倾入水中浸半日，后以手搏之，渐渐软和，番覆揉扯如金丝之状。再入水浸之，如前揉扯，春夏频换水，多浸愈妙，紧急亦浸两宿。治一切痈疽五发毒疮，生者贴之即散，熟者即穿，逐败生肌，首尾可用，一切疔肿结核并贴患处，臁疮先用齑汁、白矾入汤洗净，以牛蒡子叶或金刚藤叶先贴半日，取尽恶水，然后

贴膏，刻日可愈；一切臀股黄湿痒痛等疮，并洗拭贴之；一切打扑伤损、闪挫气闷等症，并贴患处。头疼贴两太阳穴，赤眼贴眼胞鱼尾，暴伤风冷嗽贴脊心，牙疼刮药塞牙缝，面肿贴面。小儿疳痢等疾，为丸绿豆大，米饮下二三十丸；一切风寒湿痹臂腿疼痛，俱贴痛处，无不有效。

神应膏 香油一斤，入乱发一团鸡子大，于铫中文武火熬至发枯，入杏仁一两再煎枯黑，滤去渣，入黄芪七钱半，玄参五钱，熬一二时久，住火，候火力稍息，入带子蜂房一两，蛇蜕五钱，以柳木不住手搅，慢火熬至枯黑，滤去渣，入黄丹五两，不住手搅匀，滴水成珠，不软不硬，瓷器收贮，随意摊贴。治诸般痈肿疔毒，外科神药，人多忽之。

万应膏 木香、川芎、牛膝、生地、细辛、白芷、秦艽、归尾、枳壳、独活、防风、大枫子、羌活、黄芩、南星、蓖麻子、半夏、苍术、贝母、赤芍、杏仁、白蔹、茅香、两头尖、艾叶、连翘、川乌、甘草节、肉桂、良姜、续断、威灵仙、荆芥、藁本、丁香、金银花、丁皮、藿香、红花、青风藤、乌药、苏木、玄参、白鲜皮、僵蚕、草乌、桃仁、五加皮、山栀、牙皂、苦参、穿山甲、五倍子、降真节、骨碎补、苍耳头、蝉蜕、蜂房、鳖甲、全蝎、麻黄、白及各一两，大黄二两，蜈蚣二十一条，蛇蜕三条，桃、柳、榆、槐、桑、楝、楮七样树皮各二十一寸，用麻油十二斤浸，春五夏三秋七冬十日，方入铜锅内，文武火煎至药枯黑，滤去渣，瓷器收贮；另用松香一斤溶化。入前药，油二两同熬，滴水成珠，不软不硬，仍滤入水中，翻覆揉扯，如金色即成膏矣。治一切风气寒湿、手足拘挛、骨节酸疼、男人痃积、

医学入门 卷之七

677

女人血瘕及腰疼胁痛诸般疼痛、结核转筋。顽癣、顽疮积年不愈，肿毒初发，杨梅肿硬未破者，俱贴患处。肚腹疼痛、疟痢俱贴脐上，痢白而寒者尤效。咳嗽哮喘，受寒恶心，胸隔胀满，男妇面色痿黄，脾胃等证及心疼，俱贴前心。负重伤力，浑身拘痛者贴后心与腰眼。诸疝小肠气等证贴脐下神效。

千捶膏 白松香一斤，蓖麻仁、杏仁各三百粒，铜青三两，乳香、没药各一两半，轻粉二钱，共入石臼内，向日下以木杵捶成膏，如燥少加香油捶之，瓷器收贮。每用忌火，宜于汤内溶化，红绢摊开贴之。治诸般痈毒、无名恶疮，未成者散，已成者拔毒追脓。如腹中痞块及疟疾，贴大椎及身椎穴，其效如神。

呼脓长肉，白蜡琥珀水粉兮，白膏红膏绿膏如练锦。

呼脓长肉膏 麻油三斤，入桃、柳、槐枝各七寸，头发一团鸡子大，熬焦枯，入当归、黄芪、黄连各一两半，黄柏、黄芩、大黄、白芷、杏仁、防风、荆芥、羌活、独活、连翘、山栀各一两，赤芍、地黄、白及、青风藤、金银花各八钱，文武火煎至药枯黑，滤去渣，入黄丹半斤，黄蜡五两，沥青二两，同煎至油滚，渐渐加之，滴入水中，软硬得所，方入乳香、没药各末五钱，血竭、轻粉各三钱，急手搅匀，瓷器收贮。专治痈疽发背疔疖等毒。已破出脓毒，油纸摊贴，如脓多用绢揩净，将此膏于火边略烘再贴。第三次另换一个贴之，贴得将收口，量疮大小贴之。

白蜡膏 当归、生地各一两，用麻油一两，煎药枯黑，滤去渣，入白蜡或黄蜡一两溶化，候冷搅匀，即成膏矣。治痈疽发背汤火等证，去腐生肌止痛，补血续筋，又与新肉相宜，其效如神。

或加乳香、没药、龙骨、血竭、儿茶、轻粉尤妙。

琥珀膏 归尾、川芎、黄芪梢、蜂房、皂角、升麻、甘草梢、蓖麻子、木鳖子、芍药、白蔹、独活、藁本、防风梢、枸杞子、瓜蒌仁、苏木、白芷、杏仁、黄连、槐枝各一两，用水五大碗，煎至减半，去渣，其渣再用水五大碗，煎至减半，去渣，与前汁和匀，以槐枝不住手搅，慢火熬至成膏，入香油四斤，真酥二两，羊肾脂油四两，搅匀，文武煎至水尽，约以纸条燃着，不爆为度，方徐徐入黄丹二斤，柳枝不住手搅，滴水成珠，软硬得所，如软添丹，硬再加油再熬，方入琥珀、木香、乳香、没药、云母、雄黄、朱砂、甘松各末二钱半，发灰二两，枯矾一两，轻粉、麝香各末二钱，急搅令极匀，微煎数沸，以瓷器收贮，厚纸红绢摊开，量疮大小贴之神效。治五发恶疮，疔肿瘰疬，远年冷痔痔漏，一切无名肿毒及虎犬蛇伤，并皆治之。

水粉膏 黄丹半斤，水粉四两研匀，用麻油一斤熬至滴水成珠，次下乳香、没药、龙骨、血竭、儿茶、轻粉各末二钱搅匀，瓷器收贮，摊纸贴之。治痈疽瘰疬，生肌敛口止痛。如贴艾灸火疮，不须下乳、没等药便好。

白膏药 水粉一两半，赤石脂一两，樟脑五钱，轻粉二钱半，为末，用生猪脂去膜，同捣成膏，先将生肌散掺上，然后贴之，神效。

红膏药 先以黄蜡一两溶化，次下香油三钱、黄丹五钱，搅匀，再熬成膏，瓷器收贮。贴诸疮毒及汤火金疮等伤。

绿膏药 铜青、蓖麻子各一两，松香四两，木鳖子五十个，杏仁五钱，巴豆五枚，乳香、轻粉各二钱，为末，捣匀于净石上，用斧捶千余下，成膏收贮，水浸旋用。治诸般恶疮肿毒、软疖。

贴膏药法 如疮有脓血不净，痂癥闭碍，须用药水洗净拭干、候水气干，却用膏贴，贴后有黄水脓血流出，用纸搌，从侧畔出。一日一换，黄水脓血止，两日、三日一换，贴至愈。凡洗拭换膏，必须预备即贴之，新肉恶风故也。

吁！疡医设，天官掌，制毒有方；刽子手，菩萨心，误伤何忍！

《周礼·天官》掌疡医，制五毒方，为外科之祖。

拾 遗

二香散 紫苏、陈皮、苍术、厚朴、扁豆、甘草各五分，香附一钱半，香薷一钱，生姜、木瓜各二片，葱白二茎，水煎热服。治四时感冒冷湿寒暑，呕恶泄利腹痛，瘴气饮冷当风，头痛身热，伤食不化，如外感肿满，倍加车前子、木瓜。

柴苓汤 即小柴胡汤合四苓散。退热止泻。

胃苓汤 即平胃散合四苓散。止泻利水。

荆防败毒散 即人参败毒散加荆芥、防风、牛蒡子、薄荷，煎服。治一切风热丹毒，风疹风堆风肿及大头病等症。如内热加芩、连，口渴加天花粉。

枳梗二陈汤 即二陈汤加枳壳、桔梗。宽胸膈，化痰气，治痞满。

芩连二陈汤 即二陈汤加黄芩、黄连。善化痰降火。

栀子干姜汤 山栀七枚，干姜一两，水煎温服，得吐即止。治医以丸药大下，身热不去，微烦。盖丸药不能除热，但损正气，邪气乘虚留于胸中而未深入，

则身热不去而微烦，是用山栀苦寒以吐烦，干姜辛热以益气。

三白姜枣汤 即三白汤加姜、枣煎服。治汗下后头项强，发热无汗，心满痛，小便不利。

八珍汤 即八物汤去白术，加砂仁等分，姜七片，枣三枚，水煎服。和血气，理脾胃。

丁香烂饭丸 丁香、三棱、莪术、木香各二钱，甘草、甘松、砂仁、丁香皮、益智仁各六钱，香附一两，为末，汤浸蒸饼为丸绿豆大。每三十丸，白汤下，或细嚼服之亦可。治饮食所伤。

三棱消积丸 三棱、莪术、炒面各七钱，巴豆和皮米黑焦，去米、青皮、陈皮、茴香各五钱，丁香皮、益智仁各三钱，为末，醋糊丸。每十丸至二十丸，温姜汤下。量虚实加减，得利即止。治伤生冷硬物，不能消化，心腹满闷。

导气枳实丸 茯苓、黄芩、白术、黄连各三钱，泽泻二钱，大黄一两，枳实、神曲各五钱，为末，汤浸蒸饼丸，绿豆大一倍。每五十丸至七十丸，白汤下。治伤湿热之物，不得施化，而作痞闷不安。

大枳壳丸 莪术、厚朴、人参、青皮、黑丑、枳壳、茯苓、木香、陈皮、白术、半夏、麦芽、神曲、三棱各一两，槟榔、大黄各二两一方有干生姜五钱，为末，姜汁糊丸梧子大。每三四十丸，姜汤下，常服美食。治一切酒食伤，胸膈闭闷疼痛，饮食不消，两胁刺痛；呕逆恶心，并皆治之。

三黄枳术丸 黄芩二两，黄连、大黄、神曲、陈皮、白术各一两，枳实五钱，为末，汤浸蒸饼为丸，绿豆大一倍。每五十丸，白汤下，量所伤服之。治伤肉食、湿面、辛辣、味厚之物，填塞闷

乱不快。

木香枳术丸 木香、枳实各一两，白术二两，为末，荷叶煨饭，捣丸梧子大。每五十丸，温水下。破滞气，消食。

橘半枳术丸 橘皮、半夏、枳实各一两，白术二两，为末，荷叶煨饭，捣丸梧子大。每五六十丸，橘皮煎汤下。治饮食伤脾，停积痰饮，心胸痞闷。如食不消加神曲、麦芽，气逆加木香、白豆蔻，胃脘痛加草豆蔻，气升加沉香。

南星丸 南星、黄芩酒浸，香附、苍术童便浸，各二两，川芎酒浸一两半，山栀炒一两，龙胆草酒浸、陈皮、连翘、萝卜子、青黛各五钱，柴胡三钱，为末，神曲糊丸服。病服至春夏，便当作郁治。

却痛散 五灵脂、蒲黄各五钱，当归、肉桂、菖蒲、木香、胡椒各一两，川乌一两半，每四钱，入食盐、米醋少许，水煎服。治心气冷痛不可忍。

古玄金散 玄胡索、金樱子各一两，为末。每二钱，温酒或白汤调服。治热厥心痛，或发或止，或久不愈者。

三味玄胡散 玄胡索、肉桂各一两，木香二钱，为末，每二钱，姜汤或酒调服。治冷心痛。

三味川楝散 川楝肉、山栀各一两，菖蒲二钱，为末，每二钱，用淡姜汤调服。治热厥心痛。

海金砂散 海金砂、滑石各一两，甘草一分，为末，每一钱，麦门冬同灯心煎汤下。治膏淋。

加减八味丸 熟地八两，山茱萸、山药各四两、茯苓、牡丹皮、泽泻各三两，五味子、肉桂各一两，为末，地黄膏加蜜丸梧子大。每七八十丸，白汤下。治肾水枯涸，虚火上炎，口干作渴，或舌黄烈，或小便频数，或口舌生疮，或两足发热，或痰气上涌而后患疽，宜预服之。

紫沉丸 半夏曲、乌梅、代赭石、砂仁各三钱，丁香、槟榔各二钱，杏仁、白术、木香、沉香各一钱，陈皮五钱，白豆蔻、巴霜各半钱，为末，醋糊丸黍米大。每五十丸，淡姜汤下。治中焦吐食，由脾胃寒热相并。

增损五积丸 黄连，肝积五钱，脾积七钱，心肺一两半；厚朴，肝心肺五钱，脾肾八钱；川乌，肝肺一钱，心肾脾五分；干姜，肝心五分，肺肾一钱半；人参，肝脾肺二钱，心五分；茯苓一钱半；巴霜五分。为末，蜜丸梧子大。初二丸，加微溏。治积块不拘脐上下左右通用。如肝积加柴胡一两，皂角、昆布各二钱半，川椒四钱，莪术三钱；心积加黄芩三钱，肉桂、茯神、丹参各一钱，菖蒲五分；肺积加桔梗、三棱、天门冬、青皮、陈皮、白豆蔻各一钱，紫菀、川椒各一钱半；脾积加吴萸、黄芩、砂仁各二钱，泽泻、茵陈各一钱，川椒五分；肾积加玄胡索三钱，苦楝肉、全蝎、附子、独活各一钱，泽泻、菖蒲各二钱，肉桂三分，丁香五分。秋冬加厚朴一倍，减芩、连；觉热加黄连；觉闷乱加肉桂；气短减厚朴。又有虚人不可直攻，以蜡遗其药；又且久留磨积，其肉积、酒积、痰积等，照依纂积丹例加减。

五仁丸 柏子仁、桃仁、松子、杏仁、郁李仁各一两研膏，另用陈皮末一两，入炼蜜为丸服。治血虚大便艰难。

五参散 人参、玄参、丹参、沙参、苦参各二两，白花蛇一钱，为末，每二钱，空心临卧酒下。治五脏虚风瘫痪，恶疮。

鸭头丸 防己一两，甜葶苈、猪苓各五钱，为末，鸭头血为丸服。盖鸭头血能利水而凉血故也。

撞关饮子　乌药一钱二分，香附一钱，砂仁八分，三棱、白豆蔻、甘草各五分，丁香、沉香各二分，水煎或为末服。治胀满，用此冲开关格，使气通而满自消也。

雄朱丹　大黑豆四十九粒，约五钱重，端午日以冷水浸，从早至巳时，去皮晒干，入信石末三钱，再研匀，面糊为丸，少壮人如梧子大，老人黄豆大，小儿绿豆大，雄黄、朱砂为衣，晒干收贮。疟临发五更面东，井水下一丸。

一补一发丹　茯苓一两，半夏、陈皮、柴胡、黄芩、苍术、葛根各七钱，常山三钱，为末，面糊丸梧子大。每七十丸，白汤下。治久疟内伤，挟外感间发，内必主痰，外以汗解。如汗多去葛根，气虚加人参，白术，热甚加黄芩、黄连，寒多加草果，口渴加乌梅。

别离散　白术一两，天雄、附子、肉桂、干姜、茜根各三钱，茵羊叶、桑寄生各五钱，细辛、菖蒲各三钱；热者，去雄、附、姜、桂，加知母、黄柏各三钱，当归、地黄各五钱，为末，空心白汤调服二钱。治心风为病，男梦见女，女梦见男，宜此去邪，使不复见，故云别离。

火轮丸　附子、干姜、肉豆蔻各等分，为末，米糊为丸服。使脾土运转如轮，五谷易消，而大肠传送有常。

金樱丸　金樱子一，去瓤，以酒二升，砂锅内熬膏；桑白皮一两，鸡头实五钱，桑螵蛸酥炙一分，白龙骨五钱，莲花须二分，为末，入膏为丸如梧子大，空心温酒盐汤下三十丸，更入面糊为丸。治遗精或有咳。

乌犀丸　巴豆一百单八个，去心膜，用沉香水浸过；橘皮一两，去白切片，将巴豆拌和，受晓露七夜，文武火炒令黑色，拣出巴豆，令去油尽；苍术六钱，去粗皮，浓煎犀角水浸，受太阳七日，晒干微炒，逐将橘皮同碾为末，将巴豆和入末内研匀，水浸蒸饼为丸，萝卜子大。量儿大小加减丸数，临卧生姜汤下。治小儿惊疳积聚，腹大潮热，揉指咬甲，蛔虫自利，颈核腹痛，遍身疮疥，小便如泔，多汗，嗜泥炭，或疟或渴，或吐或泻，或百日内瘀血绞刺啼叫，脾虚易为伤犯，为疾发生，并宜服之。常服消宿食，破滞气，发散疳毒。

百倍丸　牛膝、补骨脂、龟版各一两，肉苁蓉、虎骨各五钱，木鳖子、乳香、没药、自然铜各二钱，为末，蜜丸梧子大，空心温酒盐汤任下三十丸。治肾虚腰腿痛风及折伤，补损，有百倍之效。

润肾丸　苍术一斤，用韭菜一斤捣汁拌，九蒸九晒；又用小茴一斤同蒸一次，去茴晒干；熟地黄一斤，五味子半斤，干姜冬一两、夏五钱、秋七钱；虚寒加韭子，有火加黄柏各一两，大便燥加黑芝麻四两，为末，枣肉丸梧子大，空心米饮下五七十丸。治脾肾俱虚，善退劳热。盖脾苦湿，以苍术燥之；肾苦燥，以姜枣润之，五味收之是也。

草还丹　苍术四两，用酒、醋、米泔、盐水各浸一两；胡芦巴、故纸、小茴、川乌、川楝肉各一两，覆盆子二钱，木香五钱、山药、穿山甲、地龙、茯苓、枸杞子、牛膝各三钱，为末，酒糊丸梧子大。每五十丸，空心温酒盐汤任下，以干物压之。大壮脾胃，进饮食，益精髓，补肾经，固元阳，轻腰脚，安五脏，通九窍，明耳目，悦颜色，乌须固齿，真延年之剂也。

黄芪丸　黄芪、乌药、茴香、地龙、川椒、防风、川楝子、赤小豆、白蒺藜、海桐皮、威灵仙、陈皮各等分，为末，酒糊丸梧子大。每三十丸，空心温酒下。治肾脏虚风攻注手足，头面麻痹痛痒；或生疮疥，臁疮燋肿。

大黄散　大黄、川芎各一两，甘草、黄芩、枳壳各五钱，每一钱入紫草少许，水煎温服。治麸疮及斑疮，大便不通。

取漏脓法　皮硝三两，苦参一两半，为末，用布四寸长、三寸阔缝一袋，入药半袋，以砒三分放药末中间，方入全药装满，缝袋中，两头安带，跨马系住。治内痔久漏，取脓最妙，惟牛乳外痔不用。

枇杷叶丸　枇杷叶蜜炙二斤，山药一斤，枸杞子、山茱萸各半斤，吴茱萸一两，为末，蜜丸梧子大。每七八十丸，清米饮下。治妇人血崩，经事失期，或前或后，能令有子，极效。

红花汤　水芦花、茅香、红花、槐花、白鸡冠花各等分，水煎服。忌腥滑发气之物。治男女诸般血病。

史国公浸酒方　防风、羌活、虎胫骨、鳖甲、晚蚕砂炒、油松节、白术各二两，秦艽、萆薢、当归、杜仲各三两，牛膝一两，苍耳子四两，枸杞子五两，野茄根蒸熟晒干八两，各咀细，盛布袋中，入大坛内，入好酒三十五斤，封坛口浸十四日满，将坛入水锅悬煮一时，取坛入土内埋三日，去火毒。每日清晨、午后各服五七盅，大有补益。治半身偏枯，手足拘挛，一切风疾神，衰年染患者亦宜。

固本酒　生地黄、熟地黄、天门冬、麦门冬、人参、白茯苓各四两。如上热去人参；下虚寒加韭子二两；妇人虚寒用核桃连皮为引，久服生子。如法浸酒服，忌萝卜、蒜。治虚痨乌须。一方去茯苓，加牛膝、枸杞、黄柏、木香、砂仁。

仙酒方　苍术二两，枸杞、当归、川芎、白芍、陈皮、天麻各一两，晚蚕砂、五加皮、杜仲、枳壳、半夏、肉桂、防己、牛膝、桔梗、木瓜、白芷各五钱，如法浸酒服之。

五积酒　用五积散去麻黄，加防己、杜仲、牛膝，风热合败毒散同浸，渣可为丸。治虚寒筋骨酸疼，腰脚无力。

杂病妇人小儿外科总方

气　类

四君子汤　扶胃降火，补虚固本，气虚有热，用之性缓不暴，不助虚阳，故称君子。治男子一切内伤外感及小儿脾胃不调等证，若女子气虚亦宜用之，惟血虚者不宜，单服耗血。一切大病后最宜服之，以调脾胃。人参一钱，补中益气。白术二钱扶胃健脾。茯苓二钱，养心利水，气弱肾无邪水者去之。甘草六分，和中降火。生姜三片，有汗去之。枣子一枚，水煎，不拘时温服。痰加陈皮、半夏、竹沥、姜汁；虚劳有热合四物汤；内伤停饮目眩去参，加官桂，减甘草；吐泻加藿香、黄芪、扁豆，泄泻不止加诃子、豆蔻；阳虚加附子；脾胃虚弱加官桂、当归、黄芪；胃冷加附子、丁香、砂仁；脾困气短加木香、砂仁、人参；腹胀不思食加白豆蔻、枳实、砂仁；胸膈喘急加枳实、半夏、枳壳；咳嗽加桑白皮、五味子、杏仁；心烦口渴倍参，加黄芪；心烦不安加辰砂、酸枣仁、远志；心热加麦门冬、茯苓、莲肉；气痛加玄胡索、小茴、当归；气块加三棱、莪术、茴香、附子；腹痛加干姜、赤芍、官桂；遍身疼痛加赤芍、官桂；气虚成痿加苍术、黄柏、黄芩；外感寒热，冬加麻黄、桂枝，三时加防风、羌活；风热邪加荆芥、黄芩、薄荷；潮热往来加前胡、川芎；口渴加木瓜、干葛、乌梅；小便不通加泽泻、木通、猪苓；大便不通加槟榔、大黄；小儿风疾加全蝎、白附子、细辛；疹痘已出未成加升麻、干葛；妇人产难加麝香、白芷、百草霜。凡病后调理加陈皮，病后虚热加柴胡、当归、升麻，余可类推。量病依药性，百般加减由人。又有变方之法，如三白汤、六君子汤、观音散、异功散、补中益气汤及乌药顺气散、木香匀气散、七气汤，凡温气、快气、行气、散气、降气、破气、消气、补气、清气，皆自此方而变化之也。

六君子汤　治脾脏不和，呕吐少食，头目不清，上燥下寒，用热药不得者。即四君子汤加陈皮、半夏各等分，甘草减半，姜枣煎服。凡人参养胃汤、四兽饮、卫生汤、托里清中汤之类，皆自此方而变化之也。

血　类

四物汤　调益荣卫，滋养气血。治冲任月事不调，脐腹疼痛，崩中漏下，将理失宜，胎动不安，血下不止及产后乘虚，风寒内搏，恶露不下，小腹坚痛，时发寒热等症；若男子精血虚损发热，亦宜用之。盖女子以血为主，而气为之本，气顺则血活，气滞则血死，故欲治血，当先理气；男子以精为主，而血为之本，血盛则精强，血衰则精惫，故欲益精，当先补血。故二方为男女通用也。

白芍二钱半，缓中破血，腹痛非此不除，心经药也，夏月倍用之。当归二钱，润中和血刺痛如刀，非此不除，肾经药也，冬倍用之。熟地二钱半，滋阴生血，脐痛非此不除，肺经药也，秋月宜倍用之，男子加此。川芎二钱，清阳和血行血，头痛非此不除，肝经药也，春倍用之，女人亦倍，水煎温服。常服顺四时之气，而有对症不愈者，失其辅耳。风加羌活、防风；热加黄芩；燥加天门冬；寒加桂心；阴虚火动加知母、黄柏；有嗽加二陈汤少许；老人性急作劳，两腿痛加桃仁、陈皮、牛膝，生甘草，入生姜研，潜行散热，饮三四帖而安；贫劳人秋深浑身发热，手足皆疼如煅，昼轻夜重，倍芎、芍，加人参、五味子；如喘，手足仍疼，加牛膝、人参、白术、桃仁、陈皮、甘草、槟榔、生姜，五十帖而安；如性急人味厚，常服热燥之药，左胁红点痛，必有脓在内，加桔梗、香附、生姜，煎，服十余帖，痛处肿，针出脓，再用数帖调理而安；如贫妇性急血如注，倦甚，加香附、侧柏，四服觉渴，单服十余帖而安；如怀孕暗哑不能言，加硝、黄各一钱，蜜少许，沉冷时时呷之，心火下降，肺金自清，则能言矣。其余照依药性类推及妇人门加减。又如犀角地黄汤、当归和血散，凡补血、温血、生血、凉血、止血、行血、破血、消积血，皆自此方而变化之也。

八物汤　治气血俱虚，男妇百症、小儿疹痘通用。即四君子汤合四物汤，水煎温服，加减同前。有痰合二陈汤，名八物二陈汤。凡人参养荣汤、十全大补汤、正气补虚汤之类，皆自此方而变化之也。

痰　类

二陈汤　痰乃脾胃津液，周流运用，血气由之，如道路，然不可无者。湿盛痰多，加以外感固滞于中，斯为患耳。痰不盛者，有感亦轻风寒客之，煽以相火，则上攻心目，而为暗风痰厥；暑湿乘之；血气相著，附于筋骨，而为肿毒瘫患；怒火迷窍，则为癫狂。十病九痰，诚哉！此方总括一身之痰。如要上行，加引上药，如要下行，加引下药。惟酒痰、燥痰不宜。

陈皮二钱，和脾消痰利气。半夏一钱，燥湿豁痰，温中。血虚燥证，须用姜汁制曲。茯苓八分，行窍渗湿和中。甘草四分，健脾泻火和中。生姜三片，水煎温服。如血虚合四物汤；气虚合四君子汤；湿痰身重倦怠，加苍术；寒痰气喘加杏仁、麻黄、细辛、紫苏；风痰加南星、僵蚕、皂角；痰盛加竹沥、姜汁；热痰加黄芩、黄连；胃脘痰火加石膏；痰结吐不出，加瓜蒌仁；血痰加黄芩、麦门冬、知母、芍药、竹沥、姜汁；胸中郁痰加香附、朴硝；胸中老痰及虚痰燥痰，去半夏，加贝母、海粉。各病照依药性类推，加减由人。又如星香散、导痰汤，凡一切行痰、消克痰积之药，皆自此方而变化之也。

郁 类

越曲丸 凡愿欲不遂，如寡妇僧道之类，名利不遂，或先富后贫之类，或久病不愈，皆宜用之。

苍术、神曲、川芎、山栀、香附各等分为末，水丸绿豆大，温汤下七十丸。盖气血痰三者，多有兼郁，而郁有六，随证加减。如气郁胸胁痛，脉浮细，合四君子汤；血郁四肢无力，能食便红脉沉，合四物汤；痰郁动则喘，寸脉沉滑，合二陈汤；湿郁周身走痛，或关节痛，遇阴寒则发，脉沉细，加白芷、茯苓，热郁小便赤，脉沉数，加青黛；食郁暖酸腹饱不能食，左寸脉平和，右寸脉紧盛，加山楂、针砂。春诸郁加防风，夏诸郁加苦参，秋冬诸郁加吴萸。又如六郁汤、流气饮子、四七汤、分气饮之类，皆自此方而变化之也。

六郁汤 能解诸郁。陈皮、半夏、川芎、苍术各一钱，赤茯苓、山栀仁各七分，香附二钱，砂仁、甘草各五分，生姜三片，水煎服，随证加减。

阴虚生内热汤 当归、川芎、苍术、陈皮各八分，白芍、山栀、天花粉各六分，白术、麦门冬夏月多用、沙参各七分，玄参五分，黄柏三分，甘草二分，生姜三片，水煎服。或以山药代参、术，久服去川芎，冬月加破故纸。此方与下阴分生阳汤，义相发明。

阴分生阳汤 白术七分，白芍六分、当归一钱，甘草二分，苍术五分，陈皮八分，生姜三片，枣子一枚，或加参、苓，或以山药代参、苓，水煎服。入蜜亦可。加肉果、破故纸亦可，冬日尤宜用故纸。盖主三焦者，乃下焦元气生发之根蒂也。

升阳益胃养荣汤 当归一钱全用，随参、术能补益。白芍八分炒，随白术能理脾。人参七分，山栀仁炒八分，甘草五分，如食菘菜，以蜜代之。白术五分，木通五分以渐而减，生姜三片，枣子二枚、粳米一撮，水煎热服。盖苍术、山栀大能除郁，因食冷物，郁火于脾胃者，故属脾。脾者，土也。热伏地中，此病多因血虚而得之也。又有胃虚过食冷物，郁遏阳气于脾土之中，并宜服之。又肉果、补骨脂二物，冬月可服。以上三方，古庵所立，郁门曾纂其略，今更详之。

通用古方诗括

此等方如文家程式，不可不记以为骨。但外感内伤当依各门类加减穿合摘变而通之。加者，本方外加别药一二味。减者，本方内减去一二味。穿者，如四君子汤穿四物汤、二陈汤，二三方穿而为一，或有去取。合者，如四君子汤合四物汤，更无去取。摘者，如用四君子汤，有痰摘二陈汤中陈皮、半夏；血虚摘四物汤中当归或地黄二味；血虚头痛，摘川芎一味；血虚腹痛，摘芍药一味。千方万方，丸药皆然。知此则处方有骨，正东垣所谓善用方者不执方，而未尝不本于方也。凡诗括内方无等分者，悉见各门总方及用药赋。

麻黄汤中用桂枝，杏仁甘草四般儿，发热恶寒身体痛，须知一服汗淋漓。见卷三"伤寒"。

桂枝汤内药三般，芍药甘草一处攒，若把二方相合服，方名各半治伤寒。见卷三"伤寒"。

九味羌活汤防风，黄芩白芷与川芎，苍术生地细辛草，煎法还用姜枣葱。见卷三"伤寒"。

大羌活汤即九味，己独知连术相助，一十四般白水煎，两感风寒须此治。见卷三"伤寒"。

香苏散即君香苏，甘草陈皮各半咀，无汗麻黄宜量入，脑痛芎芷不可无。见卷三"伤寒"。

升麻葛根汤四味，攒上芍药甘草是，伤寒发热与头疼，汗出恶寒风热治。见卷三"伤寒"。

十神汤内紫苏多，甘草陈皮香附颗，干葛升麻并芍药，川芎白芷麻黄和。见卷三"伤寒"。

古苍荆散药相等，甘草减半性不猛，未发热时宜急煎，感冒风寒湿可省。

又名冲和散。苍术、荆芥各等分，甘草减半，水煎温服。治感冒寒湿，身体沉重，肢节酸疼，项背拘急，鼻塞声重，气壅上盛，咽喉不利等症。

消风百解散荆芥芷，陈皮麻黄苍术比，甘草攒成姜葱煎，头疼发热咳嗽使。

荆芥、苍术、白芷、陈皮、麻黄各八分，甘草四分，姜葱煎服。治四时伤寒，头疼发热，鼻塞声重。如咳嗽加乌梅。

参苏饮内用陈皮，桔梗前胡半夏宜，干葛茯苓同甘草，木香枳壳总堪题。见卷三"伤寒"。

大青龙汤桂麻黄，甘草杏仁石膏藏，生姜枣子煎热服，恶寒无汗用为良。见卷三"伤寒"。

小青龙汤治喘嗽，姜桂麻黄细辛凑，半夏五味芍药甘，心胸水气自然透。见卷三"伤寒"。

白虎汤中用石膏，甘草知母本方抄，人参亦有加之用，热渴虚烦用米熬。见卷三"伤寒"。

竹叶石膏汤用参，门冬半夏更加临，甘草生姜兼用米，虚寒自利热家寻。见卷三"伤寒"。

黄连解毒汤四味，黄柏黄芩栀子是，退黄解热又除烦，吐血便红皆可治。见卷三"伤寒"。

人参败毒散桔梗，甘草川芎茯苓等，枳壳前胡羌独活，柴胡十味性凉冷。见卷三"伤寒"。

瓜蒂散中赤小豆，二味匀平有传授，豆豉一合水同煎，吐去膈痰须此救。见卷三"伤寒"。

小柴胡汤只五般，半夏人参一处攒，更有黄芩与甘草，加减由人效百端。见卷三"伤寒"。

大柴胡汤用大黄，半夏枳壳此为良，

更有黄芩赤芍药，姜枣煎来利大肠。见卷三"伤寒"。

小承气汤枳朴黄，结胸谵语煎之尝，三化汤只加羌活，中风窍闭效非常。

三化汤 即本方加羌活等分，水煎服。利中风九窍俱闭，唇缓舌强。

大承气汤用朴硝、大黄等分不须饶，厚朴倍加并枳壳，通肠利便有功劳。见卷三"伤寒"。

桃仁承气五般奇，甘草硝黄并桂枝，血症发黄并血竭，热泄乱语总相宜。见卷三"伤寒"。

四逆汤中姜一两，生附减半去皮尖，二两甘草水煎服，厥而下利用之痊。见卷三"伤寒"。

理中汤用甘草姜，白术人参是泛常，若是内中加附子，更名附子理中汤。见卷三"伤寒"。

小建中汤芍药三，生姜甘草一分参，更有桂枝一两半，胶饴大枣治虚寒。见卷三"伤寒"。

玄武汤中芍药魁，茯苓白术甘草煨，附子炮来加减用，生姜五片阳可回。见卷三"伤寒"。

炙甘草汤参阿胶，麦门生姜大枣饶，生地黄麻子仁桂，入些酒煮治虚劳。见卷三"伤寒"。

补中益气黄芪参，甘草白术当归身，柴胡升麻陈皮伴，形劳虚损喘皆并。见卷三"内伤"。

升阳益胃参术芪，黄连半茯草陈皮，泽泻防风羌独活，柴胡白芍也堪题。见卷三"内伤"。

益胃升阳当归身，参术芪芎曲炒陈，甘草升麻柴胡使，秋间服者去黄芩。见卷三"内伤"。

调中益气橘升麻，甘草柴胡苍术加，黄芪木香参八味，从前选用也堪夸，见卷三"内伤"。

升阳补气汤升麻、泽泻防风白芍夸，厚朴柴胡羌独活，甘草地黄生用佳。

升麻、泽泻、防风、白芍、羌活、独活、甘草各五分，厚朴一分，柴胡一钱二分，生地七分半，姜枣煎服。治饮食不时，饥饱劳役，胃气不足，脾气下溜，气短无力，不能寒热，早饭后昏闷怠惰，四肢不收，懒于动作，五心烦热。如腹胀及腹窄狭，加厚朴；腹中硬，加砂仁。

双和散桂甘草芍，黄芪参归熟地黄，姜枣煎来补气血，虚劳少食也堪尝。见卷三"内伤"。

升阳散火汤升麻，葛根柴胡防风加，炙草人参羌独活，生甘芍药总堪夸。见卷三"内伤"。

通关细辛皂角等，入鼻须看有嚏否，去辛加半或加矾，方名救急稀涎散。

通关散 细辛、皂角等分为末，吹入鼻内。治中风不省，牙关紧闭。用此有嚏可治，无嚏者死。

稀涎散 皂角、半夏、明矾各等分为末，每二钱，白汤调服，即吐。治中风肢散涎潮，膈塞气闭不通。

乌药顺气散陈皮姜，枳壳僵蚕芎芷详，甘草麻黄桔梗入，中风先服最为良。

乌药、陈皮各一钱批：一钱一本作二钱，干姜二分半，枳壳、僵蚕、川芎、白芷、桔梗、甘草各五分，麻黄一钱半，姜枣煎，温服。治男妇一切风气攻注，肢节疼麻瘫痪，言语謇涩。先服此疏气道，然后进以风药。气升为逆，降下为顺，顺气者正所以降气也。如阴积浮肿，合五积散；麻痹痛极，合三五七散；二三年不能行者，合独活寄生汤；日夜疼痛，合左经汤。

祛风通气散乌药君，芎芷甘梗橘术臣，麻壳人参为佐使，姜枣煎来任屈伸。

乌药一钱半，川芎、白芷、甘草、桔梗、陈皮、白术各一钱，麻黄、枳壳、人参各五分，姜枣煎服。或为末，每二钱，紫苏、木瓜煎汤调服。瘙痒加薄荷少许。治男妇气虚，内风攻注，或外风中袭，头目昏痛，鼻塞口㖞语涩，甚则身如板片，挛拳屈伸不便，肩背刺痛，胸胁膨胀，脚膝软弱，痰多咳嗽，呕吐恶心，吐泻不食，胎前产后，一切虚风等症。

星香散内炮南星，更有木香生用灵，若加川乌与附子，方名改换号三生。

星香散 南星四钱，木香五分，姜十片，水煎热服，治中风痰盛，服热药不得者。

三生饮 南星二钱，川乌、附子各一钱，木香五分，姜十片，水煎温服。治中风昏迷，痰涎壅并，口眼㖞斜，半身不遂，脉沉无热者可服。去川乌，名星附汤。

资寿解语汤附子风，天麻酸枣桂羚充，甘草羌活次第入，竹沥多凑立奇功。

附子、防风、天麻、酸枣仁各三分，官桂、羚羊角各七分半，甘草、羌活各五分，水煎，入竹沥调服。治风中心脾，舌强不语，半身不遂。

小续命汤防己桂，杏仁黄芩芍药配，甘草参芎与麻黄，附子防风一同例。

防己、肉桂、杏仁、黄芩、芍药、甘草、人参、川芎、麻黄各一钱，附子五分，防风一钱半，姜枣煎服。治卒暴中风，不省人事，渐觉半身不遂，口眼㖞斜，手足颤掉，语言謇涩，肢体麻痹，精神昏乱，头目眩晕，痰壅筋挛，骨节烦疼。又治脚气缓弱及久病风人，每遇天气阴晦，节候变更，宜预服之，以防喑哑。如有六经见症，加减照依伤寒：无汗恶寒合麻黄汤，有汗恶风合桂枝汤，

身热无汗合白虎汤，有汗合葛根汤，身凉无汗合古姜附汤，有汗合古桂附汤。无此四症，少阴厥阴肢节挛痛麻木，用本方八钱，加羌活四两，连翘六两，为丸服亦好。

交济汤 即本方合排风汤加槟榔。

排风汤术桂苓芎，杏芍甘麻与防风，独活当归白鲜佐，稀涎治搐最多功。

白术、肉桂、川芎、杏仁、芍药、甘草、防风、当归各五分，茯苓、麻黄、独活各七分半，白鲜皮二分半，姜煎温服。治男妇中风及风虚冷湿邪气入于五脏，令人狂言妄语，精神错乱，以至手足不仁，痰涎壅盛。此汤安心定志，聪耳明目，大理荣血，去肝邪。服有微汗，不妨。

大秦艽汤羌独活，芎芷甘辛两地黄，归芍、芩苓防白术，石膏十六味平良。

秦艽、石膏各一钱半，羌活、独活、川芎、白芷、甘草、生地、熟地、当归、白芍、黄芩、茯苓、防风、白术各一钱，细辛二分半，水煎温服。治中风内外无症，知为血弱不能荣筋，手足不能运动，舌强不能言，宜养血而筋自荣，如天阴雨加生姜，心下痞加枳实。

羌活愈风汤草参芪，防风蔓细枳艽皮，麻菊薄荷枸独芷，芎归杜仲柴前知，生熟地黄半朴桂，芩苓芍术己膏依。

羌活、甘草、人参、黄芩、防风、蔓荆子、细辛、枳壳、秦艽、地骨皮、麻黄、甘菊花、薄荷、枸杞子、独活、白芷、川芎、当归、杜仲、柴胡、前胡、知母、熟地、半夏、厚朴、防己各五分，生地、石膏、苍术各一钱，肉桂二分半，芍药、黄芩、茯苓各七分半，水煎遇天阴，生姜三片煎，空心温服。治肝肾虚，筋骨弱，语言难，精神昏聩及风湿体重，或瘦而一肢偏枯，或肥而半身不遂，或

恐而健忘，喜已多思，皆精不足也，宜此安神养心，调阴阳，不问男妇小儿，风痫急慢惊风，神效。

万宝回春汤甚奇，甘麻芩己杏仁依，生地熟地芎归芍，黑附香附陈半皮，茯神参术防风桂，乌药川乌姜黄芪。

防风通圣将军芍，薄荷芎归草朴硝，栀翘芩梗并白术，麻黄荆芥滑石膏。见卷三"内伤"。

川芎茶调散薄荷，白芷防风甘草和，更有细辛羌活等，荆芥同煎用者多。

川芎、荆芥各四两，薄荷、白芷、甘草、羌活各二两，防风一两半，细辛一两，为末，每二钱，茶清调服。治诸风上攻，头目昏重，偏正头疼，鼻塞声重。

消风散用荆芥参，甘草陈皮白茯苓，僵蚕芎劳防风藿，蝉蜕厚朴羌活停。

荆芥、甘草各二两，人参、茯苓、僵蚕、川芎、防风、藿香、蝉蜕、羌活各一两，陈皮、厚朴各五钱，为末。每二钱，感风头痛，鼻流清涕，荆芥煎汤下，疮癣温酒下。治诸风上攻，头目昏眩，项背拘急，鼻塞声重耳鸣及皮肤顽麻疹痒，妇人血风，头皮肿痒；又治眼胞皮肉有似胶凝，肿如桃李，时出热泪及偏风牵引两睑赤烂，经年不安，风眼要药也。

三五七散山茱萸，姜附细辛防茯咀，每服二钱温酒下，风寒入脑致阳虚。

附子、细辛各三两，山茱萸、炮干姜各五两，防风、茯苓各七两一方无茯苓，有山药五两，为末，每二钱，酒调服。治阳虚风寒入脑，头痛目眩运转，耳内蝉鸣，一切风寒湿痹脚气缓弱及八风五痹，肢体不仁等症。

山茱萸散甘菊花，人参山药茯神遮，小芎六味各五钱，治眩晕转实堪夸。

山茱萸一两，甘菊、人参、山药、茯神、小芎各五钱，为末。每二钱，茶清或酒调服。治风眩头晕有效。

羌吴汤麻藁升芪，黄柏芩连与芎归，细蔓红花苍术半，头顶项痛即时移。

黄芩、黄柏各二钱，苍术一钱、羌活、麻黄、吴萸四分，藁本、升麻、黄芪各二分，当归、川芎、蔓荆子、细辛、黄连、半夏、红花各一分，水煎温服。治厥阴头顶项痛或痰涎厥冷，脉浮而缓。

升麻胃风葛芷苍，柴藁蔓归草蔻羌，甘柏麻黄姜枣煮，能消面肿与牙眶。

明日流气饮大黄，芎辛牛蒡菊花防，芥蔓蒺玄甘木贼，决明栀子与芩苍。

大黄、川芎、细辛、牛蒡子、甘菊、防风、白蒺藜、荆芥、蔓荆子、玄参、甘草、木贼、黄芩、山栀各一两，草决明一两半，苍术二两，为末，每二钱，临卧冷酒调服。治肝经不足，风热上攻，视物不明，常见黑花，当风多泪，隐涩难开；或生翳膜，妇人血风，时行暴赤，一切眼疾，并宜服之。

洗心散用麻大黄，白术当归芍药凉，荆芥穗同甘草等，姜薄加上水煎汤。

麻黄、大黄、当归、芍药、荆芥、甘草各八分，白术六分，加生姜、薄荷各少许，水煎服。治风痰壅滞，心经积热，口苦咽干，二便秘涩，眼睛肿痛，多泪羞明，并皆治之。

洗肝散用薄荷叶，当归羌活山栀仁，大黄防风甘草等，川芎治眼效如神。

各等分为末，每二钱，热水调服。治风毒上攻，暴赤肿痛，隐涩眵泪等症。

川芎石膏散归术，芩栀大黄寒水石，滑菊荆参草梗砂，防翘薄荷叶煎熟。

川芎、芍药、当归、山栀、黄芩、大黄、菊花、荆芥、人参、白术各五分，滑石四钱，寒水石、桔梗各二钱，甘草三钱，石膏、防风、连翘、薄荷各一钱，砂仁二分半，水煎温服，忌姜、醋、发热物。治风热上攻，头目昏眩痛闷，风痰喘嗽，鼻塞口疮，烦渴淋闭，眼生翳膜。此药清神爽志，宣通气血，又治中风偏枯，解中外诸邪，调理诸病劳复传染。

还睛散用白蒺藜，草决木贼与山栀，防甘蝉蜕青葙子，为末门冬汤下之。

蒺藜、甘草、木贼、防风、山栀各五钱，草决明一两，青葙子、蝉蜕各二钱半，为末。每二钱，麦门冬煎汤下。治肝肺一切风热翳膜及肾风热，或睛忽痛如针刺，或小儿疳眼初起涩痛，久则生疮翳肿，泪出难开，一切肝风及泻痢后虚热上冲，不可点者并宜服之，为眼科通用之药。

蝉花散即还睛散，加上荆芥草龙胆，蔓蜜芎菊各均平，茶清调下昏翳展。

白蒺藜、甘草、木贼、防风、山栀、草决明、青葙子、蝉蜕、川芎、荆芥、蔓荆子、密蒙花、菊花、草龙胆各等分
一方无青葙、龙胆，有谷精草、羌活、黄芩等分。为末。每二钱，茶清或荆芥煎汤调服。治肝经蕴热，毒气上攻，眼目赤肿，昏翳多泪羞明，一切风毒并宜。

四物龙胆汤地黄，川芎芍药当归良，防风防己草龙胆，眼疼食后水煎尝。

当归、川芎、赤芍、生地各一钱，防风六分，草龙胆、防己各四分，水煎温服。治目赤暴发云翳，疼痛不可忍。

补阳汤八物除川芎，黄芪羌独活防风，泽泻陈柴知母桂，空心煎服效非常。
见六卷

犀角升麻汤白芷，防风川芎白附子，甘草羌活与黄芩，风热牙疼皆可使。

犀角七分半，升麻、防风、羌活、川芎、白芷、黄芩、白附子各五分，甘草一分半，水煎漱服。治胃经风毒，气血凝滞，麻痹不仁，鼻额间痛，唇口颊车发际连牙肿痛，口不能开，虽言语饮食亦妨碍，左额颊上如糊绷急，手触之则痛。

独活散内用川芎，羌活荆防薄荷成，生地黄兼细辛使，煎来嗽咽治牙龈。

独活、川芎、羌活、防风各五分，荆芥、薄荷、生地、细辛各二分，水煎漱服。治风毒攻注，牙龈肿痛。

甘露饮两地山茵陈，天麦枇杷枳壳芩，石甘等分煎之用，男妇咽牙客热灵。

生地黄、熟地黄、茵陈、天门冬、麦门冬、枇杷叶、枳壳、黄芩、石斛、甘草各等分，水煎服。治胃中客热，咽膈干燥，牙痛龈肿，或身黄如疸等症，用之如神。

通气防风汤羌独君，藁本荆芎甘五分，郁加升柴寒苍柏，太阳脊强痛堪均。

防风、羌活、独活各一钱，藁本、蔓荆子、川芎、甘草各五分，水煎温服。治手足太阳经气郁不通，肩背痛不可回顾，脊痛项强腰似折，项似拔。如身重腰沉沉然者，经中有寒湿也，加酒浸防己，轻加附子，重加川乌各一钱；有郁加升麻、柴胡；有湿热加苍术、黄柏各五分。

活络汤用羌独活，芎归白术甘草嚼，姜煎一盏不拘时，风湿臂痛胜诸药。

羌活、独活、川芎、当归、白术、甘草各一钱半，姜煎温服。治风湿臂痛诸药不效者。

舒经汤中姜黄最，归草桐术共切碎，赤芍羌活又少些，沉香磨服治诸痛。

姜黄五钱，当归、甘草、海桐皮、白术各二钱半，赤芍、羌活各二钱二分半，分二帖，姜煎，入沉香少许，腰以上痛食后，腰以下痛食前服。治气血凝

滞经络，以致臂痛不举及诸痛用针灸不效者。

五痹汤中羌白术，姜黄防己二钱足，甘草一钱姜同煎，筋缓皮顽堪再续。

羌活、白术、姜黄、防己各二钱，甘草一钱一方有柴胡，姜煎热服。治风寒湿气客留肌体，手足缓弱，顽麻不仁。

三痹汤即寄生汤，黄芪续断凑成方，一切风痹拘挛疾，煎服为丸任意尝。

杜仲、牛膝、细辛、人参、茯苓、桂心、白芍、甘草、防风、当归、川芎、黄芪、续断各一钱，独活、秦艽、生地各五分，姜枣煎热服。治血气涩滞，手足拘挛，风痹等疾。

黄芪汤治浑身麻，蔓草橘参芍药遐，临卧水煎还滚服，大热三分黄柏加。

黄芪、人参、芍药各一钱，蔓荆子四分，橘皮、甘草各六分，水煎热服。治头面手足胕背腿脚，或遍身麻木不知，及两目羞明，隐涩睛痛。

补气汤黄芪白芍，甘草泽泻陈皮搏，水煎能治皮肤麻，兼医眼目多昏错。

白芍、陈皮各一钱半，黄芪、甘草各一钱，泽泻五分，水煎温服。治肝气不行，皮肤间麻木，兼治两目缩小，羞明畏日，视物无力。

五积白芷陈皮朴，桔梗枳壳川芎芍，甘草苍术茯苓归，半夏桂姜麻黄着。熟料去麻加土乌药，除芷桂外醋炒略。

五积散 白芷、川芎、芍药、甘草、茯苓、当归、肉桂各三分，陈皮、麻黄各六分，厚朴、干姜各四分，桔梗一分半，枳壳五分，半夏二分，苍术七分半，姜葱煎服。冒寒用煨姜；如腹痛或挟气加吴萸；调经入艾醋；体薄有汗去苍术、麻黄；气虚去枳、梗，加参、术；若产后余血流入遍身，肢节腰脚疼痛，去麻黄，加人参、木瓜、桃仁、小茴，姜煎。

此方大治感冒寒邪，头疼身痛项强，拘急恶寒，呕吐腹痛及伤寒发热，头痛恶风，内伤生冷，外感风寒，并寒湿客于经络，腰脚酸疼，及妇人经脉不调及腹痛带下等症。

熟料五积散 即本方除白芷、肉桂二味外，余十三味，用慢火炒令色变，摊冷，入桂、芷和匀。产后寒热去麻黄，用乌药一钱，俱用淡醋炒过；寻常冬月，感寒无汗，量用麻黄同诸药干炒；半身不遂，或复麻痹及卒中风，加麝少许；四肢逆冷呕吐，加附子二分；久虚脾泻，每用略炒过，加陈米一撮，乌梅一个；乳痈初作，加牛膝、生地各三分；产后及寻常血气痛，加木香、玄胡索各五分。

藿香正气用紫苏，大腹皮桔梗咀，甘草茯苓半夏曲，厚朴白芷枣姜扶。见卷三。

又不换金正气散，苍陈朴半藿甘六，伤湿须加白茯苓，汗多去苍换白术。见卷三。

神术散用五两苍，芎芷细辛藁本姜，甘草六件各一两，风寒泄痢总相当。

苍术五两，川芎、白芷、细辛、藁本、羌活、甘草各一两，每三钱，姜葱煎温服，伤风鼻塞，为末，葱白茶清调下。治四时感冒风寒及中雾露，头疼项强，寒热身痛，鼻塞声重，咳嗽，时行飨泄下痢，皆效。

金沸草散麻甘芍，荆芥前胡半夏姜，肺受风寒头目痛，咳嗽声黏时疫方。见卷三。

苏沉九宝饮薄荷陈，麻桂桑苏与杏仁，大腹皮同甘草入，诸般咳嗽效如神。

薄荷、陈皮、麻黄、官桂、桑白皮、紫苏、杏仁、大腹皮、甘草各等分，生姜、乌梅煎服。治诸般咳嗽。哮吼夜不得卧。

发明半夏温肺汤，细辛桂心旋复花，甘草陈皮参桔梗，芍药茯苓赤者佳。

半夏、细辛、桂心、旋复花、甘草、陈皮、人参、桔梗、芍药各五钱，赤茯苓三分，每四钱，姜煎温服。治虚寒咳嗽及中脘痰水冷气，心下汪洋嘈杂，多唾清水，胁胀不食，脉沉弦细迟，此胃虚冷所致也。

人参清肺饮乌梅，桑地骨皮识母培，阿杏桔梗甘罂粟，加蜜澄清得效来。

人参、乌梅、桑白皮、地骨、知母、阿胶、桔梗、甘草、罂粟壳、杏仁等分，枣煎，入蜜一匙，澄清温服。治肺胃虚寒，咳嗽喘急，并久劳嗽，唾血腥臭。

洗肺散半夏黄芩，天麦门冬与杏仁，甘草五味姜煎服，咳嗽痰盛用最灵。

半夏三分，黄芩二分半，天门冬、麦门冬、五味子、甘草各五分，杏仁一分，姜煎温服。治咳嗽痰盛，肺气不利。

贝母散中桑白皮，款冬花与杏仁知，五味甘草姜煎熟，火嗽日久服无时。

贝母、桑白皮、五味子、甘草各五分，知母二分半，款冬花二钱，杏仁三钱，姜煎温服。治咳嗽多日不愈，火嗽亦宜。久甚者加黄蜡五分，同煎以润肺。

款冬花散知母先，桑叶麻黄阿胶拈，杏仁贝母并半夏，甘草㕮咀入姜煎。

款冬花、杏仁、阿胶、麻黄、半夏各五分，桑叶、知母、贝母、甘草各一钱，姜煎温服。治肺感风寒，咳嗽咽痛，鼻塞流涕。

木瓜汤用吴茱萸，茴香甘草苏盐扶，再研生蒜涂心脚，不虑昏危入腹俞。

木瓜、吴萸各二钱，茴香三分半，甘草二分，生姜、紫苏各少许，水煎入盐一撮，温服。治霍乱吐泻，转筋扰闷。

手拈散用玄胡索，没药甘草五灵脂等分为末，每服三钱温酒下，心脾气痛总能医。

一方只用玄胡索、五灵脂等分，先将灵脂焙干，后同玄胡索将水炆熟，去渣，入酒醋少许，即服。

鸡舌香散有良姜，赤芍肉桂香附良，天台乌药同甘草，入盐些小点煎汤。

良姜、赤芍、肉桂、香附、乌药各四钱，甘草五分，为末，每二钱，盐汤点服。治男妇脏腑虚弱，阴阳不和，中脘气滞，停积痰饮，胸膈胀满，心脾引痛。

蟠葱散用玄胡索，桂姜苍术甘砂搏，棱莪青槟白茯丁，葱煎热服见欢乐。

玄胡索、肉桂、干姜各一分，苍术、甘草各四分，砂仁、槟榔、丁皮各二分，三棱、莪术、青皮、白茯苓各三分、连须葱一根，水煎热服。治男妇脾胃虚冷，气滞不行，攻刺心腹，痛连胸胁，膀胱、小肠肾气及妇人血气刺痛，并皆治之。

香薷散内药三般，厚朴相参扁豆攒，加上黄连称绝妙，和中祛暑最能安。

香薷一钱半，厚朴、扁豆、黄连各七分，四味俱用姜汁拌和炒香，水煎，入酒少许，必竟冷服乃效。治伏暑引饮，或吐或泻。姜能祛暑和中，惟气实者宜用。

薷藿汤 即香薷散合藿香正气散。香葛汤即香薷散合升麻葛根汤。

十味香薷散 即香薷散合四君子汤，加黄芪、木瓜等分为末，热汤冷水任调下。消暑气，和脾胃。

桂苓甘露饮即五苓，加上寒水滑石膏，甘草为末姜汤下，湿热霍乱见功高。

茯苓、泽泻各一两，白术、猪苓、肉桂各五钱，甘草、石膏、寒水石各二两，滑石四两，为末，每三钱，温汤新汲水任下，姜汤尤良。治伤寒中暑，冒风饮食，中外一切所伤，湿热内甚，口干烦渴饮冷，霍乱转筋，腹满痛闷及小儿吐泻惊风。一方去猪苓，加人参、藿香、葛根、木香。

六和汤半夏缩砂仁，杏仁参草扁豆停，木瓜赤茯藿香叶，香薷厚朴治泻频。

半夏、砂仁、杏仁、人参、甘草各二分，扁豆、木瓜、赤茯苓、藿香各四分，香薷、厚朴各八分，姜枣煎温服。治暑伤心脾，霍乱转筋，呕泻寒热，痰嗽痞喘，头目昏痛，肢体浮肿，便涩，冒暑背寒伏热，厥冷疟痢，中酒烦渴畏食。又暑毒客上焦，胸膈痞塞，上气喘急，汤药入口即吐，加麝少许神效；如日间冒暑，夜感风露，加川芎、羌活，妇人胎前产后亦宜。

清暑益气草参芪，麦冬五味青陈皮，泽泻升麻苍白术，神曲葛柏与当归。见卷三。

清脾饮里有柴胡，半夏黄芩草果咀，白术茯苓加厚朴，青皮甘草枣姜扶。

柴胡、半夏、黄芩、草果、白术、茯苓、厚朴、青皮各等分，甘草减半，姜枣煎服。治因食伤脾，停滞痰饮，发疟热多寒少，或但热不寒，膈满能食，口苦舌干，心烦而渴。此方乃小柴、平胃、二陈合而加减。一方倍茯苓至五钱，加常山二钱，姜煎露服，五更截疟，令人不吐为妙。

人参养胃术苓甘，陈半朴果藿梅堪，能医外感停痰食，寒疟尤当早服含。

寒多加桂附，有热加柴胡、黄芩。见卷三。

芎归鳖甲散茯苓，芍药半夏橘红青，热加柴胡寒草果，乌梅姜枣畏劳形。

鳖甲一钱，川芎、当归、茯苓、芍药、半夏、陈皮、青皮各五分，乌梅一个，姜枣煎服。治劳疟寒热。如热多加柴胡，寒多加草果。

对金饮子先厚朴，苍术甘草陈皮撮，加上草果又为良，姜枣煎来调治疟。

厚朴、苍术、甘草、陈皮、草果各等分，姜枣煎服。治寒热疟疾，愈后调理脾胃尤好。

导滞汤归芩连桂，大黄槟木甘草次，赤加甘草白加姜。胃弱去黄加术制。见卷六。

地黄汤芍术柏榆，枳滑加之因痛坠。

生地、芍药、白术、黄柏各一钱，地榆五分，水煎温服。治血痢疼痛。如腹痛加枳壳、厚朴，后重加滑石。初起用导滞汤，稍久用地黄汤。

真人养脏汤粟壳参，诃子当归肉蔻真，白术木香并芍药，干姜肉桂不须寻。

罂粟壳一钱八分，人参、当归、白术各三分，诃子六分，肉豆蔻二分半，木香七分，芍药八分，干姜、肉桂各四分，一方有甘草九分，水煎服。治大人、小儿冷热不调，下痢赤白，或脓血如血脑，里急后重，脐腹疼痛及脱肛下坠，酒毒便红等症皆宜，惟脏寒者加附子。

渗湿汤中白术先，丁香苍术茯苓兼，甘草陈皮有等分，干姜加上湿皆痊。

白术二钱，苍术二钱，茯苓、甘草、干姜各五分，丁香、陈皮各二分半，姜枣煎服。治寒湿所伤，身体重着，如坐水中，小便涩，大便溏。

除湿汤中用藿香，陈皮厚朴术名苍，白术茯苓并半夏，入些甘草在中央。

藿香、苍术、厚朴、半夏各八分，陈皮、白术、茯苓各四分，甘草二分，姜煎服。治寒湿所伤，身体重着，腰脚酸疼，大便溏泄，小便涩或利。

五苓散内用猪苓，白术茯苓泽泻停，肉桂用之多与少，白水煎来止渴行。见卷三。

四苓散 即本方去肉桂。薷苓汤：

即香薷散合五苓散。

藿苓汤 即藿香正气散合五苓散。

木香化滞汤当归梢，枳实陈皮半夏遥，柴术红花草豆蔻，甘草生姜腹内消。

半夏一钱，柴胡、苍术各四分，草豆蔻五分，木香、陈皮各二分，归尾一分，枳实二分，红花、甘草各半分；姜煎服。治因忧气食湿面，结于中脘，腹皮底彻痛，心下痞满，不思饮食，常常痞气。

卫生汤即六君子，加上山药薏苡仁，泽泻黄连各等分，虚痰火泻效如神。见卷六。

茵陈蒿汤只一味，浓煎退疸去身黄，栀子柏皮兼可用，五苓加上又为良。见卷三。

一清饮子赤茯苓，用芎甘草柴桑皮，生姜枣子煎来服，黄疸发热用之灵。

茯苓二钱，柴胡三钱，川芎、桑白皮各一钱，甘草五分，姜枣煎服。治黄疸发热及诸热通用。

五皮散方亦甚寄，大腹桑根固用皮，茯苓姜橘俱等分，能救浑身没指危。

大腹皮、桑白皮、茯苓皮、生姜皮、橘皮各等分，水煎服，忌生冷油腻坚硬之物。治风湿凝滞脾经，面目虚浮，四肢肿满，心腹膨胀，上气喘急。一方去桑、橘皮，换地骨皮、五加皮，治妊娠子气。

赤小豆汤木猪苓，桑皮防己连翘仁，漆泻当归商陆芍，热甚加犀角又神。

猪苓、桑白皮、防己、连翘、泽漆、泽泻、当归；商陆、赤芍、赤小豆等分，姜煎。治血气俱热，遂生疮疥，变为肿满或生烦渴。

三和汤中君紫苏，橘朴槟榔甘草扶，白术金砂木通等，姜煎行肿可通渠。

紫苏、橘皮、厚朴、槟榔、甘草、白术、海金砂、木通各等分，姜煎温服，治水肿。如脾弱者，倍白术，入姜汁；气虚加人参；血虚加牛膝、当归身。

平肝饮子用防归，枳梗川芎木桂枝，拣参橘芍槟甘草，腹胁妨晕呕胀医。

防风、枳壳、桔梗、桂枝、赤芍各五分，当归、川芎、木香、人参、橘皮、甘草、槟榔各二分半，姜煎。治喜怒不节，肝气不平，邪乘脾胃，心胸腹胁胀满，头晕呕逆，脉来浮弦。

分气紫苏饮陈皮，大腹桑根白共推，甘桔果苓五味子，喘气脾虚病可移。

紫苏一钱六分，大腹皮、桑白皮、甘草、桔梗、草果、茯苓、五味子各二分，姜煎，入盐少许温服。治男妇脾胃不和，胸膈噎塞，腹胁疼痛，气促喘急，心下胀闷，饮食不思，呕逆不止。

大正气散藿香叶，槟榔术半干葛叠，枳壳橘红朴桂甘，风寒湿气胀须涉。

白术一钱半，藿香、槟榔、半夏、干葛、枳壳、橘皮、厚朴、桂枝、甘草各五分，姜枣煎服。治脾胃怯弱，为风寒暑湿气所伤，心腹胀满，有妨饮食。

人参芎归汤木香，蓬术台乌甘草将，砂桂五灵脂半夏，入些苏叶枣生姜。

当归五分，木香、蓬术、乌药、砂仁七分，人参、甘草、官桂、五灵脂各四分，川芎、半夏各一钱，紫苏、姜枣煎服。治咽燥漱水，迷妄惊恐，痛闷喘急，虚汗厥逆，小便多，大便黑，肚腹膨胀，名曰血胀证。

草薢分清饮菖蒲，茯苓甘草天台乌，益智仁等盐煎服，通心气止精浊余。

草薢、石菖蒲、茯苓、甘草、乌药、益智各等分，入盐一捻，煎服，如精滑别以绵裹龙骨同煎。治真元不足，下焦虚寒，小便白浊，频数无度。

人参顺气散芎甘梗，术芷陈皮枳壳

等，麻黄乌药与白姜，一切风寒腰痛省。见卷六。

独活汤中有大黄，桂泽羌翘桃仁防，黄连归柏己甘草，劳役腰痛免成伤。见卷六。

苍术复煎散红花，黄柏柴胡川升麻，藁本泽泻羌白术，脑项背膝腰痛佳。

苍术四两，红花少许，黄柏三钱，柴胡、升麻、藁本、泽泻、羌活、白术各五分，先用水二碗煮苍术至二盅，去渣，入余药煎服。治寒湿相合，脑痛恶寒烦闷，脉沉洪，项背脊骨髀眼膝腰疼痛。忌油面。

补肾汤即四君子，加芪附沉羌木瓜，甘草紫苏川芎少，寒疝泄泻用之佳。

人参、白术、茯苓、黄芪、附子各一钱，沉香四分，羌活五分，木瓜一钱半，紫苏三分，川芎、甘草各二分半，姜煎温服。治寒入小腹，疼痛泄泻，胸满痞塞。

白葱散即四物汤，枳朴莪棱茯桂姜，参楝曲蘖青茴术，葱盐煎治冷膀胱。

川芎、当归、生地、芍药、枳壳、厚朴、莪术、三棱、茯苓、官桂、干姜、人参、川楝肉、神曲、麦芽、青皮、茴香、木香各等分，葱白、食盐煎服。如大便利，用诃子；大便秘，去盐，入大黄。治一切冷气，入膀胱疝痛，兼治胎前产后腹痛，胎动不安，或血刺动、兼血脏宿冷，百节倦痛，肌体怯弱，劳伤带癖。

聚香饮子乳沉丁，木檀藿香叶共成，胡索姜黄乌梗桂，甘草姜煎疝气宁。

乳香、沉香、丁香、木香、檀香、藿香各五分，玄胡索、姜黄、川乌、桔梗、桂心、甘草各二分半，姜枣煎服。治七情所伤，遂成七疝，心胁引痛，不可俯仰。

乌附通气汤四苓散，加归芎橘香楂草，不问疝气久与新，风寒暑湿气皆扫。

白术七分，茯苓、泽泻各五分，猪苓、甘草、木香各三分，乌药、香附、当归、芍药、山楂、橘皮各一钱，水煎温服。治新久疝气，风寒暑湿，七情皆效。痛甚加槟榔、玄胡索，脉沉细恶寒加吴萸。

槟苏散内香苏多，甘陈槟瓜一半和，姜葱煎服治脚气，风湿疏通效若何。

苏梗、香附各二钱，甘草、陈皮、槟榔、木瓜各一钱，姜葱煎。治风湿脚气，疏通气道。

左经汤麻桂芩壳，柴半甘加羌防朴，姜苓小草己门冬，对症加减旋斟酌。

麻黄、桂心、黄芩、枳壳、柴胡、半夏、甘草、羌活、防风、厚朴、白姜、茯苓、小草、防己、麦门冬各等分，姜枣煎服。治三阳经脚气，痰湿风肿，腰足拘挛，喘满烦闷，大小便秘。如自汗去麻黄，加白术、牡蛎；有热去桂，加前胡、升麻；腹痛加芍药或附子；便闭加大黄、竹沥；喘满加杏仁。

大腹皮散宣木瓜，苏叶子同萝卜佳，沉香乌药槟榔橘，枳壳桑皮荆芥花。

大腹皮六分，木瓜五分，苏叶、苏子、乌药、槟榔、橘皮各二分，萝卜子、沉香、枳壳、桑白皮、荆芥穗各三分，姜煎温服。治诸脚气肿痛，小便不利。

乌药平气散茯神甘，参术芎归木芷含，五味苏子皆等分，姜煎脚气悉皆堪。

乌药、茯神、甘草、人参、白术、川芎、当归、木瓜、白芷、五味子、苏子各等分，姜枣煎服。治脚气上攻，头目昏眩，脚膝酸疼，诸气不和，喘满迫促。

当归拈痛汤羌茵陈，草芩升葛苦参人，苍白术防猪泽泻，茯苓知母去渣尘。

当归、防风、猪苓、泽泻、茯苓、知母各三分，羌活、茵陈、甘草、黄芩各五分，升麻、干葛、苦参、人参、苍术各二分，白术一分半，水煎温服。治湿热为病，肢节烦疼，肩背沉重，胸膈不利，遍身疼痛，足胫肿痛等证。

独活寄生汤桑寄生，杜仲牛膝细辛参，秦艽茯苓桂芍甘，地黄防风当归芎。

独活三钱，桑寄生、杜仲、牛膝、细辛、人参、秦艽、茯苓、桂心、防风、川芎各二分，芍药、生地、当归各三分，甘草半分，姜煎温服，或为丸，加乳香、没药。治肾气虚弱，腰背拘急，筋挛骨痛，脚膝偏枯，冷痹缓弱。一方有附子。如历节风并脚气，加乳香、没药，酒糊为丸服。

活血润燥生津饮，天麦门冬五味子，瓜蒌麻仁草当归，地黄生熟天花使。

天门冬、麦门冬、五味子、瓜蒌仁、麻子仁、甘草、当归、生地黄、熟地黄、天花粉各等分，水煎温服。

钱氏白术散参苓，甘草葛根五味宁，藿香木香柴枳壳，中消善谷十分灵。

白术、人参、茯苓、甘草、藿香各四分，葛根八分，枳壳、五味子、木香、柴胡各二分，水煎温服。治消中善饥消谷。如小儿，去柴胡、枳壳、五味子。

滋阴降火汤古方稀，四物汤中加柏知，甘草陈皮并白术，天麦门冬远志依。

当归、生地、白芍、白术各一钱，麦门冬、甘草各五分，知母、黄柏、远志、陈皮、川芎各六分，姜煎温服。治潮咳汗血、遗精无泄者，乃养血降火之圣药也，如有痰加瓜蒌仁、贝母；咳嗽加五味子，阿胶；梦遗加芡实、石莲肉；有热加秦艽、地骨皮；唾吐咯血加茜根、藕汁、玄参；气虚血少加参、芪；久病者，去川芎。

人中白散生甘草，青黛黄柏如金宝，为末童便调二钱，丹溪治火方真巧。

人中白二两，黄柏、甘草、青黛各五钱，为末，每二钱，童便调服。治阴虚火盛及五心烦热等症。

枳壳煮散防风芎，干葛细辛甘梗充，姜煎一盏空心候，胁疼气痛尽能攻。见卷六。

盐煎散归芎芍棱，莪枳茯麦神曲青，朴木小茴各等分，葱根兼治腹心疼。见卷六。

复元通圣散穿山甲，青陈甘草栝楼屑，每用热酒下一钱，诸痛诸疮活气血。

穿山甲、栝楼根各四钱，青皮、陈皮各二钱，甘草三钱，为末，酒调服。治诸气闭涩，耳聋耳疼，诸疮腹痛便痈疮疽，一切气刺。如疮无头者，津液调敷；诸疮肿痛，加金银花，连翘各一钱。

五淋散治五般淋，归芍栀甘赤茯苓，每用空心煎水服，何忧气血石膏淫。

当归、甘草各五分，芍药、山栀各一钱，赤茯苓六分，水煎温服。治肾气不足，膀胱有热。水道不通，淋沥不出，或热淋便血。

清心莲子饮黄芩，甘草车前赤茯苓，麦门地骨参芪使，下虚上盛作诸淋。

莲子、赤茯苓、人参、黄芪各七分，黄芩、甘草、车前子、麦门冬、地骨皮各五分，如发热加柴胡、薄荷，水煎温服。治下虚上盛，心火上炎，口苦咽干烦渴，小便赤涩，欲作诸淋。

平胃散中四般药，苍术陈皮厚朴攒，更加甘草调脾胃，生姜枣子一同煎。

平胃散 苍术二钱，调脾除湿宽中；陈皮一钱四分，和胃消痰温中；厚朴一钱；去满除湿调中，甘草八分，调脾泻火和中；姜枣煎，入盐少许温服。此药和脾健胃，扶根固本，兼有他证，照依药性加减。温补炒熟，消导生用。

平胡饮子　即本方合小柴胡汤，治疟寒热相等。

参苓白术散薏苡仁，甘草莲肉山药停，桔梗扁豆砂仁用，枣煎虚热用之灵。

人参、茯苓、白术、甘草、山药各三钱，薏苡仁、莲肉、桔梗、白扁豆、砂仁各一钱半，为末，每二钱枣子煎汤调服。治脾胃虚弱，饮食不进，或吐泻及大病后，调助脾胃最效。

凝神散参苓白术，山药扁豆粳米续，地黄地骨甘知母，门冬竹叶用几十。

人参、茯苓、白术、山药各一钱，扁豆、粳米、生地、甘草、知母各五分，地骨皮、麦门冬、淡竹叶各二分半，姜枣煎服。大能收敛胃气，清凉肌表。一方去山药、扁豆、知母、竹叶、地皮，加黄芪、当归、白芍、茯神、桔梗，治痨瘵症，声重血系瘦乏。

葛花解醒汤缩砂仁，木香豆蔻茯青陈，参姜术泽猪神曲，酒调一服味清辛。

葛花、砂仁、白豆蔻各五钱，木香五分，茯苓、陈皮、人参、猪苓各一钱半，青皮、干姜、白术、泽泻各三钱，神曲二钱，为末，每二钱白汤或酒调服，得微汗为度。治饮酒太过，呕吐痰逆，心神烦乱，胸膈痞塞，手足战摇，饮食减少，小便不利。

益胃散姜黄泽泻，干姜砂草益智仁，白蔻黄芪参厚朴，陈皮通用十分灵。

姜黄、干姜、白豆蔻各三分，泽泻、砂仁、甘草、人参、黄芪、厚朴、陈皮各七分，益智仁六分，水煎服。治服寒药过多，或脾胃虚弱，胃脘作痛。

青皮汤橘玄胡索，莪术三棱神曲药，姜煎痞满虽能调，过服能令人气弱。

青皮一钱，莪术、三棱各七分，陈皮、神曲各五分，玄胡索三分，姜煎温服。进食利脾，消积化聚。如痞满加炒黄连三分；有郁加山栀仁；少食加山楂、麦芽各二分；妇人加香附一钱半，川芎八分，红花、木香各一分。

消积正元散术苓，麦楂甘橘海粉青，香砂曲枳玄胡索，郁火仍须善减增。

白术一钱，茯苓、陈皮、青皮、砂仁、麦芽、山楂、甘草各三分，神曲、香附、枳实、玄胡索、海粉各五分，姜煎温服。如上焦火郁，加酒炒芩、连；下焦火郁，加炒栀、柏；冷气作疼，加沉香、木香磨水刺服。

散聚汤杏附桂心，槟榔橘半吴萸侵，茯枳芎归甘草朴，便秘大黄旋酌斟。

杏仁、桂心、橘皮各二分，附子、吴萸、茯苓、枳壳、川芎、厚朴、甘草各一分，槟榔、半夏、当归各少许，姜煎温服。如大便秘加大黄。治久气积聚，状如癥瘕，随气上下，发作有时，心腹绞痛，攻刺腰胁，小腹膜胀，大小便不利。

四七汤理七情气，陈皮厚朴半复制，紫苏叶同生姜煮，喘急兼将中脘和。

四七汤　厚朴一钱半，半夏二钱半，茯苓二钱，紫苏一钱，姜枣煎服。治七情相干，痰涎凝结，如絮膜、如梅核，窒碍咽喉之间，咯不出，咽不下；或中脘痞满，气不舒快；或痰涎壅盛，上气喘急；或因痰饮中节，呕逆恶心。兼治妇人恶阻及男子思虑过度，小便白浊。

七气汤中半夏多，朴桂苓芍紫苏锉，橘参姜枣同煎服，七情霍乱妙难过。

半夏一钱，厚朴、桂心各六分，白茯苓、白芍各八分，紫苏、橘皮各四分，人参二分，姜枣煎温服。治七情郁发，致五脏阴阳乖戾，吐利交作，寒热眩晕，痞满噎塞。一方用人参、甘草、肉桂各五分，半夏二钱半，姜煎服，治七情郁结于中，心腹绞痛，大便虚秘等症。

大七气汤棱莪真，橘藿梗桂益智仁，甘青香附煎白水，一切气积自舒伸。

三棱、莪术、青皮、陈皮、藿香、桔梗、官桂、益智仁各一钱，甘草七分半，香附一钱半，姜枣煎服。治七情相干，阴阳不得升降，气道壅滞，攻冲作疼。一方无三棱，有半夏曲。

大异香散京三棱，莪术半夏与陈青，藿梗智仁香附子，甘草枳壳有高能。

三棱、莪术、青皮、陈皮、半夏曲、藿香、桔梗、益智仁、香附、枳壳各五分，甘草半分，姜枣煎服。治谷胀、气胀。

绀珠正气天香汤，天台乌药与干姜，香附陈皮紫苏叶，妇人得此是奇方。

乌药一钱半，香附六钱，陈皮、紫苏、干姜各六分，水煎热服。治妇人一切诸气作痛，或上凑心胸，或攻筑胁肋，腹中结块，发渴刺痛，月水因之不调，或眩晕呕吐，往来寒热，胎前产后，一切气证。

分心气饮木通桂，赤芍茯苓半夏配，桑白大腹青陈皮，甘草羌活紫苏对。

木通、官桂、赤芍、赤茯苓、半夏、甘草、羌活、桑白皮、大腹皮、青皮、陈皮各五分，紫苏二分，姜枣、灯心煎服。治男妇一切七情留滞，心胸痞闷，胁肋虚胀，噎塞吞酸，呕哕恶心，头目昏，四肢倦，面色黄、口舌干，饮食减少，日渐羸瘦，或大肠虚涩，或病后胸中虚痞，不思饮食，皆效。

流气饮子苏乌药，青陈大腹苓归芍，芎芪枳半防风甘，木香桔梗随人酌。

紫苏、乌药、青皮、桔梗各五分，陈皮、茯苓、当归、芍药、川芎、黄芪、枳实、半夏、防风、甘草各七分半，大腹子一钱，木香二分半。一方有枳壳、

槟榔各五分，姜枣煎服。治气攻肩背胁肋，走注疼痛，及痞胀呕喘，气闭浮肿脚气。

木香流气饮藿苏茯，参术甘果槟瓜通，夏朴青丁陈大腹，苍蒲桂芷香麦冬。

木香、藿香、草果、槟榔、丁香、大腹皮、苍术、肉桂各六分，紫苏、甘草、厚朴、青皮、陈皮、香附各一钱半，赤茯苓、人参、白术、木瓜、菖蒲、白芷、麦门冬各四分，木通八分，半夏二分，姜枣煎服。治诸气痞塞，胸膈膨胀，面目虚浮，四肢肿满，口苦咽干，大小便秘。

木香匀气散藿丁檀，白豆砂仁甘草盐，点服沸汤为末用，气痞恶心积痛阑。

木香、丁香、檀香、白豆蔻各二钱，藿香叶、甘草各八钱，砂仁四钱，一方有沉香，为末，每二钱入盐少许，沸汤点服，治气滞胸膈，虚痞恶心，宿冷不消，心腹刺痛，又名木香调气散。

木香顺气散青陈，智泽归吴姜半苓，升柴草蔻苍朴类，能消膜胀浊气生。

木香、草豆蔻、苍术各三分，厚朴四分，青皮、陈皮、益智仁、茯苓、泽泻、生姜、半夏、吴萸、当归各五分，升麻、柴胡各一分，水煎温服。治浊气在上，则生膜胀。

苏子降气汤半夏，甘草前胡肉桂咀，当归厚朴陈皮等，姜枣同煎痰喘舒。

苏子、半夏曲各五分，甘草、前胡、当归、厚朴各二分，肉桂、陈皮各三分，姜枣煎服。治虚阳上攻，气不升降，上盛下虚，痰涎壅盛。如虚喘加人参、五味、杏仁、盐梅、红枣；虚烦加知母、人参煎服。

秘传降气汤诃子，甘果柴胡骨碎补，桑陈地骨五加皮，桔梗半夏曲苏使。

诃子、草果、骨碎补、五加皮、桔

梗、半夏曲各二分，甘草、柴胡、地骨皮、枳壳、陈皮各四分，桑白皮八分，紫苏一分，姜煎温服。治气不升降，上盛头目昏眩，痰实呕逆胸紧，舌疮咽痛耳聋，下虚腰脚无力，小便数，大便秘。如心肺虚满加人参、茯苓；热盛加黄芩；虚甚加附子；妇人血虚加当归。

三和散用沉木香，芎术紫苏大腹羌，槟橘木瓜甘草辈，水煎和气自通畅。

沉香、紫苏、大腹皮、羌活各四分，木香、白术、槟榔、橘皮、甘草各三分，川芎一钱二分，木瓜二分，水煎温服。治七情气结五脏，脾胃不和，心腹胀急，大小便秘，寝食俱废。不渴者乃气秘耳，未可施以大黄；秘甚再加枳壳、萝卜子、皂角子；气滞腰疼倍木瓜；浮肿加车前子、葶苈子；小便闭加麦门冬、泽泻。

复元通气散陈白丑，甘茴穿甲木香有，索归乳没俱为末，郁瘀痛疝并跌坠。

陈皮、白丑、甘草、玄胡索各一钱，茴香、穿山甲、木香、当归各一钱半，乳香、没药各五分，为末，每二钱，热酒、白汤任下。治一切气不宣通，瘀血凝滞，周身走痛，并跌坠损伤，或负重挫闪，气滞血分作痛等症。一方去白丑、玄胡、当归，加青皮、白芷、贝母、漏芦，治发乳痈疽，及一切肿毒疮疖。

犀角地黄汤牡丹，芍药四件有机关，加上大黄黄芩药，能消瘀热发狂蛮。见卷三。

清胃散升麻二钱，六分归地与黄连，牡丹皮用一钱重，能止吐血及牙宣。

升麻一钱，牡丹皮一钱，当归、生地、黄连各六分，水煎冷服。治胃经膏粱积热，吐衄牙宣，或唇口肿痛，或上下牙龈溃烂焮痛，连及头面，恶寒发热。

枇杷叶散香薷君，麦门陈皮厚朴芬，丁瓜甘与茅根和，暑毒攻心吐血欣。

枇杷叶、陈皮、厚朴、丁香各五分，香薷七分半，麦门冬、木瓜、茅根各一钱，炙甘草二分，姜煎温服，或为末水调服。治中暑伏热，烦渴引饮，呕哕恶心，头目昏眩。

小蓟饮子生地黄，蒲滑通草藕节房，甘归竹叶山栀子，每服空心白水凉。

小蓟、生地、蒲黄、滑石、通草、藕节、甘草、当归、淡竹叶、山栀各五分，水煎温服。治下焦结热，尿血成淋。

大蓟饮子桑白皮，犀角升麻甘草宜，蒲黄杏仁桔梗炒，肺疽热血用之宜。

各等分，甘草减半，姜煎温服。治咳辛热伤肺呕血，名曰肺疽。

归脾汤归龙眼肉，酸枣远志参芪术，茯神木香甘草姜，忧思过度真宜服。

当归、龙眼肉、酸枣仁、远志、人参、黄芪、白术、茯神各一钱，木香五分，甘草三分，姜枣煎服。治忧思伤脾，内热食少体倦，或血妄行发热呕吐，或健忘怔忡，惊悸少寐，或心脾作痛，自汗盗汗，或肢体肿痛，大便不调，或经候不调，晡热内热，或唇口生疮，流注等证。

二陈芎归汤人参，阿胶五味细辛芍，姜煎专治虚劳人，毛寒失血咳嗽咯。

半夏、陈皮、赤茯苓、甘草、人参、阿胶、五味子、细辛各五分，白芍、川芎、当归各一钱，姜煎温服。治虚劳少血，津液内耗，心火炎肺，咳嗽咯血，及血不荣肌肉，动辄毛寒咳嗽。

胃风汤参与芎归，苓术芍桂等相将，粟米百粒止便血，腹痛还宜剌木香。

人参、当归、川芎、茯苓、白术、芍药、肉桂各七分，粟米百粒，水煎温服。治风冷乘虚，客于肠胃，水谷不化，泄泻注下，腹胁虚满，肠鸣疞痛，及肠胃湿毒，下如豆汁，或下瘀血。

当归和血散槐花，青皮荆芥穗升麻，川芎白术并熟地，肠澼湿毒用之佳。

当归、升麻各二钱，槐花、青皮、荆芥、白术、熟地各六分，川芎四分，为末，每二钱米饮下，治肠澼湿毒下血。

凉血地黄汤归槐青，柏知等分血澼灵，去槐青加荆细蔓，羌防芎藁芩连升，柴胡红花依次入，空腹前尝治血崩。

熟地、当归、槐花、青皮、黄柏、知母各等分。如小便涩，大便后重，加木香、槟榔，水煎温服。治血澼最妙。一方去槐花、青皮，用生地、当归各五分，知母、黄柏各二分，加荆芥、细辛、蔓荆子、黄芩各一分，羌活、防风、柴胡各三钱，川芎、藁本、黄连、升麻各二分，红花少许，水煎温服。治血崩，因肾水真阴不能镇守胞络相火，故血走而崩，经脉不住，或如豆汁，五色相杂，面黄体痛寒热。

五饮汤即六君子，加枳朴猪泽前胡，桂心芍药旋复等，姜煎痰饮尽消除。

人参、白术、茯苓、甘草、枳实、厚朴、陈皮、半夏、猪苓、泽泻、前胡、桂心、芍药、旋复花各等分，姜煎温服。忌食肉、生冷等物。治酒后伤寒，饮冷过多，故成五饮。如因酒有饮，加葛花、砂仁。

小调中汤制法奇，连草瓜半交相持，大调中汤用四味，少加参术茯苓归。

黄连煎水浸甘草，甘草煎水浸黄连，瓜蒌仁煎水浸半夏，半夏煎水浸瓜蒌仁，各炒水干为度，四味各等分，姜煎温服，或姜汁糊为丸服尤妙。治一切痰火及百般怪病，善调脾胃，神效。

大调中汤 即本方加人参。白术、茯苓、川芎、当归、生地、白芍。治虚而挟痰火者用，百般加减由人。

定喘汤麻桑杏苏子，白果款冬花最良，甘草黄芩同半夏，水煎百沸不须姜。见卷六。

安脾散果木丁香，百年壁土煮良姜，椒参术橘苓甘草，入盐点服米煎汤。

高良姜一钱，用陈壁土和水煮至干，草果、木香、丁香、胡椒、人参、白术、橘皮、茯苓各五分，甘草一钱半，为末，每二钱米饮入盐少许调服。治停饮伤胃，吃食咽酸，呕吐黄水不已。

丁香煮散益智椒，红豆青陈甘草梢，干姜良姜川乌炮，姜盐煎治胃家翻。

丁香、红豆蔻、青皮、陈皮、甘草、干姜、良姜、川乌各四分，益智仁五分，胡椒二分，姜盐煎服。治脾胃虚冷，呕吐不食。

丁香二陈汤藿香，柿蒂二陈汤茹参，二方倍用生姜汁，呃逆吞之不作声。

丁香二陈汤 陈皮二钱，茯苓、半夏各一钱半，甘草、藿香各五分，丁香四分，姜煎，入姜汁三五匙调服。

柿蒂二陈汤 即前方去藿、丁，加柿蒂、人参各一钱，竹茹一团。

丁香透膈汤沉木香，甘果参苓曲蘽芳，藿术砂附青陈朴，肉蔻白蔻半夏当。

丁香、木香、麦芽、青皮、肉豆蔻、白豆蔻各二分半，沉香、藿香、陈皮、厚朴各三分，甘草七分半，草果、神曲、半夏各一分半，人参、茯苓、砂仁、香附各五分，白术一钱，姜枣煎服。治脾胃不和，痰逆恶心呕吐，饮食不进，十膈五噎，痞塞不通。

五膈宽中散青陈皮，丁香厚朴甘草咀，香附砂仁白豆蔻，木香八味总堪书。

青皮、陈皮、丁香、砂仁各四分，厚朴、香附各一钱半，甘草五分，木香三分，白豆蔻二分，或加南星、半夏，为末，每二钱姜盐汤点服。治四气七情伤脾，阴阳不和，胸膈痞满，停痰气逆，遂成五膈，一切冷气，并皆治之。

五噎汤即六君子汤去半夏，朴枳棱莪曲蘖使，诃桂木槟姜枣煎，虚实由人加减尔。见卷六。

大续命汤桂麻黄，竹沥生地汁两防，附子石膏龙齿末，姜煎治痫身反张。

肉桂、附子、石膏、防己各二分，麻黄、防风、龙齿、生姜各四分，水煎，入竹沥七匙，生地汁五匙，频服。治痫，角弓反张，窜视口噤吐沫。

妙香散要麝香真，山药茯苓并茯神，参芪远志炙甘草，木香桔梗朱砂珍。

麝香一钱，山药、茯苓、茯神、黄芪、远志各一两，人参、甘草、桔梗各五钱，木香二钱半，辰砂三钱，为末，每二钱温酒调服。治男妇心气不足，精神恍惚，虚烦少睡多盗汗。常服补益气血，安镇心神。

拔萃桔梗汤连翘，薄荷黄芩栀子饶，甘草同煎加竹叶，喉痹肿痛十分标。

各等分，水煎温服，即凉膈意也。治热肿喉痹。

十全大补有人参，肉桂川芎地黄蒸，芍药茯苓并白术，黄芪甘草当归停。

十全大补汤　人参、白术、茯苓、甘草、当归、川芎、熟地、芍药、肉桂、黄芪各二分半，姜枣煎服。治男妇诸虚劳伤，生气血，壮脾胃。

人参养荣即大补，去芎加橘远味熬，劫劳散亦大补汤，去芎桂加半味胶。

人参养荣汤　白芍三两，当归、人参、白术、甘草、黄芪、肉桂、陈皮各一两，熟地、五味子、茯苓各七钱，远志五钱，每三钱姜煎空心温服。虚甚者炼蜜为丸，可以常服。治积虚成损，四肢倦怠，肌肉消瘦，面少颜色，汲汲短气，饮食无味。如遗精加龙骨，咳嗽加阿胶、麦门冬，挟火加知母、黄柏。

劫劳散　白芍一钱，黄芪、甘草、人参、茯苓、熟地、当归、五味子、半夏曲、阿胶各四分，姜枣煎服。治心肾俱虚，劳嗽无痰，夜热盗汗。四肢倦怠，体瘦食少，恍惚异梦，嗽中有血，名曰肺痿。

黄芪建中汤肉桂，甘草芍药补荣卫，姜枣饴糖煎服之。或加当归同此类。

黄芪、肉桂各七分，甘草一钱半，白芍三钱，姜枣煎去渣，入饴糖少许，再煎令溶，空心服。治男妇诸虚不足，小腹急痛，胁胀胸满，惊悸面黄，唇干口燥，腰痛骨酸，行步喘乏，短气少食，或因劳过，或病后不复，最宜服之。如虚甚加附子，血虚加当归。

黄芪益损汤解斛，芎归木半甘术地，白芍五味热加柴，诸虚劳倦此方议。

官桂、熟地、半夏、甘草、木香各三分，石斛、当归、川芎、黄芪、白术各一钱，白芍一钱半，五味子五分，姜枣煎服。如有热加柴胡。

苁蓉散术巴门冬，茯草牛味杜仲供，车前干姜生地辈，酒调阴痿最多功。

肉苁蓉、白术、巴戟、麦门冬、茯苓、甘草、牛膝、五味子、杜仲各八钱，车前子、干姜各五钱，生地半斤，为末，每二钱食前酒调，日三服。治肾气虚寒阴痿，腰脊痛，身重胫弱，言音混浊，阳气顿绝，效。

固真饮子参术归山药，芪地柏泽萸搏，补骨脂五味陈皮，茯苓杜仲甘草酌。

人参、山药、当归、黄芪、黄柏各一钱，熟地一钱半，白术、泽泻、山茱萸、补骨脂各五分，五味子十粒，陈皮、茯苓各八分，杜仲、甘草各七分，水煎温服。盖门冬、地黄，虽本于滋阴，久则滞胃滞经，致生痈疽。又或多服金石桂附助阳，久则积温成热，耗损真阴，痰火妄动，消渴肺痿症作。惟此方备五味，中年以上之人，可以常服。能治阴阳两虚，气血不足，饮食少，五心热，自汗，日晡潮热，精气滑脱，行步无力，腰胯酸疼，泄泻，脉沉弱，嗽少痰多。或干咳，或气血精神足，体倦头目昏，食少，脉虚数，潮热，将成痨证者；或伤力气虚，脉弱，腰背疼痛，动辄鼻衄者；或便血过多，面黄瘦瘁，食少气促者；或妇人阴虚瘦瘁食少，虚热自汗，腹痛面浮，腰痛，赤白带下者，并宜服之。此方备五味，合气冲和，养气血，理脾胃，充腠理，补五脏，无寒热偏并过不及之失也。

正气补虚汤参藿朴，芪地芎茯等分各，桂归芷味木丁姜，附术夏草减半勺。

人参、藿香叶、厚朴、黄芪、白芷、当归、熟地、川芎、茯神各五分，肉桂、五味子、白术、半夏、附子、丁香、木香、干姜、甘草各二分半，姜枣空心煎服。治内伤饮食七情，兼外邪所袭，寒热头痛，身疼腰脚软弱，转筋自汗，肢冷麻痹，男妇诸虚通用，妇人产后感寒尤宜。

秦艽扶羸汤鳖甲，柴胡人参当归切，地骨皮半紫菀甘，能治肺胆二经热。

秦艽、鳖甲、人参、当归、半夏、紫菀、甘草各五分，柴胡一钱，地骨皮七分半，乌梅、姜枣煎服。治胆肺二经虚热，及肺痿骨蒸已成劳嗽，或寒或热，声嘎不出，体虚自汗，四肢怠惰。如热痨证加大黄、黄芩、犀角、赤芍、青蒿、桂枝煎服，劳疟亦效。

黄芪鳖甲汤桑地皮，桂菀参苓柴半知，天冬地黄赤芍药，秦艽甘桔也相宜。

桑白皮、半夏、甘草各二分半，地骨皮、知母、黄芪、秦艽、白茯苓、赤芍、柴胡各三分三厘，鳖甲、天门冬各五分，肉桂、人参、苦梗各一分六厘半，紫菀、生地各三分〔三唐本作二〕，水煎温服。治虚劳客热，肌肉消瘦，四肢烦热，心悸盗汗，少食，多咳嗽有血，往来寒热，劳疟等症。

保和汤知贝天麦冬，款冬薏杏栝楼根，兜菀合桔甘五味，归地苏薄姜饧炆。见卷六。

化真汤归芎术芪参、莲肉天麦赤白苓，陈芍知柏柴甘味，地骨地黄熟又生。见卷六。

清骨散柴生地黄，熟地人参薄荷防，秦艽赤茯胡连少，每服半两水煎尝。

柴胡、生地各二钱，熟地、人参、防风各一钱，薄荷七分，秦艽、赤茯苓、胡黄连各五钱，水煎温服。治男妇不拘老幼，初觉五心烦热，骨蒸如神。颊赤潮盛，加生犀角汁，或加猪胆汁一枚、猪脊髓一条，童便、韭白煎服。惟胃弱者慎之。

当归六黄汤芩连，生熟地黄柏绵芪，降火补阴止盗汗，水煎一服上床时。

黄芩、黄连、黄柏降火，生地、熟地、当归补阴各五分，黄芪止汗三钱，临卧水煎温服。止盗汗之圣药也。

清燥汤芪苍白术，参苓连柏地黄归，猪泽门冬五味子，甘曲升柴痿痢医。

黄芪、白术各一钱半，苍术一钱，人参、茯苓、升麻各三分，黄连、黄柏、柴胡各一分，生地、当归、猪苓、麦门冬、甘草、神曲各二分，泽泻五分，五味子九粒，水煎温服。治痿厥瘫痪，下痢等症。

藿仁养胃汤乌术，参草神苓半夏曲，砂仁薏苡荜澄茄，能治阳明虚痿弱。

藿香、乌药、白术、人参、茯神、茯苓、半夏曲、砂仁、薏苡仁各一钱半，荜澄茄、甘草各一钱，姜枣煎服。治胃虚不食，四肢痿弱，行立不能，皆由阳明胃虚，宗筋无所养，遂成痿躄。

四顺清凉饮归芍黄，甘草等分水煎尝，加以柴苓生姜使，更能解热入于阳。

当归、芍药、大黄、甘草各等分，水煎温服。治血热蕴结，壅滞不通，或一身尽热，或日晡肌热，或夜发热，皆血热也。

凉膈散连翘山栀仁，大黄甘草朴硝芩，竹叶薄荷加蜜煮，诸般积热效如神。

连翘一钱，山栀、大黄、黄芩、竹叶、薄荷各五分，朴硝二分半，甘草一钱半，水煎，入蜜少许调服。东垣去硝黄加桔梗，治诸般积热，口舌生疮，痰实不利，烦渴，肠胃秘涩，便溺不利，一切风热。

人参泻肺汤 即凉膈散去朴硝，加枳壳、桔梗、桑白皮、杏仁各等分，水煎温服。治热嗽便秘。

活命丹 即凉膈散加蓝根、青黛，蜜丸弹子大，朱砂为衣，金箔裹，每临卧茶清化下一丸。治中风神不清。

转舌膏 即凉膈散加菖蒲、远志、为末，炼蜜为丸，如弹子大，朱砂为衣。每服一丸，薄荷煎汤化下。治中风瘛疭，舌塞不语。

八正散车前子瞿麦，萹蓄滑石山栀仁，大黄木通入甘草，热淋疬热效如神。

各等分，灯心煎服。治一切下热症，诸淋诸气诸血。

导赤散生地木通，甘草等分竹叶同，去草加芩名火腑，热淋赤涩总收功。

各等分，水煎温服。治小肠实热，小便赤涩而渴，烦满而口舌生疮。

火腑丹 见卷六。

半夏汤中姜最多，芩地远志酸枣和，茯苓秫米长流水，胆热不眠用莫讹。

半夏、宿姜各三钱，黄芩一钱，生地、酸枣仁各五钱，远志、茯苓各二钱，秫米一合，每一两用长流水煎，澄清温服。一方无地黄、远志，有麦门冬三钱，甘草二钱，人参一钱。治胆腑实热，精神不守，热泄烦渴，闷不得眠。

泻黄散藿山栀仁，石膏甘草防风停，为末酒蜜相拌炒，能医口内疮痍生。

藿香七钱，山栀一两，石膏五钱，甘草三两，防风四两，锉碎，用蜜酒拌，炒香焙干，每三钱水煎温服。治脾胃壅热，口内生疮，烦闷多渴，颊痛心烦，唇燥口臭咽干，壅滞不食。一方有砂仁。

泻白散君桑白皮，地骨相等甘草微，一方加青茯人参，加味泻白散尤奇。

泻白散 桑白皮、地骨皮各二钱，甘草一钱，水煎温服。治肺热上热，气粗鼻壅。或加知母、贝母、桔梗、山栀仁、麦门冬、生地之类，由人。

加味泻白散 桑白皮一钱半，地骨皮、茯苓各一钱二分，人参八分，青皮、甘草各三分，五味子、陈皮各五分，粳米一撮，水煎温服。治阴气在下，阳气在上，致咳嗽呕吐喘促。

加味石膏汤栀子，参苓知母生地使，竹叶水煎入蜜硝，膀胱实热服之愈。

石膏八钱，山栀、人参、茯苓、知母各三钱，生地黄、淡竹叶各一两，每一两水煎去渣，下蜜半合，煮二沸，食前服。欲利加芒硝三钱。治膀胱实热，脬转不得小便，苦烦满，难于俯仰。

逍遥散三白柴归等，甘草减半薄荷煎，妇人调经专用此，加味男痨总是仙。

白术、白芍、白茯苓、柴胡、当归各等分，甘草减半，薄荷少许，煨姜煎服。治妇人月经不调，及血虚有热无汗者最宜。或加天花粉、牡丹皮、玄胡索、子芩、红花。与四物汤加减例同。

加味逍遥散 白芍、白术各一钱，白茯苓、麦门冬、生地各六分，甘草、桔梗各二分，地骨皮、当归各八分，山栀仁、黄柏各三分，水煎温服。治潮汗咳嗽。虚甚者加山药、破故纸、枸杞子。余与痨瘵加减同。

大温经汤炒阿胶，芍药芎归参桂抄，门冬半牡茱萸草，生姜五片水中抛。

阿胶、芍药、川芎、当归、人参、肉桂、牡丹皮、吴萸、甘草各二分，半夏二分半，麦门冬五分，姜煎温服。治冲任虚损，月事不调，或崩中去血过多，或经损孕瘀血停留，小腹急痛，五心烦热。

小温经汤归芎芍，官桂牡丹莪术等，人参甘草牛膝煎，寒客血室痛者省。

当归、芍药、川芎、官桂、牡丹皮、莪术各五分，人参、甘草、牛膝各一钱，水煎温服。治血海虚寒，或为风邪所袭，月水不利。

滋血汤中用马鞭，牡丹荆芥穗相连，桂芍芎归并枳壳，乌梅一个也同煎。

马鞭草、荆芥各八分，牡丹皮二分，肉桂、赤芍、川芎、当归、枳壳各四分，乌梅一个，水煎温服，以经调为度。治血热气虚，经候不调，血聚四肢，或为浮肿，肌体发热，疑为痨瘵，宜此药滋养通利之。

红花当归散寄奴，牛膝紫葳白芷苏，肉桂去皮甘草芍，月经若秘可通衢。

红花、白芷、肉桂各一分半，当归、牛膝、紫葳、苏木、甘草各二分，刘寄奴五分，赤芍九分，为末，每二钱热酒下，经闭红花煎汤下。治血脏虚竭，经候不调，或继续不来，或积瘀块，腰腹痛，肢体瘦弱。

紫葳散肉桂当归，赤芍白芷牡丹皮，玄胡寄奴皆等分，红花少入酒煎宜。

紫葳、肉桂、赤芍药、玄胡索、白芷、牡丹皮、当归、刘寄奴各等分，酒一水二入红花少许煎服。治妇人月水不行，发热腹胀。

玄胡索散蓬莪术，当归酒浸共三棱，月水不调红花使，更兼童便酒煎行。

玄胡索、莪术、当归、三棱各等分，为末，每二钱空心酒调服。如气血发甚，月水不调，童便红花煎酒调服。治妇人气血走作，疼痛不可忍，及月水不调，面色萎黄，饮食减少，产后诸疾。

大玄胡索散归木香，棱莪芍楝朴槟榔，桂芎芩梗大黄药，红花甘草性多凉。

玄胡索、莪术、当归、三棱、赤芍、煨川楝肉、官桂、厚朴、木香、川芎各一分半，桔梗、黄芩、大黄各五分，甘草一钱，槟榔三分，水煎，日三次热服。如恶物多，去大黄、官桂，加黄药子、槐子、龙骨各五分。治妇人经病，并产后腹痛，或腹满喘闷，或癥瘕癖块及一切心腹暴痛。平常人心胃急痛者，尤宜服之。

桂枝桃仁汤生地黄，芍药甘草半中良，经脉不通绕脐痛，煎加姜枣莫商量。

桂枝、桃仁、生地、芍药各一钱，甘草五分，姜枣煎服。治寒客血室，月水不通，绕脐寒疝作痛，或月候前先腹痛不可忍。

桑寄生散川续断，川芎当归白术伴，香附阿胶神草参，姜煎温服治经漏。

桑寄生、续断、川芎、当归、白术、香附、阿胶、茯神各五分，甘草、人参各二分半，姜煎服。治胎漏及经血妄行，淋沥不已。

伏龙肝散艾石冬，姜桂当归草地芎，单用龙肝芩地草，白术阿胶治便红。

伏龙肝六分，艾叶、川芎各一钱二分，赤石脂、麦门冬各四分，干姜、当归各三分，肉桂、甘草、熟地各二分，枣煎温服，或为末米饮调服。治血气劳伤，冲任脉虚，经血非时注下，或如豆汁，或成血片，或五色相杂，及血崩赤白带下，脐腹冷痛，经久不止。一方单用伏龙肝八分，黄芩、生地、甘草、阿胶、白术各三分，水煎温服。治先便后红，及吐衄血等证。

解毒汤合四物汤，入药等分共煎汤，经行不止崩不住，寒热腹痛尽堪尝。

解毒四物汤　黄连、黄柏、黄芩、山栀、当归、川芎、白芍、熟地各一钱，水煎温服。治妇人经脉不住，或如豆汁，五色相杂，面色萎黄，脐腹刺痛，寒热往来，崩漏不止等证。

四物承气加朴硝，此名玉烛散名标，凉膈添归同四物，名为三和散同条。

牛膝散中用羚羊，槟榔硝黄各一两，防己牡丹桂甘芍，通经兼治脚气肿。

牛膝、羚羊角、槟榔、芒硝、大黄各一钱、防己、牡丹皮、肉桂、甘草、赤芍各五分，水煎温服。治妇人月经不通，或脚气肿痛。

大腹皮饮防木瓜，桑朴芪枳大黄加，青陈五味子等分，水煎入酒一分花。

大腹皮、防己、木通、瓜蒌仁、桑白皮、黄芪、枳壳、大黄、青皮、陈皮、五味子、厚朴各等分，水煎入酒少许调服。治妇人血瘿，单腹蛊胀。

茯苓补心汤治血虚，两分四物一参苏，感伤无汗与经闭，失血恶阻任意哺。

即四物汤两分，参苏饮一分，姜煎温服。治心虚不能藏血，咳嗽吐唾，五心烦热，及妇人经闭，无汗潮热，有孕恶阻呕吐等证。

紫苏饮极能安胎，芍药川芎大腹哉，当归酒浸陈参草，姜葱煎服保仙怀。

苏叶、芍药、川芎、大腹皮、当归、

陈皮各五分，人参、甘草各二分半，姜葱煎服。治胎气不和，凑上心腹胀满疼痛，谓之子悬，及临产惊恐气结，连日不下。

安胎饮八物去茯苓，加上陈皮与黄芩，苏叶缩砂姜煎服，胎痛腰腹效可寻。

当归、芍药、生地、白术各一钱，人参、川芎、陈皮各五分，紫苏、砂仁、子芩、甘草各三分，姜煎温服。治胎气不安，腰腹微疼，饮食不美。

固胎饮即八物汤，去茯少加桑树羊，芩柏连参煎糯米，血虚阿胶旋化烊。

生地、川芎各五分，归身、白芍、陈皮、人参各一钱，白术一钱半，甘草三分，黄连、黄柏各一分，薜荔七叶，即桑树上羊儿藤，糯米二十粒。一方有黄芩五分，水煎服。如血虚不安者用阿胶，痛者用砂仁，止痛安胎行气故也。

达生散用苏茎叶，大腹甘草芩术切，归芍参陈黄杨脑，葱煎宜服在九月。

大腹皮、甘草各二钱，黄芩、白术、芍药、当归各一钱，人参、陈皮、紫苏各五分，黄杨脑一个，葱五茎，水煎温服。怀孕八九个月及稍虚者宜用。春加川芎，夏加黄芩，秋加泽泻，冬加砂仁，或俱加枳壳。如气虚加参、术，气实倍香附、陈皮，血虚倍当归加生地，性急多怒加柴胡，食易饥多加黄杨脑，腹痛加木香，胎动加苎根。

催生五积加乌附，星香胶古酒调助，冬月破水后最宜，生胎死胎俱可坠。

催生五积散　苍术一钱，桔梗五分，陈皮三分，白芷、桂心、甘草、川芎各一分半，当归、干姜、厚朴、白芍、茯苓、半夏、枳壳、川乌、附子、南星各二分，木香半分，阿胶、杏仁各一分，为末，温酒调下。觉热闷加白蜜、新汲水调服。治胎死腹中，产母气乏，产道干涩。一方有麻黄，无乌、附、星、香，止加杏仁、阿胶。其意以白芍开子宫，余药助气开窍，麻黄内通阳气，冬月用之，血行即产；但破水二三日不产者，即可催下；若胎已死，亦即坠下。未破水者忌服。

牛膝汤治胎中死，瞿麦滑石冬葵子，赤小豆当归木通，水煎一服见欢喜。

牛膝、瞿麦、赤小豆、当归、木通各三分，滑石六分，葵子四分。一方无赤豆，水煎温服。治生产不顺，用此滑利水道，令易产。如胞衣不下，去瞿麦，连进二三服即下。

八味黑神散蒲黄，熟地赤芍药干姜，桂心甘草并黑豆，酒便调尝恶露茫。

黑豆四两，余味各二两，为末，每二钱热酒、童便调服。治产后恶露不尽，胞衣不下，血气攻心眩晕等症。一方去蒲黄，加附子。

三分散用小柴胡、四物四君子同咀，产后伤寒并痢者，依方取效似神扶。

千金龙胆汤钩藤，柴芩梗芍草茯苓，大黄一分蜣一个，枣汤调下镇风惊。

龙胆草、钩藤、柴胡、黄芩、桔梗、赤芍、茯苓、甘草各半分，大黄一分，蜣螂一枚，为末，每一钱或五分，枣子煎汤调服。治小儿初生脐风撮口，月内胎惊，气逆发热者宜。一方去蜣螂，加人参、川芎，水煎温服。治小儿疳魃病。

蝎梢饼蜈乳花蛇，南星姜蚕等朱砂，麝香减半磨化服，惊风关闭兼擦牙。

蜈蚣一条，蝎梢、乳香、白花蛇、朱砂、南星、僵蚕各五钱，麝香三钱，为末，酒糊作饼，人参或薄荷煎汤磨化一饼。治小儿脐风撮口，惊风瘈疭反张，不纳乳食，四肢尽冷。牙关紧者，用此擦牙尤妙。

脱甲散用麻黄根，柴归知母龙胆草，参芎甘茯次第入，感寒发热痛头脑。

麻黄、柴胡、当归、知母、龙胆草各三分，人参、川芎各二分，茯苓二分半，甘草四分，姜葱煎服。治小儿发热头疼，日久不瘥。如表不解加麻黄，里不解加大黄。

红棉散天麻黄蝎，荆芥甘草发散多，入里须加大黄类，惊搐加蝉紫薄荷。

天麻、麻黄、全蝎、荆芥、甘草，一方无荆芥，有大黄、白附子、苏木，各等分，水煎温服，量儿大小加减。治小儿夹惊伤寒。

加减红绵散 即本方去甘草，加蝉蜕、紫草、薄荷各等分，葱煎温服。治痘感风寒，发热惊搐等证。

人参羌活散枳梗芎，参苓柴前独草充，地骨天麻偏减半，感冒疹痘尽可攻。

羌活、独活、柴胡、前胡、枳壳、桔梗、人参、茯苓、川芎、甘草各五分，地骨皮、天麻各二分半，薄荷一叶，姜枣煎服。治小儿感冒四气，及疹痘风痰壅盛，烦热作渴，头痛项强，遍体拘急，四肢烦疼。

惺惺散即四君子，薄荷芎芍梗细瓜，蒸热风寒并痘疹，水煎一服小儿夸。

人参、白术、茯苓、甘草、白芍、桔梗、栝楼根、川芎各五分，细辛一分，薄荷半分，生姜煎温服。治变蒸发热，或伤风寒，时气头疼，咳嗽痰涎，鼻塞声重，气粗清涕，吐热目涩多睡，及欲作痘，发热头疼。

加减惺惺散苍术，荆防芎芷细辛羌，甘草当归天花粉，赤芍薄荷桔梗良。

连翘饮即八正散，去蓄大黄加芍归，荆防蒡芩柴蝉蜕，竹叶灯心表里宜。

治小儿膈热，眼目肿赤，唇口生疮，涕唾稠盛，惊风痰热等证，宜此常利小肠。

观音散即四君子，加曲芪术连豆芷，更加蝎麻与羌防，慢惊瘛疭枣汤使。见卷八。

银白散亦四君子，加芪藿扁蚕糯米，天升白附与山香，小儿百病有汤使。见卷八。

益黄散陈皮用一两，青草丁诃各二钱，每服水调补脾胃，一切痞呕尽皆痊。

陈皮一钱，青皮、甘草、诃子各五分，丁香二分，水煎，量儿大小加减服之。治脾胃虚寒，呕吐不止，或泄泻腹痛，或客热在内，不思乳食，因之神懒，心胁膨胀，颜色青黄，恹恹不醒。又治脾疵冷腹痛，久冷泻、积泻、冷吐、积吐、交精吐乳、慢惊等证，神效。

异攻散即四君子，去甘加橘理胃脾，治痘更凑木归桂，朴丁蔻半附攸宜。

白术、茯苓各二钱，人参、橘皮各一钱半，姜枣煎服。治脾胃虚冷，腹痛自利不食。

陈氏异攻散 用参、术、茯苓、橘皮，加官桂、厚朴、丁香、肉豆蔻各二分半，附子、半夏各一分半，木香、当归各三分，姜枣煎服。治痘出欲靥未靥之间，头温足冷，腹胀泻渴，急服此药，能除风寒湿痹，调和阴阳，滋养气血，使痘易出易靥，不致痒塌，切忌食蜜。

木香散大腹皮桂参，诃茯前半草青丁，等分二钱姜煎服，痘虚热渴用之灵。

木香、大腹皮、桂心、人参、诃子、赤茯苓、前胡、半夏、甘草、青皮、丁香各三分，姜煎温服。治发痘疹，身热作渴。如不甚虚寒者，二方去附、桂、丁香。

透肌散紫升甘等，糯米煎吞发痘疮，去升加木通枳壳，方名四圣倒靥良。见卷八。

快斑蝉蜕紫草功，白芍人参与木香，

甘草等分水煎服，痘出不快须臾充。见卷八。

解毒防风汤地皮，荆芥鼠黏芍枳芪，等分水煎发痘证，壮热气弱用之宜。见卷八。

消毒饮内君牛蒡，荆防甘草升麻党，热加犀角与黄芩，加减在赋曾修纂。

牛蒡子一钱二分，荆芥二分，甘草四分，防风、升麻各三分，水煎温服。治毒饮壅遏，壮热心烦便秘，痘疹难出，未能匀透，余毒亦宜，便利者忌之。

犀角消毒饮 即本方加犀角、黄芩。治内蕴邪热，咽膈不利壅嗽，眼睑肿腮，项结核肿壅毒聚，遍身疹丹赤瘭，及痘疹已出未出，不能快透，或欲出已出，热尚未解，急进三四服，快透消毒，大人亦宜。此与赋内消毒饮稍异，皆古方，以赋内纂有加减故耳。

黄连消毒羌独芪，芩柏防藁草参归，翘梗地知苏橘泽，脑背尻臀太阳宜。内有防风、防己。

内托羌活汤酒柏，芪防归藁连翘摘，甘苍陈桂水酒煎，太阳豚臀此方择。见卷七。

白芷升麻汤桔梗，甘草红花黄芪逞，酒芩生芩水酒煎，阳明臀上痛疽省。见卷七。

内托升麻汤葛根，翘芪归鼠肉桂君，甘草黄柏煎入酒，乳痈头疮效若神。见卷七。

十味中和汤菖蒲，牛蒡羌芎防漏芦，荆麦前胡甘草等，能消鬓胁胆之辜。见卷七。

八味逍遥散归芍，芩术柴草桂栀略，无虚火盛少阳痈，乳胁颈项尽堪嚼。见卷七。

内托芪柴汤归翘，土瓜根共羌桂饶，生地黄柏半酒水，腿内膝股太阴调亦治阴厥。见卷七。

附子六物汤防己，肉桂苓术甘草耳，姜煎专治足太阴，流注臂肿无不已。见卷七。

内托酒煎汤归芪，柴翘肉桂大力儿，升芷柏甘水和酒，肾经腿胫湿寒移。见卷七。

泻心汤中用大黄，芩连栀翘漏芦良，泽兰苏木各等分，水煎痈毒可通肠。见卷七。

龙胆泻肝汤泽泻，车前木通生地亚，归栀芩草白水熬，肝经湿热多腿臁。见卷七。

清肝汤即四物汤，加柴栀牡去地黄，血虚怒火最能消，百般加减赋多方。见卷七。

内疏黄连凉膈意，加木香连槟芍归，疮肿发呕大便燥，脉洪实者微利之。见卷七。

活命饮甘芍芷风归，天花皂刺贝母随，金银花乳陈没药，大黄穿甲酒煎宜。

甘草节、赤芍、白芷、天花粉、贝母、乳香各一钱，防风七分，归尾、皂角刺、陈皮各一钱半，金银花三钱，没药五分，大黄五钱，穿山甲三片，用好酒瓦罐煎，密封罐口，勿令泄气，煎熟随疮上下饮之。服后再饮酒二三杯，侧卧而睡。忌酸物、铁器。此药不动脏腑，不伤气血，凡一切痈毒疮疡，未成者内消，已成者即溃，排脓止痛消毒之圣药。惟已溃者忌服。如在背，皂刺为君；在腹，白芷为君；在四肢，金银花为君；在胸，加瓜蒌仁二钱；疔疮加紫河车草根三钱，惟便调者宜去大黄。

五香连翘汤麝香，乳丁沉木香大黄，通草寄生川独活，甘草升麻扁竹凉。

连翘、扁竹根、大黄、桑寄生、独活、木通、升麻、丁香各七钱，沉香、青木香各二钱半，生甘草、乳香、麝香各一钱半，每四钱水煎热服。以利恶毒

为度。一方有竹沥、芒硝，随热轻重加减。治一切积热结核、瘰疬、痈疽、疮疖。

内托复煎散地皮，芩芍参苓桂黄芪，两防两术归甘草，苍术先煎余次之。

地骨皮、黄芩、白芍、人参、茯苓、肉桂、黄芪、防己、当归、甘草、白术各一两，防风三两，苍术一斤，先以水五碗，煎苍术至三碗，去渣入余药，再煎至四盏，取汁终日饮之，其渣亦如前煎汁饮之。治阴疽痈毒，蕴结于中，常服托里健脾。大概冬月内托。宜十宣散；夏月及有热者，宜此多服最妙。

流气参归芪梗风，木香甘枳芍川芎，桂槟芷朴苏乌药，流注伤寒不见纵。

十六味流气饮 人参、当归、黄芪、桔梗、防风、木香、甘草、枳壳、芍药、川芎、肉桂、槟榔、白芷、厚朴、紫苏、乌药各等分。一方无槟榔、肉桂，有皂角刺，水煎温服。治无名恶肿、痈疽等疾。此表里气血药也，非脉洪缓沉迟紧细者，不宜用。

升麻和气饮半归苍，茯梗陈甘枳壳姜，葛芍大黄并白芷，灯心十五治诸疮。

升麻、苍术、桔梗各一钱，半夏、当归、茯苓、白芷各二分，陈皮、甘草各一钱半，干姜、枳壳各半分，芍药七分半，干葛二钱，大黄五分，生姜五片，灯心十五根，煎服。治四肢疮疥，痛痒不常，憎寒发热，阴下湿痒并治。

内托十宣散参芪归，朴梗桂芎防芷草，十味为末酒调之，痈疽加减如珍宝。

人参、黄芪、当归、厚朴、桔梗、肉桂、川芎、防风、白芷、甘草各等分，或加忍冬藤尤妙。如天热去桂，加栝蒌根、赤茯苓，为末，每三钱至五六钱，不饮酒者木香磨汤调下，疮愈服之尤佳。治一切痈疽疮疖，已成者溃，未成者散。

败脓自出，无用手挤；恶肉自去，不犯针刀；服药后疼痛顿减，排脓生肌，其效如神。小儿痘疹，亦宜用此托里。

普济消毒饮芩连鼠，参陈甘梗玄蓝儿，翘升柴马僵蚕同，或加防薄芎归耳，大便硬者又加黄，煎汤调末随人使。

黄芩、黄连各五钱，鼠黏子、马勃、板蓝根、连翘各一钱，人参三钱，陈皮、生甘草、桔梗、玄参、柴胡各二钱，升麻、僵蚕各五分，为末，白汤调，时时服之，留一半蜜丸含化。或加防风、薄荷、川芎、当归水煎服，或大便硬加酒大黄一二钱，以利为度。治天行大头病，头面肿盛，目不能开，上气喘急，咽喉不利，舌干口燥，此邪热客于心肺，上攻头目，互相传染，害人甚速。

清震汤治雷头风，升麻苍术一两充，莲叶一荷煎水服，肿痛寒热立收功。

每服五钱，水煎，食后徐徐温服。治雷头风，头面疙瘩肿痛，憎寒发热，四肢拘急，证似伤寒。盖雷属震，震仰盂，故药内加青荷叶，谓象其震之形状也，宜此主之。

升麻调经汤葛龙，芩连柏梗连翘空，莪棱归芍甘草辈，少阳加柴疬病无纵内有生芩、酒芩。见卷七。

桔梗汤中用防己，百合贝母瓜蒌子，甘节参归杏苡仁，桑白黄芪姜佐使。

桔梗、防己、贝母、瓜蒌仁、人参、当归、薏苡仁、桑白皮各四分，百合、甘草节、杏仁、黄芪各一分，姜煎温服。治肺痈咳嗽脓血，咽干多渴。如大便秘加大黄，小便赤加木通。

知母茯苓汤黄芩，五味款冬半术参，梗麦柴薄芎胶草，夜嗽归地药宜增。

知母、茯苓、黄芩各一钱，五味子、款冬花、桔梗、麦门冬、柴胡各万分，人参、半夏各七分，薄荷三分，甘草、

白术各六分，川芎、阿胶各四分，生姜煎服。治肺痿喘嗽不已，往来寒热，自汗，如夜嗽甚加当归、地黄。

紫菀散中知贝母，参梗茯苓阿胶许，甘草五味生姜煎，善治虚咳成肺痿。见卷七。

人参平肺散桑皮君，知草地骨五味群，青陈半茯门冬芩，姜煎为丸要捣匀。

桑白皮一钱，知母七分，甘草、地骨皮、陈皮各五分，五味三十粒，茯苓、青皮、人参、天门冬各四分，如热加黄芩四分，紫苏、半夏各五分，姜煎温服。或为末，姜汁糊丸，弹子大，食后噙化。治心火克肺，传为肺痿，咳嗽喘呕，痰涎壅盛，胸膈痞满，咽嗌不利。如午后热、声飒，加杏仁、桔梗，有脓血将变痈，加紫菀。

神效瓜蒌用一个，当归甘草五钱锉，乳没一钱酒水煎，乳胁肠痈功莫过。见卷七。

大射干汤赤茯苓，赤芍白术及栀升，水煎入蜜地黄汁，胃脘甲错自然清。见卷七。

大黄汤偏治肠痈，硝牡瓜蒌桃仁同，虚去硝黄加酱薏，立止寒热与消脓败酱薏苡仁。见卷七。

五痔散用猪鳖甲，蛇蜕猬皮蜂房挟，每服二钱少入麝，不拘内外并冷热。

猪左悬蹄甲、鳖甲、猬皮、露蜂房各五钱，蛇蜕一条，俱炒焦为末，每二钱入麝少许，井水调服。治五痔不拘内外冷热，如牡痔倍鳖甲，牝痔倍猬皮，肠痔倍猪甲，血痔倍蛇蜕，脉痔倍蜂房。

大防风汤熟地黄，白术参芎芪附羌，牛膝杜仲归甘芍，痢后鹤膝空心尝。

熟地、白术、防风、当归、白芍、杜仲、黄芪各四分，附子、川芎各三分，牛膝、羌活、甘草、人参各二分。一方

无羌活有茯苓，姜枣煎服。去风顺气，活血壮筋，治足三阴经亏损，外邪乘虚，患鹤膝风，或时骨节肿痛，或肿而不痛，不问已溃未溃，用三五剂后，当用调补之药，或痢后脚痛缓弱，不能行履，名曰痢风。或两膝肿痛，脚胫枯腊，亦名鹤膝风。

何首乌散蔓荆芥，蚵蚾甘草葳防再，汤酒每服抄二钱，能治癜风顽癣疥。见卷七。

浮萍散治诸风痒，荆芥川芎草麻黄，赤芍当归各等分，葱根豆豉共煎汤。

复元活血汤当归柴，将军穿甲红黄排，栝楼桃仁煎酒水，坠跌胁痛效难猜。

当归一钱二分，柴胡一钱，穿山甲、甘草、红花、栝楼根各四分，酒大黄二钱，桃仁泥十枚，水酒各半煎服，以利为度。治从高坠下，恶血留于胁下，实痛不可忍者宜服。

当归须散有红花，桃仁甘草赤芍挝，乌药香附苏木桂，水酒煎治折伤家。见卷七。

乳香定痛散归术，白芷没药羌活足，甘参为末调酒便，专医堕坠并跌扑。见卷七。

如圣散中香白芷，川芎防风细辛使，雄黄苍乌两头尖，热酒调之忌油腻。

白芷、川芎、防风、细辛各五钱，雄黄二钱半，苍术二两，草乌四钱，两头尖四钱，一方加当归、麻黄、荆芥、何首乌、全蝎、天麻、藁本各五钱，甘草二两，人参三钱，川乌四两，石斛一两，为末，每一钱临卧茶清或热酒少许调下。忌一切动风油腻热物。治左瘫右痪，半身不遂，口眼㖞斜，腰膝疼，手足麻，言语涩，遍身癣，上攻头目耳鸣，痰涎不利，偏正头痛，一切诸风及破伤风，角弓反张，蛇犬刀刃所伤，诸风湿

等疮，及妇人产后败血冲上，并宜服之。又可敷贴破伤处，风牙疼干擦即愈，如损骨者加乳香三钱。

养血当归地黄汤，川芎芍药藁本防，白芷细辛煎水服，破伤虚者急宜尝。

四君子汤参苓术，甘草姜枣煎要熟，气虚用此古今同，合上四物八物足。见卷七。

四物汤地芍芎归，血病须还血药医，热者批：热者唐本作夏有。赤芍当归尾，小芎生地始相宜。见七卷

二陈汤要橘半陈，茯苓甘草姜煎温，血虚合上四物药，气虚更宜合四君。见卷七。

六郁汤陈皮半夏芎，茯苓苍术砂仁充，山栀香附子甘草，姜煎加减在心中。见卷七。

上方诗三百首，《捷径》八十七首，新增二百一十三首，其间等分遵古，未及校正，用者因病加减，不必拘泥。即如清脾饮治热多寒少，当以柴胡、黄芩为君，余药为佐，岂可九味皆等分耶？又如六味地黄丸补肾，固以地黄为君；若病水肿，当以泽泻为君；病遗精，当以山茱萸为君。丸药亦可煎汤，汤散亦可作丸，膏药间有可服者，丸、散亦有可外敷贴者，存乎人之善悟耳！

急救诸方

万病解毒丹乃急救通用妙剂，外伤内伤，缢死溺死皆验。万病解毒丸，中诸毒皆验。

救缢死　自旦至暮，但心下微温，虽一日以上可活。急抱起死人，将绳宽解去，切不可割断，极须按定其心，却捻正喉咙，放倒卧，令一人以手掌掩其口鼻，两人吹其两耳，一人急牵其发不

放手，及屈伸其手足摩将之。少活，即以粥饮与之。此法救人，无不活者。又法，男用雌鸡、女用雄鸡冠，刺血点口中，即活。

救溺死 先以刀抉开口，放箸一根衔之，使可出水，然后解去其衣服，以艾灸脐中，令两人以笔管吹其耳，即活。或以生人倒驮死人，即负持走，吐水便活。外用绵裹皂角末纳谷道中，水出即活，内以鸭血灌之。又法，用酒坛一个，以纸钱一把烧坛中，急以坛口复死人面上或脐上，冷则再换，水出即活，如苏即用苏合香丸擦牙。

救冻死 其证四肢强直口噤，只有微气者，且慢向火，急用布袋盛热灰放在心头，冷即换热，待眼开却用温酒或米饮灌之，冬月堕水冻死亦宜。

救魇死 原有灯即得，如无灯切不可用灯，急用竹管吹其两耳，或通关散吹入鼻内，或以盐汤灌之，或用韭菜捣汁滴入鼻中，卒中恶死亦宜。或到客舍官驿，及久无人居住冷房，睡中为鬼物所魇，但闻其人吃吃作声，令人叫唤，如不苏，不急救则死。用牛黄、雄黄各一钱，朱砂五分，为末，每排一钱烧于床下，一钱用酒调灌之。

救坠死 坠下瘀血冲心欲绝者，用豆豉浓煎汤服。若便觉气绝不能言，取药不及，急抉开口，以热小便灌之。

救绞肠痧 即腹痛难忍，但阴沙腹痛而手足冷，看其身上红点，以油灯心点火燎之即愈。阳沙腹痛而手足暖，以针刺其十指背近爪甲半分许，即动爪甲，而指背皮肉动处血出即安。仍先自两臂捋下其恶血，令聚指头，血出为好。

解砒毒 其证烦躁如狂，心腹搅痛，头旋欲吐不吐，面口青黑，四肢逆冷。此毒于肉饭中得之则易治，饮酒中得之

则散归百脉难治。在胸膈用瓜蒂稀稀唐本作启涎散吐之，在腹中急服万病解毒丹下之，或大承气汤加雄黄、青黛等分，略煎冷服，徐服参苓白术散。仍忌鸡鹅肉数日。一方用早禾秆烧灰，井水调浓汁冷服一碗，其毒下利即愈。或用麻油，或人粪汁皆可灌之。一方旋刺羊血或鸡鸭血热服，兼解鼠莽毒及丹药毒。

解川乌附子毒 心烦躁闷，甚则头岑岑然，遍身皆黑，势危必死，煎绿豆或黑豆冷饮，或防风、甘草煎汤冷服，一切药毒及犯热物亦宜，但要心间暖者不妨。《朱子全集》云：紧急无药，令多汲新水连饮，大呕泻而愈。

解巴豆毒 令人大泻或吐，烦渴发热，急用黄连、黄柏煎汤冷服，更以冷水浸手足掌。忌食热汤、热性药物。

解诸草毒 治误食毒草并百物毒，救人于必死，板蓝根四两，贯众、青黛、生甘草各一两，为末，蒸饼丸，梧子大，另用青黛为衣。如觉精神恍惚恶心，即是误中诸毒，急取十五丸嚼烂，新汲水下即解。

解豆腐毒 过食令人生疮，暖气，遗精白浊。用生萝卜煎汤服，或子煎汤亦可。

解诸菌毒 掘新地取真黄土，以冷水于内搅之令浊，澄少顷，取饮之可解。亦治枫木菌食之令人笑不止。又方，用芫花生为末，每一钱新汲水下，以利为度。菌之毒者，盖因蛇虫毒气熏蒸所致。

解鼠莽毒 用大黑豆煮汁服之。如欲试其验，先刈鼠莽苗叶，以汁浇其根，从此败烂，不复生矣。

解鸩鸟毒 即孔雀毛并胆也。用干葛为末，水调服。食鹅、鸭中毒，以糯米泔温服即消。

解六畜肉毒 用犀角磨浓汁一碗服

之。食自死六畜毒，用黄柏末一二钱服之。不解再服。

解河豚鱼毒 一时困急杀人，急用清油吐出，或服槐花末、龙脑末皆可，至宝丹尤妙。诸鱼毒，橄榄解之。

解斑蝥毒 其证吐逆不止，急用绿豆，或乌豆、或糯米煎汤服。一方用泽兰叶捣汁服，或干者为末，白汤下。

解蟾鳖蛤蟆毒 用生豆豉一合，新汲水半碗，浸汁顿服即愈。此三物令小便秘，脐下蔽痛，有致死者。

解中金蚕虫毒 才觉中毒，宜先吮白矾，味甘而不涩，次嚼黑豆不腥者是也。用石榴根皮煎浓汁饮之，即吐出活虫，无不愈者。

解中诸物毒 白矾、细茶等分为末，每三钱新汲水调服。得吐即效，未吐再服。或万病解毒丹、丸下之。

解中毒 及蛇虫咬，痛疮才作，服此毒气不聚。用青黛、雄黄各等分，为末，新汲水下二钱。

误吞铜铁碗瓦 万病解毒丸：大黄、大戟、连翘、寒水石各二两，白玉簪、白芷、黄芩、茯苓、石膏、滑石、天花粉各三两，甘草、薄荷、干葛各四两。山慈菇六两，贯众一两半，青黛五钱，为末，绿豆粉糊丸弹子大。每服一丸，薄荷汤磨下。治一切中毒，能化铜铁碗瓦，同嚼化为粉碎，此其验也。抑论中毒之证。辨其自戕被害，何物之中，审其远近，久则不救。治法上宜吐之。以鹅翎探吐。急以桐油灌吐之，下以解毒丸靛浆利之。中毒手足面青，过肘者不救。紧急只以玄明粉煎甘草汤利之，亦可。

误吞铁针 用蚕豆煮熟，同韭菜吃下，针与菜从大便而出。

误吞铜钱 不能化者，用砂仁煎浓汁饮之，其铜自下；或用荸荠研烂服之，其铜自化；或用坚炭为末，米饮调服，于大便中泻下如乌梅状。

误吞蜈蚣 用生猪血令病人吃，须臾生清油灌口中，恶心，其蜈蚣衮在血中吐出，继以雄黄为末，水调服。

误吞水蛭 入腹，经久必生小蛭，能食人肝血，腹痛不可忍，面目黄瘦，全不进食，若不早治，能令人死。用田中干泥一小块，小死鱼三四个，将猪脂溶搅匀，用巴豆十枚研烂入泥内，为丸绿豆大，用田中冷水吞下十丸，小儿三五丸，须臾大小水蛭一时皆下。却以四物汤加黄芪煎服，生血补脾。

骨鲠入喉 用砂仁、甘草等分为末，以绵裹少许咽之，良久骨随痰出，甚者用南硼砂少许水洗，汲口中含化立愈。一方用金凤花子或根，嚼烂噙下骨化，用温水漱口，免伤齿。鸡骨尤效。鱼骨鲠详四卷。兽骨鲠用象牙梳磨水咽下；或桑木上虫屑，米醋灌自下；或狗涎灌之，以狗善食诸骨也。

禾芒刺喉 或中舌中，取鹅涎灌之即下，以鹅善消稻芒也。

虎咬 先吃清油一碗，次用油洗伤处；或白矾为末纳伤处，痛止立效；或用砂糖水调涂，并服一二碗。

马咬 及踏伤人，用艾灸伤处并肿处，或用人屎或马屎烧灰为末，皆可敷之。

犬咬 疯犬咬，用防风五钱，牵牛、大黄各三钱，斑蝥一钱，麝香三分，雄黄二钱半，为末，每三钱，遇伤时滚水调服，利下恶物，从小便而出。癫犬咬及常犬咬，用虎胫骨或脑骨为末，每二钱热酒白汤任下。一方用白矾为末掺之，再用斑蝥九枚为末，酒调服，利下恶物，从小便出即愈。

蛇咬 急饮好醋二碗，令毒气不随血走，或清油亦可。一方用贝母为末酒调，令患人尽醉饮之，顷之，酒自伤处为水流出，候水尽，却以药渣敷疮上，若伤至垂死，但有微气，服此即活。恶蛇咬，用细辛、白芷各五钱，雄黄二钱，为末，每二钱入麝香少许，温酒调服。误饮蛇交水，研雄黄服之。

鼠咬 猫毛烧灰，入麝香少许，津液调敷。

蜈蚣咬 用鸡屎涂之良。一方用蜘蛛吸去其毒，待蜘蛛醉死，急以蜘蛛投冷水中，免伤其命。

蜘蛛咬 用醋磨灶铁汁或桑白皮汁涂之，亦治蜈蚣咬。

壁虎咬 毒入必死，用桑柴烧灰，以水煎三四沸，滤浓汁，调白矾末涂伤处，兼治蛇咬。

蚯蚓咬 用鸡屎涂之，又方急煎盐汤，洗浸肿处即消。

八脚足伤 其虫隐于壁间，以屎射人，遍体生疮如汤火伤。用乌鸡翎烧灰为末，鸡子白调敷。

蝎子螫 痛不可忍，用白矾、半夏各等分为末，醋调涂之痛止。

黄蜂螫 用热油洗之，清油擦之亦可。或用头垢敷，或用盐擦。

溪毒 兼辟射工，夏月出行，取知母为末自随，欲入水，先取少许按上流，亦取服之。一方用苍耳子捣汁服之。以上有自取者，有误犯者，其实人身难得，岂可尚气纵情而轻弃其生耶？凡有生者，慎之戒之！

避难止小儿哭法 用绵为一小球，随儿大小为之，略使满口而不致闭其气，量用甘草煎汤，或甜物皆可渍之，临时缚置儿口中，使咂其味，儿口有物实之，自不能作声，而绵软不伤儿口，此宋刘跂《暇日记》方也。丘琼山云：此法平世诚无所用，不幸而遇祸乱，全活婴儿之命，不可胜记。盖婴儿未解事者，不可戒语，啼声不止，又恐为盗贼所闻，势不得已，弃之道旁，哀哉！此法虽小，不可不知。

避难大道丸 黑豆一升去皮，贯众、甘草各一两，茯苓、苍术、砂仁各五钱，锉碎，用水五盏，同豆煎熬，火须文武紧慢得中，直至水尽，拣去药，取豆捣如泥，作芡实大瓷瓶密封，每嚼一丸，则恣食苗叶，可为终日饱。虽异草殊木，素所不识，亦无毒，甘甜与进饭粮一同。专备荒乱饥饿，食草木以济生。一方只黑豆一升，挼挲极净，贯众一斤细锉，用水斟酌多少，慢火煮豆香熟，日干，翻覆令展尽余汁，簸取黑豆，去贯众，空心日啖五七粒，任食草木无妨。治与前同。能忌鱼肉菜果及热水热汤，数日后身力壮健，不复思饭食。

散被殴瘢痕 亦治跌扑。用熟麻油与酒同煎服之，卧火烧地上，疼痛即消。

伤重痛闷欲绝者 用牛一只，剖腹纳其人于牛腹，浸热血中，可苏。如伤腹，用血竭饮之，出血愈。或打伤跌扑，或战阵炮矢所伤，血流满体，气贯胸膈闷绝者亦苏。

治中创血出 亦治金疮，用原蚕蛾一味。炒为末，敷之立止，血出如箭者亦效。

枪伤腹烈肠出者 用黄芪、当归、川芎、白芷、续断、鹿茸、黄芩、细辛、干姜、附子、芍药各二两，为末，先饮酒，次服五钱，七日三服，加至方寸匕立验，伤重困乏者亦宜。

金刃中骨脉中不出者 用白蔹、半夏等分为末，每方寸匕日三服，酒下，至二十日自出。

下蚕室创门不合方　用所割势火煅为末，酒调服。昔有沈生者，狎近女冠，或欲白其师，沈惧，引刀自割其势，疮口流血，经月不合。或教以煅所割者捣为末，酒调服，不数日而愈。

怪　疾

项上生疮　如樱桃大，有五色，疮破则项皮断，但逐日饮牛乳自消。

四肢坚硬　寒热不止，经日后四肢坚如石，以物击之，似钟磬声，日渐瘦恶。用茱萸、木香等分，煎汤服即愈。

大肠头出寸余　痛苦，直候干自退落又出，名截肠病。若肠尽不治，但初截寸余可治。用芝麻油器盛之，以臀坐之，饮大麻子汁数盏即愈。

口鼻流水　口鼻中腥臭水流，以碗盛之，有铁色虾鱼，如粳米大，走跃不住，以手捉之，即化为水，此肉坏矣。在意馔食鸡肉自愈。

两足心凸如胫　上面生黑色豆疮，硬如钉子，履地不得，胫骨生碎眼，髓流出，身发寒颤，惟思饮酒，此是肝肾气冷热相吞。用炮川乌末敷之，煎韭子汤服之效。

腹胀忽泻　腹胀经久，忽泻数升，昼夜不止，服药不验，乃为气脱。用益智仁煎浓汤服，立愈。

腹上麻痹不仁　多煮葱白，食之自愈。

四肢节脱　但有皮连，不能举动，名曰筋解。用黄芪三两，以酒浸一宿，取出焙干为末，每二钱酒下，服尽安。

玉茎坚硬不痿　精流无歇，时时如针状，捏之则脆，乃为肾满漏疾，用韭子、破故纸各一两为末，每三钱水煎，日三服，愈则住服。

喉间生肉　层层相叠，渐渐肿起不痛，多入日乃有窍子，臭气自出，遂退饮食。用臭橘叶煎汤，连服自愈。

腹中如铁石　脐中水出，旋变作虫行之状，绕身匝啄，痒痛难忍，翎毛拨扫不尽。外用苍术煎浓汤浴之，内用苍术为末，入麝香少许，水调服之即愈。

眼见虫飞　眼前常见诸般禽虫飞走，以手捉之则无，乃肝胆经为疾。用酸枣仁、羌活、玄明粉、青葙子花各一两为末，每二钱水煎和渣饮，一日三服。

大肠虫出不断　断之复生，行坐不得。用鹤虱末五钱，水调服之自愈。

眼睛垂出至鼻　如黑角色，痛不可忍，或时时大便血出，名曰肝胀。用羌活煎汁，服数盏自愈。

腹中作声　腹中有物作声，随人语言。用板蓝汁一盏，分五次服之。又名应声虫，常服雷丸自愈。

喜饮清油　五碗以来，方始快意，常得吃即安，不尔则病，此是发入胃，被气血裹了，遂化为虫。用雄黄五钱为末，水调服，其虫自出。如虫活者，置热油中，逡巡间连油泼于长江中。

卧床能食　卧于床上，四肢不能动，只进得食，好大言，说吃物，谓之失说物望病。治如说食猪肉时，便云你吃猪肉一顿，病者闻之即喜，遂置肉令病人见，临要却不与吃，此乃失他物望也。当自睡中涎出便愈。

十指节断坏　惟有筋连无节，肉间虫出，如灯心长尺余，遍身绿毛，名曰血余。用茯苓、胡黄连煎汤，饮之愈。

遍身皮响　遍身忽皮底混混，如波浪声，痒不可忍；抓之血出，亦不能解，谓之气奔。用人参、苦杖、青盐、细辛各一两，作一服，水煎十数沸，去渣饮尽便愈。

眼白浑黑 眼白瞳人浑黑，见物依旧，毛发直如铁条，虽能饮食，不语如醉，名曰血溃。用五灵脂为末，每二钱，温酒调服自愈。

肉片能飞 因著艾灸讫，大痴便退落，疮内鲜肉片子飞出；形如粉蝶腾空代去了，痛不可忍，此乃血肉俱热。用大黄、朴硝各五钱，为末，水调下，微利即愈。

多虱号哭 临卧浑身虱出，约至五盏，随至血肉俱坏，每宿渐多，痒痛不可言状，虽吃水卧床，昼夜号哭，舌尖出血不止，身齿俱黑，唇动鼻开。但饮盐醋汤十数即安。

眼赤鼻张大喘 浑身出斑，毛发直起，乃热毒气结于下焦。用白矾、滑石各一两为末，作一服，水三碗煎至半，令不住饮，候尽乃安。

皮下虫走 有虫如蟹，走于皮下，作声如一小儿啼，为筋肉之化。用雷丸、雄黄各一两为末，掺在猪肉片上炙熟，吃尽自安。

甲生肉刺 手足甲忽然长倒生肉刺如锥，痛不可忍。但煮葵菜吃自俞。

鼻中毛出 昼夜可长一二尺，渐渐粗圆如绳，痛不可忍，虽忍痛摘一茎，即后更生，此因食猪羊血过多所致。用乳香、硇砂各一两为末，饭丸梧子大，空心临卧各一服，水下十丸，自然退落。

疮似猫眼 面上及遍身生疮，似猫儿眼，有光彩，无脓血，但痒痛不常，饮食减少，久则透胫，名曰寒疮。多吃鱼、鸡、韭、葱自愈。

胁破肠出臭秽 急以香油摸肠，用手送入，煎人参、枸杞淋之，皮自合矣。吃羊肾粥，十日即愈。

口鼻气出 盘旋不散，凝如黑盖色，过十日渐渐至肩胸，与肉相连，坚如金石，无由饮食，多因瘴疟后得之。泽泻煎汤，日饮三盏，连服五日愈。

肉出如锥 遍身忽然肉出如锥，既痒且痛，不能饮食，此名血壅。若不速治，溃而脓出。以赤皮葱烧灰淋洗，吃豆豉汤数盏自安。

眉毛动摇 目不能视。交睫唤之不应，但能饮食，有经日不效者。用蒜三两取汁，酒调下即愈。

毛窍血出节次 若血不出，皮膨胀如鼓，须臾眼鼻口被气胀合，此名脉溢。饮生姜汁水各一二盏即安。

气喘不言 忽然气上喘，不能语言，口中汁流吐逆，齿皆摇动，气出转大则闷绝，苏复如是，名曰伤寒并热霍乱。用人参、大黄各五钱，水煎热服即安。

口内肉球 口内生肉球，臭恶，自己恶见，有根线长五寸余，如钗股，吐球出，以饮食了，却吞其线，以手轻捏，痛彻于心，困不可言，用麝香末一钱，水调服，三日即验。

疮内有石 浑身生疮如燎泡，如甘棠梨，每个破出水，内有石一片，如指甲大，泡复生，抽尽肌肤肉，不可治。急用三棱、莪术各五两为末，分三服，酒调连进即愈。

头面发热 头上面上发热有光色，他人手近之，如火烧人。用蒜汁五钱，酒调下，吐如蛇状自安。

自觉有形 作两人并卧，不别真假，不语，问亦无对，此乃离魂。用辰砂、人参、茯苓煎服，真者气爽，假者自化。

善饮致赢 男子自幼善饮酒，至长成日饮一二斗不醉，片时无酒，叫呼不绝，全不进食，日就赢弱。令其父用手巾缚住其手足，令勿动摇，但扶少立，却取生辣酒一坛，就于其子口边打开，其酒气冲入口中，病者必欲取饮，坚不可吃之。须臾口中忽吐物一块，直下坛中，即用纸封裹坛口，用猛火烧滚，约酒干一半，即开视之，其一块形如猪肝，约三两重，周回有小孔如针眼，不可数计，弃之江中，饮食复归，虽滴酒不能饮矣。

穿断舌心　自行被跌，穿断舌心，血出不止。用鸡翎蘸米醋刷断处，其血即止。仍用蒲黄、杏仁、硼砂少许为末，蜜调成膏，噙化而安。

浮肿如蛇　身上及头面肉上浮肿如蛇状者，用雨滴阶砖上苔痕一钱，水化开，涂蛇头上，其肿自消。

烟熏欲死　炭烟熏人，往往致死，口中含萝卜一片，烟气不能毒人，或晒干为末备用亦可，或新水擂烂干萝卜饮之亦可。凡居民逃被石室中，贼以烟火熏之，欲死迷闷者，与萝卜嚼汁下咽而苏。

心疼欲死　牙关紧急者，用隔年老葱白三五根，去皮须，叶捣为膏，将病人口抉开，用银铜匙将葱膏送入喉中，用香油送下，但得葱膏下喉即苏。少时腹中虫物化为黄水，利下除根，永不再发矣。

五尸恶病　飞尸者，游走皮肤，穿入脏腑，每发刺痛，变作无常。遁尸者，附骨入内，攻凿血脉，每发不可得近见尸丧，闻哭哀便发。风尸者，淫濯四肢，不知痛之所在，每发昏沉，得风雪便作。沉尸者，缠骨结脏冲心胁，每发切痛，遇寒便作。注尸者，举身沉重，精神错杂，常觉昏废，每节气至变，辄成大恶。皆宜用忍冬叶锉数斛，煮令浓，取汁煎之，服如鸡子大一枚，日三次，或苏合香丸并佳。

卒中恶忤　中恶中忤鬼气，其证暮夜或登厕，或出效野，或游空冷屋室，或人所不到之地，忽然眼见鬼物，鼻口吸着恶气，蓦然倒地，四肢厥冷，两手握拳，鼻口出清血，性命逡巡，须臾不救。与尸厥同，但腹不鸣，心胁俱暖。凡人切勿移动，即令亲眷众人围绕打鼓烧火，或烧麝香、安息香、苏木、樟木之类，俟苏方可移归。或内急用生犀角锉末五钱，朱砂、麝香各一分，为末，每二钱新汲水调灌。体薄者，桃枝叶煎汤下。

鬼击彻痛　卒被鬼击如中箭，忽一点痛如注，不可忍。用桃皮一片，将里面湿处贴痛上，取一匙头安桃皮上，紧搓艾之一团，如胡桃大，安匙头上灸之，须臾痛止。

鬼击吐血　梦中被刺杀或杖打，诸般不祥，卒然吐血、衄血、下血，甚者九窍皆有。宜用升麻、独活，续断、地黄各五钱，官桂一钱，为末，每二钱食前白汤调下，日三服。

淘井杀人　夏月不可淘井，多致杀人，五七月尤甚，古冢及深冢中亦然，皆有伏气，令人冒闷，奄忽欲死。即取井水或他水渫其面，并令水调雄黄末一二钱服之。转筋入腹，痛欲死者，使四人捉住手足，灸脐左边二寸十四壮，又用生姜一两，酒五盏，煮浓顿服。又醋煮衣絮令彻湿，裹转筋处。又浓煮盐汤通手浸怪疾手足，洗胸胁间，即苏。凡入井冢，须先以鸡毛投之，直下则无毒，徘徊则有毒，当先以酒数升洒井冢中，停时然后可入。

惊哑不语　用密陀僧一味为末，茶调服一匕许。有因入山被虎蛇所逐，惊气入心络不语，服此立效。

血自皮肤溅出　用煮酒瓶上纸，碎揉如扬花，以手捏在出血处即止。

咽塞呻吟不食　昔华佗见一人病咽

塞，食不下，呻吟，令取蒜齑并大酢三升饮之，果吐蛇一条而愈。

治　法

水火分治

此子和以脏腑分湿火，比之以肥人寒湿生痰，瘦人热火生燥，以形体分言者尤精。

肝胆由来从火治，三焦胞络都无异；

火内阴外阳，主乎动也。凡动皆相火之为，天非此火不能生物，人非此火不能有生。天之火，出于龙雷则木之气，出于海则水之气。然雷非伏不能鸣，龙非蛰不能飞，海非附地不能波。鸣、飞、波，皆动为火也。人之火，寄于肝肾。肝属木，肾属水，膀胱者肾之腑，心胞络者肾之配，三焦以焦言，而下焦司肝肾之分，皆阴而下也，故皆从火治。然人火同天也，而以为元气之贼者，人生恒动于欲，相火扇起，煎熬真阴，阴虚则病，阴绝则死。此戴人及东垣明言，不独张子和然也。

肺胃常将湿处求，肺与大肠同湿类；

肠胃属湿，谓其水谷之海，停湿聚水之乡，实而不满。脾动胃化，上输清气，此经先得其湿。金肺清高，何属湿论？以其清气上升，则在天为云，在人为气；浊气下降，则在天为雨，在人为湿。

肾与膀胱心小肠，寒热临时旋商议；

心劳则伤其血，肾劳则损其精，精血一伤，水火偏胜，阴阳两虚，寒热时作。若胆与膀胱，实而不满，出而不入，伤寒寒热，皆从此经而出。言其治无定法者，以其寒热交差，治法不一也。

恶寒表热小膀湿，恶热表寒心肾炽。

十二经，最端的，四经属火四经湿，四经有热有寒时，攻里解表细消息，里热里寒宜越竭，表热表寒宜汗释。湿同寒，火同热，寒热到头无两说，六分分来火热寒，寒热中停真浪舌。热寒格拒病机深，亢则害兮承乃制。

气之来也，既以极而成灾；则气之乘也，必以复而得平。物极则反，理之自然。姑以心火而言，其不亢，则肾水虽心火之所畏，亦不过防之而已；一或有亢，即起而克胜之矣。余脏皆然。以人事言之，我与彼亢，则彼必害我；我能承之，则彼反为我所制矣，此借喻耳。本论运气胜复，详《素问·六微旨论篇》。

紧寒数热脉正邪，标本治之真妙诀。休治风，休治燥，治得火时风燥了。当解表时莫攻里，当攻里时莫解表，表里如或两可攻，后先内外分多少。

治湿无过似决川。

火常有余，水常不足。然火有余者，邪火也。若真火护卫形骸，灌溉脏腑，得之则生，失之则死，衰之则病，即真阳也，岂能有余？水不足者，真水也。若邪水泛溢经络，为肿痛麻痹，痰痫疮毒，宜止下分消，犹如决川。其间精枯血竭，潮热虚弱，乃真水不足，心火独炎，宜滋阴补肾，最忌渗利。此治水之折衷也。

此个筌蹄最分晓；感谢轩岐万世恩，争夺醯鸡笑天小。

标本分治

标本之道，要而博，小而大。不知标本，是谓妄治。

少阳从本为相火，太阴从中湿土坐，

厥阴从中火是家，阳明从中湿是我，太阳少阴标本从，阴阳二气相包裹。风从火断汗之宜，燥与湿兼下之可；万病能将火湿分，掣开轩岐无缝锁。

标本论

天阳无圆，气上外升，生浮昼动，轻燥六腑；地阴有方，血下内降，杀沉夜静，重湿五脏。

夫治病者，当知标本。以身论之，则外为标，内为本；阳为标，阴为本。故六腑属阳为标，五脏属阴为本。各脏腑之经络，在外为标，在内为本。更人身之气为标，血为本。以病论之，先发病为本，后传流病为标。凡治病者，必先治其本，后治其标。若先治其标，后治其本，邪气滋甚，其病益蓄；若先治其本，后治其标，虽病有十数，证皆去矣。谓如先生轻病，后滋生重病，亦先治轻病，后治重病。如是则邪气乃伏，盖先治本故也。若有中满，无问标本，先治中满，谓其急也。若中满后有大小便不利，亦无问标本，先治大小便，次治中满，谓尤急也。又如先病发热，加之吐利大作，粥药难入，略缓治热一节，且先定呕吐，渐进饮食，方兼治泻；待元气稍复，乃攻热耳。此所谓缓则治其本，急则治其标也。推其至理，先治其标，亦先治其本也。除大小便不利，及中满吐泻之外，其余皆先治其本，不可不慎也。假令肝受火之邪，是从先来者为实邪，实则泻其子也。然非直泻其火，入肝经药为之引，用泻火为君，是治实邪之病也。假令肝受肾邪，是从后来者为虚邪，虚则补其母，入肾经药为引，用补肝经药为君是也。又《经》云：工为标，病为本。但标本已得，邪气乃服。治疗不相

应者，谓之标本不得。谓医工无失色脉，用之不惑，治之大则大法。若反理到行，所为弗顺，岂惟治人，而神气受害。病者当去故医逆理之人，宜就新医明悟之士，乃得至真精晓之医以全已也。此二法乃治病之至理，诚医之良规也。

求本论

将以施其疗病之法，当以穷其受病之源。盖疾疢不离阴阳二邪，风热火病属阳，湿燥寒病属阴。苟不求而治之，则阴阳邪气滋蔓而难制矣。久而传变，不胜其众。今夫厥阴为标，风木为本，风邪伤人，掉摇瘛疭，卒露强直之病生焉。少阴为标，君火为本，热邪伤人，疮疡暴下，水液浑浊之病生焉。少阳为标，相火为本，火邪伤人，躁扰狂越，如丧神守之病生焉。善为治者，风淫所胜，平以辛凉；热淫所胜，平以咸寒；火淫所胜，平以咸冷。以其病本于阳，故必求其阳而疗之。太阴为标，湿土为本，湿邪伤人，腹满身肿，诸痉强直之病生焉。阳明为标，燥金为本，燥邪伤人，膹郁皱揭，诸涩枯涸之病生焉。太阳为标，寒水为本，寒邪伤人，吐利腥秽，诸寒收引之病生焉。善为治者，湿淫所胜，平以苦热；燥淫所胜，平以苦温；寒淫所胜，平以辛热。以其病本于阴，故必求其阴而治之。如是而病之不愈者，未之有也。

六气为本，三阴三阳为标。盖天之三气，其气自上而下，在人足三阳经受之；地之三气，其气自下而上，在人足三阴经受之。太阳寒水证，其脉浮而紧。紧者寒水之本也，浮者太阳标也。发于三阳经，急以辛热之药，攻本之紧，佑以甘寒轻剂，解标之浮。由经入腑，又

当审脉之浮紧。若紧去浮在，是浮入腑也，以寒药解之；浮去紧在，是紧入腑也，以热药攻之；浮紧不去，是浮紧俱入也，仍以热药攻其本，寒药解其标。发于三阴经，急以辛热之药，攻本之紧，佐以甘寒重剂，解标之浮。由经之藏，又当审脉之浮紧。若紧去浮在，是浮入脏也，以寒药解之；浮去紧在，是紧入脏也；以热药攻之；浮紧不去，是浮紧俱入也，仍以热药攻其本，寒药解其表。少阴君火证，其脉沉而大。大者君火本也，沉者少阴标也。发于三阳经，则以辛寒之药，攻本之火；佐以甘温轻剂，解标之沉。发于三阴经，则以辛寒之药攻本之火，佐以甘温重剂解标之沉，少阳相火证，其脉浮而数；太阴湿土证，其脉沉而缓。本末同，故从本也。厥阴风木症，其脉沉而弦。阳明燥金证，其脉浮而短。本末与中不同，故不从标本从乎中也。

抑论治法，各有其要，岂止于一端而已！其在表者，汗以发之；其在里者，下之夺之；其在高者，因而越之，谓可吐也；慓悍者，按而收之，谓按摩也；脏寒虚夺者，治以灸焫；脉病挛痹者，治以针刺；血实蓄结肿热者，治以砭石；气滞痿厥寒热者，治以导引；经络不通，病生于不仁者，治以醪醴；血气凝泣，病生于筋脉者，治以熨药。始焉求其受病之本，终焉蠲其为病之邪者，无出于此也。昔者黄帝坐于明堂，受业于岐伯，传通于雷公，曰：阴阳者，天地之道也。纲纪万物，变化杀生，盖有不测之神，斡旋宰制于其间。病既本于此，为工者，奚可他求哉！又曰：有者求之，无者求之。此求病机之说，与夫必求其本之理一也。

杂治赋

纂《仁斋》及《编注病机》、《药性》等书。

百病难逃乎八要，

经曰：病有八要。不知其要，病将安去？表、里、寒、热、虚、实、邪、正而已。

治法必遵乎三法；

新病去邪，大剂猛治；稍久去邪养正，宽猛兼治；久病药必平和，宽治缓治。

正气在人，阳为表而阴为里，上古名言；邪气害人，表为阴而里为阳，仲景妙诀。实者脉盛、皮热、腹胀、前后不通是为五实，虚者脉虚、皮寒、气弱、泄利、少食。是为五虚。

实者得汗便利则活，虚者糜粥入胃，泄止则生。凡言实者，皆指邪气；凡言虚者，皆指正衰。泄久五虚不治。

新病多寒，久病反热。

新病正气壮而属寒湿者多，久则五气衰而属湿热者多。即如外感风寒，内伤生冷，初病为寒，郁久则反热矣。惟初病过服凉药，久则为虚。

内伤五邪，全要调停；外感六淫，须善汗发。

五邪，正、微、虚、实、贼；六淫，风寒、暑、湿、燥、火。

风自火出，

或外感风邪，久必归肝；或肾枯肝木妄动，血燥而为内风。故一切痹痛瘫痪等症，不可纯用风药。

寒乃虚孽。

诸阴为虚。《经》曰：邪之所凑，其气必虚。故伤寒多犯下虚之人，宜壮阳温散。

暑耗气液精神，甘酸敛补常投敛汗补虚；

湿伤皮肉筋骨，苦辛汗升暂咽。

外湿宜汗。忌麻黄、干葛，宜羌活、苍术之类。经云：土湿甚则热，治以苦温，佐以甘辛。内湿宜渗，用猪苓，不效者宜升。经云：气升则水降。赋云：春当散火升阳，夏须生脉益气。枳术丸、草蔻丸，宜可秋吞；异功散、厚朴温中汤，却堪冬饵。

燥分实虚，

实燥大便秘而腹胀急，宜量体通利；虚燥大便秘而腹不作胀，多属血虚，宜润之而已。

火辨补泄。

外感实火，宜分表里泻之；内伤虚火，宜分阴阳补之。赋云：实火可泻，或泻表而泻里；虚火可补，或补阳而补阴。

祛邪犹追盗寇，歼魁而胁从；养正若待小人，正已而无过察。

邪宜祛除，正宜安抚。痰不可吐尽，火不可降过，气不可耗极，血不可太补，湿不可利伤。过则剧，剧则变也。

且如伤食积在肠胃，荡涤下自愈也；停饮块居经络，消补兼行。口腹纵而湿热盛，燥脾土以复中气。

内伤中虚，久则中寒。

房劳过而相火动，滋肾水以固阴精。

法当滋阴降火。但滋降过则损阳，中气愈虚，血无所化，则火愈盛而水愈涸矣。

气有余而喘满痞塞，火轻可降；重者从其性而升之。

血不足而吐衄怯痨，金分宜清。

阴虚火动，火逼血而妄行，故宜清金。

气病调气，而血有依附；血病调血，而气无滞凝。

赋云：阳气为阴血之导引，阴血为阳气之依归。但调气之剂，如木香、官桂、莪术、香附之类，以之调血而两得；调血之剂，如当归、地黄之类，以之调气而乖张。若瘀血滞气，养其血而气自流行，又不可不知。

调气必辛凉以散其热，

气属阳，无形者也。阳气郁则发热，调以辛凉之药以散之。

和血必辛热以化其形。

血属阴，有形者也。阴血积则作痛，宜以辛热之药以开之。

至于痰因七情火动，治火勿缓；

痰因火而生者，当治火为先；亦有因痰而生火者，痰火两治。大概暴病多火，怪病多痰。

火因气郁，理气宜增。

赋云：痰因火动，治火为先；火因气郁，理气为本。

痰有清温润燥散之异类，

热痰清之，寒痰温之，燥痰润之，湿痰燥之，风痰散之。坚者削之，客者除之，寒者温之，结者散之，留者行之，燥者润之，急者缓之，散者收之，损者益之，劳者逸之，惊者平之，上之下之，摩之浴之，薄之劫之，开之发之，皆大法也。

郁有达发夺泄折之殊名。

木郁达之，吐也。盖肺主收降，当居下体，今因食塞胸中，反居于上，抑遏厥阴风木，是不得上达，故令其吐，以升达肝木而降肺金。火郁发之，汗也。当看在何经，如腠理外郁，则取汗以散之；龙火内郁，非苦寒以降之，或用升浮之药，佐以甘温，顺其性而从治之，使势极则止，如升阳散火汤是也。土郁夺之，下也。邪热入胃，及中满腹胀，湿热下痢，气实者则攻下以夺其势，而使之衰。金郁渗之，利小便也。肺为水源，气郁胸满而渗道闭矣，宜清金利气以疏通之。水郁折之，谓折制其冲逆，伐而挫之也。如肿胀水气淫溢，而渗道以塞，当实脾土以制水，则渗道达而愈。或病势既旺，非上法所能遽制，则用泻水之药以伐而挫之。或汗或下，或渗以平之，此治之大体。虽然邪气久客，正气必损，苟不平调正气，使各安其位，复其常于治郁之余，则犹未足以尽治法之妙。

郁久生痰生火，而病愈甚；

或郁气久而痰火成病，或病久而气血滞郁，郁气微则调理，甚则究其源而发散。

病则耗气耗血，而虚由成。阳虚畏外寒，而湿热滞则浮肿；阴虚生内热，而风燥盛则痿羸。

气虚不能外蔽，故恶外寒；血虚不能配气，故生内热。阳虚生寒，寒生湿，湿生热，湿热滞气，则周身浮肿。阴虚生火，火生燥，燥生风，风燥伤筋，则痿痹羸瘦。凡疝气带下，亦风之属，全蝎为治疝要药。

阳虚真火衰，甘温易于补益；阴虚真水乏，苦寒难以滋荣。阴阳两虚，惟补其阳而阴自长；气血俱病，只调其气而血自宁。

血病则不仁，而不知痛痒；气病则不用，而四肢不运；气血俱病则不仁不用。

治热以寒，寒之气壅，而火食不入；攻寒以热，热之气壅，而昏躁即生。

治热病以寒药，因气壅药不及行，故火食不入；治寒以热药，因气壅而热不及行，故发昏躁也。善治者，须通其气脉，和顺阴阳。如服大黄不通，加以热熨其脐；服附子发躁，少加童便或冷饮以和阴。

寒之不寒者，当益心府；热之不热者，宜滋肾经。

赋云：治诸寒者，当益心阳；治诸热者，当滋肾水。

有寿者，阳平阴秘；无病者，火降水升。抑又闻男子阳多乎阴，宜补阴以配阳；女子气滞于血，宜开血而行气。肥人气虚多痰，豁痰补气自古传；瘦人血虚有火，泻火滋阴为定议。少壮病浅兮，攻标何疑？老弱病深兮，固本乃是。

痰火湿热，百病关键。少壮新病，燥湿、清热、豁痰、泻火；老衰久病，攻补兼施。气虚以四君子汤补气，而兼燥湿、清热、泻火、豁痰；血虚则以四物汤补血，而兼泻火、豁痰、清热、燥湿。

老人气多血少，只宜调和；小儿纯阳无阴，不可过治。西北风高土燥，常苦渴秘痛疽；

宜清热润燥，调养金水二脏。以滋化源，不可过用凉药。

东南地卑水湿，多患肿痛疟痢。

肿，活血则消；痛，利便则减。治疟利便在阴分者忌截，治痢下气虽溺少者忌渗。疟不食者伤食，痢能食者胃热。东南之人，木动火明，阳气易升；西北之人，水流土旺，阴气易降。凡人阴常不足，阳常有余，故病气升者多。

膏粱无厌食毒多，生痛疽，清热润燥是奇方；淡泊不堪损中气，多肿胀，散湿温寒为妙剂。吁！病有微甚，治有逆从，微则逆治。

以寒药治热，以热药治寒，此逆其气以正治，使其从顺也。

甚者从攻。

以寒治热，佐以热药；以热治寒，

佐以寒药。此从其病以反取，令其和调也。

寒因寒用兮，而热则因热；塞因塞用兮，而通则因通。

塞如肿胀补中，通如痢疾宜下。尝考手足少阴、太阳四经，标本寒热不定，标寒本热者，宜辛苦大寒，入酒热服，以泻其热，是亦寒因热用也；本寒标热者、宜辛热大温而冷饮，以扶其真阳，是亦热因寒用也。手、足太阴，主收主藏，痞满窒塞，或苦寒以泻其满，或甘温以助其气，是亦寒因寒用、塞因塞用也。手、足少阳风木，禁汗者恐自汗，禁下者恐损阴，禁渗者恐损阳，宜辛温上通天气，顺其春升之令，是亦通因通用也。凡标本相反不顺者，故立反治之法。惟手足阳明、厥阴四经，不从标本，从乎中治。盖厥阴为生化之源，其支在卯；阳明惟肃杀之司，其支在酉，卯酉阴阳之分，《内经》谓其分则气异也。是以手阳明大肠，喜热恶清；足阳明胃，喜清恶热；足厥阴肝，喜润恶燥；手厥阴心胞络，乃胞络十二经之总，不系五行，乃坤元一正之土，虽主生长，喜静恶燥，禀乎少阳元气，乃能生育。故曰：三焦为元气之父，胞络乃阴血之母。是四经好恶不同，法不可泥，故从中治。中非中外、中下之中，乃随时以取中也。

收惊者之神，妙医师之击凳；

昔有妇，宿楼上被惊，自后闻响昏倒。子和曰：惊则伤胆，非心疾也。乃命坐椅，前置一凳，令其下视，又令一人击凳，徐徐惊定。《经》曰：惊者平之。平常见之必无惊，惊者神上越也。从下击凳，使之下视。所以收神也。

止伤者之痛，信军吏之炒葱。

昔有贵客，因伤指甲，索金疮药裹之，遂饮酒，痛不止。有军吏取新葱入灰火中煨，劈开其间有涕，取罨损处，凡十数易，用热葱并涕裹缠，遂毕席笑语。

尸厥形若死，而脉动如常者，百会一穴可灸；息积气久逆，而饮食如故者，导引一法收功。

不在胃，故不妨饮食，不宜针灸，宜导引法，见保养类。

溏泄无定，

或发或止，久不痊愈。

只因真水欠旺；

宜三白汤加故纸、五味子之类，补肾为主。

呕逆不纳，

饮食不浆，全然不纳。

莫非邪火上冲。

宜芩连二陈汤之类，补脾降火。

噫！药不执方，中病为妙；法无定体，随时取中。

参酌脉证，自立主意。

黄连苦参，赋云多服反热；

以苦入心为热，邪火降而真水盛矣。一说凉药虚中，外之潮热反盛。

干姜附子，谁知久饮遭凶？

赋云：附子干姜，久饮反冷。盖真阴烁而真阳衰矣。非补旺而致偏胜之愆，必习熟而招见化之害。当本脏旺时，补益旺气太甚，则脏气偏而夭。凡用药不宜偏胜，而招见化之害。故曰：药不具五味，不备四气，虽获胜益，久必暴夭。

真中误而误中真，机关要识；

真中有误者，泥古方，执常法，恋已效，自以为真，而不知其误也；误中有真者，曾有患额痈，久不愈，诸医无效，偶被店门打破，血流即愈。

虚则补而实则泻，统会有宗。

杂病虽绪多无据，惟凭经络虚实断之，则得其宗矣。

昔人谓读仲景书，须得仲景之本意；予亦谓遵丹溪法，须有丹溪之心胸。要之，伤寒熟者，则杂病愈加明决；杂证熟者，则伤寒益以浑融。

伤寒从外之内，法当先治外而后治内；杂病从内之外，法当先治内而后治外；至于中外俱伤，治法一也。伤寒不离乎表，杂病不离乎里。表则汗，里则下，中则和，剂有轻重缓急之殊耳。后世分科，而医道支离，既不能融会贯通，又何以随机应变，而救人于危亡之际耶？

医道一贯，制作原于先圣；后学时思，不可自恃其聪。

习医规格

隆庆辛未冬，卢子廷和、何子明善、李子星、佺时思，相聚一堂而请曰：《入门》书已成帙，可无规格以习之乎？予曰：医司人命，非质实而无伪，性静而有恒，真知阴功之趣者，未可轻易以习医。志既立矣，却可商量用工。每早对《先天图》静坐，玩读《孝经》、《论语》、小学；大有资力者，次及全部《四书》、古《易》白文及《书经》、《洪范》、《无逸》、《尧典》。理会大意，不必强记。盖医出于儒，非读书明理，终是庸俗昏昧，不能疏通变化。每午将《入门》大字从头至尾，逐段诵读，必一字不遗；若出诸口。如欲专小科，则亦不可不读大科；欲专外科，亦不可不读内科。盖因此识彼则有之，未有通于彼而塞于此者。惟经涉浅深生熟，故有分科不同。熟读后，潜思默想，究竟其间意义。稍有疑难，检阅古今名家方书，以广闻见；或就有德高明之士，委曲请问。陶节庵云：但不与俗人言耳。盖方药而外于《本草》，理趣而外于《素》、《难》及张、刘、李、

朱。纵有小方捷法，终不是大家数，慎不可为其诬惑。《入门》书既融会贯通，而后可成一小医。愈加静坐，玩读儒书，稍知阴阳消长，以己验人，由亲及疏，自料作车于室，天下合辙，然后可以应人之求。及其行持，尤不可无定规，每五鼓清心静坐，及早起仍玩儒书一二，以雪心源。时时不失平旦之气为妙。及其为人诊视，先问证起何日，从头至足，照依伤寒初证、杂证及内外伤辨法，逐一详问。证虽重而门类明白者，不须诊脉，亦可议方；证虽轻而题目未定者，必须仔细察脉。男必先左后右，女必先右后左，所以顺阴阳升降也。先单看以知各经隐曲，次总看以决虚实死生。既诊后对病家言必以实，或虚或实，可治、易治、难治，说出几分证候，以验自己精神；如有察未及者，直令说明，不可牵强文饰，务宜从容拟议，不可急迫激切，以致恐吓，如诊妇女，须托其至亲，先问证色与舌及所饮食，然后随其所便，或证重而就床隔帐诊之，或证轻而就门隔帷诊之，亦必以薄纱罩手。贫家不便，医者自袖薄纱。寡妇室女，愈加敬谨，此非小节。及其论病，须明白开谕辨折，断其为内伤外感，或属杂病，或属阴虚，或内伤而兼外感几分，或外感而兼内伤几分。论方据脉下所定，不可少有隐秘，依古成法，参酌时宜、年纪与所处顺逆及曾服某药否。女人经水胎产，男子房室劳逸。虽本于古而不泥于古，真如见其脏腑，然后此心无疑于人，亦不枉误。用药之际，尤宜仔细。某经病，以某药为君，某为监制，某为引使。丸剂料本当出自医家，庶乎新陈炮炙，一一合则。况紧急丸散，岂病家所能卒办？但有病家必欲自制者，听其意向，须依《本草》注下古法修合，不可逞巧以伤药力。病机稍有疑滞，

而药不甚效者，姑待五鼓静坐，潜心推究其源，再为诊察改方，必无不愈。治病既愈，亦医家分内事也。纵守清素，藉此治生，亦不可过取重索，但当听其所酬。如病家亦贫，一毫不取，尤见其仁且廉也。盖人不能报，天必报之，如是而立心，而术有不明不行者哉！明善又进而言曰：先生之教悉矣，但不识某等业可以成次否？曰：子皆故家业儒，又多精明警敏，他日大有所悟。烦将《素问》、《本草》、并《东垣十书》、刘河间《原病式》，删繁校正；更赖四方贤哲，将前经书本草，合为医学大全，古今方论，愁皆附入，或作笺注，然后医书儒籍并明于昭代，亦不负为中土之人也。明善曰：有见而后可以著书，小子能知《入门》足矣。曰：《入门》不过《捷径》之类耳。况集书与著书不同，如张、刘、李、朱发前人未发，乃独得之见，真可爱而可传也。若某所集，不过古人陈言而类次之耳。放下笔墨，己不识其中意义者有之；若任为己见，冒负虚名，深可惭惧！况病骨棱层，未

尝见诸躬行。惟一念好生，欲与同志共守内外门户，不致差谬太甚耳。若必欲知之真而行之熟，惟子与卢友尚其勉之。卢子又进而言曰：蔼质弱且钝，敢丐一言为约，曰：不欺而已矣。读《入门》书，而不从头至尾灵精熟得一方一论，而便谓能医者，欺也；熟读而不思悟融会贯通者，欺也；悟后而不早起静坐调息，以为诊视之地者，欺也，诊脉而不以实告者，欺也；论方用药。潦草而不精详者，欺也；病愈后而希望贪求，不脱市井风味者，欺也！盖不患医之无利，特患医之不明耳。屡用屡验，而心有所得，不纂集以补报天地，公于人人者，亦欺也。欺则良知日以蔽塞，而医道终失；不欺则良知日益发扬，而医道愈昌。欺不欺之间，非人之所能与也。明善乃相率而拜曰：敢不矢心立志，以承先生之德教哉？于是袖卢子录稿之半，以归于建宁，而托时思绘写校正，将以传于通家杨子干、子柱，余子允龙，李子旺，并亲友之相信者云。时己卯仲春稿也。

万历庚辰仲春初吉南丰健斋李梴谨书。